E. STIERLINs
KLINISCHE
RÖNTGENDIAGNOSTIK
DES VERDAUUNGSKANALS

ZWEITE
VÖLLIG UMGEARBEITETE AUFLAGE

VON

DR. H. CHAOUL
A. O. PROFESSOR AN DER UNIVERSITÄT · BERLIN

MIT EINEM GELEITWORT VON

FERDINAND SAUERBRUCH

MIT 893 ABBILDUNGEN

JULIUS SPRINGER   1928   J. F. BERGMANN
BERLIN   MÜNCHEN

ISBN-13:978-3-642-89280-6 e-ISBN-13:978-3-642-91136-1
DOI: 10.1007/978-3-642-91136-1

MEINEM VEREHRTEN LEHRER

HERRN GEHEIMRAT PROFESSOR

FERDINAND SAUERBRUCH

IN DANKBARKEIT GEWIDMET

Geleitwort.

STIERLINS „*Diagnostik der Magen-Darmerkrankungen*" ist die erste zusammenfassende Darstellung der klinischen Röntgenologie der Erkrankungen des Magen-Darmkanals. Das Buch brachte besonders den Chirurgen reichen Gewinn. Es enthält wertvolle Voraussetzungen operativer Arbeit und ermöglicht bessere Kritik ihres Erfolges. Von besonderer Bedeutung sind einzelne Einblicke in den Ablauf gesunder und gestörter Tätigkeit der Verdauungsorgane, die alle Ärzte gleichmäßig fesseln.

Der Hauptwert des Werkes liegt freilich in der vergleichenden Zusammenfassung von klinischem Krankheitsbild, Röntgenbefund und autoptisch nachgewiesenen anatomischen Veränderungen. Für STIERLIN war „Röntgendiagnostik" nur ein Hilfsmittel allgemeiner Untersuchungsmethodik, das sich an die Klinik anlehnen muß.

Professor CHAOUL hat noch unter Führung STIERLINS sich in klinisch-röntgenologisches Denken eingefühlt und den gemeinsam beschrittenen Weg später unabhängig und selbständig ausgebaut. Auch er fügt die Ergebnisse seiner Spezialuntersuchungen in einen klinischen Rahmen ein; und er weiß, daß die Röntgenologie ohne engste Fühlung mit dem Krankenbett verkümmern muß.

Seiner ausgesprochenen Begabung für physikalische Probleme gelang es, besonders leistungsfähige neue Methoden der Röntgendarstellung auszubilden und alte zu verbessern.

Aus dem fruchtbaren Boden solcher Betrachtungsweise sind in den folgenden 12 Jahren gewaltige Fortschritte herausgewachsen, an denen auch die chirurgischen Kliniken von *Zürich*, *München* und *Berlin* Anteil haben.

CHAOUL hat sie im Sinne STIERLINS und in eigener Vertiefung zusammenfassend in der vorliegenden zweiten Auflage bearbeitet.

Möge das Buch Kranken und Ärzten Nutzen bringen, der Entwicklung der röntgenologischen Kunst dienen und damit die mühevolle Arbeit lohnen.

Berlin, im Juli 1928.

FERDINAND SAUERBRUCH.

Inhaltsverzeichnis.

Vorwort.

Die vorliegende Röntgendiagnostik der ,,Krankheiten des Magen-Darmkanals"
st auf dem bekannten Werke STIERLINs aufgebaut. Mir war es vergönnt, mit ihm
ɡemeinsam die grundlegenden Untersuchungen aus seiner Basler Zeit (1909—1914)
ɪn den Kliniken Zürich und München (1914—1918) zu erweitern und zu vertiefen.

Nach STIERLINs allzu frühem Tode lag die Fortentwicklung der begonnenen
Arbeit allein in meinen Händen. Ihrem Grundgedanken ,,Beurteilung des Röntgenbefundes nach anatomischen und klinischen Gesichtspunkten" blieb ich treu. Die
hoch entwickelte Röntgentechnik hat eine Verbreiterung ihres Anwendungsgebietes
ɜrmöglicht, die, noch mehr als früher, kritische klinische Betrachtungen des Schattenbildes verlangt. Darum war eine Neubearbeitung der ersten Auflage unerläßlich;
ɕie wurde mir anvertraut.

In jedem Kapitel wird eingehender Deutung des Strahlenbefundes, Anatomie,
Physiologie des Organs, sowie pathologische Anatomie und Symptomatologie der
in Frage stehenden Erkrankung vorausgeschickt. Nur so erkennt man die Überlegenheit des Röntgenbildes, aber gleichzeitig auch seine Grenzen.

Bei der Wiedergabe von Einzelbeobachtungen legte ich Wert auf kritischen
Vergleich zwischen Röntgenbild und Operationsbefund. Gerade die anschauliche
Besprechung dieser Ergebnisse erscheint mir wichtiger als theoretische Erörterungen.

In einem Anhang wird kurz ,,Das Schleimhautrelief des Magens im Röntgenbilde" beschrieben. Erst während der Drucklegung des Buches wurden die notwendigen Studien hierfür zu einem gewissen Abschluß gebracht. Man darf hoffen,
daß sie weiterem Ausbau röntgenologischer Magendiagnostik in Zukunft zugute
kommen werden.

Berlin, im Juli 1928.

HENRI CHAOUL.

I. Spezielle Untersuchungsmethoden.

Die Röntgenuntersuchung des *Magendarmkanals* hat sich in den letzten Jahren so weit ausgebildet, daß sie zu den unentbehrlichsten Methoden des Physiologen und Klinikers gezählt werden darf. Insbesondere die Magenpathologie bereicherte sie mit grundlegenden Ergebnissen und es scheint auf diesem Gebiete bereits ein gewisser Abschluß der Forschung erreicht zu sein, während die röntgenologische Untersuchung des Darmes, insbesondere des Dünndarmes gegenwärtig noch größere Lücken aufweist. An diesem Mangel ist wohl der Umstand schuld, daß für die Darmradiologie eine sichere physiologische Grundlage noch fehlt. Erst wenn diese geschaffen ist, können die außerordentlich mannigfaltigen Röntgenbefunde nach klaren ätiologischen Gesichtspunkten gedeutet werden. Bis dahin sind wir auf die empirische Forschungsweise angewiesen, die uns allerdings mit zunehmender Erfahrung zuverlässigere Ergebnisse liefert.

Bevor wir den heute geübten Gang der Röntgenuntersuchung des Verdauungskanals schildern, werfen wir einen kurzen Rückblick auf die *historische Entwicklung*.

In Anbetracht der oft dürftigen und unsicheren Ergebnisse, zu welchen die klinischen Methoden bezüglich Form, Größe und Motilität des Magens führten, suchte man bald nach Entdeckung der Röntgenstrahlen diese auch für die Magendiagnostik zu verwenden. Durch *Aufblähung mit Luft* oder CO_2 wurde das Organ bei einer Röntgenaufnahme sichtbar gemacht, ein Vorgehen, das heute noch gelegentlich benützt wird, wenn aus irgendeinem Grund die Kontrastmahlzeit keine Verwendung finden kann. Doch hat es den doppelten Nachteil, daß die Umrisse des Magens nicht deutlich genug hervortreten und ferner, daß seine Form durch die Aufblähung stark verändert wird. Der mit Luft aufgeblähte Magen steht mit seiner unteren Grenze meist beträchtlich höher als bei der Breifüllung.

Eine andere Methode bildete die Röntgenuntersuchung nach Einführung einer *Sonde*. Zuerst bediente man sich einfacher Gummisonden, die infolge ihres Schwefelgehaltes einen Schatten gaben. Später wurden sie durch Einfüllung verschiedener Metalle noch besser sichtbar gemacht. Auch diesem Vorgehen haften bedeutende Nachteile an. Abgesehen von der unvollständigen Übersicht ist es unangenehm und für manche Patienten nicht ungefährlich.

Die Anfänge mit der *modernen Kontrastmethode* gehen zurück auf Boas, Strauss und Levy-Dorn; sie ließen mit Wismut gefüllte Gelatinekapseln schlucken und verfolgten deren Wanderung durch die Verdauungswege. Einen wesentlichen Fortschritt bedeutete das Verfahren Bechers; er goß eine Wismutaufschwemmung durch die Schlundsonde in den Magen. Bald kam man zu der Einsicht, daß man sich und den Patienten den Magenschlauch ersparen und die Aufschwemmung einfach per os verabreichen könne. Doch erst Rieder war es vergönnt, die Untersuchung des Magendarmkanals mit Hilfe des Wismuts zu einer Methode umzugestalten, die uns über die motorische Funktion des ganzen Verdauungstraktus vollkommen Aufschluß geben kann.

Er übertrug die Versuche von Cannon, Roux und Balthazar an Tieren (Katzen und Hunden) auf Menschen, d. h. er verabreichte eine „Wismutmahlzeit", ein Gemisch der gewöhnlichen Nahrung mit Bismutum subnitricum und verfolgte das Fortschreiten des Schattens durch den ganzen Verdauungskanal. Er gewann so ein natürliches Bild aller seiner Abschnitte.

Bei dieser Methode darf man nie vergessen, daß man nur den Verdauungskanal, d. h. den Hohlraum, nicht aber die *Magendarmwand* selbst sichtbar macht. Dadurch, daß der Inhalt überall genau anliegt, gibt er ein getreues Bild der Form der Organe und läßt die peristaltischen Bewegungen verfolgen.

Als wertvolle Ergänzung zu der RIEDERschen Methode empfahlen HILDEBRAND, SCHÜLE, ZIEGLER und STEGEMANN die Verwendung von *Wismuteinläufen* zur Darstellung des Kolon. Diese geben in manchen Fällen einen besseren *topographischen Überblick* als die durch Einnahme per os gewonnenen Bilder. Bei richtigem Vorgehen gelangt die Kontrastflüssigkeit bis ins Coecum und macht erst an der BAUHINSchen Klappe Halt. Es kommt so zu einem Ausguß und damit zur Darstellung des ganzen Kolon. Zur Beurteilung seiner motorischen Funktion ist das RIEDERsche Verfahren angezeigter. Gleichwohl haben wir ebenso wie v. BERGMANN, LENZ und SCHWARZ die Erfahrung gemacht, daß man auch mit Hilfe des Einlaufes über gewisse *motorische Verhältnisse* und den *Tonus* (SINGER und HOLZKNECHT) der verschiedenen Kolonabschnitte wertvolle Aufschlüsse erlangen kann.

1. Kontrastmahlzeit.

Die Originalwismutmahlzeit, die RIEDER im Jahre 1904 angab, wurde folgendermaßen hergestellt: Aufschwemmung von 30 g Bismutum subnitricum in etwas Milch und Zugießen dieses Gemisches zu 300—400 g Mehlbrei, dem zweckmäßigerweise etwas Milchzucker zugesetzt wurde. Vom Gebrauch des Bismutum subnitricum ist man im Hinblick auf eine Reihe mitgeteilter Vergiftungen mit tödlichem Ausgang (NOWAK und GUTIG) allgemein abgekommen; sie waren, wie SCHUMM und LOREY nachweisen konnten, auf die Wirkung von Nitriten zurückzuführen.

Im Gegensatz zum Bismutum subnitricum erwies sich das Bismutum carbonicum purissimum (E. MAYER und GROEDEL, SCHUMM und LOREY) als völlig unschädlich und fand bald eine ziemlich verbreitete Anwendung. Es haftete ihm jedoch der Nachteil an, daß es die Magen-Darmmotilität nicht unbeeinflußt ließ. BEST und COHNHEIM haben darauf hingewiesen, daß Wismut die Magenentleerung reflektorisch verlangsamt und die Weiterbeförderung des Speisebreies durch den Dünndarm verzögert. Ferner wird das Wismutcarbonat unter dem Einfluß der Magensalzsäure teilweise gespalten, und damit der Chemismus des Magens in unphysiologischer Weise geändert.

Bezüglich der Dosis empfiehlt es sich für denjenigen, der sich dieses Kontrastsalzes noch bedienen will, nicht mehr als 40 g zu einer Mahlzeit zu geben. Die sonst übliche Menge von 50 g ist etwas zu hoch; sie beeinflußt die Motilität des Darmes und ändert die physiologischen Belastungsverhältnisse des Magens.

Vor dem Kriege oft gebraucht war das unter dem Namen *Kontrastin* von KAESTLE eingeführte *Zirkonoxyd*. An Schattenbildung sind 75 g Kontrastin etwa 50 g Wismutcarbonat und 100 g Bariumsulfat gleichwertig. Das Zirkonoxyd ist 100 mal weniger löslich in Salzsäure als das Bismutum carbonicum und ungiftig. Durch äußere Gründe wurde die Herstellung des Zirkonoxyd für Röntgenzwecke seit dem Kriege eingestellt.

Ein namentlich in England viel verwendetes Kontrastmittel ist das *Bismutum oxychloricum*. Es hat nach HERTZ mit dem Bariumsulfat die Festigkeit gegen Magensäure und alkalische Darmsäfte gemein. Im Dickdarm wird es teilweise gespalten, ohne aber dessen Motilität merklich zu ändern. COOK und SCHLESINGER haben durch vergleichende Versuche mit Holzkohle die völlige Einflußlosigkeit dieses Präparates auf die Motilität des Verdauungskanals erwiesen.

Die breiteste Anwendung hat seit Jahren das zuerst von KAESTLE angewandte und von KRAUSE, BACHEM und GÜNTHER in die Röntgenologie eingeführte *Bariumsulfat*. KRAUSE und BACHEM haben durch Versuche an Kaninchen und Hunden mit sehr hohen Dosen seine Ungiftigkeit experimentell nachgewiesen. Bariumsulfat hat den großen Vorteil fast absoluter Unlöslichkeit. Einzelne Vergiftungen sind immerhin anfangs beobachtet worden. Sie beruhten auf Verunreinigung mit den schädlichen, löslichen Bariumverbindungen, die sehr oft bei dem im Handel, besonders in Apotheken erhältlichen Barium sulfuricum purissimum vorhanden sind. Am besten wird man daran tun, das MERCKsche Bariumsulfat zu verwenden. Wir gebrauchen zu einer Röntgenmahlzeit 80—100 g, die nach unseren Erfahrungen etwa dieselbe Schattenstärke ergeben wie 30—40 g Bismutum carbonicum. Bariumsulfat hat vor dem Bismutum carbonicum den Vorteil, daß es die Magendarmperistaltik wenig beeinflußt und sich so gut wie indifferent erweist. Im Gebrauch stellt es sich zudem wesentlich billiger. Als Vehikel für das Kontrastmittel verwenden wir gewöhnlich für eine Magendarmuntersuchung 350—400 g Grießbrei von dünner Konsistenz und rühren langsam die 80—100 g Bariumsulfat hinein; die Mischung muß möglichst homogen sein. In den letzten Jahren sind eine Anzahl Bariumpräparate für Röntgenzwecke in den Handel gebracht worden, die den Zweck verfolgen, die Sedimentierung der Bariumsalze möglichst zu verhindern und dadurch gleichmäßige, lückenlose Schattenbilder zu erzeugen. Sie haben auch den Vorteil einer raschen und einfachen Zubereitung. Von ihnen sind zu nennen: das von BAUERMEISTER vorgeschlagene und von der Firma Merck, Darmstadt, hergestellte *Citobarium,* das *Roebaryt* der Saccharinfabrik Magdeburg, das *Eubaryt* nach LENK, in den Handel gebracht durch Boehm u. Haas, Darmstadt; ferner das *Röntyum* der Firma Kahlbaum und das *Baradiol* der Firma Bernhard Hadra, Berlin.

Alle diese Fabrikate haben angenehmen Geschmack; ihre Zubereitung ist einfach: es werden 150 g des Salzes in etwa 100 g Wasser angerührt; dem entstehenden Brei wird dann soviel Wasser zugesetzt, bis die Gesamtmenge 400 g beträgt.

Als Bindemittel lassen sich Grieß, Kartoffeln, Stärke, Mondamin usw. verwenden. Verschiedene Geschmackskorrigentien können zugegeben werden. RIEDER konnte in seinen Verdauungsversuchen keinen Unterschied in der Beeinflussung der Magenund Darmmotilität feststellen, wenn er das eine Mal als Vehikel Eiweiß (in Form von Fleischpüree), das andere Mal Kohlehydrate (in Gestalt von Mehlbrei) verwendete. Es ist also ein ziemlich weiter Spielraum gestattet. Vor ausgiebiger Verwendung von Fetten hat man sich jedoch zu hüten, da sie bekanntlich die Magenentleerung erheblich verzögern.

Die *Konsistenz des Breies* darf nicht zu dick sein. Unser Präparat ist halb flüssig. Mit Recht macht KAESTLE darauf aufmerksam, daß steife Mehl-, Reis-, Grieß- oder Mondaminbreie nicht genügend in enge Kanäle und Nischen des krankhaft veränderten Magens eindringen. Ferner werden von manchen Kranken auch nach unserer Erfahrung trinkbare Breigemische lieber genommen.

Die zu einer Magendarmuntersuchung notwendige Menge des Breies wechselt für Erwachsene zwischen 300—400 g.

Eine *Aufschwemmung des Kontrastmittels* in *Wasser* verwenden wir nach HOLZKNECHTs Vorschlag häufig vor der Bariummahlzeit zur einleitenden Untersuchung des Magens. Sie dringt leichter als Brei in alle Unebenheiten der Wand, z. B. bei Ulcus oder Carcinom und geht auch durch engste Sanduhrstenosen hindurch, so daß man gleich bei Beginn der Untersuchung die topographischen Verhältnisse oft vorzüglich übersehen kann. Der Gebrauch der Aufschwemmung ist ferner dann angezeigt, wenn es uns zur Ergänzung einer schon stattgehabten Röntgenuntersuchung darauf ankommt, den Übertritt des Kontrastmittels in den Darm auf eine möglichst kurze Zeit zusammenzudrängen, wie z. B. zum Zweck einer genaueren Motilitätsprüfung des Darmes bei träger Magenfunktion. Wir erreichen so eine völlige Magenentleerung innerhalb $^1/_2$—$1^1/_2$ Stunden. Bekanntlich haben MORITZ, MEHRING und COHNHEIM gezeigt, daß Wasser den Magen sehr rasch verläßt. Dank seiner Schwere sinkt das Wismut bzw. Barium an die tiefste Stelle, kommt also meistens in den Bereich des Antrum, dessen lebhafte Peristaltik es gleichzeitig mit dem

Wasser herausbefördert. Sehr unterstützt wird dieser Vorgang durch Rechtslage les Kranken während der Austreibung, also während $^1/_2$—$^3/_4$ Stunden nach der Einaahme. Im übrigen hat aber die Motilitätsprüfung mit Hilfe der Aufschwemmung Nachteile. Vor allem stellt sie keine homogene Füllung dar. Man sieht deshalb aur unregelmäßige Schattengebilde des Dünndarms. Trotzdem werden doch kleinere Abschnitte von Schlingen in vollem Ausguß sichtbar; ein annähernd richtiges Urteil über Weite und Kontraktionszustand des Dünndarms ist dadurch möglich. Bei günstiger Wahl der Aufnahmezeiten ist es leicht, die unterste Ileumschlinge mit ihrer Einmündung ins Coecum darzustellen, was bei der Häufigkeit krankhafter Vorgänge in dieser Gegend von Vorteil ist. Im übrigen sind, abgesehen von der Möglichkeit einer leichteren Sedimentierung bei Verwendung der Aufschwemmung, die Ergebnisse der Motilitätsprüfung des Dünndarmes mit beiden Mitteln die gleichen.

Als besonders nützlich erweist sich die Kontrastaufschwemmung zur Darstellung der Ampulla duodeni und damit zur Diagnose des Duodenalgeschwüres.

2. Kontrasteinlauf.

Wie schon oben erwähnt, wird zur Darstellung des Dickdarmes das sog. *Kontrastklysma* verwendet. Diese Methode ermöglicht zwar keine einwandfreien Schlüsse bez. der Funktion, um so wertvoller aber ist sie für die Erkennung der Lage und Form des Darmes und seiner dynamischen und mechanischen Veränderungen. Man kann sie heute mit Recht als die wertvollste röntgenologische Untersuchungsmethode des Dickdarmes bezeichnen.

STIERLIN hat darauf hingewiesen, daß der Kontrasteinlauf den Wert einer *funktionellen Prüfung* des Dickdarmes haben kann. Läßt man nach Kontrasteinlauf einen Teil des Inhalts wieder ablaufen, so entleert bei bestimmten Erkrankungen der betroffene Darmabschnitt seine Füllung rascher und vollständiger als der gesunde. Es ist dann eine circumscripte Hypermotilität vorhanden. Bei stenosierenden Prozessen wird die Entleerung unterhalb der Enge verhältnismäßig schnell vor sich gehen, während sich oberhalb der Inhalt staut.

Für die Zusammensetzung der Einlaufflüssigkeit werden ähnliche Mischungen verwendet wie für die Kontrastmahlzeit. Suspension des Bariumsalzes bei flüssiger Beschaffenheit stellt die Hauptforderung dar.

HOLZKNECHT empfiehlt folgende Herstellung:

Eine Aufschwemmung von 2 Eßlöffeln feinster Kartoffelstärke in $^3/_4$ Liter kalten Wassers wird einem Liter kochenden Wassers zugesetzt. Nach neuerlichem Aufkochen gibt man das Kontrastmittel (160 g Barium in einem Viertel Liter heißen Wassers) hinzu. Nach 45 Minuten langem Kochen ist auf 45 Grad abzukühlen.

SCHWARZ benützt folgende Mischung mit dem von SCHLESINGER eingeführten Mondamin:

Barii sulfurici (für Röntgenzwecke)   . . . 150,0
Mondamin — Maisstärke   25,0
Mf. pulv. vorrätig zu halten.

Das Pulver wird mit etwas kaltem Wasser zu einer Paste angerührt, dann in einem halben Liter Wasser aufgekocht. Schließlich wird das Ganze durch Zusatz von kaltem Wasser auf 1½ Liter verdünnt. Dieses Irrigat ist nicht nur sehr billig, sondern hält dank des Mondamins das Kontrastpulver ausgezeichnet in Suspension und besitzt etwa die Konsistenz dünnen Rahms.

HAENISCH verwendet als Bindemittel Bolus; auch ein Zusatz von Traganth eignet sich sehr gut.

Sehr einfach in ihrer Anwendung sind weiter die fertigen Bariumpräparate wie Citobarium, Eubaryt, Roebaryt, Röntyum usw. Ihre Zubereitung ist leicht und bequem. Der Inhalt einer fertigen Packung für rectale Verabreichung von 200 g Kontrastsalz wird mit etwas Wasser zu einer dicken Paste verrührt und dann unter Zugießen von warmem Wasser auf ein Liter Gesamtmenge gebracht.

Um richtige und wünschenswerte Füllung des Darmes zu erhalten, ist es notwendig auf verschiedene Gesichtspunkte zu achten. Vor allem soll man sich hüten, das Darmrohr zu weit einzuführen; denn dadurch kann der gebräuchliche weiche Schlauch leicht geknickt und das Emporsteigen der Flüssigkeit verhindert werden. Auch bei Anwendung von starren Kanülen ist durch das Anliegen der Rohröffnung an der Darmschleimhaut das Einfließen des Breies unmöglich. In beiden Fällen gelingt es durch Hin- und Herbewegen des Rohres die Passage des Breies zu bewerkstelligen. Zweckmäßig befindet sich der Kranke schon bei der Verabfolgung des Kontrasteinlaufes in der gewünschten Untersuchungslage, da gleichzeitig mit der beginnenden Einführung der Flüssigkeit die Röntgenuntersuchung einsetzen soll. Wir bevorzugen im allgemeinen die gewöhnliche Bauchlage. Eine Unannehmlichkeit ist hier und da Schwäche bzw. Insuffizienz des Sphincters, die zu einem unmittelbaren Rückfluß des Kontrastbreies führt. Zur Vermeidung kann man sich mit Vorteil des *Tamponschlauches* von SCHWARZ bedienen. Es ist dies ein gewöhnliches Einlaufrohr, das in Höhe des Sphincter mit einem Tampon versehen ist, der stöpselartig den Anus verschließt.

Wichtig ist, daß man die Irrigationsmasse nicht zu dick macht, da sich sonst der Schlauch leicht verstopft. Sie muß halb flüssig sein. Obwohl sich Stärkebreie ausgezeichnet zur Suspension des Kontrastpulvers eignen, läßt es sich doch nicht vermeiden, daß sich ein Teil auf dem Boden des Irrigators absetzt. Durch Umrühren der Mischung während des Einfließens läßt sich dies vermeiden.

Es bedarf keines besonderen Hinweises, daß man vor der Untersuchung für gründliche Säuberung und Entleerung des Darmes sorgt. Zu diesem Behufe wird man tags vorher durch milde Abführmittel (Oleum ricini, infus. Sennae) Stuhl herbeiführen und außerdem einen Reinigungseinlauf verabfolgen. Dieser darf jedoch nicht unmittelbar vor der Untersuchung gegeben werden; denn der Darm würde dadurch zu sehr gereizt. Durch spastische Zustände könnten dann leicht Irrtümer in der Diagnose entstehen.

Menge des Kontrasteinlaufes. Bei großen kräftigen Männern lassen wir 1500 bis 2000 ccm einfließen, bei kleineren Erwachsenen und Frauen entsprechend weniger, bis 1000 ccm. Gewöhnlich werden diese Mengen bei langsamer Verabreichung ohne alle Beschwerden gehalten. Bei tiefsitzenden, hochgradigen Stenosen kann man natürlich nur bedeutend weniger verwenden. Das Maß ergibt sich von selbst aus der Schmerzempfindung des Patienten bei zunehmender Dehnung des gefüllten Kolonabschnittes. Bei HIRSCHSPRUNGscher Krankheit benötigt man zur Füllung des Dickdarms beträchtlich mehr als 2 Liter.

3. Künstliche Luftfüllung.

Eine weitere Möglichkeit Magen und Darm röntgenologisch darzustellen, besteht in deren *Füllung mit Luft oder Gas.* Natürlicherweise ist dieser Zustand schon gegeben bei Säuglingen, die bekanntlich während der Nahrungsaufnahme sehr viel Luft schlucken. Jeder, der Gelegenheit hatte, Kleinkinder vor dem Schirm zu untersuchen, weiß, daß dank des Luftgehaltes die Umrisse des Magens sich deutlich abheben können. Es lag nahe, diese Tatsache auf den Erwachsenen zu übertragen und hier den Darm künstlich mit Luft zu füllen (BECHER, ROSENFELD, LEEWI, DU BOIS-REYMOND). Zwei Wege stehen hierzu zur Verfügung: die Aufblähung mittels Magenschlauchs und Gebläse oder die Verabreichung eines Brausepulvers (Natr. bicarb. + Acid. tartar.). Das erstere Vorgehen hat den Vorteil einer besseren

Dosierung der eingeführten Luftmenge unter Schirmkontrolle, das andere dagegen ist ungenauer. Zu plötzliche und übermäßige Gasentwicklung kann bei Anwendung von Brausepulver zur Perforation einer wandschwachen Stelle führen (z. B. beim penetrierenden Geschwür oder ulcerierten Carcinom). Derartige Zufälle mit ungünstigem Ausgang sind von verschiedener Seite berichtet. Es kann so nicht wunder nehmen, daß die meisten Röntgenologen dieses Vorgehen ablehnen, ja sogar mit allem Nachdruck davor warnen.

Abgesehen von der Gefährlichkeit belastet die Luftaufblähung überhaupt noch der Umstand, daß die mit ihr erzielten Ergebnisse wegen Entstellung und Verzerrung ungenau sind und selten zur sicheren Diagnose führen.

Ähnlich wie beim Magen versuchte man auch beim *Dickdarm* durch Luftaufblähung Krankheitsprozesse zu erkennen. Über die ersten verwertbaren Ergebnisse berichteten COLE und EINHORN, ferner ROSENFELD und PFAHLER. Das Verfahren wurde angewandt sowohl zur Darstellung des Dickdarms selbst als auch der übrigen Bauchorgane. Ebenso wie beim Magen hat sich aber auch beim Dickdarm die Luftfüllung als solche nur ausnahmsweise bewährt. Bessere Dienste leistet sie in Verbindung mit einem Kontrastmittel.

4. Kombination von Kontrast- und Luftfüllung.

Sie wurde von verschiedenen Seiten bereits erprobt, so von LAUREL (Upsala), der den Dickdarm mit Luft aufblähte, wenn die vorhergegebene Kontrastmahlzeit ihn erreicht hatte. Im Bereiche des Coecum und des Colon ascendens, wo der Inhalt noch verhältnismäßig flüssig ist, erzielte er dabei die besten Bilder. A. W. FISCHER verband ferner den Kontrasteinlauf mit Aufblähung des Darmes. Bei Untersuchung in entsprechender Lagerung und bei horizontalem Strahlengang konnten die verschiedenen Darmabschnitte zur Darstellung gebracht werden. Kennzeichnend für dieses Verfahren sind die wagrechten Flüssigkeitsspiegel und hell leuchtenden Luftblasen. Besonders soll diese Methode angezeigt sein für den Nachweis von Darmwandtumoren, die in das Lumen hineinragen.

Die infolge gleichzeitiger Luft- und Bariumeinfüllung erzielten Bilder sind äußerst kontrastreich und wirken plastisch. Es ist daher leicht begreiflich, daß manche Untersucher sich dazu verleiten lassen das Verfahren wahllos und unter Vernachlässigung der gewöhnlichen Einlaufmethode bei jeder Darmuntersuchung zu verwenden. Demgegenüber möchten wir ausdrücklich betonen, daß nach unseren Erfahrungen die Kontrast-Luftfüllungsmethode nur in besonders gelagerten Fällen Positives leistet, daß sie im allgemeinen jedoch weniger übersichtliche und klare Verhältnisse schafft als die gewöhnliche Kontrastfüllung.

5. Pneumoperitoneum.

Die künstliche Einblasung von Luft in das Abdomen, wie sie zuerst von LOREY und RAUTENBERG beim Menschen angewandt und von GOETZE ausgebaut wurde, findet in der Röntgendiagnostik des Verdauungstraktus nur ausnahmsweise Verwendung. Besonders geeignet ist das Pneumoperitoneum für die Feststellung von Adhäsionen zwischen Magendarmkanal und Bauchwand, von Tumoren der Bauchhöhle und ihrer Zugehörigkeit zum einen oder anderen Organe.

Noch bessere Ergebnisse sind manchmal zu erzielen, wenn neben der Luftaufblähung eine gleichzeitige Kontrastfüllung des Magendarmkanals vorgenommen wird. Die krankhaften Verhältnisse in der Bauchhöhle können dann bildmäßig klarer erfaßt werden.

Vor Überschätzung des Verfahrens muß jedoch gewarnt werden. Es ist weit davon entfernt in irgendeiner Weise die gewöhnlichen Kontrastuntersuchungen zu ersetzen. Es mag in einzelnen wenigen Fällen Anwendung finden, wenn alle anderen Untersuchungsmethoden versagen, aber auch nur dann, wenn die Sicherstellung der Diagnose für die weitere Behandlung von ausschlaggebender Bedeutung ist. Denn trotz bester Technik bedeutet die Anlegung des Pneumoperitoneum, wenn auch einen kleinen, so doch immerhin einen Eingriff, der wohl überlegt sein will. Die ambulante Durchführung ist auf jeden Fall zu verwerfen. Was die Indikationen und Gegenindikationen betrifft, so sei dazu auf die Arbeit GOETZEs (Röntgenologische Differentialdiagnose der Abdominalerkrankungen mittels Pneumoperitoneum) verwiesen.

Für die Einführung des Gases in die Bauchhöhle sind eine Anzahl Methoden angegeben worden, auf die hier nicht näher eingegangen werden soll. Am zweckmäßigsten erscheint uns die von GOETZE angewandte Technik. Nach vorheriger gründlicher Entleerung des Darmes und der Blase wird der Kranke in rechte Seitenlage bei starker Beckenhochlagerung gebracht. In dieser Stellung sinken die Baucheingeweide in den subphrenischen Raum und die unteratmosphärische Druckzone, die sonst im oberen Bauchraum sich befindet, verschiebt sich ins Becken. In örtlicher Betäubung wird eine kleine Stichincision in die Haut etwa 3—4 Querfinger nabelwärts von der Spina iliaca gemacht und unter bohrenden Bewegungen ohne Ausübung von Druck die Nadel in die Bauchhöhle eingeführt. Als geeignetes Instrument benützt man eine etwa 10 cm lange Lumbalpunktionskanüle mit halbscharfer Spitze, die an ein Manometer angeschlossen ist. Sobald sie in die Bauchhöhle eingedrungen ist, zeigt das Manometer negativen Druck. Die Einfüllung von Gas, für die in der Regel 2000 ccm genügen dürften, macht dann keine Schwierigkeiten mehr. Man kann sowohl Sauerstoff, Kohlensäure als auch gewöhnliche Luft verwenden. Die Kohlensäure hat dabei den Vorteil einer rascheren Resorptionsmöglichkeit. Die Wiederablassung des Gases nach vollendeter Untersuchung erübrigt sich dadurch. Zur Einfüllung kann man ein einfaches Gummigebläse verwenden; empfehlenswerter ist jedoch, sich eines Pneumothoraxapparates oder des im besonderen für die Bauchinsufflation angegebenen GOETZE-Apparates zu bedienen. Man hat damit die Möglichkeit, die eingeführten Gasmengen zu messen. Nach beendeter Untersuchung ist, wenn nicht CO_2 eingefüllt wurde, die vollständige Entfernung des Gases notwendig.

II. Apparate und Zubehörteile.

1. Röntgenapparate.

a) Durchleuchtung. Die Anforderungen, die bei *Durchleuchtung* des Magendarmtraktus an die Leistungsfähigkeit der Einrichtung gestellt werden, sind nicht groß, da eine sekundäre Belastung von 3—6 Milliampere in der Röhre genügt. Sehr zweckmäßig sind in letzter Zeit in den Handel gebrachte, kleine, sehr handliche Apparate für den Glühkathodenröhrenbetrieb, die allen Bedürfnissen einer Durchleuchtung gerecht werden. Sie können infolge ihrer Größenverhältnisse auch in kleineren Räumen bequem aufgestellt werden und bieten weiterhin den Vorteil, daß der untersuchende Arzt den fahrbaren Reguliertisch selbst bedienen kann. Dadurch ist dem Untersucher die Möglichkeit gegeben, während des Betriebes mit einem einfachen Handgriff jede gewünschte Lichtstärke und Strahlenhärte zu erzeugen.

Für Aufnahmen sind diese kleinen Einrichtungen nicht geeignet. Es empfiehlt sich deshalb die Anschaffung einer leistungsfähigeren Apparatur, die Durchleuchtung und Aufnahme erlaubt.

Da die Röhren in einem größeren Betriebe oft sehr lange in Anspruch genommen werden, so daß Überheizung und Schädigung eintreten können, muß ihr Bau diesen Verhältnissen Rechnung tragen. Sehr gut haben sich COOLIDGE-Röhren mit Wasserkühlung, deren Gebrauchsfähigkeit praktisch gesprochen unbegrenzt ist, bewährt.

Da es bei Magendarmuntersuchungen weniger auf die Erkennung von Strukturbildern ankommt, wird man gut daran tun, um eine allzugroße Erhitzung des Antikathodenspiegels zu vermeiden, solche Röhren zu bevorzugen, die keinen allzukleinen Brennfleck besitzen.

Wer keine Glühkathodenröhreneinrichtung besitzt, findet einen guten Ersatz in den sog. Dauerdurchleuchtungsröhren, die mit dem ziemlich einfach zu bedienenden BAUER-Luftventil versehen sind.

Im allgemeinen soll bei Durchleuchtungen die übliche Belastung von 3—6 Milliampere bei 50—60 Kilovolt nur ausnahmsweise überschritten werden. Man würde sonst Patient und Röhre einer unnötigen Gefahr aussetzen. Bei der Schirmbeobachtung ist die Anwendung eines Aluminiumfilters von 1—2 mm dringend zu empfehlen. Außerdem ist es zweckmäßig bei den meist verwendeten Betriebsverhältnissen zeitweilig Intensitätsmessungen anzustellen. Am einfachsten werden hierzu die SABOURAUD-NOIRÉ-Pastillen benützt, die zwar keine sehr genauen, aber für diesen Zweck hinreichende Ergebnisse liefern. Es darf während einer Durchleuchtung die Erythemdosis niemals erreicht werden.

b) Röntgenphotographie. Die größten Ansprüche an Leistungsfähigkeit der Apparatur stellt die *Aufnahme* des Verdauungstraktus. Dies kann nicht wundern, wenn man bedenkt, daß einesteils der zu durchstrahlende Körperteil die denkbar ungünstigsten Absorptionsverhältnisse bietet und andernteils, daß infolge der physiologischen oder pathologischen Bewegungen der aufzunehmenden Organe nur bei kurzfristigen Belichtungszeiten die Möglichkeit gegeben ist, scharfe Umrisse auf der photographischen Platte zu erzielen.

Die Belichtungszeit bei einer Magenaufnahme darf in der Regel höchstens eine halbe Sekunde betragen. Wir empfehlen immer, wenn die Apparatur es ermöglicht, Belichtungszeiten von $^1/_{10}$—$^2/_{10}$ Sekunden nicht zu überschreiten. Wenn eine moderne Röntgen-Einrichtung zur Verfügung steht, dürfte auch der Einhaltung dieser Expositionszeiten keine Schwierigkeit entgegenstehen. Es braucht kaum erwähnt zu werden, daß die Anwendung doppelt gegossener Röntgenfilme und Doppelfolien unbedingt erforderlich ist.

Die Belastung des Apparates und der Röntgenröhre, die sich für die eben gestellten Anforderungen als notwendig erweist, ist für unsere jetzigen Begriffe zweifellos eine sehr hohe. In der Regel werden in unserem Institut bei einer Effektivspannung von 70—75 Kilovolt 150—200 Milliampere verwendet. Unsere Belichtungszeiten betragen dabei $^1/_{10}$—$^1/_{20}$ Sekunden. Sorgfältige Auswahl der für diese Belastungen bestimmten Röhren ist dringend zu raten; denn nicht jede ist imstande auf die Dauer diese Beanspruchung zu ertragen.

Die Güte der Bilder wird in der Regel wesentlich erhöht, wenn man sich richtiger Blendenvorrichtungen bedient.

Nach unserer Erfahrung genügt die Anwendung sog. Schlitz- oder Irisblenden, die am Röhrenkasten angebracht sind, nicht. Die sekundären Strahlen der Luft und Umgebung verschleiern das Bild. Wir raten deswegen zu dem Gebrauch eines unten mit einer Irisblende versehenen Aufnahmetubus. Bei richtiger Abblendung und Zentrierung gewinnt dadurch die Bildbeschaffenheit wesentlich. Mit Vorteil wird man sich weiter bei fettleibigen Personen der POTTER-BUCKY-Blende bedienen.

2. Hilfsgeräte bei der Röntgenuntersuchung des Verdauungstraktus.

a) Untersuchungsstative. Eine Reihe von Firmen hat brauchbare Durchleuchtungsstative auf den Markt gebracht. Mit wenigen Ausnahmen sind es veränderte Zweisäulengestelle, die GUILLEMINOT, BECLERE und LEVY-DORN zuerst angegeben haben.

Bei allen ist der Röhrenkasten in wag- und senkrechter Richtung beweglich, so daß jede Körpergegend in beliebiger Stellung und Strahlenrichtung untersucht werden kann (Abb. 1).

Gleichzeitige Bewegung von Röhre und Schirm gestattet das früher von der Firma Polyphos hergestellte, vorzügliche RIEDERsche Stativ, das zugleich als weiteren Vorteil eine sichere Schutzvorrichtung besitzt.

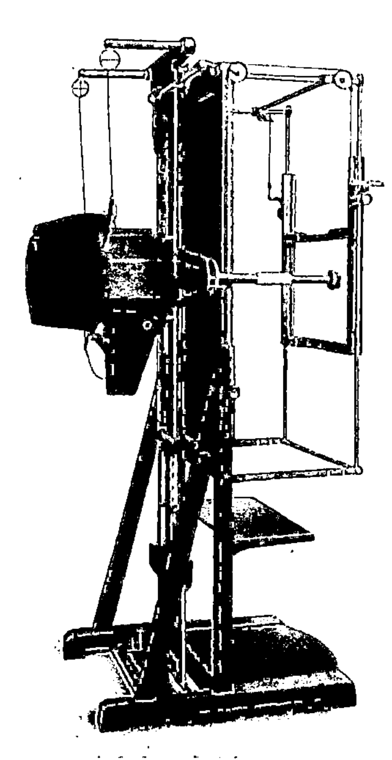

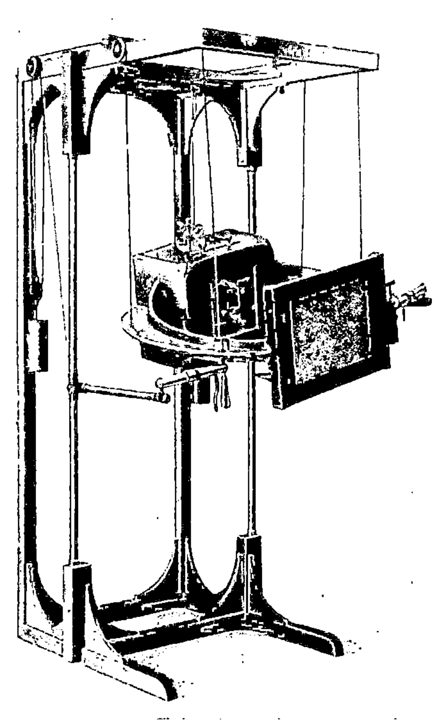

Abb. 1. Durchleuchtungsgerät der Firma   Abb. 2. Durchleuchtungsgerät nach GRASHEY-BEYERLEIN.
Reiniger-Gebbert & Schall.

Die von HOLZKNECHT und KIENBÖCK angegebenen Hängestative eignen sich ebenfalls sehr gut für Durchleuchtungen des Magendarmtraktus. Sie ermöglichen ein schnelles und bequemes Arbeiten.

Praktisch und gut gebaut ist das Gestell von GRASHEY-BEYERLEIN, das in der Mitte zwischen Hänge- und Zweisäulenstativ steht (Abb. 2). Schirm und Röhrenkasten sind durch einen Holzrahmen verbunden, der an einer Flaschenzugeinrichtung mit entsprechenden Gegengewichten hängt. Das Ganze wird durch ein Zweisäulengestell getragen. Die leichte und große Beweglichkeit des Rahmens nach allen Richtungen ermöglicht ein sehr angenehmes Arbeiten.

b) Untertischeinrichtung. Um Kranke auch in liegender Stellung durchleuchten zu können haben HOLZKNECHT und ROBINSON als erste sog. *Trochoskope* gebaut, bei denen sich die Röhre in einem leicht beweglichen Blendenkasten unterhalb des Tisches befindet. Das Gestell ist von HAENISCH wesentlich verbessert worden (Abb. 3). Die heutigen zahlreichen Vorrichtungen für Untertischdurchleuchtungen sind mehr oder weniger glückliche Abänderungen seines Trochoskopes.

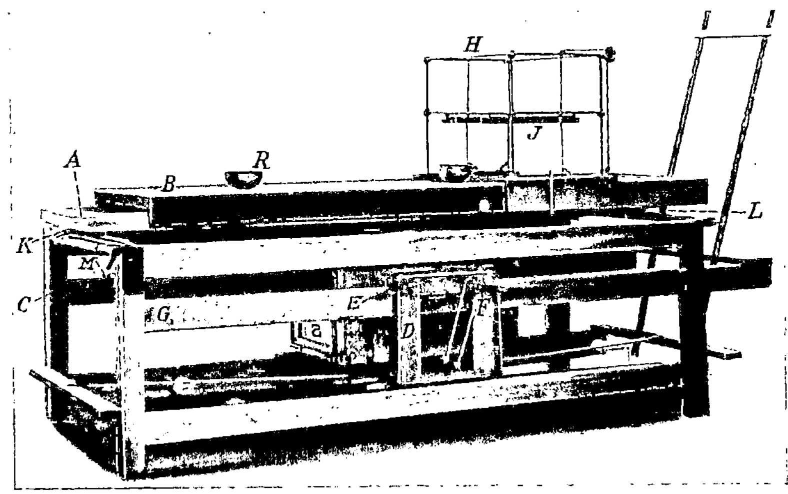

Abb. 3. Trochoskop nach HAENISCH.

c) Kombinierte Gestelle. Ferner gibt es kombinierte Gestelle, die eine Untersuchung am liegenden und am stehenden Kranken gestatten. Als gute Muster dieser Art seien erwähnt: das Klinoskop (Veifa), das Multoskop (Sanitas), das Universalstativ von SIEMENS, das Metroskop von BRÄUER u. a.

d) Blenden. Daß jedes Durchleuchtungsgestell mit einer geeigneten Blendenvorrichtung, am besten mit einer Schlitzblende, versehen sein muß, ist selbstverständlich. Der Röhrenkasten muß außerdem, besonders bei Glühkathodenbetrieb, möglichst dicht abgeschlossen sein, da sonst das Licht der Glühspirale störend wirkt.

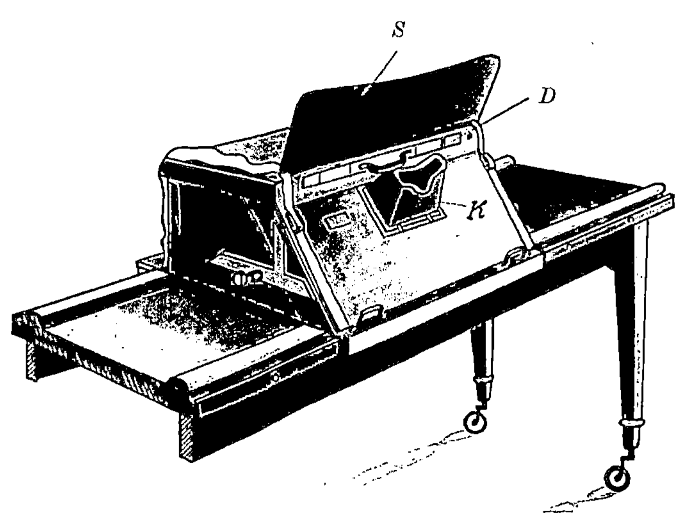

Abb. 4. Radioskop nach CHAOUL. S Strahlenschutz, D Durchleuchtungsschirm bzw. Kassette, K Kryptoskop.

Sehr empfehlenswert zur Erhöhung der Kontraste und der Bildschärfe während der Durchleuchtung des Magens und Darmes ist die Anwendung der BUCKY-Blende, die zwischen Patient und Schirm angebracht wird, und der die Aufgabe zukommt, die sekundären Streustrahlen des Körpers abzufangen.

Das alte Originalmodell ist in letzter Zeit wesentlich verbessert worden. Statt sich kreuzender Metallamellen werden ausschließlich parallele verwendet. Ihr Vorzug besteht in der geringeren Dicke und der dem Körper besser angepaßten Form. Es wird dadurch die Entfernung zwischen Patient und Schirm bedeutend verkleinert.

Zweckmäßig für Übersichtsaufnahmen, besonders des Darmes ist die Anwendung der beweglichen Bucky-Potter-Blende. Die mit ihr hergestellten Bilder gewinnen bedeutend an Kontrast und Schärfe.

e) Radioskop. Eine besondere Lagerungsvorrichtung, die bei der Magendarmuntersuchung sehr wertvolle Dienste leistet, stellt das von Chaoul angegebene *Radioskop* dar. Es dient zu Untersuchungen in Bauch-, in horizontaler und in halbrechter Seitenlage und ermöglicht, nach vorhergehender Durchleuchtung und Einstellung die Aufnahme unmittelbar anzuschließen. Das Radioskop, das in Abb. 4 wiedergegeben ist, besteht aus

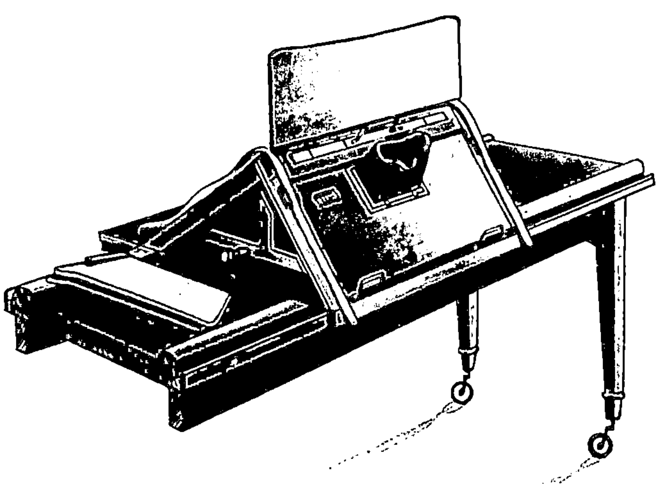

Abb. 5. Radioskop nach Chaoul.
Eingestellt für Untersuchung in rechter Seitenlage.

einem viereckigen Holzgestell, das von allen Seiten lichtdicht abgeschlossen ist. Unter der oberen Platte, auf welcher der Patient liegt, wird der Schirm bzw. der Film (S) eingeschoben. Im Innern des Kastens findet sich auf der Grundplatte ein Planspiegel, der das Schirmbild wiedergibt. Die Betrachtung erfolgt durch ein an der Vorderwand des Kastens angebrachtes Guckloch mit Kryptoskop (K). Für Untersuchungen in Schräg- und halbrechter Seitenlage (Abb. 5—6) werden die seitlichen Wände entfernt und die Auflageplatte heruntergeklappt. Zur Fixierung des Kranken in dieser Lage dienen zwei Spanngurten.

Der Hauptvorteil des Radioskops besteht darin, daß man 1. in Bauchlage des Kranken bei dorsoventralem Strahlengang untersuchen, 2. nach vorhergehender Kontrolle bei der Durchleuchtung unmittelbar und ohne Lagerungswechsel des Kranken die Aufnahme anschließen, und 3. durch die vorausgehende Durchleuchtung bei der Aufnahme eine bessere Zentrierung und Einstellung des aufzunehmenden Körperteiles sichern kann. Durch diese Möglich-

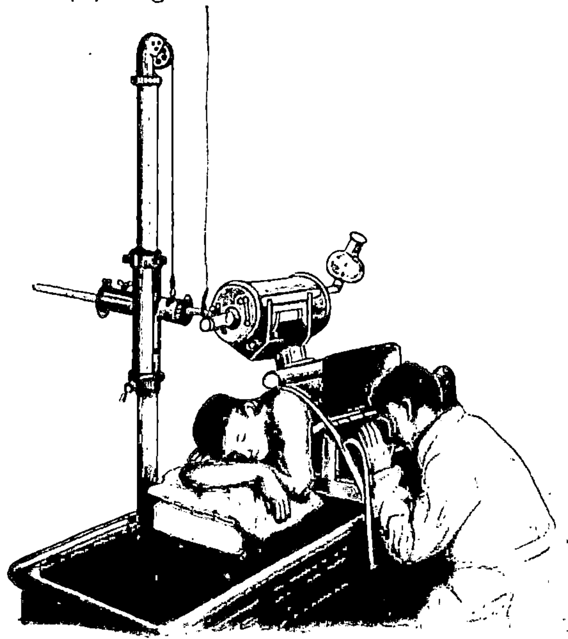

Abb. 6. Radioskop nach Chaoul.
Untersuchung in halbrechter Seitenlage (mit Patient).
Kompression vom Rücken her.

keit der richtigen Einstellung ist es nicht mehr notwendig, Übersichtsbilder auf größeren Plattenformaten vorzunehmen, sondern den gewünschten Abschnitt auf kleinere Plattenausmaße von 13 : 18 oder sogar von 9 : 12 zu bringen. Auch Serienaufnahmen sind mit dieser Vorrichtung leicht vorzunehmen mittels einer von Janker angegebenen Vorrichtung (Beschreibung siehe S. 15 und 16).

Als besonders wertvoll hat sich das Radioskop für Untersuchungen der Pars pylorica des Magens und des Duodenum durch die Möglichkeit der Schräglagerung des Kranken bewährt. Es dient ferner auch bei Anwendung der Kompressionsmethode zur Darstellung des Duodenum (s. Kapitel Duodenum).

Ein ähnliches Gerät, das ebenfalls den Zweck hat wie beim Radioskop in Bauch- oder Bauchschräglage bei dorsoventraler Strahlenrichtung Aufnahmen zu machen, wurde später von ÅKERLUND angegeben. Auf der Unterseite des gewöhnlichen Durchleuchtungstisches befindet sich ein auf Schienen beweglicher Wagen, der aus einer in einem Holzrahmen befestigten horizontalen Platte besteht, die dicht unter den auf dem Tisch liegenden Patienten geschoben wird. In einem Winkel von 45⁰ dazu ist ein Spiegel angebracht, in dem das Bild erscheint.

Wie beim Radioskop kann auch hier nach Schirmkontrolle die Aufnahme unmittelbar erfolgen. Gegenüber dem Radioskop hat es keine Vorteile; ein Nachteil

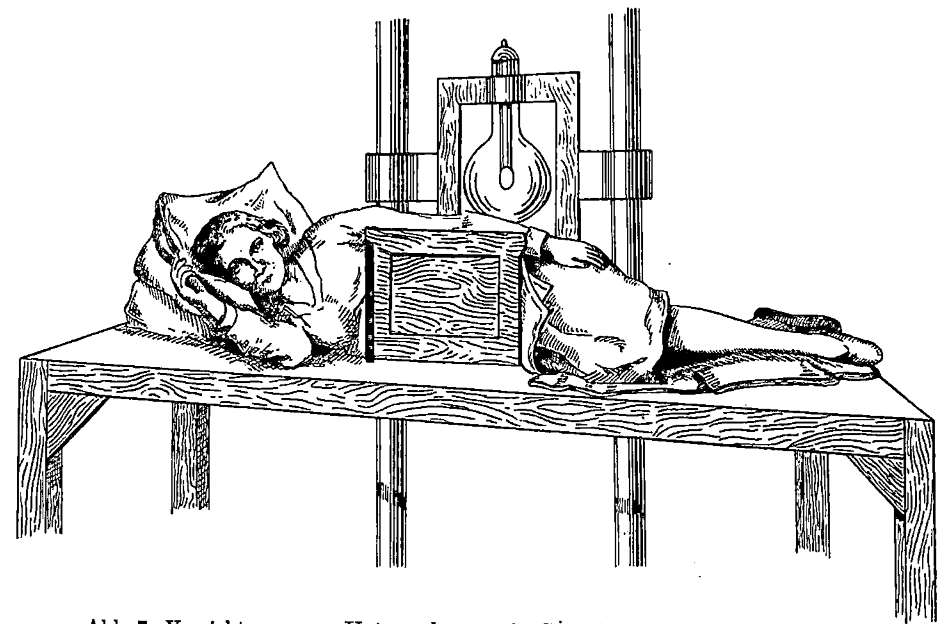

Abb. 7. Vorrichtungen zu Untersuchungen in Seitenlage. (Nach SCHLESINGER.)

dagegen ist es, daß man in Schräglagerung des Kranken nicht bequem zu untersuchen vermag.

f) Vorrichtungen zu Untersuchungen in Seitenlage. Zu diesen Untersuchungen benötigt man keine besonderen Apparate. Es dient dazu der gewöhnliche Aufnahmetisch, auf dem eine Holztafel, die zur Aufnahme der Kassette dient, befestigt ist und gegen die der Körper des Kranken die Platte fest andrückt. Besser wie jede Beschreibung veranschaulicht die Verhältnisse Abb. 7.

g) Vorrichtungen für Serienphotographien des Magen- und Darmtraktus. Die Erkenntnis, daß Serienaufnahmen bei Magen- und Duodenaluntersuchungen wertvolle Dienste leisten, führte in letzter Zeit zu verschiedenen Konstruktionen von Kassetten für Serienphotographie. Als solche sind zu nennen die Vorrichtungen nach ÅKERLUND, BERG, GABRIEL, Reiniger-Gebbert & Schall, Siemens, TESCHENDORF, SIELMANN, KAESTLE, JANKER u. a. Von diesen seien einige herausgegriffen.

Bei der von ÅKERLUND angegebenen Kassette (Abb. 8) ist ein einfaches Bleifenster von 9 : 12 cm Größe auf einer Holzplatte zentral ausgespart. Unter Schirmkontrolle wird dieses vor dem aufzunehmenden Magen eingestellt. Nach der

Einstellung wird der Schirm entfernt und eine Kassette von 18 : 24 cm, die mit einem Griff versehen ist, angebracht. Mittels des Griffes wird dann die Kassette zwischen den einzelnen Aufnahmen im Verhältnis zum Bleifenster so verschoben, daß immer nur ein Viertel der Plattenfläche exponiert ist. Auf eine Platte von 18 : 24 können dadurch 4 Aufnahmen gemacht werden.

Die BERGsche Blende (Abb. 9) erlaubt annähernd dieselben Arbeitsmöglichkeiten. In einem Rahmen befinden sich hinter einer Metallblende nebeneinander ein kleiner

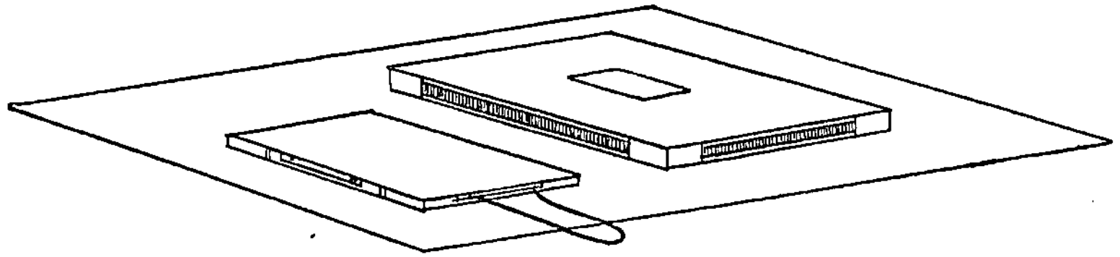

Abb. 8. Serienaufnahmevorrichtung ÅKERLUNDs für liegenden Patienten.

Leuchtschirm und eine Kassette 18 : 24. Die Metallblende trägt eine Öffnung von der Größe 9 : 12.

Für die Durchleuchtung befindet sich der Schirm vor dem Bleifenster. Will man nun eine Aufnahme vornehmen, so schiebt man Kassette und Schirm soweit als möglich nach der Seite. Dadurch kommt dann ein Teil der Platte vor die Beleuchtungsöffnung. Der Schirm wird dann auf die andere Seite der Kassette gestellt. Durch Weiterrücken beider gelingt es, den Durchleuchtungsschirm wieder vor die

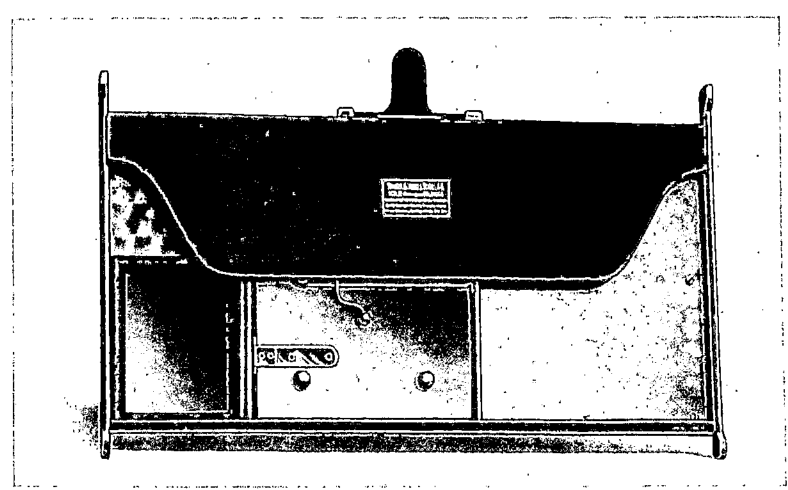

Abb. 9. BERGsche Blende.

Öffnung zu bringen. Eine Wiederholung des Handgriffs in entgegengesetztem Sinne als zuvor bringt dann das zweite Plattenfeld vor die Öffnung. Die Kassette wird daraufhin umgedreht, so daß jetzt wiederum zwei Aufnahmen in der gleichen Weise wie zuvor hergestellt werden können.

GABRIEL gebraucht Filme, die auf Holzspulen gerollt sind und die sich in einer gegen Strahlen geschützten Kassette befinden (Abb. 10).

Das Prinzip des Geräts von Reiniger-Gebbert & Schall (Abb. 11) besteht darin, daß 4 Kassetten 9 × 12 cm, und ein Leuchtschirm sich auf einer drehbaren Scheibe befinden. Nach vorheriger Durchleuchtung wird jedesmal eine andere Kassette vor das Bleifenster gebracht. Das Gerät ermöglicht, auch den Patienten in einer leicht nach vorne geneigten Stellung zu untersuchen.

Das in neuester Zeit hergestellte Siemens-Serienaufnahmegerät (Abb. 12) ge-
tattet durch Betätigung eines Rollfilmes, der zwischen zwei Verstärkungsschirmen
äuft, bis zu 9 Aufnahmen hintereinander zu
nachen. Die vorherige Durchleuchtung ist
ier auch bei Verschiebung des Schirmes
nittels eines Handhebels bequem durch-
uführen. Ein automatischer Momentschalter,
ler mit dem Gerät in Verbindung steht,
rleichtert besonders die Aufnahme einer
aschen Bilderserie.

Mittels der Vorrichtung nach JANKER
rönnen *nach* und *bei* gleichzeitiger Durch-
euchtung auf einem 18/24 Film 4 aufrechte
Aufnahmen einzeln oder in rascher Folge
ingefertigt werden. Sie besteht lediglich aus
inem flachen Behälter mit einer am vorderen
Ende angebrachten Führungsleiste und aus

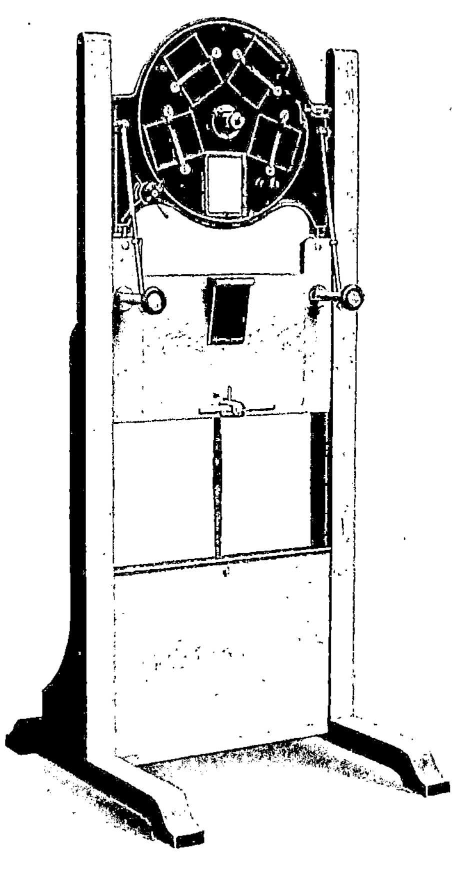

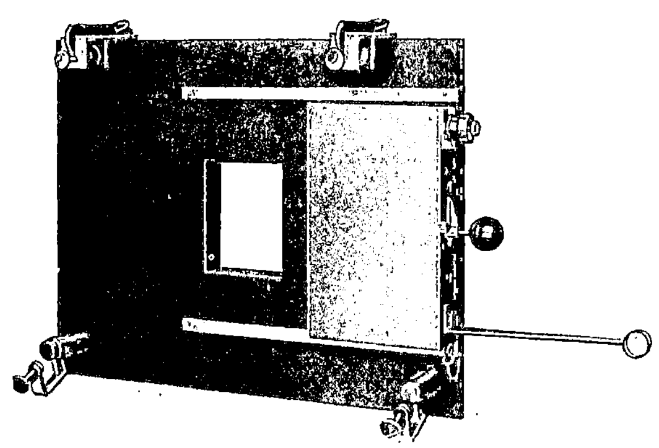

Abb. 10. Serienaufnahmegerät von GABRIEL.

Abb. 11. Serienaufnahmegerät (Reiniger-
Gebbert & Schall).

inem Rahmen für eine gewöhnliche Kassette. Dieser weist die für die zwangs-
näßige Führung notwendigen Einrichtungen auf. Die Handhabung ist einfach, die

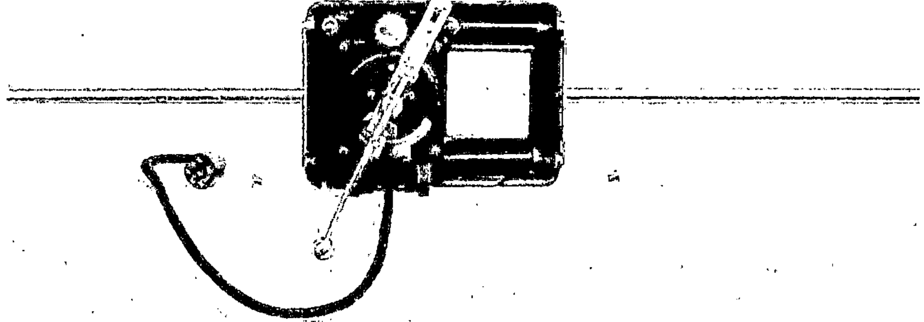
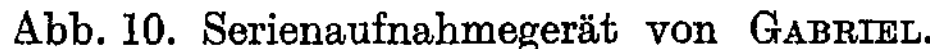

Abb. 12. Duodenalaufnahme und Durchleuchtungsblende von Siemens & Halske.

Verwendung sowohl im Stehen als auch im Liegen möglich, hier insbesondere in
Verbindung mit dem Radioskop, in das die flache Apparatur statt des Schirmes eingeschoben wird (Abb. 13).

h) Kompressorien. Zur Darstellung von Schleimhautreliefs und Nischen besonders der Ampulla duodeni wurde in letzter Zeit eine dosierte Kompression von BERG empfohlen. Dadurch gelingt es die pralle Füllung eines Magen- oder Duodenalabschnittes zu verringern und so die gewünschten Einzelheiten sichtbar zu machen. BERG bedient sich dabei eines Luffaschwammes, an den sich der Patient anzupressen hat. Die Dosierung ist aber damit noch nicht vollständig in die Hand des Untersuchers

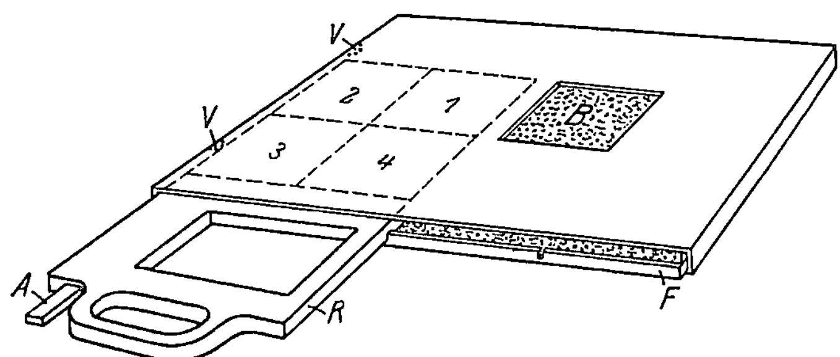

Abb. 13. Serienaufnahmegerät nach JANKER.

B Belichtungsausschnitt, F federnde Führungsleiste, R Rahmen für die Kassette, A Arretiervorrichtung für den Führungsmechanismus, 1, 2, 3, 4 Reihenfolge der Serienaufnahmen, V Vorrichtung zum Aufhängen für Benützung am stehenden Patienten.

gegeben, sondern weitgehend vom Patienten abhängig. Um diesen Nachteil zu umgehen, verwenden wir einen Gummiballon mit Schlauch, der durch einen Dreiwegehahn an ein Gebläse angeschlossen ist (Abb. 14). Er wird durch einen Gürtel am stehenden oder liegenden Patienten an der zu untersuchenden Stelle festgehalten. Während der Durchleuchtung wird nun durch wechselndes Blähen oder Ablassen

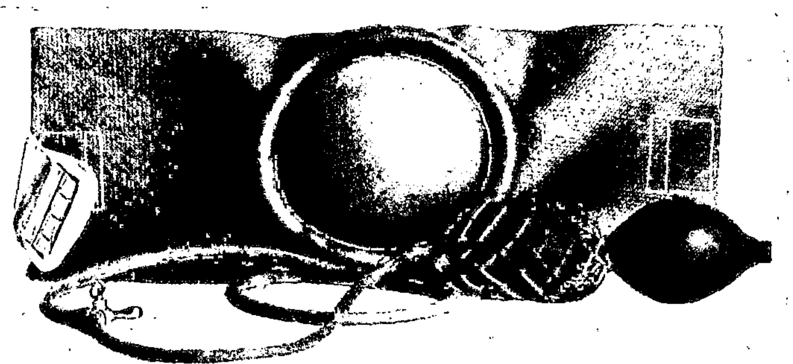
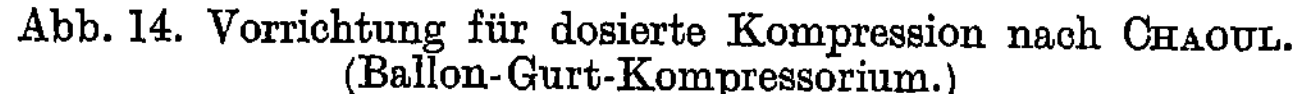

Abb. 14. Vorrichtung für dosierte Kompression nach CHAOUL. (Ballon-Gurt-Kompressorium.)

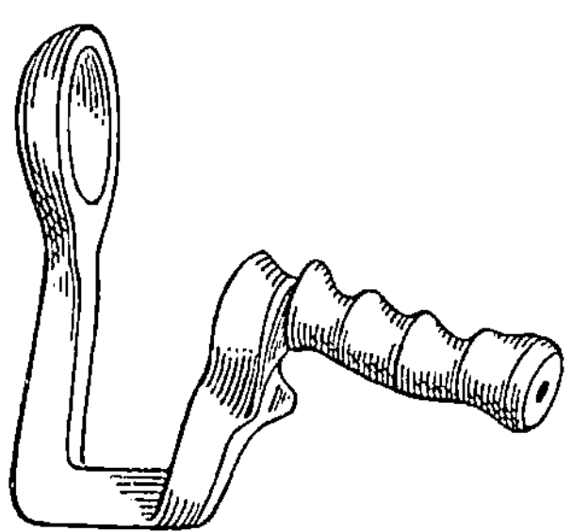

Abb. 15. Distinktor nach HOLZKNECHT.

der gewünschte zum Ziel führende Grad der Kompression ermittelt und unmittelbar die Aufnahme angeschlossen.

i) Löffeldistinktor. Der von HOLZKNECHT angegebene Distinktor (Abb. 15) hat die Aufgabe, die Hand des Untersuchers zu ersetzen und sie dadurch der Strahleneinwirkung zu entziehen. Er stellt ein Holzinstrument mit einem metalleingefaßten, löffelähnlichen Ende dar. Dieser Löffel wird mittels eines U-förmigen Holzgriffes, der hinter das Bleiglas des Schirmes zu liegen kommt, gehalten und wie die palpierende Hand verschoben und angepreßt. Von ERNST LENZ wurde ein ähnliches Instrument angegeben, nur mit dem Unterschied, daß bei diesem der Kranke selbst auf Aufforderung den Druck auf die gewünschte Stelle ausübt. Mittels eines Bleiknopfes ist es dabei möglich, die Bewegungen des Instrumentes und seine jeweilige Lage zu überprüfen.

k) Röntgenkinematographie. Es ist leicht verständlich, daß die Röntgenkinemato-graphie zur Erkennung der physiologischen und pathologischen Bewegungen des Magendarmtraktus von größter Bedeutung wäre. Es wurden in der Tat auch bereits im Jahre 1909 von GROEDEL, dann von KAESTLE, RIEDER und ROSENTHAL Versuche in dieser Richtung angestellt. Einwandfreie kinematographische Bilder wurden aber mit den dazu verwendeten Apparaten nicht erzielt. Es waren nur rasche Serienaufnahmen. Später wurde nach Angabe GROEDELs ein röntgenkinemato-graphischer Apparat von Reiniger-Gebbert & Schall gebaut. Leider ermöglicht der hohe Preis und die umständliche Bedienung seine Einführung in die Praxis nicht. Immerhin ist es gelungen, an Hand der bereits erwähnten, raschen Serien-aufnahmen wichtige Anhaltspunkte für die physiologischen Bewegungen und die Funktion der Organe zu gewinnen.

III. Gang der Untersuchung.

1. Untersuchung mittels Kontrastmahlzeit.

Darüber, daß der *Magen* vor Einverleibung der Kontrastmahlzeit *leer sein soll,* sind sich alle Beobachter einig. Man läßt deshalb womöglich stets den Bariumbrei in nüchternem Zustand nehmen. Nahrungsreste soll man vorher durch die Sonde entfernen, da bekanntlich im Magen eine weitgehende Schichtung der Speisen statt-findet. Man darf also nicht mit einer Vermischung der Kontrastmahlzeit mit gewöhnlicher Nahrung durch die Peristaltik rechnen.

Da ferner das mit Kot gefüllte Colon transversum durch teilweise Überlagerung der unteren Magenabschnitte deren Schattengebung beeinträchtigen kann, so empfiehlt es sich, am Abend vorher den Dickdarm durch einen Seifenwassereinlauf zu reinigen.

Für die Untersuchung des Darmes wird fast allgemein dieselbe Forderung gestellt Vor energischen Abführmitteln muß jedoch gewarnt werden. Einmal ist es wahrschein-lich, daß manchmal Teile des Medikamentes im Darm zurückbleiben, die unter Um-ständen einen leichten, die Motilitätsprüfung störenden Reizzustand unterhalten. Ferner ist es nicht ausgeschlossen, daß ein Abführmittel, auch wenn es den Darm schon verlassen hat, doch noch länger als 24 Stunden nachwirkt im Sinne einer Umstimmung der Darminnervation. Wir wissen, daß diese Nachwirkung thera-peutisch vielfach verwendet wird. Noch in anderer Hinsicht scheint uns aber die vorherige vollständige Darmentleerung unphysiologische Verhältnisse zu schaffen. Es ist für die Fortbewegung der Kontrastmahlzeit selbstverständlich nicht gleich-gültig, ob der Darm voll ist oder nicht. Am Morgen ist der Dünndarm, wenn nachts nichts genossen wurde und keine Dünndarmstenose vorliegt, immer leer. Dagegen kann schon bei leichter Obstipation das Kolon noch stark mit Kot gefüllt sein. Die nachwirkende Kontrastmahlzeit wird dadurch aufgehalten und passiert es zweifellos langsamer, als wenn sie in leere Abschnitte geschoben würde. Auch Weite und Kontraktionsverhältnisse des Kolon werden sich dabei verschieden verhalten. Nun kommt es uns aber weniger darauf an, zu erfahren, wie und wie rasch eine Probemahlzeit einen künstlich geleerten, als vielmehr einen gefüllten Dickdarm passiert. Es entspricht einer grundsätzlichen Forderung, *daß die Funktion eines Organs unter denselben Bedingungen zu untersuchen ist, unter denen es gewöhnlich arbeitet.* Wir unterlassen also in der Regel zur röntgenologischen Funktionsprüfung des Darmes die vorherige *gründliche* Reinigung, und beschränken uns darauf, am Vorabend durch einen Kochsalzeinlauf von 500 ccm, oder wenn ausnahmsweise darauf kein Stuhl erfolgt, durch ein Glycerinklistier eine teilweise Entlastung,

namentlich der Flexura sigmoidea, für den Beginn der Röntgenuntersuchung am
nächsten Tage zu erwirken. Dieses Vorgehen scheint uns besonders mit Rücksicht
auf diejenigen Formen von Stuhlverhaltung geboten, wo eine Überladung des
S romanum mit Kotmassen besteht, durch die es zu Rückstauung und so zur mittel-
baren Beeinflussung der Motilität höherer Kolonabschnitte kommt. Durch Ausschaltung dieser Rückstauungsmöglichkeit erhöht man die Zuverlässigkeit der Röntgenuntersuchung für die Beurteilung des motorischen Verhaltens der verschiedenen
Kolonabschnitte.

Nur in folgenden Fällen lassen wir den Dickdarm vorher gründlich entleeren
durch je einen Seifenwassereinlauf am Morgen und Abend des Tages vor der Untersuchung, sowie am frühen Morgen des Untersuchungstages:

1. Bei Darmstenose, wo es auf eine Freimachung des oberhalb der Stenose
befindlichen Darmabschnittes ankommt, damit das Barium möglichst bald bis zur
Stenose vorrückt und sie durch einen deutlichen Halt dortselbst verrät.

2. Zur Darstellung des abnorm weiten Kolon, z. B. bei HIRSCHSPRUNGscher
Krankheit.

3. Bisweilen zur Ergänzung einer vorausgegangenen Motilitätsprüfung.

Punkt 1 und 2 haben namentlich für Untersuchung mittels Kontrasteinlauf
Geltung.

Die *Röntgenuntersuchung* beginnt damit, daß man den nüchternen, bis zu den
Lenden entkleideten Patienten am besten am frühen Vormittag zwischen die Röhre
und den hängenden Leuchtschirm stellt. In der einen Hand hält er die mit der
Kontrastmahlzeit gefüllte Schüssel, in der anderen einen Eßlöffel. Dann wird verdunkelt. Nachdem sich die Augen adaptiert haben, wird der Strom eingeschaltet
und der in dorso-ventraler Strahlenrichtung durchleuchtete Patient aufgefordert,
die Speise möglichst rasch zu schlucken. Man beobachtet nun, wie sich der Magen
allmählich füllt, wobei man auf Form und Größe der Magenblase, die Art der
Entfaltung des Magens, dessen Form und Bewegungen genau achtet, und die
Begrenzungslinien des Magens samt den Orientierungspunkten (Nabel, Darmbeinschaufel usw.) mit dem Fettstift auf die Bleiglasplatte des Leuchtschirmes auf-
zeichnet. Durch Drehung des Kranken vor dem Schirm und Verkleinerung des
Belichtungsfeldes mittels Blende werden die einzelnen Abschnitte des Magens deutlicher sichtbar gemacht. Bei pathologischen Zuständen, wie Ulcus oder Carcinom,
kommen schon während der Füllung des Magens oft sehr bezeichnende Bilder zustande, worüber in den einzelnen Kapiteln Ausführliches mitgeteilt ist.

Die *Palpation während der Durchleuchtung* kann uns über die Beweglichkeit
einzelner Teile des Magendarmkanals, über die Fixation derselben durch entzündliche Verwachsungen, über die Frage, ob ein sichtbarer Füllungsdefekt einem ventri-
kulären oder extraventrikulären Tumor angehört, Aufschluß geben. Man hüte sich
aber davor, mit bloßer Hand zu betasten und bediene sich entweder der Bleihand-
schuhe oder des von HOLZKNECHT angegebenen Distinktors, mit dem man ohne Gefahr
für seine Hände hinter dem Schirm palpieren kann.

Auch das *Baucheinziehenlassen* werden wir zur Beweglichkeitsprüfung, namentlich des Magens, stets verwenden. Da dabei oft ein Emporrücken der unteren
Magengrenze bis um Handbreite erfolgt, bildet es ein vorzügliches Ergänzungsmittel
der Palpation.

Es ist selbstverständlich, daß die erste Durchleuchtung auch dazu benützt
wird, um sich über zufällige Befunde an anderen Organen, wie Lunge, Pleura, Herz,
Leber, Milz usw. rasch zu orientieren.

Nach beendeter Durchleuchtung werden sofort einige oder mehrere Aufnahmen
im Stehen angeschlossen.

Dieser Untersuchung folgt die im Liegen. Sie ist oft ausschlaggebend, wenn die Beobachtung und Aufnahme im Stehen kein positives Resultat ergab. Es gelingt nämlich in der aufrechten Körperstellung oft nicht den ganzen Magen darzustellen; besonders bei Ektasien z. B. sinkt der Kontrastbrei sofort in die untersten Magenabschnitte, so daß die oberen Teile sich der Darstellung entziehen. Bei horizontaler Lagerung dagegen breitet sich der Kontrastbrei im Organ wie in einem Teller aus und gibt so ein Übersichtsbild. Auch Pylorus und Duodenum lassen sich auf diese Weise schön zur Anschauung bringen.

Die günstigste Horizontallagerung des Patienten bei Magenuntersuchungen stellt die Bauchlage dar. Befindet sich nämlich der Kranke auf dem Rücken, so legt sich der Magen infolge seines schweren Inhaltes wie ein Sattel um die Wirbelsäule. Leicht können dadurch Aussparungen entstehen, die man dann irrtümlich auslegt. Die Bauchlage bietet dagegen den Vorteil, daß der Magen gleichmäßig anliegt und so meist keine Formveränderungen erfährt.

Von Wichtigkeit ist die Strahlenrichtung, in der die Untersuchungen erfolgen; durch sie wird die Bildqualität mehr oder minder bestimmt. Der ventrodorsale Strahlengang, wie er bei gewöhnlichen Trochoskopdurchleuchtungen angewandt wird, ist ungünstiger als der dorsoventrale. Dort ist nämlich der Magen viel weiter von der Platte bzw. von dem Durchleuchtungsschirm entfernt als hier. Die Folge davon ist eine geringere Bildschärfe.

Die Vorrichtungen für Untersuchungen in Bauchlage bei dorsoventralem Strahlengang sind bereits oben beschrieben (Radioskop, ÅKERLUNDscher Apparat u. a.).

Wir bedienen uns dazu in der Regel des *Radioskops*. Der Patient wird mit dem Bauche auf das Untersuchungsgestell gelagert. Die Röhre befindet sich demnach oberhalb des Kranken und durchstrahlt den Körper dorsoventral. Der Schirm, dessen Bild durch den Spiegel reflektiert wird, liegt unter dem Patienten.

Die Untersuchung beginnt nun mit einer allgemeinen Übersichtsdurchleuchtung des Magens. Darauf werden bestimmte Abschnitte unter Verkleinerung der am Tubus angebrachten Irisblende eingestellt und die Konturen der einzelnen Magenabschnitte bei gleichzeitiger Bewegung des mit Rollen versehenen Tisches geprüft. Findet man irgendwo Veränderungen, die auf einen pathologischen Prozeß schließen lassen, so wird statt des Schirmes die Kassette eingeschoben und die Aufnahme bei gleicher Lage und Zentrierung unmittelbar angeschlossen. Auch für die Untersuchung der Pars pylorica und des Duodenum ist diese Lagerung besonders geeignet. Hat man bei der Durchleuchtung festgestellt, daß das Duodenum bereits in Bauchlage gefüllt ist, so kann die Aufnahme ohne weiteres erfolgen. Im anderen Falle wird Untersuchung in *halbrechter Seitenlage* fortgesetzt. Zu diesem Behufe werden die beiden Seitenteile des Radioskops entfernt und die Lagerungsplatte, auf der der Patient liegt, in eine schräge Ebene gebracht (vgl. Abb. 5 und 6). Die Pars pylorica des Magens wird dabei durch die Schwere des Kontrastbreies viel praller gefüllt, so daß etwaige Veränderungen leicht nachweisbar werden. Dadurch schon gelingt häufig die Füllung der Pyloruslichtung und des Duodenum. Ist sie ungenügend, so kann die von CHAOUL angegebene Kompressionsmethode unmittelbar folgen. Es wird auf die Wirbelsäule des Patienten unter Zwischenschaltung eines länglichen Wattekissens mit dem Kompressionstubus des Statives ein Druck ausgeübt. Es gelingt so schon nach kurzer Zeit nicht nur den Pylorusabschnitt des Magens, sondern auch das Duodenum durch pralle Kontrastfüllung zur Darstellung zu bringen. (Näheres über Technik der Duodenaluntersuchung siehe Kapitel Duodenum.)

Die weiteren Beobachtungszeiten richten sich danach, 1. ob es uns mehr auf eine Motilitätsprüfung des Magens oder Darmes ankommt, oder ob die Untersuchung beide gleichmäßig berücksichtigen soll; 2. in welcher Richtung sich im Einzelfalle die klinische Diagnose bewegt. Unsere besonderen Richtlinien für die Untersuchungszeiten der verschiedenen Krankheitsbilder werden in den betreffenden Kapiteln mitgeteilt. Bei einer in gleicher Weise auf Magen und Darm sich erstreckenden Motilitätsprüfung werden noch folgende Untersuchungen ausgeführt:

Durchleuchtung 2 Stunden nach der Kontrastmahlzeit.

Durchleuchtung nach 6—8 Stunden.

Durchleuchtung nach 10—12 Stunden.

Durchleuchtung nach 24 Stunden.

Durchleuchtung nach 48 Stunden usf.

Dies kann als Schema für eine Untersuchung der Lage, Form und Motilität des Magens und Darmes mittels Kontrastmahlzeit gelten. Genaueren Aufschluß erhält man natürlich, wenn man die Zeitspannen zwischen den einzelnen Aufnahmen kürzer wählt. Je nachdem man sich im besonderen über Magen, Dünndarm, Anfangs- oder Endabschnitt des Dickdarmes unterrichten will, werden die Intervalle verkürzt oder verlängert.

Für poliklinischen Betrieb eignet sich das sog. *Doppelmahlzeitverfahren* von HAUDEK. Es besteht darin, daß der Kranke 6 Stunden vor der ersten Durchleuchtung nüchtern die Kontrastmahlzeit einnimmt. Die Untersuchung beginnt dann mit der Feststellung vor dem Schirm, ob noch ein Rest im Magen vorhanden ist und wo sich der „Kopf" der Schattensäule befindet. Dann nimmt Patient eine zweite Kontrastmahlzeit vor dem Schirm ein und in derselben Sitzung wird die ganze Untersuchung beendet. Der Vorteil des Verfahrens liegt in der Zeitersparnis für Arzt und Kranken. Es empfiehlt sich aber nur, wenn auf eine Darmuntersuchung verzichtet wird, da die doppelte, zu verschiedenen Zeiten aufgenommene Kontrastmahlzeit unübersichtliche Bilder ergeben würde.

Vorschrift für den Patienten. Jedem Patienten muß, bevor er sich der Röntgenuntersuchung unterzieht, eingeschärft werden, daß er nüchtern zu erscheinen hat, nach der Röntgenmahlzeit 4 *Stunden lang nichts genießen* (auch nichts trinken!) darf, sich dann aber wie gewöhnlich ernähren soll.

Es ist wichtig, daß diese Vorschriften jedesmal ausdrücklich erteilt werden. Sie bezwecken zweierlei: Erstens soll der Magen vor Aufnahme neuer Speise von der Kontrastmahlzeit nichts mehr enthalten, sonst verzögert sich der Übertritt derselben in den Darm derart, daß die Entleerungszeit des Dünndarmes nicht mehr beurteilt werden kann. Außerdem zerstreuen sich die Darmschatten zu sehr. Zweitens muß bei allen Serienaufnahmen durch rechtzeitige Nahrungszufuhr dafür gesorgt werden, daß die reflektorische sowie mechanische Beeinflussung der Darmperistaltik durch die Magentätigkeit eine möglichst physiologische bleibt.

2. Untersuchung mittels Kontrasteinlauf.

Von dieser Methode erwartet man in erster Linie Aufschluß über *Lage, Größe und Form des Dickdarmes.* Da die Einläufe, richtig verabreicht, meist bis zum Coecum gelangen, so wird der ganze Dickdarm im Schattenbild sichtbar. Keine andere Untersuchungsart leistet nur annähernd so viel für die Erkennung der Dickdarmkrankheiten. Ein wichtiges diagnostisches Gebiet für die kontrastbildenden Einläufe sind die chronisch-entzündlichen und geschwürigen Veränderungen, namentlich aber die Stenosen. Für sie hat HAENISCH in der Beobachtung des einfließenden Kontrasteinlaufes auf dem Schirm ein zweckmäßiges Verfahren angegeben. Wir werden es im Kapitel *Dickdarmstenosen* eingehender beschreiben. Mit der Methode von HAENISCH wurde ein neuer Gesichtspunkt in die Röntgenuntersuchung des Dickdarmes gebracht. Während der Kontrasteinlauf bisher ausschließlich zur topographischen Darstellung des Kolon geeignet schien, wurde nun auch *seine Bewegung* zur Diagnose krankhafter Wandveränderung nutzbar gemacht. Man kann aber den Kontrasteinlauf auch zur unmittelbaren *Motilitätsprüfung des Dickdarmes* verwenden, wie

ᴄʜᴡᴀʀᴢ, Bᴇʀɢᴍᴀɴɴ und Lᴇɴᴢ am. gesunden, Sᴛɪᴇʀʟɪɴ am kranken Dickdarm
ᴈigten. Dieser ging dabei von der Überlegung aus, daß durch einen Einlauf in den ein-
ᴈlnen Dickdarmabschnitten die ihnen physiologisch bzw. pathologisch eigentümliche
'eristaltik angeregt werden müsse. Diese war auf dem Schirm unmittelbar zu be-
bachten und konnte auch durch Plattenaufnahmen kurze Zeit nach dem Einlauf,
owie nach teilweiser Entleerung desselben sichtbar gemacht werden. So kam man
ur diagnostischen Verwertung des *Einlaufrestes*, wie dies namentlich bei Colitis
lcerosa und bei Sigmoiditis von ᴅᴇ Qᴜᴇʀᴠᴀɪɴ und von Sᴛɪᴇʀʟɪɴ beschrieben wurde.

Im Gegensatz zur Untersuchung mittels Kontrastmahlzeit verlangt die mit
Kontrasteinlauf eine *vorherige gründliche Entleerung des Dickdarmes*. Sie ist haupt-
ächlich angezeigt bei Dickdarmstenosen. Sowohl das Bild auf dem Leuchtschirm,
ᴧie die Platte lassen sich viel besser beurteilen, wenn der Kontrasteinlauf in einen
ᴈeren Darm fließt. Im Notfall kommt man allerdings auch ohne Reinigungs-
listier aus. Hᴏʟᴢᴋɴᴇᴄʜᴛ und Sɪɴɢᴇʀ machten darauf aufmerksam, daß bei Ver-
ᴧendung von annähernd zwei Litern des Einlaufbreies eine vorherige Entleerung
icht nötig sei, weil die starke Füllung das Kolon so weit ausdehne, daß die in ihm
·orhandenen Kotballen vom Kontrastbrei umflossen werden. Wir können aus eigener
ᴈrfahrung diese Angabe bestätigen. Bei *ambulanten Kranken*, wo eine dreimalige
'erabreichung eines Seifenwassereinlaufes oft lästig empfunden wird, bedeutet diese
'ereinfachung einen wichtigen Vorteil, bei stationären wird aber zweckmäßig gründ-
ch entleert, weil nicht selten eingedickte, größere Kotmassen in irgendeinem
ᴧbschnitt vorhanden sind, die das Zustandekommen eines tiefen Schattens ver-
indern können. Dies gilt namentlich für das Coecum und für Zustände von Kot-
tagnation infolge eines Hindernisses.

Zur Technik des Einlaufes sei noch bemerkt, daß wir ihn in Bauchlage des
'atienten geben, und daß wir großes Gewicht darauf legen, die Flüssigkeitsmenge
ᴧngsam einfließen zu lassen. Der Irrigator soll nicht höher als 50 cm über den liegen-
len Patienten gehoben werden. Das Gelingen der Untersuchung hängt in hohem
ᴋrade davon ab, daß alle technischen Vorschriften genau befolgt werden.

Zur besseren Übersicht des Dickdarmes ist es empfehlenswert, sich bei Auf-
ᴧahmen der Pᴏᴛᴛᴇʀ-Bᴜᴄᴋʏ-Blende zu bedienen. Man wird dadurch viel schärfere
ᴧnd kontrastreichere Bilder erzielen. Die Expositionszeiten bei diesem Verfahren
ᴈetragen etwa das Doppelte einer gewöhnlichen Aufnahme ohne Blende, so daß
ᴧan bei der früher besprochenen Technik mit etwa $^2/_{10}$—$^5/_{10}$ Sekunden sehr schöne
ᴈilder erzielt.

IV. Die Röntgenuntersuchung der Speiseröhre.

1. Methodik.

Die Speiseröhre entzieht sich infolge ihrer größtenteils versteckten Lage im
ᴧittelfellraume unmittelbarer klinischer Untersuchung. Nur Hals- und oberster
ᴦeil des Brustabschnittes sind der Betastung zugänglich. Zur Feststellung krank-
ᴧafter Veränderungen ist man infolgedessen auf mittelbare Verfahren angewiesen.
ᴵhre Anwendung ist beschränkt.

Zwar gestattet die *Ösophagoskopie*, das Innere des Schlundrohres unmittelbar
ᴈu besichtigen. Die Unbequemlichkeiten und gelegentlichen Gefahren dieser Methode
ᴈind bekannt. Man wird sie darum nur benutzen, wenn die anderen Untersuchungs-
ᴧrten versagt haben.

Die an sich einfache *Sondierung* gestattet nur, Sitz und Grad einer Speiseröhrenverengerung ausfindig zu machen. Hinzu kommt, daß bei ihr Verletzungen der Speiseröhre nicht allzu selten sind.

Kaum auf einem anderen Gebiete hat die *Röntgendiagnostik* solche Fortschritte gebracht wie hier. Leichtigkeit, Einfachheit, Gefahrlosigkeit der Untersuchung und Sicherheit ihrer Ergebnisse erheben sie weit über alle anderen hinaus und machen sie zum Verfahren der Wahl.

Die *Methodik* gründet sich auf das besondere anatomische und physiologische Verhalten der Speiseröhre. Ihre Lage zwischen Wirbelsäule und Herz mit seinen großen Gefäßen erschwert die Darstellbarkeit in sagittalem Lichte außerordentlich. In frontaler und in schräger Strahlenrichtung werfen Rückgrat, ausgefüllte Speiseröhre und Herz mit den Gefäßen drei getrennte Schatten. Der Oesophagus stellt sich dann als ein im Retrokardialfeld abwärts verlaufender, länglicher Streifen dar (vgl. Abb. 16 und 17).

Frontale Strahlenrichtung eignet sich also zur Erkennung mancher Erkrankungen der Speiseröhre besser als die sagittale. Sie hat aber den Nachteil, daß

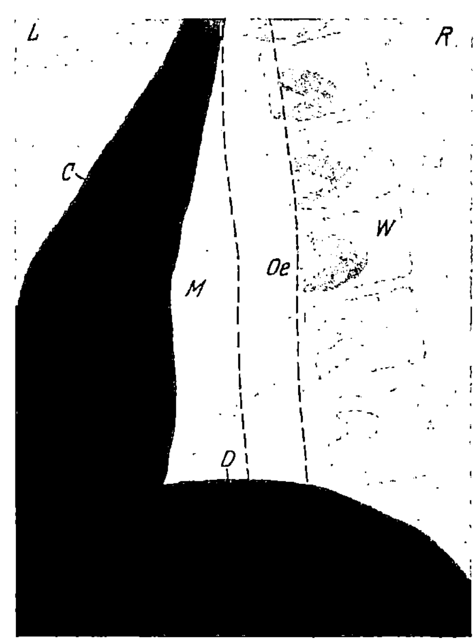

Abb. 16. Ventrodorsale Durchleuchtung im ersten schrägen Durchmesser. (Röhre rechts vorn, Schirm links hinten.) (Nach GROEDEL.)

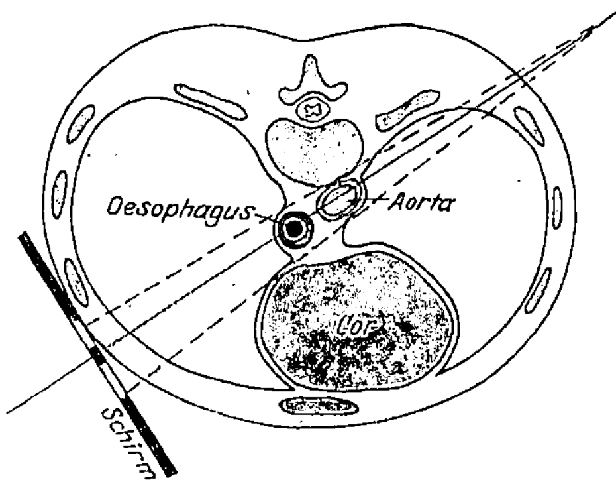

Abb. 17. Frontalschnitt durch den Thorax in der Höhe des VII. Brustwirbels. Dorsoventrale Durchleuchtung im ersten schrägen Durchmesser. (Nach GROEDEL.)

das Röntgenlicht einen viel längeren Weg im Körper zurückzulegen hat. Am besten gelingt Untersuchung in schräger Stellung des Kranken, und zwar entweder im *ersten schrägen Durchmesser,* der sogenannten *Fechterstellung* nach HOLZKNECHT, oder im *zweiten schrägen Durchmesser,* von rechts hinten nach links vorne. Den subphrenischen Teil des Oesophagus, der unter dem linken Leberlappen verborgen liegt, die Pars diaphragmatica und abdominalis, kann man besser sichtbar machen, indem man nach dem Vorschlage von STÜRTZ den Magen mittels einer *Brausemischung aufbläht.* Der linke Leberlappen wird dadurch verdrängt. Die Durchleuchtung erfolgt von rechts hinten nach links vorn bei tiefer Einatmung. In dem hellen subphrenischen Felde sieht man dann die kontrasthaltige Pars subphrenica oesophagi sich deutlich abzeichnen.

Die *Zusammensetzung* des Kontrastbreies verdient noch kurz Erwähnung. Früher wurden vielfach Pillen und Kapseln verwendet, die Wismut enthielten. Da aber solche Gebilde auch an den physiologischen Engen stecken bleiben, so eignen sie sich zu diagnostischen Zwecken wenig. Dünne Wismut- oder Bariumaufschwemmungen, wie sie für Magendarmuntersuchungen gebräuchlich sind, gehen anderer-

;eits durch mäßige Stenosen anstandslos hindurch und sind daher ebensowenig zu
gebrauchen. Dagegen sind dicke, „steife" Breie zu empfehlen. Ob sie mit Stärke,
Grieß, Kakao oder Marmelade hergestellt sind, ist Sache des Geschmackes. Um
lichten Schatten zu erreichen, ist es ratsam, die Kontrastmahlzeit möglichst un-
verdünnt zu geben.

Die Röntgenuntersuchung der Speiseröhre wird zweckmäßig mit *Schirmbeobachtung* begonnen. Der Kranke erhält eine Tasse mit Kontrastbrei in die linke,
einen Löffel in die rechte Hand und wird, sobald sich die Augen des Untersuchenden an die Dunkelheit gewöhnt haben, aufgefordert, den Brei löffelweise zu schlucken.
Nun verfolgt man den Weg des Bissens durch die ganze Speiseröhre. Dabei steht
der Kranke zuerst im ersten oder im zweiten schrägen Durchmesser; er wird während
der Beobachtung aufgefordert, sich bald etwas nach links, bald nach rechts zu drehen.
Gegebenenfalls bringt man ihn bis zur frontalen Strahlenrichtung oder Profilstellung.

Hat man sich durch Leuchtschirmbetrachtung
über Lage und auch Art des Hindernisses vergewissert, so wird die *Aufnahme* angeschlossen. Je
nach dem besonderen Befunde verabreicht man unmittelbar vorher nochmals Bariumbrei, um eine
Momentaufnahme während des Schluckens zu gewinnen, bevor die Speise den Magen erreicht hat.

Die Aufnahmen werden in der Regel *im Stehen*
gemacht. Wenn wir dabei einen ausgedehnten
Schatten auf der Röntgenplatte erhalten, so können
wir mit Sicherheit auf Verengerung irgendwelcher
Art schließen; denn für gewöhnlich durcheilt die
verschluckte Speise den Oesophagus so rasch, daß
im Röntgenlichte fast kein Schatten zu sehen ist.
Anders bei *Aufnahmen im Liegen,* die unmittelbar
nach Bariummahlzeit gemacht werden. Der Brei
bleibt dann länger in der Speiseröhre, und es kann
so ein ununterbrochenes Schattenbild oder eines
großen Teiles auch der gesunden Speiseröhre zustande kommen (Abb. 18). Diese Besonderheit der
Aufnahme in Bauchlage können wir uns zunutze
machen, wenn es gilt, auch den *unterhalb einer*

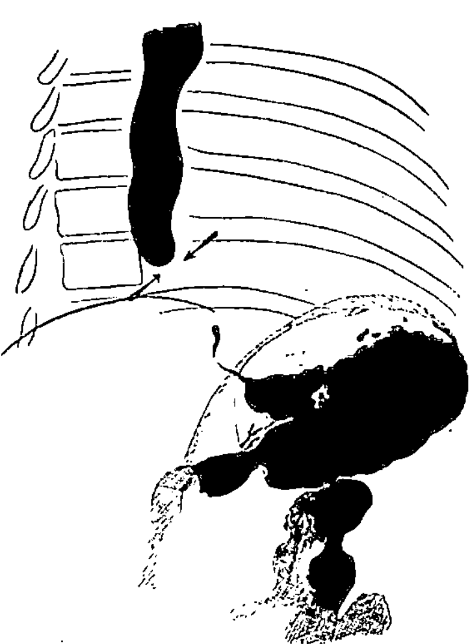

Abb. 18. Normale Speiseröhre im
Liegen. Massiger, nach unten rund
abschließender Oesophagusschatten.
Ringkontraktion während des
Schluckaktes.

Verengerung gelegenen Teil der Speiseröhre darzustellen, was zur Beurteilung
der *Länge* einer Stenose und ihrer *Operabilität* wichtig ist. Wie beim Magen
verwenden wir also auch bei der Speiseröhre außer den Aufnahmen im Stehen
solche im Liegen. Eine solche hat aber nur in Verbindung mit einer Durchleuchtung oder einer Aufnahme im Stehen Wert. Im Liegen kommt es nämlich leichter
als im Stehen zur Ansammlung des Kontrastbreies, womöglich sogar mit Erweiterung oberhalb einer spastischen Ringkontraktion (Abb. 18). Nach diesem Bilde
könnte man hochgradige organische Stenose im unteren Oesophagusabschnitt annehmen, und doch war die Speiseröhre vollkommen gesund.

Freilich gelingt der Nachweis kleiner Entzündungsherde, wie er am Magen
und Darm röntgenologisch möglich ist, in der Regel nicht. Die Röntgenographie ist
vor allem auf jene Zustände des Rohres beschränkt, die zu Ausbuchtung oder Verengerung führen. Vielleicht bringt weitere Ausbildung kinematographischer Technik
Beiträge für Physiologie und Pathologie der Speiseröhre. Schon jetzt kann man
jedoch an Hand von Reihenaufnahmen und namentlich mittels Durchleuchtung
den Schluckvorgang prüfen.

2. Die normale Speiseröhre und die Physiologie des Schluckvorganges.

Durch die Tätigkeit der Zunge gelangt der Bissen von der Mundhöhle in den Rachen (*bucco-pharyngeale Periode*). Seine Rückkehr wird dabei durch Heben des Zungenrückens und durch straffes Anspannen der vorderen Gaumenbögen verhindert. Sobald er sich hinter diesen und der Zungenwurzel befindet, wird das Cavum pharyngo-nasale reflektorisch abgesperrt und der Eingang zum Kehlkopfe verschlossen. Ist er am Nasenrachenraum und am Kehlkopfeingange vorbeigeglitten, so gelangt er in die Gegend der mittleren und der unteren Schlundschnürer, die ihn in die eigentliche Speiseröhre hineintreiben (*pharyngo-ösophageale Periode*). Dann beginnen peristaltische Kontraktionen der glatten Muskulatur des Oesophagus, die eine Abwärtsbewegung des Bissens zum Magen verursachen (*ösophageale Periode*). Flüssigkeiten werden nach Kronecker und Falk allein durch die starken Kontraktionen der Mundhöhlenschließer durch den Rachen und die Speiseröhre hindurchgespritzt.

Die Schnelligkeit, mit der die flüssigen und die festen Speisen das Schlundrohr durcheilen, wechselt innerhalb weiter Grenzen. Große zeitliche Schwankungen des Schluckvorganges sind bedingt durch Verschiedenheit der Bissen in Größe, Konsistenz, Geschmack, Temperatur, ferner durch Eßlust, Hunger- und Durstgefühl. Schreiber hat auf Grund von Beobachtungen an Menschen und Hunden nachgewiesen, daß der Schluckvorgang in Übereinstimmung mit der früher herrschenden Ansicht eine Art peristaltischer Bewegung ist. Röntgenuntersuchungen von Cannon und Moser an Menschen und Tieren haben unsere Kenntnisse erweitert.

Im Gegensatze zur übrigen Speiseröhre zeigt die Kardia infolge ihrer Ganglien funktionelle Selbständigkeit (Sinnhuber, Stark und v. Openchowsky).

Aus zahlreichen klinischen und anatomischen Arbeiten (v. Mikulicz, Kelling, Braune, His, Hasse), vor allem aber aus den experimentellen Untersuchungen Sauerbruchs geht hervor, daß der Abschluß zwischen Speiseröhre und Magen durch die Kardia auf dreierlei Weise zustande kommt: erstens durch den selbständigen Kardiaringmuskel, zweitens durch einen rein mechanischen Ventilverschluß und drittens durch die sogenannte Zwerchfellzwinge.

Der physiologische Schluckvorgang läßt sich im Röntgenbilde sehr schön verfolgen. Im ganzen dauert er nach kinematographischen Feststellungen (Krause, Schreiber, Rieder, Rosenthal u. a.) 4—6 Sekunden.

Sehr gut stellt sich im Schirmbilde die Peristaltik der Speiseröhre dar, wenn der Kranke ein halbflüssiges Kontrastmittel schluckt. Man sieht dann von oben nach unten rasch verlaufende wellenartige Bewegungen der Wände. Dabei erscheint das Rohr an verschiedenen Stellen vorübergehend eingeschnürt und leicht geschlängelt. Manchmal bleibt der Bissen an einem Kontraktionsringe mehrere Sekunden stecken. Aufnahmen in diesem Augenblick können den Eindruck einer Stenose hervorrufen. Vor dem Sphincter cardiae findet regelmäßig ein kurzer Aufenthalt des Bissens statt; es braucht stets eine gewisse Zeit, bis sich der Schließmuskel öffnet.

Unterhalb eines Krankheitsherdes entleert sich die Speiseröhre langsamer als gewöhnlich. Mithin gelingt dann ihre röntgenologische Darstellung im ganzen Verlaufe.

Keineswegs darf aber wegen verzögerter Entleerungszeit allein ein Spasmus oder gar ein anatomisches Hindernis im Bereiche der Kardia angenommen werden.

3. Die pathologisch veränderte Speiseröhre.

A. Fremdkörper in der Speiseröhre.

Die verschiedenartigsten Gegenstände werden gelegentlich verschluckt und bleiben in der Speiseröhre stecken. Bevorzugte Stellen für die Arretierung eines Fremdkörpers sind die drei physiologischen Engen des Oesophagus.

Je höher das spezifische Gewicht des Fremdkörpers, desto ausgeprägter ist sein Röntgenschatten. Am deutlichsten gelingt der Nachweis metallener Gegenstände, wie Münzen, Metallknöpfe, Nadeln, Nägel usw. Doch auch Glas-

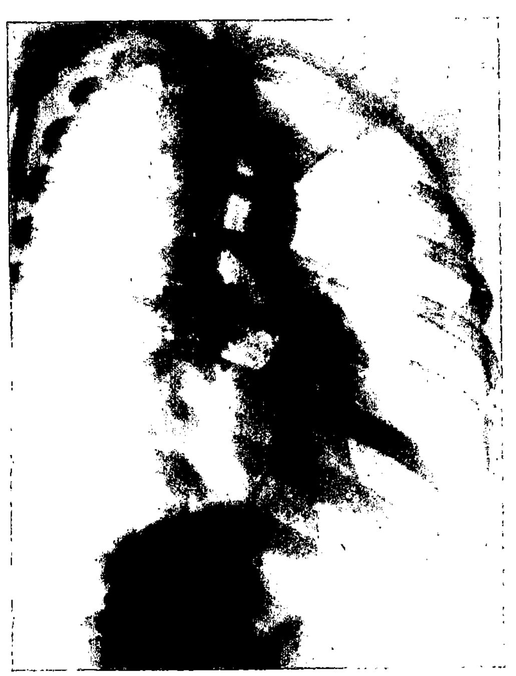

Abb. 19. Verschlucktes Gebiß mit nach oben gerichtetem Häkchen in der Speiseröhre.

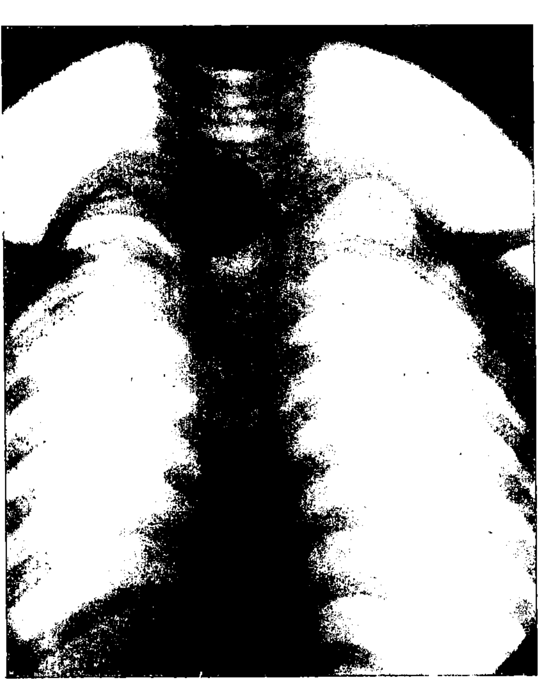

Abb. 20. Verschluckte Münze im Oesophagus.

perlen, Steine, Knochen können bisweilen gut erkennbar sein. Zu ihrer Darstellung genügt meist jedoch die Durchleuchtung nicht. Aufnahmen sind erforderlich. Strahlendurchlässige Fremdkörper, wie Knorpel und spongiöse Knochen, werden erst nach Kontrastaufschwemmung sichtbar. Das Mittel schlägt sich auf ihnen nieder.

Die heutigen künstlichen Gebisse sind auf dem Röntgenbilde leicht nachzuweisen. Sie bleiben mit ihren Zacken und Kanten, Spitzen und Häkchen besonders gerne hängen und verletzen die Schleimhaut. Dadurch entsteht reflektorisch Spasmus, der die Weiterbeförderung des Fremdkörpers hindert. Das Röntgenbild zeigt außer Lage und Sitz noch die Art der Verhakung an. Bei Extraktionsversuchen wird man sich danach richten.

So gelang es bei einem 43jährigen Manne, ein Gebiß mit der Sonde herunterzustoßen. Es war mit einem Häkchen versehen und hatte sich mit dessen nach oben gerichteter Spitze in der Wand verankert (Abb. 19).

Bei runden, glatten Fremdkörpern, wie z. B. Münzen, ermöglicht das Röntgenbild Nachweis (Abb. 20) und Herunterstoßen unter Leitung des Auges. Ganz selten muß der Röntgenologe entscheiden, ob ein Fremdkörper, insbesondere ein Steckgeschoß, in der Speiseröhre oder Luftröhre haftet. Es empfiehlt sich dann,

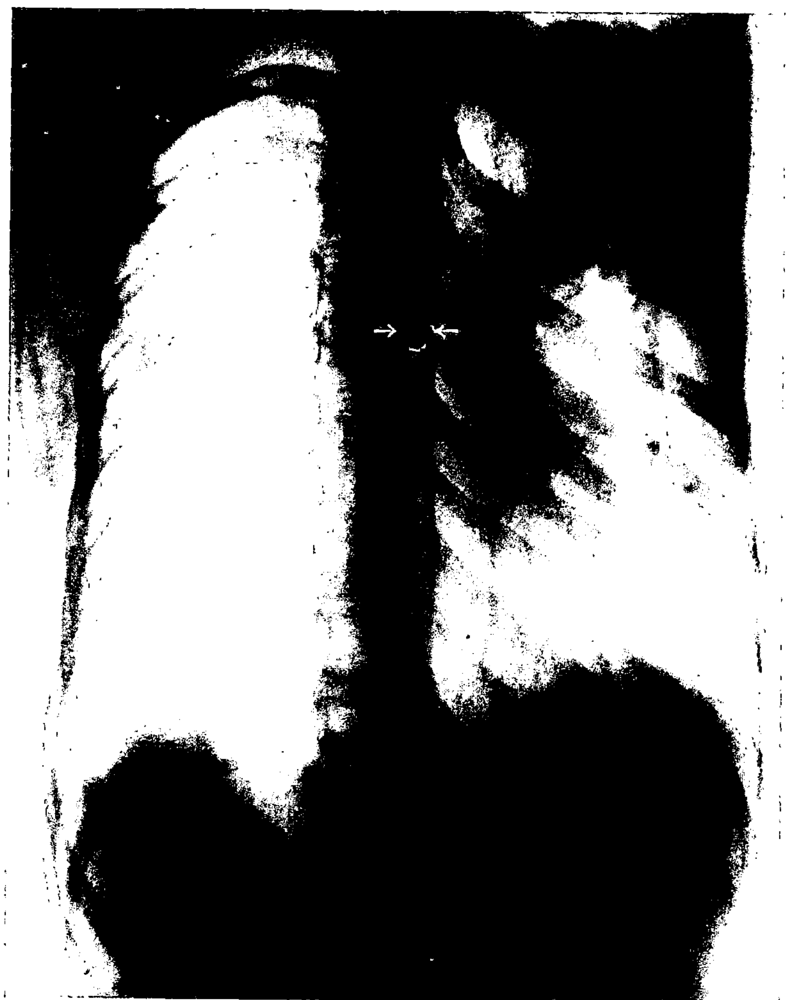

Abb. 21. Fremdkörper im Oesophagus.

durch Bariumbrei oder durch Sonde den Oesophagus sichtbar zu machen. Der Fremdkörper zeigt sich hierauf inner- oder außerhalb des Kontrastschattens.

Abb. 21 läßt eine Schrapnellkugel zwischen den Enden des unterbrochenen Speiseröhrenschattens erkennen; in Abb. 22 stößt der Schatten der Kugel unmittelbar an den der eingeführten Schlundsonde; folglich muß das Geschoß in der Speiseröhre stecken. Wir verdanken diese lehrreichen Bilder Herrn Prof. RIEDER.

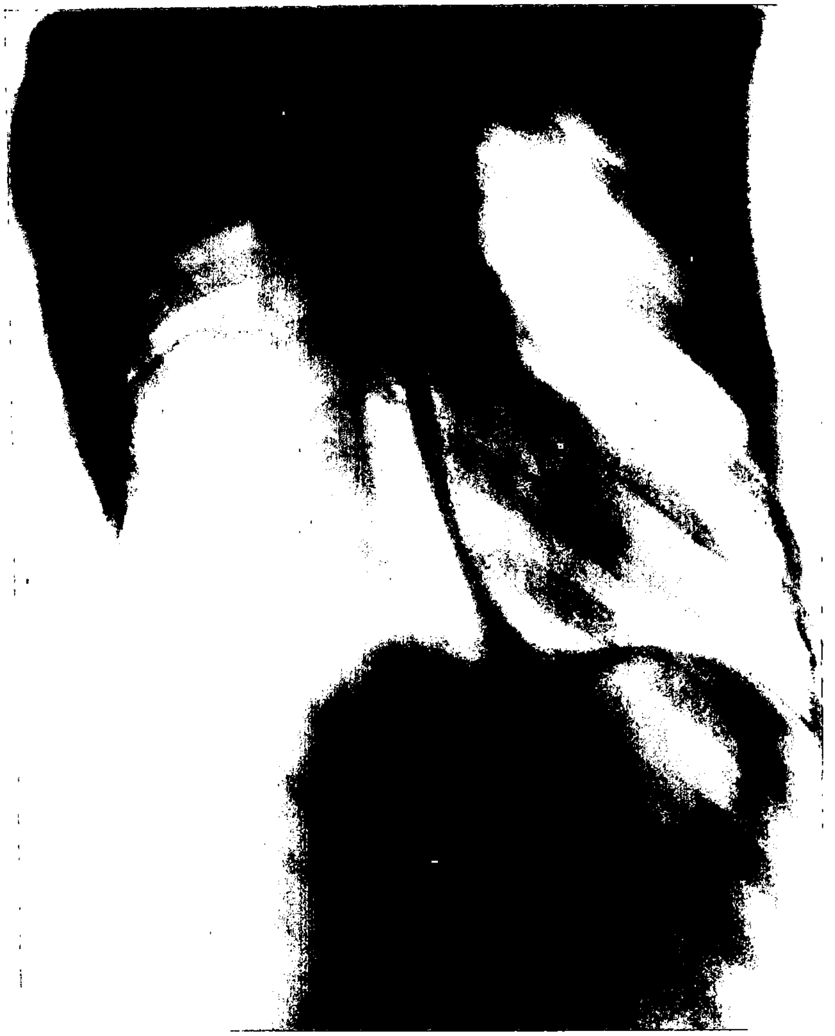

Abb. 22. Derselbe Fall nach Sondeneinführung.

B. Narbenstriktur der Speiseröhre.

Sie entsteht meistens im Anschluß an Verätzungen. Nach ihrer anatomischen Form unterscheidet man leistenförmige, halbring- und klappenartige, ring- und röhrenförmige Stenosen. Mit Vorliebe sitzen sie an den drei physiologischen Engen des Oesophagus. Nicht selten sind mehrere vorhanden. Besonders häufig sind die von der Kardia aufsteigenden Strikturen. Sie erklären sich durch die Stauung der ätzenden Flüssigkeit oberhalb der Kardia infolge eines reflektorischen Kardiospasmus (v. MIKULICZ). Oberhalb der Stenose kommt es im Laufe der Zeit regelmäßig zur Dilatation.

Die röntgenologische Untersuchung gibt in schonender Weise vollen Aufschluß über Sitz und Ausdehnung der Enge. Wir sehen oberhalb des Passes einen mehr oder weniger breiten Schatten, der sich nach unten kegelförmig verjüngt. Er kann plötzlich abbrechen oder fadenförmig sich verlieren.

Abb. 23 zeigt ein solches Beispiel. Die hochgradige Verätzungsstenose machte Gastrostomie nötig.

Einen ähnlichen Befund bei einem Kinde zeigt Abb. 24.

Nicht so sicher ist die Erkennung der Art. In der Regel ist jedoch die Vorgeschichte, z. B. bei Verätzungsstrikturen, so eindeutig, daß eine bestimmte Diagnose gestellt werden kann. Fehlen zuverlässige Angaben, was namentlich bei Geistes-

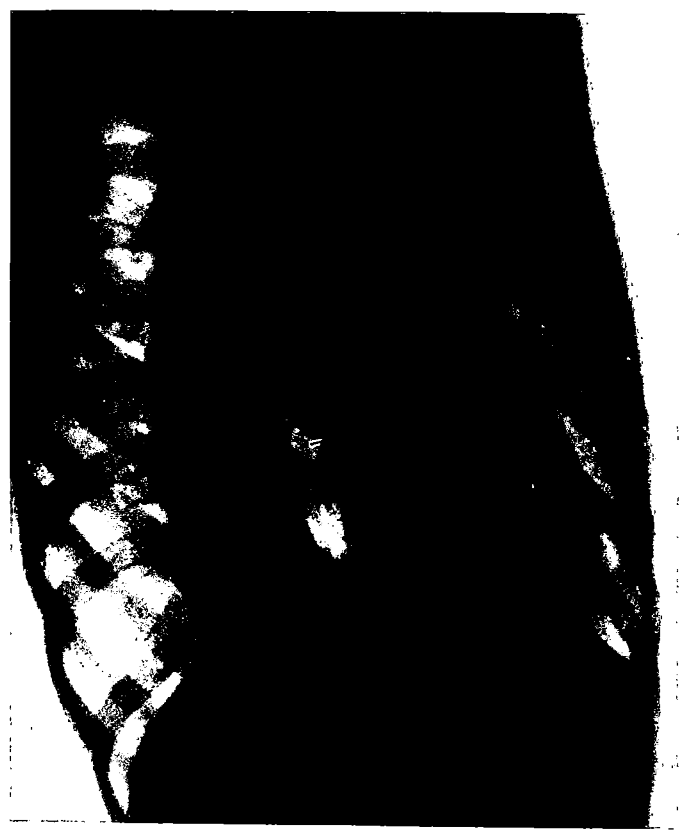

Abb. 23. Verätzungsstenose, in Höhe der Bifurkation beginnend.

kranken vorkommt, so ist die Differentialdiagnose gegen Ösophagospasmus oder Carcinom schwierig oder unmöglich.

Immerhin verfügen wir über ein wichtiges Merkmal. Bei Narbenstenose zeigt sich meist ein konisch zugespitztes, mehr oder weniger regelmäßiges, unteres Schattenende und nicht selten deutliche Erweiterung des darüberliegenden Abschnittes. Beim Carcinom fehlt dagegen meist die Erweiterung, oder sie ist nur wenig ausgesprochen. Das untere Schattenende hat vorzugsweise unregelmäßige, zerklüftete oder zapfenartige Form.

Die Länge einer Striktur ist aus dem Speiseröhrenschatten nicht immer zu ermessen. Der durch die Stenose getretene Brei sickert auch im gesunden Rohre als dünner Faden weiter.

Ein eindrucksvolles Beispiel dafür bietet uns die Abb. 25. Man könnte glauben, daß der dünne, fadenförmige Schatten unterhalb des erweiterten Speiseröhrenanteiles in seiner ganzen Ausdehnung einer Stenose entspräche. Das trifft nicht

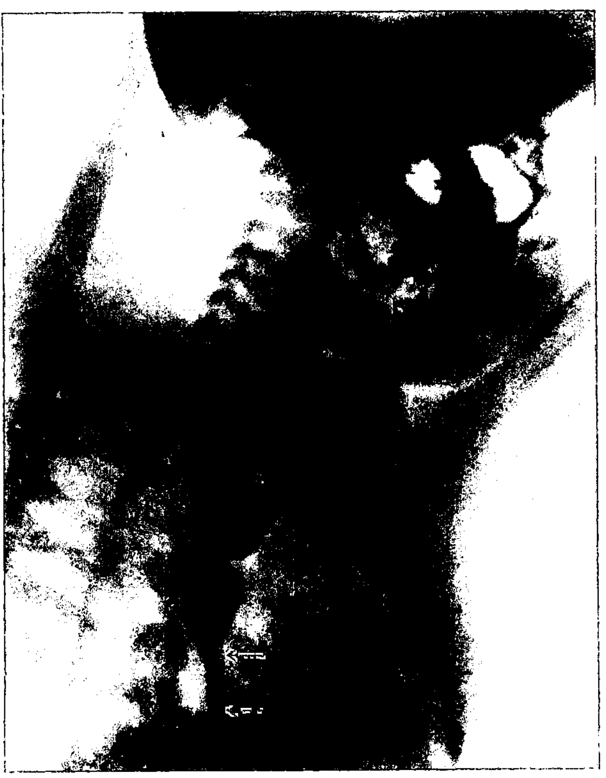

Abb. 24. Verätzungsstenose bei einem 4jährigen Knaben.

bb. 25. Verätzungsstenose in Höhe der Bifurkation.
Ier untere nicht stenosierte Oesophagusabschnitt
zeichnet sich als fadenförmiger Schatten.

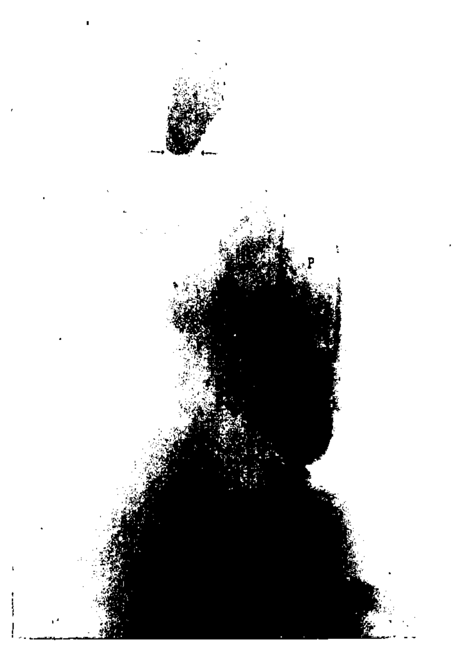

Abb. 26. Verätzungsstenose mit vollendeter
antithorakaler Oesophagusplastik. Pfeile = Stenose,
P Ösophagoplastik.

zu. Sowohl aus Operations- als aus Leichenbefunden weiß man, daß die Verengerung fast niemals so große Abschnitte befällt.

Nicht nur bei der Diagnose, sondern auch bei der Beurteilung des Behandlungs-
erfolges leistet das Röntgenverfahren wertvolle Dienste. Es läßt während der Behandlung einer Stenose durch Sondierung den Grad der bereits erzielten Erweiterung
erkennen. Ebenso zeigt es das Funktionieren eines durch antithorakale Plastik
geschaffenen Verbindungsweges bei einer völlig unwegsamen Stenose (Abb. 26).

C. Verdrängung, Verziehung, Kompression und Abknickung der Speiseröhre.

Verdrängung und narbige Verziehung der Speiseröhre sind häufig. Als Ursachen kommen in Betracht Verwachsungen infolge entzündlicher Vorgänge in der
Umgebung, pleuritische und perikarditische Ergüsse, Mittelfellgeschwülste, namentlich Kröpfe, Verkrümmungen der Wirbelsäule, Aneurysmen, besonders der Aorta

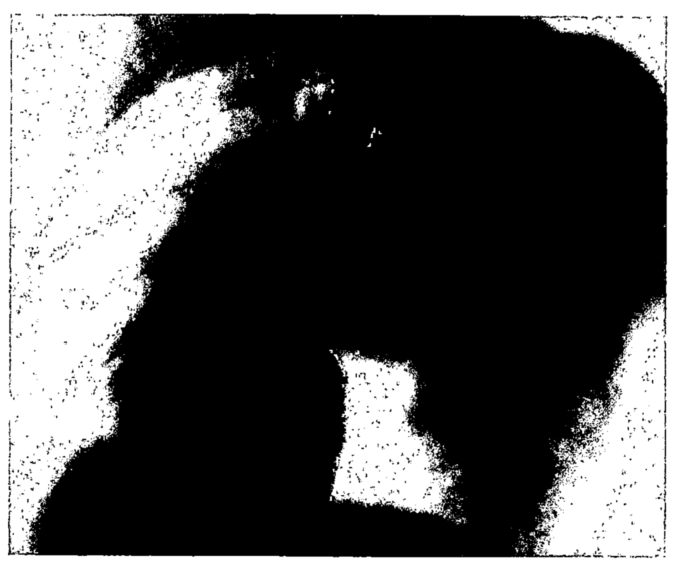

Abb. 27. Verdrängung und Kompression der Speiseröhre durch Aneurysma der Aorta descendens.

descendens. Auch bei *Herzerkrankungen,* die zur Erweiterung des linken Vorhofes
führen, kommen Verschiebungen der Speiseröhre infolge der Vergrößerung des
linken Vorhofes nach hinten vor (KOVASC und STOERK). Schluckbeschwerden, die
allerdings hier sehr selten sind, können zu differentialdiagnostischen Schwierigkeiten
führen. Röntgenuntersuchung ist dabei unerläßlich.

Ein 51 jähriger Kaufmann wurde wegen Schluckbeschwerden und zunehmender
Kurzatmigkeit unter Annahme einer Mittelfellgeschwulst der Klinik überwiesen.
Er war erfolglos bestrahlt. Vor 25 Jahren war eine antiluetische Kur durchgeführt
worden. Die klinische Untersuchung zeigte einen gut genährten, cyanotischen Mann
mit stridoröser Atmung. Im Vordergrunde stand starke Verbreiterung des Herzens nach
links. Man hörte ein systolisches Geräusch über der Aorta. Blutdruck war erhöht.

Die Röntgenuntersuchung klärte diesen Befund auf. Es zeigte sich ein faustgroßer, pulsierender, scharf begrenzter Schatten, der vom hinteren Mittelfell in das
rechte Lungenfeld vorsprang. Die Geschwulst war vom Schatten der Aorta descendens nicht zu trennen, saß sehr breit auf und zeigte allseitige Pulsationen. Es

indelte sich also um Aneurysma der Aorta descendens. Es lag nahe, die Schluck-
schwerden auf Kompression zu beziehen. Die Röntgenaufnahme ergab Eigen-
imlichkeit in Gestalt und Verlauf der Speiseröhre. Der äußeren Geschwulst-
grenzung entsprechend war sie bogenförmig von links hinten nach rechts vorn
rdrängt. Ihre Lichtung war in diesem Bereiche zusammengedrückt (Abb. 27—28).

Ein zweiter Patient, ein 25jähriger Kaufmann, erkrankte mit Schmerzen, die
om Brustbein gegen den Hals und nach beiden Schultern ausstrahlten. In der
olgezeit stellten sich Schlingbeschwerden ein. Er hatte das Gefühl, daß größere
issen mitten in der Speiseröhre hängen blieben. Für Lues ergaben sich keine An-
altspunkte. Der Kranke wurde unter der Diagnose Speiseröhrendivertikel der
linik überwiesen. Bei der klinischen Untersuchung wurde nichts Wesentliches
efunden.

Dagegen zeigte das Röntgenbild (Abb. 29) im Bereiche des hinteren Mittelfell-
ebietes etwas oberhalb der Bronchusteilung einen apfelgroßen, runden und glatten

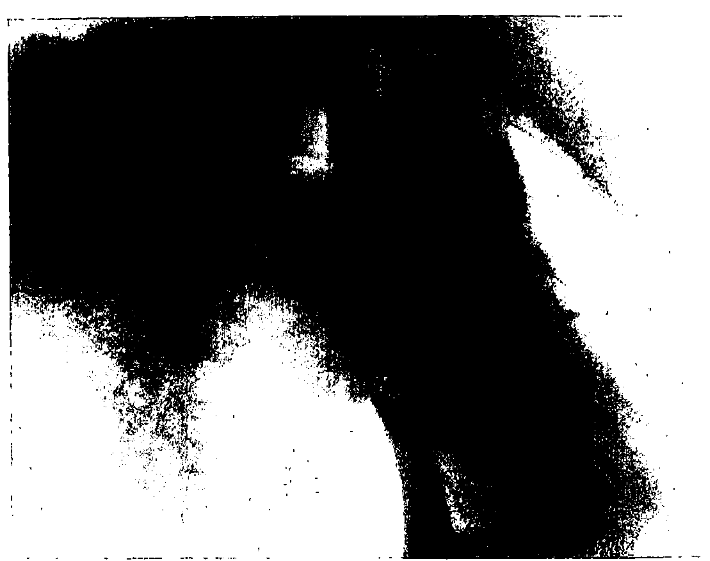

Abb. 28. Derselbe Patient im ersten schrägen Durchmesser.

Schatten. Bei Kontrastfüllung war die Speiseröhre in diesem Bereiche nach vorn
bogenförmig abgedrängt und deutlich, wenn auch nicht hochgradig verschmälert.

Manchmal werden Art, Ausmaß und Form der Verdrängung der Speiseröhre
Anhaltspunkte geben für die anatomische Art der raumbeengenden Ursache. Aneurysmen und gutartige Neubildungen (Struma substernalis, Sympathicusneurome,
Cysten usw.) verursachen die größte, maligne, infiltrierend wachsende Geschwülste
dagegen geringere Verdrängung. Letztere verraten sich eher durch Unregelmäßigkeiten der Speiseröhrenwand und ungleichmäßige Schattenlücken.

Abknickungen der Speiseröhre sind selten beobachtet worden. Ihr Grund liegt
meistens in angeborener oder erworbener Veränderung des Zwerchfelles (Hernia
diaphragmatica oder Relaxatio) (LEICHTENSTERN, G. SCHWARZ, FALTER und FREUD).

Auch wir hatten Gelegenheit bei einem Kranken mit linksseitiger Relaxatio
diaphragmatica einen derartigen eindrucksvollen Befund zu erheben (Abb. 30). Die
Speiseröhre war in ihrem unteren Teile U-förmig stark abgeknickt. Der Magenkörper lag im linken Brustraum und war gleichzeitig um seine Längsachse gedreht,
so daß die große Kurvatur, die in die Höhe gerückt war, den oberen Pol des Magens

bildete. Dieses eigentümliche Bild legten wir uns folgendermaßen zurecht: Beim Emporsteigen des Magens wird sein Körper in die Brusthöhle verlagert. Die Pars cardiaca macht nur einen Teil dieser Bewegung mit, da der Oesophagus nur wenig

Abb. 29. Verdrängung und leichte Kompression der Speiseröhre durch Mediastinaltumor. Pfeile = Verdrängte Speiseröhre.

Abb. 30. Abknickung der Speiseröhre infolge Verlagerung des Magens bei Hernia diaphragmatica.

nachgibt. Dann tritt an entsprechender Stelle die Knickung ein. Weitere Verlagerung erfolgt auf Kosten der beweglicheren und leichter dehnbaren großen Kurvatur.

D. Oesophagusdivertikel.

Das Pulsionsdivertikel sitzt mit Vorliebe im obersten Abschnitte der Speiseröhre an ihrem Übergange in den Pharynx (pharyngo-ösophageales oder Grenzdivertikel). Seltener wird es in den tieferen Abschnitten der Speiseröhre getroffen (ösophageales, epiphrenales Divertikel). Ausgangspunkt ist meist die hintere Wand.

Seine Größe kann recht verschieden sein. Es sind Divertikel von einer Länge bis zu 10 cm und mehr beschrieben worden. SAUERBRUCH operierte einen Kranken mit einem solchen, dessen Länge in gefülltem Zustande 10 cm bei 3 cm Querdurchmesser betrug, einen anderen mit einem faustgroßen Sack.

Das *Pulsionsdivertikel* wird oft jahrelang übersehen oder nicht richtig gedeutet. Seine Druckerscheinungen werden auf einen tiefen Kropf, auf eine Mittelfellgeschwulst, auf Drüsenpakete bezogen oder für nervöse Beschwerden gehalten. Die Sonde vermag, wenn sie anstandslos an dem Eingange des Sackes vorbeigleitet, den Irrtum nicht immer zu beseitigen. Auch der Zweisondenversuch versagt oft. Manchmal kann man aber die Diagnose stellen.

Das *Traktionsdivertikel* entsteht infolge chronischer Entzündungen und Schrumpfungen in der Umgebung der Speiseröhre.

Am häufigsten sitzt es an der vorderen Wand, in verschiedener Höhe. Klinisch
vird es gewöhnlich erst nach Durchbruch in die Lunge oder in den Brustfellsack
rfaßt.

Auffüllung mit Kontrastmassen verrät genau Größe und Form eines Divertikels.
Freilich gelingt die Füllung nicht immer, weil der Brei an der Nebenöffnung vor-
)eigleiten kann. Darum ist Einführung des Breies in verschiedenen Stellungen,
)esonders in Rückenlage, empfehlenswert. Wiederholte Untersuchungen sind oft
ıotwendig.

Das pharyngo-ösophageale *Pulsionsdivertikel* gibt einen mehr oder weniger ei-
)der kreisrunden Röntgenschatten, der sich von der oberen Brustkorböffnung abwärts

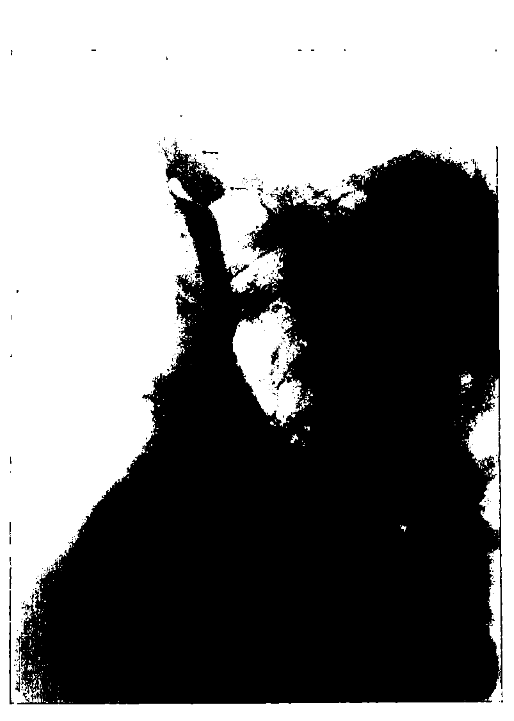

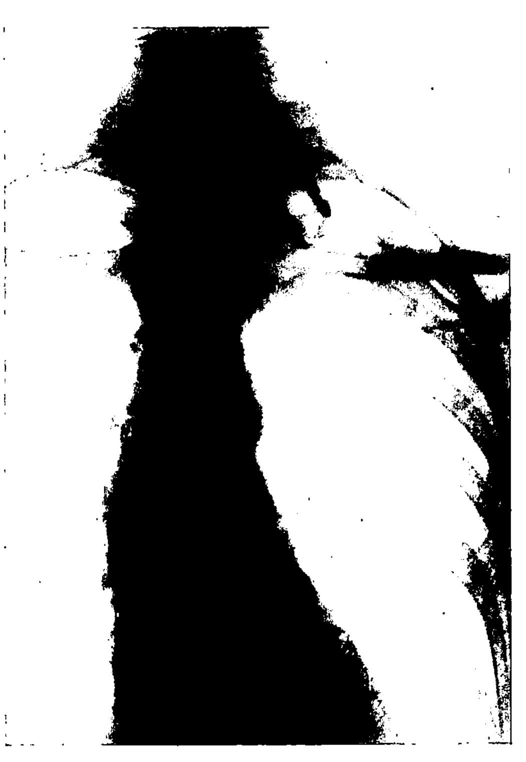

bb. 31. Pulsionsdivertikel mit deutlich sichtbarem
Abgang des Stieles.
Pfeile = Divertikeltasche.

Abb. 32. Pulsionsdivertikel der Speiseröhre.
Das Divertikel bleibt gefüllt, während die
Speiseröhre bereits entleert ist.

erstreckt. In der sagittalen Ebene erscheint er infolge Überlagerung meist als
Ausbuchtung des Schattenbandes der Speiseröhre. Doch glückt es oft, bei Untersuchung in verschiedenen Strahlenrichtungen, beide Schatten voneinander zu trennen,
so daß der Stiel des Sackes sichtbar wird (Abb. 31). Kennzeichnend ist das Verweilen des Kontrastbreies in der Tasche auch nach vollständiger Entleerung der
Speiseröhre.

Eine 60jährige Gepäckträgerwitwe klagte seit vier Jahren im Anschluß an eine
Kehlkopferkrankung über Schluckbeschwerden. Sie mußte häufig ohne Räuspern
Speichelmassen ausspucken. Die Schluckbeschwerden nahmen in der Folgezeit
zu. Sie hatte das Gefühl eines Hindernisses im unteren Halsbereiche, das namentlich den Durchgang fester Bissen erschwerte. Öfters mußte sie auch bereits
genossene Speisen wieder erbrechen, die nicht sauer rochen. Häufig war sie

gezwungen beim Essen nachzuschlucken. Tage, an denen sie verhältnismäßig gut zu schlingen vermochte, wechselten mit solchen, wo der Durchgang wieder stärker behindert war.

Man gelangte mit mittelstarker, weicher Sonde 16 cm von der vorderen Zahnreihe entfernt auf einen Widerstand. Nach dessen Überwindung kam man in einen Blindgang von 4 cm Länge.

Röntgenuntersuchung (Abb. 32 und 33) ergab nach Kontrastgabe in dem Halsabschnitte der Speiseröhre einen kleinapfelgroßen runden Schatten, der nach Entleerung des übrigen Speiseschlauches noch lange Zeit sichtbar blieb. Die Umrisse

Abb. 33. Dieselbe Patientin im ersten schrägen Durchmesser. Pfeile = Divertikeltasche, T Trachea.

Abb. 34. Mächtiges Pulsionsdivertikel der Speiseröhre mit Ventilstenose.

waren scharf und regelmäßig. Die Röntgen- und die klinische Diagnose lauteten übereinstimmend: Pulsionsdivertikel im pharyngo-ösophagealen Abschnitt.

Besonders große Ausdehnung eines Divertikels zeigt Abb. 34.

Sie stammt von einem 55jährigen praktischen Arzt, der seit 6 Jahren wegen Lungenerkrankung öfters in Sanatorien war. Vor 4 Jahren traten zum ersten Male Schluckbeschwerden auf. Beim Essen Hustenreiz und Druckgefühl. In der Folgezeit nahmen die Beschwerden zu. Seit zwei Jahren vermochte er feste Speisen, wie Brot und Äpfel, nicht mehr zu schlucken. Entsprechende Abmagerung. Vor drei Jahren wurde nach Sondierung und Röntgenaufnahme ein Speiseröhrendivertikel angenommen. Da aber bei dem schlechten Allgemeinzustand und der starken Gewichtsabnahme Krebsverdacht bestand, wurde bestrahlt.

Einweisung in die Klinik. Schlecht und leidend aussehender, stark abgemagerter Mann. Ausgesprochene Schluckbeschwerden. Er vermag zur Not noch breiige Speisen unter Nachtrinken herunterzubringen. Nach dem Essen lästiger Druck, der in die Magengegend verlegt wird. Gefühl des Wiederkauens und fortwährendes Aufstoßen. Bei Rückenlage Erbrechen eben genossener Speisen. In der rechten

Oberschlüsselbeingrube fühlte man vorn und medial eine scharf abgrenzbare, rundliche und leichte druckempfindliche Vorwölbung, die aber nicht immer vorhanden war. Die Untersuchung der inneren Organe ergab keine Besonderheiten.

Röntgenuntersuchung. Nach Einnahme der Kontrastaufschwemmung zeigt sich, daß diese in Höhe der oberen Thoraxöffnung stecken bleibt. Bei erneutem Schlucken weitet sich der Schatten immer mehr aus, bis er schließlich zu Faustgröße angewachsen ist. Keine Verdunkelung in der unteren Speiseröhre (Ventilverschluß). Die Umrisse des Sackes sind, besonders im unteren Abschnitte, äußerst scharf, abgerundet und von regelmäßiger Gestalt. Der Schatten, der zuerst links auftrat, erstreckt sich immer mehr nach rechts und liegt schließlich vorwiegend nach hinten und rechts von der Speiseröhre (Abb. 34).

Es saß also ein ungewöhnlich großes Divertikel im pharyngo-ösophagealen Abschnitte.

Wegen des schlechten Allgemeinzustandes wurde bei Entfernung des Divertikels schrittweise vorgegangen. Zunächst wurde eine Magenfistel angelegt, durch die der Kranke ernährt wurde. Dann Vorlagerung des Divertikels durch Mediastinotomia anterior. Vier Monate darauf Resektion

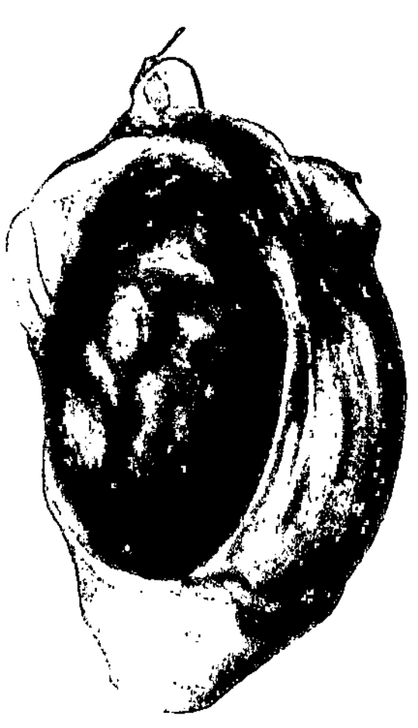

Abb. 35. Exstirpiertes großes Oesophagusdivertikel. Operationspräparat des vorigen Falles.

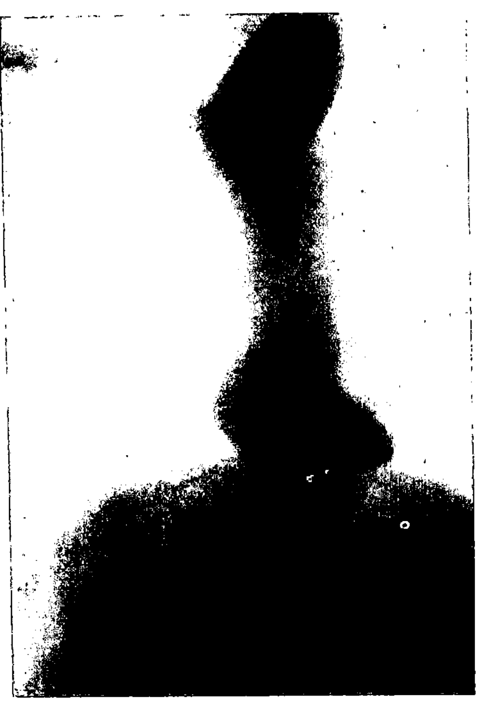

Abb. 36. Pseudodivertikel des Oesophagus und Kardiospasmus.

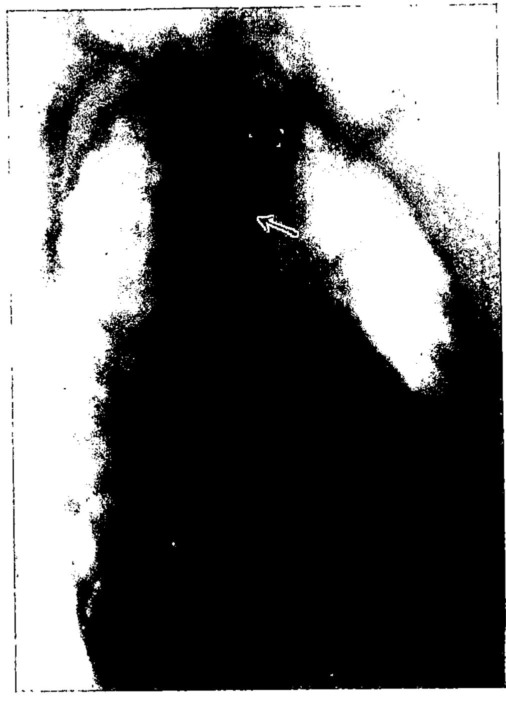

Abb. 37. Derselbe Fall. 5 Jahre später. Kardiospasmus. Starke Dilatation der gesamten Speiseröhre (Ö). Funktionelles oder Pseudodivertikel (PD), durch eine spastische Einziehung (Pfeil) teilweise vom Oesophagus abgeschnürt.

und Verschluß. Nach weiteren 4 Monaten wurde auch die Magenfistel operativ beseitigt. Nach der Operation in kurzer Zeit Gewichtszunahme von 11 Pfund. Heilung.

Das freilich sehr geschrumpfte Operationspräparat zeigt Abb. 35.

Pulsionsdivertikel werden oft durch spastische Zustände im oberen Abschnitte der Speiseröhre vorgetäuscht. Darauf hat schon STIERLIN hingewiesen. Der zurückgehaltene Kontrastbrei oberhalb der Enge gibt in der Tat ein divertikelähnliches Röntgenbild. Auch örtliches und zeitliches Verweilen des Schattens spricht dafür.

Ein 25 jähriges Mädchen wird wegen zunehmenden Erbrechens sämtlicher Speisen, verbunden mit zeitweiligen Erstickungsanfällen, in die chirurgische Klinik Zürich gebracht. Das Leiden hat schon während des 13. Lebensjahres mit einem lästigen Drucke hinter dem Brustbeine begonnen, der sofort nach den ersten Bissen einer Mahlzeit auftrat. Im Alter von 20 Jahren wurde sie, da Erbrechen und Atemnot

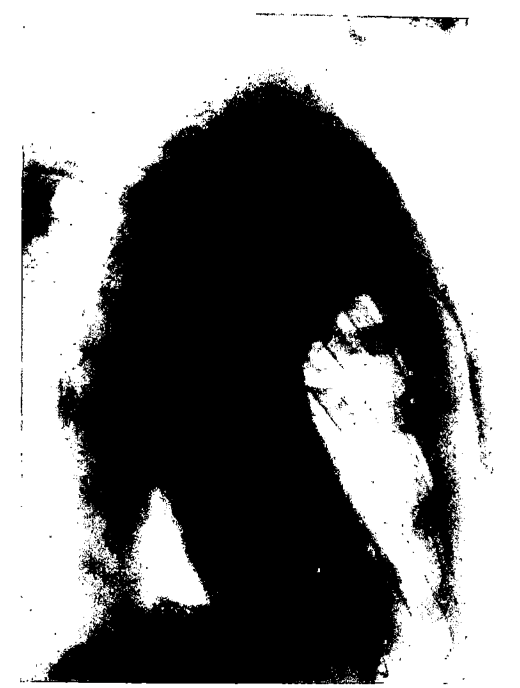

Abb. 38. Pulsionsdivertikel der Speiseröhre mit Perforation in die Trachea. T Trachea, Pfeile = durch Niederschlag des Kontrastes sichtbar gemachte Bronchialwand.

zunahmen, 26 Wochen lang mit der GOTTSTEINschen Sonde behandelt. Die Besserung war nur vorübergehend. Vor dem Erbrechen trat bisweilen eine Schwellung an der linken Seite des Halses auf. Schon deswegen wurde an ein Divertikel gedacht.

Die Röntgenaufnahme (Abb. 36) zeigt die Speiseröhre an zwei Orten, dicht über dem Zwerchfell und in der Gegend der oberen Thoraxappertur, stark erweitert und prall gefüllt. 5 Jahre später sieht man (Abb. 37) immer noch Stauung und Dilatation über der Kardia und an Stelle der oberen Erweiterung eine sackartige Ausbuchtung des Speiserohres, die von letzterem durch eine tiefe Einschnürung teilweise getrennt ist. — Bei *operativer Freilegung* war der Oesophagus im unteren Hals- und obersten Brustabschnitte stark ausgedehnt (4,5 cm breit). Doch war kein Divertikel vorhanden. Im Verlaufe der Operation *verschwand die Erweiterung*, und die Speiseröhre zog sich zu einem kleinfingerdicken, muskulösen Strange zusammen. Die Ähnlichkeit mit einem funktionellen Magendivertikel (DE QUERVAIN) liegt auf der Hand. In der Folge verdichtete sich das Krankheitsbild immer mehr zum Kardiospasmus. Operative Behandlung war von Erfolg.

Zur Unterscheidung zwischen Pseudodivertikel oder Spasmus und wirklichem Divertikel muß der Kranke in verschiedenen Durchmessern durchleuchtet werden. Wenn in keiner Strahlenrichtung der fragliche Schatten neben der Speiseröhre liegt, sondern stets in ihrer Achse bleibt, so ist eher Spasmus anzunehmen. Übrigens kann aus einem Pseudodivertikel infolge andauernden Krampfes ein echtes entstehen (STIERLIN). Auch KILLIAN hat auf den ursächlichen Zusammenhang von Spasmus und Ausbuchtung hingewiesen.

Perforation eines Pulsionsdivertikels führt entweder zu peri-ösophagealer Phlegmone oder zu diffuser Mediastinitis. Erfolgt Durchbruch in die Luftröhre, so ist röntgenologischer Nachweis leicht. Das Kontrastmittel schlägt sich auf der Wand der Luftröhre und der größeren Bronchen nieder, deren Aufhellung dann scharf begrenzt ist. Sogar feinere Bronchen vermag man unter Umständen durch aspirierte Kontrastaufschwemmung bis zu den seitlichen Lungenteilen zu verfolgen (Abb. 38).

Echte epiphrenale Divertikel sind selten und meist angeboren. Bei der versteckten Lage in der Tiefe des Brustinnern ist das Röntgenbild das einzige Mittel zu ihrer Feststellung.

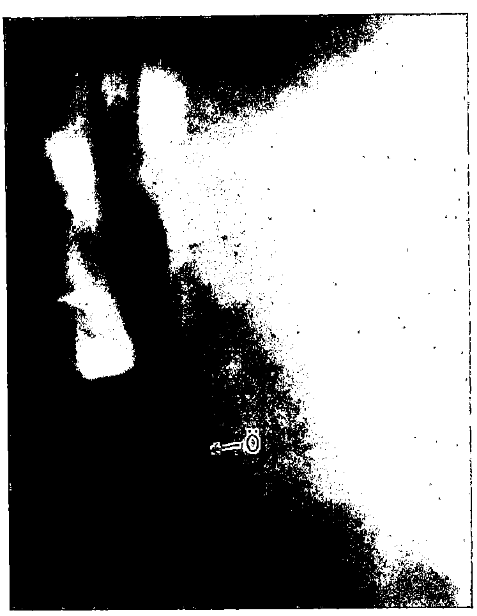

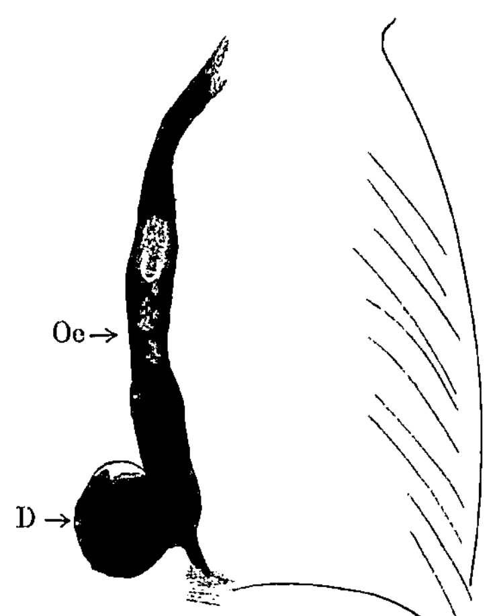

<table>
<tr><td>Abb. 39. Epiphrenales Oesophagusdivertikel, dicht über dem Hiatus von der hintern Wand ausgehend.</td><td>Abb. 40. Derselbe Fall. Strichpause der vorigen Platte.
D Divertikel, Oe Oesophagus.</td></tr>
</table>

Da ihr Schatten in sagittaler Richtung von dem des Herzens verdeckt wird, empfiehlt sich Durchleuchtung im ersten oder im zweiten schrägen Durchmesser. Die Verdunkelung des Divertikels erscheint dann zwischen Herz und Wirbelsäule.

Ein 72jähriger Mann macht uns die Angabe, daß er vor etwa 15 Jahren zum ersten Male beim Genusse fester Speisen, beim schnellen Essen oder Reden während einiger Minuten bis zu einer halben Stunde das peinigende Gefühl gehabt habe, als ob in der Speiseröhre eine Blase stecke, die sich auf und ab bewege und den Durchgang hindere. In den letzten Jahren wurden diese „Anfälle" häufiger und wiederholten sich bis zu zweimal täglich.

Die *Röntgenuntersuchung* der Speiseröhre brachte alsbald Klarheit. Abb. 39 und 40 sind sofort nach Schlucken der Bariummischung, Abb. 41 und 42 5 Minuten später aufgenommen.

Man sieht etwa 8 cm oberhalb der Zwerchfellkuppe von der Hinterwand des Oesophagus ein mandarinengroßes Divertikel gegen die Wirbelsäule vorspringen, das größtenteils von Kontrastbrei gefüllt ist und über dem wagerechten Spiegel eine

Luftblase zeigt ähnlich der Magenblase. Vor dem Sacke läuft der Speiseröhrenschatten, sich allmählich verjüngend, abwärts, um sich über der linken Zwerchfellkuppe zu verlieren.

In Abb. 41 hat sich das Rohr schon größtenteils in den Magen entleert; das Divertikel ist gefüllt geblieben. Vor ihm steigt der Oesophagusschatten, sich verjüngend, hinunter zur Magenblase.

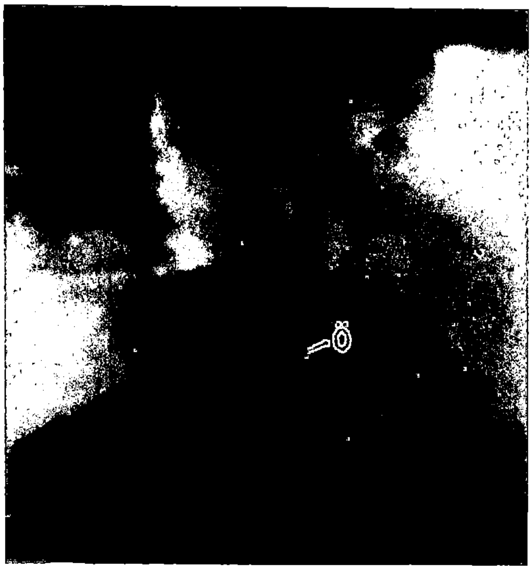

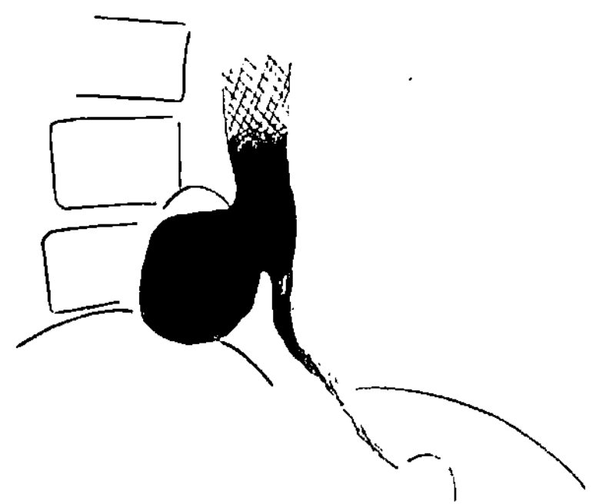

Abb. 41. Derselbe Fall. 5 Minuten später. Der Oesophagus hat sich größtenteils entleert, das Divertikel (D) ist gefüllt geblieben.

Abb. 42. Derselbe Fall. Strichpause der vorigen Platte.

Nach diesen Bildern kann über die Diagnose kein Zweifel mehr herrschen. Erweiterung der Speiseröhre infolge Kardiospasmus läßt sich ausschließen, weil wir den Divertikelschatten *neben* dem des Oesophagus sehen. Dadurch, daß die

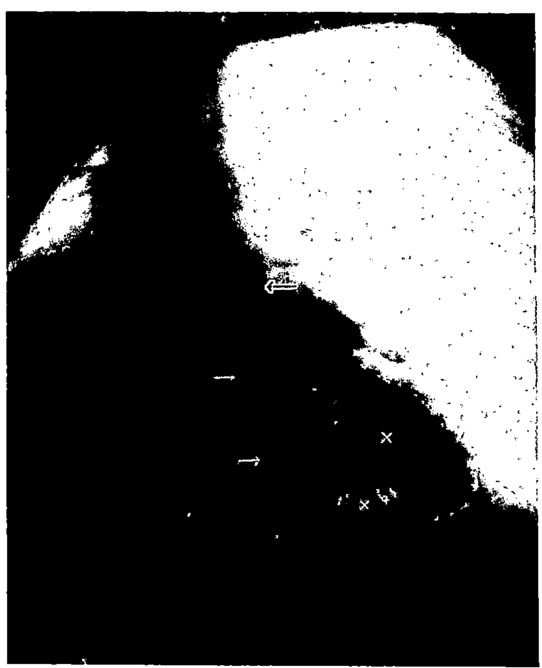

Abb. 43. In die Lunge perforiertes Traktionsdivertikel in Höhe des 8. Brustwirbels mit Absceßbildung. Oberer Pfeil = Divertikeltasche, untere Pfeile = Perforationskanal, Kreuze = mit Kontrast gefüllte Absceßhöhle in der Lunge.

Speiseröhre durch das gefüllte Divertikel zusammengedrückt wird, staut sich ihr Inhalt.

Traktionsdivertikel lassen sich im Röntgenbilde nur schwer darstellen. Um so eindeutiger sind aber die Bilder, die nach ihrer Perforation in die Lunge entstehen.

Wir haben drei derartige Kranke beobachtet. Bei dem einen war das klinische Bild das eines Lungenabscesses. Eine Brustaufnahme wies die Lungenverdichtung nach. Speiseröhrenuntersuchung wurde nicht vorgenommen, da man zunächst an Divertikeldurchbruch nicht dachte. Die Diagnose wurde erst nach Eröffnung des Abscesses gestellt.

Bei einer anderen Beobachtung hatten wir Gelegenheit, eine Röntgenuntersuchung vor der Operation vorzunehmen:

32 jähriger Dienstknecht, 1915 akut erkrankt mit Schüttelfrost, Stechen und Fieber. Erholung nach Lazarettaufenthalt. Husten, Auswurf und Nachtschweiße bleiben bestehen. Sanatoriumsbehandlung wegen Verdacht auf Lungentuberkulose. 1920: Auswurf bekommt sauren Geschmack. Regelmäßig nach den Mahlzeiten Aufstoßen, krampfartiger Husten und häufig Aushusten sauer schmeckender Speisemassen. 1921 Einweisung in die chirurgische Klinik unter richtiger Diagnose (Dr. Rossbach †): In den rechten Unterlappen perforiertes Traktionsdivertikel in Höhe des achten Brustwirbels.

Röntgenuntersuchung. Der eingenommene Brei fließt glatt in den Magen. In der Höhe des achten Brustwirbels entsteht dabei eine leichte, nach rechts abgerundete, dem Speiseröhrenschatten aufsitzende Vorbuchtung. Bei weiterer Einnahme des Breies zeigt sich im rechten Unterlappen ein an Größe immer zunehmender Schatten, der fast ein Drittel des unteren Lungenfeldes erfaßt. Er ist unregelmäßig gestaltet und reicht bis zur rechten Zwerchfellkuppe. Die Art seiner Entstehung und seine Dichte lassen keinen Zweifel, daß es sich um aus der Speiseröhre stammende Bariumaufschwemmung handelt, die eine in der Lunge befindliche Höhle langsam vollstopft. Bei näherer Betrachtung zeigt sich ein schmaler Faden, der von der gefüllten Absceßhöhle bis zu dem Schattenvorsprunge der Speiseröhre zieht, den man als Oesophagusdivertikel deuten muß (Abb. 43).

Röntgendiagnose. Speiseröhrendivertikel in Höhe des achten Brustwirbels mit Durchbruch in die rechte Lunge und Absceßbildung.

Die operative Behandlung bestätigte die Röntgendiagnose. Der Kranke wurde geheilt.

Bei einem dritten Kranken konnten Perforation in die Lunge und Absceßbildung röntgenologisch nachgewiesen werden; das Divertikel dagegen ließ sich nicht darstellen.

E. Funktionelle Störungen der Speiseröhre.

a) Schlucklähmung und Atonie der Speiseröhre.

Die Schlucklähmung, d. h. die Unfähigkeit, den Bissen vom Munde durch die Speiseröhre in den Magen zu treiben, kann ihre Ursache sowohl in Veränderungen des Zentralnervensystems oder der peripheren Nerven, wie in Innervationsstörungen der glatten Muskulatur des Oesophagus selbst haben.

Die erste Form ist bedingt durch Paralyse der willkürlich beweglichen Muskulatur, die vom Cavum oris aus den Bissen in den oberen Abschnitt des Oesophagus eintreibt. Sie tritt bei Bulbärparalyse, multipler Sklerose und Geschwülsten im Bereiche des Hirnstammes auf. Die gleiche Lähmung bewirken, an den peripheren Nerven angreifend, schwere infektiöse Erkrankungen, besonders Diphtherie.

Immer gehen mit ihr Unfähigkeit des Glottisschlusses und Störung der sensiblen Innervation des Kehlkopfes einher. Damit ist der Übertritt von Speisen in die Luftwege möglich geworden.

Es droht die Gefahr der Aspirationspneumonie und ihrer Folgen. Die Herabsetzung der Sensibilität der oberen Luftwege bringt es mit sich, daß beim Eintritt der Speisen ein Hustenreflex oft nicht kräftig genug ausgelöst wird. Der klinische Nachweis einer solchen Schlucklähmung ist nicht immer leicht. Um so eindrucksvoller zeigt den Speiseabweg das Röntgenbild.

So wurde unter der Diagnose eines Oesophaguscarcinoms eine Kranke der Klinik zugewiesen, die ein Röntgenbild mitbrachte, das die Füllung der beiden Unterlappenbronchien mit der Bariumaufschwemmung zeigte. Man hatte auf Grund dieser Aufnahme an einen in die Lunge durchgebrochenen Speiseröhrenkrebs gedacht.

Die Kranke wurde durchleuchtet. Beim Trinken der Kontrastflüssigkeit verschluckte sie sich und aspirierte den Brei. Im Röntgenlichte zeigte sich, daß dieser bis in die beiden untersten Lungenbezirke gelangt war (Abb. 44).

Man legte, um den Ernährungszustand zu heben und weiterhin die bedrohliche Aspiration zu vermeiden, eine Magenfistel an. Die Kranke starb aber doch.

Bei der Sektion fand sich ein Tumor des Hirnstammes, der zur Schlucklähmung geführt hatte.

Die andere Form der Schlucklähmung beruht darauf, daß der Bissen wohl von der Pharynxmuskulatur in die Speiseröhre eingetrieben wird, daß aber diese selbst nicht imstande ist, ihn zum Magen weiterzubefördern.

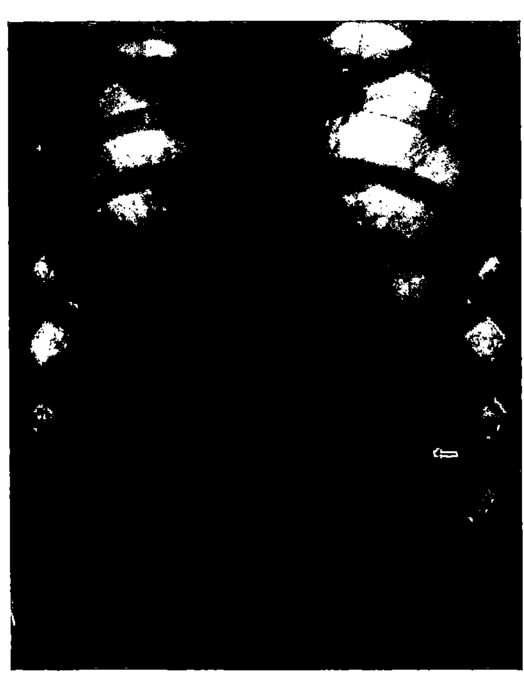

Abb. 44. Im Bronchialbaum aspirierte Kontrastflüssigkeit (Pfeile).

Dieser Zustand, der von HOLZKNECHT und OLBERT als Atonie der Speiseröhre beschrieben wurde, soll nach ZUSCH als Ursache eine von Geburt an „vorhandene organische Schwäche der Wandungen des untersten Oesophagusteiles ohne abnorme Formverhältnisse" oder „eine rein funktionelle, den Nervmuskelapparat betreffende Schwäche des Endabschnittes der Speiseröhre" haben.

Klinisch sind Würgen, Regurgitation der Speisen bezeichnend.

Röntgenologisch zeigt sich nach HOLZKNECHT und OLBERT, daß bei *geringer* Kontrastmittelmenge die weitere Beförderung magenwärts sehr langsam ist, während größere Massen noch gut fortgeschafft werden können. Da der Speiseröhre die Fähigkeit ausgiebiger Zusammenziehung fehlt, bleiben kleinere, streifenförmige Reste des Kontrastmittels regelmäßig an ihrer Wand hängen. Immerhin dürfte röntgenologische Erkennung des Leidens ebenso schwierig sein, wie klinische Abgrenzung gegenüber den anderen Innervationsstörungen des Speiserohres.

b) Oesophagospasmus (Kardiospasmus), Megaoesophagus.

Unter Oesophagospasmus versteht man krankhaft starke und langdauernde Kontraktionen der Speiseröhrenmuskulatur. Ihnen liegt Überempfindlichkeit der Speiseröhre zugrunde, die durch die verschiedensten Umstände veranlaßt ist.

So kann der Krampf des Oesophagus eines der Merkmale allgemeiner nervöser Übererregbarkeit sein. Organische Veränderungen fehlen. Von dieser neuropathischen Gesamtveranlagung, deren Teilerscheinung dann der Oesophagospasmus ist, unterscheidet man die Form, die auf örtlich begrenzter Reizbarkeit nur des Speiserohres

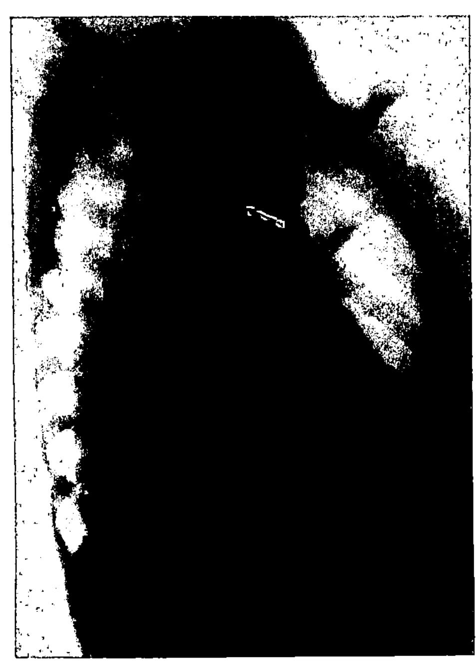

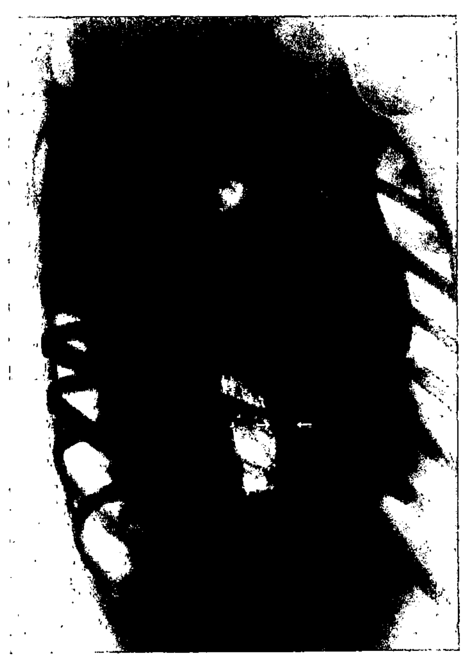

Abb. 45. Kardiospasmus mit hochgradiger Erweiterung und Schlängelung des Oesophagus. Ö = Oesophagus, Pfeile = Spasmus.

Abb. 46. Umschriebener Spasmus des Oesophagus nach alter Verätzung.

beruht. Ein Beispiel dieser Art von Oesophagospasmus gibt die auf S. 35, Abb. 36 u. 37 mitgeteilte Krankengeschichte.

Der Oesophagus ist im ganzen stark dilatiert und geschlängelt und zeigt zwei starke spastische Einschnürungen, die während der Röntgenbeobachtung dauernd bestehen bleiben, auch von der Kranken als Sitz krampfhafter Schmerzen gut lokalisiert werden (Abb. 45). Die eine Einschnürung, die während einer Beobachtungszeit von fast 4 Jahren regelmäßig sich wiederfand, saß in Höhe der Thoraxapertur, die zweite an der Kardia.

Eine dritte Gruppe spastischer Zustände in der Oesophaguswand ist zurückzuführen auf Veränderungen, die meist schon rein mechanisch die Speisendurchfuhr behindern. Durch krampfhafte Kontraktionen vor oder im Bereiche der Verengerung erfährt dann der Durchgang eine weitere wirksame Erschwerung. Gerade diese Formen des Oesophagospasmus legen den Vergleich mit ähnlichen Zuständen am Magen nahe. Wir sehen oft bei ganz geringfügigen organischen Veränderungen der Magenwand ausgedehnte spastische Kontraktionen. Hierher gehören der spastische Sanduhrmagen bei Ulcus der kleinen Kurvatur, Spasmen in der Umgebung kleinster

Excisionsnarben der Magenwand, Spasmen im Bereiche der Ampulla duodeni beim Zwölffingerdarmgeschwür.

Die organischen Veränderungen, die den Oesophagospasmus auslösen, können mannigfaltig sein. Geschwüre, Verätzungen und ihre narbigen Reste, in der Wand eingekeilte Fremdkörper, wie peri-ösophageale Entzündungen, verkalkte Drüsen der Lungenwurzel (AssMANN und QUIRINGS), epiphrenale Divertikel.

Eine eigene Beobachtung soll mitgeteilt werden:

40jährige Kaufmannsgattin, die sich vor 15 Jahren die Speiseröhre mit Essigsäure verätzte. 3 Jahre war diese wieder vollkommen durchgängig, so daß alle Speisen ohne Beschwerden geschluckt werden konnten. Eines Tages trat plötzlich während des Essens von Rindfleisch ohne besonderen äußeren Anlaß ein quälendes Druckgefühl hinter dem Brustbein auf. Die Kranke mußte würgen, ohne daß es zum Erbrechen kam. Auch Schleim und Speichel wurden herausbefördert.

Einweisung in die Klinik. Untersuchung ergibt vollkommenen Verschluß der Speiseröhre.

Die unmittelbar vorgenommene *Röntgendurchleuchtung* ergab in der Mitte des unteren Drittels einen vollkommenen Abschluß des Speiseröhrenschattens. In seiner oberen Hälfte war der Oesophagus deutlich erweitert, um sich dann plötzlich bis zu Fingerdicke zu verjüngen (Abb. 46).

Nach Vorgeschichte und Röntgenbefund konnte man annehmen, daß die Stenoseerscheinungen durch Narbenverengerung infolge der alten Verätzung bedingt gewesen seien. Der weitere klinische Verlauf ließ aber diese Annahme als irrtümlich erscheinen. Einen Tag nach der Einlieferung in die Klinik löste sich plötzlich der Spasmus, und die Kranke war in der Lage, breiige Speisen ohne weiteres zu schlucken. Der vorher völlig verschlossene Oesophagus war jetzt für Sonde 27 gut durchgängig. In den folgenden Tagen konnte die Kranke auch feste Speisen, wie Fleisch und Brot, anstandslos schlucken. Eine Woche später gelangte man sogar mit Sonde 36 in den Magen.

Es handelte sich also sicher nicht um organische Stenose, sondern um örtlichen Spasmus, der einige Tage andauerte. Daß er nicht ohne allen Zusammenhang mit der früheren Verätzung war, ist wahrscheinlich; denn zweifellos bestand nach ihrer Ausheilung eine Narbe, die den umschriebenen Spasmus bedingte. Neben dieser Beobachtung kann man die anatomischen Sanduhrmägen stellen, zu denen sich zeitweise Sanduhrspasmus gesellt.

Alle diese, auf verschiedenen Ursachen beruhenden spastischen Zustände des Speiserohres treten an Häufigkeit und praktischer Bedeutung zurück gegenüber dem *Kardiospasmus.*

Seine Entstehungsbedingungen decken sich vollkommen mit denen krankhaft spastischer Kontraktionen der übrigen Oesophaguswand. Es handelt sich um einen Krampf, der auf die Kardia oder genauer, das unterste Oesophagusende, seine Pars abdominalis und Pars diaphragmatica (Epikardia SCHREIBER) beschränkt bleibt.

Das durch den Spasmus gesetzte Austreibungshindernis führt ähnlich, wie die Pylorusstenose am Magen, zu allmählicher Überdehnung des Speiserohres. Wohl versucht seine Muskulatur die gestauten Speisen mit starken peristaltischen Bewegungen durch die Enge hindurchzutreiben; aber oberhalb der Stenose mißlingt die die Lichtung vorübergehend vollständig verschließende Ringkontraktion, die zur Fortbewegung der Speisen notwendig ist. So wird die Peristaltik teilweise unwirksam. Der Inhalt der Speiseröhre fließt zurück. Der zur Überwindung des Kardiatonus notwendige Druck kann nicht aufgebracht werden.

Die klinischen Störungen, in denen sich der Kardiospasmus äußert, stimmen mit denen einer tiefliegenden Oesophagusstenose in mancher Hinsicht überein. Häufig aber lassen sich aus der Vorgeschichte Anhaltspunkte für die funktionelle Grundlage des Leidens gewinnen. Rasche Entstehung des Leidens häufig im Anschluß an Gemütserregungen, Wechsel in der Stärke der Erscheinungen sind pathognomonisch. Weiterhin kann Untersuchung mit der Schlundsonde dadurch Aufklärung bringen, daß der durch den kontrahierten Sphincter verursachte Widerstand plötzlich verschwindet, worauf dann gerade dickste Sonden durch die Kardia leicht hindurchgeleitet werden können. Dieser Versuch gelingt indessen nicht immer. Oft ist die Abgrenzung gegenüber der organischen Stenose nur mit dem Ösophagoskop oder im Röntgenbilde möglich. Denn auch die übrigen klinischen Merkmale, wie häufiges Erbrechen, das fast sofort nach der Mahlzeit auftritt und kaum veränderte Speisen zutage treten läßt, sind beiden Verengerungsarten, der funktionellen wie der organischen, gemeinsam.

Für die *Röntgendiagnose* des Kardiospasmus sind drei Besonderheiten bezeichnend: 1. die *große Breite* des Oesophagusschattens, 2. sein *regelmäßiges konisches* oder *abgerundetes* Ende, das *nach links* abbiegt und bis weit unter die Zwerchfellkuppe reicht, 3. die *Schlängelung* des Schattenbandes als Ausdruck der Längsdehnung. Manchmal sieht man vor dem Röntgenschirm eine plötzlich einsetzende, rasche Entleerung eines großen Teiles der Speiseröhre. Diese *Sturzentleerungen* sind charakteristisch für Kardiospasmus. Man kann sie provozieren, indem man den Patienten schluckweise kaltes Wasser nachtrinken läßt. Bei einigen Kranken schwindet oder vermindert sich der Spasmus auf Gaben von Atropin, oder besser noch von Papaverin. Bei anderen wiederum versagen die Mittel vollkommen.

Dem *Schirmbeobachter* fallen beim Kardiospasmus die oft außerordentlich lebhaften *peristaltischen Bewegungen* des erweiterten Speiserohres auf. Sehr eindrucksvoll ist es, wenn der ursprünglich gefüllte untere Teil plötzlich schmal wird und der Inhalt rückläufig in den oberen Abschnitt steigt. Dieses Spiel kann sich einige Male wiederholen.

Mittels der Röntgenuntersuchung kann man auch den *Erfolg der Behandlung genau überprüfen.*

Geradezu typisch für den Kardiospasmus ist seine *Hartnäckigkeit.* Wenn bereits klinische Heilung so weit erreicht ist, daß der Kranke wieder gemischte Nahrung ohne Beschwerden zu sich nimmt, läßt sich manchmal noch nach Jahren Neigung zu Spasmus oder *Hypertonie der Epikardia röntgenologisch* feststellen. Irgendein schreckhaftes Ereignis oder eine sonstige lebhafte psychische Erregung kann den Spasmus auch klinisch wieder auslösen.

28jähriger Dienstknecht. Vor 2 Jahren nach Genuß von kaltem Bier heftige Schmerzen hinter dem Brustbein. Seitdem erzeugt der erste Bissen krampfartigen Schmerz, während der zweite glatt und schmerzlos hinuntergeht. Der letzte Bissen bleibt stecken und muß erbrochen werden. Kein Gewichtsverlust. Stets arbeitsfähig.

Sondierung: Hindernis in 22 cm Abstand, das nur mit Mühe überwunden wird. Zweites Hindernis in 40 cm Entfernung von der Zahnreihe.

Röntgenbefund. Bei Einnahme der Kontrastaufschwemmung füllt sich sofort der untere Abschnitt des Speiserohres. Dieser verbreitert sich zunehmend mit weiterem Schlucken des Breies. Die Umrisse sind dabei glatt, zeigen keine peristaltischen Bewegungen. Das untere Speiseröhrenende stellt einen kegelförmig zulaufenden, leicht abgerundeten Schatten dar (Abb. 47).

Abb. 48 stellt eine ähnliche Beobachtung dar. Sie stammt von einem 56jährigen Maler, bei dem sich im Anschluß an seelische Erregungen vor 10 Wochen beim Genusse kalter Getränke Schluckbeschwerden einstellten. Der Kranke hatte das Gefühl eines plötzlich einsetzenden Krampfes am unteren Speiseröhrenende und mußte wiederholt schlucken, ehe er den Nahrungsdurchgang erzwingen konnte. Dabei häufiges Regurgitieren. Die Schlingbeschwerden, die vorwiegend bei dem Genusse kalter Getränke auftraten, verstärkten sich bei Erregungen und nach dem Rauchen. Die geklagten Schluckstörungen hatten sich in den letzten Wochen vorübergehend so gebessert, daß er zeitweise feste Bissen mühelos herunterschlingen konnte. Trotzdem nahm das Gewicht um 40 Pfund ab.

Beim Schlucken von Bariumbrei vor dem Schirme füllt sich der im untersten Abschnitte stark erweiterte Oesophagus. Lebhafte Peristaltik, ohne daß Brei in den Magen übertritt. Erst nach 3 Minuten öffnet sich die Kardia unter krampfartiger Peristaltik, wobei sich der in der Speiseröhre gestaute Brei auf einmal in den Magen entleert. Bei Nachfüllung wiederholt sich das gleiche Spiel.

Abb. 47. Kardiospasmus mit hochgradiger Erweiterung der Speiseröhre.

Abb. 48. Kardiospasmus. Die Speiseröhre erscheint als breiter bandförmiger Schatten mit glatten Konturen. Der kardiale Abschnitt endet spitzförmig. Ein Übertritt des Kontrastbreis in den Magen ist nicht wahrzunehmen.

Die Röntgenaufnahme (Abb. 48) zeigt die Speiseröhre als breiten, bandförmigen Schatten mit glatten Umrissen. Der kardiale Abschnitt endet spitzförmig.

Die Behandlung bestand in Dehnung des Magenmundes mit der GOTTSTEINschen Sonde. Die Beschwerden wurden dadurch wesentlich gebessert.

Welch große Ausdehnung und eigentümliche Verlaufsrichtung die Speiseröhre beim hochgradigen Kardiospasmus einnehmen kann, zeigt Abb. 49. Sie stammt von einer 41jährigen Kranken, die seit ihrem 18. Lebensjahr über Magenbeschwerden klagte. Sie hatte das Gefühl, als wenn jeder Bissen in der Speiseröhre stecken bliebe. Nach dem Essen häufig Erbrechen unverdauter Speisen. Besonders stark war es während ihrer Regel. Sie wurde jahrelang mit Magenspülungen und Elektrisieren behandelt, vorübergehend auch mit Bestrahlungen, die sie angeblich besonders nervös machten. Keine Besserung.

Die *klinische* Untersuchung ergab völligen elastischen Widerstand gegen die eingeführte Sonde, 35 cm von der Zahnreihe entfernt. Die Speiseröhre war außergewöhnlich weit, die Sondierung schmerzhaft.

Röntgenbefund. Bei Einnahme des Breies füllt sich die Speiseröhre in ihrer ganzen Ausdehnung. Bei weiterem Schlucken vergrößert sich der Oesophagusschatten bis auf Handbreite. Das untere Drittel ist etwas schmaler und erleidet eine rechtwinkelige Knickung nach links, so daß der Endabschnitt der Speiseröhre vollständig wagerecht verläuft. Völliger Verschluß der Kardia (vgl. Abb. 49).

Abgesehen von dem hauptsächlichsten Sitze des Speiseröhrenspasmus an der Kardia können auch, wie gesagt, andere Abschnitte befallen werden. Die Ursache ist meist allgemeine nervöse Veranlagung. Aus diesem Grunde findet man das Leiden auch öfters verbunden mit Kardiospasmus. Wir haben ein einschlägiges Beispiel bei den Divertikeln beschrieben. Das Zustandekommen eines Oesophagospasmus kann durch Entzündungsvorgänge begünstigt werden, sei es, daß es sich um Geschwüre der Speiseröhrenschleimhaut selbst oder um solche des Magens oder Zwölffingerdarms handelt. Periösophageale Entzündungen können sich ebenfalls, wie erwähnt, durch örtlichen Reiz in einem Spasmus der benachbarten Speiseröhre auswirken. Auch Verletzungen der Speiseröhrenschleimhaut führen nach unseren Erfahrungen zu begrenzten Spasmen; so erklären sich z. B. das Steckenbleiben kantiger, kleiner Fremdkörper im Oesophagus und die Zustände nach alten Verätzungen.

Differentialdiagnostische Schwierigkeiten kann selbst im Röntgenbilde die Abgrenzung des Kardiospasmus gegen das Kardiacarcinom machen. Während aber der Kardiospasmus absolut scharfen Schattenabschluß zeigt, ist dieser beim Krebs unregelmäßig zerklüftet. Ferner ist die Oesophaguslichtung bei der carcinomatösen Stenose oberhalb dieser nur ganz selten so stark dilatiert, wie es beim Kardiospasmus der Fall ist. Schließlich weist auch der Ent-

Abb. 49. Kardiospasmus mit hochgradiger Erweiterung und Schlängelung der Speiseröhre.

leerungsmechanismus Verschiedenheiten auf. Beim Kardiospasmus ist der Abschluß der Bariumsäule im Sphincterbereich in der Regel vollständig. Ihr Weiterwandern nach dem Magen geschieht schubweise und plötzlich. Diese ruckweise Entleerung läßt sich, wie bereits oben erwähnt, durch Nachtrinken von kaltem Wasser hier und da erzwingen. Beim Krebs bleibt entsprechend dem Grade der Einengung ein Verbindungskanal zwischen Speiseröhre und Magen bestehen, der seinen Ausdruck in einem ständigen Schattenstreifen findet. Der Bariumbrei läuft langsamer aber stetig durch die Enge nach dem Magen ab.

Scharf zu scheiden von der durch Kardiospasmus bedingten Erweiterung des ganzen Oesophagusrohres ist der idiopathische *Megaoesophagus.* Als primäre, meist angeborene Dilatation, ähnelt er in seiner Entstehung und seinem Wesen dem Megakolon (Sauerbruch).

Die Speiseröhre ist in allen Ausmaßen vergrößert. Die ungewöhnliche Zunahme der Breite und der Länge führt zu Schlängelungen des Organes, dessen unterster Teil meist wagerecht verläuft.

Stauung der Speisen vor der Kardia beruht bei diesen Formen des Megaoesophagus wohl immer auf einer Art Ventilstenose, die durch Schleimhautfältelung oberhalb des Magenmundes bedingt ist (ZAIJER).

Das Röntgenbild gleicht in allen Punkten dem des Kardiospasmus. Das Fehlen neuropathischer Symptome wird vielleicht hin und wieder den idiopathischen Megaoesophagus von den durch Ringmuskelkrampf bedingten abgrenzen lassen.

F. Oesophaguscarcinom.

Der Krebs ist die häufigste Erkrankung der Speiseröhre. Er bevorzugt die drei physiologischen Engen: Höhe des Ringknorpels, der Bronchusteilung und der Zwerchfellpforte. Nach SAUERBRUCH saßen laut Sektion von 189 Oesophaguscarcinomen 117 zwischen Hilus und Kardia.

Der Grad mechanischer Störungen, den ein Speiseröhrenkrebs bedingt, hängt bis zu einem gewissen Grade von seinem geweblichen Aufbau ab. Meist liegen verhornte Plattenepithelkrebse vor; sie schnüren infolge ihrer harten Beschaffenheit die Lichtung am ehesten ein. Adenocarcinome engen infolge ihrer Weichheit die Speiseröhre seltener ein. Außerdem neigen sie mehr als die ersteren zum Zerfall; auf diese Weise kann sogar bereits bestehende Stenose vorübergehend wieder freier werden.

Die Diagnose läßt sich gewöhnlich aus den klinischen Erscheinungen mit großer Wahrscheinlichkeit stellen. Treten bei einem älteren Kranken langsam zunehmende Schlingbeschwerden, Abmagerung und Siechtum auf, so wird man „in 9 unter 10 Fällen recht haben, wenn man die Diagnose auf maligne Neubildung stellt" (BUTLIN).

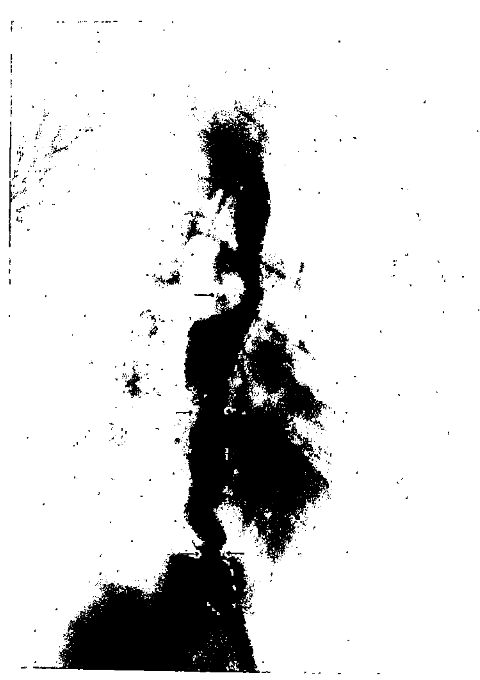

Abb. 50. Über die ganze Länge der Speiseröhre sich erstreckendes wandständiges Oesophaguscarcinom.

Sind die Merkmale weniger typisch, so bildet Sondenuntersuchung wertvolle diagnostische Hilfe. Ein gutes Aufklärungsmittel ist die *Ösophagoskopie*, zumal sie zugleich die Probeexcision gestattet. Dagegen haften ihr die zwei Nachteile an, daß sie nicht immer gefahrlos ist und daß sie technische Übung und diagnostische Erfahrung erfordert.

Angenehmer für den Kranken, unbedenklich, bequem und einfach zu handhaben, zuverlässig in den Ergebnissen ist *Röntgenuntersuchung*. Sowohl Radioskopie, wie Radiographie führen zum Ziele. Erstere hat den Vorzug, daß man die Peristaltik des Oesophagus und die Bewegungen der Speisen verfolgen und außerdem durch Drehung des Kranken vor dem Schirme das Organ von verschiedenen Seiten betrachten kann. Aufnahme hat den Vorteil größerer Bildschärfe. Meist gehen wir so vor, daß wir uns durch Schirmbeobachtungen über die Lage der Verengerung unterrichten und eine Aufnahme anschließen.

Von den zwei klinisch wichtigen Ausbreitungsformen des Krebses, der wandständigen oder der stenosierenden, ist erstere an der unregelmäßigen Begrenzungslinie des Oesophagus erkennbar. Die peristaltische Welle ist unterbrochen. Der

Abb. 51. Ausgedehnter, nicht stenosierender wandständiger Speiseröhrenkrebs.

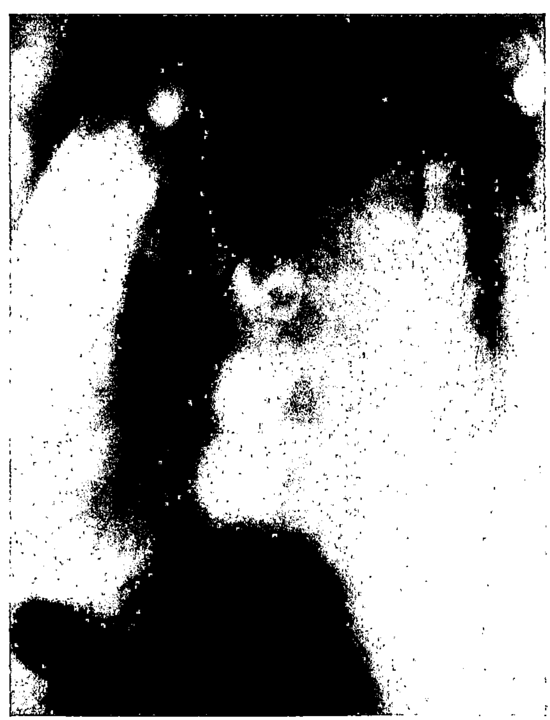

Abb. 52. Stenosierendes Oesophaguscarcinom.

Abb. 53. Stenosierendes Oesophaguscarcinom.

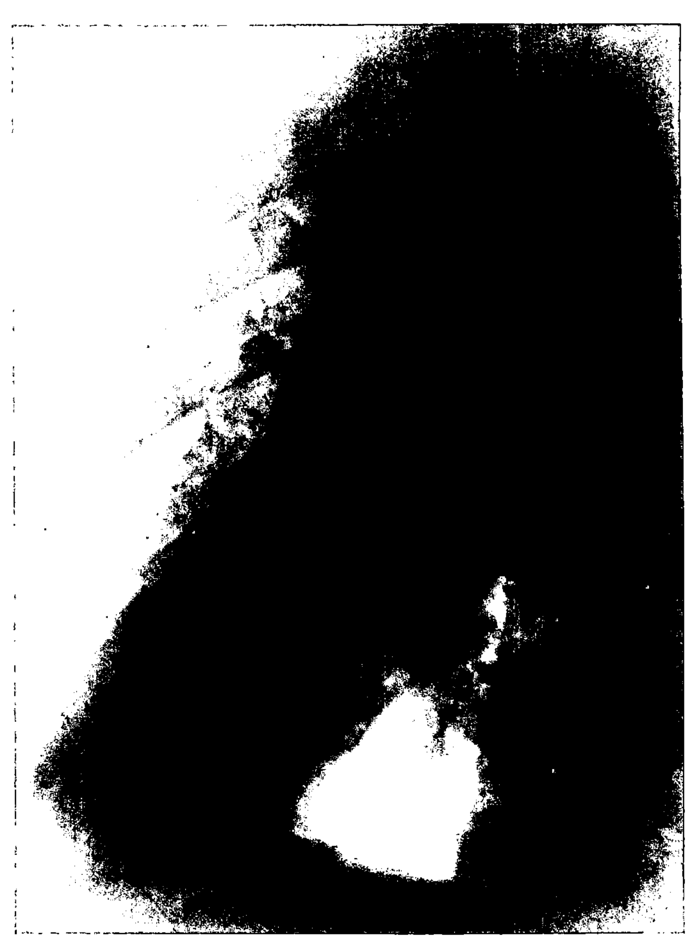

Abb. 54. Stenosierendes Oesophaguscarcinom mit hochgradiger Erweiterung oberhalb der Enge.

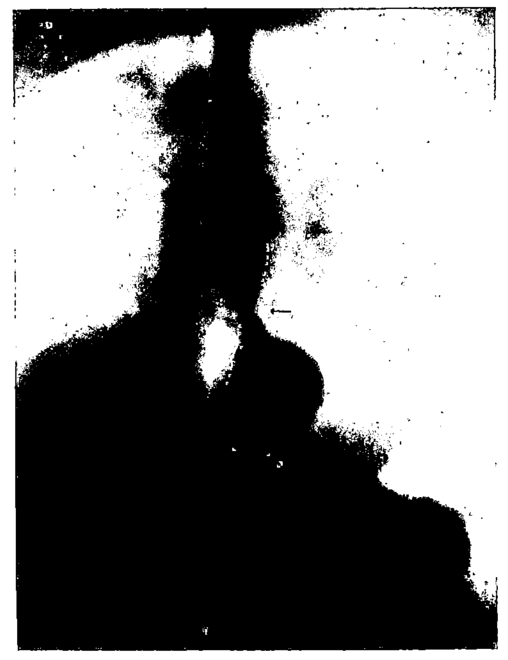

Abb. 55. Carcinom der Kardia (Pars abdominalis).
Oberer Pfeil = Kontraktion der Speiseröhre,
unterer Pfeil = Ca, M Magen.

Abb. 56. Carcinom der Kardia (Pars abdominalis).

Kontrastbrei bewegt sich infolgedessen langsam fort und läßt so Veränderungen der Wand ablesen, die durch die Infiltration bedingt sind. In den Buchten der Krebsgeschwulst bleiben hin und wieder Teile des Kontrastbreies hängen, so daß man einen eigenartigen unterbrochenen Schatten im Geschwulstbereiche sieht. Er bleibt nach Entleerung des übrigen Speiserohres noch längere Zeit sichtbar.

Folgende Beobachtung als Beispiel:

51 jähriger Kranker, seit $1^1/_2$ Jahren unter zunehmender Abmagerung und Schluckbeschwerden erkrankt. Tage, an denen er gar nichts zu schlucken vermochte, wechselten mit solchen, an denen er breiige Speisen hinunterbrachte. Bei Sondierung fand sich in 35 cm Entfernung von der Zahnreihe ein Hindernis.

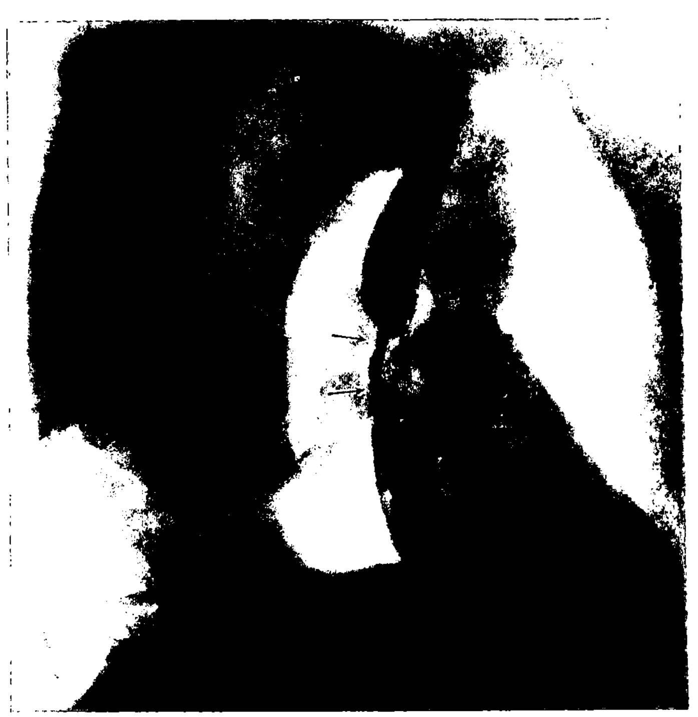

Abb. 57. Speiseröhrenkrebs in Höhe der Bifurkation, in ganzer Ausdehnung als enger Kanal sichtbar.

Röntgenbefund. In ihrem ganzen Verlaufe, besonders aber in ihrem unteren Drittel zeigt die Speiseröhre unregelmäßige, zackige Begrenzungslinien mit Lücken im Bereiche der Kontrastschatten der Lichtung, ohne daß jedoch eine Stenose hervortritt. Kardia durchgängig (Abb. 50).

Einen ähnlichen Befund gibt Abb. 51 wieder.

Die Erkennung der zweiten Form, der carcinomatösen Verengerung, im Röntgenlichte bietet in der Regel keine Schwierigkeiten. Der Schatten der Speiseröhre verjüngt sich ziemlich plötzlich im Bereiche der Striktur. Je nach ihrem Grade ist er unterbrochen, oder er setzt sich unterhalb der Stenose in einen fadenförmigen Streifen fort, der bis zum Magen reicht (Abb. 52 und 53).

Von der spastischen oder der narbigen läßt sich die carcinomatöse Verengerung meist durch die Unregelmäßigkeit der unteren Grenze unterscheiden. Nur selten ist ihr Ende konisch und regelmäßig.

Sekundäre Erweiterung oberhalb der Striktur, wie sie bei gutartigen vorkommt, ist beim Carcinom selten, kann jedoch beobachtet werden; wir sehen z. B. in Abb. 54 eine krebsige Verengerung in der Höhe der Bronchusteilung unterhalb einer mächtigen Ausweitung.

Das *Carcinom der Kardia* liegt entweder rein intraabdominal oder es wächst durch das Zwerchfell in die Brusthöhle hinein. Die Krankheitserscheinungen können denen eines Kardiospasmus oder eines sonstigen hochsitzenden Magenleidens gleichen.

Das Röntgenbild des beginnenden Kardiakrebses weist nicht selten ununterbrochene Verbindung zwischen dem Speiseröhren- und dem Magenschatten auf (Abb. 55 und 56). Dieser Befund ist Folge einer Insuffizienz der Kardia, die durch Tumorinfiltration verursacht wird. Eine unregelmäßige Aussparung kennzeichnet den Sitz der Geschwulst.

Ist die Stenose hochgradiger, so schließt der Speiseröhrenschatten in Höhe des Zwerchfelles oder darunter unregelmäßig ab. Beim Spasmus erscheint das Rohr geschlängelt, stark erweitert und liegt vor der Kardia auf eine kurze Strecke wagerecht dem Zwerchfell auf. Beim Krebs dagegen ist es gestreckt.

Die genaue Feststellung der Ausdehnung der Speiseröhrenkrebse nach oben hat im Hinblick auf ihre *Operabilität* Bedeutung. Man darf an einen Eingriff wohl nur bei den Tumoren denken, die nicht mehr als 5 cm vom Magenmund aufwärts reichen. Im Röntgenlichte entspricht dieses ungefähr der Stelle, an der der Oesophagusschatten die Zwerchfellkuppe in Mittelstellung schneidet. Allerdings hat nur bei ganz Wenigen dieser verhältnismäßig günstig gelegenen Krebse die Operation bisher Erfolg gehabt.

Abb. 58. In die Bronchien perforierter Speiseröhrenkrebs. Von dem breiten Oesophagusschatten gehen dendritische Ausläufer aus (Pfeile). Zwei tief unten liegende Bronchien zeigen ebenfalls Kontrastschatten (untere Pfeile).

Für den Eingriff ist wichtig, festzustellen, ob das Carcinom streng auf den Magenmund beschränkt ist oder ob die Kardia erst sekundär von einem hochsitzenden Magencarcinom ergriffen wurde. Dies läßt sich leicht beurteilen, wenn wir außer dem Oesophagus auch den Magen röntgenologisch darstellen, und zwar in TRENDELENBURGscher Schräglage zur Sichtbarmachung der Pars cardiaca. Wir brauchen also 2 Bilder: das erste fertigen wir nach dem Vorschlage von STÜRTZ im zweiten schrägen Durchmesser mit aufgeblähter Kardia, das zweite nach Füllung des Magens mit Kontrastbrei in Beckenhochlagerung an. Die Aufnahme muß unmittelbar nach dem Schlucken des Breies erfolgen.

Auch am übrigen Speiserohr läßt sich neben der Lokalisation die Ausdehnung im Röntgenlichte erkennen. Das hat praktische Bedeutung für therapeutische Maßnahmen. Nur bei hochgradigen Stenosen, die weder Brei noch Aufschwemmung mehr durchlassen, ist die Ausbreitung des Carcinoms nicht erkennbar. Geht jedoch das Barium durch den Engpaß durch, so kann es darunter den Oesophagus wieder füllen. So entsteht ein getreues Bild des eingeschnürten Teiles. In Abb. 57 hat das Carcinom das Rohr in einer Ausdehnung von etwa 2 cm auf einen feinen Kanal verengt. Die Sonde stieß 26 cm hinter der Zahnreihe auf Widerstand. Bei stenosierenden Krebsen dürfen Länge und Dicke des fadenförmigen Schattens allein nicht als Maßstab für Form und Ausdehnung des Leidens genommen werden. Er gibt nur den dünnen Strahl wieder, den der Engpaß durchtreten läßt,

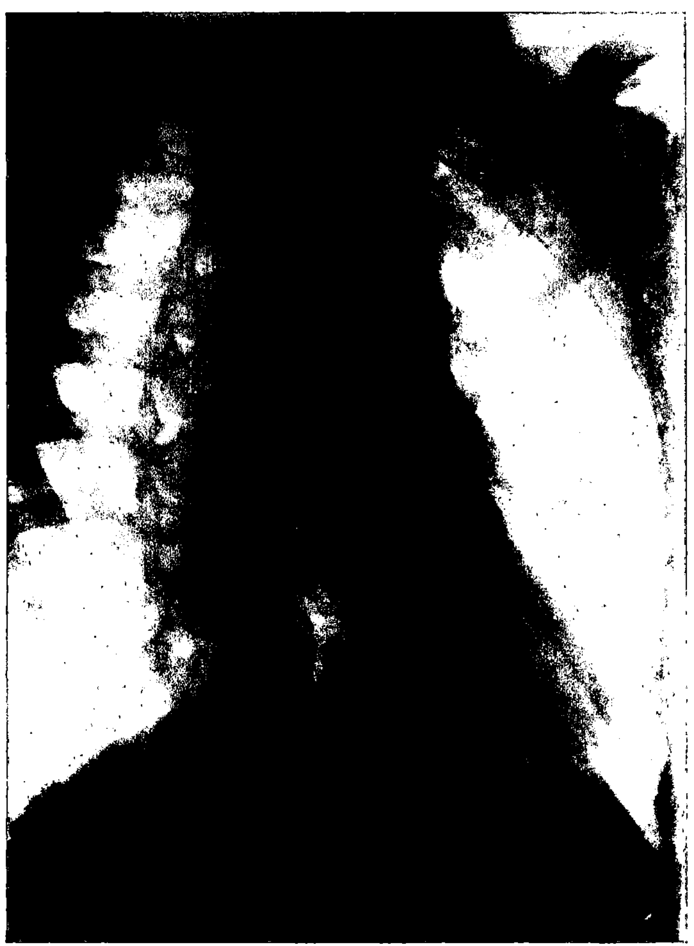

Abb. 59. In die Bronchien perforierter Speiseröhrenkrebs. D Füllung des linken perforierten Hauptbronchus mit Barium.

Um die Ausdehnung des Tumors festzustellen, kann man sich mit Vorteil manchmal einer besonderen Technik bedienen. Es empfiehlt sich, außer einer Aufnahme in aufrechter Stellung noch eine in Bauchlage, am besten in TRENDELENBURGscher Schräglage, und zwar unmittelbar nach dem Verschlucken des Breies. Dasselbe erreicht man dadurch, daß man den Kontrastbrei durch ein feines, bis nahe zum Magenmund geführtes Rohr spritzt und dann sofort vom Liegenden ein Bild herstellt.

Das Röntgenverfahren leistet gute Dienste zur Erkennung einer wichtigen Komplikation des Oesophaguscarcinoms, der *Perforation*. Diese findet am häufigsten

in die großen Luftwege, nicht selten auch in Lunge oder in den Brustfellraum
statt. Der Durchbruch wird klinisch zuerst oft verkannt, namentlich, wenn sonstige
Zeichen eines Speiseröhrenkrebses fehlen. Man diagnostiziert jauchige Bronchitis
oder Lungenabsceß. Die Röntgenuntersuchung zeigt dann den richtigen ursächlichen
Zusammenhang. Die Bronchen- und Lungenperforation erzeugt unregelmäßige Ausläufer des Oesophagusschattens, wie wir sie in Abb. 58 sehen. Bei dem Kranken
lautete die Diagnose zuerst nur auf putride Bronchitis.

Durch Einbruch in die Lunge entstehen große Hohlräume, an denen sich auch
Bronchialäste, namentlich der linke Bronchus beteiligen. Das Röntgenbild solcher
Zerstörungsherde ist eindeutig. Es
stellt einen großen runden Fleck
dar, der manchmal durch einen
engen „Hals" mit dem Oesophagusschatten in Verbindung steht. Über
dem Kontrastspiegel ist bisweilen
eine Luftblase zu sehen.

Abb. 59 stellt eine etwas
spätere Aufnahme des oben erwähnten Kranken dar. Der Krebs

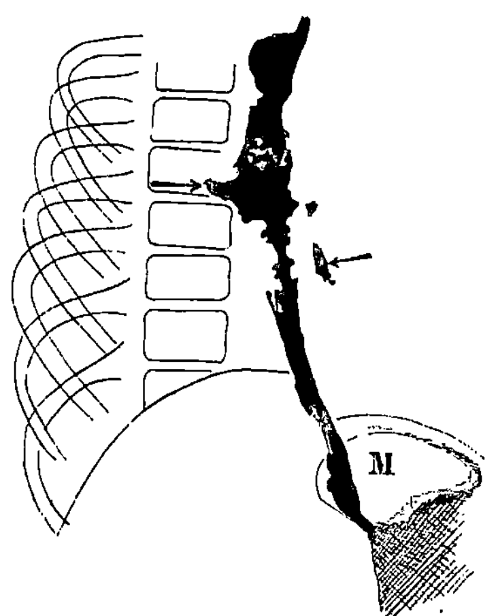

Abb. 60. Oesophaguscarcinom, in den linken
Bronchus und die rechte Lunge perforiert.
Autoptische Kontrolle.

Abb. 61. Divertikel bei gleichzeitigem Krebs der
Speiseröhre.

sitzt etwa in Höhe der Bronchusgabelung und hat dort zu unregelmäßig zer-
klüfteter Verbreiterung des Speiseröhrenschattens geführt. Schmale Zweige entsprechen offenbar eröffneten, mit Bariumbrei gefüllten Bronchen. Ein von dem
Oesophagusschatten getrenntes, vorn und unterhalb des Krebses gelegenes Divertikel,
über dessen Kontrastfüllung man eine Luftblase sieht, gibt den eröffneten linken
Bronchus wieder.

Der Durchbruch kann in *beide Lungen* erfolgen. In Abb. 60 sehen wir ein solches
Beispiel. Auch hier war die begleitende putride Bronchitis als zufälliges Leiden an-
sprochen worden. Die Autopsie ergab Perforation in den linken Bronchus 2 cm unterhalb der Gabelung und außerdem eine breite Öffnung in die rechte Lunge.

Der Nachweis eines Durchbruches ist Gegenanzeige gegen jeden Operations-
versuch.

Es wurde oben schon erwähnt, daß die Oesophaguswand sich nur ganz ausnahmsweise oberhalb einer carcinomatösen Stenose ausbuchtet. Tritt dieses doch
ein, dann kann eine Art Divertikel entstehen (Abb. 61). Man sieht einen großen
breiten Sack, der bis zur Zwischenwirbelscheibe des vierten und fünften Brustwirbels herunterreicht. Er schließt nach unten mit runder Linie ab. An diese setzt
sich ein feiner, dünner Schattenfortsatz an. Bei der Autopsie war 15 cm unterhalb des Rachens der Oesophagus in einer Ausdehnung von 3 cm in ein noch
für die Knopfsonde durchgängiges starres Rohr verwandelt. Oberhalb war die
Speiseröhre in abwärts zunehmendem Maße erweitert und zeigte die divertikelartige Ausstülpung.

V. Die Röntgenuntersuchung des Magens.

1. Normalserie.

Nachdem wir in einem früheren Kapitel den Gang der Röntgenuntersuchung
des Verdauungstraktus geschildert haben, wollen wir ihr Ergebnis bei einem gesunden
Menschen an einer Serie von Aufnahmen darstellen. Wir geben damit gleichzeitig einen Maßstab, an dem die pathologischen Störungen, welche wir später
besprechen wollen, gemessen werden können. Da die Speiseröhre von dem
geschluckten Bissen so rasch durchlaufen wird, daß hier Serienaufnahmen nicht
in Betracht kommen, beschränken wir uns auf die Serienbilder des Magendarmkanals. In Anbetracht des erheblichen Unterschiedes in der Motilität bei
Anwendung von Barium und Wismut soll für jedes dieser beiden Mittel eine Normalserie folgen. Für die Untersuchung mittels Wismut benützen wir die von RIEDER
in seiner Arbeit „Die physiologische Dickdarmbewegung beim Menschen" veröffentlichten Bilder.

1. *Normalserie mit 80 g Barium sulfur. puriss. (chem. rein für Röntgenzwecke)
und 350 g dünnem Grießbrei.*

Der vollkommen gesunde, 30jährige Mann hatte immer eine ganz geregelte
Verdauung und regelmäßig alle 24 Stunden einmal Stuhlgang. Einnahme der Bariummahlzeit um 8 Uhr morgens in nüchternem Zustand. Während der Einnahme
bis zur Füllung des Magens Durchleuchtung. Dann sofort erste Aufnahme. Erste
Mahlzeit um 12 Uhr, von da werden alle Mahlzeiten wie gewöhnlich eingenommen.
Der Mann bewegt sich in der Zeit zwischen den Aufnahmen in gewohnter Weise
frei herum.

Abb. 62 zeigt den Magen im Stehen, Abb. 63 im Liegen, Abb. 64, eine Aufnahme
nach 2 Stunden läßt einen saumförmigen Rest im Magen erkennen; Dünndarm,
Coecum und Colon ascendens sind prall, das Colon transversum ungleichmäßig
gefüllt. Nach 4 Stunden (Abb. 65) Hauptmasse im Coecum und Colon ascendens,
Reste im Dünndarm, Kontrastballen im Colon transversum. Nach 6 Stunden
(Abb. 66) Dünndarm leer. Sämtlicher Inhalt im Colon ascendens und transversum,
einzelne Kontrastballen im Descendens. Nach 8 Stunden (Abb. 67) Kontrastspuren
im Ascendens; von da ab verteilt sich der Inhalt auf das übrige Kolon. Sigma
zum größten Teil ohne Inhalt. Nach 22 Stunden erfolgte Stuhlgang. Nach 24 Stunden
(Abb. 68) nur noch Inhalt in Flexura sigmoidea und Ampulla recti.

Die Zeiten der Magenentleerung, der Coecumfüllung und Dünndarmentleerung
schwanken innerhalb des Physiologischen um etwa $2^{1}/_{2}$ Stunden. GROEDEL gibt
an, daß bei Bariummahlzeit die Coecumfüllung schon $1—1^{1}/_{2}$ Stunden nach der

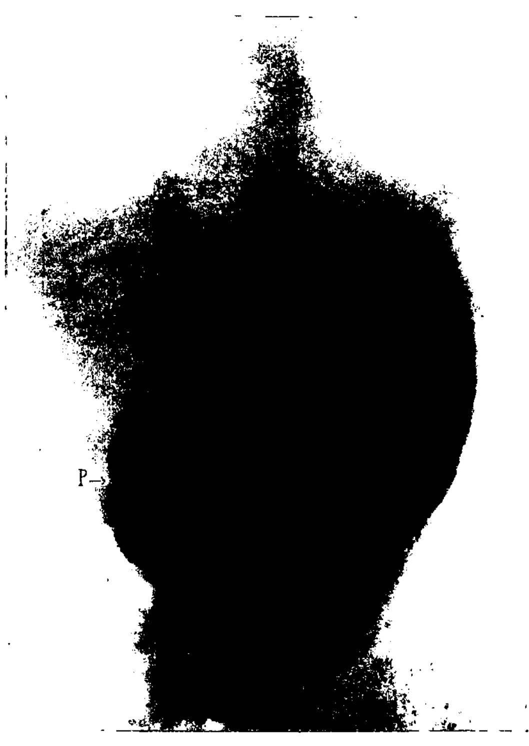

Abb. 62. Aufnahme sofort nach Bariummahlzeit
im Stehen.
P Pylorus, D Ampulla duodeni.

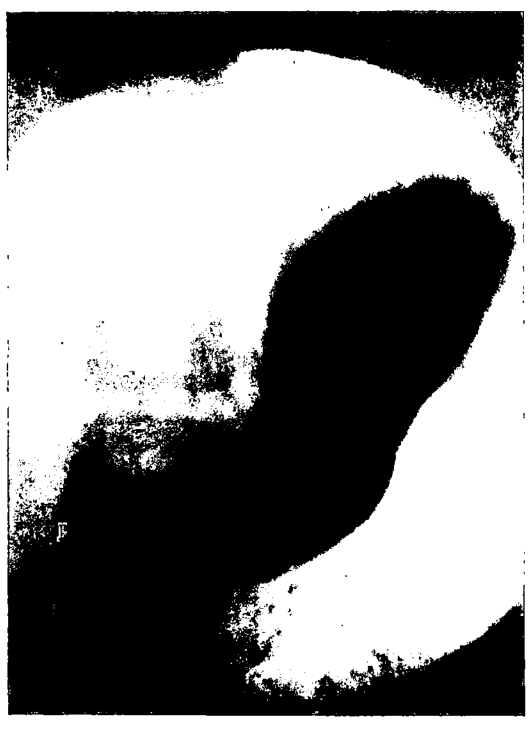

Abb. 63. Aufnahme sofort nach Bariummahlzeit in
Bauchlage. Die große Kurvatur steht um einen Wirbel
höher, der kraniale Magenabschnitt ist erheblich
weiter als der caudale. P Pylorus, D Ampulla duodeni.

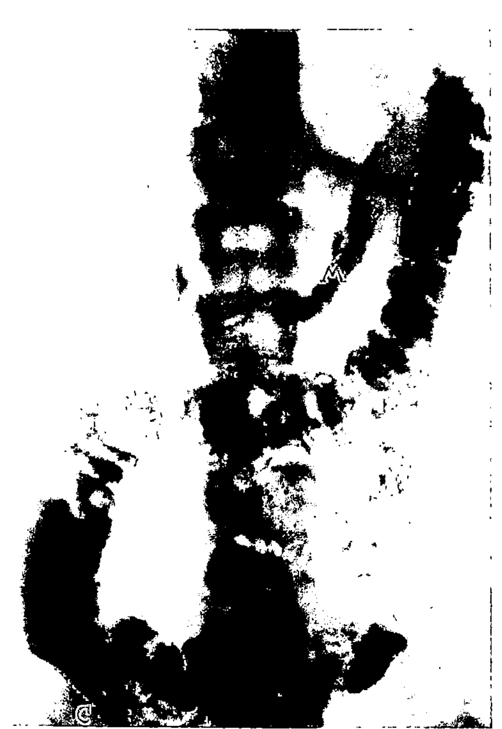

Abb. 64. Aufnahme nach 2 Stunden. Im Magen noch
kleiner saumförmiger Belag (M). Zerstreute Dünndarmschlingen (D). Coecum (C) und Col. ascend.
zeigen bereits einen tiefen Schatten. Transversum
unvollständig gefüllt.

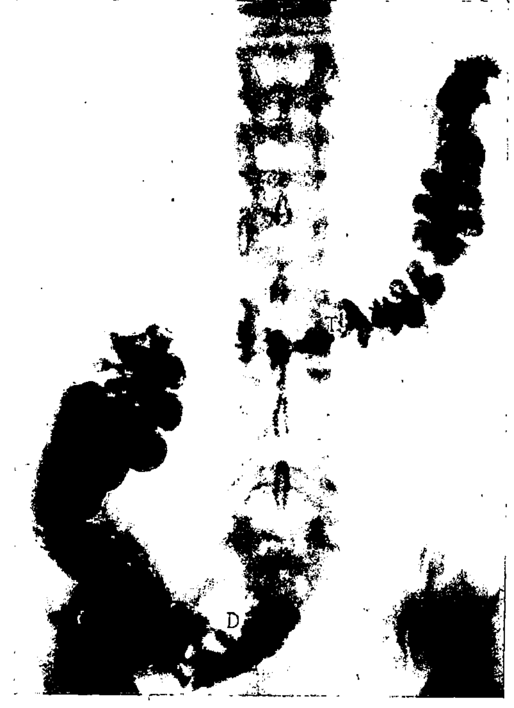

Abb. 65. Aufnahme nach 4 Stunden. Magen leer.
Letzte Dünndarmschlingen (D) noch gefüllt.
Coecum (C), Col. ascend. und Transversum (T) gefüllt.

Abb. 66. Aufnahme nach 6 Stunden. Dünndarm leer. Einzelne Kontrastballen im Descendens. Kontrastinhalt im Col. ascend. und transvers. Das Transversum ist um 1 Wirbelhöhe tiefer getreten.

Abb. 67. Aufnahme nach 8 Stunden. Kontrastinhalt in Col. transvers. (T) descend. (D) und zum Teil im S romanum (S). S roman. (S), Col. descend. schmäler und mit längeren, seichteren Haustren als Col. transv. Füllung der Ampulla recti (A).

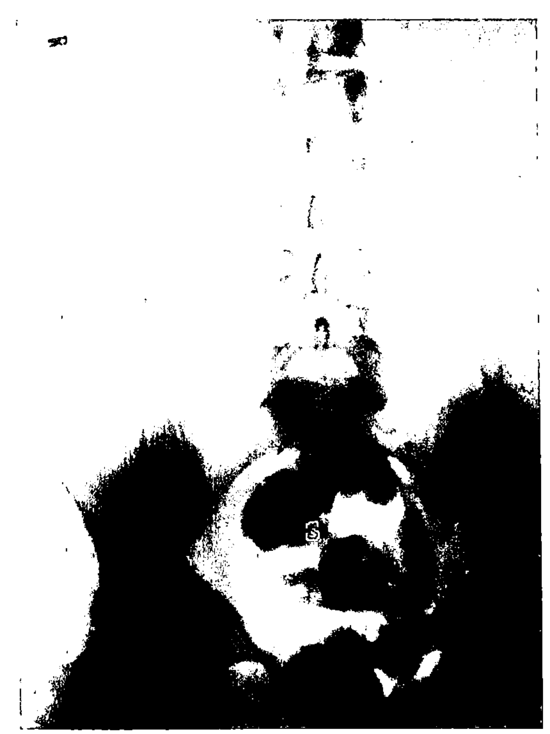

Abb. 68. Aufnahme nach 24 Stunden. Kolon im großen ganzen leer. Kontrastspuren in Sigma (S) und Ampulla recti (A).

Nahrungsaufnahme beginnt und zwischen der 4. und 5. Stunde beendet ist, und daß normalerweise 6 Stunden post coenam der Dünndarm leer sein muß. Man darf

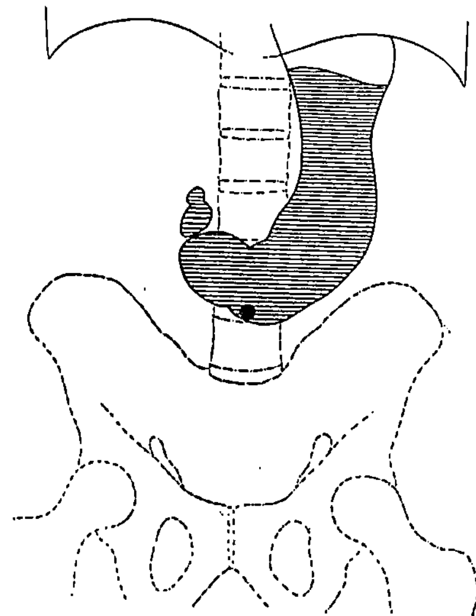

Abb. 69. Direkt nach der Nahrungsaufnahme. (Nach RIEDER.)

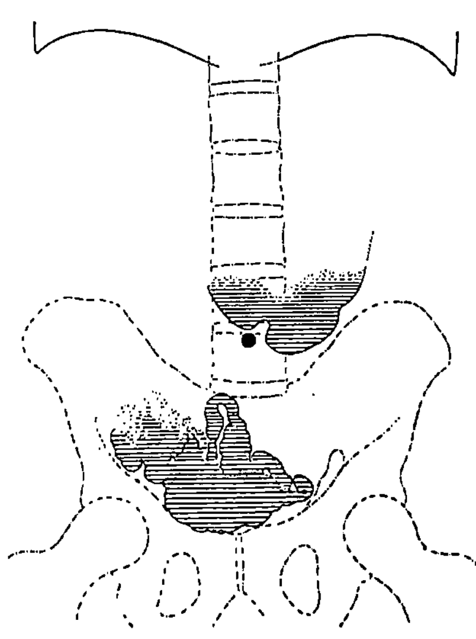

Abb. 70. 2 Stunden p. c. Im Magen noch etwa $^1/_4$ Rest. Unten, namentlich rechts im Bereich des kleinen Beckens wismutgefüllte Ileumschlingen aneinandergedrängt. (Nach RIEDER.)

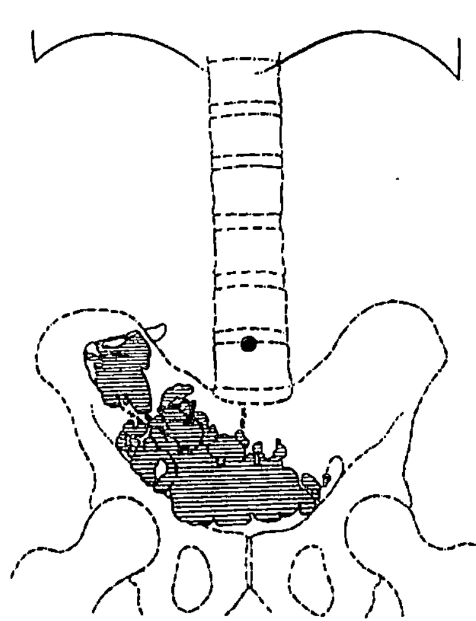

Abb. 71. 4 Stunden p. c. Dünndarmschlingen mehr nach rechts gelagert. Daran schließt sich rechts das unregelmäßig gestaltete Coecum. (Nach RIEDER.)

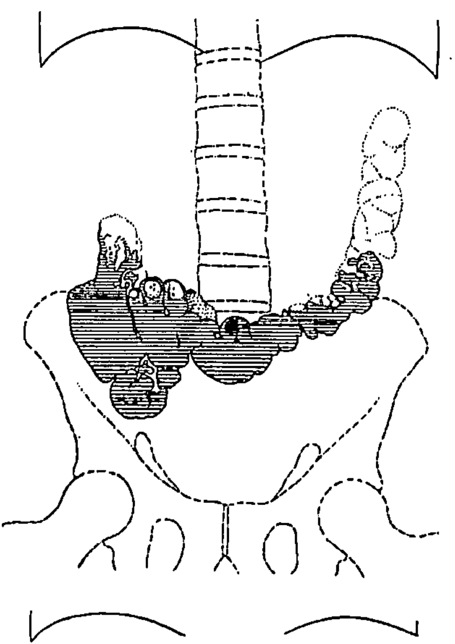

Abb. 72. 6 Stunden p. c. Der Dünndarm ist leer bis auf die unterste vor der Ileocöcalklappe gelegene Schlinge. Im Ascendens und Transversum außer der Kontrastfüllung viele Gasblasen. (Nach RIEDER.)

aber, wie gesagt, Unterschiede von 1—2 Stunden nicht als krankhaft ansehen. Noch beträchtlich größer sind die Schwankungen, welche die physiologischen Motilitätszeiten der einzelnen Dickdarmabschnitte aufweisen.

2. *Normalserie mit 70 g Bismut. carbonic., 70 ccm Wasser und 350 g Grießbrei* (nach RIEDER).

Der 26jährige Mann war vollkommen gesund und hatte täglich nach dem Früh-
stück Stuhldrang und reichliche Darmentleerung. Die Wismutmahlzeit wurde morgens
gegen 8 Uhr, eine Stunde nach spontanem Stuhlgang, nachfolgendem Wassereinlauf
und abermaligem Stuhlgang, eingenommen. Um 8 Uhr erfolgte die erste, in halbstündigen Zwischenpausen weitere Aufnahmen. Sie wurden in aufrechter Stellung,
bei angehaltenem Atem in leichter Exspiration mit $^2/_3$ Sekunden Expositionszeit
vorgenommen. Wir geben hier zum Vergleich mit der Bariumserie nur die zeitlich
jenen entsprechenden Aufnahmen wieder (Abb. 69—74).

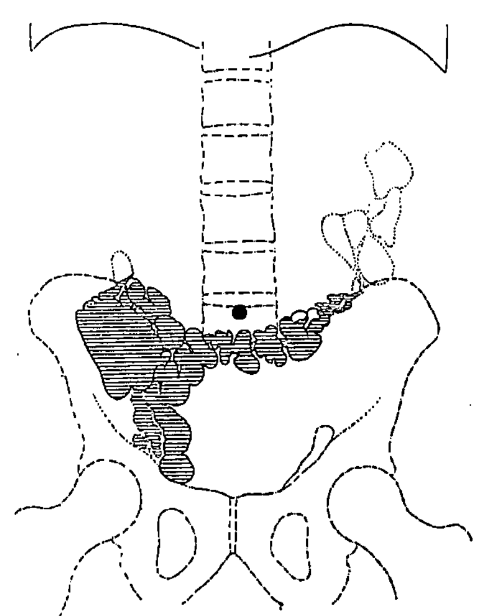

Abb. 73. 8 Stunden p. c. Die unterste Ileumschlinge noch kontrasthaltig. Haustren des Transversum auf jedem Bild anders gestaltet infolge
von kleinen Zerteilungsbewegungen (Pendelbewegungen). In der rechten Flexur und im distalen
Teil des Transversum Gasblasen. (Nach RIEDER.)

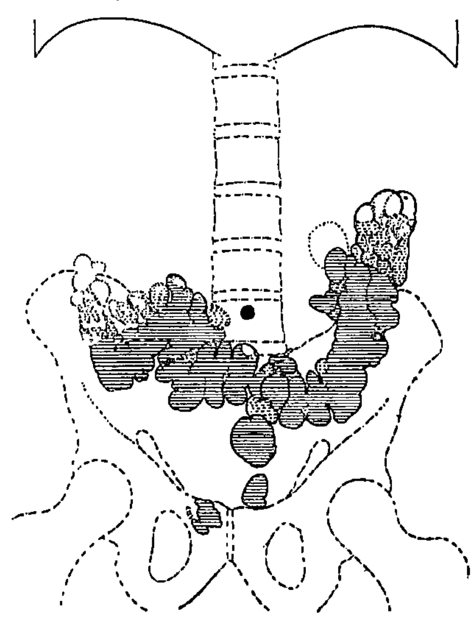

Abb. 74. 24 Stunden p. c. Einzelne größere Kotballen sind ins Sigmoideum vorgedrungen, ein
Kotpartikel im Rectum. (Nach RIEDER.)

Zusammenfassend sagt RIEDER:

*Die Magenverdauung dauerte genau 3 Stunden, die Dünndarmverdauung $9^1/_2$ Stun-
den, die Dickdarmverdauung war 33 Stunden nach der Bismutmahlzeit noch nicht
beendet.*

Beim Vergleich beider Serien geht deutlich hervor, daß die Motilität des Magens
und der einzelnen Darmabschnitte langsamer ist als nach Bariummahlzeit. Die
Unterschiede sind ohne weiteres bei der Betrachtung der entsprechenden Aufnahmen
ersichtlich. Nach GROEDEL bedingt die Barium- im Vergleich zur Wismutmahlzeit
eine etwa um die Hälfte kürzere Austreibungszeit des Magens. Sie entspricht
wahrscheinlich der physiologischen Dauer, da das Wismut nach BEST und COHNHEIM
die Magenentleerung reflektorisch verlangsamt und die Weiterbeförderung durch
den Dünndarm verzögert.

2. Der normale Magen.

Der Magen stellt den am meisten erweiterten Teil des Verdauungstraktus dar. Man unterscheidet eine Curvatura major und minor, eine vordere und hintere Wand. Das Organ wird eingeteilt in Pars cardiaca, Corpus ventriculi und Pars pylorica. Der Fundus stellt den nächst der Kardia gelegenen, nach links und

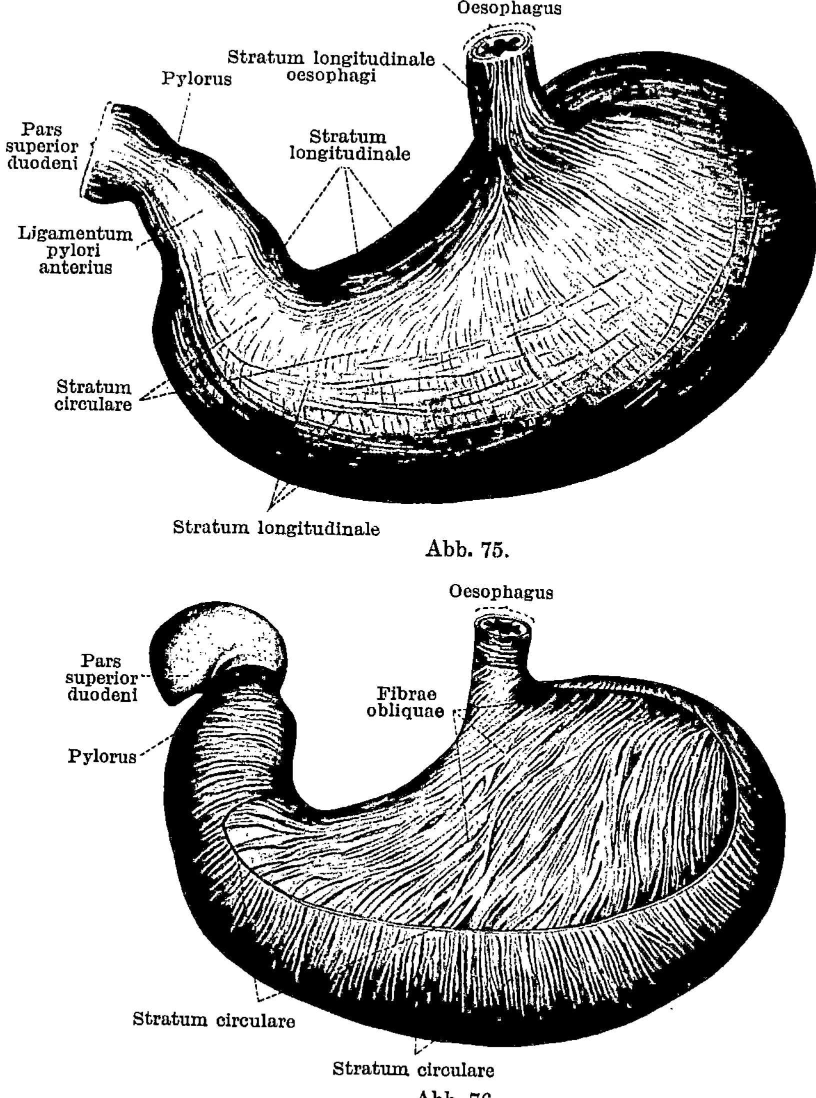

Abb. 75.

Abb. 76.

Abb. 75 und 76. Muskelbau des Magens. (Nach Sobotta.)

oben gerichteten Blindsack dar. An der Pars pylorica findet sich ebenfalls eine, wenn auch kleinere Ausbuchtung, die im entfalteten Zustand das Antrum pylori bildet. Die Anatomen geben als normale Lage des Magens eine quere Verlaufsrichtung im oberen Bauchabschnitt an. Er steht in Nachbarschaft mit dem Zwerchfell, dem Kolon, der Milz, der Leber, dem Pankreas und der vorderen Bauchwand. Die Wandung besteht aus drei Schichten: der Serosa, der dreischichtigen Muskularis und der Mucosa. Die Längsfaserschicht der Muskularis verläuft in besonders kräftigen Bündeln entlang der kleinen Kurvatur bis zum Pylorus. An den Seitenflächen des Magens und des Fundus, wohin sie ausstrahlt, ist sie nur wenig entwickelt. An der großen Kurvatur tritt sie wieder deutlicher hervor. Die Ringfaserschicht stellt zirkulär verlaufende Muskelfasern dar, die besonders an der Pars pylorica ausgeprägt sind. Die Fibrae obliquae sind schräg über die vordere und hintere Fläche ziehende Muskelfaserzüge, die sich mit der Ringmuskulatur kreuzen (vgl. Abb. 75 und 76).

Die Schleimhaut bildet eine mächtige Schicht, die in zahlreiche Falten gelegt ist und durch das submuköse Gewebe mit der Muskularis verbunden ist. Im leeren Zustand des Magens treten sie deutlicher in Erscheinung. Von der Kardia aus verlaufen gegen die Pars pylorica längsgerichtete Falten, die der kleinen Kurvatur entlang besonders gestreckt, nach der großen Kurvatur und im Fornix mehr oder weniger deutlich geschlängelt sind (Abb. 77 und 90).

Nach den Untersuchungen von FORSELL stellt dieses Schleimhautrelief keinen

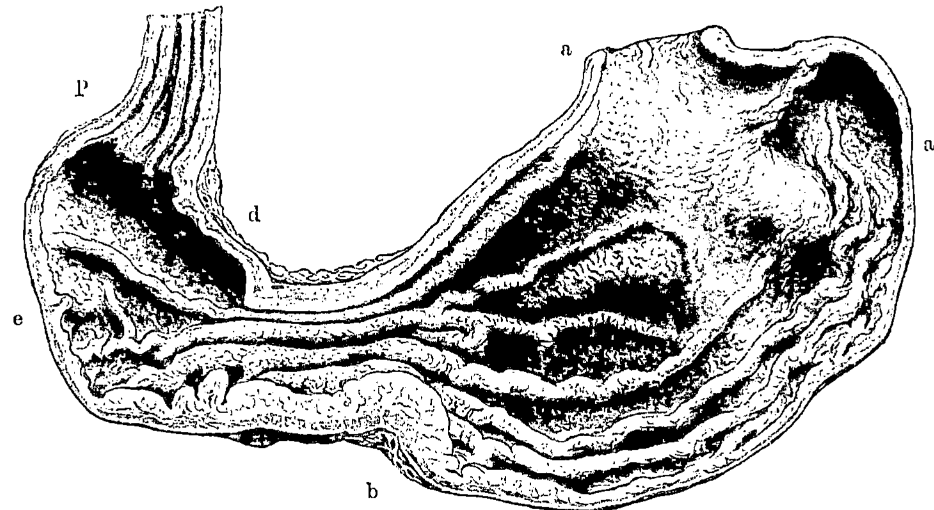

Abb. 77. Innenansicht des Magens, längs durchschnitten. a—a Grenze zwischen Fornix und Korpus, b Beginn, c Ende des Isthmus, d—e Grenze zwischen Vestibulum und Canalis pyloricus, P Pylorus. (Nach ASCHOFF.)

starren Zustand dar. Seine physiologischen und pathologischen Veränderungen bieten für den Röntgenologen besonderes Interesse. Wir werden später darauf zurückkommen.

Die Einführung des Röntgenverfahrens in die Untersuchung des Verdauungskanals hat zu einer großen literarischen Fehde über die Normalform des Magens geführt. STILLER hat den Ausspruch getan, daß der Röntgenmagen nur ein Zerrbild und Kunstprodukt sei und eine von ganz bestimmten Bedingungen abhängige, eigentümliche Kontraktionsform darstelle. „Die Radiologen", meint er, „sehen also den Magen immer nur mit der astigmatischen, formverkennenden Wismutbrille." Er schreibt dem Wismut eine Reizwirkung zu, derzufolge sich der Magen in abnormer Weise krampfartig zusammenziehe und Schlauchform annehme, während er bei Füllung mit gewöhnlicher Speise gemäß seiner Funktion ein sackartiges Gebilde darstelle. Der Haken oder das Röhrenknie des RIEDERschen Magens sei nichts anderes, als der stark kontrahierte und verengte breite untere Sack. Als sicherste und einzige Methode, die wahre Gestalt des Organs zur Anschauung zu bringen, bezeichnet er die Gasaufblähung, wozu er die Anwendung des KELLINGschen Gemisches von 4 g Weinsäure und 4 g Natriumbicarb. empfiehlt. Seine Ansicht über die Normalform begründet er mit einer großen Zahl so angestellter Untersuchungen, ferner beruft er sich auf die Leichenbefunde der Anatomen, namentlich die SIMMONDS.

Diese STILLERschen Thesen stehen in schroffem Widerspruch zu den späteren, durch die Radiologie geschaffenen Ansichten über die Normalform des menschlichen Magens. Wenn STILLER diese in dem *gasgeblähten gesunden Organ* sieht, so betont dagegen GROEDEL nachdrücklich, daß diese Untersuchungsmethode wertlos sei, weil man so den Magen durch eine der Druckwirkung des Speisebreies ganz entgegengesetzt wirkende Kraft ausdehne, verlagere und verzerre. KAESTLE und BRÜGEL suchen STILLER mit Hilfe einer neuen Methode zu widerlegen: Durch teils schwimmende, teils zu Boden sinkende Kontrastkapseln werden die Niveauverhältnisse einer Flüssigkeit bis zu ihrer Entleerung am Röntgenschirm beobachtet. STILLER dagegen findet diese Beweise nicht stichhaltig und hält an seiner Behauptung fest.

Uns scheint die Frage nach der Normalgestalt überhaupt keine eindeutige zu sein. Bekannt ist der Ausspruch der Anatomen FRORIEP und SIMMONDS, *daß bei der Magenform nur der Wechsel konstant* sei. Wenn nun das schon an und für sich so vielgestaltige Organ noch unter so verschiedenen Bedingungen: in der Leiche, bei eröffnetem Bauch, in gasgeblähtem Zustand, bei der Operation und Narkose, endlich mit Speisebrei gefüllt im Stadium der Verdauung untersucht wird, so kann es nicht wundernehmen, wenn die Differenzen noch größer werden. Vergleichbar sind eigentlich nur die unter absolut gleichen Bedingungen sich darstellenden Formen. Am leeren kollabierten Magen läßt sich nicht leicht ein Maßstab anlegen. Dagegen bildet seine Form, wenn er mit der gleichen Menge einer bestimmten Mahlzeit angefüllt wird, ein brauchbares Vergleichsobjekt. STILLER schreibt der Wismut- im Gegensatz zur Gasfüllung einen stark tonuserregenden Einfluß zu. Nun ist es aber eine bekannte Tatsache, daß sich die Wände auch um eine normale Speise zusammenziehen (Peristole). Nach MORITZ beträgt der Innendruck 6—8 cm Wasser. Die Gestalt, die bei Gasaufblähung sackartig ist, wird, wenn der Inhalt aus Speisen besteht, eine mehr längliche, schlauchähnliche. Es ist nun die Frage, ob durch Beimischung von Wismut die peristolische Kontraktion und damit die Konfiguration wesentlich beeinflußt wird. STILLER bejaht dies, indem er auf die Verschiedenheiten des anatomischen und des röntgenologischen Magens hinweist. Dagegen finden GROEDEL und SEYBERTH, „daß durchaus kein sehr großer Unterschied zwischen der alten anatomischen und der röntgenologischen Magenform besteht — gleiche Körperlage bei der Untersuchung vorausgesetzt. Der im Liegen untersuchte Magen ergibt nach beiden Methoden annähernd die gleiche Silhouette". Von ihr weicht seine Gestalt im Stehen bedeutend ab, doch nicht nur im Röntgenbild, sondern auch in Wirklichkeit. Die Röntgenologie hat zum ersten Male den Magen in unserer gewöhnlichsten, nämlich aufrechten Körperstellung, zur Darstellung gebracht. Mit dieser Überlegung wird aber der Einwand nicht entkräftet, daß von den Metallsalzen die Wand reflektorisch zur Kontraktion gereizt und durch die schwere Röntgenmahlzeit im Stehen eine Formentstellung bedingt werde. Um diese Einwände endgültig zu widerlegen, machten GROEDEL und SEYBERTH folgendes Experiment: Sie laparotomierten einen Hund und nähten längs der großen und kleinen Kurvatur eine Reihe kleiner Silberperlen an. Nach vollständiger Heilung der Operationswunde wurden dann Röntgenaufnahmen des Magens gemacht, wobei der Hund das eine Mal reines Fleischfutter, das andere Mal eine Mischung derselben Menge Fleischfutter mit Ba resp. Bi erhalten hatte. Es zeigte sich dabei, daß Form und Größe des Organs gleich waren, daß also das „Röntgenfutter" sich in seiner Wirkung auf Form, Ausdehnung und Lage in nichts von einer annähernd gleichen Menge Fleischfutter unterscheidet. Was für den Hund hiermit bewiesen wurde, gilt auch für den Menschen, da nach SCHÜLLER und auch unserer Erfahrung Entfaltung, Füllung, Motilität und Leerung des Hundemagens in den Hauptpunkten den beim Menschen beobachteten Vorgängen gleichen.

Aus all dem geht hervor, daß wir im sog. Röntgenmagen nicht ein Zerrbild des wirklichen vor uns haben, sondern diejenige Form, welche ihm unter physiologischen

Bedingungen während der Verdauung und bei unverletztem Körper eigen ist. Der *Chirurg* hat übrigens täglich Gelegenheit, sich von der Richtigkeit des röntgenologischen Bildes zu überzeugen durch Beobachtung am geöffneten Leib.

RIEDER stellt in einer seiner grundlegenden Arbeiten das *Röntgenbild des normalen Magens* folgendermaßen dar:

„Gibt man eine Wismutmahlzeit, so sieht man auf den ersten Blick, daß das ganze Organ mit Ausnahme des Pylorus in der linken Körperhälfte sich befindet. Die Längsachse des Magens steht ferner nicht horizontal, wie man vielfach früher angenommen hat, sondern vertikal. Dabei sieht die kleine Kurvatur medianwärts, indem sie ungefähr mit der linksseitigen Grenze des Wirbelsäulenschattens zusammenfällt, während die große Kurvatur des Magens lateralwärts verläuft und eine von links oben nach unten rechts verlaufende Bogenlinie beschreibt. Lage und Form des Magens wechseln selbst bei Gesunden außerordentlich und sogar bei ein und derselben Person, d. h. je nach dem Füllungszustande des Magens, der Körperstellung

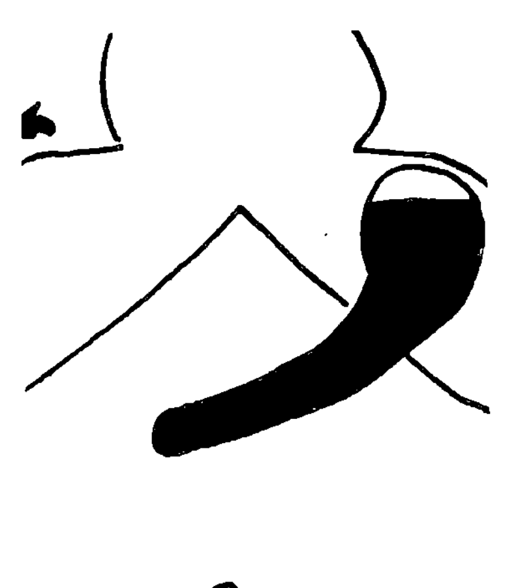

Abb. 78. Rinderhornförmiger Normalmagen.
(Nach HOLZKNECHT.)

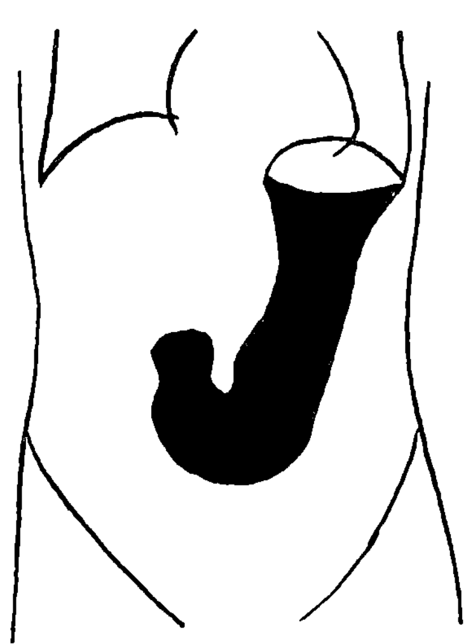

Abb. 79. Siphonförmiger Normalmagen.
(Nach GROEDEL.)

usw. Bei mäßigem Füllungszustande des Magens liegt der Pylorus meist rechts von der Mittellinie, er kann aber auch — besonders bei stärkerer Gastroptose — links von derselben angetroffen werden.“

Als durchschnittliche Höhenlage der kleinen Kurvatur gibt RIEDER den 2. bis 4., für die große den 3.—5. Lendenwirbel an. Am häufigsten trifft man nach ihm die Angelhakenform; bei ihr steht der caudale Pol der großen Kurvatur tiefer als der Pylorus; es wird dadurch eine sogenannte „Hubhöhe“ (OSER) bedingt.

Dagegen bezeichnet HOLZKNECHT die sogenannte Stierhornform als normale; bei ihr befindet sich der Pförtner oberhalb des Nabels und bildet den tiefsten Punkt. Die Gestalt erinnert an ein viertelkreisförmig gekrümmtes Rinderhorn, dessen Spitze dem Pylorus, dessen breites Ende dem Fundus entspricht; der kardiale Anteil liegt vertikal, der pylorale horizontal (Abb. 78). HOLZKNECHT muß selbst zugeben, daß diese Gestalt nur in 10—20% der Fälle anzutreffen ist. Daß sie dennoch als normal anzunehmen sei, begründet er folgendermaßen:

„Die relativ selten von uns als normal erkannte Form ist funktionell zweckmäßig, die häufige, früher als normal angenommene ist funktionell unzweckmäßig.“

Demgegenüber hat GROEDEL zu beweisen versucht, daß eben die *Angelhaken-* oder, wie er sie nennt, die *Siphonform* (Abb. 79) am besten den funktionellen Anforderungen Genüge leiste, nämlich der Vorbereitung und Verteilung des Speisebreies für den Darm. Daraus, sowie aus ihrer überwiegenden Häufigkeit bei Gesunden, hält er sich berechtigt, sie als normal zu bezeichnen. Den HOLZKNECHTschen Typus fand er unter 100 Fällen, die er mittels seiner orthodiagraphischen Meßmethode untersuchte, nur einmal. Er macht darauf aufmerksam, daß in Rückenlage leicht der HOLZKNECHTsche Typus dadurch zustande kommen könne, daß sich der Magen um eine durch seine fixen Punkte (Kardia und Pylorus) gehende ideale Achse drehe.

Während HOLZKNECHT zugeben mußte, daß unter den von ihm untersuchten Frauen keine einzige einen „normalen" (also „Stierhorn") Magen gezeigt habe, findet GROEDEL bei etwa 50% der gesunden Frauen den von ihm als normal bezeichneten.

Wir schließen uns der Ansicht RIEDERs und GROEDELs an, daß der Typus, der bei der überwiegenden Mehrzahl der untersuchten Menschen gefunden wurde, die Siphonform, der mechanischen Aufgabe des Magens am besten entspricht und am

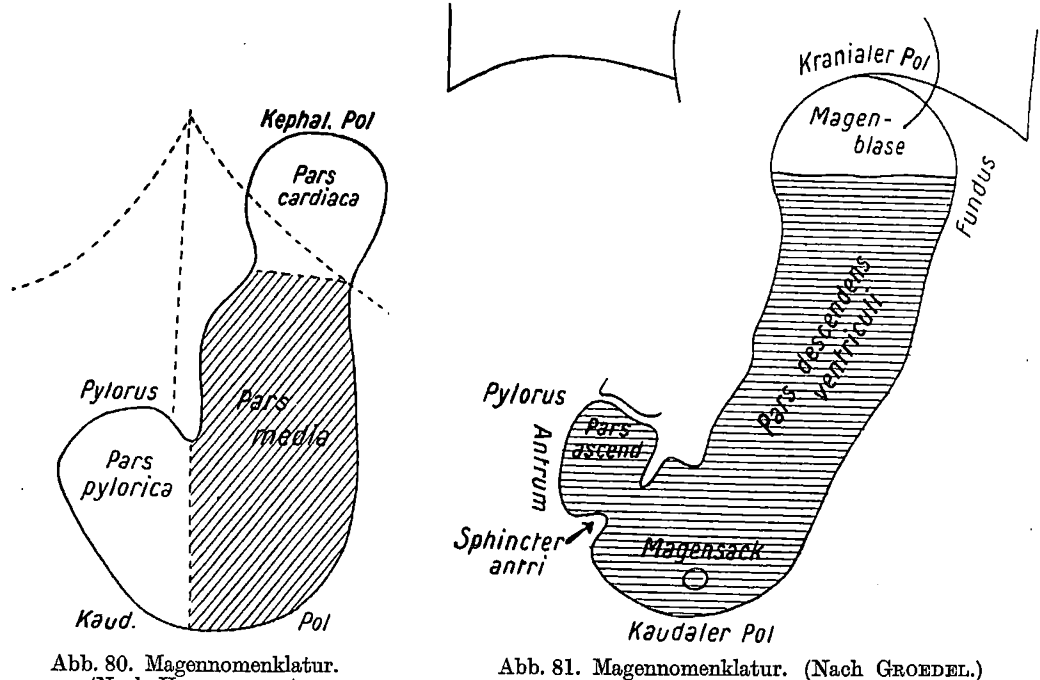

Abb. 80. Magennomenklatur. (Nach HOLZKNECHT.)   Abb. 81. Magennomenklatur. (Nach GROEDEL.)

meisten verdient, als normal bezeichnet zu werden. Diese Annahme wird auch unserem teleologischen Empfinden am meisten gerecht, das sich dagegen sträubt, nur eine kleine Anzahl Auserlesener mit einem zweckmäßigen Organ ausgerüstet zu sehen.

Die Nomenklatur der einzelnen Magenabschnitte, wie sie von HOLZKNECHT eingeführt wurde, ist aus Abb. 80 ersichtlich.

GROEDEL unterscheidet an dem RIEDER*schen Normalmagen* einen *absteigenden*, stets links, einen *aufsteigenden*, meist in der Mittellinie liegenden Teil, und einen diese verbindenden Sack (Abb. 81). Der Pylorus ist bald median, bald etwas mehr rechts zu finden. *Der Nabel liegt in der Regel etwa vor der Mitte des Magensackes.* Bezüglich der *Geschlechtsunterschiede* bemerkt er, daß bei Frauen die Länge des Magens durchschnittlich größer, die Hubhöhe etwas geringer und der Magensack breiter sei. Den Abstand des caudalen Pols von der Symphyse fand er bei Männern beträchtlich größer als bei Frauen.

Den tiefsten Punkt des Magens bezeichnen wir als *caudalen*, den höchstliegenden als *kranialen Pol*, die Entfernung der beiden als *Magenhöhe*, den Abstand des Pylorus vom caudalen Pol als *Hubhöhe*. Die Schattenaussparung in der Gegend des oberen Pols, die normalerweise die Form eines quergestellten länglichen Ovals hat, entspricht einer Ansammlung reiner atmosphärischer Luft (HOFFMANN), der sog. *Magenblase*. Ihre Breite beträgt durchschnittlich 5—10 cm, ihre Höhe 3—5 cm. Manchmal sind ihre genauen Grenzen schwer zu erkennen, da das Corpus ventriculi von gasgefüllten Darmschlingen überlagert sein kann.

Über den Zweck und die Funktion der Luftblase sind verschiedene Meinungen ausgesprochen worden. GROEDEL nimmt an, sie diene dazu, den Eintritt der Speisen in den kollabierten Magen zu erleichtern (Ventil des nüchternen Magens). FORSSELL sieht in ihr eine Art Druckpolster, das die vorhandenen Druckunterschiede aus-zugleichen habe. Nach dieser Richtung dürfte, wie SCHLESINGER betont, ihre Wirk-samkeit hinter der elastischen Magenwand weit zurückstehen. Sie findet sich fast regelmäßig und verändert bei den einzelnen Menschen zu verschiedenen Zeiten etwas ihr Volumen. Nach GROEDEL erreicht sie ihre größten Ausmaße nach der Ein-nahme einer Mahlzeit, bleibt nach Beginn der Austreibungszeit mehr oder weniger lang unverändert bestehen, nimmt dann allmählich ab und verschwindet vor der völligen Entleerung.

Im Liegen ist die Gasblase nicht oder nur rudimentär sichtbar, da sie in der Projektion durch den Kontrast-schatten ganz oder teilweise verdeckt wird.

Ziemlich dicht unterhalb der Magenblase beobachtet man bisweilen eine Einschnürung. Sie markiert die *Grenze zwischen Fundus und Corpus ventriculi*. Die Absetzung zwischen Pars horizontalis duodeni und aufsteigendem Magenteil ist im Röntgenbild kenntlich an einer schmalen Einschnürung, die den kontrahierten *Pylorus* darstellt. Einige Zentimeter proximalwärts dieser Furche sieht man oft eine weitere Einziehung, *entweder nur an der großen Kurvatur oder auch an der gegenüberliegenden Stelle der kleinen*. Sie wird durch die Antrumkontraktion bedingt. In einigen seltenen Fällen findet man auch zwischen Korpus und Canalis eine mehrere Zentimeter lange Verschmälerung; sie entspricht dem zuerst von CUNNINGHAM und in letzter Zeit besonders von ASCHOFF beschriebenen Isthmus ventri-culi (Engpaß von ASCHOFF) (vgl. Abb. 77). Beobachtet

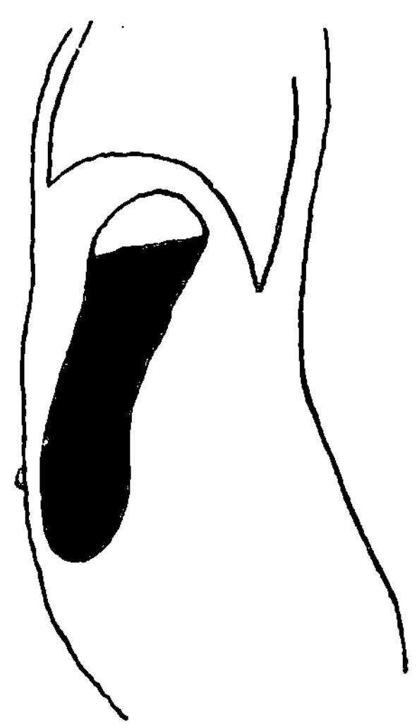

Abb. 82.
Magen in Profilaufnahme.

wird sie nur beim Längsmagen. SCHWARZ macht für ihre Entstehung die Druck-wirkung der Taille verantwortlich. Aufmerksamkeit wurde ihr geschenkt, nach-dem ihr in letzter Zeit für die Genese des Ulcus in ihrem Bereich eine Rolle zugesprochen wurde.

Die mediale Begrenzung des Magenschattens ist durch die kleine, die laterale durch die große Kurvatur gebildet.

Zur eindeutigen stereometrischen Bestimmung eines Körpers im Raum gehören bekanntlich zwei Projektionen. Am übersichtlichsten ist die Darstellung in zwei aufeinander senkrechten Ebenen. Wir fügen deshalb zur genaueren röntgenologischen Bestimmung der Form und Ausdehnung des Magens eine Aufnahme mit frontaler Strahlenrichtung bei. Die so gewonnenen Bilder sind sehr eindrucksvoll, indem sie namentlich zur Beurteilung des Magentonus eine wertvolle Ergänzung der Sagittal-aufnahme bilden. Abb. 82 stellt eine solche *Frontalaufnahme* (Profilbild) dar. Der Magenschatten bietet in dieser Projektionsrichtung ein sich nach unten verjüngendes Schlauchprofil und verläuft schräg von oben hinten nach unten vorn gegen die Bauchwand. Ihm sitzt die Magenblase auf.

GROEDEL hat bei *Magenorthodiagrammen* einer größeren Reihe Gesunder so große Schwankungsbreiten gefunden, daß er der Ausmessung der Silhouette eine größere Bedeutung abspricht. Doch zeigte sich eine gewisse Übereinstimmung der Durchschnittszahlen für den *männlichen und weiblichen Magen*. Im allgemeinen fand er den letzteren etwas länger als den ersteren und seinen Neigungswinkel spitzer. Der weibliche Magen steht fast vertikal, der männliche mehr diagonal (Abb. 83

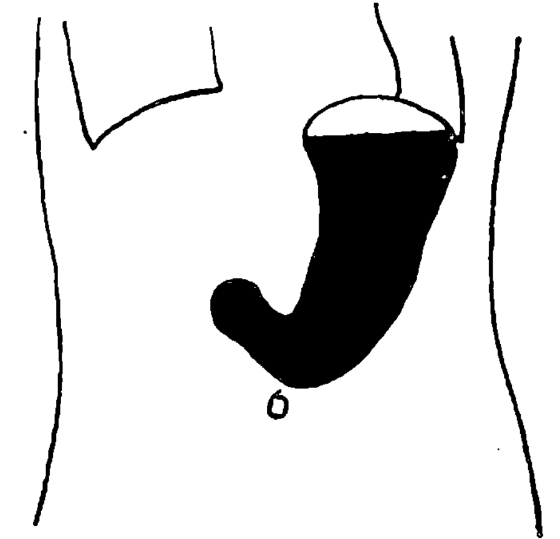

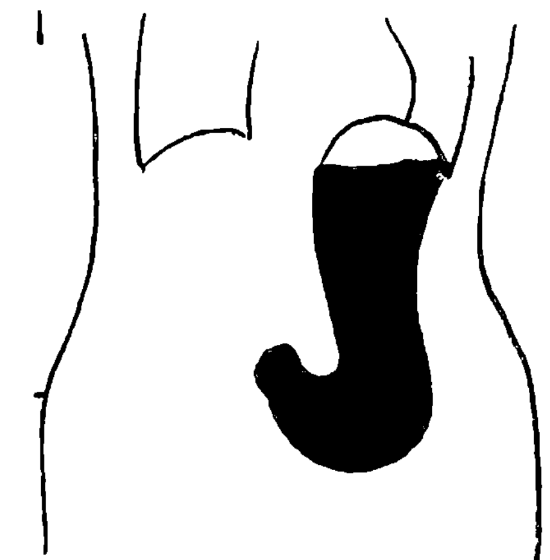

Abb. 83. Männermagen. (Nach GROEDEL.)　　　　　　Abb. 84. Frauenmagen. (Nach GROEDEL.)

und 84). Es ist das Verdienst GROEDELs, die Ursachen dieses Unterschiedes eingehender studiert, und, wie wir glauben, richtig erklärt zu haben. Er macht dafür die verschiedenen Raumverhältnisse des Abdomens bei beiden Geschlechtern verantwortlich.

Die Bauchhöhle der Frauen ist höher und schmäler als die gleichgroßer Männer; ihr Magen nimmt dadurch eine mehr vertikale Verlaufsrichtung an. Gleichzeitig wird der Pylorus nach unten gedrängt. Im selben Sinne wirkt das häufige Vorkommen der Steilleber bei Frauen.

Daß die Beschreibung des Röntgenmagens mit der Darstellung der Anatomen von vornherein nur schwer zur Übereinstimmung gebracht werden kann, geht aus exakten anatomischen Studien von FORSSELL hervor. Er betont, daß die Form des Organs beim Lebenden weniger von dem Bindegewebsgerüst als vielmehr von der Architektur der Wandmuskulatur abhängig sei.

Durch den Vergleich der Bewegungs- und Formphänomene der Röntgenbilder mit der Muskelarchitektur gelangte FORSSELL zu folgenden Ergebnissen (Abb. 85). „Der Magen hat den Bau eines in seiner Hauptrichtung vertikalen Sackes, es ist der Digestionssack (Saccus digestorius), welcher durch eine quergehende Entleerungsröhre (Canalis egestorius) mit dem Darme in Verbindung steht.

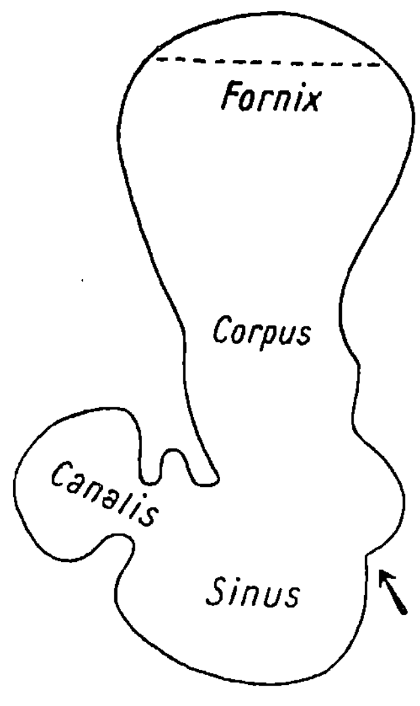

Abb. 85. Magennomenklatur. (Nach FORSSELL.)

Innerhalb des Digestionssackes unterscheiden wir die Magenkuppel (Fornix ventriculi) und die Magentasche (Sinus ventriculi), beide von halbsphärischer Hauptform, welche durch den breitröhrenförmigen Magenkörper (Corpus ventriculi) verbunden werden.“

Auf die *Lage des Magens* übt der *Zwerchfellstand* einen wesentlichen Einfluß aus. *Die bei der Atmung stattfindende Bewegung ist hauptsächlich bedingt durch die respiratorische Verschiebung der beiden Befestigungspunkte: Kardia und Pylorus bzw. Pars superior duodeni.* Bei tiefer Exspiration steigt das Organ etwas empor und stellt sich steiler, bei tiefer Inspiration sinkt es herab und nimmt eine etwas schrägere

Stellung ein. Doch kommt dieser respiratorischen Verschiebung nur geringe Bedeutung zu; denn sie nimmt mit Zunahme der Entfernung der Organe vom Zwerchfell so sehr ab, daß z. B. Pylorus und Colon transversum durch die Atmung nur mehr sehr wenig beeinflußt werden. In viel größerem Maße geschieht dies aber durch das Einziehen des Leibes (Abb. 86) und durch Lagewechsel. Das Einziehen des Abdomens evtl. nach vorherigem Vorwölben schafft „nicht nur überhaupt große Exkursionen, sondern gerade für jene Organe die größten, welche durch die Respiration die kleinsten erfahren. Noch deutlicher tritt diese Erscheinung auf, wenn man gleichzeitig den Patienten nach äußerster Exspiration bei geschlossener Glottis eine starke Inspirationsbewegung machen läßt, wodurch die Bauchorgane unter die erweiterten Rippenbögen hinaufsteigen" (CHILAIDITI).

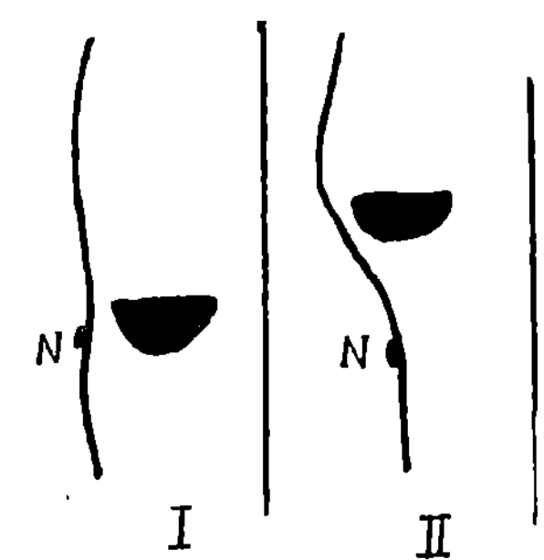

Abb. 86. Einfluß des Baucheinziehens auf die Lage des Magens. I Ruhezustand, II Bauch eingezogen. (Nach FAULHABER.)

Von großer praktischer Bedeutung ist die Kenntnis der Form- und Lageveränderungen des Magens beim Übergang von der aufrechten in die liegende Körperstellung. Abgesehen von der Änderung in der Belastung ist von GROEDEL für die Rückenlage eine *Drehung des Magens um eine ideelle Achse durch Kardia und Pylorus* für die Formveränderung verantwortlich gemacht worden. Er prägt den Namen *Sandalenform*. Dieses Bild entspricht ungefähr dem der alten Anatomen, welche ja den Magen auch an der horizontal liegenden Leiche zu Gesicht bekamen. GROEDEL betont, daß bei der Aufnahme im Stehen und Liegen der Pförtner seine Lage fast unverändert beibehalte.

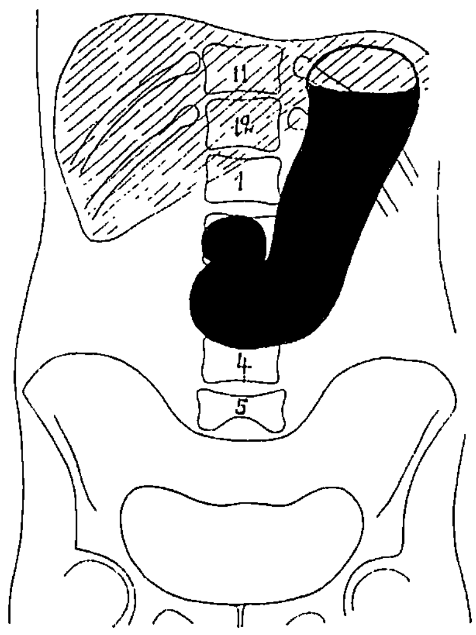

Abb. 87. Normaler Magen im Stehen.

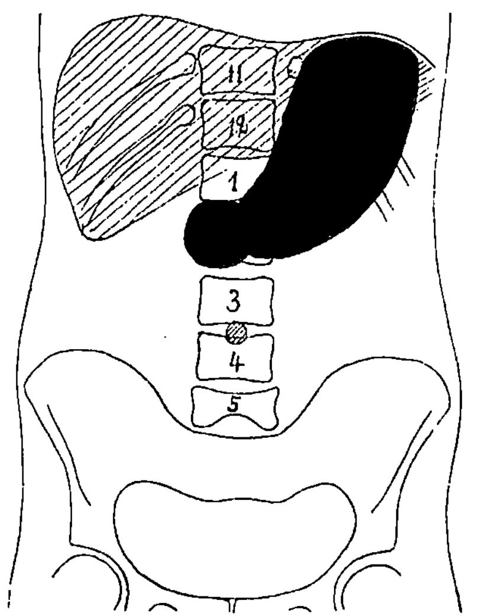

Abb. 88. Normaler Magen in Rückenlage.

Abb. 87 stellt einen normalen Magen in aufrechter Körperlage, Abb. 88 in Rückenlage dar. Pylorus und Fundus sind ungefähr an derselben Stelle geblieben, dagegen ist der Magen im Stehen steiler und die große Kurvatur um etwa zwei Wirbelhöhen tiefer getreten. Im Fundus ist eine Luftblase sichtbar. Die *Aufnahme im Stehen* hat vor der im Liegen den Vorteil, daß sie uns den Magen in *belastetem Zustand* zeigt. Besonders gestattet sie uns auch, wie HOLZKNECHT zuerst nachwies, die Beobachtung seiner *Dehnbarkeit während der Füllung.* Andererseits ist es als Vorteil der Aufnahme im Liegen zu betrachten, daß der Magen in seiner ganzen Ausdehnung zur Darstellung gelangt und dann mit den übrigen Untersuchungsbefunden, die alle im Liegen erhoben werden, verglichen werden kann.

Als Ergänzung zu den Ausführungen GROEDELs, von denen wir ausgingen, möchten wir, gestützt auf unsere eigenen zahlreichen Erfahrungen, noch folgendes bemerken: Wenn wir zwei Aufnahmen eines gesunden Magens in Rücken- und Bauchlage miteinander vergleichen, so finden wir oft die von GROEDEL beschriebene sandalenförmige Veränderung bei Bauchlage weniger ausgesprochen als bei Rückenlage. Die Erklärung hierfür liegt darin, daß bei ersterer die Drehung des Magens um seine ideelle Achse nicht so ausgiebig ist; damit ist auch die Abweichung von dem Bild im Stehen weniger ausgesprochen als bei der Aufnahme in Rückenlage.

Ferner möchten wir die Grenzen des normalen Magens etwas weiter ziehen als GROEDEL. Wir haben recht oft bei kräftigen, gesunden jungen Männern im Stehen den Pylorus um $1-1^{1}/_{2}$ Wirbelhöhen tiefer treten sehen, verglichen mit der Aufnahme im Liegen. Wenn GROEDEL dabei schon von leichter Pyloroptose spricht, so möchten wir solche geringe Grade der Senkung noch für durchaus physiologisch halten. Diese Behauptung wird gestützt durch exakte Ausmessung der Pylorusverschiebung im Liegen und Stehen bei 50 Fällen von normalen Mägen, die durch WYDLER ausgeführt wurden. Er fand dabei als größte Verschieblichkeit 16 cm, als kleinste 7 cm, als durchschnittliche Verschieblichkeit 9,2 cm, d. h. etwas über zwei Wirbelkörperhöhen.

3. Die motorische Funktion des normalen Magens.

Die Art und Weise, in der sich der Magen bei allmählicher Aufnahme von Speise entfaltet, wurde zuerst von RIEDER, eingehender von HOLZKNECHT am *Leuchtschirm* studiert. RIEDER fiel es auf, daß eine Wismutaufschwemmung den caudalen Magenpol rasch erreicht, während ein fester Bissen nur langsam von der Magenblase aus pyloruswärts vorrückt. Der Magen verhält sich also, wie HOLZKNECHT bemerkt, durchaus nicht wie ein schlaffer Sack; denn es gelingt dem Mageninhalt, auch wenn er flüssig ist, nicht ohne weiteres, ihn zu entfalten. „Vielmehr füllt derselbe zunächst den entfalteten Fundus und nimmt mit einem horizontalen Niveau dessen Bodenfläche ein, die caudale im Stehen, die übrigen Wände in den übrigen entsprechenden Körperstellungen. Erst wenn die Menge des Inhaltes ein gewisses Maß erreicht hat, schiebt sie sich allmählich in das Korpus vor, wobei die Entfaltung desselben langsam, Schritt für Schritt, vor sich geht. Man muß sich davor hüten, dieses Verweilen als den Ausdruck einer raumbeengenden Bildung anzusehen, sondern durch Vermehrung der eingeführten Flüssigkeit allmählich vorzudringen suchen. Dabei kommt zweifellos der *Gasblase*, welche sich mit dem Schlucken sehr an Volumen vermehrt, eine adjuvierende Bedeutung zu. Indem sie den Fundus dehnt, ist sie genötigt, zur Bergung ihres vermehrten Volumens die anstoßenden, kollabiert gewesenen Teile der Wand des Korpus heranzuziehen und so diese zu entfalten. Dieses Vorrücken des Inhaltes ist von der Konsistenz der eingeführten Nahrung nicht unabhängig. Die *Wismut-Wasser-Aufschwemmung* gelangt rascher bis *zum Pylorus* als die mit Wismut versetzte Milchspeise. Sind Fundus und Korpus einmal gefüllt, so gleitet der weitere Inhaltszuwachs auf der eine schiefe Ebene darstellenden *großen Kurvatur* sachte in die Pars pylorica, von flachen peristaltischen Wellen mehr geleitet als geschoben, wenn aufrechte Körperstellung vorliegt." Diese Beobachtungen HOLZKNECHTs sind seither von zahlreichen Untersuchern bestätigt worden. GROEDEL hat diese Vorgänge ebenfalls studiert. Er kommt dabei zur Ansicht, daß die bisherige, zuerst durch HIS, später namentlich durch HOLZKNECHT vertretene Ansicht, der Magen sei in nüchternem Zustand ein in sich zusammengezogener Schlauch, der Wirklichkeit nicht entspreche. Seine oben erwähnten Tierversuche beweisen vielmehr, daß der

leere Magen Scheidenform hat, indem hintere und vordere Wand dicht aneinander
liegen. Auch die Art und Weise, wie sich der Magen füllt, führt zu dieser Auffassung,
„denn die kleine Kurvatur ist schon frühzeitig scharf begrenzt sichtbar, während die
*linke laterale Schattengrenze des Magenschattens mehr und mehr nach außen rückend,
erst nach gewisser Zeit — nach größerer Speisenzufuhr — den zerrissenen Charakter
verliert“.* GROEDEL schildert den Entfaltungsvorgang des Magens folgendermaßen:
„Den ersten wismuthaltigen Bissen oder Schluck sehen wir plötzlich in Höhe der
unteren Grenze der Magenblase auftreten und diese sogleich trichterförmig aus-
buchten. In dieser Lage verweilt der erste Bissen für einige Sekunden, er bewegt
sich entsprechend der Atmung etwas auf und ab, um schließlich (meist unter Unterstützung einer tiefen Inspirationsbewegung) ziemlich schnell in leichtem Bogen
medianwärts nach rechts unten hin zu wandern. Die nächsten Bissen erzeugen dieselbe Bilderserie. Nur wird die Zeit des Verweilens auf dem Boden der Magenblase

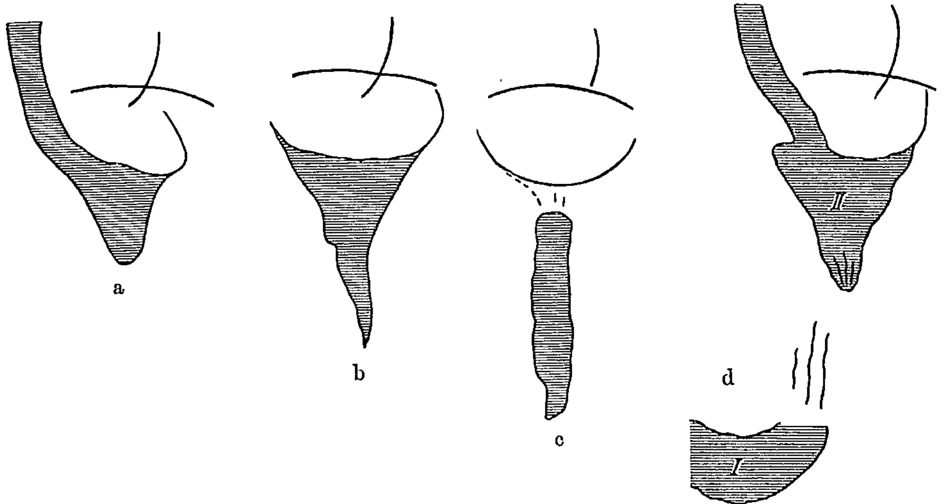

Abb. 89. Entfaltung des nüchternen Magens. (Pausen nach Serienaufnahmen.)
a Ankunft des ersten Bissens in der Magenblase, b Formierung des Speisekeils, c Wanderung des ersten
Bissens über die Magenstraße, d Erster Bissen am caudalen Pol, zweiter im Magen angelangt.
(Aus GROEDEL: Röntgendiagnostik in der inneren Medizin.)

immer kürzer, bis schließlich die Ingesta ohne deutlich merkbaren Aufenthalt durch
die Magenblase und den schmalen Kanal hindurch zum caudalen Pol gleiten“ (Abb. 89).

Einen prinzipiellen Unterschied in der Entfaltungsgeschwindigkeit des Magens
bei verschieden konsistenter Nahrung konnte GROEDEL nicht feststellen.

In dem vollen Magen befinden sich die Speisen, wie MORITZ, KELLING, SCHLIPPE
nachwiesen, stets unter einem gewissen Druck, hervorgerufen durch einen reflektorischen *Tonus* der Magenmuskulatur, den STILLER die „*Peristole*“ nennt. Von röntgenologischer Seite wurde dieses Verhalten des Magens durch GROEDEL genauer
studiert. Er fand, daß von einer gewissen Füllung an der Magen sich nicht mehr in
die Länge, sondern fast nur noch in die Breite ausdehne, und daß er *durch 400 g
Wismutspeise in allen seinen Teilen entfaltet* sei. Ein Beweis für die peristolische
Funktion des Magens ist seine Form in frontaler Durchleuchtung, seine größte
Weite oben und Verschmälerung nach unten, ferner die Tatsache, daß *seine Form
unabhängig ist von der Inhaltsmenge*, daß sich also der normale Magen bei zunehmender
Füllung nicht wie ein Sack in seinem unteren Abschnitt dehnt, sondern seinen
Inhalt gleichmäßig umfaßt.

Der peristolischen Funktion spricht GROEDEL eine wesentliche, ja die Hauptrolle
für die Entleerung des Mageninhaltes zu. „Sie erhält den hydrostatischen Druck

dauernd auf der für den Magenmechanismus notwendigen Höhe. Sie ist also eigentlich die treibende Kraft für die Magenentleerung. Normale Magenfunktion allein genügt zur Magenentleerung. Die Magenperistaltik erscheint neben ihr vollkommen überflüssig.“ Beim normotonischen Magen wird darnach infolge des herrschenden hydrostatischen Druckes bei jeder Öffnung des Pylorus Chymus in das Duodenum befördert. Die Hauptaufgabe der Peristaltik besteht also in Vorbereitung des Mageninhaltes für den Darm (Zerkleinerung, Verflüssigung usw.).

So einleuchtend dieser Standpunkt GROEDELs auch erscheint, so glauben wir doch, daß diese Behauptungen nur durch beweiskräftige Untersuchungen bestätigt werden können. Uns erscheint bei dieser Theorie der peristolischen Funktion eine übertriebene, der Peristaltik eine zu geringe Rolle für den Entleerungsmechanismus zugedacht zu sein. Unseres Erachtens stellt die peristolische Funktion und die Peristaltik eine kombinierte Aktion bei der Magenentleerung dar. Beide halten sich in ihrer Bedeutung die Wage und liefern in normalem Zustand ein Optimum.

Für die *Verteilung des Mageninhaltes* kommt die Peristaltik des Korpus nur wenig in Betracht. Dies geht am deutlichsten aus der Schichtung der Speisen hervor (GRÜTZNER, SICK, ELLENBERGER, HOFMEISTER, SCHEUNERT). GROEDEL hat diese Schichtung röntgenologisch untersucht. Er fand, daß bei Einnahme von Mehlbrei oder Flüssigkeit nach einer Kontrastmahlzeit der entsprechende helle Schattenkomplex außerordentlich lange Zeit hindurch dem Wismutbrei aufgeschichtet bleibt. Nach KAUFMANN und KIENBÖCK *umgibt die früher gegessene Nahrung die später genossene schalenförmig.* Dadurch kommt es, daß die zuerst genommene Nahrung mit den Verdauungssäften in Berührung gerät und dann durch die Peristaltik der großen Kurvatur pyloruswärts geschoben wird. In einer späteren Arbeit hat GROEDEL die Schichtungsfrage eingehender behandelt. Er kommt zu dem

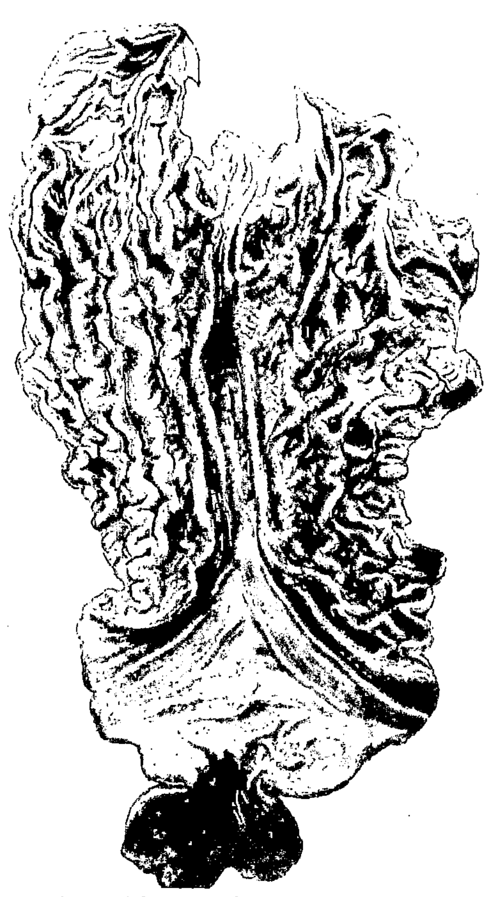

Abb. 90. Magenstraße. (Nach ASCHOFF.)

Schluß, daß Speisen und Getränke stets in *Keilform* in den Magen eindringen, einerlei, ob derselbe gefüllt oder leer ist. *Sie wandern der kleinen Kurvatur entlang* nach unten. Der Weg, den die Speisen dabei durchlaufen, ist die von RETZIUS und WALDEYER beschriebene, später auch von FORSSELL, KAUFMANN röntgenologisch beobachtete und vor allem von ASCHOFF studierte Magenstraße (Abb. 90). Sie verläuft in längsgerichteten (meistens 4) großen Falten von der Oesophagusmündung her entlang der kleinen Kurvatur. Die Ausbildung dieser besonders kräftigen und muskulösen Längsfalten erklärt sich funktionell durch die verschiedene Arbeitsbelastung der einzelnen Magenabschnitte. Demnach ist also die kleine Kurvatur in bezug auf die motorische Funktion der am meisten beanspruchte Teil. Andere Untersucher wie ELZE haben die Wichtigkeit der Magenstraße angezweifelt.

Ebenso wird von SCHEUNERT und OTTO an Hand von Untersuchungen an Pferden, von KATSCH und FRIEDRICH an Hunden, der Magenstraße Bedeutung für den Flüssigkeitstransport abgesprochen. Nach den letzteren berühren Speisen und Flüssigkeiten zunächst eine kurze Strecke die kleine Kurvatur und verteilen sich bald über die Magenwände nach der großen hin. Nach unserer Meinung eignen sich indessen Hunde zur Klärung dieser Verhältnisse am Menschen nicht. Abgesehen von den hydrostatischen Bedingungen, die ganz andere sind, weist der Hundemagen eine viel ausgeprägtere Faltenbildung auf, deren gleichmäßige Anordnung und deren Verlauf über die innere Magenwand zweifellos eine andere Verteilung von Speisen wie beim Menschen zur Folge haben muß. Die aus diesen Versuchen gezogenen Schlußfolgerungen können daher unserer Ansicht nach die von verschiedener Seite gemachten röntgenologischen Beobachtungen, daß bei Einnahme des Kontrastbreies vor dem Schirm die Speisen den Weg über die kleine Kurvatur nehmen, nicht widerlegen.

Solange der Magen noch nicht entfaltet, die Pars descendens also noch nicht bis obenhin gefüllt ist, schichten sich die Speisen keilförmig über- und schieben sich nur wenig ineinander. Ist die Höhenentfaltung beendet und beginnt somit die eigentliche Füllung, so drängen sich die nachfolgenden Portionen am vorhandenen Inhalt vorbei, wobei sie die Magenstraße als Weg benutzen. Es setzt nun eine *teilweise Rückwärtsbewegung des Chymus* über die große Kurvatur hin ein. Hierdurch wird nunmehr der Magen vorwiegend in transversaler Richtung ausgedehnt, es beginnt eine allmählich vorwärtsschreitende Distanzzunahme zwischen großer und kleiner Kurvatur [GROEDEL] (Abb. 91). Größere Mengen von Getränken steigen in die Höhe und schichten sich über dem breiigen Inhalt; sie bilden die sog. *intermediäre Zone.*

Von praktischem Interesse ist der Nachweis GROEDELs, daß bei *Aufblähung des Magens im Stehen* durch Lufteinblasen und Verwendung des Brausegemisches *nur die Magenblase ausgedehnt* wird. Man erkennt daraus, welch *unzuverlässige Resultate die noch heute geübte Methode* gibt.

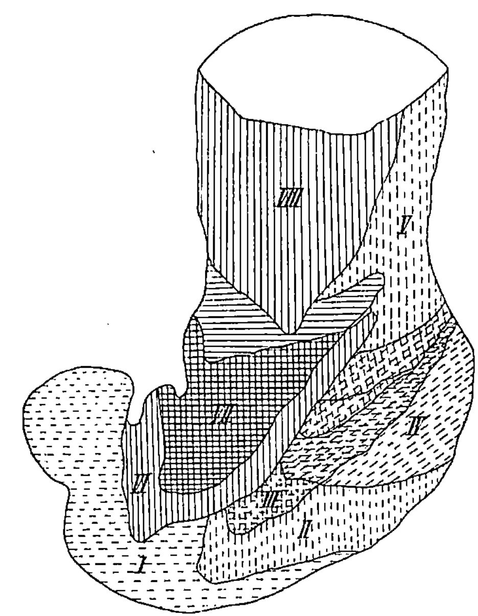

Abb. 91. Halbschematische Darstellung der Schichtung nacheinander genommener Speisemengen. (Aus F. M. GROEDEL: „Die Magenbewegungen" in Fortschr. a. d. Geb. d. Röntgenstrahlen, Erg.-Bd. 27.)

Von der Röntgenologie erwarten wir vor allem auch Aufschlüsse über die *Magenperistaltik.* Schon seit dem Beginn der experimentellen Forschung haben sich zahlreiche Autoren mit dieser Frage befaßt. So haben HOFMEISTER und SCHÜTZ, gestützt auf *Tierversuche,* eine eingehend beschriebene und von unserer heutigen Auffassung im wesentlichen nicht abweichende Darstellung der Bewegungsvorgänge am Magen gegeben. Sie schildern eine peristaltische Welle, welche an der Grenze zwischen dem oberen und mittleren Drittel des Magens beginnt und abwärts wandert. Am Sphincter antri angelangt, vertieft sie sich. Gleichzeitig erfolgt eine Kontraktion des Antrum, die 8 Sekunden dauert, während die ganze Peristole sich in 26 Sekunden vollzieht. Die von MORITZ mittels seiner Ballonregistriermethode gefundenen starken Druckunterschiede im Fundusteil und Antrum stimmen damit gut überein. Zu ähnlichen Ergebnissen gelangte SICK durch Untersuchung der in verschiedenen Verdauungszeiten fixierten Tiermägen. MORITZ und TOBLER

beobachteten die Wirkung der Antrumkontraktionen an einer Duodenalfistel.
Sie betonen ihre maschinenmäßige Gleichmäßigkeit. Nach COHNHEIM zerfällt der
menschliche Magen in zwei funktionell getrennte Hälften. Während der Fundusteil oder Hauptmagen keine peristaltischen Wellen zeigt, führt die rechte Hälfte,
das Antrum pylori, starke peristaltische Bewegungen aus, die an der Grenze der
beiden Hälften beginnen und als regelmäßige Wellen nach dem Pylorus zu wandern.
Der Pylorus öffnet sich nur von Zeit zu Zeit, so daß die Peristaltik des Antrum nicht
ausschließlich die Austreibung des Mageninhaltes, sondern auch dessen gründliche
Durchmischung besorgt. Das Antrum kann nach BOLDIREFF vom Hauptmagen
durch einen eigentlichen Sphincter völlig abgeschlossen werden.

Auf die recht komplizierten Reflexe, welche die Tätigkeit des Pylorus beherrschen,
kann hier nicht eingegangen werden.

Die angedeuteten, auf experimentellem Wege gefundenen Bewegungsvorgänge
am Magen konnten durch direkte Beobachtung mittels der *Röntgenmethode* unter
physiologischen Bedingungen teilweise bestätigt und weiter erforscht werden. An
Tieren wurden solche Untersuchungen zuerst von CANNON, ROUX und BALTHAZARD,
KRAUS u. a. gemacht. Die unmittelbare Beobachtung am Menschen lehrte uns RIEDER
durch Einführung der Wismutmahlzeit. BRAUNER, DIETLEN, FAULHABER, FORSSELL,
GROEDEL, HOLZKNECHT, JONAS, KAESTLE, KAUFMANN, SCHWARZ u. a. haben die
RIEDERsche Methode weiter ausgebaut und unsere Kenntnisse der Magenperistaltik
besonders gefördert. Wenn wir auch mit Befriedigung auf die reichen Ergebnisse
dieser gemeinsamen Arbeit in den letzten Jahren blicken können, so darf man doch
nicht verhehlen, daß wir heute noch keineswegs die komplizierten motorischen Vorgänge, die sich am Magen abspielen, übersehen. Doch ist namentlich dank der
röntgenkinematographischen Beobachtungen von KAESTLE, RIEDER und ROSENTHAL,
sowie der Beiträge von GROEDEL und FORSSELL, kaum daran zu zweifeln, daß
wir diesem Ziele nicht mehr allzu ferne sind. Wir wollen in Kürze das Bekannte
berichten.

Übereinstimmend mit den experimentellen Befunden von HOFMEISTER und
SCHÜTZ sind die Beobachtungen von KAUFMANN und HOLZKNECHT, die sie folgendermaßen beschreiben: „Die Magenkontraktion beginnt mit flachen Wellen am *Magen-
fundus*, die, sich vertiefend, bis zu einer Stelle wenige Zentimeter vor dem Eingang
in das pylorische Antrum gelangen. Hier bleibt die Peristaltik in Form einer tiefen
Furche, der sog. *präantralen Furche*, stehen. Während diese Einschnürung noch
besteht, tritt am Eingange ins Antrum eine zweite, *tief einschneidende zirkuläre Einziehung* auf, welche *das Antrum von dem Magenkörper abzuschnüren scheint*. Sobald
diese Furche das Maximum ihrer Ausbildung erreicht hat, erfolgt plötzlich eine
allseitige gleichmäßige Kontraktion des Antrum pylori unter Eröffnung des Pylorus.
Dann öffnet sich rückläufig das Antrum, die zirkulären Furchen lösen sich auf, der
Magen erhält den Aspekt eines schlaffen Sackes, bis nach kurzer Zeit die Peristaltik vom
Fundus aus von neuem beginnt." Die Autoren betonen den *funktionellen Gegensatz
zwischen Fundus und Antrum*. Ersterer zeigt nur die respiratorische Bewegung, aber
keine Peristaltik. Die peristaltischen Wellen am Korpus beschränken sich anscheinend
auf die große Kurvatur. Nur am Eingang ins Antrum kommt der tiefen Furche der
großen Kurvatur eine fast ebenso tiefe Einschnürung von der kleinen her entgegen
bis zur gegenseitigen Berührung. Im Röntgenbild ist dann zwischen den Schatten
des Korpus und Antrum ein schattenfreier Streifen zu sehen. Es scheint also, daß
auch der Mensch einen eigenen Sphincter antri besitzt, wie ihn HOFMEISTER und
SCHÜTZ für Tiere annahmen. Die „knopfförmige Verkleinerung" des Antrum wird
durch seine ringförmige Kontraktion erklärt.

Durch *kinematographische Serienaufnahmen* gelang es KAESTLE, RIEDER und
ROSENTHAL, die Magenbewegungen in einer Weise sichtbar zu machen, die ein genaueres Studium derselben ermöglichte (Abb. 92). Abb. 93 stellt weiter eine Serien-

pause dar, welche während des Ablaufes eines Magenbewegungsvorganges, einer Peristole, die etwa 22 Sekunden beträgt, aufgenommen wurde; daneben das Bild

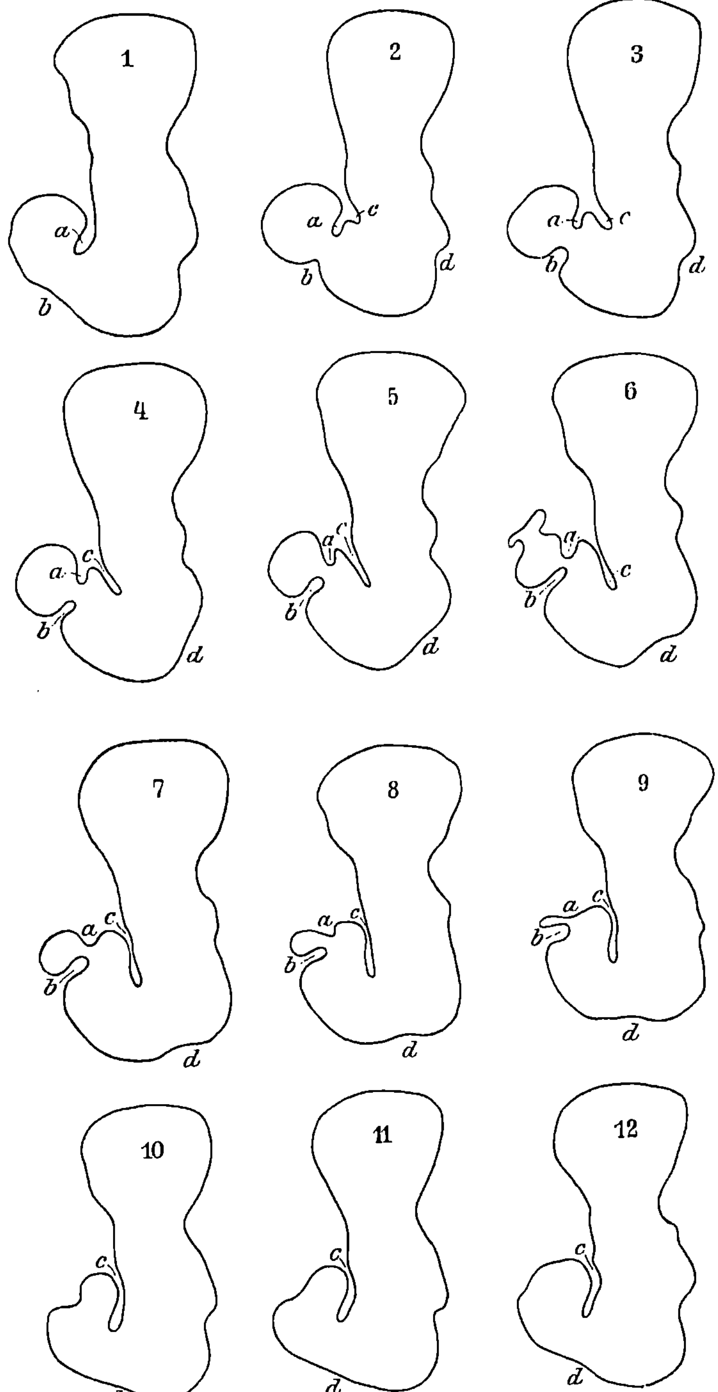

Abb. 92. Röntgenkinematographische Aufnahmeserie einer Bewegungsperiode des Magens.
(Aus Rieder-Rosenthal: Lehrbuch der Röntgenkunde, Bd. 2.)

des peristaltisch tätigen Magens nach Forssell (Abb. 94). Man bemerkt eine weitgehende Übereinstimmung. Die drei Autoren fanden im Gegensatz zu der bisherigen

Anschauung, daß eine völlige Trennung des Magens in zwei Teile nicht vorkomme, und daß *es kein vom übrigen Magen durch einen besonderen Sphincter getrenntes Antrum gebe.* Dasselbe wird nach SCHWARZ nur durch die Enge der Magenlichtung am pylorischen Ende von den zur Berührung kommenden fortschreitenden Wellen funktionell

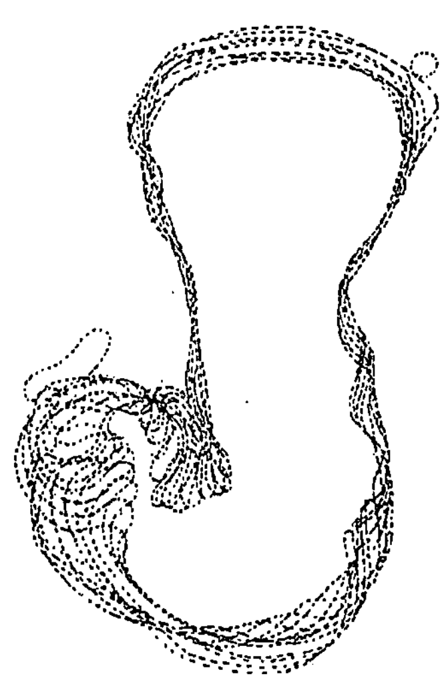

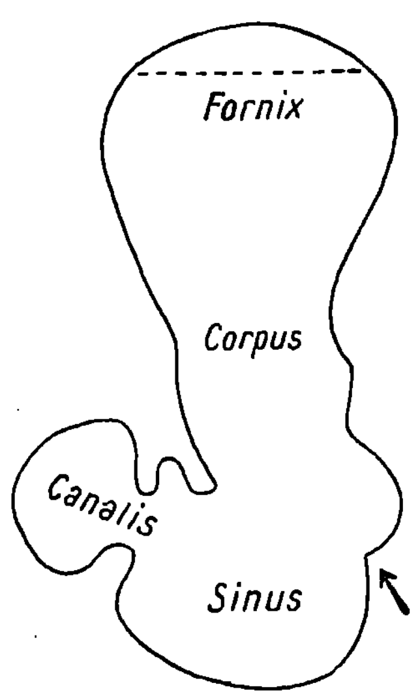

Abb. 93. Ablauf der Magenperistaltik, an einer Serienpause von 12 Bildern dargestellt. (Nach KAESTLE, RIEDER und ROSENTHAL.)

Abb. 94. Peristaltisch tätiger Magen. (Nach FORSSELL.)

erzeugt. *Die Flachheit oder Tiefe der Welle hängt nach* SCHWARZ *ab von der Schichtdicke der Muskularis,* die wieder durch Überschichtung der einzelnen Muskelelemente bedingt ist. Die zunehmende Tiefe der Wellen pyloruswärts ist eine Folge der größeren Muskeldicke. Die Zusammenziehung des Antrum erfolgt nicht konzentrisch, sondern in Form einer fortschreitenden Welle, also plurizentrisch.

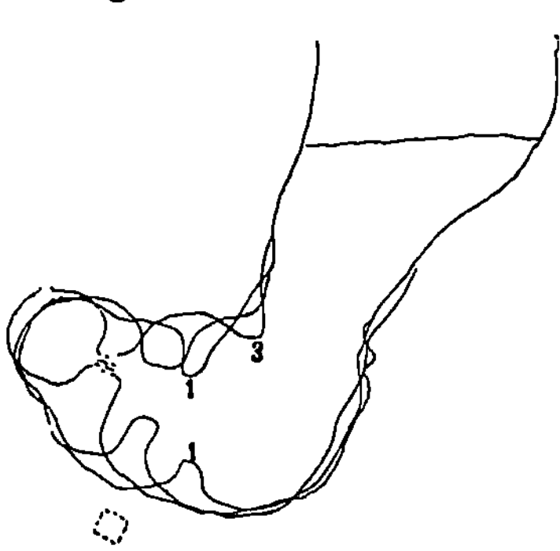

Abb. 95. Serienpause von 4 aufeinander folgenden Stadien einer Auspreßbewegung des Antrum bis zum völligen Abschluß vom übrigen Magen durch den Sphincter antri. (Nach GROEDEL.)

Als Mittelzahl für die Dauer einer ganzen, vom Korpus zum Pylorus ablaufenden Wellenbewegung hat DIETLEN 21 Sekunden gefunden, Schwankungen zwischen 20 und 28 hält er noch für physiologisch.

Diesen im wesentlichsten übereinstimmenden Ergebnissen der verschiedenen Autoren gegenüber nimmt GROEDEL in seiner Arbeit über die Magenbewegungen einen abweichenden, zum Teil gegensätzlichen Standpunkt ein. Er unterscheidet *zweierlei Bewegungsarten am Antrum: Die Auspreßbewegung und die Mischbewegung.* „Aus irgendeinem Anlaß bildet sich in der Gegend der Pars pylorica eine Ringfurche, die bis zu dem von vielen Anatomen angenommenen und nachgewiesenen Sphincter antri wandert. Hat diese Ringwelle eine gewisse Tiefe erreicht, so sehen wir eine konzentrische Kontraktion des unterhalb (d. h. distalwärts) des Sphincter gelegenen Magenteiles einsetzen, der von den meisten Anatomen schon seiner mächtigen Muskulatur wegen als Antrum pylori bezeichnet wird. Die allseitige, einem schrumpfenden Ballon vergleichbare Kontraktion des Antrum bedingt eine Verlagerung seines Ein- und Ausganges, wenn auch gegen Ende des Bewegungsaktes eine vorzugsweise transversale Verschmälerung des Antrum statthat." *Nach* GROEDEL *kommt ein voll-*

kommener Sphincterschluß zustande. Das Antrum entleert sich gänzlich, teils vorwärts, teils rückwärts. Durch den rückläufigen Chymus werden proximal vom Sphincter antri Wellen erregt, die nach dem Sphincter zu wandern (vgl. Abb. 95). Die Ringfurche kann unter Umständen bis zum Pylorus laufen. Dies ist nach GROEDEL die zweite Art der Antrumbewegungen, die sog. Mischbewegung. Es kommt dabei nicht zu einem Sphincterabschluß, der Pylorus bleibt meist geschlossen. Wie CANNON an Tieren so fand GROEDEL am Menschen, daß auch bei regelmäßiger Peristaltik des Antrum der Pylorus sich doch nicht regelmäßig vor jeder neu ankommenden Welle öffnet. Wesentlich erschwert wird die Beurteilung, wenn sich Auspreß- und Mischbewegungen gleichzeitig abspielen.

Form und Tiefe des Antrumspiels sind nicht von der Magenperistaltik abhängig. Auch bei peristaltisch ruhigem Magen kommen Auspreßbewegungen vor. Der Ablauf eines Bewegungsaktes währt 10—30 Sekunden. Bei unbeeinflußtem Magen scheinen häufige, lange Perioden fast vollkommener motorischer Ruhe vorzukommen.

Der Hauptwiderspruch der GROEDELschen Anschauungen gegenüber KAESTLE, RIEDER, ROSENTHAL, DIETLEN, SCHICKER, SCHWARZ u. a. besteht in der *Annahme eines funktionell vom übrigen Magen gesonderten Antrum* mit eigentlichem Sphincterabschluß. Diese Ansicht stimmt mit früheren experimentellen Tierversuchen, sowie mit den Resultaten von KAUFMANN und HOLZKNECHT im wesentlichen überein.

Wie KAESTLE, RIEDER und ROSENTHAL, sah auch GROEDEL eine regelmäßige Beteiligung der kleinen Kurvatur an der Wellenbewegung. GROEDEL unterscheidet die *rhythmische, flache oder tiefe Peristaltik* und die *arhythmischen oberflächlichen und feinschlägigen Wellen*, die den ersteren meist aufgesetzt sind. Antiperistaltische Wellen konnte GROEDEL am gesunden Magen nie beobachten.

Es sei hier noch bemerkt, daß die typische Peristaltik der Pars pylorica nicht immer deutlich sichtbar ist. Der Grund hierfür liegt, wie auch FAULHABER angibt, dann wahrscheinlich darin, daß die Pars pylorica nach hinten gerichtet, d. h. mit ihrer Verlaufsrichtung ungefähr in die Strahlenrichtung fällt.

Die Peristaltik des Magens ist von mannigfachen Einflüssen abhängig, besonders auch von der Natur seines Inhaltes. DIETLEN und v. TABORA fanden z. B., daß die Peristaltik durch *Öl* aufgehoben, durch *Salzsäure*, unter Verlangsamung der Entleerung, verstärkt werde.

Abgesehen von der eigentlichen Peristaltik des Magens sind die von FORSSELL eingehend studierten und beschriebenen *Eigenbewegungen der Magenschleimhaut* von Bedeutung. Man war früher der Ansicht, daß die Schleimhautfalten des Magens passive Bildungen der Muskulatur darstellen. Bereits 1902 machte A. EXNER darauf aufmerksam, daß Fremdkörper im Magendarmkanal gruppenförmige, ischämische Einbuchtungen, umgeben von wellenförmigen hyperämischen Erhebungen erzeugen. Er deutete sie als aktive Bewegungen der eigenen Schleimhautmuskulatur. 1913 machte dann FORSSELL durch anatomische und röntgenologische Untersuchungen auf die Bedeutung der Schleimhautfalten des Magens und ihre Eigenbewegungen aufmerksam. Er führte sie ebenfalls auf die spezifische Tätigkeit der Muscularis mucosae zurück. GUNN und UNDERHILL konnten diese Befunde an der isolierten Dünndarmschleimhaut von Katzen nachuntersuchen und bestätigen. Neben anderen haben dann SCHWARZ und SCHLESINGER über kleine peristaltische Bewegungen des Magens berichtet. Nach ihrer Ansicht handelt es sich dabei um Tonusschwankungen der Muscularis mucosae, welche bald zur stärkeren Erhebung, bald zur Abflachung der Schleimhautfalten führen. Durch experimentelle Untersuchungen konnte KLEE an cerebrektomierten Katzen nachweisen, daß bei elektrischer Vagusreizung in dem maximal kontrahierten Körper des Katzenmagens eine tiefe Fältung der Schleimhaut entsteht. Er hat dies als krampfhafte Kontraktion der Muscularis mucosae gedeutet. Durch weitere Untersuchungen konnte FORSSELL seine früheren Ergebnisse und die

Befunde anderer Untersucher bestätigen und auf ihre Wichtigkeit hinweisen. Er kommt zu dem Schluß, daß „das Relief der Schleimhaut im Digestionskanal durch aktive Bewegungen ihres eigenen Muskelapparates reguliert wird und daß die aktiven Schleimhautformationen eine wichtige Rolle spielen, sowohl beim normalen Bewegungsmechanismus, als bei vielen pathologischen Zuständen".

So wird auch nach seiner Ansicht die Zähnelung der großen Kurvatur als durch verstärkte Faltenbildung der Schleimhaut an der Curvatura major gedeutet[1].

Wenn auch über die verwickelten Vorgänge der Magenperistaltik noch nicht völlige Klarheit erreicht ist, so vermögen wir doch ihr *praktisch wichtiges Ergebnis, die Austreibung*, röntgenologisch genau festzustellen. Das Maß für die motorische Leistungsfähigkeit des Magens ist seine *Entleerungszeit*. Sie hängt von der Beschaffenheit des Inhaltes, der Muskulatur und dem freien Pylorusdurchgang ab. Bei einheitlicher Nahrung (Kontrastmahlzeit von halbflüssiger Konsistenz) und normalem Pylorus ist sie eine unmittelbare Funktion der Muskelkraft des Magens.

Als mittleren Wert gibt RIEDER in zwei Normalfällen mit 490 g *Bismut*grießbrei 3 und 4 Stunden an. Für 400 g *Barium*mahlzeit fanden wir durchschnittlich 2 bis 3 Stunden. Dicke Breie verlassen den Magen in der Regel etwas langsamer als flüssige. Wir möchten übrigens hervorheben, daß nach unserer Erfahrung *Verlängerung der Austreibungszeit um 2—3 Stunden*, namentlich bei Frauen, häufiger sind, als gewöhnlich angenommen wird und oft *ohne die geringsten Störungen* vor sich gehen. Aus diesem Grunde lassen wir nach der Kontrastmahlzeit die Patienten bis zur nächsten Mahlzeit regelmäßig vier Stunden warten.

Es ist das Zeichen eines gesunden Magens, *daß er fast bis zur völligen Leerung seine Form beibehält*. Zuletzt sammeln sich die Reste des Chymus im Magensack an, während der absteigende Schenkel schon kollabiert ist. Gegen Ende der Austreibungszeit rückt der caudale Magenpol etwas höher und der Pylorus um wenig nach rechts, was SCHWARZ und KREUZFUCHS als *Schlußkontraktion* bezeichnen.

Zur Motilitätsprüfung des Magens genügt sehr oft eine Untersuchung *nach 6 Stunden*. Wenn dann der Magen leer gefunden wird, ist sie nicht gestört. Ist noch ein Rest vorhanden, so läßt dessen Umfang einen ungefähren Schluß auf die Größe der Motilitätsstörung zu. Außerdem vergewissert man sich über den Stand des Kopfes der Schattensäule. Für gewöhnlich ist er nach 6 Stunden an der Flexura hepatica oder lienalis angelangt. Hat er diese noch nicht erreicht, so liegt eine verlangsamte Magen-(Dünndarm-)entleerung vor. Natürlich haben diese Zeiten nur einen bedingten Wert. Ein erheblicher Sechsstundenrest fordert zu weiteren Aufnahmen (Durchleuchtungen) auf, um ein genaueres Maß der Retention zu erhalten. In keinem Falle sollte bei einer Röntgenuntersuchung des Magens die Motilitätsprüfung versäumt werden. Sie gibt oft sehr wertvolle diagnostische Anhaltspunkte.

Indessen sind noch viele Umstände vorhanden, welche für die Austreibung des Mageninhaltes eine Rolle spielen. So weiß man z. B. aus Hundeversuchen (mit Duodenalfistel), daß die Öffnung des Pylorus abhängig ist von der chemischen Reaktion des Duodenalsaftes. Jeder Übertritt des sauren Mageninhaltes in das Duodenum führt zur Verzögerung der Pylorustätigkeit, dagegen beschleunigt der Eintritt des alkalischen Darmsaftes in den Magen die Öffnung des Pförtners. Die Entleerungszeit des Magens wird auch beeinflußt durch die Beschaffenheit der Nahrung. So z. B. werden Fette und Öle länger zurückbehalten und wirken verlangsamend auf die Peristaltik, während Kohlehydrate viel schneller weiter befördert werden. Eiweiß nimmt eine Mittelstellung ein.

Auch die Körperlage kann die Austreibung beeinflussen. Am schnellsten vollzieht sie sich in ruhiger sitzender Stellung, während sie in Rücken- und besonders in linker Seitenlage um das Doppelte verzögert wird (MARCOWIC und PERUSSIA). Die rechte Seitenlage wirkt dagegen beschleunigend; ausgiebige körperliche Bewegungen

---

[1] Bezüglich der Schleimhautfältelung siehe Anhang.

verursachen wieder eine Verlangsamung. Zur Ermittlung der Entleerungszeiten für verschiedene Speisen und Getränke eignet sich die Methode mit *schwimmenden, magensaftunlöslichen, kontrasthaltigen Kapseln* (SCHWARZ). Sie geben jederzeit den Spiegel des Inhaltes an, während man sich den tiefsten Punkt durch schwerere, nicht schwimmende Kapseln sichtbar machen kann.

Frägt man sich nun, *welche Mengen* jeweils durch die Antrumkontraktionen aus dem Magen in das Duodenum gespritzt werden, so ist folgendes bemerkenswert: Es ist bekannt, daß nicht jede Antrumkontraktion erfolgreich im Sinne der Weiterbeförderung von Speisen wirkt. Wäre das der Fall, so wäre der Magen innerhalb einiger Minuten leer; denn etwa alle 20 Sekunden erfolgt ja eine Antrumkontraktion. Da wir andererseits durch röntgenologische Beobachtungen wissen, daß die vollkommene Entleerung des Magens für Kontrastmahlzeiten etwa 3—5 Stunden dauert, so erklärt sich ohne weiteres, daß nicht bei jeder Antrumkontraktion Brei in das Duodenum übertreten kann.

4. Der pathologisch veränderte Magen.

A. Lageveränderungen des Magens.

a) Verlagerung.

Die engen topographischen Beziehungen zwischen Magen und linkem Zwerchfell lassen ohne weiteres erwarten, daß dieser Muskel bei Verlagerung des Magens

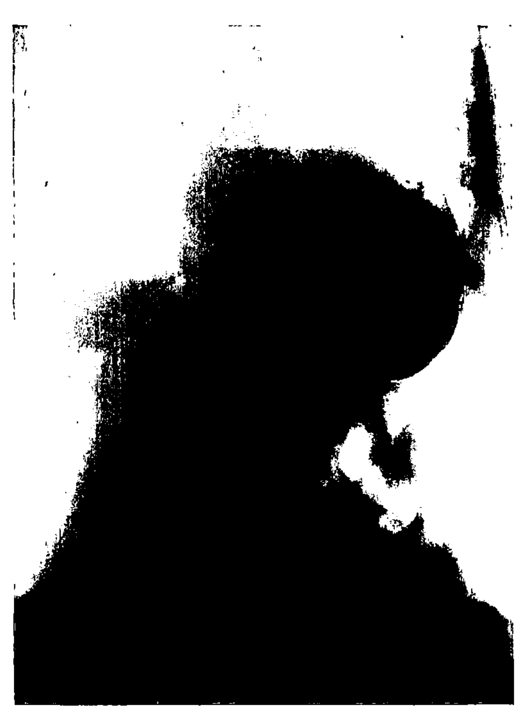

Abb. 96. Verlagerung des Magens bei Relaxatio diaphragmatica.

ursächlich eine große Rolle spielt. Angeborener oder erworbener Hochstand, Hernien des Zwerchfells, führen fast immer zu einem mehr oder minder erheblichen Emporrücken des Organs oder einzelner Abschnitte.

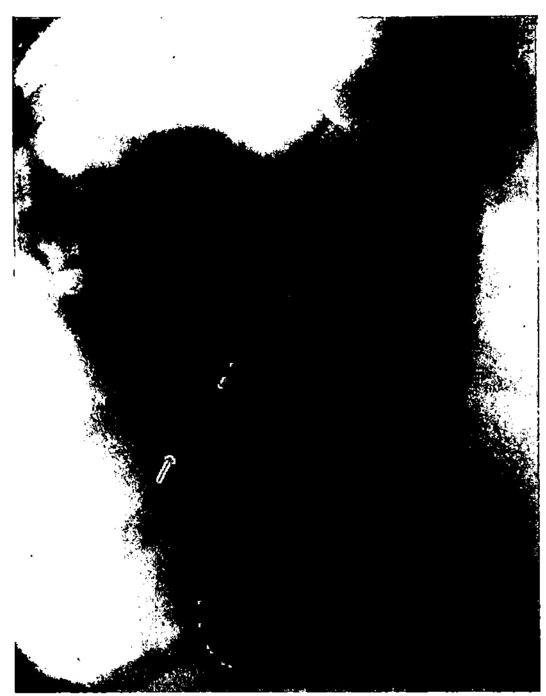

Abb. 97. Hernia diaphragmatica. Oberer Magenabschnitt im Brustraum. Einschnürung des Magens an der Bruchpforte (Pfeile). (Bild seitenverkehrt.)

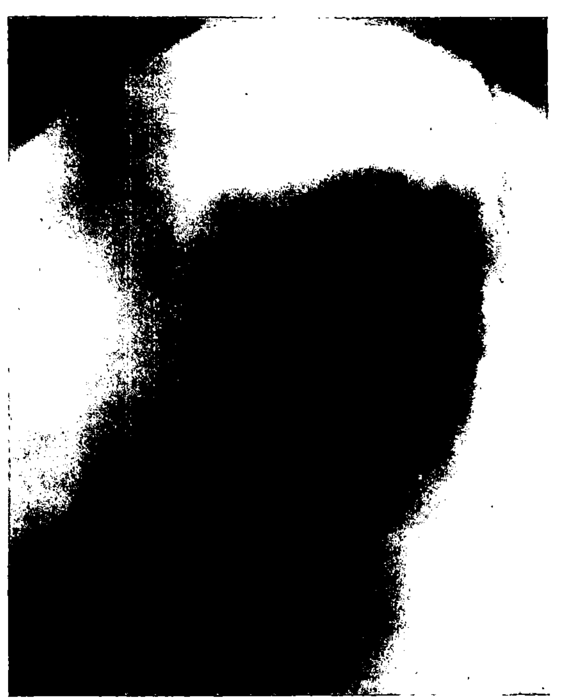

Abb. 98. Dieselbe Patientin nach Kontrastfüllung des Magens und Darmes. Man sieht oben eine Darm-schlinge (D) und unten den durch die Bruchstelle ein-geschnürten Magen, dessen Fundus im Brustraum liegt. M Magen, D Darm.

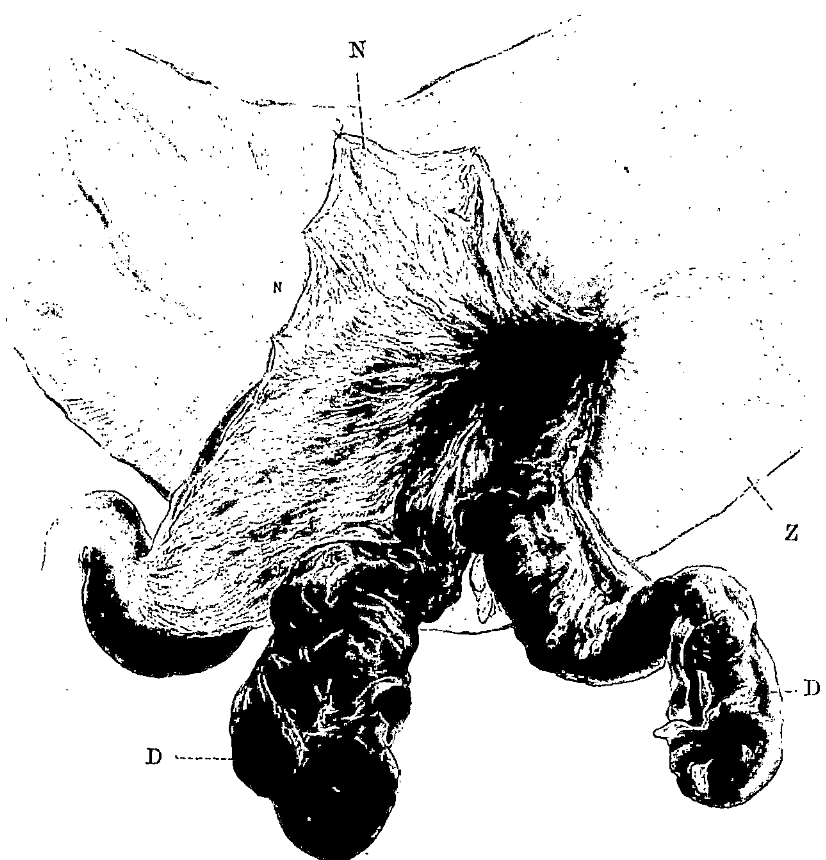

Abb. 99. Hernia diaphragmatica. Sektionspräparat zum obigen Falle von der Bauchhöhle aus gesehen. D Dickdarm, Z Zwerchfell, N Netz. (Aus SAUERBRUCH: Chirurgie der Brustorgane, Bd. II.)

Dem Stand des Zwerchfells entsprechend erfolgt bei der *Relaxatio diaphragmatica* ein Emporsteigen der darunter gelegenen Baucheingeweide. Bei der klinischen Untersuchung und gewöhnlichen Thoraxdurchleuchtung können die Verhältnisse mißdeutet werden. Es kann z. B. die Anwesenheit eines Flüssigkeitsspiegels und einer darüber gelegenen Luftblase im Brustraum zu der Annahme verleiten, daß es sich um einen Erguß mit Pneumothorax handelt. Die Verabreichung einer Kontrastmahlzeit klärt aber mit einem Schlag die Sachlage. Der mit Bariumbrei gefüllte

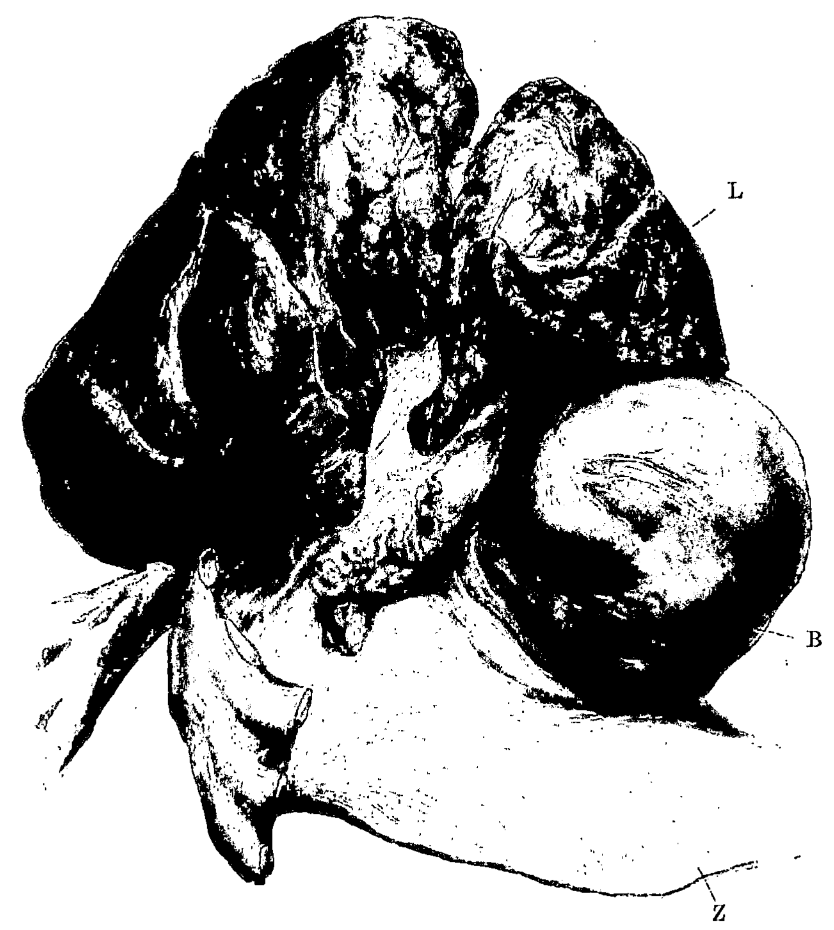

Abb. 100. Dasselbe von der Brusthöhle aus gesehen. Z Zwerchfell, L Lunge, B Bruchsack.
(Aus SAUERBRUCH: Chirurgie der Brustorgane, Bd. II.)

Magen wird im Thorax vorgefunden, neben ihm liegen häufig auch Dünn- und Dickdarmschlingen. Er ist dabei meist in seiner Form weitgehend entstellt. Bei zwei unserer Kranken mit derartigen Veränderungen des Zwerchfells konnten wir auf dem Schirm einen doppelten Flüssigkeitsspiegel wahrnehmen, der den Eindruck eines Kaskadenmagens erweckte. Bei einem dritten war der Magen völlig umgekippt und auf den Kopf gestellt: die große Kurvatur war nach oben, der Pylorus und der kardiale Teil nach unten gerichtet (Abb. 96).

Ähnliche Verhältnisse wie bei der Relaxatio trifft man bei der *linksseitigen Zwerchfellähmung*. Bei Phrenikotomien z. B., wie sie zur Behandlung der Lungentuberkulose häufig ausgeführt werden, findet sich nicht selten Verlagerung und Deformierung des Magens.

Ganz besonders ausgesprochen sind diese Verhältnisse bei der *Hernia dia-phragmatica.* In Höhe der Bruchpforte gesellt sich meist eine sanduhrförmige Einziehung hinzu (Abb. 97). Die weitere Untersuchung wird meist die Anwesenheit von Dünn- und Dickdarmschlingen oberhalb des Zwerchfells nachweisen. Entsprechend dem jeweiligen Befund zeigt das Röntgenbild die mit Kontrastbrei gefüllten Magen- und Darmabschnitte und ihre Topographie zur Bruchpforte des Zwerchfells (Abb. 98).

b) Verdrängung des Magens.

Da der Magen nur an zwei Punkten, der Kardia und dem Pylorus bzw. der Pars horizontalis duodeni befestigt ist, besitzt er eine große Beweglichkeit und in hohem Grade die Fähigkeit, sich den verschiedensten Raumverhältnissen anzupassen. Raumbeengende Prozesse führen daher je nach Ausdehnung und Ausgangsort zu besonderen Lage- und Formveränderungen des Magens, die diagnostisch verwertet werden können.

Die Lage des Magens ist in erheblichem Maße von dem Füllungszustand des Darmes abhängig. So wird er bei Meteorismus hochgedrängt, wobei er sich gleichzeitig mehr quer stellt. Dieselbe Wirkung haben *Ascites* und große *Abdominalgeschwülste.*

Den höchsten Grad der Verdrängung finden wir bei fortgeschrittener Gravidität.

Abb. 101 und 102 zeigen die Verhältnisse im 7. bzw. 9. Monat. Man sieht in beiden Fällen den quer und hoch im Oberbauch liegenden Magenschatten, der mit seiner großen Kurvatur dem Fundus uteri aufsitzt.

Verdrängung des Magens *nach rechts* kommt vor bei linksseitigen Nierentumoren, besonders Hypernephromen, bei retroperitonealen Sarkomen, starker Vergrößerung oder Tumoren der Milz, bei abnormer Gasblähung der Flexura lienalis und schließlich unter Umständen bei Cysten des Pankreasschwanzes.

Ein Beispiel für die Rechtsverdrängung infolge einer großen Nierengeschwulst zeigen uns Abb. 103 und 104. Der Magen liegt nicht wie normal in seiner geraden Längsachse vorwiegend nach unten, sondern verläuft annähernd wagerecht. Dabei reicht die Pars pylorica fast bis zur rechten Bauchwand.

Ein weiteres Beispiel einer Rechtsverdrängung des Magens sehen wir in den Abb. 105—106. Sie war hier bedingt durch ein großes retroperitoneales Sarkom bei einem 21jährigen jungen Mann.

Sehr ausgeprägt zeigt sich die Verschiebung in Abb. 107, die von einem Kranken mit großem Milztumor (Leukämie) gewonnen ist.

Auch eine völlig *normale Milz* kann den Magen in seinem oberen Abschnitt von der Seite derart einbuchten, daß ein erheblicher Füllungsdefekt entsteht (Abb. 108 und 109). Man muß solche Bilder kennen, um sich vor falschen Deutungen zu hüten.

Durch Druck einer Neubildung auf den pylorischen Abschnitt kommt dieser nicht selten in die linke Bauchhälfte zu liegen. Der Magen nimmt dann eine vertikal gerichtete Schlauchform an (Abb. 110).

Selbst kleinere Tumoren, vorausgesetzt, daß sie sich in Nähe des Pförtners befinden, führen zu ähnlichen Bildern. Das eben Gesagte erläutert Abb. 111, eine Aufnahme im Stehen bei einer Patientin mit einem Konglomerattuberkel in der Nachbarschaft des Pylorus. Die besondere Beziehung des Tumors zum Pförtner veranschaulicht Abb. 112, die in halbrechter Seitenlage der Kranken aufgenommen wurde. Durch die Drüsenpakete ist ein deutlicher Schattendefekt im Bereich des Duodenum und der Pars pylorica entstanden.

Bei rechts oder median gelegenen Geschwülsten, die nur Beziehungen zum Magenkörper haben, braucht der Pylorus seine Lage nicht zu verändern. Die

Abb. 101. Aufnahme im Liegen.

Abb. 102. Aufnahme im Liegen.

Verdrängung des Magens durch fortgeschrittene Gravidität.

Abb. 103. Verdrängung des Magens durch
Hypernephrom. (Aufnahme im Stehen.)

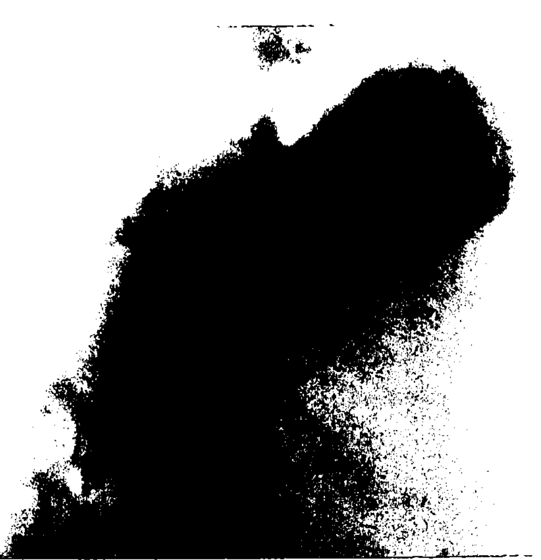

Abb. 104. Derselbe Patient.
(Aufnahme im Liegen.)

Abb. 105. Verdrängung des Magens nach rechts
durch ein großes retroperitoneales Sarkom.
(Aufnahme im Stehen.)

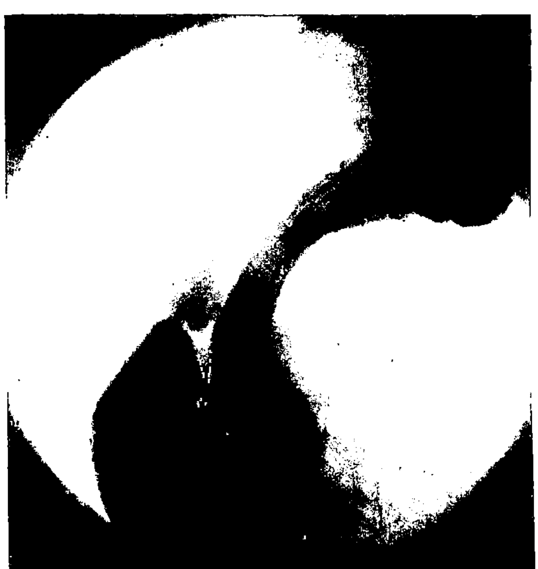

Abb. 106. Derselbe Kranke.
(Aufnahme im Liegen.)

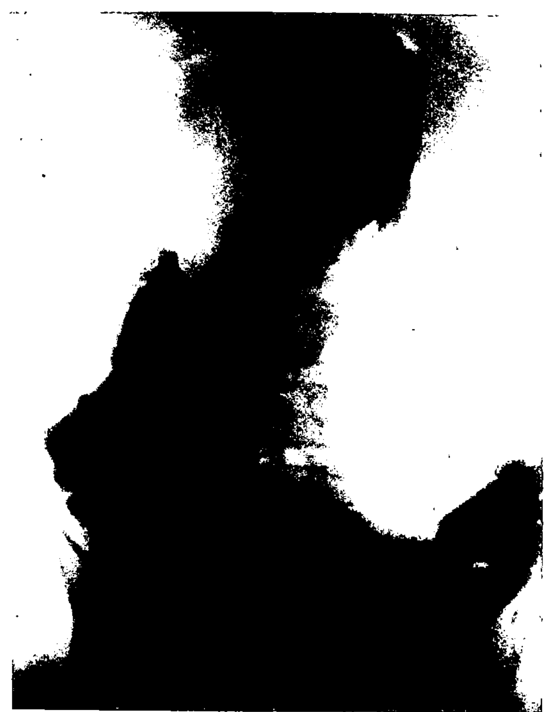

Abb. 107. Hochgradige Verdrängung des Magens bei Leukämie bei gleichzeitiger Dickdarmfüllung.

Neubildung wirkt sich in einer Verdrängung des mittleren Organteils, der gleichzeitig eingeengt ist und besonders der kleinen Kurvatur nach links aus. Als Beispiel

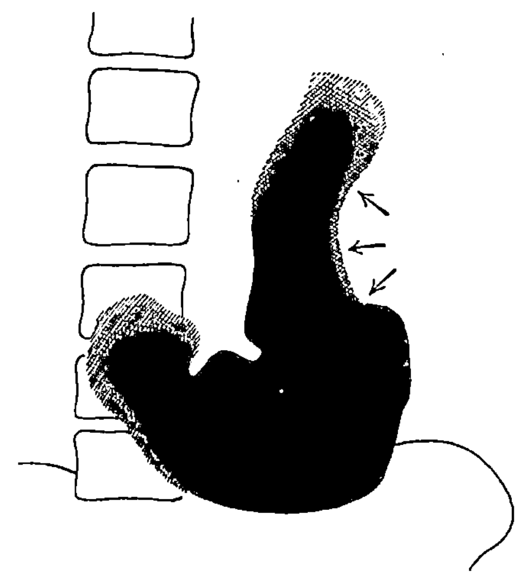

Abb. 108. Füllungsdefekt des Magens infolge Verdrängung durch die Milz.

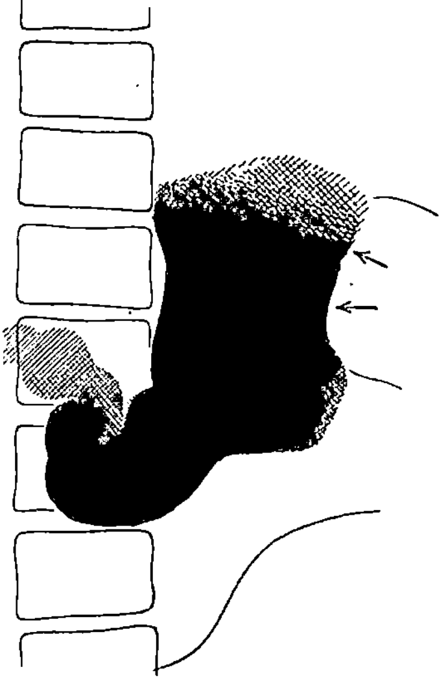

Abb. 109. Pseudosanduhrmagen infolge Eindellung durch die Milz.

mögen dienen die Abb. 113 und 114. Eine Pankreascyste hatte hier den Magen von der kleinen Kurvatur aus bogenförmig nach links ausgebuchtet und in toto verdrängt.

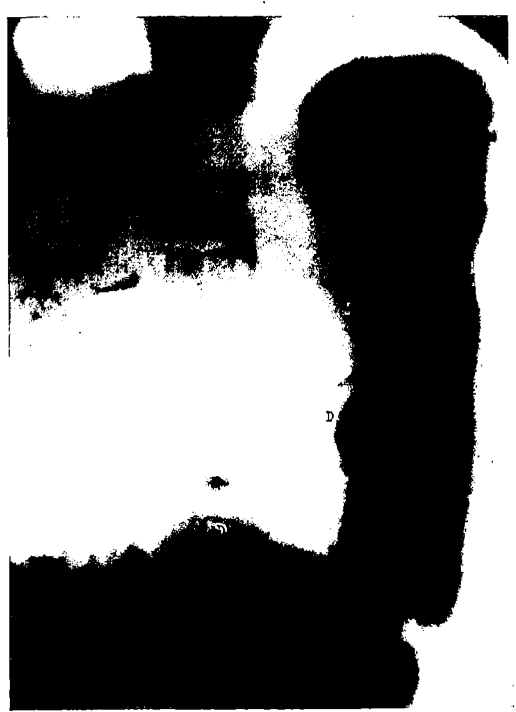

Abb. 110. Verdrängung des Magens nach links durch Lebertumor. M Magen, D Dickdarm.

So leicht manchmal die Feststellung ist, daß· die Verdrängung durch einen Tumor erfolgt, so schwer kann die Entscheidung sein, ob die Geschwulst gutartiger oder bösartiger Natur ist.

Abb. 115 zeigt z. B. große Ähnlichkeit mit dem vorausgehenden Bild und doch handelt es sich hier um ein ausgedehntes Lebercarcinom, das auf den fixierten Pylorus übergegriffen hatte.

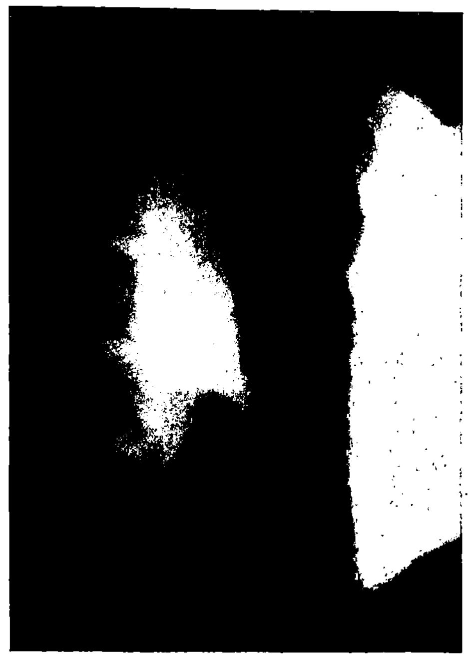

Abb. 111. Verdrängung des Magens nach links durch tuberkulöse Drüsenpakete. (Aufnahme im Stehen.)

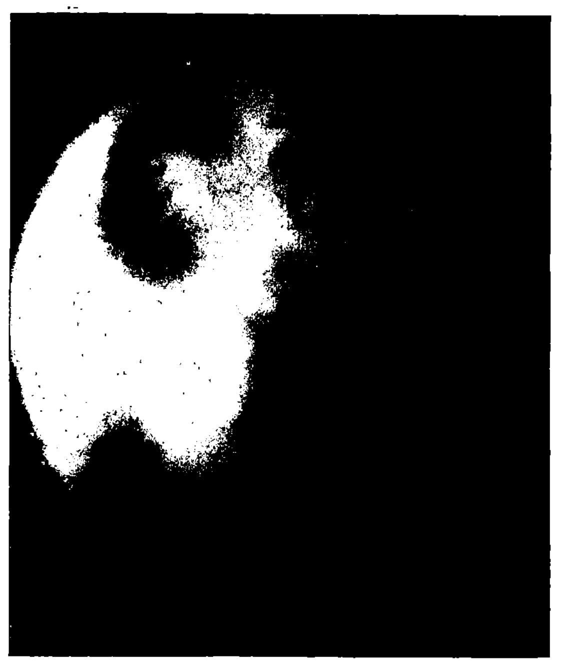

Abb. 112. Derselbe Patient. (Aufnahme in halbrechter Seitenlage.)

Wichtig ist für das operative Vorgehen die Entscheidung, ob der Tumor bereits Beziehungen zum Magen hat oder nicht. Unregelmäßige Begrenzungslinien und Schattendefekte sprechen im allgemeinen für eine Infiltration der Magenwand. Trotz Wandbeteiligung kann diese jedoch infolge gleichzeitiger Verdrängung scharfe Konturen aufweisen. Andererseits können aber auch verwaschene und unregelmäßige Konturen durch einen ungleichmäßig drückenden Tumor bedingt werden. Entscheidend ist meist die Palpation vor dem

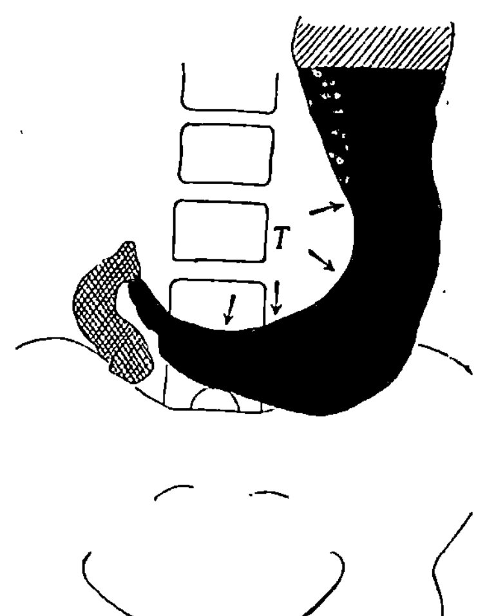

Abb. 113. Verlagerung des Magens nach links durch eine Pankreasdegenerationscyste. Aufnahme im Stehen. T Tumor (Operation).

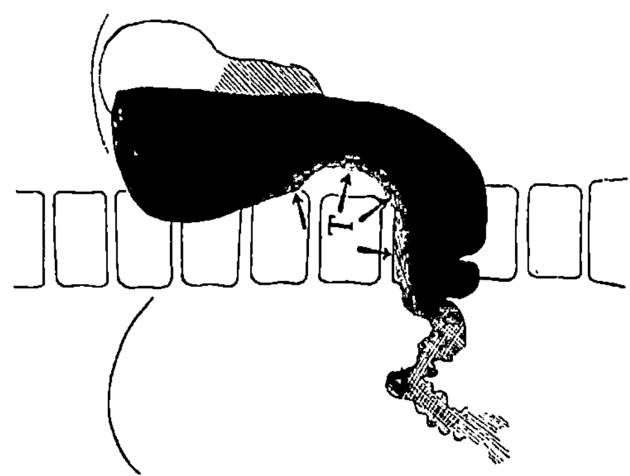

Abb. 114. Derselbe Fall. Aufnahme in rechter Seitenlage. Die Ausbuchtung der kleinen Kurvatur, sowie die Verlagerung des Magens nach links ist noch vorhanden. T Pankreascyste.

Abb. 115. Bogenförmige Verdrängung des Magens durch Lebercarcinom. (Fixation des Magens durch carcinomatöse Infiltration der Pars pylorica.)

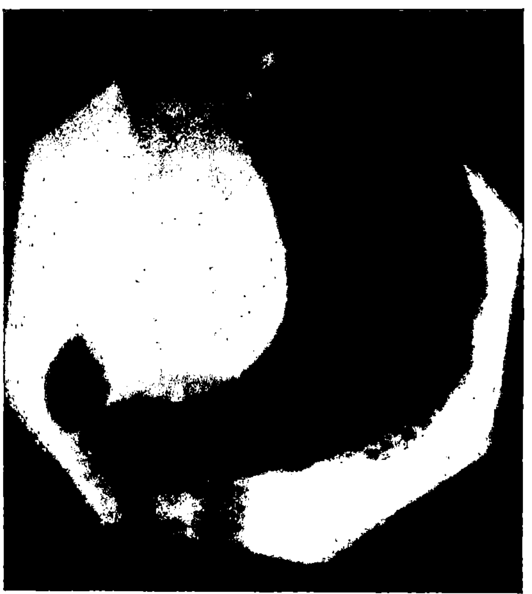

Abb. 116. Magencarcinom. Infiltration der kleinen und großen Kurvatur.

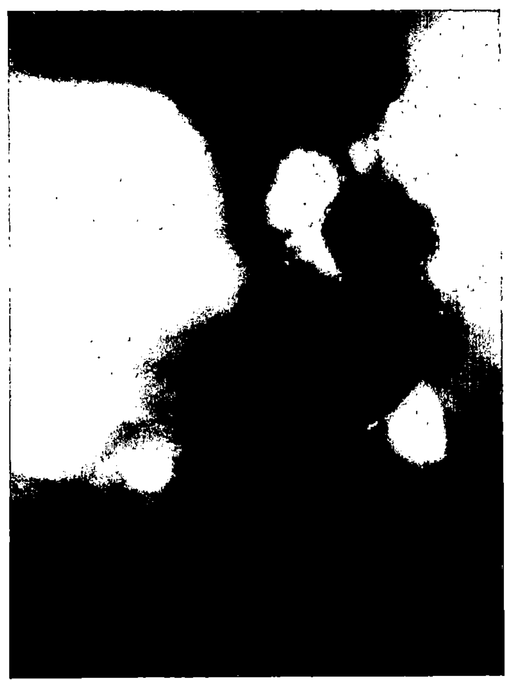

Abb. 117. Verdrängung und Kompression des Magens durch geblähte Darmschlingen bei Ileus. (Aufnahme im Stehen.)

Abb. 118. Derselbe Patient. (Aufnahme im Liegen.)

Schirm und das Vorhandensein oder Fehlen peristaltischer Wellen im Bereich des Defektes. Gelingt es, den Magenschatten vom Tumor zu trennen oder Bewegungen an der entsprechenden Kurvatur nachzuweisen, so kann man ein Übergreifen des Prozesses auf den Magen ausschließen.

Schwieriger gestaltet sich manchmal die Beantwortung der Frage, ob der Tumor vom Magen ausgeht oder ob er extraventrikulär gelegen ist. In manchen Fällen sind die morphologischen Schattenveränderungen so ähnlich, daß eine Unterscheidung durch sie allein kaum möglich ist. Wir bringen als Beispiel ein Bild eines operativ bestätigten Magencarcinoms mit ausgedehnten Lebermetastasen (vgl. Abb. 116). Auch hier sehen wir ebenso wie in den Abb. 113 und 115 die glatte bogenförmig verlaufende Konturierung der kleinen Kurvatur. Daß es sich jedoch um eine Wandinfiltration handelte, bewies die Durchleuchtung. Bei der Schirmpalpation ließ sich die Geschwulst nicht vom Magenschatten trennen. Außerdem zeigte die kleine Kurvatur mit Ausnahme eines kleinen Abschnittes vor dem Pylorus völlige peristaltische Ruhe.

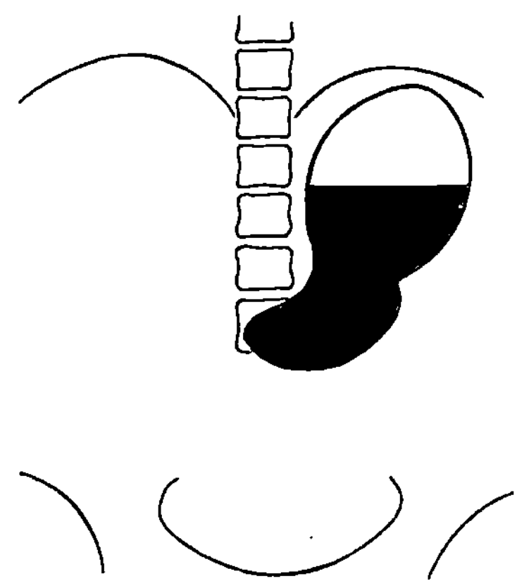

Abb. 119. Kaskadenmagen bei einer fettleibigen Person. (Sagittale Aufnahme.)

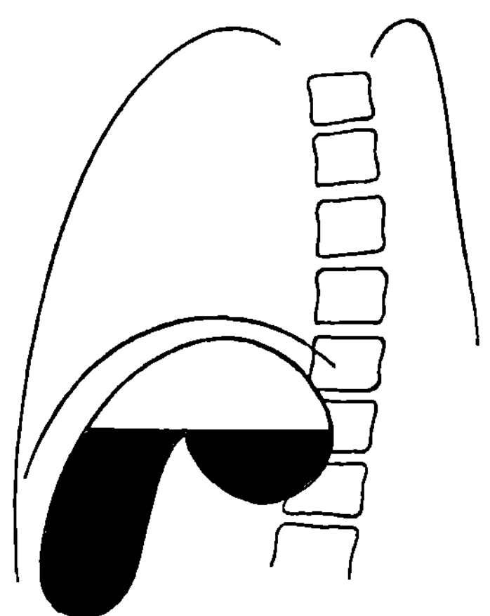

Abb. 120. Derselbe Fall. (Seitliche Aufnahme.)

Schattendefekte am Magen können unter Umständen verursacht werden durch Kompression von seiten der Wirbelsäule besonders bei Aufnahmen im Liegen. Die Feststellung, daß hier keine Neubildung vorliegt, wird uns die Untersuchung im Stehen vermitteln, bei der die Aussparung verschwindet. Zu beachten ist dabei nur, daß der Patient mit der vorderen Bauchwand sich nicht zu fest an den Schirm andrückt; denn dadurch können gegebenenfalls ähnliche Füllungsdefekte verursacht werden.

Es sei noch darauf hingewiesen, daß nicht nur tumoröse Veränderungen in der Bauchhöhle Verdrängungserscheinungen auslösen können, sondern auch mechanisch-dynamische Zustände, wie sie uns z. B. vom Ileus her bekannt sind. Bei tiefsitzenden Darmstenosen blähen sich die Darmschlingen hochgradig; sie verdrängen und deformieren den Magen. Abb. 117 und 118 zeigen diese Verhältnisse sehr deutlich. Es handelt sich hier um eine Kranke mit Darmverschluß, bedingt durch ein stenosierendes Carcinom der Flexura sigmoidea. Die hochgradig geblähten Darmschlingen, die man auf dem Röntgenbild an der übertriebenen Helligkeit erkennen kann, komprimierten und verlagerten den Magen.

Eine besondere Art von Verdrängung des Magens, über deren Entstehungsweise wir nicht im klaren sind, finden wir unter anderem nicht selten bei fettleibigen Personen und bei Pneumatose des Darmes (Aérocolie der Franzosen). Die beweglichen

Abschnitte, d. h. Corpus ventriculi und Pylorusteile sind nach oben und vorne geschoben, während der Fundus infolge seiner besseren Fixation an normaler Stelle liegt. Es entsteht dadurch eine Abknickung an der hinteren Wand zwischen Pars cardiaca und Pars descendens ventriculi, die zur Bildung einer Art *Kaskadenmagen* führt. Das Röntgenbild bei sagittaler Untersuchung ist infolge Überlagerung beider Säcke wenig eindeutig. Man sieht höchstens eine scharfe Einziehung an ihrem Übergang (Abb. 119). Klarer sind die Verhältnisse bei frontaler Strahlenrichtung. Diese läßt das in seiner Form und Lage veränderte Organ am besten übersehen: Dorsal, dicht unterm Zwerchfell, liegt eine mächtige Luftblase, der Fundus, und unterhalb und ventral davon eine längliche, nach abwärts hängende Tasche, das Corpus bzw. der Sinus ventriculi; beide sind nach oben durch eine horizontale Spiegellinie abgeschlossen (Abb. 120).

Die Füllung eines solchen Kaskadenmagens kann verschieden vor sich gehen. Manchmal nimmt zuerst der obere Sack den Brei auf und gibt ihn dann erst in den

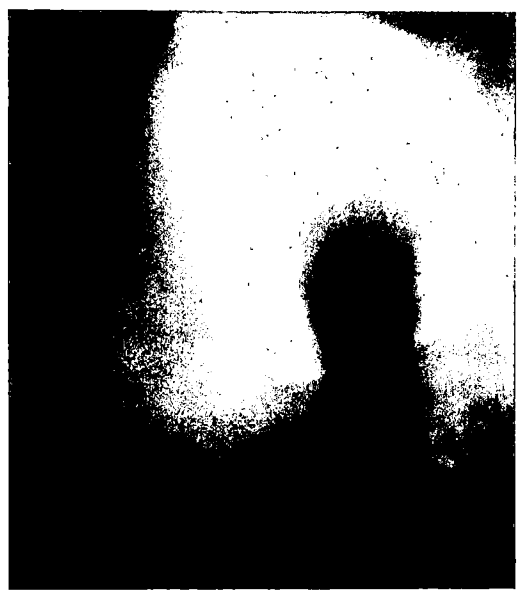

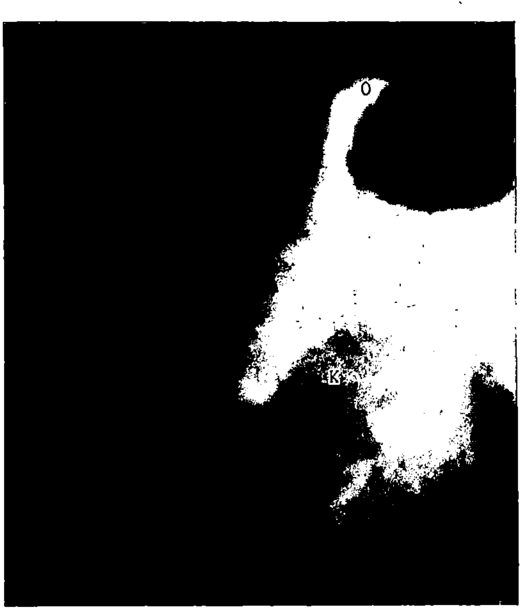

Abb. 121. Kaskadenmagen bei Pneumatose. (Aufnahme in Bauchlage.)

Abb. 122. Derselbe Patient. (Aufnahme in Rückenlage.)

unteren ab; manchmal gelangt das Kontrastmittel direkt in den caudalen Abschnitt und der Fundus füllt sich erst, wenn der Flüssigkeitsspiegel seine Höhe erreicht hat. Bauchlage läßt den Inhalt des oberen Sackes in den unteren überfließen; umgekehrt bewirkt Rückenlage Übertritt aus der unteren in die obere Tasche. Folgende Beobachtung veranschaulicht diese Verhältnisse:

45jähriger Arzt, der abgesehen von einer Appendicitis vor 20 Jahren nie ernstlich krank war. Seit 2 Jahren magenleidend, Druckgefühl, Aufstoßen, Völlegefühl nach dem Essen. Seit $1/_4$ Jahre stärkere Zunahme der Beschwerden. Übelkeit ohne Erbrechen, Schmerzen im rechten Hypochondrium.

Die *klinische Untersuchung* ergibt keine pathologischen Veränderungen des Magensaftes. Leib weich, etwas aufgetrieben, kein fühlbarer Tumor.

Röntgenuntersuchung: Der Kontrastbrei füllt fast ausschließlich den unteren Abschnitt des Magens. Darüber zeigt sich eine mächtige Luftblase. Bei manueller Kompression von vorne her steigt der Kontrastbrei wie eine Säule in die Höhe. Es gelingt jedoch nicht den oberen Abschnitt in seiner ganzen Breite zu füllen. Bei seitlicher Durchleuchtung erkennt man deutlich, daß der Schatten vorne liegt; hinter ihm und etwas oberhalb ist die Luftansammlung. Bei Neigung des Patienten nach rückwärts und gleichzeitigem Druck gelingt es, einen Teil des Kontrastmittels in den von der Luft gefüllten Raum zu drängen.

Abb. 121 zeigt uns die Verhältnisse bei Bauchlage. Der Magen hat eine längliche Gestalt und ist in seinem oberen, kardialen Abschnitt umkränzt von einer großen kugelförmigen Luftblase, die bis zur Zwerchfellkuppe emporreicht. Ihre Zugehörigkeit zum Magen erkennt man an den feinen, streifenförmigen Schatten, die der großen und kleinen Kurvatur entsprechen.

Abb. 122 ist eine Aufnahme in Rückenlage. Der obere, vorher mit Luft gefüllte Raum enthält jetzt Kontrastbrei, ebenso der pylorale Teil. Das dazwischen liegende Corpus ventriculi ist nur wenig gefüllt. Es ist also hier der Brei der Schwere nach (Rückenlage) nach hinten in den oberen, erweiterten Sack ausgelaufen.

Es handelte sich also nach diesem Befunde um einen Kaskadenmagen. Seine Ursache verriet die weitere Untersuchung. Sie zeigte ungewöhnliche Gasansammlungen im Darme besonders in der Flexura lienalis.

B. Gastroptose.

Der Magen ist bekanntlich durch die Kardia am Zwerchfell, durch das Lig. hepatoduodenale an der Leber fixiert. Von seinen beiden Befestigungspunkten, der Kardia und dem Pylorus bzw. der Pars horizontalis duodeni, kann nur der Pförtner infolge Dehnung des Ligaments nach abwärts rücken. Man hat deshalb statt von Gastroptose von *Pyloroptose* gesprochen. Schon MEINERT hatte die Unmöglichkeit einer Senkung des Magens im Sinne der Ptose der übrigen Bauchorgane betont. HOLZKNECHT will zwar beweisen, daß die *Kardiaptose* eine Teilerscheinung der *Enteroptose* sei und mindestens teilweise in ursächlichem Zusammenhang mit der Gastroptose stehe. Nach ihm erleidet der Magen durch den ptotischen Habitus des Abdomens folgende Lage- und Formveränderungen: „Die Kardia tritt ein Stück tiefer, der Magenkörper wird schmal und lang, dreht sich um seine Aufhängepunkte nach hinten zu einer mehr vertikalen Haltung. Die gleiche Verschiebung nach hinten und eine ·im ganzen viel größere Senkung als die Kardia erfährt das Antrum pylori und der Pylorus." Dagegen verneint GROEDEL das Vorkommen einer eigentlichen Gastroptose mit Tiefstand des Zwerchfelles, weil dieser das typische Bild des Lungenemphysems hervorrufen müßte, was er nie beobachten konnte. Die Senkung des Pförtners jedoch hält er für ein, namentlich *bei jugendlichen, chlorotischen Personen* häufiges Symptomenbild. Der *Pylorus* weist dabei eine große *Verschieblichkeit* von unten nach oben, aber auch von vorn nach hinten auf. Aus diesem Grunde nimmt der Magenschatten in Rückenlage nicht wie normal Sandalenform an, sondern behält die Syphonform bei. Die Sandalenform entsteht durch Projektionsverkürzung, wenn sich der Magen um seine Längsachse dreht. Dies ist aber unmöglich, wenn er infolge gelockerter Pylorusfixation auf der hinteren Wand der Bauchhöhle ruht. Für *Pyloroptose* ist es also kennzeichnend, daß der caudale Pol auch im Liegen bedeutend tiefer steht als beim normalen Organ. Diese Längenzunahme ist im Stehen weniger ausgeprägt (GROEDEL). *Die kleine Kurvatur befindet sich jedoch unterhalb des Nabels.* Aufnahmen im Liegen können deshalb oft noch charakteristischere Bilder geben als im Stehen, natürlich stets im Vergleich mit der Form des normalen Magens im Liegen.

FAULHABER war ebenfalls der Überzeugung, daß es sich bei der Gastroptose in erster Linie um ein Tiefertreten des Magensackes und des Pylorus handelt, machte aber darauf aufmerksam, daß der *tiefere Stand der Zwerchfellkuppe* auch ohne Emphysem oder pulmo excessivus *bei zahlreichen Beobachtungen von* STILLER*scher*

Enteroptose eine unbestreitbare Tatsache sei. Als Zeichen einer reinen Gastroptose führt er folgende an:

1. Tiefstand des Magensackes,
2. Pyloroptose,
3. Längsdehnung, oder Verlängerung des Magens,
4. Erhaltensein des normalen Fassungsraumes (Fehlen der Querdehnung).

Bezüglich der *Ursachen der Gastroptose* gehen die Ansichten weit auseinander. Nach HOLZKNECHT entsteht das reine Bild der Gastroptose dann, wenn ein normaler Magen sich infolge *Erschlaffung* der *Bauchdecken* senkt: „Der für sich allein durch Schwangerschaft, Tumoren, Ascites, Adipositas oder andere wieder rückgängig gewordene Volumvermehrungen des Abdomens hervorgerufene oder als Teilerscheinung allgemeiner Muskelschlaffheit bestehende mangelhafte Tonus der muskulären Bauchdecken vermag seine Aufgabe, das Gewicht der Abdominalorgane zu tragen, nicht mehr zu erfüllen; die Bauchdecken, insbesondere die unteren, meist belasteten Partien derselben, geben den mit ihrer Schwere andrängenden Organen nach, und diese sinken nach unten und vorne in die so geschaffene Bucht der Bauchwand, eines dem andern nachrückend, und jedes, soweit es seine Befestigungen erlauben, und so lange, bis ihr Gewicht durch ihre Unterlage oder durch die nun gespannten Fixationen, oder durch beide völlig getragen wird . . . . Der *Magen,* die Kolonflexuren und die Nieren, welche somit den Bauchdecken nicht ohne weiteres folgen können, geraten durch die Dehnung derselben in eine schwierige Situation, sie werden, was in der Norm nicht vorgesehen ist, *an ihren Fixationen aufgehängt.*“ Die Aufhängepunkte des Magens sind Kardia und Pars superior duodeni. *Dadurch werden die caudalen Wandpartien des Magens in aufrechter Körperstellung mit einer das Physiologische weit überschreitenden Inhaltslast bedacht.* „Daß diese Belastung des Magens, der normalerweise hierzu nicht bestimmt und darum auch nicht befähigt ist, *zur allgemeinen Dehnung und vorwiegenden Längsdehnung* führen muß, erscheint ohne weiteres plausibel“ (HOLZKNECHT). Nach HOLZKNECHT ist deshalb die reine Pyloroptose so selten, daß er zu folgendem Ausspruch kommt: „*Die statistisch häufigste Magenform anscheinend Gesunder ist eine mäßige Gastroptose mit sekundärer Erweiterung.*“ Nach dieser Theorie bedingt also die Bauchdeckenerschlaffung die Gastroptose, diese wiederum die Ektasie. Demgegenüber macht FAULHABER geltend, daß die Erschlaffung der Bauchdecken für die Entstehung der Gastroptose eine nur untergeordnete Bedeutung hat und nur für eine verhältnismäßig geringe Zahl zutrifft. Er betont, daß die meisten und gerade hochgradigsten Magenptosen sich nicht bei Hängebauch finden, sondern in mindestens 90% vergesellschaftet sind mit dem von STILLER aufgestellten Symptomenkomplex der *Asthenia universalis.* Man spricht deshalb auch von *konstitutionellen Gastroptosen.* Nach STILLER bildet eine *primäre Schlaffheit der Muskulatur* die Ursache der Dehnung des Magens in der Hauptbelastungsrichtung. Mit dieser Auffassung stimmt auch die Theorie SCHLESINGERs überein, der zufolge eine Hypotonie der Magenmuskulatur die Ursache der Gastroptose ist. Im Gegensatz zu HOLZKNECHT sehen also STILLER und SCHLESINGER in der *Atonie das Primäre, in der Gastroptose das Sekundäre.*

FAULHABER vertritt eine dritte Ansicht. Er weist darauf hin, daß bei sehr vielen Gastroptosen keinerlei Zeichen eines mangelhaften Tonus nachweisbar sind, sondern daß der Magen bei vollkommen normaler peristolischer Leistungsfähigkeit einfach verlängert ist. *Ebenso verhält sich Peristaltik und Austreibungszeit wie beim normalen Magen.* Auch BÖNNINGER glaubt nicht, daß durch Überdehnung der Wände eine einseitige Längsdehnung entstehen könne. Man müßte dann eine Ektasie erwarten. Nach ihm ist die Gastroptose bei Habitus asthenicus die Folge eines durch anormale Wachstumsform des Körpers bedingten *anormalen Längenwachstums des Magens.*

Entsprechend der annähernd oder vollkommen normalen Funktion fehlen besondere Symptome meist ganz. Wenn sie vorhanden sind, so müssen sie wohl meist auf die Konstitutionsanomalie als Ganzes bezogen werden, oder es hat sich aus der einfachen Gastroptose bereits eine atonische Ektasie entwickelt. Man kann also die reine Pyloroptose nicht als eigentlich pathologischen Zustand bezeichnen.

Trotzdem nimmt die *Therapie der Gastroptose* das Interesse des Arztes oft in Anspruch. Dies liegt in der Erfahrungstatsache begründet, daß man eben doch durch Behebung einer Gastroptose nicht selten lästige Abdominalbeschwerden beseitigen kann. Solche Zustände werden meist schon zur atonischen Ektasie gehören. Da sich diese aber gewöhnlich aus einer einfachen Gastroptose entwickelt, so ist es nicht ausgeschlossen, daß man durch Beseitigung der letzteren auch die Ektasie günstig beeinflussen kann.

ROVSING hat eindringlich die chirurgische Therapie der Enteroptose empfohlen und ihre guten Erfolge gerühmt. Noch bessere Resultate sind vielleicht von der prophylaktischen Behandlung zu erhoffen. Wenn z. B. eine Frau mit ptotischem Magen durch wiederholte Geburten ihre Bauchdecken geschwächt hat, so droht ihr mehr als einer anderen die Gefahr, an einer Magenerweiterung zu erkranken. Rechtzeitig einsetzende und entsprechende Behandlung vermag sie hintanzuhalten.

Das typische Bild eines rein ptotischen Magens zeigt Abb. 123. Das Organ verläuft senkrecht links von der Wirbelsäule. Sein Fundus liegt in Höhe des 12. Brustwirbels, der tiefste Punkt der großen Kurvatur am Eingang ins kleine Becken, der Pylorus am unteren Rand des fünften Lendenwirbels, links von der Mittellinie. Der absteigende Magenschenkel ist schmal und wird nach unten enger. Er läßt an der großen Kurvatur, und in geringerem Grade an der kleinen, peristaltische Wellen erkennen. Am Übergang der Pars descendens in die Pars ascendens ist die kleine Kurvatur spitzwinklig abge-

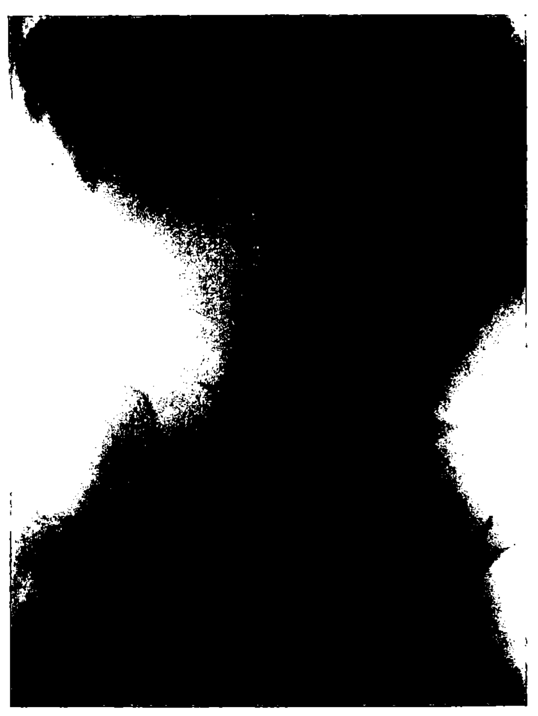

Abb. 123. Ptose des Magens. (Skoliose der Lendenwirbelsäule.) (Aufnahme im Stehen.)

knickt. Wir sehen hier also alle Zeichen einer reinen Gastro- bzw. Pyloroptose.

Aus diesen Beispielen ist ersichtlich, wie charakteristisch das Röntgenbild der Gastroptose ist. Häufiger indessen begegnen wir Übergangsstufen zur sog. *atonischen Ektasie*. Wir bekommen diese schon deshalb öfter zu Gesicht, weil sie, im Gegensatz zur reinen Senkung, nicht so selten wie diese die klinischen Erscheinungen eines Magenleidens bedingt. Außerdem aber ist es zweifellos, daß die Pyloroptose eine Disposition zur atonischen Ektasie, mit anderen Worten, daß die Senkung recht oft eine Vorstufe zur Erweiterung bildet.

45jährige Bauersfrau, vier Geburten, nie krank gewesen. Seit einem Jahr Druck im Leib, hauptsächlich nach dem Essen. Stuhl immer angehalten. In der letzten Zeit zunehmende Abmagerung. Sehr blasse, grazil gebaute und schlecht ernährte Frau mit schlaffer Muskulatur und schlecht entwickeltem Fettpolster. Thorax lang und schmal. Systolisches Geräusch über der Herzspitze.

Die Röntgenuntersuchung im Stehen (Abb. 124) zeigt Füllung der unteren Hälfte des Magens. Dieser ist links gelagert und reicht mit seinem caudalen Pol bis in das kleine Becken herunter, mit seinem tiefsten Punkt der kleinen Kurvatur bis zum ersten Sakralwirbel. Pylorus in Höhe des fünften Lendenwirbels, Duodenum sichtbar gefüllt. Die Breitendimensionen des Magens sind leicht, die Längsausmaße beträchtlich vergrößert. Die mangelhafte Füllung des oberen Magenabschnittes weist auf atonische Gastrektasie hin, die sich mit der Ptose vergesellschaftet hat. Eindrucksvoll ist das Bild in liegender Stellung (Abb. 125). Der untere Pol des Magens ist hier deutlich in die Höhe gerückt und der Pylorus nach rechts verlagert. Es fällt die übertriebene Länge des Magens auf, der jedoch im Verhältnis zu der Schmalheit bei einer reinen Gastroptose breit erscheint.

Die Laparotomie ergab einen deutlich vergrößerten ptotischen Magen. Gastroenterostomie führte zur Besserung der subjektiven Beschwerden.

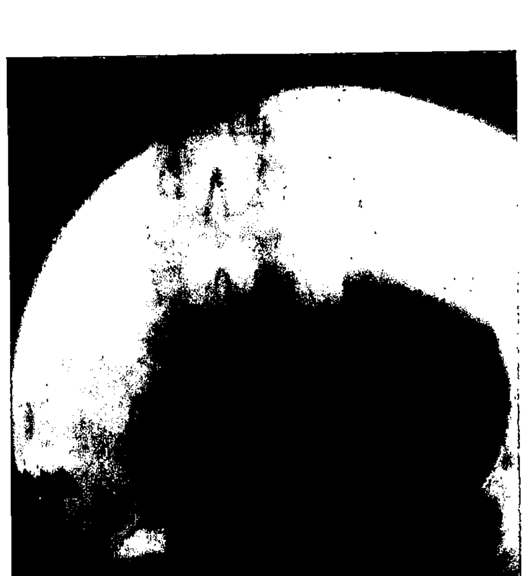

Abb. 124. Gastroptose mit atonischer Ektasie.
(Aufnahme im Stehen.)

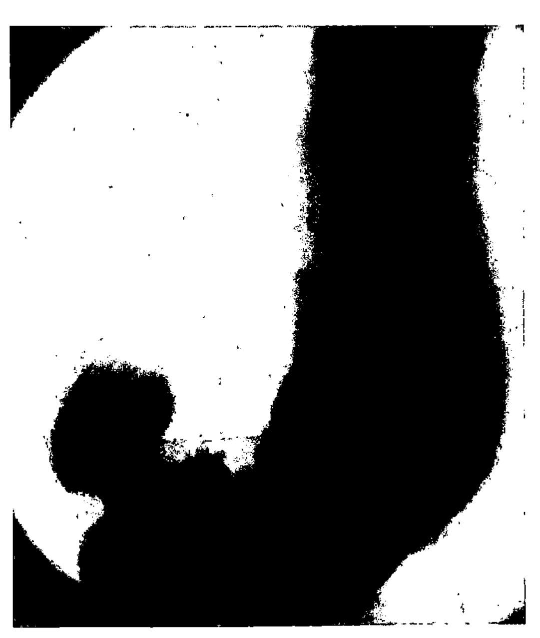

Abb. 125. Derselbe Kranke.
(Aufnahme im Liegen.)

Mit Unrecht hat man den *Tiefstand der großen Kurvatur* als ein Zeichen von Magensenkung angesprochen. Zwar ist er stets vorhanden; doch *charakteristischer für Gastroptose ist der Tiefstand der kleinen Kurvatur*. Wir stimmen darin mit FAULHABER vollkommen überein, wenn er sagt: Liegt die kleine Kurvatur in Nabelhöhe oder gar unterhalb derselben, so ist mit Sicherheit eine Gastroptose anzunehmen. Tiefstand der kleinen Kurvatur ist eben ein sicheres Zeichen einer Senkung des ganzen Magenkörpers, während ein solcher der großen durch bloße Querdehnung entstehen kann, wie sie für Gastrektasie charakteristisch ist. Bei der *reinen, unkomplizierten Gastroptose* beobachten wir keine Querdehnung, weil bei ihr, im Unterschied zur Gastrektasie, *Elastizität und peristolische Kraft der Magenwand nicht verändert* sind. Das Organ umschließt seinen Inhalt so kräftig wie ein gesundes. Deshalb ist auch seine *Füllung eine vollständige*, d. h. über dem wagerechten Spiegel des Kontrastbreies sehen wir eine *normal große Magenblase*.

Da der Tiefstand des *Pylorus* bei Gastroptose eine Folge der Dehnung seines Aufhängebandes ist, so läßt sich auch eine *abnorme passive Beweglichkeit* desselben nachweisen. Es ist bezeichnend für Gastroptose, daß der Pylorus bei der *Aufnahme in Rücken- und Bauchlage* erheblich höher liegt als im Stehen. Daß der Unterschied dabei zwei und drei Wirbelhöhen betragen kann, ist nach unserer Erfahrung nichts Ungewöhnliches. Aufnahmen in Bauchlage eignen sich deshalb besonders zur Messung der passiven Beweglichkeit des Pylorus, weil der erhebliche Druck auf die Bauchdecken ein beträchtliches Emporsteigen der Eingeweide bedingt. Dieselbe Wirkung erreicht man durch Baucheinziehen lassen vor dem Leuchtschirm. Am größten ist oft der Höhenunterschied des Pylorus bei Aufnahme im Stehen und in rechter Seitenlage. Zur vollständigen Prüfung der passiven Beweglichkeit des Pylorus untersuchen wir deshalb 1. im Stehen, 2. in Bauchlage, 3. in rechter Seitenlage. Dieses Vorgehen hat besonders praktischen Wert bei Kranken, wo Fixation des Pylorus durch entzündliche Prozesse und Tumoren in Frage kommt. Folgende Bilder bei Kranken mit reiner Gastroptose zeigen deutlich die Lageveränderung des Magens bzw. Pylorus bei verschiedenen Körperstellungen.

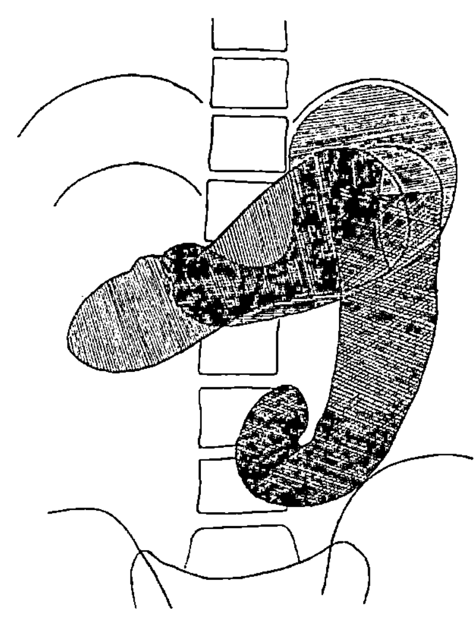

Abb. 126. Unkomplizierte Gastroptose (Pyloroptose). Aufnahme I im Stehen = gekreuzt schraffiert, Aufnahme II in Bauchlage = horizontal schraffiert, Aufnahme III in rechter Seitenlage = senkrecht schraffiert. Pylorus der Aufnahme I steht 2½ Wirbelhöhen tiefer als Pylorus der Aufnahme III.

In Abb. 126 stellt das gekreuzt schraffierte Magenbild eine Aufnahme im Stehen dar. Längsgedehnter, mit seinem aufsteigenden Schenkel fast senkrecht verlaufender, links liegender Magen. Pylorus in Höhe des oberen Randes des 3. Lendenwirbels.

Das quer schraffierte Magenbild ist eine Aufnahme im Liegen. Fundus um eine Wirbelhöhe emporgestiegen. Pylorus am oberen Rand des 1. Lendenwirbels,

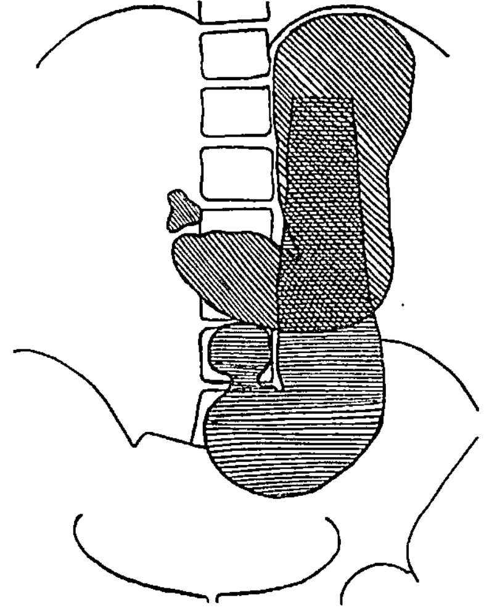

Abb. 127. Gastroptose (Pyloroptose). Quer schraffiert = Aufnahme im Stehen, schräg schraffiert = Aufnahme in Bauchlage. Differenz der Lage des Pylorus beträgt 3 Wirbelhöhen. Abstand der großen Kurvaturen 13 cm.

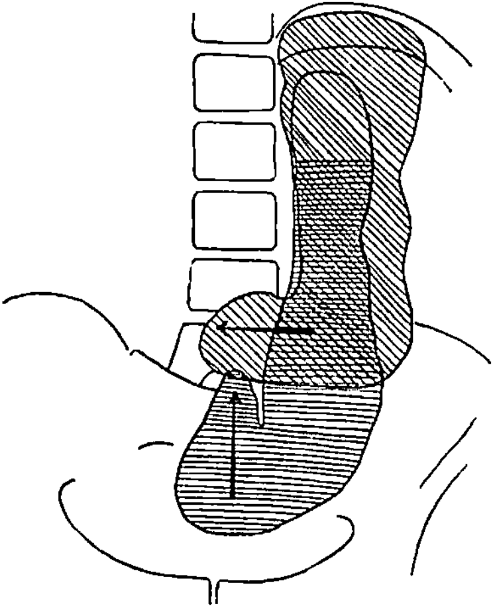

Abb. 128. Gastroptose (Pyloroptose). Quer schraffiert = Aufnahme im Stehen, schräg schraffiert = Aufnahme in Bauchlage. Höhendifferenz des Pylorus = 1 Wirbelhöhe, der großen Kurvatur = 2 Wirbelhöhen. Die Pfeile markieren die Verlaufsrichtung der Pars pylorica.

also um zwei Wirbelhöhen höhergerückt. verändert. Der Magen hat seine Form vollkommen

Das senkrecht schraffierte Magenbild entspricht einer Aufnahme in rechter Seitenlage. Der Pylorus liegt rechts neben dem 12. Brustwirbel (in der Projektion), $2^1/_2$ Wirbel höher als im Stehen. Der ganze Magen nimmt eine mehr quere Lage ein.

In Abb. 127 und 128 stellt das quer schraffierte Magenbild eine Aufnahme im Stehen, das schräg schraffierte eine solche in Bauchlage dar. In letzterer ist die große und die kleine Kurvatur um Handbreite gehoben. An Stelle des tief ins kleine Becken herabhängenden Magensackes der Aufnahme im Stehen verläuft beim Bild im Liegen der distale Magenabschnitt fast horizontal nach rechts. Der Pylorus sieht im Liegen nach rechts, im Stehen nach oben. Mit anderen Worten, die Entleerungsbedingungen des Magens sind im ersteren Falle viel günstigere als im letzteren.

Wenn man bedenkt, daß man durch eine gut sitzende *Bauchbinde* annähernd denselben Druck auf den Leib ausüben kann, wie durch Bauchlage, so wird man in dieser Abbildung eine Empfehlung der Bauchbinde zur Behandlung der Gastroptose erblicken können.

Wir stehen im allgemeinen auf dem Standpunkt, daß die konservative Therapie bei der Gastroptose das Verfahren der Wahl ist. Wenn man aber bei hartnäckigen Beschwerden der Kranken damit nicht zum Ziele kommt, so kann die Indikation zum operativen Vorgehen gegeben sein. Als Verfahren kommt hier nur in Frage die Gastropexie mit Gastroenterostomie, besonders dann, wenn mit der Ptosis eine Gastrektasie, durch die die Abflußbedingungen erschwert sind, vergesellschaftet ist.

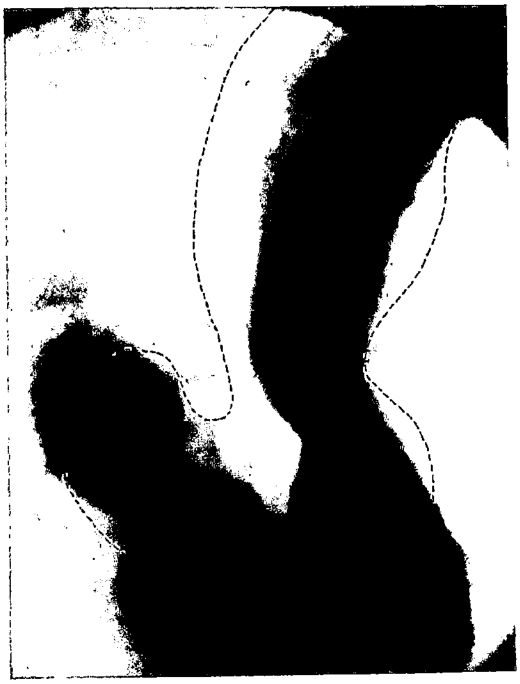

25jährige Patientin, 2 Geburten. Vor 2 Monaten Beginn des Leidens mit Erbrechen unter krampfartigen Schmerzen, die in den Rücken ausstrahlten. Auch leichte Speisen konnte die Kranke nicht mehr behalten. Gewichtsabnahme.

Röntgenuntersuchung. Durchleuchtung im Stehen ergibt einen langgestreckten, normotonischen Magen mit Füllung bis zu Dreiviertel der Magenlänge. Die große Kurvatur reicht bis zum kleinen Becken, die kleine bis in Höhe der Articulatio sacroiliaca. Als sehr eindrucksvoll erweist sich die Untersuchung in Bauchlage (Abb. 129). Der Magen erscheint in seiner Längsausdehnung beträchtlich vergrößert. Sein unterer Pol reicht bis zur Höhe der Articulatio sacroiliaca, übertriebene Syphonform mit abnorm großer Hubhöhe.

Abb. 129. Gastroptose vor und nach Gastropexie. Punktiert = Befund nach der Operation. (Aufnahme im Liegen.)

Operation. Das Ligamentum teres wird nach Loslösung subserös durch den Magen gezogen und unter Bildung einer Schlinge an der vorderen Bauchwand wieder fixiert. Gastroenterostomie.

Röntgenbefund nach der Operation. Bei der Untersuchung im Stehen befindet sich der Magen etwa 5 cm höher als vor dem Eingriff. Bei der Aufnahme im Liegen steht die untere Magengrenze 2 Querfinger unterhalb der Spina iliaca, die kleine Kurvatur in Höhe des 4. Lendenwirbels (Abb. 129 punktiert). Duodenum zeigt keine Füllung, Magen entleert sich durch die Gastroenterostomie in normaler Zeit. Ptose praktisch beseitigt.

Die Untersuchung ergibt also im Vergleich zu dem Zustand vor der Operation ein deutliches Höherrücken des Magens.

C. Gastrektasie.

Wenn wir von einer „Erweiterung" des Magens sprechen, so sollten wir dabei eine physiologische Norm vor Augen haben. Eine solche gibt es aber nicht. Die normale Größe schwankt innerhalb weiter Grenzen. Sogar die Megalogastrie EWALDs kann man beim Fehlen pathologischer Symptome als „physiologisch großen Magen" bezeichnen. Dennoch bildete die „Magenerweiterung" lange Zeit einen scheinbar wohl umgrenzten klinischen Begriff. Man verstand darunter einen Magen, der dauernd, auch im leeren Zustand, erweitert ist und sich derart verlangsamt entleert, daß sich stets, gewöhnlich auch im nüchternen Zustand, mehr oder weniger erhebliche Mengen von stagnierenden Speiseresten darin befinden (KÜTTNER). Durch NAUNYN, BOAS und andere wurde dann darauf hingewiesen, daß der klinische Symptomenkomplex der Erweiterung nicht an eine anatomische Vergrößerung gebunden ist. Dagegen wurde die Verlangsamung der Entleerung, die motorische Insuffizienz (ROSENBACH), als mechanische Grundlage des Leidens erkannt. Die Veränderungen der Lage und Größe des Magens betrachtete man als Symptome zweiter Ordnung. An Stelle der Bezeichnungen Dilatation und Ektasie wurde demnach die der *motorischen Insuffizienz* vorgeschlagen, und zwar unterscheidet man nach BOAS motorische Insuffizienz I. und II. Grades.

Bei der *motorischen Insuffizienz I. Grades* erfolgt die Entleerung zwar verzögert, aber doch vollständig. Dieser Auffassung entspricht das Verhalten zahlreicher Mägen unter den verschiedensten Bedingungen. BOAS führt ätiologisch folgende pathologische Zustände an: Allgemeine Asthenie (STILLER), dauernde Überladung mit unzweckmäßigen Speisen und namentlich Getränken, akute und chronische Krankheiten, Gastroptose, nervöse Dyspepsie, Ulcus ventriculi, chronische Gastritis, verschiedene Darmaffektionen. Bei all diesen pathologischen Zuständen beobachtet man häufig trotz normaler Größe des Magens Verlangsamung der Entleerung um eine bis mehrere Stunden. Die *Röntgenuntersuchung* hat dies vollkommen bestätigt und gezeigt, daß die *Motilität ein feines Reagens* sowohl für die verschiedenartigsten pathologischen Zustände, als auch für Schwankungen im Bereiche des Physiologischen bildet. Man hat die pathologisch-physiologische Grundlage der motorischen Insuffizienz I. Grades, insofern sie durch eines der genannten Leiden bedingt ist, als *Atonie* oder *Myasthenie* bezeichnet. Dieser Bezeichnung liegt aber die durch nichts bewiesene Voraussetzung zugrunde, daß die Austreibungszeit des Magens eine Arbeitsleistung seines Tonus sei. Von Atonie können wir indessen nur sprechen, wenn die tonische Kontraktionskraft des gefüllten Magens um seinen Inhalt (Peristole nach STILLER) nachweislich dauernd nachgelassen hat. Dies kann wiederum zweierlei Ursachen haben: Entweder ist der konstante nervöse Impuls abgeschwächt, oder die Muskulatur durch Überdehnung, Stoffwechseleinflüsse usw. in ihrer Kontraktilität geschädigt. Jedenfalls aber äußert sich die Atonie dadurch, daß der Magen seinen Inhalt nicht völlig umschließt, d. h. in einem mehr oder weniger ausgesprochenen Grade von Dilatation oder *Ektasie.*

Es ist ein Verdienst der Röntgenuntersuchung, nachgewiesen zu haben, daß die „*atonische Ektasie*" tatsächlich nicht selten vorkommt. Der Begriff der Erweiterung ist also, abgesehen von den Fällen mit Stauungsinsuffizienz bei Pylorusstenose, nicht ein rein klinischer, sondern auch ein anatomischer. Er deckt sich allerdings nur teilweise mit demjenigen der motorischen Insuffizienz I. Grades, umfaßt aber gerade diejenigen Fälle, wo es sich um ein mehr oder weniger selbständiges Magenleiden mit bestimmten therapeutischen Indikationen handelt.

Die motorische Insuffizienz II. Grades oder die Stauungsinsuffizienz ruft den früher als „*Magenerweiterung*" bekannten Symptomenkomplex hervor. Man stellte sich als Ursache eine hochgradige Erschlaffung der Muskulatur vor. EWALD, ROSENHEIM und andere stehen auf dem Standpunkt, daß eine einfache Atonie in eine Stauungsinsuffizienz übergehen könne; BOAS, STILLER, COHNHEIM und andere bestreiten dies.

BOAS ist der Ansicht, „daß reine Atonien einen dem klinischen Bilde der Stauungsinsuffizienz entsprechenden Grad kaum je erreichen". Während die Gastrektasie, wie wir gesehen haben, nicht unbedingt zum Begriff der motorischen Insuffizienz I. Grades gehört, bilden Gastrektasie und motorische Insuffizienz II. Grades unzertrennliche Begriffe. Ihr Zusammenhang ist ohne weiteres verständlich. Die andauernde Stauung muß zu einer bleibenden Erweiterung führen. Nun hatte schon KUSSMAUL sich über die Gastrektasie geäußert: „In allen mir bisher zur Beobachtung gekommenen Fällen von Magenerweiterung war die Erweiterung mit großer Wahrscheinlichkeit oder Sicherheit auf Verengerung des Pförtners zurückzuführen." In völlig übereinstimmendem Sinne hat sich eine Reihe von Chirurgen (v. MIKULICZ, KAUSCH, KÖRTE u. a.) ausgesprochen.

Wir können also bei der Gastrektasie zwei ursächlich ziemlich scharf umgrenzte Gruppen unterscheiden: Die Gastrektasie mit Pylorusstenose und die atonische Gastrektasie. Bevor wir die beiden Gruppen getrennt besprechen, wollen wir erst untersuchen, ob und wie die Röntgenmethode eine Magenerweiterung überhaupt nachzuweisen und darzustellen imstande ist.

Wenn wir zu jeder Untersuchung dieselbe Menge Kontrastbrei geben, so ist eigentlich a priori nicht einzusehen, wie die Vergrößerung des Magenlumens im Röntgenbild zum Ausdruck kommen sollte. Von einer Prüfung, wieviel Kontrastbrei das Organ fassen kann, ist auch nicht viel zu erwarten, da sich auch ein gesunder Magen in dem Maße ausdehnt, als er gefüllt wird. Diese einfache Überlegung sagt also von vornherein, daß eine Gastrektasie im allgemeinen nicht durch einen abnorm großen Magenschatten nachweisbar ist. „*Wir müssen also unser Augenmerk nicht darauf richten, wie groß ein Magen ist, wieviel wir in denselben einfüllen können, sondern wie ihn die Normalmahlzeit ausdehnt*" (GROEDEL) und welche Abweichungen ein solches Bild vom Gesunden zeigt.

a) Gastrektasie bei Pylorusstenose.

Die Pylorusstenose klinisch zu erkennen, ist gewöhnlich nicht schwierig. Schon die langfristige Anamnese mit dem häufigen Beginn von Ulcussymptomen bietet meist sichere Anhaltspunkte, namentlich wenn noch über morgendliches Erbrechen berichtet wird. Der Befund von Speisen im nüchtern Ausgeheberten nach einem Probeessen am Vorabend ist beweisend (BOAS). Nur da, wo es sich noch um eine Verengerung geringeren Grades handelt, und wo andere Ursachen als Geschwüre vorliegen, können leicht diagnostische Zweifel entstehen. v. MIKULICZ sagt: „Eine Stenose in anatomischem Sinne ohne verlangsamte Entleerung ist klinisch eben keine Stenose, ist jedenfalls nicht diagnostizierbar." Allerdings hat sie dann auch kein praktisches Interesse.

Außer Ulcus können folgende Erkrankungen zur Stauungsinsuffizienz führen: 1. Carcinom, 2. Pylorospasmus, 3. Kompression von außen und Abknickung des Pylorus, 4. hypertrophische Pylorusstenose (BRINTONs Magencirrhose, BOAS' stenosierende Gastritis), 5. Muskelschädigung. Von diesen Zuständen haben nur die drei erstgenannten größere praktische Bedeutung. Die unter 4 und 5 angeführten sind selten. „Die Diagnose einer auf rein myasthenischer Basis entstandenen chronischen Stauungsinsuffizienz wird wohl niemals mit Sicherheit gestellt werden können" (Boas).

Inwieweit kann nun das Röntgenverfahren die Diagnose der mechanischen Gastrektasie unterstützen? Während die klinische Untersuchung vor allem auf die Erkennung der Stauung gerichtet ist, die Ektasie aber mittels Palpation und Aufblähung oft nur annähernd festzustellen vermag, gibt das Röntgenbild außer über die motorische Funktion auch über Größe und Form des Magens in exakter und gleichzeitig schonendster Weise Auskunft.

Läßt man einen Kranken mit hochgradiger Ektasie die Kontrastmahlzeit vor dem Schirm einnehmen, so sieht man, wie der Brei in großen Tropfen langsam nach unten sinkt und sich ähnlich wie in einem schlaffen Sack auf dem meist bis ins kleine Becken reichenden Boden des Magens ansammelt. Allmählich breitet er sich

Abb. 130. Gastrektasie (hochgradige Stauungsdilatation). (Aufnahme im Stehen.)

Abb. 131. Gastrektasie bei Pylorusstenose. (Aufnahme im Liegen.)

dann schüsselförmig nach rechts und links aus und erstreckt sich bei der üblichen Menge des Bariums bis über den größten Teil des queren Durchmessers des Abdomens. Das Flüssigkeitsniveau steigt im Vergleich dazu nur wenig an und erreicht infolge der großen Breitenausdehnung selten die Höhe der kleinen Kurvatur oder des Pylorus. Der daraus resultierende Magenschatten hat die Gestalt eines Halbmonds. (Abb. 130.) Seine untere, bogenförmige Begrenzungslinie wird durch den Magensack gebildet; sie ist scharf und verläuft regelmäßig, die obere ist wagrecht und erscheint als verschwommene Abschlußlinie gegen die über dem Kontrastbrei schwimmende Retentionsflüssigkeit. Sie weist nur dann eine glatte Spiegellinie auf, wenn vor der Mahlzeit der Magen ausgehebert wurde.

Bei der Eigenart der oben geschilderten Füllung bei Gastrektasie im Stehen ist es begreiflich, daß lediglich die Konturen im Bereich des Magensackes, nicht aber die übrigen Abschnitte (Pylorus, Korpus, Fundus) zur Darstellung kommen.

In dieser Hinsicht gewährt die Aufnahme im Liegen, besonders in Bauchlage, eine weit bessere Übersicht. Dabei breitet sich der Brei wie in einem flachen Teller aus. Wir bekommen so ein anschauliches Bild von der ausgedehnten Vergrößerung des Organs und können fast die ganze Magensilhouette überblicken. Fundus, Corpus ventriculi und Pylorus sind einer genauen Betrachtung zugängig (Abb. 131).

Sowohl bei der Untersuchung im Liegen wie im Stehen zeigt sich die Gastrektasie in typischer Weise. Keinen sicheren Aufschluß bekommen wir aber über die eigentliche Natur und Ursache der Magenerweiterung. Die Frage, ob es sich um ein Ulcus, eine Narbenbildung oder einen malignen Tumor handelt, bleibt meist unbeantwortet. Zwar sind bestimmte Vermutungen geäußert worden, daß man aus der Größe und Lage auf die eigentliche Krankheitsursache schließen könne. Besonders hochgradige Magenerweiterungen z. B. sollen eine gutartige Stenose zur Grundlage haben, während die Dilatation beim Carcinom wegen der kurzen Zeit des Bestehens meist nicht so große Ausmaße annimmt. Ebenso soll bei der Aufnahme im Stehen ein median gestellter Magen für Benignität, ein mehr nach links gelagerter für Malignität sprechen (beim Carcinom Verwachsungen mit der Umgebung durch Infiltration).

Nach unseren Erfahrungen besitzen jedoch diese Unterscheidungsmerkmale nur beschränkten Wert. Viel größere Bedeutung messen wir den Schlüssen zu, die sich aus der direkten Darstellung des pyloralen Abschnittes gewinnen lassen. Voraussetzung dafür ist selbstverständlich Anwendung geeigneter Technik. Uns hat sich seit langer Zeit Untersuchung in halbrechter Bauchseitenlage, unter Umständen kombiniert mit Kompression vom Rücken her, bestens bewährt.

Folgende Beobachtung zeigt Verschiedenheit und Bewertung der Bilder eines durch Pylorusstenose erweiterten Magens bei wechselnder Lage des Patienten.

Ein bisher immer gesundes 17jähriges Mädchen erkrankte vor einem halben Jahr plötzlich mit heftigem Erbrechen, das sich in der Folgezeit jeden Mittag und Abend ein bis zwei Stunden nach dem Essen einstellte. Nach hochgradiger Abmagerung und stärkstem Kräfteverfall erfolgte die Einlieferung in die Klinik.

Die Untersuchung ergab einen aufgetriebenen Leib; die linke Flanke war im Liegen stärker ausgefüllt als die rechte. Man sah zuweilen vom linken Hypochondrium ausgehend und bis zur Symphyse herabreichend eine breite Kontraktionswelle, die in ihrer Form einem riesigen Magen entsprach. Plätschergeräusche. Unterhalb des Nabels fühlte man einen kleinapfelgroßen Tumor, der im Verein mit den übrigen Zeichen zur Diagnose eines *callösen Ulcus am Pylorus* führte.

Röntgenuntersuchung. Bei der *Untersuchung im Stehen* füllt sich der Magen wie ein schlaffer Sack. Seine untere Grenze in Höhe der Schambeinfuge ist scharf gezeichnet, während sich die obere, mehr wagerechte nur ganz verschwommen absetzt. Pylorus, Corpus ventriculi sind nicht erkennbar (Abb. 132).

Untersuchung in Bauchlage zeigt eine große Beweglichkeit des Magens; er ist deutlich emporgerückt, weist Syphonform und allseitig vergrößerte Durchmesser auf. Der Schatten reicht bis zur Pars cardiaca. In Nähe des Pylorus sieht man an der großen Kurvatur starke Einziehungen, an der kleinen im Gegensatz zu den übrigen Abschnitten eine unscharfe Umrißlinie; Pylorus und Duodenum sind nicht gefüllt (Abb. 133).

Bei *Untersuchung in halbrechter Seitenlage* erscheint der Magen in seinem unteren Teile gut gefüllt und von abnormer Größe. Pars pylorica deutlich sichtbar, hier im Bereich der kleinen Kurvatur leichter Füllungsdefekt (Abb. 134).

Untersuchung in halbrechter Seitenlage mit Kompression zeigt die eben beschriebenen Merkmale noch viel deutlicher. Besonders ausgeprägt tritt jetzt die Aussparung und die unregelmäßige und verschwommene Begrenzung der kleinen Kurvatur in Pförtnernähe hervor (Abb. 135).

Die Motilitätsprüfung ergab einen großen 6 Stundenrest.

Abb. 132. Hochgradige Gastrektasie.
(Aufnahme im Stehen.)

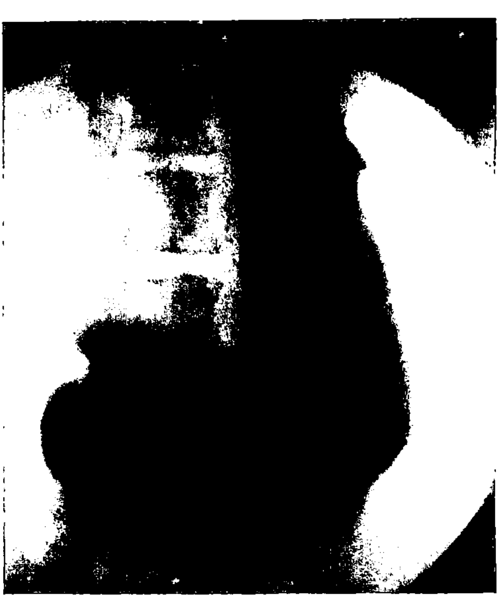

Abb. 133. Dieselbe Patientin.
(Aufnahme im Liegen — Bauchlage.)

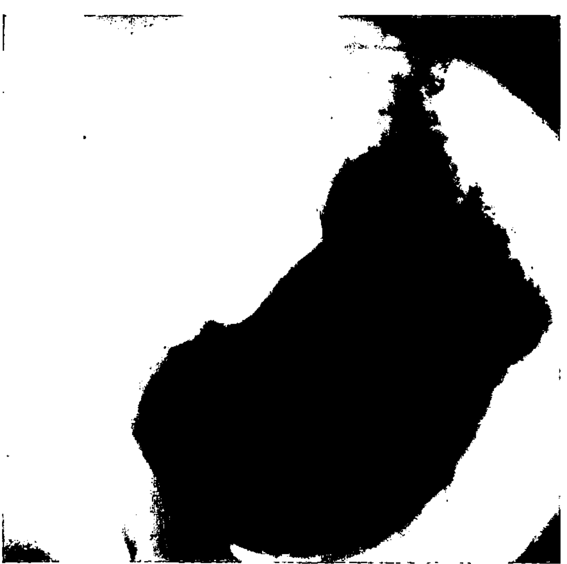

Abb. 134. Dieselbe Patientin.
(Aufnahme in halbrechter Seitenlage.)

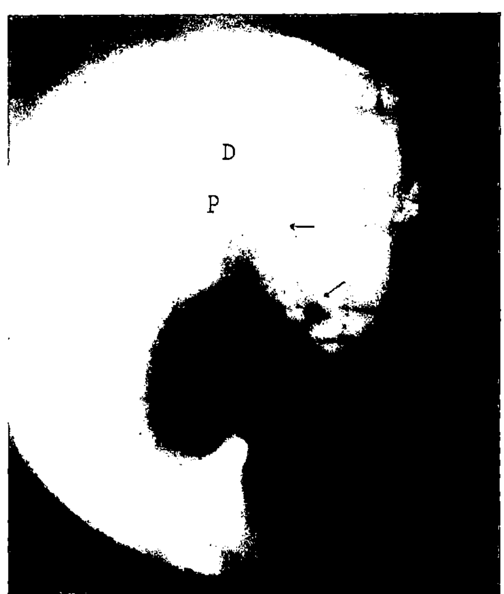

Abb. 135. Dieselbe Patientin. (Aufnahme in halbrechter Seitenlage mit Kompression.) Deutliche Schattenaussparung an der Pars pylorica des Magens (Pfeile).

An Hand dieses Befundes, besonders des Bildes in halbrechter Bauchseitenlage, mußte trotz der klinischen gegenteiligen Annahme und des jugendlichen Alters der Patientin die Diagnose eines *stenosierenden Carcinoms des Pylorus mit Sicherheit* gestellt werden.

Bei der *Laparotomie* kurze Zeit nach der Einlieferung der Kranken in die Klinik fand sich ein großer Magen mit verdickter Wand. Am Pylorus war ein kleinapfelgroßer, derber, gut beweglicher Tumor, der die Lichtung des Pförtners nahezu verschloß, zu tasten. Keine Drüsen. *Operationsdiagnose:* Ulcus callosum pylori, Ptosis, Gastrektasie. Bei dem schlechten Allgemeinzustand und unter der Annahme eines Ulcusleidens wird eine Gastroenterostomie angelegt. Nach 6 Wochen kann die Kranke, die sich ausgezeichnet erholt und an Gewicht zugenommen hatte, aus der Klinik nach Hause entlassen werden.

4 Monate darauf erneute Aufnahme. Seit 14 Tagen muß die Kranke alles erbrechen, manchmal Speisen, die sie zwei Tage vorher gegessen hatte. Dabei keine Schmerzen. Blut im Stuhl.

Relaparotomie. Nach Lösung der Adhäsionen findet sich wieder ein stark erweiterter Magen. Der Pylorus und die Gastroenterostomiestelle sind von einem *derben Tumor* eingenommen, der jetzt als *Carcinom* angesprochen wird. Anlegen einer neuen Gastroenterostomie kardiawärts von der alten. Die Untersuchung einer vorgenommenen Probeexcision ergab *Cylinderepithelzellenkrebs.* Nach anfänglicher Erholung und Gewichtszunahme stellt sich unter stetigem Größerwerden des Tumors wieder Erbrechen ein. Zunehmende Gewichtsabnahme bis auf ein Gesamtgewicht von 29,5 kg. Unter den Zeichen ausgesprochenster Kachexie Exitus.

Diese Beobachtung ist nach vielen Seiten hin sehr lehrreich. Klinisch mußte man in Anbetracht aller Umstände an eine Pylorusstenose mit Ektasie des Magens höchstwahrscheinlich auf Grundlage eines Geschwürs denken. Das Röntgenbild im Stehen zeigt die Merkmale einer abnormen Erweiterung ohne andere Zeichen. Auch die starke Dilatation mit der symmetrischen Lage nach beiden Seiten wäre dazu angetan, die klinische Verdachtsdiagnose eines Ulcus zu unterstützen. Die leicht unscharfen Konturen im Bereich der kleinen Kurvatur nahe am Pylorus bei gewöhnlicher Untersuchung in Bauchlage hätten zwar zur Vermutung einer malignen Infiltration führen können. Nachdem aber diese Zone gerade in der Nachbarschaft der Wirbelsäule auftrat, lag es nahe diesen Defekt auf Kompression durch diese zurückzuführen. Eindeutiger war schon die Untersuchung in halbrechter Seitenlage. Sie ergab deutlich eine unscharfe Begrenzung und Aussparung im Bereich des Pylorus. Ausschlaggebend aber für die Diagnose war die halbrechte Seitenlage mit Kompression, die die Verhältnisse der kleinen Kurvatur und des Pylorus klar zur Darstellung brachte und den Beweis lieferte, daß es sich hier um eine carcinomatöse Infiltration der Magenwand handelte. Bemerkenswert war die Verschiedenheit der Röntgen- und Operationsdiagnose. Der am Pylorus sitzende Tumor wurde bei der Laparotomie als callöses Ulcus gedeutet. Für diese Diagnose sprachen auch die Beweglichkeit der Geschwulst, das Fehlen von Drüsenmetastasen in der Umgebung und die Erfahrungstatsache, daß callöse Ulcera häufig tumorartige Gebilde zu erzeugen pflegen. Auch das Vorhandensein einer hochgradigen Gastrektasie legte aus den oben erwähnten Gründen die Annahme einer benignen Stenose näher als die einer malignen. Der weitere klinische Verlauf nach der Gastroenterostomie, wonach die Kranke sich weitgehend erholte und an Gewicht zunahm, war dazu angetan, die klinische Diagnose als richtig anzunehmen und die röntgenologische abzulehnen. Doch schon nach kurzer Zeit stellten sich alle Zeichen eines carcinomatösen Leidens ein, das dann auch durch die erneute Laparotomie und die histologische Untersuchung seine Bestätigung fand.

Diese Beobachtung erscheint uns wichtig genug in dieser Ausführlichkeit mitgeteilt zu werden, weil man daraus sieht, mit welcher Zuverlässigkeit man oft in der

Lage ist, bei Anwendung geeigneter Untersuchungstechnik die richtige Diagnose zu stellen, selbst wenn alle Anzeichen des klinischen Verlaufes zugunsten einer anderen sprechen. Das Lehrreiche für den Röntgenologen liegt darin, daß man sich nicht mit einer Aufnahme im Stehen oder Liegen begnügen darf, sondern daß man alle zur Verfügung stehenden technischen Mittel zu Hilfe nehmen muß.

Als Gegenstück zu diesem Beispiel wollen wir nun eine Gastrektasie mit benigner Pylorusstenose anführen und zeigen, wie auch hier eine geeignete Röntgenuntersuchung zur Erkennung des ursächlichen Leidens (chronisches stenosierendes Duodenalgeschwür) führt.

Es handelte sich um eine 53jährige Frau, die seit einigen Jahren an unbestimmten Magenbeschwerden litt. Diese nahmen seit 2 Monaten zu und waren mit Erbrechen verbunden.

Röntgenuntersuchung. Untersuchung der Patientin im Stehen ergibt einen ptotisch-ektatischen Magen, dessen unterer Pol bis zur Symphyse reicht. Die obere Begrenzung zeigt 2 verschieden hohe wagerechte Abschlußlinien, und zwar ist die der Pars pylorica höher, als die des Korpus (Abb. 136). Die Erklärung für diese Höhenunterschiede liegt in dem von der Retentionsflüssigkeit ausgeübten Druck im absteigenden Schenkel. Ziemlich hoch im Bereiche des Pylorus und Duodenum erkennt man dichte Schattenflecke von unregelmäßiger Gestalt. Das Bild im Stehen ergibt also, daß es sich um einen hochgradig ektatischen Magen handelt, dessen Ursache mit Sicherheit zunächst nicht zu erkennen ist.

Erst die Untersuchung in *halbrechter Bauchseitenlage mit Kompression* (Abb. 137) zeigt in deutlicher Weise den Grund dieser abnorm großen Magenerweiterung. Am pyloralen Abschnitt sehen wir bis zum Duodenum reichend eine für stenosierendes Duodenalulcus charakteristische Zapfenbildung, der das deformierte Duodenum aufsitzt. An der Kurvaturaminorseite der Ampulla duodeni ist ein Nischenschatten zu erkennen. Es liegt also ein Ulcus duodeni mit narbiger Pylorusstenose vor, die den Grund zur späteren Ektasie abgab.

Abb. 138, die 6 Stunden nach Einnahme des Breies aufgenommen wurde, läßt die Verhältnisse ebenfalls deutlich erkennen und weist eine Motilitätsstörung nach, die sich durch den großen Magenrest kundgibt.

Bei der *Operation* fand sich sattelförmig der oberen Wand der Ampulla duodeni aufsitzend, bis nahe an den Pylorus reichend, ein callöses Geschwür mit zentraler Delle.

In den eben besprochenen Fällen haben wir gesehen, wie man durch systematisches Vorgehen von der stehenden Aufnahme angefangen bis zur Kompressionsmethode fortschreitend zu einer sicheren Diagnose kommen kann. Nicht immer jedoch bedarf man einer solchen Bilderserie. Manchmal genügt schon eine einzelne Aufnahme in Bauchlage zur Klärung der Verhältnisse. So bei Abb. 139, wo man ohne weiteres infolge des Schattendefektes am Pylorus mit unregelmäßigen und unscharf begrenzten Konturen der kleinen Kurvatur die Diagnose: Pylorusstenose bei Carcinom stellen kann. Die Operation brachte hier auch die Bestätigung.

Zum Bild der hochgradigen Gastrektasie gehört die *Stauungsinsuffizienz*, d. h. eine starke Verzögerung der Magenentleerung. HAUDEK gibt, gestützt auf mehrere tausend Motilitätsprüfungen, an, daß ein Rest *24 Stunden nach Einnahme der Riedermahlzeit* eine *organische Verengerung* sicher beweise. Nach KAESTLE spricht schon eine Entleerungsverzögerung von über 12 Stunden für organische und gegen funktionelle Grundlage. Die röntgenologische *Motilitätsprüfung des Magens* ist übrigens durchaus kein so zuverlässiges Mittel, die Pylorusstenose zu erkennen,

wie dies vielfach angenommen wird. Mit Recht betont HÜRTER das verschiedene
Verhalten solcher Mägen einem fein verteilten *Wismutbrei* und einer *gewöhnlichen*

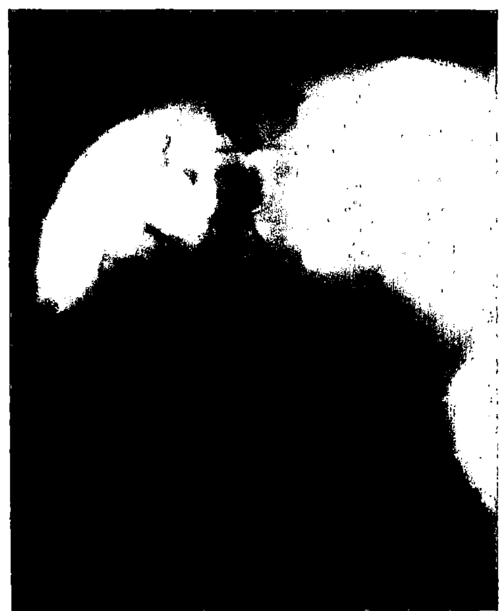

Abb. 136. Hochgradige Gastrektasie bei
Pylorusstenose infolge Ulcus duodeni.
(Aufnahme im Stehen.)

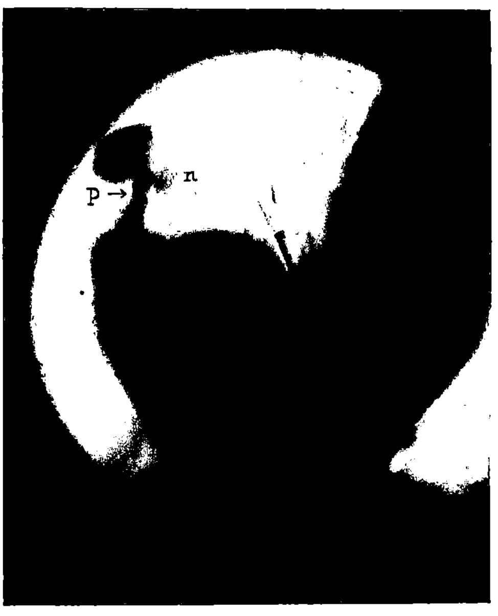

Abb. 137. Dieselbe Patientin. Aufnahme in halbrechter Seitenlage(Radioskop) mit Kompression.
Füllung des Duodenum und Pylorus. D Ampulla
duodeni, N Nische, P Pylorus.

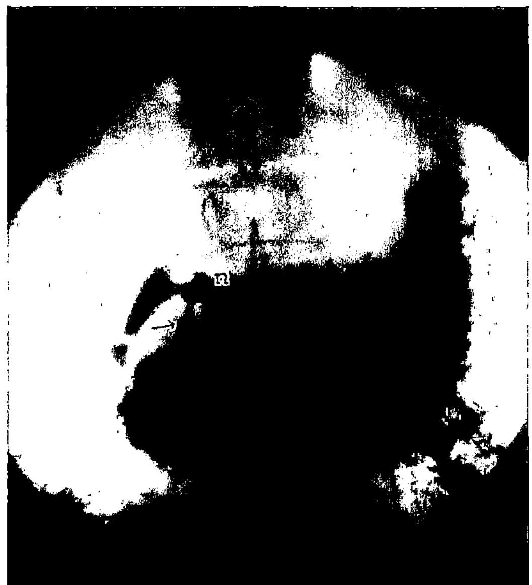

Abb. 138. Dieselbe Pat. Aufnahme nach 6 Stunden,
großer Magenrest. D Ampulla duodeni, N Nische,
P Pylorus.

Abb. 139. Gastrektasie bei Pyloruscarcinom.
(Aufnahme im Liegen.)

Kost gegenüber. Ersterer kann in normaler Zeit glatt ausgetrieben werden, während
letztere teilweise über 24 Stunden lang zurückgehalten wird. Ja, wir haben
wiederholt bei Pylorusstenose wochenlange Retention festerer Ingesta bei annähernd

normaler Austreibungszeit des Kontrastbreies gesehen. Des weiteren wird der diagnostische Wert der rohen Motilitätsprüfung durch eine sehr vollkommene Einrichtung des Magens beschränkt: die *Kompensationsfähigkeit*. Bekanntlich sucht dieses Organ ebenso wie der Darm, über ein Hindernis durch vermehrte Arbeit Herr zu werden. Solange dies gelingt, befindet es sich im Stadium der Kompensation. Es vermag seinen Inhalt oft durch einen erheblich verengten Pförtner in annähernd normaler Zeit auszutreiben. Nichts als die verstärkte und modifizierte Peristaltik — die sog. *Stenosenperistaltik* — deutet dann bei der Röntgenuntersuchung auf das Hindernis.

Bekanntlich kann man bei Pylorusstenose oft die Magenperistaltik durch die Bauchdecken beobachten (Magensteifung). Die peristaltische Unruhe — wie KUSSMAUL diese pathologisch gesteigerte Peristaltik nannte — kommt namentlich bei *benigner Pylorusstenose* vor. Bei Krebsen leidet die allgemeine Ernährung in der Regel schon vor Ablauf des ersten Jahres in hohem Grade, die Muskulatur hat nicht Zeit, so hypertrophisch zu werden, wie beim einfachen Geschwüre (KUSSMAUL). Die Veränderung der Peristaltik bei der Pylorusstenose besteht nun darin, daß die *Wellen zeitlich gehäuft auftreten, abnorm tief* sind und *abnorm hoch am Magen beginnen.* Sie sind, im Gegensatz zum normalen Verhalten, *auch an der kleinen Kurvatur* sehr deutlich ausgeprägt. SCHMIEDEN bemerkt, daß die Peristaltik bei Pylorusstenose nicht so sehr durch energische Wellen zum Ausdruck kommt, als vielmehr durch *sehr träge und sehr große Wellen,* die sich wohl durch die enorme Muskelhypertrophie erklären lassen. Dieser Art von Peristaltik begegnet man in der Tat bei *vorgerückten Stadien der Pylorusstenose,* wo es bereits zu erheblicher Stauungsektasie gekommen ist. GROEDEL beobachtete bei solchen Mägen meist unmittelbar nach der Mahlzeit eine abnorm verstärkte Antrum- und Magenperistaltik. Er zeigt an einem Beispiel, wie gleich nach der Nahrungsaufnahme außerordentlich tiefe Segmentation des Magens, kräftige Antrumbewegung und ausgesprochene rhythmische Peristaltik auftritt, während nach 2 bzw. 7 Stunden das noch sehr stark gefüllte Organ sich in vollkommener Ruhe befindet. Es ist also eine *nur zeitweise bestehende funktionelle Dilatation* anzunehmen. GROEDEL demonstriert dies sehr anschaulich an einer Beobachtung, wo bei der Röntgenuntersuchung von der zweiten bis zur siebenten Stunde nach der Nahrungsaufnahme das typische Bild des vollkommen erschlafften dilatierten Magens bestand, auf dem Operationstisch jedoch der Magen normale Größe aufwies.

Dieses Verhalten des Magens, der Ausdruck der *Ermüdung* seiner Muskelwand, findet sich auch bisweilen bei hochgradigen Ektasien. Bei starker Ermüdung vermag man nur noch durch energische Massage Kontraktionen zu erregen. Im

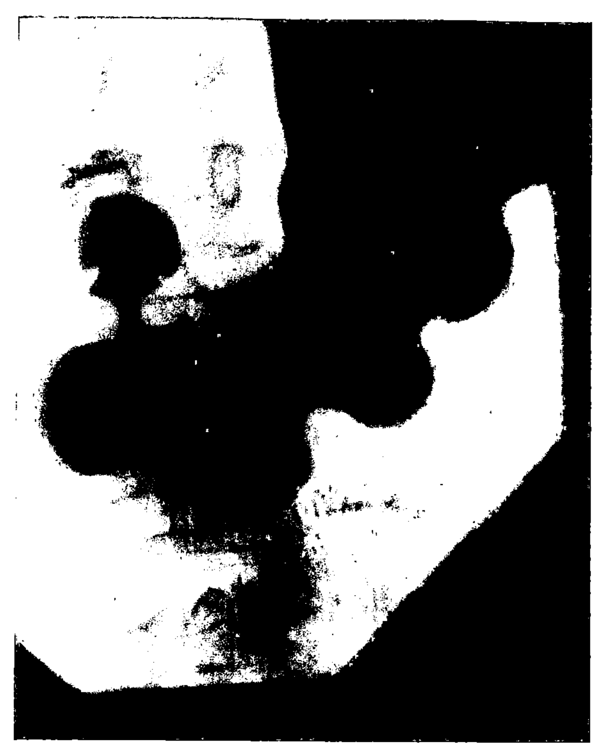

Abb. 140. Stenosenperistaltik bei Pylorusstenose
(Ulcus duodeni). (Aufnahme im Liegen.)

Gegensatz dazu kann der Magen gelegentlich bis zur Beendigung der Entleerung die gesteigerte Peristaltik vom beschriebenen Typus aufweisen.

Ein Beispiel einer ausgesprochenen Stenosenperistaltik zeigen uns die Abb. 140 und 141. Man sieht an beiden tiefwellige Konturen der großen und kleinen Kurvatur. Besonders eindrucksvoll gestaltet sich die Magenform der Abb. 140. Die Wellen verlaufen vom oberen Drittel des Organs bis zum Pylorus.

In Abb. 141 dagegen sind sie auf den unteren Abschnitt des Magens beschränkt. Auffallend stark entwickelt ist hier das Antrum, das von dem zentral gelegenen Magenabschnitt durch eine tiefe Furche abgeschnürt ist.

Die Ektasie, die typische Stenosenperistaltik, der große Sechsstundenrest beweisen zusammen mit Sicherheit das Vorhandensein einer Pylorusstenose. Anlaß zu Verwechslung könnte höchstens eine *nervöse Kontraktionsstörung* mit Pylorospasmus geben, wie wir sie bei Hysterie, Neurasthenie und Tabes gelegentlich beobachten. Gegen diese Annahme sprechen

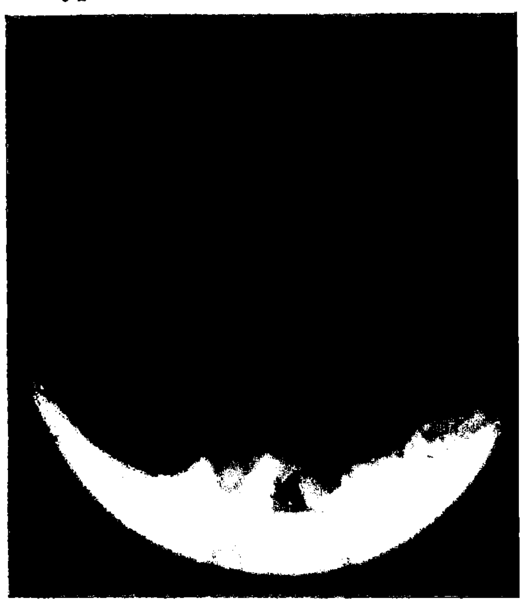

Abb. 141. Stenosenperistaltik bei Pylorusstenose (Ulcus duodeni).

aber Größe und Form des Magens, namentlich pilzförmige Verbreiterung am Pylorus und Länge der Wellen.

Nach unserer Erfahrung ist nämlich bei *neurotischen Kontraktionsstörungen* die Pars pylorica meist mehr oder weniger spastisch kontrahiert; dabei sind die Einziehungen tief und kurz. Wir zeigen hier zum Vergleiche das Magenbild einer Hysterica, die an „unstillbarem" Erbrechen litt (Abb. 142). Auch dieser Magen zeigt stark wellige Konturen, allein beim Vergleiche mit Abb. 140 und 141 fällt ein entgegengesetztes Verhalten der Breitenausdehnung des Magenschattens auf. Dort ist der distale Abschnitt erweitert, beim neurotischen Magen dagegen spastisch kontrahiert.

Eine gewisse *Periodizität* im Auftreten der Peristaltik machte sich in mehreren von uns beobachteten Fällen mittelgradiger Pylorusstenose bemerkbar. Mit dem Einsetzen krampfartiger Schmerzen in der Magengegend traten, durch die Bauchdecken wahrnehmbar, tiefe Wellen auf, die von links nach rechts wanderten. Bei der Röntgenuntersuchung während eines Schmerzanfalles fiel es auf, daß *beim Liegen die Peristaltik tiefer war als beim Stehen*, und daß *auch die kleine Kurvatur sehr ausgesprochen daran teilnahm*. Der ganze Ablauf des bemerkenswerten und auch diagnostisch wich-

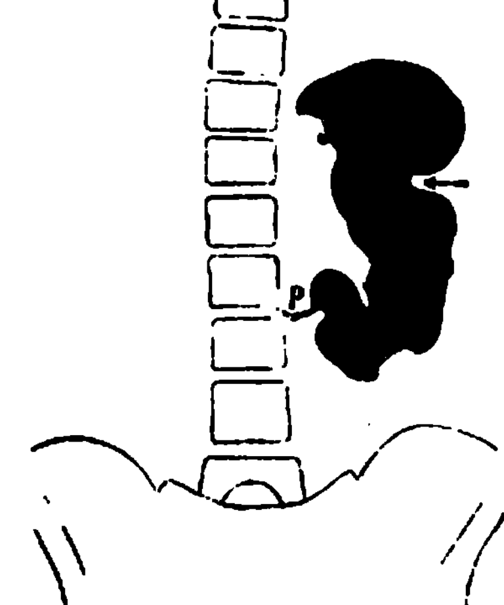

Abb. 142. Kontraktionsstörung des Magens bei Hysterie. Kleinwellige unregelmäßige Konturen mit tiefer spastischer Einziehung (Pfeil). Pars pylorica spastisch kontrahiert (P).

tigen peristaltischen Phänomens läßt sich im Liegen gut beobachten, während wir im Stehen die Wellen nur an der kurzen bogenförmigen Strecke der großen Kurvatur verfolgen können.

Die *Tiefe der Wellen* scheint bis zu einem gewissen Grade von der *Schichtdicke der Muskularis* abhängig zu sein (SCHWARZ). FAULHABER bemerkt, daß er diese Proportionalität häufig nicht antraf. GROEDEL kam durch seine kinematographischen Aufnahmen zu der Ansicht, daß die *Sekretionsverhältnisse* maßgebend seien für die Art der aktiven Magenbewegungen. Der anatomischen Wandbeschaffenheit mißt er erst gegen Ende der Entleerung einen Einfluß auf die Bewegung bei.

Eine für Pylorusstenose fast pathognomonische Bedeutung spricht JONAS der *Antiperistaltik* zu. Es sind dies flache, große, von rechts nach links wandernde Wellen, welche in der Regel im Antrum pylori auftreten und bis etwa zur Grenze zwischen dem kardialen und mittleren Drittel der großen Kurvatur zu verfolgen sind. Er glaubte, daß die Antiperistaltik bei beginnender Pylorusstenose das Äquivalent der klinisch noch nicht sichtbaren Magensteifung sei. Doch zeigten weitere Beobachtungen, daß sich ihr Vorkommen nicht auf die Pylorusstenose beschränkt. HAUDEK faßt seine diesbezüglichen Erfahrungen dahin zusammen: „Die Antiperistaltik ist ein Zeichen einer organischen Veränderung des Magens oder Duodenum. Sie ist am *häufigsten bei Pylorusstenose*, bildet jedoch auch bei dieser kein regelmäßiges Vorkommnis." GROEDEL sah echte aktive Antiperistaltik nur bei Pyloruscarcinom. Er neigt mit SICK zu der Annahme, daß das, was man bisher als echte Antiperistaltik bezeichnete, in manchen Fällen nur eine passive Bewegungserscheinung darstelle.

b) Atonische Gastrektasie.

Weit häufiger als die hochgradige Ektasie bei Pylorusstenose sind die leichteren Grade der Magenerweiterung bei unverändertem Pförtner. Sie sind gegen die erstere klinisch und röntgenologisch leicht abzugrenzen, schwerer aber gegen den noch als normal zu bezeichnenden Magen.

Nach HOLZKNECHT ist die *Ptose Grundbedingung für die Entstehung der Magenerweiterung.* STILLER glaubt umgekehrt, daß die *primäre Schwäche der Magenwand* zur Ptose führe, so daß also *Gastroptose ohne Atonie undenkbar* ist. GROEDEL betont, daß zwei Momente eine Verstärkung der Schwerkraftwirkung des Chymus und hierdurch eine Verschmälerung und Verlängerung des Magens bedingen: die Senkung des Pylorus und die Senkung des Darmkissens. Während er diese Gastrektasie mit Pyloroptose (Längsektasie) hauptsächlich bei jugendlichen Kranken fand, sah er die Gastrektasie ohne Pyloroptose (Breitenektasie) besonders bei älteren Personen. Wir können dies im allgemeinen bestätigen, sind aber der Ansicht, daß von einer intakten peristolischen Funktion nicht mehr gesprochen werden kann, wenn zu der einfachen Pyloroptose noch eine *Längsdehnung* hinzugekommen ist.

Wir unterscheiden demnach die einfache unkomplizierte Gastro- bzw. Pyloroptose mit normaler Peristole von der atonischen Ektasie mit verminderter Peristole, meist verbunden mit Pyloroptose, und sehen in der Pyloroptose die häufigste Entstehungsursache der atonischen Ektasie.

Es ist das Verdienst STILLERs, zum ersten Male den Begriff *Magenatonie* klar umschrieben zu haben. Während früher allgemein die Vorstellung herrschte, daß beim atonischen Magen die Schwäche der Peristaltik zu Stagnation und Dilatation führe, lehrte STILLER *die Funktion der Magenmuskulatur scharf in ihre zwei Komponenten teilen: die Peristaltik und die Peristole, von denen bei der Atonie nur die letztere in erheblichem Maße gestört sei. Die Peristole bzw. der reflektorische Tonus der Magenmuskulatur, bedingt ein enges Umfassen des Inhalts durch die Magenwand. Ihre Abschwächung ist gleichbedeutend mit dem Begriff Atonie, während die Verminderung der Peristaltik als motorische Insuffizienz bezeichnet wird.* Die Atonie äußert sich physikalisch in erhöhter Dehnbarkeit des Magens. Er verhält sich wie ein dünnwandiger Gummiballon, der sich *bei allmählicher Füllung mit Wasser, der Schwere nachgebend, vorwiegend nach unten ausdehnt.* Während also beim gesunden

Magen sich das Niveau des Kontrastbreies schon im Beginn der Füllung in der Nähe des Zwerchfelles befindet, bleibt er beim atonischen weit darunter und durch eine *lange, keulenförmige Gasblase* davon getrennt. Bei weiterer Zufuhr von Kontrastbrei steigt der Spiegel nur wenig, der Magensack aber dehnt sich in entsprechendem Maße aus. Charakteristisch ist eine *taillenförmige Einbuchtung des Magens an der Grenze zwischen Kontrastfüllung und Gasblase. Sie kann jederzeit leicht von einer Sanduhreinziehung unterschieden werden, indem sie bei Druck auf den caudalen Magenpol sofort verschwindet.* Auch wenn der atonische Magen die ganze Kontrastmahlzeit in sich aufgenommen hat, bleibt er unvollkommen gefüllt. Sein Inhalt ist größtenteils im Magensack angesammelt, der bei gleichzeitiger, mangelhafter Unterstützung durch das Darmkissen in die Länge gezogen wird, jedoch auch *in der Breitenrichtung ausgedehnt* erscheint. Die birnförmige Gasblase hat sich durch mitverschluckte Luft noch vergrößert. *Durch die starke Längsdehnung unterscheidet sich der atonisch-*

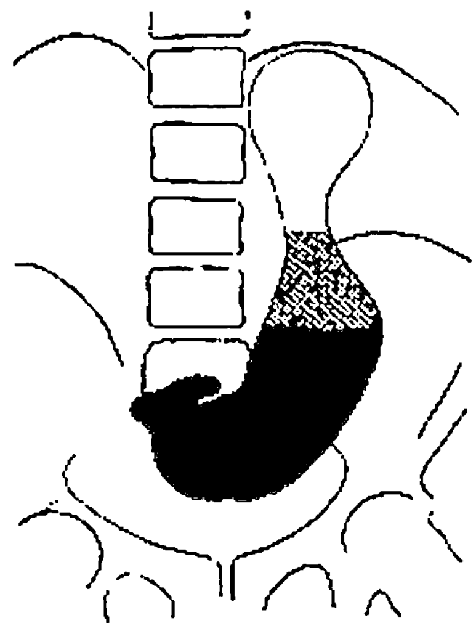

Abb. 143. Atonische Gastrektasie. Ptotischer, längs- und quergedehnter Magen. Unvollständige Füllung. Taillenförmige Einziehung. Große birnförmige Magenblase. Breite Intermediärschicht (J).

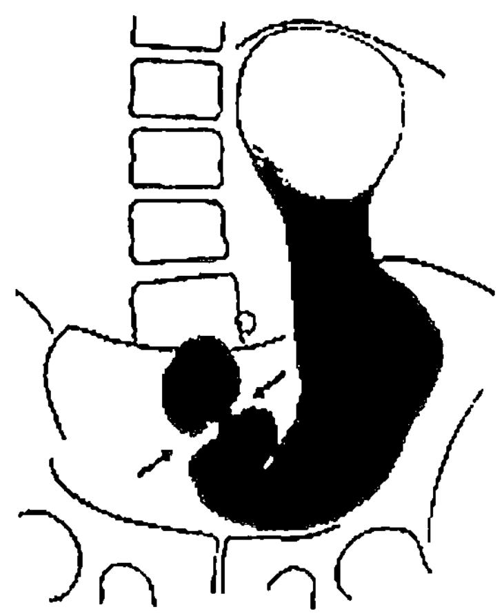

Abb. 144. Atonische Gastrektasie mit hochgradiger Ptose. Starke Längsdehnung des Magens. Die große Kurvatur reicht bis zur Symphyse. Pylorus in der Mittellinie. Lebhafte Antrumperistaltik (Pfeile).

ektatische Magen in typischer Weise von dem mechanisch-ektatischen, bei dem die starke Breitenausdehnung in vermehrter Rechtsdistanz des Pylorus zum Ausdruck kommt.

Einen Magen, der alle Zeichen der atonischen Ektasie aufweist, stellt Abb. 143 dar. Starke Ptose. Der Pylorus und die kleine Kurvatur stehen in der Höhe des 5. Lendenwirbels. Die Füllung des Magens mit der Bariummahlzeit ist unvollständig. Sie nimmt nur den längs- und quergedehnten Magensack ein. Die Schlaffheit der Wand kommt ferner durch die taillenförmige Einziehung der Mitte sowie die große, birnförmige Magenblase zum Ausdruck.

Die herabgesetzte Peristole schließt das Vorkommen einer normalen, ja sogar lebhaften Peristaltik nicht aus (Abb. 144). Ein solcher Magen kann sich also ausnahmsweise in normaler Zeit entleeren.

Der Pylorus atonisch-ektatischer Mägen besitzt meist eine *starke passive Verschieblichkeit.* Man kann sich hiervon leicht überzeugen durch Baucheinziehenlassen bei Durchleuchtung, sowie durch Vergleichsaufnahmen im Stehen und in Bauchlage; ferner können wir uns gleichzeitig über die mögliche Wirksamkeit einer Bauchbinde vergewissern.

Abb. 145 zeigt die Konturen eines Magens I im Stehen (quer schraffiert) und II in Bauchlage (schräg schraffiert). Die große Kurvatur bei II steht handbreit höher als bei I, der Pylorus ist um $1^1/_2$ Wirbel höher gerückt, der Magen II hat nicht im tiefsten Abschnitt, sondern in der Mitte seine größte quere Ausdehnung. Es handelt sich also um einen atonisch-ektatischen, ptotischen Magen.

Der atonisch-ptotische Magen kann in seiner Form auch ganz an die *schnecken-förmige Einrollung* bei Ulcus der kleinen Kurvatur erinnern. Wenn dabei noch die klinischen Symptome eines Ulcus ventriculi bestehen, so ist die Differentialdiagnose nicht immer leicht, wie z. B. in folgendem Fall:

25jähriges, sehr grazil gebautes, chlorotisches Mädchen vom STILLERschen Habitus. Kurz nach dem Essen namentlich fester Speisen, Druck und Schmerz-gefühl in der Magengegend, Brechreiz. Stets Verstopfung von 3—4 Tagen. Hämo-globin 60. HCl 6. G.A. 18. Epigastrium druckempfindlich.

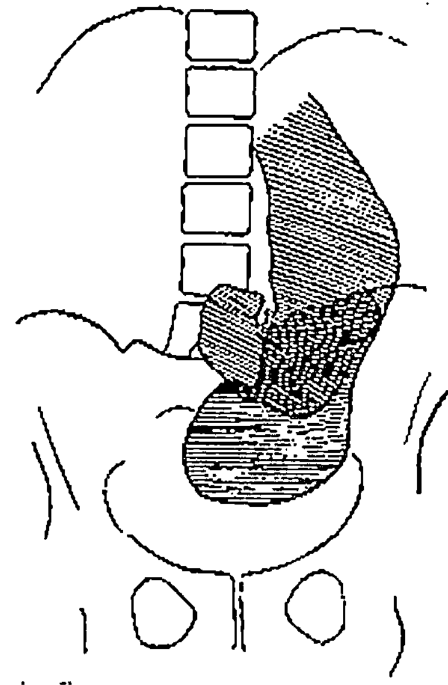

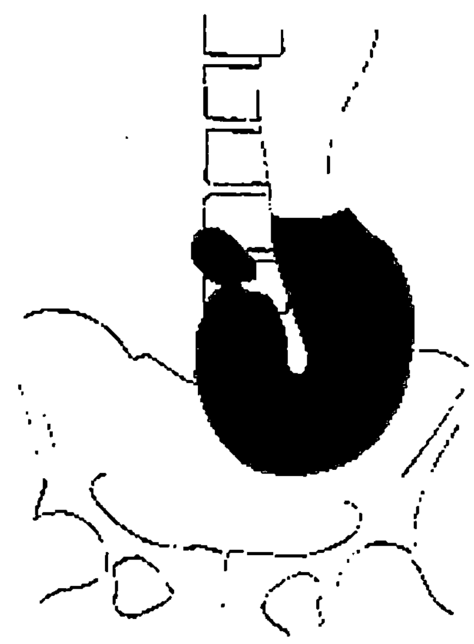

Abb. 145. Gastroptose mit atonischer Ektasie. Quer schraffiert = Aufnahme im Stehen, schräg schraf-fiert = Aufnahme in Bauchlage. Die Differenz des Pylorusstandes beträgt $1^1/_2$ Wirbelhöhen.

Abb. 146. Atonische Gastrektasie ohne Pyloroptose. Schneckenförmige Einrollung. Klinisch Ulcussym-ptome, Laparotomie: kein Ulcus. Magen schlaff, weit, doch sonst unverändert.

Das *Röntgenbild* (Abb. 146) zeigt einen ptotischen, schneckenförmig eingerollten Magen.

Wegen klinischen Verdachts auf Ulcus ventriculi wird laparotomiert. Man findet einen sehr großen, tiefliegenden Magen ohne pathologische Wandveränderung.

Mit der atonischen Gastrektasie ist meist eine Verzögerung der Entleerung, eine motorische Insuffizienz I. Grades verbunden. Sie schwankt vom leichtesten bis zum mittleren Grad, wo wir im Röntgenbild noch einen erheblichen Sechsstunden-rest sehen. *Stets ist der nüchterne Magen leer.*

Klinische Erscheinungen fehlen oft ganz. In anderen Fällen, namentlich wenn die motorische Insuffizienz ausgesprochen ist, bestehen die unbestimmten Symp-tome der „Magenerweiterung", der Gastritis und Dyspepsie.

Während die *mechanische Ektasie* die *Indikation zur Operation* bildet, erzielt man bei der *atonischen* nur mit *interner Behandlung* Erfolge. Die Gastroenterostomie leistet hier nur wenig. Die sichere Unterscheidung zwischen den beiden Formen, die namentlich mit Hilfe der Röntgenmethode fast immer gelingt, hat deshalb große therapeutische Wichtigkeit.

Die Erfolge der Gastropexie und Gastroplicatio werden wir im Kapitel „Operationen am Magen" kurz berücksichtigen.

D. Gastritis[1].

Seit den grundlegenden Arbeiten FORSSELLs über Form und Bewegung der Schleimhaut des Verdauungstraktus scheint auch das Krankheitsbild der *Gastritis*, deren Erscheinungsformen uns bis vor kurzem noch nicht zugängig waren, der Röntgenmethode immer mehr erschlossen zu werden.

Wir stehen zwar noch vor einem kaum durchforschten Arbeitsfeld und so darf es nicht wundernehmen, daß die Ergebnisse hier noch recht große Lücken aufweisen. Immerhin aber lassen sich heute schon praktische Erfolge verzeichnen, die wohl zu der Hoffnung berechtigen, daß durch weitere Ausbildung der speziellen Untersuchungstechnik und kritische Bewertung der gesammelten Befunde das Röntgenverfahren auch hier wertvolle Dienste leisten wird.

Für die röntgenologische Erkennung der Gastritis wurde zunächst, ähnlich wie beim Ulcus duodeni, der Versuch gemacht, durch *indirekte*, d. h. *funktionelle Symptome*, die Diagnose zu ermöglichen. Vermehrter Tonus mit gesteigerter Peristaltik, tief einschneidende Antrumperistaltik, beschleunigte Entleerung, ferner starke Druckschmerzhaftigkeit der kontrahierten Magenteile werden von KORBSCH als Erkennungsmerkmale angegeben. Von anderen wurden jedoch diese Zeichen nur bei einem Teil der Fälle angetroffen (GUTZEIT, HOHLWEG), zum Teil wurde sogar das entgegengesetzte Verhalten beobachtet. HOHLWEG z. B. sah bei vielen Kranken Verzögerung der Entleerung, BASSLER sogar Unregelmäßigkeit, ja Fehlen der Peristaltik.

Nach unserer Auffassung erklärt sich diese Verschiedenheit der Befunde durch das Wesen des Leidens selbst. Schon die pathologisch-anatomischen Unterschiede (Gastritis hypertrophicans, Gastritis atrophicans), Grad, Sitz und Ausdehnung der Erkrankung müssen Unterschiede im funktionellen Verhalten der Schleimhaut bedingen. Von besonderer Wichtigkeit erscheint uns außerdem der Umstand, daß die Gastritis das eine Mal eine Erkrankung sui generis darstellt, das andere Mal als Begleitsymptom einer atonischen Ektasie, eines Ulcus ventriculi oder duodeni oder eines Carcinoms aufzufassen ist. Daß für die funktionelle Störung das primäre Leiden maßgebend sein muß, versteht sich von selbst. Außerdem sind die angegebenen Zeichen durchaus nicht für Gastritis pathognomonisch, sondern sie werden bei einer größeren Reihe anderer Erkrankungen des Magen-Darmtraktus gefunden.

Aus all diesen Umständen dürfte der Versuch, aus funktionellen Symptomen eine Gastritis feststellen zu wollen, in der Regel nicht durchführbar sein.

Schon die gewöhnliche Breifüllung reicht bekanntermaßen unter Umständen hin, gewisse Aufschlüsse über den Zustand der Mucosa zu geben. Abb. 147 und 148 (übliche RIEDER-Mahlzeit, Bauchlage) zeigen deutlich die Längsfältelung. Bekannt ist auch die Zähnelung der großen Kurvatur, die, wenn sie sehr ausgesprochen ist, als Ausdruck der Schleimhautwulstung bei Gastritis angesprochen wird (Gastritis rugosa nach SCHWARZ).

Im allgemeinen aber ist die Anwendung eines besonderen Untersuchungsverfahrens zur Schleimhautdarstellung notwendig. Die einzelnen Autoren gehen dabei verschieden vor:

EISLER und LENK verabreichen dem nüchternen Patienten — eventuell geht zur Entleerung des Magens für eine halbe Stunde eine rechte Seitenbeckenhochlagerung voraus — eine möglichst dicke, gut durchgequirlte Aufschwemmung von Barium

---

[1] Siehe Anhang: Das Schleimhautrelief des Magens im Röntgenbild.

sulfuricum in Wasser. Nach der Aufnahme kleiner Mengen wird vor dem Schirm der ganze Magen mit dem Löffeldistinktor abgegangen und so durch das Verteilen der Aufschwemmung eine möglichst gleichmäßige Füllung der Schleimhauttäler mit dem Kontrastmittel angestrebt und beobachtet. Unter Umständen erfolgt dann eine Fixierung des Schirmbildes durch eine Aufnahme.

BERG gebraucht das gleiche Kontrastmittel, und zwar im Verhältnis 3 : 4. Er beobachtet zunächst ebenfalls vor dem Schirm, macht aber dann grundsätzlich unter dosierter Kompression gezielte Momentaufnahmen. Auch GUTZEIT benutzt eine wäßrige Aufschwemmung von Barium sulfuricum. Durch Quirlen und Hindurchtreiben durch ein feines Haarsieb wird eine ganz feine Suspension des Schattenmittels zu erreichen versucht. Am günstigsten fand GUTZEIT eine Breidicke von der Konsistenz einer etwas weich gewordenen Schlagsahne (3 Eßlöffel Barium auf 4 Eßlöffel Wasser). Hiervon gibt er dem Kranken einen Tee- bis Eßlöffel voll nüchtern, nachdem Nüchternsekrete mittels einer Duodenalsonde aus dem Magen

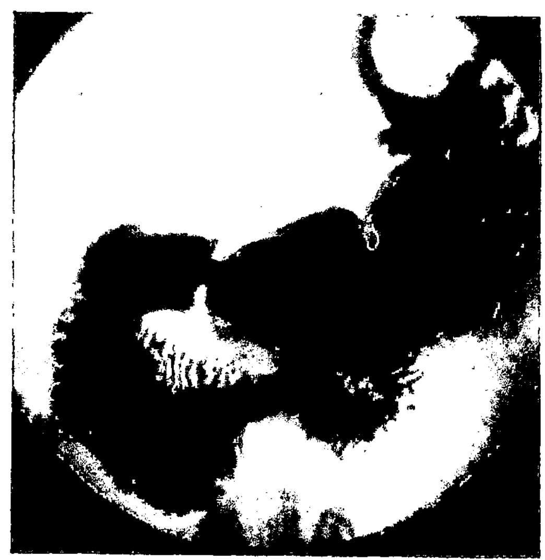

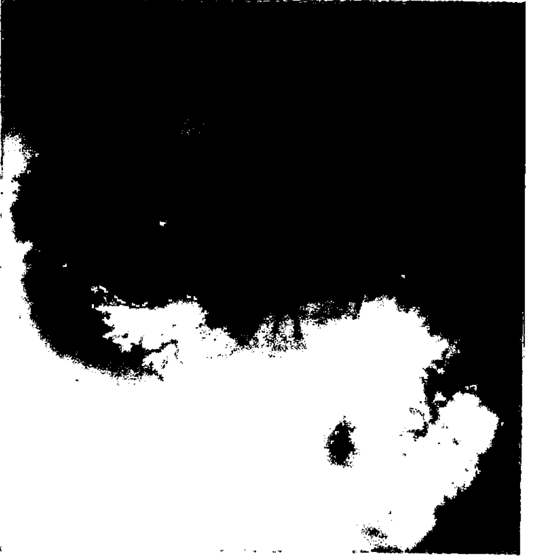

Abb. 147. Starke Schleimhautfaltung des oberen Magenabschnittes.   Abb. 148. Schleimhautfaltung des mittleren Magenabschnittes.

unter Schirmkontrolle abgesaugt sind. Durch Palpieren wird der Kontrastbrei möglichst verstrichen und dann eine Buckyblendenaufnahme in Bauchlage angefertigt.

BARCLAY geht in ähnlicher Weise vor.

BAUERMEISTER verwendet eine ziemlich dünne Mischung, hergestellt aus Citobarium Merck; er nimmt die proximale und distale Magenhälfte gesondert auf. Für die erstere verabreicht er etwa 100 ccm und läßt für einige Minuten Rücken- und linke Seitenlagerung einnehmen; er soll damit die Darstellung der Falten im kardialen Teil erreichen. Beim unteren Magenabschnitte gibt er die gleiche Füllungsmenge und läßt für etwa eine Viertelstunde Rückenlage halten; in dieser Zeit wird in Zwischenräumen das Epigastrium leicht massiert.

BAASTRUP hat ein etwas anderes Verfahren ausgearbeitet. Er gibt zuerst einen halben Eßlöffel voll konzentrierten Bariumbreies und dann etwa 200—300 g dicken Reisbrei. Er versucht auf diese Weise zuerst die Magenwände mit einer dünnen, schattengebenden Schicht zu überziehen und sie dann durch den gewöhnlichen Brei zu entfalten; außerdem beschritt er noch einen anderen Weg: er blähte den Magen mit Luft und blies trockenes Wismutpulver ein. Die mit der letzten Methode erzielten Bilder entsprachen jedoch nicht allen Anforderungen; ferner ist nach den Angaben BAASTRUPS die Ausführung schwierig.

HILPERT geht so vor, daß er das Kontrastmittel (20—30 g Bariumsulfat mit Bolus alba vermischt) durch Massage im Magen möglichst verteilt und dann Luft zubläst; er prägt dafür den Namen „*Pneumorelief*".

Alle diese eben besprochenen Methoden haben wir eingehend durchgeprobt. Auf die Dauer hat uns aber keine restlos befriedigen können. Die Ergebnisse waren trotz aller Sorgfalt zu ungleichmäßig und zu sehr von Zufälligkeiten abhängig. Am ehesten schien uns noch die dosierte Kompression einheitliche Ergebnisse zu liefern. Wir empfanden es jedoch als Nachteil nach dem Verfahren von BERG vorzugehen. Unseres Erachtens ist hier die Kompression zu wenig fein abstufbar, zu sehr vom Patienten abhängig und das abgeblendete Feld zu klein und dadurch nicht übersichtlich. Zuverlässigere Resultate erzielen wir in dieser Richtung mittels unseres Gurt-Ballon-

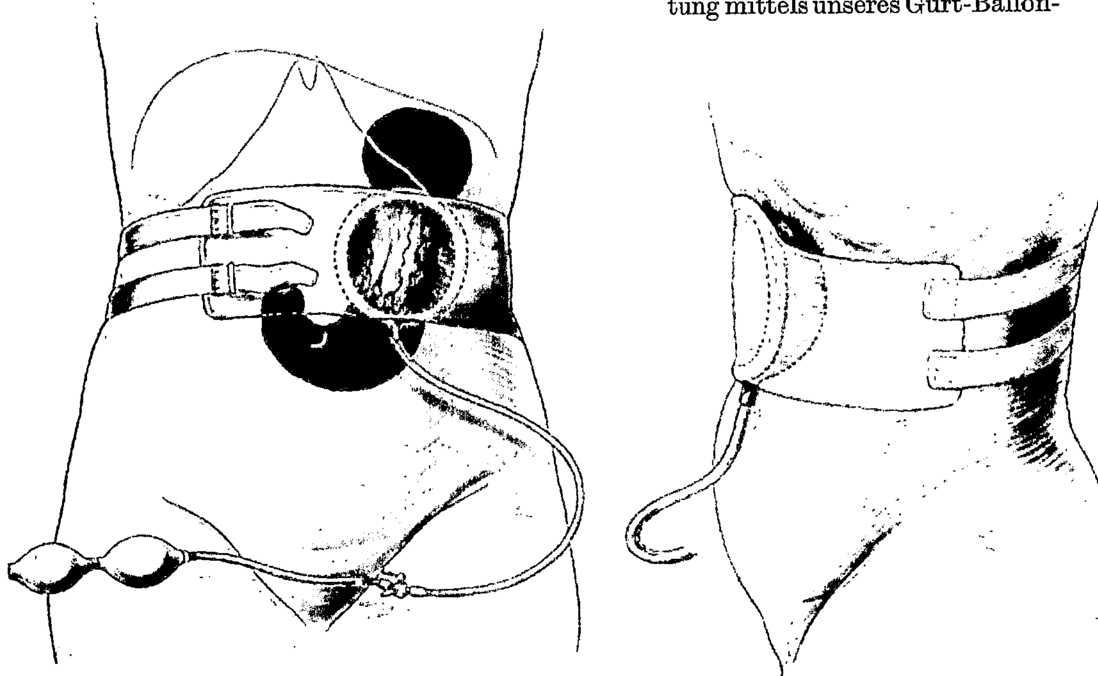

Abb. 149. Ballonkompressorium am Patienten.   Abb. 150. Dasselbe von der Seite gesehen.

kompressoriums. Wir gehen folgendermaßen vor: Nach Einnahme einer gut verquirlten Kontrastmischung wird an dem Patienten das Gurtkompressorium derart befestigt, daß der zu untersuchende Magenteil innerhalb des Begrenzungsringes zu liegen kommt. Mittels Gebläse und Dreiwegehahn wird dann durch wechselndes Blasen und Ablassen von Luft der günstigste Grad von Kompression ermittelt und für die folgende Aufnahme beibehalten (Abb. 149 und 150).

Dabei sehen wir den besonderen Vorteil darin, daß wir mittels dieser Methode nicht nur im Stehen, sondern auch im Liegen, sei es in einfacher Bauchlage oder in halbrechter Seitenlagerung, die Aufnahmen vornehmen können. Für die Darstellung der einzelnen Magenabschnitte gehen wir naturgemäß verschieden vor. Am einfachsten ist die Untersuchung des Corpus ventriculi. Diese gelingt sowohl am stehenden wie am liegenden Patienten ohne weiteres. Für die Untersuchung der Pars pylor. muß danach getrachtet werden, sie möglichst aus dem Bereich der Wirbelsäule herauszubringen, da sonst deren Druck ein ungleichmäßiges Bild zur Folge hätte. Am zweckmäßigsten geschieht dies durch Kompression in halbrechter Seitenlagerung. Es läßt sich so die Pars pylorica seitlich von den Wirbeln komprimieren.

Schwieriger gestaltet sich die Untersuchung der oberen Magenpartie, der Pars cardiaca. Im Stehen ist sie kaum durchführbar. Am ehesten hat sich die Untersuchung in Bauchlage bei gleichzeitiger Erhöhung des Beckens bewährt; in manchen Fällen ist aber wegen des starken Vorspringens des Rippenbogens die Darstellung der Falten durch Kompression sehr erschwert.

Was das Kontrastmittel anbelangt, so messen wir ihm keine ausschlaggebende Bedeutung bei. Wir haben oft die besten Resultate erzielt bei Anwendung der Methode im Anschluß an die übliche Magenuntersuchung, d. h. also nach Verabreichung des ganzen, gewöhnlichen, allerdings gut verrührten Breies. Wenn von vornherein eine Schleimhautdarstellung beabsichtigt ist, geben wir 2—3 Eßlöffel

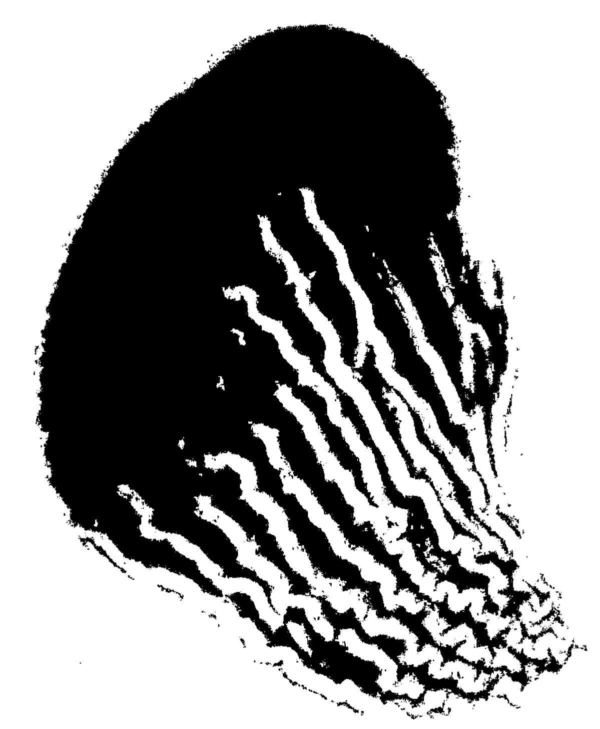

Abb. 151. Schleimhautdarstellung mittels gut verrührter Barium-Traganth-Mischung bei einem Hundeleichenmagen.

einer halbflüssigen, eben noch trinkbaren Bariummischung, der zum Zweck einer guten Suspension Traganth zugesetzt ist [1].

Die Notwendigkeit einer sorgfältigen Verteilung des Kontrastmittels zeigt ohne viele Worte der Vergleich der beiden Abb. 151 und 152.

Unter Einhaltung der oben geschilderten Technik gelingt es gleichmäßige Aufnahmen zu erzielen.

Für die Beurteilung pathologischer Befunde ist es unerläßlich, das Bild der normalen Schleimhaut des Magens genau zu kennen. Freilich stellt sie nach den Untersuchungen FORSSELLS kein starres Relief dar. Sie sei vielmehr in ihrer Ober-

---

[1] Rezept dieser Mischung: Barium sulf.   600,0
                 Traganth   4,0—6,0
                 Amylium acet. gutt.   8
                 Spiritus 90%   10,0
                 Aqua dest. ad   800,0

flächengestaltung stetem Wechsel unterworfen. Es gebe deshalb auch kein bestimmtes, allein die Norm bildendes Aussehen der Magenschleimhaut. Wichtig ist, daß bei abweichender Technik der einzelnen Untersucher und damit wechselnder Füllung des Magens von vornherein Unterschiede in der Faltenbildung zu erwarten sind, da bekanntermaßen das Innenrelief weitgehend vom Füllungszustand des Magens abhängig ist. Immerhin können wir aber schon heute gewisse Grundzüge als Norm mit ziemlicher Sicherheit aufstellen. Abb. 153 gibt das Bild einer normalen Schleimhautfältelung der oberen und mittleren Partien des Magens, Abb. 154 der unteren Magenabschnitte mit dem Bulbus duodeni wieder.

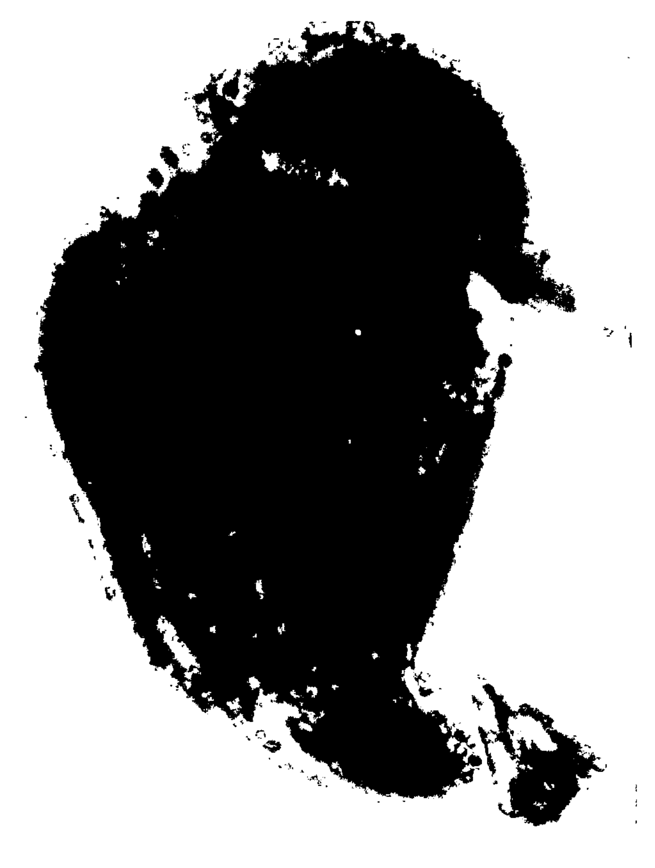

Abb. 152. Mit schlecht verrührter Barium-Traganth-Mischung gefüllter Hundeleichenmagen.

Im Bereich der Einmündungsstelle des Oesophagus sieht man Falten fächerförmig nach der Kardia zu konvergieren (vgl. auch Abb. 155).

Die Falten der Magenschleimhaut beginnen im Fundus, verlaufen einander parallel vertikal nach unten. Gegen den unteren Magenpol schrägt sich die Verlaufsrichtung entsprechend der in die Horizontale umbiegenden unteren Magenpartie bis zur Wagerechten ab.

Sie bilden konzentrisch zueinander gelegene Schleifen, deren Schenkel von der Vorderwand nach der Hinterwand um die große Kurvatur herum verlaufen. Ihre Umbiegungsstellen liegen an der großen Kurvatur, wie man besonders deutlich auf Abb. 154 sehen kann und bedingen die im Röntgenbild sich darstellende Zähnelung. Je näher die Falten an der großen Kurvatur liegen, desto höher liegt ihre Umbiegungsstelle.

Das Relief der Pars pylorica und des Antrum wird ausschließlich gebildet von Falten, die ihren Ursprung von der kleinen Kurvatur nehmen. Sie sind hier in bedeutend geringerer Zahl vorhanden als in den höher gelegenen Magenabschnitten.

Bei sichtbarer Pylorusöffnung sieht man eine Schleimhauterhebung durch den Canalis pylori nach dem Bulbus duodeni ziehen.

Bei einer schönen Schleimhautdarstellung gelingt es entlang der kleinen Kurvatur breitere und näher aneinander verlaufende Falten zur Ansicht zu bringen (Abb. 155). Sie entsprechen der Magenstraße und erinnern sehr an das anatomische Bild von ASCHOFF (vgl. Abb. 90).

Die Veränderlichkeit und die Angleichung der Falten an die Funktion demonstriert Abb. 156. Es handelt sich um eine Gastroenterostomie, bei der, wie das zuerst HELMER betonte, die Falten ihre gewöhnliche Verlaufsrichtung in der Längsachse ändern und gegen die Anastomosenöffnung zu konvergieren. Gerade diese Umstellungsmöglichkeit ist für ein Funktionieren der Gastroenterostomie von wesentlicher Bedeutung; ihr Fehlen soll zum Ulcus pept. prädisponieren.

Wichtig ist die Frage, ob die Schleimhautdarstellung in allen Fällen gelingt. Bei Anwendung richtiger Untersuchungstechnik ist sie in allen normalen und den pathologichen Fällen möglich wo der Krankheitsprozeß nicht zum Verschwinden der Falten geführt hat.

Wie sind nun die Verhältnisse bei pathologischen Veränderungen der Schleimhaut, wie sie die Gastritis, sei es als selbständiges Krankheitsbild oder als gleichzeitig bestehendes Symptom beim Ulcus oder Carcinom, mit sich bringt? Es ist zweckmäßig, kurz auf die pathologische Anatomie und die Ergebnisse der Gastroskopie

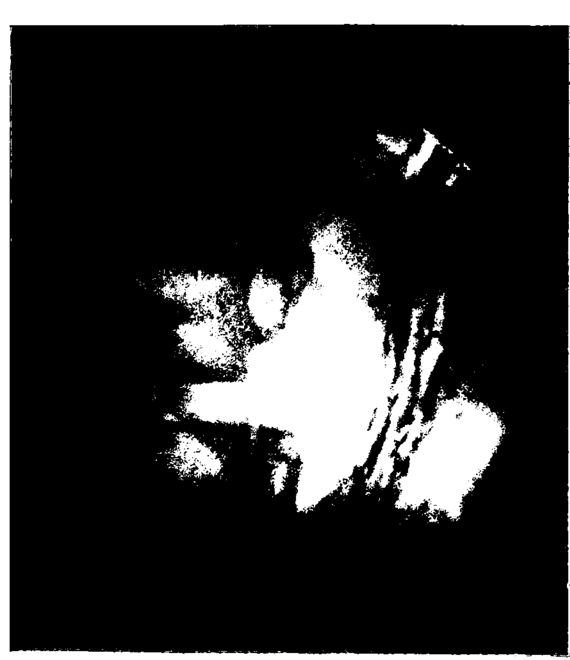

Abb. 153. Normales Schleimhautbild, obere und mittlere Magenpartie (Ballonkompression).

einzugehen, da sich daraus ableiten läßt, welche Veränderungen man im Röntgenbild zu erwarten hat.

Pathologisch-anatomisch findet sich bei der chronischen Gastritis, abgesehen von dem Schleimbelag und der Hyperämie, eine Verdickung und verstärkte Fältelung der Mucosa. Diese ist bedingt nicht nur durch Schwellung und seröse Durchtränkung, sondern auch durch produktiv entzündliche Vorgänge, die zu warzenartigen oder polypösen Wucherungen führen können (Gastritis granulosa, Gastritis polyposa). Bei längerer Dauer wird die Hyperämie abgelöst von Atrophie: die Schleimhaut wird blaß, derber und dünner. Aber auch in diesem Zustand sind meist noch Inseln von hypertrophischer Gastritis, ja auch normal aussehende Schleimhautbezirke eingestreut. Das *gastroskopische* Bild zeigt naturgemäß weitgehende Übereinstimmung mit diesen Befunden. Immerhin aber weichen „die bei der Gastritis endoskopisch feststellbaren Niveaudifferenzen der Schleimhaut von dem Oberflächenrelief sowohl des Leichenmagens als auch frisch resezierter Organstücke erheblich ab, weil Tonus- und Turgorveränderungen gerade bei der Gestaltung des Feinreliefs der Magenschleimhaut eine große Rolle zu spielen scheinen" (GUTZEIT).

Die meisten Untersucher, die sich der Gastroskopie bedienen, unterscheiden übereinstimmend drei Arten von Gastritis:

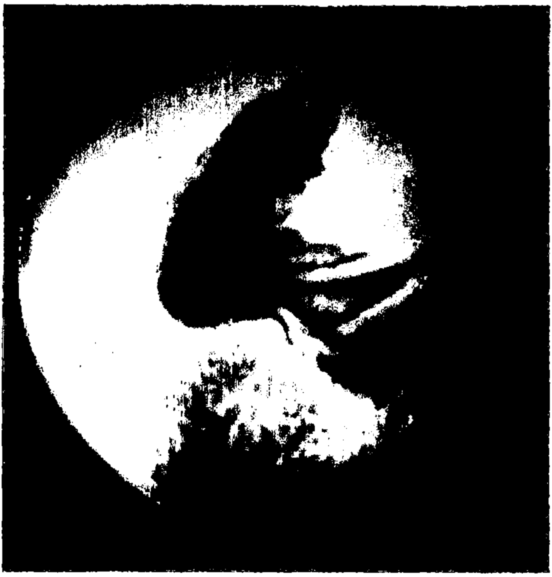

Abb. 154. Derselbe Patient. Untere Magenabschnitte mit Bulbus duodeni. (Ballonkompression.)

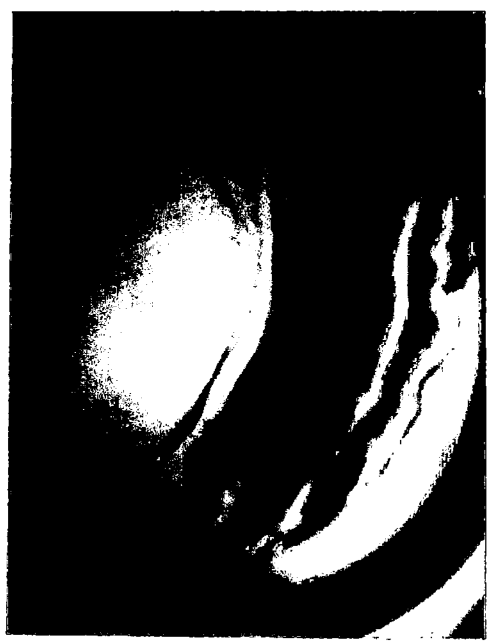

Abb. 155. Schleimhautbild des Magens. Darstellung der Magenstraße entlang der kleinen Kurvatur und Einmündungsstelle des Oesophagus.

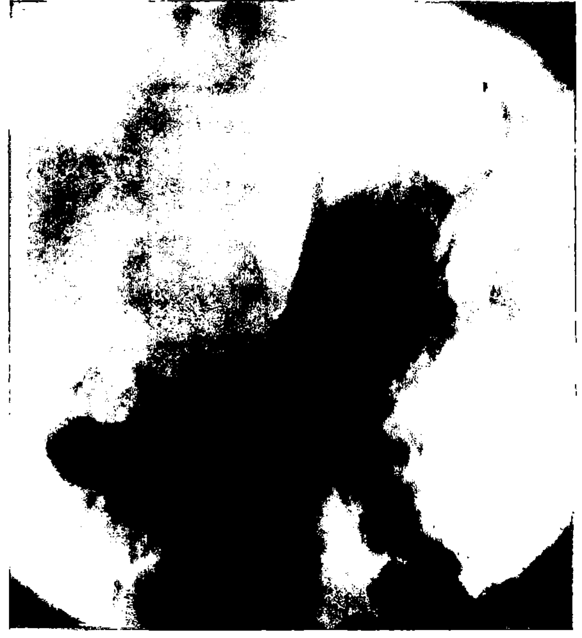

Abb. 156. Schleimhautfaltenverlauf bei Gastroenterostomie.

1. Den chronischen Schleimhautkatarrh, 2. die Gastritis hypertrophicans, 3. die Gastritis atrophicans.

Bei der ersten Form sieht man im gastroskopischen Bild lediglich starke Rötung und abnormen Schleimbelag. Anders hingegen bei der Gastritis hypertrophicans.

Hier findet sich außer einer Reflexlosigkeit und Mattheit der Schleimhaut auch eine Auflockerung; die Schleimhaut nimmt ein schwammiges, rissiges Aussehen an. Bald bilden sich feine Höckerchen und Knötchen (Gastritis granulosa), bald an einzelnen Stellen tumorartige Vorwölbungen (Gastritis polyposa), dann wiederum zahlreiche Höcker und schmälere oder breitere Wülste. Bei der Gastritis atrophicans weist die Schleimhaut einen graugrünen Farbton auf und erscheint verdünnt. Häufig sind dazwischen aber noch Inseln hypertrophischer oder normaler Schleimhaut zu sehen.

Damit läßt sich sehr wohl in Einklang bringen, daß röntgenologisch bei Atrophien eine besonders flache und geringe Entwicklung des Schleimhautreliefs gefunden wird (Abb. 157), während bei der hypertrophischen Gastritis breite, hohe und dabei starre Falten angetroffen werden. Doch ist die Abgrenzung gegenüber funktionellen Ursachen bei diesen Unterschieden zur Zeit noch nicht möglich; so beobachtet man auch bei Atonien Verminderung (HILPERT), bei Hypertonien Vermehrung und insbesondere Verstärkung der Erhebungen. Außerdem ist auch bei normalem Magen die Schleimhautwulstung sehr verschieden; HILPERT weist darauf hin und auch HAUDECK betont, daß es starke Kontraktionszustände der Schleimhaut ohne Gastritis gibt.

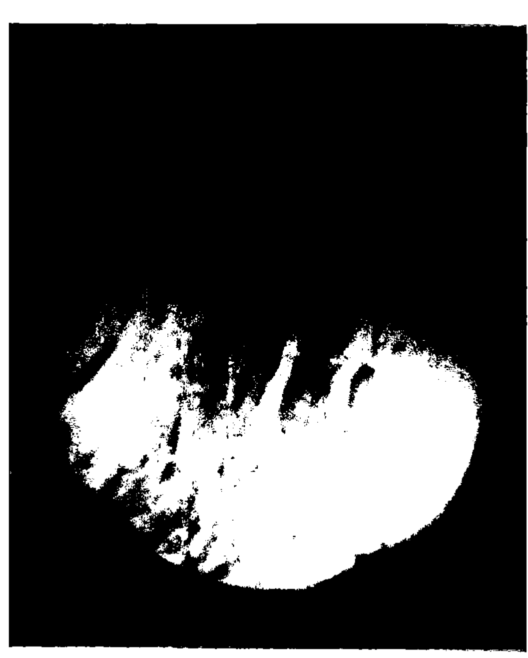

Abb. 157. Gastritis atrophicans (Falten flach, gestreckt, ohne Schlängelung. Stellenweise ist der Reliefcharakter verloren gegangen). Es bestand benigne Pylorusstenose mit Ektasie.

Viel eindeutiger sind dagegen die Befunde, die auf entzündliche Veränderungen der Schleimhaut zurückzuführen sind: ungleich runde oder ovale Aufhellungen zwischen den Faltenaussparungen, die den oben beschriebenen höckerigen Erhebungen der Gastritis hypertrophicans entsprechen. Manchmal sind diese so zahlreich, daß das Röntgenbild wabenartig aussieht. GUTZEIT hat für seine Fälle durch gastroskopische Kontrolluntersuchungen die Richtigkeit dieser Anschauung erhärtet. Ferner hat er an resezierten Magenstücken auf folgende Art denselben Beweis geführt: das Resektionspräparat wurde mit einer dünnen Breischicht belegt. Auf den so gefertigten Aufnahmen entsprechen dann die Aussparungen bzw. Aufhellungen genau den kleinen Erhebungen der Schleimhaut.

Diese eben geschilderten Befunde sind von den meisten Untersuchern, die sich eingehend mit dieser Frage beschäftigt haben, in mehr oder minder großer Übereinstimmung angetroffen worden. In der Bewertung der Röntgenbilder empfehlen wir jedoch eine gewisse Reserve, bis notwendige röntgenologisch-anatomische Vergleichsuntersuchungen in genügender Zahl vorliegen.

Ähnlich liegen die Verhältnisse bei der *Gastritis polyposa*. Man würde dem pathologisch-anatomischen Substrat entsprechend ein Schleimhautbild mit mehr oder minder großen, rundlichen Aussparungen erwarten. BERG[1] bringt eine

---

[1] Acta radiologica, Vol. VI, S. 177, Tafel 13, Abb. 11.

Abbildung, die wohl beim ersten Blick diese erwarteten Veränderungen zu zeigen scheint. Leider fehlt jede autoptische oder gastroskopische Bestätigung. Daß bei der kritischen Bewertung dieser Befunde größte Vorsicht am Platze ist, zeigt folgende autoptisch erhärtete Beobachtung:

58jähriger Mann. Beginn der Erkrankung vor 2 Jahren mit Verstopfung, Leibschmerzen. Seit 2 Monaten auch Druckgefühl im Magen, Erbrechen. Subacide Säurewerte. Im Douglas kleiner Tumor zu tasten.

Röntgenologischer Befund: Die gewöhnliche Untersuchung in Bauchlage läßt am Magen im Bereich der großen und kleinen Kurvatur nahe am Pylorus zackige und unregelmäßige Begrenzungen erkennen (Abb. 158). Zur Sichtbarmachung des Innenreliefs wurde dann die Ballonkompressionsmethode angeschlossen (Abb. 159). Dabei fand sich der ganze Schatten von zahlreichen, rundlichen Aussparungen unterbrochen, er erschien wie durchlöchert; wiederholte Aufnahmen erbrachten ständig dieselben Veränderungen (Abb. 160). Welche anatomischen Grundlagen mochten nun diese haben ? Ein primäres Carcinoma

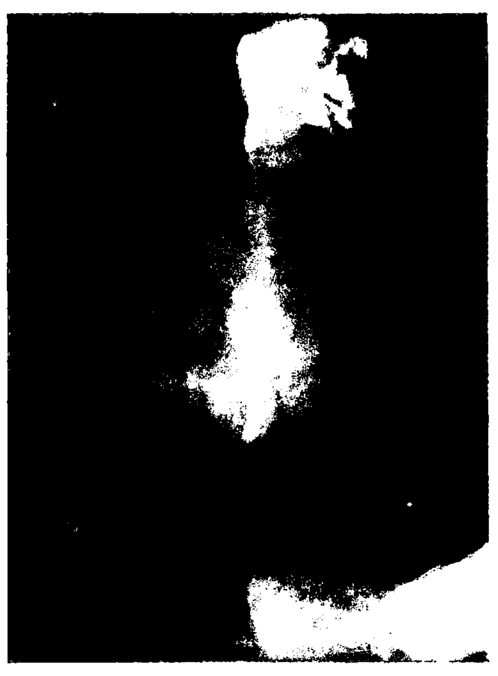

Abb. 158. Aussparungen an der kleinen und großen Kurvatur des unteren Magenabschnittes bei Peritonealmetastasen.

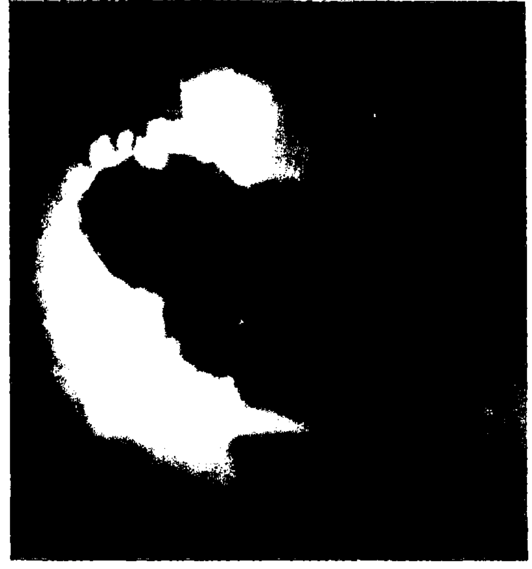

Abb. 159. Derselbe Patient (Ballonkompression). Schleimhautbild. Rundliche Aussparungen, eine Gastritis polyposa vortäuschend.

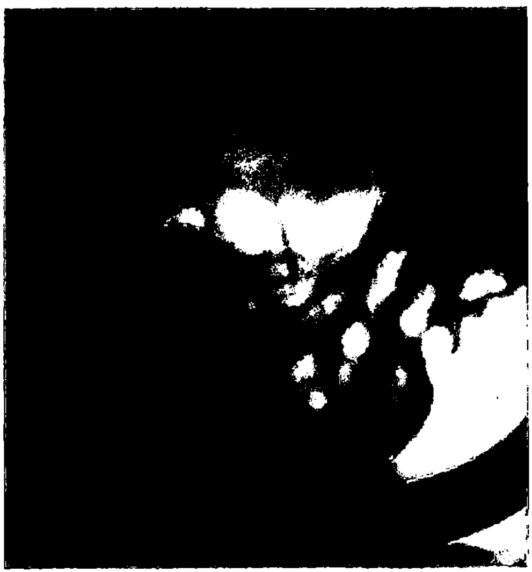

Abb. 160. Derselbe Patient. Weiteres Schleimhautbild.

ventriculi war auszuschließen. In Anlehnung an den gleichwertigen Befund BERGs konnte man an Gastritis polyposa denken. Einen anderen Weg aber wies der Tumor im Becken. Vielleicht lagen Peritonealmetastasen vor, die sich infolge der

Kompression in die Magenwand eindrückten und so die fraglichen Aussparungen zur Folge hatten? Der Operationsbefund brachte Klärung: es handelte sich in der Tat um eine diffuse Aussaat von Metastasenknötchen bei primärem Sigmoidcarcinom. Möglicherweise war auch der Fall von BERG mit der wahrscheinlichen Melanosarkommetastase in der Magenschleimhaut (Abb. 13 und 14 derselben Arbeit) ebenfalls eine extraventrikuläre Metastase, zumal ja BERG selbst bei dieser Kranken von Tochtergeschwülsten in der Lunge und im Abdomen spricht.

Aus diesen Darlegungen ist ersichtlich, daß die röntgenologische Symptomatologie der Gastritis noch vieler aufklärender Arbeit bedarf. Voraussetzung zu weiteren Fortschritten ist der Ausbau der Untersuchungstechnik, die genaue Kenntnis des normalen Bildes der Schleimhaut, sowie ihrer physiologischen Abweichungen und kritische Verwertung der erhobenen pathologischen Befunde.

E. Fremdkörper im Magen.

Fremdkörper des Magens beanspruchen sowohl chirurgisches wie röntgenologisches Interesse. Meist handelt es sich um Dinge verschiedenster Art (Münzen, Gebisse, Knochen, Nägel, Knöpfe, Löffelstiele usw.), die unwillkürlich oder auch willkürlich (z. B. von Psychopathen, Gefängnisinsassen) verschluckt werden. Ihr röntgenologischer Nachweis ist selbstverständlich nur möglich, wenn sie aus schattengebenden Stoffen bestehen. Die Anamnese ist fast immer eindeutig. Die Hauptaufgabe der Röntgenuntersuchung besteht daher weniger darin, den Nachweis zu liefern, daß ein Gegenstand verschluckt wurde, sondern festzustellen, an welcher Stelle des Verdauungskanals er sich befindet und ob seine Größe und Lage erwarten lassen, daß er per vias naturales abgehen wird.

Darüber gibt oft die gewöhnliche Durchleuchtung nur ungenügenden Aufschluß. Zu viel eindeutigeren Ergebnissen führt die Verabreichung einer geringen Menge Kontrastbreies. Bei der Beobachtung vor dem Schirm können dann die Beziehungen des Fremdkörpers zu seiner Umgebung bestimmt werden. Liegt er noch im Magen, so wird es bei keiner Durchleuchtungsrichtung gelingen seinen Schatten von dem des Kontrastmittels zu trennen. Selbstverständlich verfolgt man in den nächsten Stunden und Tagen sein Weiterwandern, bis er auf natürlichem Wege abgegangen ist.

Abb. 161. Nadeln im Magen und Dünndarm, die von einer Hysterica verschluckt wurden.

Handelt es sich um sehr spitze Gegenstände wie z. B. in Abb. 161, so kann man verstehen, daß dadurch leicht eine Wandperforation und damit eine schwere Komplikation des sonst meist harmlosen Verlaufes eintreten kann. Gefahr kann auch bestehen bei umfangreicheren Fremdkörpern (Abb. 162 und 163), die, selbst wenn sie den Pylorus passieren, im Duodenum stecken bleiben können. Bei längerem Verweilen kann eine Peritonitis und damit eine ernste Komplikation die Folge sein. Die Röntgenuntersuchung leistet dabei unter Bewertung des klinischen Bildes sehr wertvolle Dienste. Wenn der Fremdkörper keine Neigung zeigt weiterzuwandern, so wird sich ein operativer Eingriff nicht umgehen lassen.

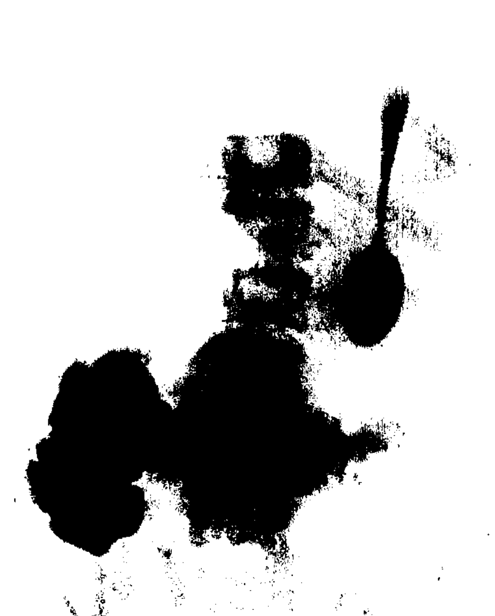

Abb. 162. Senkrecht im Magen stehender Eßlöffel.

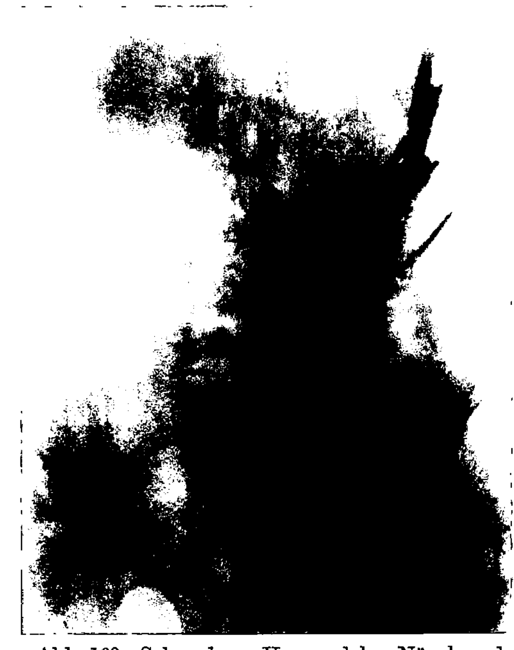

Abb. 163. Schrauben, Haarnadeln, Nägel und andere metallische Gegenstände im Magen.

F. Geschwürsbildungen des Magens.

Das klinische Bild des Ulcus ventriculi ist seit den grundlegenden Untersuchungen von CRUVEILHIER und ROKITANSKY durch eine unübersehbare Anzahl von Arbeiten weitgehend erforscht. Langfristige Anamnese, charakteristische Schmerzen, Erbrechen, Blutungen bilden neben einer Anzahl anderer objektiver und subjektiver Symptome wichtige Merkmale. Und doch ist an Hand des klinischen Bildes allein die sichere Diagnosenstellung nur in einer verhältnismäßig beschränkten Zahl der Fälle möglich. Verwechslungen mit nervöser Dyspepsie, Gastritis, Hyperchlorhydrie, Pankreatitis, Cholecystitis, Cholelithiasis und Appendicitis, vor allem mit Magencarcinom sind keine Seltenheit. Auch kann das Leiden latent verlaufen (MIKULICZ und HAUSER).

Überblickt man die wichtigsten klinischen Symptome, so sieht man, daß keinem von ihnen pathognomonischer Wert zukommt, daß keines von ihnen regelmäßig bei jedem Geschwür angetroffen wird. Das hervorstechendste Zeichen, die makroskopische oder okkulte Blutung, wird kaum in mehr als der Hälfte der Fälle beobachtet (LEUBE $40^0/_0$, MIKULICZ $50^0/_0$). Wenn auch HARTMANN und JOLASSE von $100^0/_0$ reden, so ist selbst bei der Annahme der Richtigkeit dieser Zahlen schon deshalb ihr Wert relativ gering zu bemessen, weil die Blutung auch bei anderen Erkrankungen, z. B. Carcinom, Gastritis, Darmerkrankungen verschiedenster Art, perniziöser Anämie usw. vorkommt. Die übrigen Zeichen sind noch weniger beweisend.

Das Zusammentreffen von mehreren gut in Einklang zu bringenden Symptomen in Verbindung mit einer charakteristischen Anamnese vermag wohl Klarheit zu schaffen. Meist geht jedoch die klinische Diagnose eines Ulcus ventriculi nicht über eine Wahrscheinlichkeitsannahme hinaus.

8*

Demgegenüber erhellt der Wert von Methoden, die den direkten Nachweis des Geschwürs erbringen können.

Die in den letzten Jahren eingeführte *Gastroskopie* würde wohl ein nicht zu übertreffendes Verfahren in dieser Richtung bedeuten, wenn ihr nicht Nachteile schwerwiegendster Natur anhafteten, die ihre Einführung in die Praxis kaum zulassen. Denn abgesehen von ihren technischen Schwierigkeiten stellt sie eine für den Patienten nicht nur qualvolle, sondern sogar in den Händen Erfahrener nicht unbedenkliche, unter Umständen lebensgefährliche Prozedur dar (SAUERBRUCH).

Völlig harmlos, in seiner Einfachheit unübertroffen und in seinen Ergebnissen wohl allen Untersuchungsarten überlegen, ist das Röntgenverfahren.

Wenn es gelingt, eine Geschwürsnische im Magenschatten einwandfrei darzustellen, ist die Diagnose gesichert.

Darüber hinaus verschafft uns das Röntgenbild über Sitz und Ausdehnung des Geschwürs, über dessen Beziehungen zu Nachbarorganen, sowie über etwaige Motilitätsstörungen Aufschluß, ermöglicht uns also eine exakte *Indikationsstellung* für einen *operativen Eingriff*, sowie unter Umständen schon vor Eröffnung der Bauchhöhle die *Wahl des Operationsverfahrens* und damit eine genauere Fassung der *Prognose*.

Eine der wichtigsten Leistungen der Röntgendiagnostik ist die *Unterscheidung von Magengeschwür und Magenkrebs*. Wir verfügen jetzt über eine ganze Reihe von Kriterien, welche uns die früher oft so schwierige Differentialdiagnose meist mit Sicherheit gestatten.

Bevor wir nun auf die röntgenologische Symptomatologie übergehen, sei zum leichteren Verständnis der Befunde ganz kurz das pathologisch-anatomische Bild besprochen.

Das *makroskopische Aussehen* des unkomplizierten Ulcus ventriculi ist eindeutig. Man findet einen mehr oder minder großen Schleimhautdefekt von runder oder ovaler Gestalt. Der Grund ist besonders bei längerem Bestand auffallend glatt und gereinigt, der Rand steil abfallend, die umgebende Schleimhaut wulstig verändert und von sammetartiger Beschaffenheit. Nicht selten sieht man konzentrisch auf das Geschwür gerichtete, radiär gestellte Schleimhautfalten.

Die Tiefenausdehnung kann sehr verschieden sein. Manchmal beschränkt sich der Defekt auf die Mucosa und die Submucosa. Wir sprechen dann von einem *Ulcus simplex*.

Meist aber finden sich tiefere Substanzverluste, so daß das Geschwür die Wandmuskulatur, ja sogar die Serosa durchsetzt. Dabei führt der chronische Entzündungsreiz zu fibröser Verdickung des Peritoneum, woran sich auch das Bindegewebe des Ligamentum hepatogastricum beteiligen kann. Es kommt zu einer derben, buckligen, umschriebenen Vorwölbung der äußeren Magenfläche über dem Geschwür *(Ulcus callosum)*. Eine genaue Beschreibung dieser Verhältnisse verdanken wir v. REDWITZ. Der Eingang des Ulcus ist meistens größer als die Ausdehnung des Geschwürsgrundes. Sein kardialer Pol ist im allgemeinen steil abfallend oder sogar unterminiert, sein pyloraler entsprechend den perforierten Schichten treppenförmig ansteigend. Schreitet das Ulcus fort, so kann es in Nachbarorgane, die mit der Magenwand verlötet sind, eindringen. Wir haben dann das *Ulcus penetrans* vor uns. Man findet seinen Grund entweder in Leber, Pankreas oder Milz. Durch Andauung des betreffenden Organparenchyms vergrößert sich die Höhle bei meist kleinbleibender Perforationsöffnung. Welche Ausdehnung sie in fortgeschrittenen Fällen dabei annehmen kann, zeigt Abb. 164 u. 165. Es handelt sich um ein in die Milz perforiertes Ulcus.

Bleibt die schützende Abdichtung aus, so erfolgt Perforation in die freie Bauchhöhle. Eine Mittelstellung nimmt die gedeckte Perforation ein, bei der peritoneale Verklebungen den Abfluß in die freie Bauchhöhle verhindern.

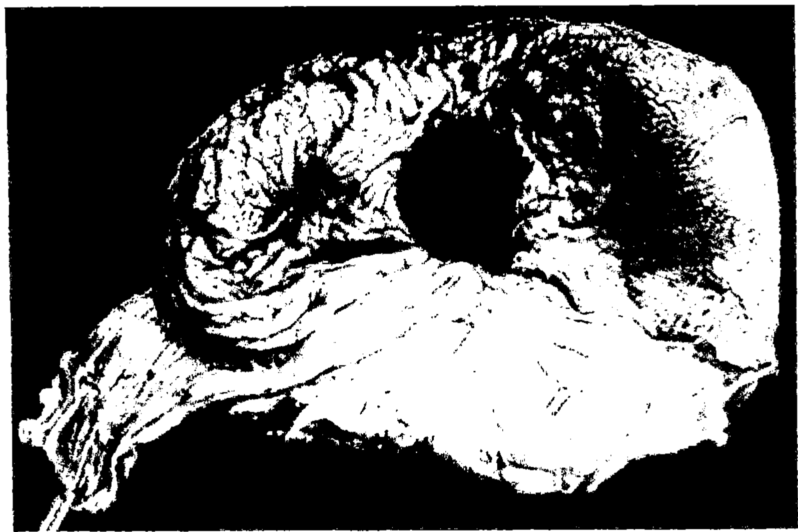

Abb. 164. In die Milz perforiertes großes Magengeschwür. Vom Magen aus gesehen.

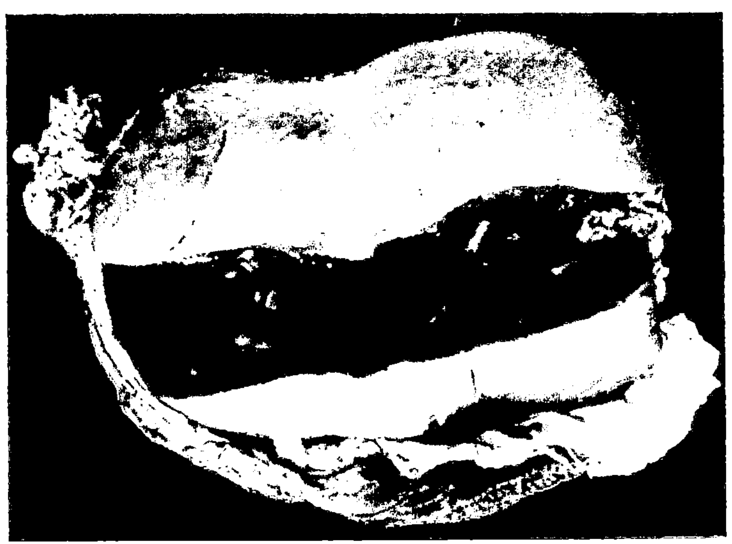

Abb. 165. Dasselbe. Schnitt durch die Milz.

a) Allgemeine röntgenologische Symptomatologie des Magengeschwürs.

Es ist leicht begreiflich, daß eine Krankheit, die pathologisch-anatomisch durch einen makroskopisch so genau definierten, lokalen Prozeß am Magen gekennzeichnet ist, sich auch röntgenologisch durch eindeutige Merkmale äußern wird. Wechsel in Sitz, Form und Ausdehnung natürlich lassen eine Verschiedenheit der Befunde voraussehen. Ebenso werden sich die anatomischen Unterschiede zwischen einem Ulcus simplex, callosum und penetrans durch besondere Merkmale kundgeben, auf die wir in späteren Kapiteln zurückkommen werden. Wir wollen zuerst diejenigen Symptome besprechen, die bei jedem Magengeschwür unabhängig von Lokalisation, Form und Ausdehnung angetroffen werden können.

Bekanntlich läßt sich durch den Nachweis eines exquisiten *Schmerzpunktes* ein Ulcus klinisch am sichersten lokalisieren. Manchmal dagegen führt derselbe zu Irrtümern, indem trotz des vorhandenen Druckpunktes kein Ulcus besteht oder aber seine Lokalisation nicht mit derjenigen des Ulcus übereinstimmt. JONAS hat deshalb empfohlen, vor dem Leuchtschirm zu prüfen, ob der Schmerzpunkt in den Magenschatten fällt und bei Lageveränderungen desselben (Baucheinziehen, manuelle Verschiebung) mitwandert. Er unterscheidet dabei folgende drei Möglichkeiten:

1. Kommt der Schmerzpunkt außerhalb des Schattens zu liegen, so gehört er dem Magen nicht an.

2. Bleibt er zwar innerhalb seines Bereichs, geht dann aber beim Baucheinziehen und Eindrücken nicht mit in die Höhe, so entspricht er der Bauchwand oder den hinter dem Magen liegenden Organen.

3. Rückt der Schmerzpunkt in gleicher Weise empor wie der Magen, so gehört er diesem an.

Als weiteres, doch nicht regelmäßiges Symptom des Ulcus ist die *Motilitätsstörung* zu erwähnen. Das normale Organ entleert die modifizierte RIEDERsche Mahlzeit (Bariumgrießbrei) in durchschnittlich 3 Stunden. HAUDEK gibt an, daß jedes Ulcus, auch das pylorusferne, die Eigenschaft habe, die *Austreibungszeit zu verlängern.* Nach seiner Erfahrung ist die Anzahl der frischen Ulcera, bei denen die Störung eine so geringe ist, daß kein Sechsstundenrest vorkommt, eine verschwindend kleine. Als Ursache für die Verzögerung nimmt er einen durch die Hyperacidität bedingten *Pylorusspasmus* an. Er hält das Symptom für so charakteristisch, daß er bei normaler Austreibungszeit einen frischen Defekt ausschließt. HAUDEKs Ansicht wird aber nicht als allgemeingültig anerkannt. RIEDER z. B. bemerkt, daß das Ulcus durch Reizung der Magenmuskulatur zur Hypermotilität führen könne. Nach FAULHABER erzeugt ein Geschwür nur dann Pylorospasmus, *wenn es am Pförtner selbst oder in dessen nächster Nähe liegt.* Nach ihm werden höchstens in 20—25% der Fälle bei pylorusfernem Sitz Sechsstundenreste gefunden. Auch HAUDEK ist später von 100 auf 50% zurückgegangen. DIETLEN sah gerade bei Ulcus und ulcusverdächtigen Kranken wiederholt während einer längeren Periode der Verdauungsarbeit Pylorusinkontinenz für Wismutbrei bei bestehender Hyperacidität und Hypersekretion, und GROEDEL fand Pylorusinsuffizienz namentlich häufig bei intermittierendem Sanduhrmagen. Wir weisen übrigens auf die Ulcera mit Hypacidität hin, für welche nach der HAUDEKschen Theorie eher eine Beschleunigung erwartet werden müßte.

Nach unserer Erfahrung ist die verzögerte Entleerung ein häufiges, doch kein regelmäßiges Zeichen bei Ulcus. Sie war in mehr als der Hälfte unserer Kranken vorhanden.

Zur Bestimmung der Motilität genügt meist Untersuchung *6 Stunden nach einer aus Kohlehydraten bestehenden Kontrastmahlzeit. Eiweiß* und namentlich *Fett* müssen *vermieden* werden, weil durch sie die Entleerung erheblich verzögert wird. Auch muß dem Patienten stets eingeschärft werden, daß er in der Zwischenzeit nichts zu sich nehmen darf. Beweisend für eine Motilitätsstörung ist ein beträchtlicher Sechsstundenrest, der etwa $^1/_4$ des Breies ausmacht. Schattenspuren beweisen nichts.

Wir erwähnen nun kurz diejenigen *funktionellen Motilitätsstörungen des Magens,* bei denen ein *Sechsstundenrest* vorkommt.

1. *Ptose*, namentlich die mit atonischer Ektasie verbundenen Formen.

2. *Ulcus duodeni:* Die sog. duodenale Motilität ist dadurch gekennzeichnet, daß die Entleerung anfänglich beschleunigt, später verlangsamt ist. Wir finden so trotz anfänglich beschleunigter Entleerung einen abnormen Sechsstundenrest.

3. *Neurotischer Pylorospasmus.* Nach unserer Erfahrung häufig bei Hysterie, Neurasthenie und Tabes. Er ist gewöhnlich mit anderweitigen Kontraktionsstörungen, wie Spasmus des Antrum und der Magenmitte, vergesellschaftet.

4. *Toxischer Pylorospasmus.* Nach Morphiumgaben z. B. ist die Magenentleerung stark verzögert.

5. *Hyperacidität* ohne Geschwür.

6. *Magengeschwür*, und zwar namentlich bei Sitz am *Pylorus* oder in dessen unmittelbarer Nähe. Ob jedes dieser Geschwüre zu Pylorospasmus führt und ob derselbe mehr konstanter oder intermittierender Natur ist, wissen wir nicht.

Ein ausgesprochener Sechsstundenrest läßt also bei entsprechenden klinischen Symptomen stets an das Bestehen eines pylorusnahen Geschwürs denken, ist aber kein Beweis dafür.

Zur Entscheidung, ob Motilitätsverzögerung die Folge von *Pylorospasmus oder Atonie* ist, beobachten wir auf dem Schirm die *Peristaltik. Tiefe, lebhafte, hoch oben beginnende Wellen* bei *verzögerter Entleerung* sprechen unbedingt für ein *Hindernis am Pylorus.* Bei Atonie dagegen ist die Peristaltik schwach. FAULHABER erklärt die Verzögerung der Magenentleerung bei Hyperacidität meist durch Atonie, HAUDEK dagegen durch Pylorospasmus.

Dieser Meinungsunterschied bedarf der entscheidenden Aufklärung. Man darf die Motilität des Magens nicht in allzu enge Beziehung zur *Peristaltik* bringen, „denn gerade bei jenen Momenten, die eine Entleerungsverzögerung bedingen, ist die Peristaltik anfangs und lange Zeit hindurch verstärkt, bei Motilitätsbeschleunigung infolge der meist günstigeren Entleerungsverhältnisse die Peristaltik weniger ausgiebig und scheinbar träge" (GROEDEL). So läßt sich das Vorkommen sehr starker Peristaltik mit mäßiger Vergrößerung des Magens bei frischem Ulcus mit einer herabgesetzten Motilität, d. h. einer verlängerten Austreibungszeit vollkommen in Einklang bringen, worauf besonders SCHMIEDEN hinweist. Diese wird dann bedingt durch einen Pylorospasmus. SCHMIEDEN hält die starke, *rasche Peristaltik* für ein wertvolles Symptom eines *frischen Geschwürprozesses.* Sie kommt aber auch bei beginnender *Pylorusstenose*, sowie bei *nervösen Leiden* und bei *Hypersekretion* vor.

Als wertvoller hat sich uns folgendes Symptom erwiesen. Es findet sich bisweilen beim Ulcus der kleinen Kurvatur (die bekanntlich den Lieblingssitz darstellt) gegenüber an der großen eine tiefe spastische Einziehung. Man spricht in solchen Fällen von einem spastischen Sanduhrmagen. Die Einschnürung bleibt auch bei stärkeren Wellenbewegungen mehr oder weniger konstant, d. h. sie beteiligt sich nicht an der Peristaltik (stehender Spasmus).

Die erste Beobachtung eines Magenspasmus stammt von dem Chirurgen BÜDINGER, der bei einer Laparotomie an einer narbig veränderten Stelle der großen Kurvatur eine intensive Kontraktion der Ringmuskulatur feststellte, durch welche der Magen in zwei Säcke abgeschnürt war. Im Jahre 1906 sah HOLZKNECHT bei der Durchleuchtung eines Kranken einen Sanduhrmagen, während sich eine Woche später das Bild eines normalen Magens zeigte. Es ist dies die erste Feststellung eines *intermittierenden Sanduhrmagens.* Bald darauf teilten JOLASSE und FAULHABER ähnliche Beobachtungen mit. Im Falle von JOLASSE ergab die Autopsie einen vollkommen gesunden Magen. Bei einem Kranken, bei dem vor vier Monaten perigastritische Stränge durchtrennt worden waren, verfolgte SCHMITT bei der Durchleuchtung das Auftreten und Verschwinden der Einschnürung innerhalb 2—3 Stunden. SCHMIEDEN und HÄRTEL wiesen an der kleinen Kurvatur gegenüber der Stelle, wo sie bei der Durchleuchtung einen intermittierenden Spasmus gesehen hatten, bei der Operation eine Ulcusnarbe nach.

Bezüglich der *Ursache dieser Veränderungen* sprach sich schon SCHMITT dahin aus, daß äußerlich nicht erkennbare kleine Geschwürchen die starke Kontraktion der Magenwand verursachen.

Durch die Röntgenuntersuchung, verbunden mit autoptischer Kontrolle, wurde seither in zahlreichen Fällen bestätigt, daß ein an der kleinen Kurvatur oder in deren Nähe sitzendes Ulcus tatsächlich oft einen umschriebenen Spasmus der Magenwand in derselben Höhe bewirkt. In welchem Prozentsatz von einfachen *Schleimhautgeschwüren* dies der Fall ist, darüber läßt sich vorläufig nichts Bestimmtes aussagen, da wir in Ermangelung der operativen Bestätigung die Diagnose Ulcus simplex eben meistens nicht sicher stellen können.

Vielleicht spielt der Spasmus in der Ätiologie der *Ulcusschmerzen* eine wichtige Rolle. Besonders gut wäre ein kausaler Zusammenhang der intermittierenden Einziehungen mit den anfallsweisen Schmerzen denkbar. SCHMIEDEN will auch das Erbrechen auf diese Ursache zurückführen. Er macht den Vorschlag, in geeigneten Fällen durch ausgiebige Durchtrennung der Ringmuskulatur des Magens im Segmente des Spasmus diesen zu beeinflussen (HEINEKE-MIKULICZsche Gastroplastik).

Die Differentialdiagnose zwischen spastischem und echtem Sanduhrmagen und nervösen Spasmen wird später erörtert.

Von manchen Autoren ist auch auf eine *Änderung des normalen Reliefs der Schleimhaut* hingewiesen worden. Die Falten sind stark ausgeprägt und laufen konzentrisch auf das Geschwür zu. Ihre Darstellung gelingt manchmal ohne besondere Kunstgriffe, oft ist jedoch die Anwendung der oben bei der Gastritis besprochenen Technik notwendig[1].

FRÄNKEL hat in letzter Zeit auf das sog. *Riegelsymptom* (Ulcusriegel) aufmerksam gemacht. Er versteht darunter einen etwa 8 mm langen Bewegungsstillstand an der Defektstelle im Bereiche der kleinen Kurvatur, der sich wie ein Riegel in die Peristaltik einschiebt. Er schließt diese vom Geschwür ab (FRÄNKEL). Es soll dies nicht der unmittelbare Ausdruck des Geschwüres selbst sein, sondern eine segmental begrenzte, funktionelle Alteration der Quermuskulatur des Magens infolge des Ulcusreizes darstellen. Mittels kinematographischer Serienaufnahmen wird diese Veränderung festgehalten. Jedoch ist manchmal auch bei der Durchleuchtung seine Erkennung möglich.

Wert mißt FRÄNKEL diesem Befund bei, weil er nach seiner Ansicht der Ausdruck eines ungedeckten Geschwürs ist, das möglicherweise zur Perforation neigt. Wir glauben nicht, daß diesem Zeichen besondere Bedeutung zukommt. Abgesehen davon, daß ein sicherer Nachweis nicht immer leicht ist, scheint es uns verfrüht, es als ein wichtiges röntgenologisches Ulcusmerkmal anzusehen. Die objektive Voraussetzung hierfür, die nur durch eine gewichtige Anzahl von übereinstimmenden röntgenologischen und autoptischen Vergleichsuntersuchungen gewonnen werden kann, ist unseres Erachtens nicht erfüllt. Außerdem ist das Zeichen in keiner Weise ulcustypisch. Man findet auch beim Carcinom des Magens einen lokalen Stillstand der peristaltischen Bewegungen, wenn er auch dort erfahrungsgemäß auf größere Bezirke ausgedehnt ist. Bei kleinem, beginnenden Carcinom kann aber die Differentialdiagnose zwischen Ulcus und Carcinom unmöglich werden.

Alle diese oben beschriebenen Ulcussymptome, die wir als *allgemeine* bezeichnen wollen, können mehr oder weniger vollzählig bei jeder Geschwürsform angetroffen werden. Manchmal findet sich nur das eine oder andere, manchmal fehlen sie ganz. Für die Diagnosenstellung gewinnen sie an Wert dann, wenn sie kombiniert auftreten.

---

[1] Siehe Anhang: Das Schleimhautrelief des Magens im Röntgenbild.

Als sichere Ulcussymptome sind ferner zu erwähnen: der anatomische Sanduhrmagen, die schneckenförmige Einrollung und die narbige Pylorusstenose. Da sie jedoch eher einen Folgezustand des Ulcus darstellen, sind sie in einem entsprechenden Kapitel weiter unten behandelt.

b) Spezielle röntgenologische Symptomatologie des Magengeschwürs.

Wir haben bis jetzt die allgemeinen röntgenologischen Symptome besprochen, die man bei jedem Ulcus mehr oder minder ausgeprägt antreffen kann. Indessen unterscheiden sich die einzelnen anatomischen Formen durch besondere röntgenologische Erkennungszeichen.

Wir wollen deshalb aus praktischen und didaktischen Gründen die radiologische Darstellung des Magengeschwürs in drei Kapitel teilen, und zwar sollen zuerst das nicht penetrierende (Ulcus simplex, Ulcus callosum), dann das penetrierende Geschwür und schließlich die Folgezustände des Leidens besprochen werden.

I. Das nicht penetrierende Magengeschwür.

1. Ulcus ventriculi simplex.

Das Ulcus ventriculi simplex ist röntgenologisch nicht direkt nachweisbar, da es nur einen flachen Defekt ohne Kraterbildung darstellt.

Die ersten Versuche, es radiologisch festzuhalten, gründeten sich auf die vom Gebiete der Therapie übernommene Vorstellung, daß geschlucktes *Wismutpulver* sich auf dem Grunde eines Substanzverlustes festsetze. Man hoffte diesen *Niederschlag durch die Röntgenstrahlen sichtbar machen* zu können. Das Verfahren wurde zuerst von KRAFT empfohlen. JOLASSE gelang in der Tat einmal dieser Nachweis, indem er 6 Stunden nach Verabreichung einer Wismutaufschwemmung auf nüchternen Magen durchleuchtete. HEMMETER berichtete von zwei Kranken, bei denen er 24 Stunden nach Einnahme einer Wismutsuspension bei Durchleuchtung ein Ulcus an einem sichtbaren Fleck in der Magengegend erkannte. Die Beobachtungen blieben jedoch vereinzelt. Bei zahlreichen Nachprüfungen hat sich die Methode nicht bewährt. CLAIRMONT und HAUDEK haben dann auch experimentell bewiesen, daß auf diesem Wege für die Ulcusdiagnose keine praktischen Erfolge zu erhoffen sind.

Vielleicht wird uns in dieser Beziehung die Schleimhautdarstellung mittels dosierter Kompression weiterführen.

Der oben erwähnte Vorschlag von JONAS, die Beziehung des *Schmerzpunktes* zum Magen in Ruhe und bei Lagewechsel zu prüfen und diagnostisch zu verwerten, führte zu besseren Ergebnissen. Es ist jedoch kein ganz zuverlässiges Mittel, indem das Nichtmitwandern des Schmerzpunktes nicht unbedingt gegen Ulcus spricht.

Wenn nun auch direkte Symptome zum Nachweis eines Ulcus ventriculi simplex fehlen, so haben wir doch bei einer Reihe von Fällen Mittel und Wege an der Hand die Diagnose zu stellen. Es gelingt dies aus den indirekten Zeichen, die bei allen Geschwüren des Magens vorkommen können.

Finden wir bei Hinweisen in der Anamnese und bei zutreffendem klinischen Befund trotz des Fehlens einer Nische Motilitätsstörungen oder spastische Einziehung an der großen Kurvatur, außerdem Druckschmerz im Bereiche des Magenschattens bei der Durchleuchtung, so kann man ein Ulcus annehmen.

Als Beispiel dazu dient Abb. 166. Wir sehen einen ausgesprochenen Sanduhrspasmus im oberen Magendrittel. Die beiden Säcke verbindet ein breiter Kanal, der entlang der kleinen Kurvatur zieht. Diese ist ebenso wie die spastische Einziehung der großen scharf begrenzt. Jede Vorbuchtung im Sinne einer Nische fehlt. Auch bei mehrfachen Aufnahmen und bei Anwendung von manueller Effleurage, Lagerung des Patienten auf die rechte Seite, gelang es nicht eine Nische zur Darstellung zu bringen. Bei der Palpation vor dem Schirm fand sich gegenüber der Einziehung ein starker Druckschmerz. Die Röntgenuntersuchung nach 6 Stunden zeigte einen deutlichen Magenrest.

Es liegt hier mit größter Wahrscheinlichkeit ein flaches Ulcus der kleinen Kurvatur vor, das sich nur durch spastische Einziehung der Gegenseite, Druckschmerz und Motilitätsstörung indirekt äußert. Daß es sich um keinen organisch bedingten Sanduhrmagen handelte, bewiesen die mehrfachen Durchleuchtungen, bei denen man die spastische Einziehung zeitweise vermißte. Nach vorübergehender Besserung nach einer Ulcuskur traten erneut Beschwerden auf. Bei der Laparotomie fanden sich im oberen Abschnitt der kleinen Kurvatur kleinere Serosanarben, keine Ulcusdelle. Anlegung einer Gastroenterostomia retrocolica posterior. Seitdem beschwerdefrei.

Wenn wir die durch die Röntgenmethode bis jetzt gebotenen Erkennungszeichen für das runde Magengeschwür nochmals kritisch überblicken, so müssen wir gestehen, daß sie an Zuverlässigkeit und Regelmäßigkeit viel zu wünschen übrig lassen. Wir dürfen die Röntgenuntersuchung hier nur als eines der verschiedenen Hilfsmittel anerkennen, mittels deren man die Diagnose des Ulcus simplex ventriculi zu stellen sucht. Allerdings kann sie manchmal von entscheidender Bedeutung werden.

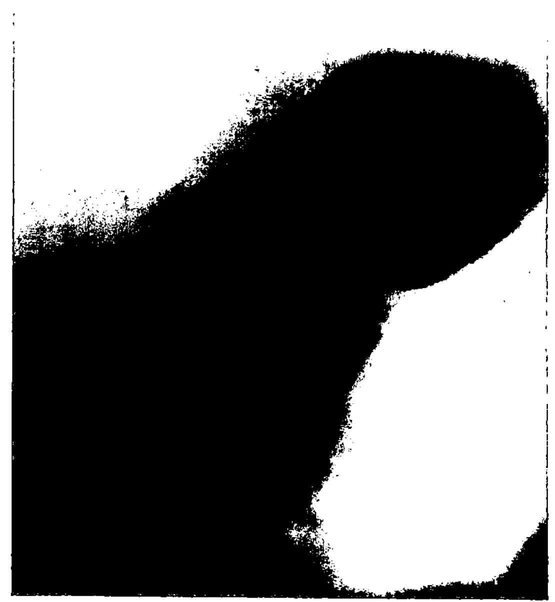

Abb. 166. Spastische Einziehung der großen Kurvatur bei einem Ulcus simplex des Magens.

2. Ulcus ventriculi callosum.

Das Ulcus callosum führt, im Gegensatz zum Ulcus simplex, zu so eindeutigen Formveränderungen des Magens, daß es röntgenologisch meist leicht zu diagnostizieren ist. Was sich beim letzteren als unmöglich erwies, nämlich die unmittelbare Darstellung durch den Schatten des Kontrastbelages, ist beim ersteren, namentlich in seinen vorgerückteren Stadien, das wichtigste röntgenologische Erkennungszeichen. HAUDEK hat als erster das sog. *Nischensymptom* eingehend beschrieben und in seiner Bedeutung erkannt. Dieses HAUDEKsche Divertikel bildet eine kleine warzenförmige Vorbuchtung der Begrenzungslinie des Magenschattens. Sein typischer Sitz ist das mittlere Drittel der kleinen Kurvatur, wo bekanntlich auch die Mehrzahl der Geschwüre lokalisiert ist. Ulcera callosa der übrigen Magenabschnitte sind seltener.

Wertvoll und in manchen Fällen sogar ausschlaggebend für die Darstellung einer Nische ist die Untersuchung des Kranken im Liegen und in Bauchlage. Oft gelingt es, besonders bei ektatischen Mägen, im Stehen nicht, die oberen Partien zu füllen, so daß ein hier gelegenes Ulcus der Beobachtung entgeht. Das gilt vor allem für die Ulcera im oberen Drittel des Magens und für die der Pars cardiaca. Ebenso lassen sich die Nischen der Pars pylorica im Liegen besser und sicherer zur Darstellung bringen. Den Nachweis von pylorusnahen Kratern erbringt man am sichersten in halbrechter Seitenlage unter gleichzeitiger Anwendung der Kompressionsmethode, den von Nischen der Vorder- und Hinterwand durch *Profilaufnahmen*. Letztere sind bisher mit Unrecht vernachlässigt worden. Sie geben, im Unterschied zum Schirmbild, hinreichend scharfe Aufnahmen, um auch kleine Unregelmäßigkeiten der Oberfläche erkennen zu lassen.

In Fällen mit *Stauungsretention*, wo klinisch der Verdacht auf Ulcus besteht, ohne daß das Röntgenbild ein Divertikel zeigt, empfiehlt es sich, nach gründlicher *Ausheberung des Magens* die Röntgenuntersuchung zu wiederholen. Eine Ulcusnische, die bei der ersten Untersuchung infolge Füllung mit kontrastfreiem Inhalt unsichtbar blieb, kann dann deutlich zutage treten.

A. Ulcera cardiaca.

Die klinische Erkennung eines Ulcus der Pars cardiaca ist in der Regel nicht leicht. Die Gründe liegen darin, daß diese Magenpartie der Palpation nicht zugänglich ist, so daß bei diesen Geschwüren der sonst regelmäßig vorhandene Druckschmerz

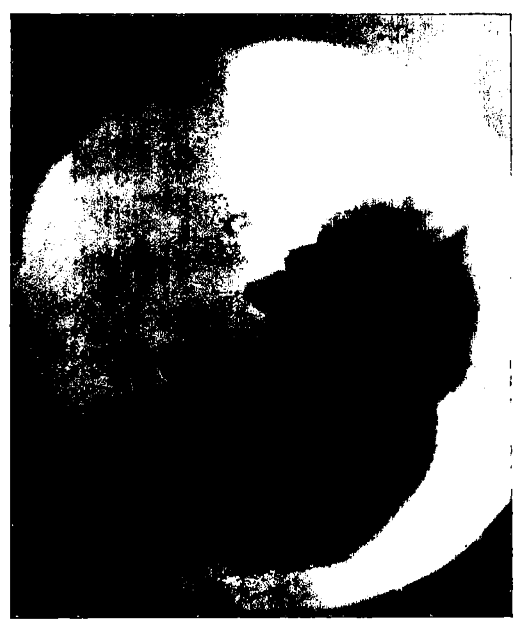

Abb. 167. Ulcusnische an der Kardia.
(Aufnahme im Liegen.) Nische (Pfeil).

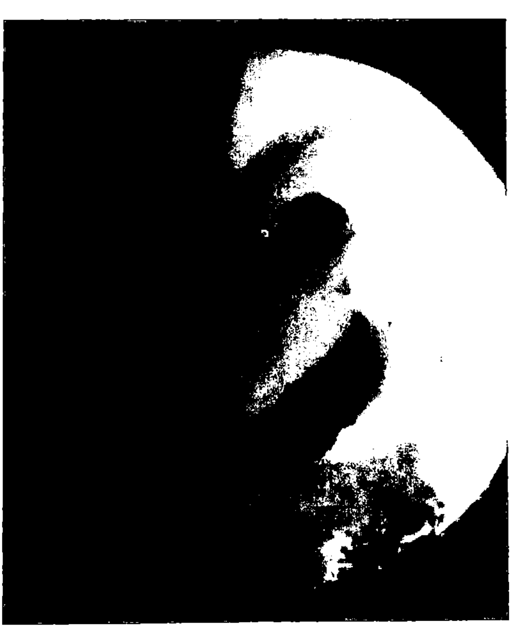

Abb. 168. Derselbe Kranke.
Aufnahme nach 6 Stunden. Kleiner Rest im Magen.
Isolierter Nischenschatten (Pfeil).

oder ein fühlbarer Tumor bzw. Bauchdeckenspannung nicht angetroffen wird. Bezeichnend für ein Ulcus cardiae ist manchmal die Angabe der Kranken, daß sie unmittelbar nach der Nahrungsaufnahme starke Schmerzen verspüren, die bei anderer Lokalisation meist erst 1—2 Stunden nach dem Essen aufzutreten pflegen [CLAIRMONT (Frühschmerz), LEUBE und BOAS].

Auch röntgenologisch kann die Diagnose eines Ulcus cardiae erschwert sein. In seltenen Fällen, besonders dann, wenn es dicht an der Einmündung des Oesophagus in den Magen liegt, kann sich bei der Untersuchung im Stehen der Geschwürskrater schon beim Schlucken der ersten Breimengen darstellen. Bei tieferem Sitz gelangt der Brei meist in den Magenkörper, ohne daß es von der Kontrastfüllung erreicht wird. Zweckmäßiger ist die Untersuchung in liegender Stellung (Bauchlage) kombiniert mit Beckenhochlagerung; noch bessere Füllung des kardialen Abschnittes erreicht man durch Anlegung des Gurtkompressoriums über den unteren Magenabschnitten. Der dadurch ausgeübte Druck drängt den Kontrastbrei nach oben.

Ein Beispiel eines Ulcus der Pars cardiae bildet Abb. 167.

Die Aufnahme, die in Bauchlage gewonnen wurde, zeigt uns im Bereich des oberen Teils des Magens an der kleinen Kurvatur eine deutliche halbkugelige Vorbuchtung, die breitbasig dem Magenschatten aufsitzt. Die Einmündungsstelle der Speiseröhre enthält noch wenig Kontrastmittel.

Noch deutlicher zeigt diese Verhältnisse Abb. 168. Sie wurde 6 Stunden p. c. angefertigt. Der Magen ist größtenteils entleert. Die oben beschriebene Nische stellt sich hier als isolierter, rundlicher Fleck dar.

B. Ulcera callosa des mittleren Teils der kleinen Kurvatur.

Die Darstellung eines Ulcus callosum im mittleren Teil der kleinen Kurvatur gelingt meist ohne Schwierigkeit. In der Regel zeigt schon die Aufnahme im Stehen

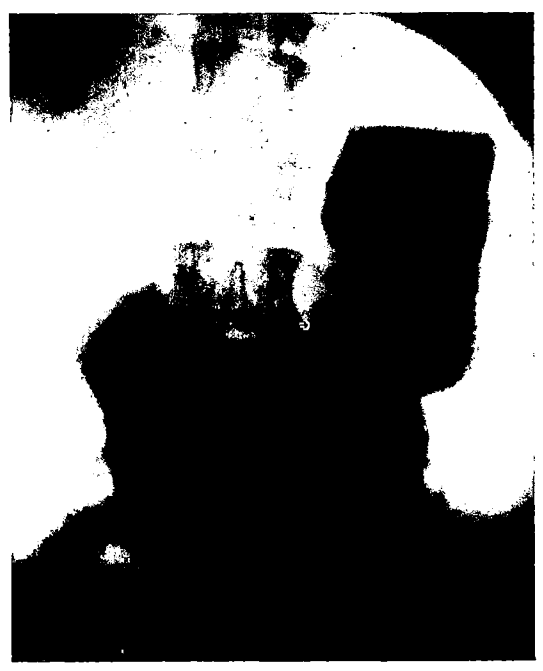

Abb. 169. Ulcus callosum der kleinen Kurvatur des Magens. (Aufnahme im Liegen.) (Pfeil.)

Abb. 170. Stecknadelkopfgroßes Ulcus callosum der kleinen Kurvatur des Magens (Pfeil). (Operiert.)

das Divertikel. Bei atonisch-ektatischem Magen, bei denen der Kontrastbrei nur die unteren Abschnitte des Organs auffüllt, empfiehlt sich jedoch aus den bereits oben angeführten Gründen Anwendung der Untersuchung in liegender Stellung.

Die Nische erscheint als eine aus der Schattenkontur des Magens herausragende Ausbuchtung, die meist abgerundete und regelmäßige Begrenzungslinien aufweist. Sie sitzt mit ihrer Basis breit dem Magenschatten auf (Abb. 169).

Die Größe der Nischen ist wechselnd. Entsprechend der Tiefe und Ausdehnung des Geschwürs, die bekanntlich von Stecknadelkopf- bis Daumengliedgröße schwankt, wird sich auch der Röntgenschatten gestalten. Die Darstellung großer Ulcera gelingt für gewöhnlich am leichtesten. Doch auch kleine werden bei sorgfältiger Technik der Röntgenuntersuchung nicht entgehen.

Abb. 170 stellt ein winziges Ulcus callosum der kleinen Kurvatur dar. Man sieht im mittleren Abschnitt einen rundlichen, warzenförmigen Schatten, der oberflächlicher Betrachtung entgehen könnte.

Die diagnostische Leistungsfähigkeit des Röntgenverfahrens konnten wir hier durch die Operationskontrolle bestätigen. Das resezierte Ulcus zeigte eine Ausdehnung von 5: 6 mm Durchmesser. Der Grund des Geschwürs war in der Muskularis gelegen.

Nicht immer entspricht die Nische eines sagittal aufgenommenen Röntgenbildes der wirklichen Form und Größe des Geschwürskraters. Der Magenschatten überlagert sie oft, so daß sie nur teilweise zum Vorschein kommt. Sie projiziert sich dann als flacher Schattenvorsprung im Bereiche der kleinen Kurvatur (Abb. 171). Die Untersuchung in einer anderen, mehr schrägen Strahlenrichtung ermöglicht dann, die wahre Größe und Form zu erkennen.

In den soeben angeführten Beispielen war die Magenwand frei, d. h. noch nicht mit den Nachbarorganen verwachsen. Solche *Verklebungen* treten bekanntlich in vorgerückteren Stadien fast regelmäßig ein. Sie bilden die Vorstufen der sog. Penetration. *Bei der Operation* ist für den Entscheid, um welche der beiden Geschwürsarten es sich handelt, die Beschaffenheit des Verwachsungsstranges ausschlaggebend. Ist er solid, so liegt in der Regel ein callöses Ulcus vor, enthält er einen Hohlraum, der mit dem Magenlumen communiciert, so handelt es sich um ein penetrierendes. Wenn sich sein Grund ausbuchtet, bzw. durch die Verwachsung ausgezogen wird, so kann auch ein nicht penetrierendes Geschwür sich noch eine kurze Strecke in den Verwachsungsstrang fortsetzen, so daß bei Durchschneidung desselben dicht am Magen dessen Lichtung eröffnet wird. PETREN und ELGIN haben gesehen, wie sogar ein ziemlich frisches Ulcus durch bloße Ausbauchung seines verdünnten Grundes ein nischenähnliches Röntgenbild gab. *Röntgenologisch* läßt sich aus der *Kleinheit und Form des Divertikels* Penetration ausschließen, während bei offenem Bauche

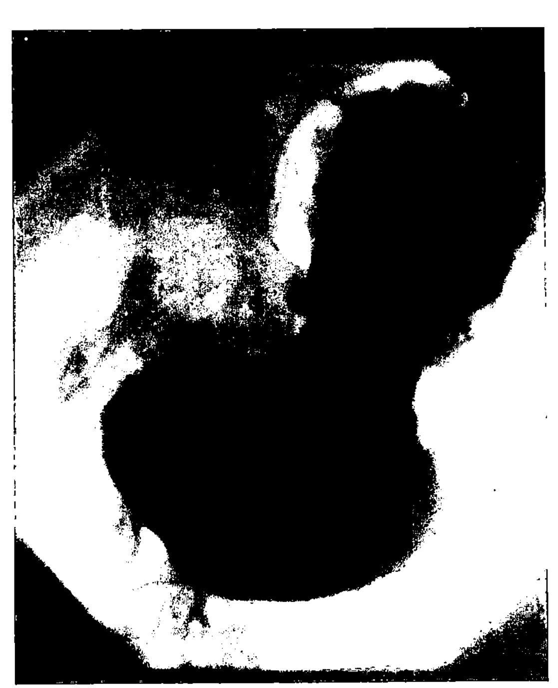

Abb. 171. Ulcus callosum der kleinen Kurvatur des Magens. Nische (Pfeil) größtenteils durch den Magenschatten überlagert.

die Unterscheidung ohne die weite Eröffnung des Magens oft unmöglich ist. Dies gilt namentlich bei Verwachsungen mit dem Pankreas.

50jähriger anämischer, ziemlich magerer Mann. Seit $4^1/_2$ Jahren magenleidend. Oft heftige Schmerzen, im letzten Vierteljahr häufig Erbrechen. Blut weder im Stuhl, noch im Erbrochenen. Hyperacidität.

Röntgenuntersuchung. Bei der Durchleuchtung sieht man den Magen sanduhrförmig eingezogen. Zuerst bleibt die Kontrastspeise im oberen Sack, füllt dann aber noch während der Einnahme des Breies auch den unteren. Nach beendeter Mahlzeit ist der obere größtenteils leer.

Abb. 172 ist eine Aufnahme unmittelbar p. c. Der Magen ist durch eine tiefe, schmale, parallelrandige Einziehung in einen etwas kleineren oberen und einen ausgedehnteren unteren Abschnitt geteilt. Beide communicieren an der kleinen Kurvatur. Man sieht im oberen Sack nur noch einen kleinen Rest. Der untere reicht bis tief ins Becken und ist etwas erweitert. In der Ampulla duodeni ist ein Schatten

sichtbar. Am oberen Rande der Sanduhreinziehung an der großen Kurvatur ein
kleines Kontrastinselchen (Perigastritis). An der kleinen Kurvatur finden wir, gegenüber der Einziehung, eine unregelmäßige Vorragung, die man ebensogut für ein
Zeichen von Perigastritis, wie für eine kleine Ulcusnische halten kann. Kein aus-
gesprochenes HAUDEKsches Divertikel.

Nach 6 Stunden ist noch ein kleiner Rest im Magen. Eine weitere Aufnahme
24 Stunden nach einer zweiten Bariummahlzeit (Abb. 173) zeigt eine vollständige
Zweiteilung des Magens. Das Verbindungsstück ist verschwunden. In den schattenfreien Zwischenraum ragen von beiden Seiten unregelmäßige schmale Fortsätze
vor. Auch einzelne Inselchen lassen sich bei genauerer Betrachtung unterscheiden.

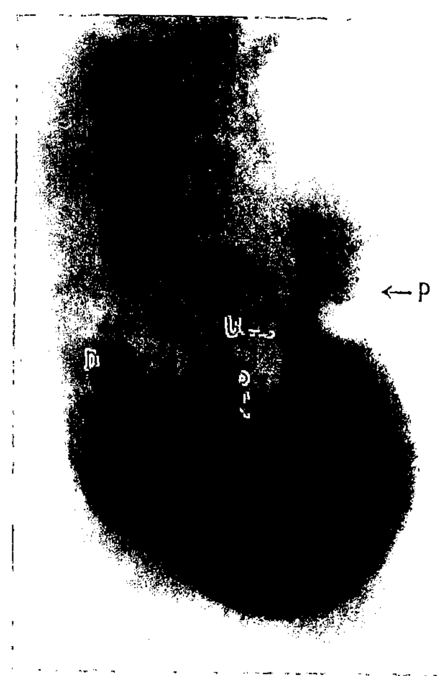

Abb. 172. Callöses Magengeschwür. Spastischer
Sanduhrmagen mit Divertikel. Aufnahme sofort
nach Bariummahlzeit. D Ampulla duodeni, P Perigastritische Verwachsungen (mit Leberrand),
U Ulcusdivertikel. — Operiert.

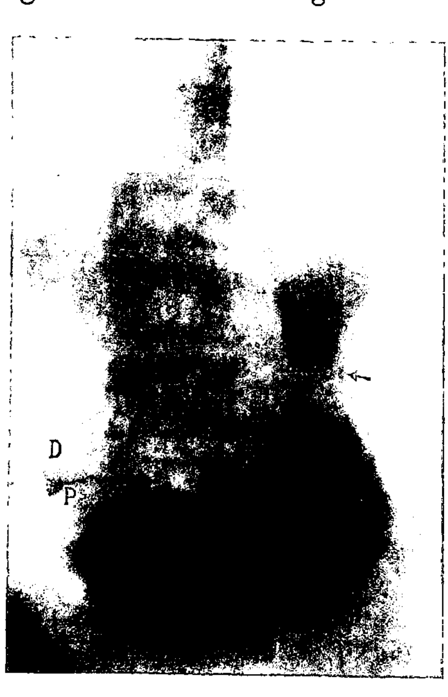

Abb. 173. Derselbe Fall. Aufnahme im Stehen
nach 24 Stunden. P Pylorus, D Pars sup. duodeni.
Pfeil = Perigastritische Adhäsion.

Ein typisches Divertikel fehlt. Das Kolon ist bis zur Flexura sigmoidea kontrasthaltig.

Diagnose. Die rasche Entleerung des oberen und Füllung des unteren Sackes
sprechen gegen anatomischen und für spastischen Sanduhrmagen, desgleichen die
Form der Einziehung. Die Fleckchen in der Umgebung bedeuten Verziehungen
der Magenwand durch perigastritische Prozesse, die kleine Ausbuchtung an der
kleinen Kurvatur kann als Geschwürsdivertikel aufgefaßt werden, und zwar kann
es sich nur um ein *nicht penetrierendes Ulcus* mit kleinem Krater, also ein
callöses Ulcus handeln. Daß es bereits zu ausgedehnteren Verwachsungen geführt
haben muß, dafür sprechen die perigastritischen Ausläufer. Sie sind auch ein sicherer
Beweis für die Ulcusgenese des Sanduhrmagens, auch wenn man den Vorsprung an
der kleinen Kurvatur nicht als eigentliche Nische anerkennen wollte. Das Fehlen
eines großen Divertikels läßt ein penetrierendes Ulcus mit voller Sicherheit ausschließen.

*Operation in Lokalanästhesie. Der Leberrand ist mit der kleinen Kurvatur zum
Teil sehr fest, zum Teil leicht lösbar verwachsen.* Keine frischen Entzündungserscheinungen. Nach Hervorziehen des Magens zeigt sich, daß man ohne Schwierigkeit

mit dem Finger die Adhäsionen umgreifen kann. Man fühlt einen *kleinfinger-dicken, Magen und Leber vereinigenden Strang*, der nach hinten *bis an den Rand des Pankreas* verfolgt werden kann. Der *Magen zeigt keinerlei anatomisch bedingte Teilung*, dagegen ab und zu, besonders in der Höhe der Verwachsungen, eine *spastische Einschnürung. Der Stiel geht in der Magenwand in eine derbe Platte über*, welche *mit dem Pankreas in Verbindung* zu stehen scheint. Die Einziehung ist durch die Verbindung mit der Leber bedingt. *Bei Füllung dreht sich offenbar der Magen und schnürt sich dabei ein.* Der genannte umschriebene *Strang* wird in der Nähe des Magens durchtrennt. Er ist *nicht hohl*, aber *im Magen* entsteht

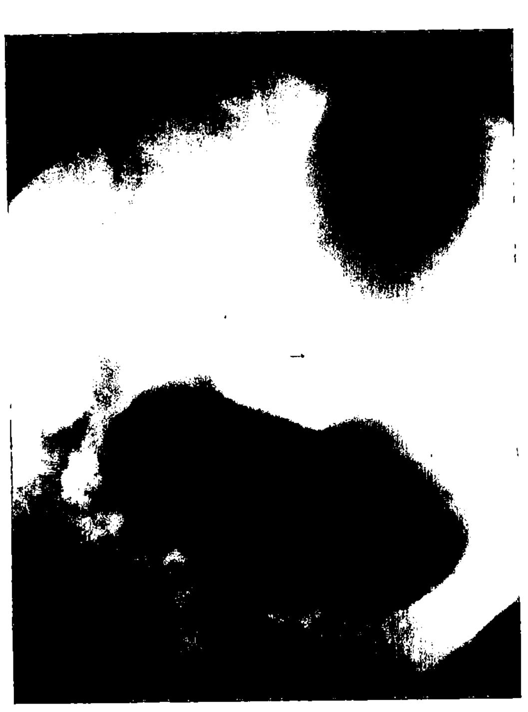

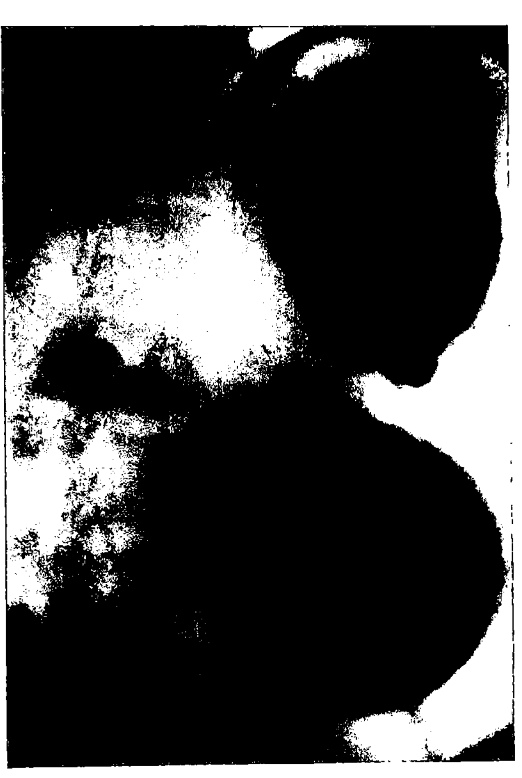

Abb. 174. Ulcusnische (Pfeil) im Bereiche der Stenose eines Sanduhrmagens.

Abb. 175. Ulcusnische mit Sanduhrmagen. Pfeil = Nische.

bei der Abtrennung eine *kleine Öffnung*, aus der sich krümeliger Inhalt (Kontrast-substanz) entleert. Die *Sonde* scheint durch das kleine Loch geradeaus in den Magen zu gelangen und nach hinten in ein Divertikel, das mit dem Pankreas in Verbindung steht. Gastroenterostomia retrocolica posterior mit kurzer isoperi-staltischer Schlinge.

Epikrise. Das klinische Bild sprach mit großer Wahrscheinlichkeit für das Vor-handensein eines chronischen Magengeschwürs. Die Röntgenuntersuchung ergab einen Sanduhrmagen mit bis an die große Kurvatur sich erstreckenden perigastri-tischen Veränderungen in der Umgebung der Enge sowie ein kleines Divertikel gegenüber der Einschnürung. Letztere wurde im Hinblick auf ihre Form sowie auf die rasche Entleerung des oberen Sackes als Spasmus gedeutet. Der Operationsbefund bestätigte alle diese Annahmen. Wie erwartet, wurde kein penetrierendes, sondern ein callöses Geschwür gefunden (derbes Infiltrat), von dessen Grund sich ein solider Strang zur Leber und eine breite Verwachsung zum Pankreas erstreckte. Da der

Pylorus frei war, konnte der Sechsstundenrest nur durch reflektorischen Pylorospasmus oder durch Verziehung des Pförtners bedingt sein. Außer durch den Spasmus schien die Einschnürung bei gefülltem Magen durch Drehung beider Säcke in entgegengesetzter Richtung zustande zu kommen. Eine narbige Einschnürung fehlte.

Unverkennbare Bilder liefert uns ein Ulcus callosum, wenn es von einem anatomischen Sanduhrmagen begleitet ist. Der runde, tiefe Nischenschatten hebt sich im Bereiche der schlecht gefüllten Einengung in auffallender Weise ab (Abb. 174 und 175).

Die neueren Forschungen haben gelehrt, der Schleimhaut des Magens mehr Aufmerksamkeit zu schenken. Es ist begreiflich, daß bei länger bestehenden Ulcera

Abb. 176. Ulcus ventriculi mit Nische (Pfeil) und pathologische Faltenbildung in deren Umgebung.

die Schrumpfung eine Änderung der Verlaufsrichtung der Schleimhauterhebungen herbeiführen muß, und so bildet in der Tat oft die Nische den Mittelpunkt einer konzentrisch gerichteten Mucosawulstung (Abb. 176).

C. Ulcera callosa des Antrumteils des Magens.

Die Ulcera des Antrums sind schwerer darstellbar. Wir sehen den Grund dieses Verhaltens mit HUETER darin, daß bei den Kontraktionsbewegungen dieses Magenabschnittes der Geschwürsgrund stark mitbewegt wird und dadurch den Kontrastinhalt nicht beibehalten kann. Hinzu kommt wahrscheinlich noch der Umstand, daß die hier besonders gut ausgebildeten Schleimhautfalten sich vor die Ulcusnische legen und dieselbe für das Eindringen des Kontrastmittels versperren. Nach unseren Erfahrungen ist für den unmittelbaren Nachweis der Nische die Untersuchung in halbrechter Seitenlage mit energischer Kompression das zweckmäßigste Vorgehen. Dadurch, daß sich dabei der Antrumteil stark kontrahiert, sein Inhalt sich aber nur schwer rückläufig bewegen kann, wird sie gefüllt gehalten.

Folgende zwei Beobachtungen als Beispiele:

50 Jahre alter Mann. Seit 2 Jahren magenleidend. 1—2 Stunden nach dem Essen Schmerzen mit Brechreiz, die bei Genuß von warmen Getränken verschwinden. Abmagerung.

Röntgenuntersuchung. Die Aufnahme im Stehen zeigt einen atonisch-ptotischen Magen; an der ganzen kleinen Kurvatur entlang bis zum Pylorus scharfe Konturen. Untersuchung in Bauchlage ergibt keine für Ulcus eindeutigen Veränderungen. Erst bei der Aufnahme in halbrechter Seitenlage mit energischer dorsaler Kompression des mittleren Magenabschnittes sieht man (Abb. 177) kurz vor dem Pylorus eine deutliche Ulcusnische. Röntgendiagnose: Präpylorisches Ulcus callosum.

Die Operation ergab keinen vergrößerten Magen, keine Narbe, dagegen in der Nähe der Pars pylorica an der Magenhinterwand eine Ulcusdelle von der Größe einer Fingerkuppe. Gastroenterostomia retrocolica posterior. Gewichtszunahme. Heilung.

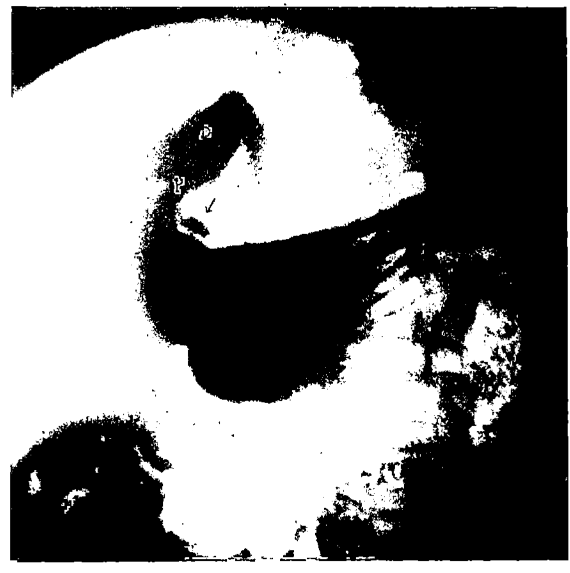

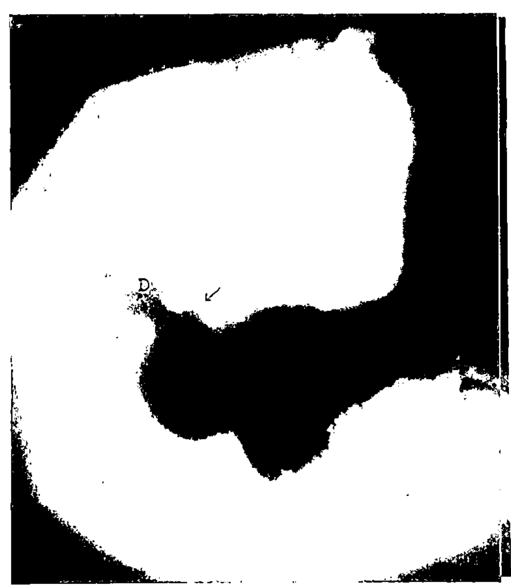

Abb. 177. Ulcus callosum (Nische) des Antrumteils des Magens. Aufnahme in halbrechter Seitenlage mit Kompression. Pfeil = Nische, D Ampulla duodeni, P Pylorus.

Abb. 178. Ulcus callosum (Nische) des Antrumteils des Magens. Aufnahme in halbrechter Seitenlage mit Kompression. Pfeil = Nische, D Ampulla duodeni.

Einen zu dem eben geschilderten analogen Fall stellt Abb. 178 dar. Hier erkennt man ebenfalls im Antrumteil an der kleinen Kurvatur bei halbrechter Seitenlagerung mit Kompression die deutliche Nische dicht vor dem Pylorus. Die Operation brachte ebenfalls die genaue Bestätigung der Röntgendiagnose: Ulcus callosum des Antrumteiles.

In manchen Fällen gelingt bei präpylorisch gelegenen Ulcera die Nischenfüllung nicht. Man sieht im Gegenteil häufig, besonders wenn es sich um callöse Ulcustumoren handelt, nicht nur keine Schattenvorbuchtung, sondern eine Schattenaussparung, wie wir sie bei Carcinom des Magens zu sehen gewohnt sind.

70jähriger Mann, seit 8 Jahren Magenschmerzen, die um den Nabel herum und unter dem Processus xiphoideus lokalisiert werden. Nüchternschmerz. Aufhören der Beschwerden nach Nahrungsaufnahme. Häufiges Sodbrennen, Aufstoßen, kein Erbrechen. In der letzten Zeit starke Gewichtsabnahme.

Freie Salzsäure 55, Gesamtacidität 65. Blut negativ.

Röntgenuntersuchung zeigt einen ektatisch, ptotischen Magen. Die Konturen der Pars pylorica sind bei gewöhnlicher Untersuchung im Stehen nicht scharf. Erst bei halbrechter Seitenlage mit Kompression (Abb. 179) zeigt sich, daß im präpylorischen

Abschnitt ein umschriebener Schattendefekt vorhanden ist. Das Bild spricht für eine Pylorusstenose, bedingt durch einen Tumor der Pars pylorica. In Anbetracht des klinischen Befundes aber und der Erfahrungstatsache, daß präpylorische Ulcera callosa eine Schattenaussparung verursachen können, lautet die Röntgendiagnose Ulcus callosum antri.

Die *Operation* ergab einen kleinhühnereigroßen, glatten und derben Ulcustumor vor dem Pylorus, der nach dem Pankreas zu fixiert war.

Solche Füllungsdefekte bei Ulcera callosa im Antrumteil des Magens sind keine Seltenheit. Wir hatten Gelegenheit, sie öfter zu sehen. Als weiteres eindrucksvolles Beispiel diene dazu Abb. 180. Es handelt sich auch hier, wie der Operationsbefund uns zeigte, um ein fingerkuppengroßes Ulcus callosum dicht vor dem Pylorus.

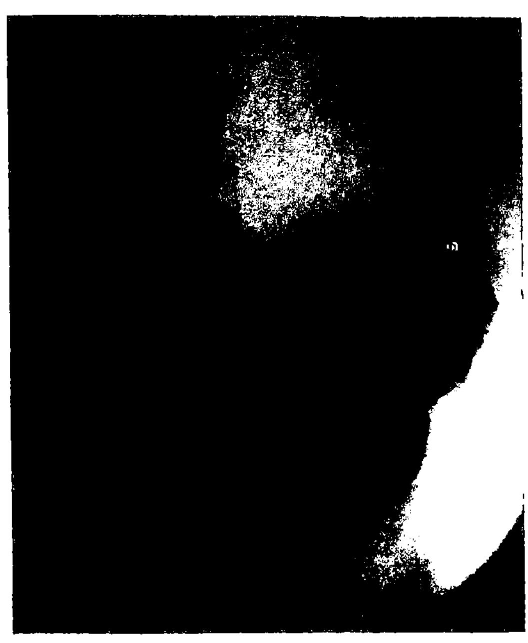
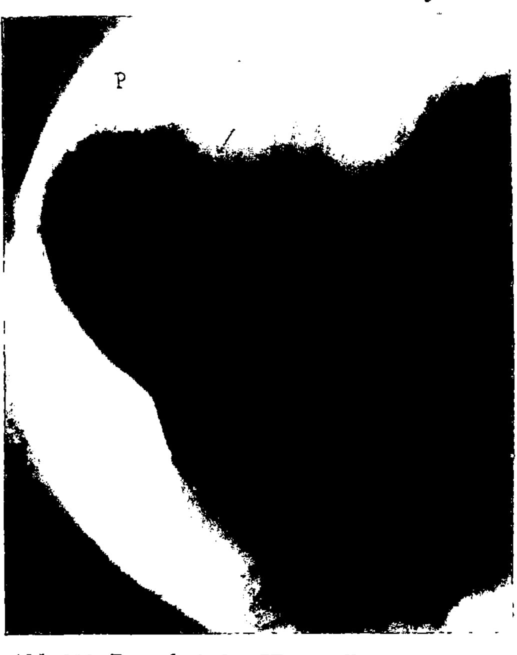

Abb. 179. Präpylorisches Ulcus callosum der kleinen Kurvatur mit Schattenaussparung (Pfeil) in dessen Bereich. P Pylorus. (Seitenverkehrt.)

Abb. 180. Präpylorisches Ulcus callosum der kleinen Kurvatur mit Schattenaussparung (Pfeil) in dessen Bereich. P Pylorus.

Wir lernen also aus diesen Beobachtungen, daß nicht jeder Schattendefekt das sichere Zeichen eines Carcinoms ist und anderseits nicht jedes Ulcus callosum sich durch eine Nische verraten muß. Gerade im Bereiche des Pylorus oder des Antrum ist auf diese Verwechslungsmöglichkeit zu achten und große Vorsicht in der Bewertung der Bilder geboten.

Wir finden ein Analogon beim Ulcus callosum duodeni, wo die Nische unter Umständen ebenfalls nicht gefüllt werden kann, sondern sich als Defekt auswirkt.

Hier sei darauf aufmerksam gemacht, daß Kompression durch die Wirbelsäule bei gewöhnlicher Untersuchung in Bauchlage Konturdefekte im pyloralen Abschnitte hervorrufen kann. Klärung bringt im Zweifelsfalle rechte Seitenlagerung mit Kompression.

Weiter sei auf die schon oben erwähnte Tatsache hingewiesen, daß Ulcera des Antrumteils schon frühzeitig zu Narbenschrumpfung und Ektasie führen. Wir haben also häufig das Bild der Pylorusstenose vor uns (vgl. Kap. Pylorusstenose!).

D. Ulcera callosa pylori.

Besondere Bedeutung gewinnen Geschwüre des Magens, wenn sie am Pförtner oder in seiner unmittelbaren Umgebung gelegen sind. Im Gegensatz zu früheren

Annahmen sind sie nicht selten. Vom klinischen Standpunkte aus faßte man früher als Ulcera pylorica die Geschwüre zusammen, die entweder am Pförtner selbst oder

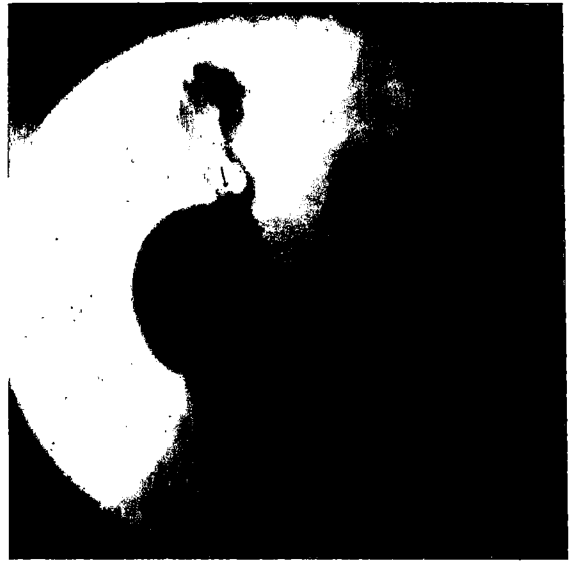

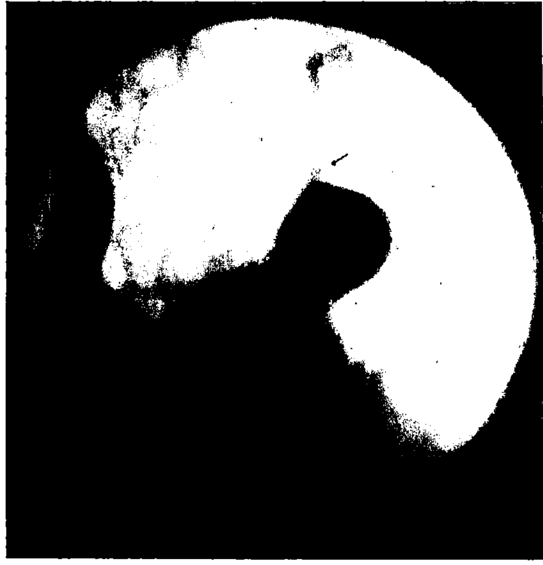

bb. 181. Ulcus am Pylorus mit Nische (Pfeil) und Pyloruszapfenbildung (Radioskopaufnahme in halbrechter Seitenlage).

Abb. 182. Derselbe Patient. (Spätere Aufnahme.) Nische = Pfeil. (Bild seitenverkehrt.)

unmittelbar oral und aboral davon lagen, also auch die Ulcera duodeni. Vom chirurgischen Standpunkte aus hat man eine andere Einteilung geschaffen. Der Chirurg behält sich den Ausdruck Ulcus pyloricum ausschließlich für solche Geschwüre vor, die unmittelbar am Pyloruswulst gelegen sind. Palpation und genaue Abgrenzung ist bei der Operation möglich. Häufig nimmt man nach dem Vorschlage MAYOS die Pylorusgrenze durch die äußerlich erkenn- und sichtbare Vena pylorica als gegeben an. Röntgenologisch ist die Grenze leicht zu ziehen. Da man im Röntgenbild die Abschnitte des Antrumteiles, der Pars pylorica und des Anfangsteiles des Duodenum genau bestimmen kann, ist es dadurch leicht, die Zugehörigkeit des Geschwürs festzulegen. Diejenigen, die zwischen Endteil des Antrum und Anfangsteil des Duodenum liegen, bezeichnen wir als Ulcera pylorica.

Ihre Röntgendiagnose an Hand direkter ·Symptome wurde vor nicht langer Zeit noch als unmöglich bezeichnet. Man war lediglich auf die indirekten Merkmale angewiesen. Als charakteristisch wurden angesehen: Stenosenperistaltik, Ektasie des Magens und Motilitätsstörungen. Heute aber sind wir in den meisten Fällen durch Ausbildung

Abb. 183. Typische präpylorische Deformation bei Ulcus pylori. Pfeil = Pylorus.

besonderer Untersuchungstechnik und entsprechende Erfahrung in der Lage durch direkte Darstellung der Formveränderungen des Magenausgangs sichere Diagnosen zu stellen. Die Nische erreicht fast nie größere Dimensionen; stecknadelkopf- bis linsengroß sitzt sie meist dicht der Pyloruslichtung auf. Je nach der Lage des Defektes kann sie an der großen oder kleinen Kurvatur mehr magen- oder duodenalwärts sich finden. Die Pförtnerlichtung nimmt oft infolge spastischer oder narbiger Prozesse die Form eines verlängerten Zapfens an, der bandförmig entweder in gerader oder bogenförmiger Richtung verläuft. Der magenwärts gerichtete Teil des Pylorus zeigt hier und da Spornbildungen, die gegen den Magenkörper gerichtet sind. Die Konturen des pyloralen Anteiles des Antrum sind meist unregelmäßig, zackig und kantig verändert.

51jährige Patientin. Seit 3 Monaten magenleidend: Schmerzen, Erbrechen, meist mehrere Stunden nach der Mahlzeit. Gewichtsabnahme. Schmerzhaftigkeit im Epigastrium etwas rechts von der Mittellinie, Gesamtacidität 54, freie Salzsäure 26.

Röntgenuntersuchung. Nachdem die Röntgenuntersuchung im Stehen und Liegen die Zeichen einer Magenektasie mit Stauungsdilatation ergeben hatte, wurden zur Feststellung der Ursache Aufnahmen in halbrechter Seitenlage vorgenommen.

Abb. 181 zeigt im unteren Abschnitt des Magens starke peristaltische Kontraktionen. (Stenosenperistaltik.) Vom Pylorus zieht nach oben bis zur Flexura superior duodeni ein schlingenförmiges schmales Schattenband von geringer Dichte. Am Pylorus selbst sitzt ein kleines warzenförmiges Gebilde (Nische).

Auf Abb. 182, einer späteren Aufnahme, erkennt man die Konstanz dieses Befundes. Man sieht auch hier den schlingenförmig verlaufenden Pyloruszapfen mit nur geringfügiger Abweichung vom ersten Bild. Es handelt sich um ein Ulcus pylori mit zapfenförmiger Umwandlung des Pförtners.

Die *Operation* ergab ein kaum erbsengroßes Ulcus am Pylorus, perigastritische Verwachsungen der kleinen Kurvatur mit der Umgebung, chronische Cholecystitis ohne Stein. Hintere G. E.

Nicht selten wird man bei Ulcera des Pförtners neben einer Deformierung des pyloralen Abschnittes der Ampulle eine streifenförmige Schattenzeichnung des Antrumteils wahrnehmen; sie ist der Ausdruck einer pathologisch veränderten Schleimhautfaltenbildung (Abb. 183).

E. Ulcera callosa der Vorder- und Hinterwand des Magens.

Das seltene chronische Geschwür der Vorder- oder Hinterwand des Magens bedarf sehr genauer und meist wiederholter Untersuchung. Je weiter entfernt das Ulcus von den Kurvaturen, namentlich der kleinen, sitzt, desto schwieriger ist seine Entdeckung. Man wird den *Patienten vor dem Schirm sich allmählich* bis zur frontalen Durchleuchtungsrichtung *drehen lassen,* um auf diese Weise die Nische sichtbar zu machen. Ganz besonders empfehlen sich für solche Fälle *Frontalaufnahmen.*

Abb. 184 stellt ein solches Bild dar. Das Ulcus ist als kleiner, scharfer, divertikelartiger Vorsprung an der Hinterwand deutlich zu sehen. Diese Aufnahme wurde angefertigt, weil die Untersuchungen im Stehen und in Bauchlage, trotzdem das klinische Bild das eines Magengeschwürs war, einen negativen Befund ergeben hatten. Die *Operation* bestätigte die Röntgendiagnose.

Sehr zweckmäßig zur Darstellung eines Ulcus der Vorder- und Hinterwand ist die Untersuchung nach teilweiser oder ganzer Entleerung des Magens. Der Krater kennzeichnet sich dann durch einen bleibenden isolierten Schatten, der der Nische entspricht, und der in die Projektionsebene des Magens fällt (Abb. 185).

Die frühzeitige Erkennung eines Ulcus, besonders an der vorderen Wand kann von praktischer Bedeutung und Wichtigkeit für den weiteren Ablauf des Leidens und

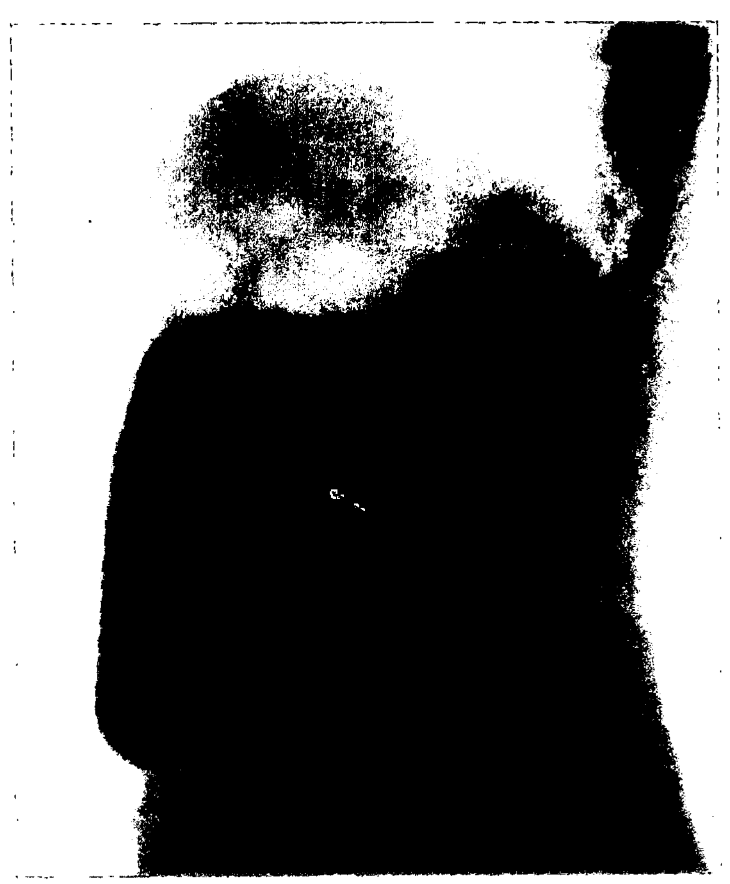

Abb. 184. Callöses Magengeschwür der Hinterwand (Pfeil). Profilaufnahme.

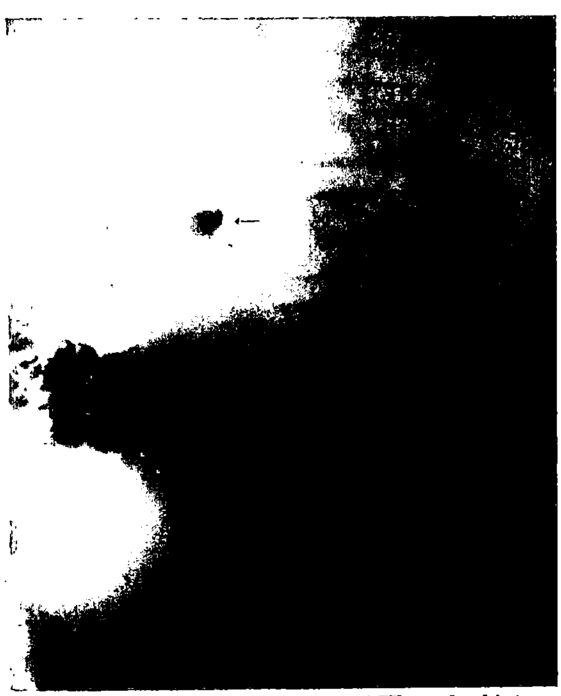

Abb. 185. Persistierende Nische bei Ulcus der hinteren
Wand des Magens. Pfeil = Nische.
(Aufnahme 8 Stunden nach Kontrastmahlzeit.)
(Seitenverkehrt.)

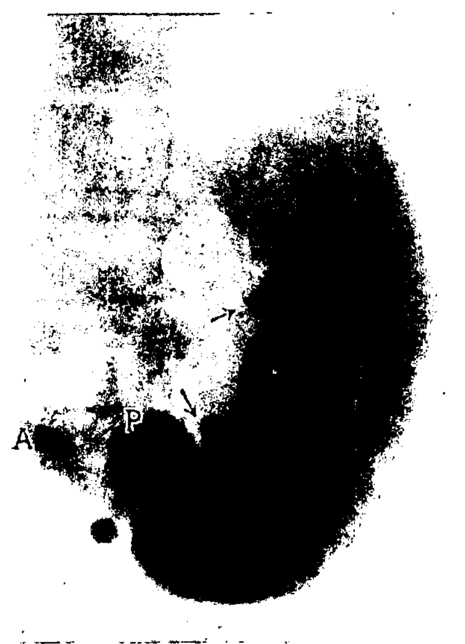

Abb. 186. Callöses Magengeschwür der Vorderwand nahe der kleinen Kurvatur, 5½ cm oberhalb des Pylorus, ein zweites 5 cm weiter nach
oben. Schneckenförmige Einrollung der Pars
pylorica. Keine Verwachsungen. Kein Spasmus gegenüber den Geschwüren. Pfeile =
Geschwürsdivertikel, P Pylorus, A Ampulla
duodeni. Operiert.

auch für die Anzeigestellung in der Wahl der Behandlung sein. Denn es ist bekannt, daß gerade diese Geschwüre häufig perforieren, und zwar ungedeckt in die freie Bauchhöhle.

F. Multiple callöse Ulcera.

Es liegt im Wesen der Ulcuserkrankung, daß das ganze Organ zu diesem Leiden prädisponiert ist. Wenn auch besondere Lieblingsstellen bevorzugt werden, so ist es keine allzu große Seltenheit, daß zur selben Zeit mehrere Stellen des Magens bzw. des Magens und Duodenum geschwürig verändert sind.

58jähriger Patient mit 12jähriger typischer Ulcusanamnese.
Röntgenuntersuchung. Bei der Durchleuchtung im Stehen erscheint der Magen leicht ptotisch und ektatisch. (Tieflage und Dilatation der unteren Magenabschnitte; taillenförmige Einziehung in der Mitte, lange Magenblase.) An der kleinen Kurvatur oberhalb deren Mitte ist eine Nische deutlich erkennbar.

Bei einem in Bauchlage aufgenommenen Bild (Abb. 186) sieht man an der kleinen Kurvatur entsprechend dem Durchleuchtungsergebnis im Stehen ein deutliches Divertikel; außerdem ist aber noch ein zweites, mehr konisch geformtes nahe dem Pylorus vorhanden. Eine spastische Einziehung der Gegenseite besteht nicht.

Nach 6 Stunden erheblicher Rest.

Die *Diagnose:* Geschwür am oberen und unteren Abschnitt der kleinen Kurvatur, ist nach diesem Befund unzweifelhaft. Beide sind gleichzeitig nur in der Aufnahme im Liegen sichtbar.

Die Operation erwies die Richtigkeit der Diagnose: An der Vorderfläche des Magens fühlt man nahe der kleinen Kurvatur $5^1/_2$ cm vom Pylorus entfernt und außerdem weitere 5 cm höher je eine etwa pfennigstückgroße, von einer derben Infiltration umgebene Delle. Die Serosa zeigt die üblichen Veränderungen.

Abb. 187. Doppeltes Geschwür: Ulcus ventriculi am mittleren Abschnitt der kleinen Kurvatur (Nische = Pfeil) und Ulcus duodeni (Bulbusdeformität + Nische).

36jähriger Kranker. Vor 4 Jahren Operation wegen perforierten Duodenalulcus. Darauf völliges Wohlbefinden. Seit 2 Jahren wieder typische Beschwerden und Abmagerung. In der Mitte des Epigastrium ein apfelgroßer Tumor fühlbar. Gegend zwischen Nabel und Brustbein sehr schmerzhaft. Freie Salzsäure 54, Gesamtacidität 68.
Röntgenuntersuchung: an der kleinen Kurvatur eine vorspringende unregelmäßig geformte Nische und am Duodenum eine Bulbusdeformität mit einem dichten Schattenfleck, der einer Nische entspricht (Abb. 187).
Diagnose: Ulcus ventriculi et duodeni. Die früher angelegte Gastroenterostomie funktioniert gut, jedoch entleert sich teilweise der Kontrastbrei auch durch den Pylorus.
Die *Operation* ergibt an der kleinen Kurvatur ein derbes Ulcus callosum, ferner an der erwarteten Stelle ein Duodenalgeschwür. Resektion der nicht vollwertigen

Gastroenterostomie. Erneute Gastroenterostomia retrocolica posterior und Enteroanastomose.

Abb. 188 und 189 zeigen, daß gelegentlich sogar mehr als zwei Geschwüre
röntgenologisch einwandfrei diagnostiziert werden. Abb. 188 zeigt im kardialen Abschnitte des Magens an der kleinen Kurvatur eine vom Magenschatten isolierte runde
Nische von Erbsengröße, im mittleren Abschnitt außerdem eine zweite bedeutend
größere, deren Konturen abgerundet und scharf begrenzt sind und die breitbasig
dem Magen aufsitzt. Die Pars pylorica ist bei diesem in gewöhnlicher Bauchlage
aufgenommenen Bild unscharf begrenzt. Ein Übertritt des Kontrastbreies durch
den Pylorus in das Duodenum ist nicht wahrzunehmen. Zur besseren Darstellung

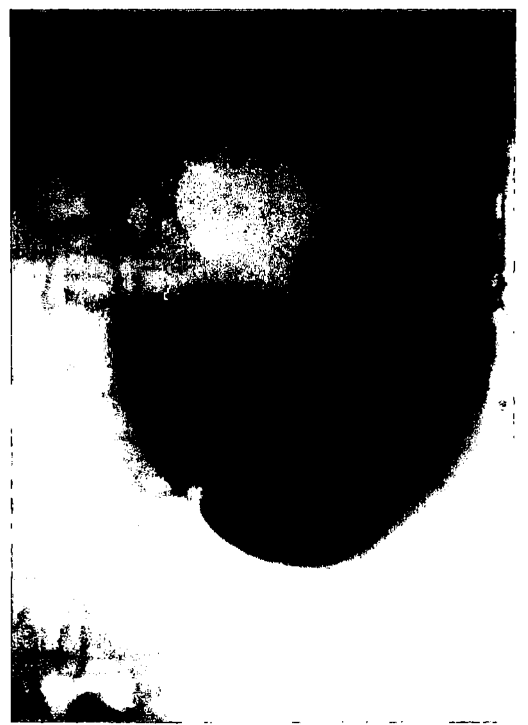

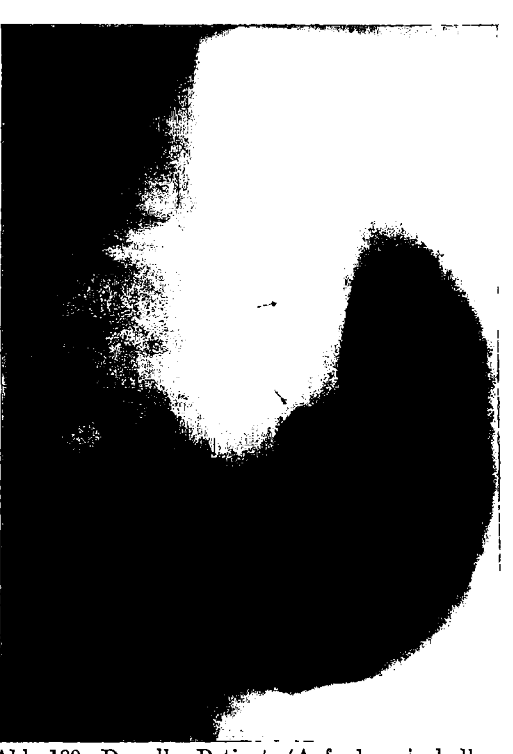

Abb. 188. Dreifaches Geschwür des Magens. Kleine
Nische an der Kardia →. Größere am mittleren
Abschnitte der kleinen Kurvatur ↘. Ulcusnarben
am Pylorus ↓. (Aufnahme in Bauchlage.)

Abb. 189. Derselbe Patient. (Aufnahme in halbrechter Seitenlage.) Pars pylorica besser gefüllt.
Pylorus und Duodenum sichtbar. Nische an der
Kardia →. Nische am mittleren Abschnitt der
kleinen Kurvatur ↘. Pyloruszapfen ↓.

der Pars pylorica wurde eine Aufnahme in halbrechter Seitenlage mit Kompression
gemacht (Abb. 189). Sie zeigte außer dem bereits erhobenen Befund eine zapfenförmige Bildung im Bereiche der Pars pylorica, die außerdem zackig und unregelmäßig begrenzt ist. Der Zwölffingerdarm ist teilweise gefüllt, die Ampulle erscheint
deformiert.

An Hand des erhobenen Befundes wurde die Diagnose eines Ulcus callosum
der Pars cardiaca und des mittleren Abschnittes der kleinen Kurvatur und einer
narbigen Pylorusstenose infolge eines früheren Ulcus pylori gestellt.

Die Laparotomie ergab einen sehr großen Magen. Es fand sich an der kleinen
Kurvatur ein großes, an der Pars cardiaca ein kleineres, erbsengroßes Ulcus callosum;
am Pylorus war eine eingezogene Narbe mit indurierten Rändern vorhanden.
Anlegung einer Gastroenterostomia retrocolica posterior.

G. Rückbildung und Ausheilung von Geschwüren.

Nicht nur allein für die *Diagnose* eines Ulcus des Magens leistet das Röntgenverfahren gute Dienste. Es ermöglicht auch den *Heilverlauf* bei eingeschlagener Therapie zu verfolgen, indem wir von Zeit zu Zeit Kontrollaufnahmen vornehmen.

35jähriger Maler, seit vielen Jahren magenleidend. Typische Ulcusbeschwerden. Gesamtacidität 48, freie Salzsäure 28. Blut im Stuhl. Erbrechen und saures Aufstoßen. Gewichtsabnahme.

Röntgenbefund zeigt im Bereich der kleinen Kurvatur ein zweimarkstückgroßes Ulcus callosum mit scharfen Begrenzungslinien. Die Nische ist regelmäßig gestaltet

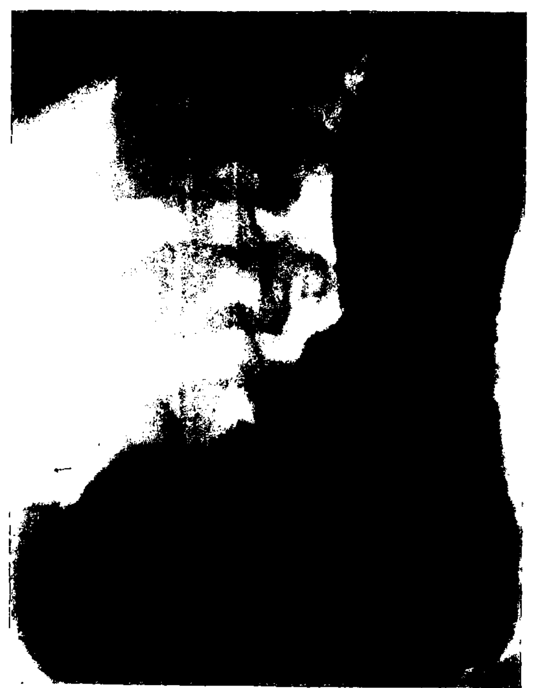

Abb. 190. Großes Ulcus callosum der kleinen Kurvatur (oberer Pfeil) und Ulcus duodeni (deformierte Ampulla = unterer Pfeil).

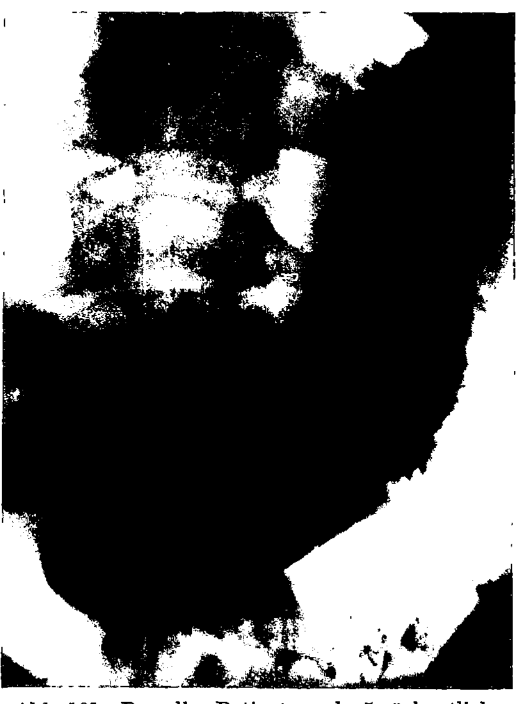

Abb. 191. Derselbe Patient nach 5wöchentlicher Ulcuskur. Die Nische an der kleinen Kurvatur (Pfeil) ist um ein beträchtliches kleiner geworden, fast normale Konfiguration der Ampulla duodeni.

und sitzt der kleinen Kurvatur breitbasig auf. Gleichzeitig ausgesprochene Deformierung des Bulbus duodeni und der Pars pylorica. *Röntgendiagnose:* großes Ulcus callosum an der kleinen Kurvatur und Ulcus duodeni (Abb. 190).

Der Kranke machte 5 Wochen lang eine interne Kur durch. In dieser Zeit Gewichtszunahme von 22 Pfund und starke Verminderung der subjektiven Beschwerden. Eine danach vorgenommene Röntgenuntersuchung (Abb. 191) zeigt, daß das Geschwür an der kleinen Kurvatur beträchtlich verkleinert ist. Der Nischenschatten ist jetzt bis auf etwa $^{1}/_{5}$ der früheren Größe reduziert. Gleichzeitig hat auch die Ampulla duodeni eine fast normale Konfiguration angenommen. Nur an ihrer Basis ist noch ein leichter Defekt vorhanden. Der pylorale Abschnitt des Magens hat im Gegensatz zu früher scharfe und regelmäßige Begrenzungslinien. Wir sehen also aus dieser Beobachtung den Wert des Röntgenbildes, indem es uns Aufschluß gibt über den günstigen Erfolg einer Behandlung. Entsprechend der klinisch festgestellten Besserung (Gewichtszunahme und Verschwinden der Beschwerden) finden sich jetzt bedeutend kleinere Ausmaße der Nische und geringere Veränderungen des Duodenum.

Auch die vollkommene Ausheilung können wir aus dem Röntgenbild feststellen. Wir wissen erfahrungsgemäß, daß manche Geschwüre bzw. Nischen unter geeigneter Behandlung gänzlich unter Zurücklassung einer Narbe verschwinden.

38jähriger Patient mit allen typischen Symptomen eines seit 5 Jahren bestehenden Ulcus ventriculi wird uns zur Röntgenuntersuchung überwiesen.

Eine in Bauchlage vorgenommene Untersuchung bestätigt die klinische Diagnose. Es fand sich (Abb. 192) etwas über der Mitte der kleinen Kurvatur eine deutliche, etwas unregelmäßig geformte mittelgroße Nische. Ihr gegenüber eine leichte sanduhrförmige Einziehung.

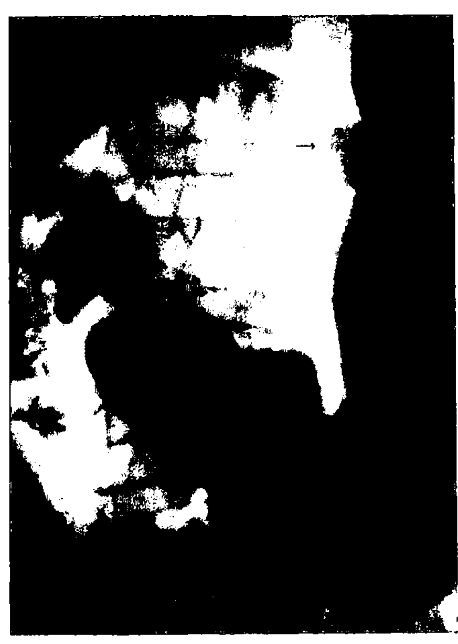

Abb. 192. Ulcus ventriculi callosum der kleinen mit sanduhrförmiger Einziehung der großen Kurvatur. Nische = Pfeil.

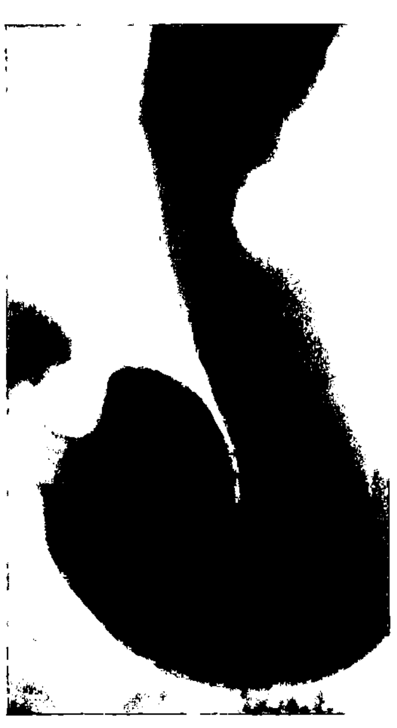

Abb. 193. Derselbe Patient 1 Monat nach erfolgter Ulcuskur. Nische nicht mehr nachweisbar. Sanduhrförmige Einziehung der großen Kurvatur.

Es wurde dem Kranken eine interne Behandlung vorgeschlagen, und eine 6wöchige Kur durchgeführt. Patient fühlte schon während dieser eine deutliche Besserung, schließlich wurde er völlig beschwerdefrei und nahm in kurzer Zeit 15 Pfund an Gewicht zu.

Bei einer folgenden Kontrolluntersuchung war trotz Anwendung aller technischen Hilfsmittel: Lagewechsel, Massage der Magengegend, Effleurage vor dem Schirm eine Nische nicht mehr nachzuweisen. Die einzige Veränderung am Magen, die wir vorfinden konnten, war die sanduhrförmige Einziehung an der großen Kurvatur, ähnlich wie bei der ersten Untersuchung (Abb. 193).

Die Ausheilung in Form von Narbenbildungen im Bereiche des Geschwürssitzes sind auf dem Röntgenbild nur dann erkenntlich, wenn sie größere Bezirke einnehmen. Sie verursachen unregelmäßige, meist zackige oder kantige Konturierung der kleinen Kurvatur. In ihrem Bereiche ist die Peristaltik aufgehoben. Durch Schrumpfung der Längsmuskulatur erfolgt meistens eine Verkürzung, manchmal sogar eine schneckenförmige Einrollung der kleinen Kurvatur.

45 Jahre alter Mann, seit 5 Jahren magenkrank. Schmerzen im Oberbauch besonders nach dem Essen, Erbrechen, schlechter Appetit, Gewichtsabnahme. Druckempfindlichkeit der Magengegend, freie Salzsäure 15, Gesamtacidität 33.

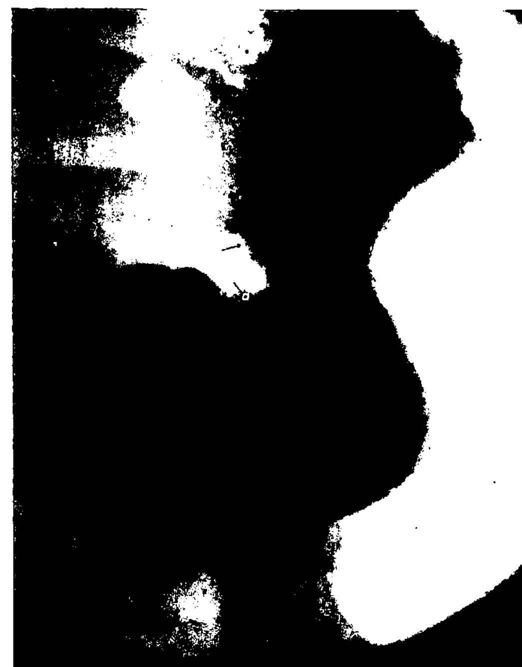

Abb. 194. Ulcus duodeni dicht am Pylorus und narbig ausgeheilte Ulcera an der kleinen Kurvatur des Magens. (Zackige Konturen = Pfeil.)

Röntgenbefund: Ausgesprochen ektatischer Magen mit starken Kontraktionsfurchen und taillenförmiger Einschnürung des Korpus. Die Pars pylorica ist nach oben gezogen (Einrollung). Die kleine Kurvatur bildet in ihrem unteren Drittel einen auffallend spitzen Winkel. Ihr mittlerer Abschnitt ist unregelmäßig gestaltet und zeigt zackige Konturen. Stillstand der peristaltischen Bewegungen in diesem Abschnitt, außerdem im Bereich des Pylorus verlängerte freie Zone zwischen Antrum und Duodenum, dessen basaler Abschnitt unregelmäßig gestaltet ist.

Röntgendiagnose: Ulcus duodeni dicht am Pylorus und Narbenbildung wahrscheinlich durch alte ausgeheilte ulceröse Prozesse der kleinen Kurvatur (Abb. 194).

Operation: Erweiterter Magen. Im Bereich des Bulbus duodeni ein markstückgroßes, callöses Ulcus. Resektion nach Billroth II, Enteroanastomose. Pneumonie, Exitus.

Bei der *Sektion* fanden sich multiple, größtenteils vernarbte Ulcera im Bereich der kleinen Kurvatur.

II. Das penetrierende Magengeschwür.

Das Nischensymptom ist häufig der röntgenologische Ausdruck eines sog. *penetrierenden Magenulcus*, d. h. eines Ulcus callosum, das in ein Nachbarorgan hineingedrungen ist, nachdem es schon vorher mit demselben verwachsen war. Es lassen sich nach DE QUERVAIN drei Entstehungsarten denken: 1. Das Geschwür sitzt genau an der kleinen Kurvatur und frißt sich allmählich durch bis an die Anheftungsstelle des Ligamentum gastrohepaticum. Dieses Ligament bildet den natürlichen Schutz gegen die Perforation in die freie Bauchhöhle. Dadurch, daß es sein Bindegewebe vermehrt und verdichtet, schafft es einen immer festeren Grund, ohne daß anderweitige Verwachsungen notwendig hinzukommen müßten. 2. Es entsteht eine akute, sehr umschriebene, oft wohl nur stecknadelkopfgroße Perforation. In günstigen Fällen dichtet sich die ausgetretene Flüssigkeit unter Fibrinbildung mit Hilfe der benachbarten Serosaflächen und des Netzes ab, und der weitere Verlauf gestaltet sich wie unter 3. geschildert wird (gedeckte Perforation nach SCHNITZLER). 3. Das Geschwür überschreitet das Ligamentum gastrohepaticum und rückt ganz allmählich an die Oberfläche. Der peritoneale Überzug reagiert mit Fibrinbildung. Es kommt zu Verklebungen, hinten hauptsächlich mit dem Pankreas, vorn mit Leber, Netz und Bauchwand. Durch den Magensaft wird das Parenchym dieser Organe angedaut, und so vergrößert sich das Ulcus oft rasch, indem es eine tiefe, vom Magenlumen *durch eine Art Hals getrennte Höhle bildet.* Die topographischen Beziehungen zwischen Magen, Leber, Pankreas und Ligamentum gastrohepaticum sind in Abb. 195 nach

Spalteholz gut zu erkennen. Aus diesem Präparat ist klar ersichtlich, wie ein penetrierendes Ulcus, das von der kleinen Kurvatur zuerst ins Lig. gastrohepaticum hineinwächst, sehr bald mit der Leber, namentlich mit dem Lobus caudatus und Processus papillaris hepatis und dem Pankreas in Beziehung gerät.

Haudek und Faulhaber unterscheiden auch röntgenologisch scharf das *Ulcus penetrans* vom einfachen *Ulcus callosum*. Ersteres bildet eine eigentliche, mit dem Magen durch eine enge Kommunikation verbundene Höhle, während letzteres eine bloße Ausbuchtung der Magenwand darstellt. Dementsprechend erscheint im Röntgenbild beim Ulcus penetrans die Nische als pilz- oder keulenförmiges Anhängsel des Magenschattens und läßt einen deutlichen Stiel erkennen, während sie beim einfachen Ulcus callosum als warzenartige Ausbuchtung dem Organschatten breitbasig aufsitzt. Als wichtiges differential-diagnostisches Merkmal wird

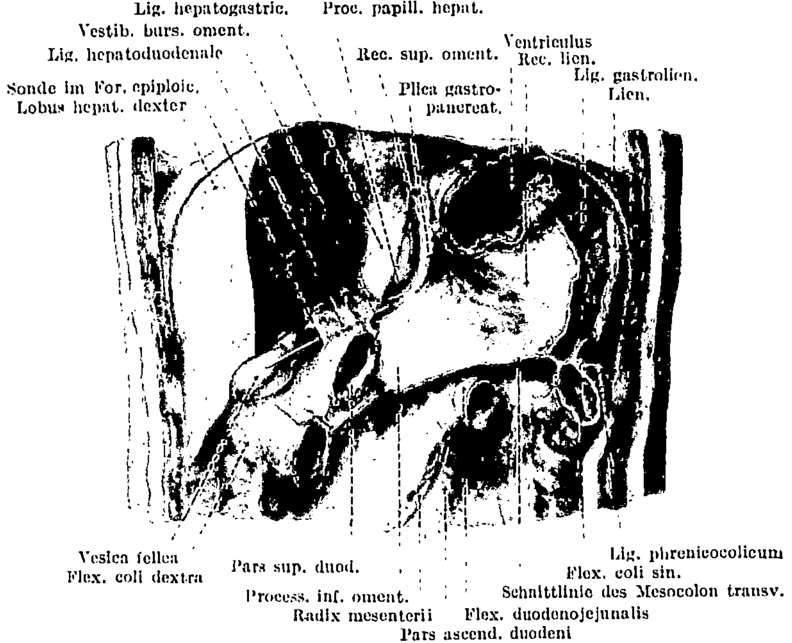

Abb. 195. Topographische Beziehungen zwischen Magen, Duodenum, Leber, Pankreas und Lig. gastrohepaticum. (Nach Spalteholz.)

ferner angegeben, daß beim Ulcus penetrans in der Nische über dem Kontrastschatten gewöhnlich eine *Gasblase* sichtbar ist (Abb. 196), beim einfachen Ulcus callosum nicht. Dies geht aus dem anatomischen Formenunterschied hervor. Die Kuppe des pilzförmigen Divertikels über dem Hals hält nämlich die Luft zurück, während das warzenförmige das nicht vermag. Natürlich kommt dieser Unterschied nur bei der Untersuchung im *Stehen* zum Ausdruck. Im Liegen verschwindet die Aufhellung der Gasblase im Kontrastschatten der Höhle, ähnlich wie die Magenblase im Magenschatten. Der diagnostische Wert der Divertikelluftblase ist übrigens nicht hoch anzuschlagen; wir haben schon wiederholt penetrierende Ulcera ohne Luftblase gesehen. Man kann also sagen: *Das Vorhandensein der Luftblase beweist Penetration* (Haudek), *ihr Fehlen spricht nicht dagegen*. Eine scharfe Grenze zwischen beiden Geschwürsarten besteht ja, wie wir schon betonten, überhaupt nicht, da der Krater im Ulcustumor ganz allmählich auf ein benachbartes Organ übergreift, indem er sich durch narbige Schwarten hindurch langsam vergrößert.

Eine weitere Eigentümlichkeit des penetrierenden Ulcusdivertikels ist die Dreischichtigkeit seiner Füllung bei Untersuchung im Stehen. Zu unterst setzt sich die spezifisch schwerere Kontrastfüllung ab, darüber schwimmt die von früherer Nahrung herrührende bariumfreie Speise, und über dieser steht die Luftblase. Folgende schematische Zeichnung veranschaulicht diese Verhältnisse (Abb. 197).

Für die typischen Fälle können die *differentialdiagnostischen Merkmale* des penetrierenden und des nicht penetrierenden callösen Ulcus im Röntgenbild nach FAULHABER in folgenden Sätzen zusammengefaßt werden:

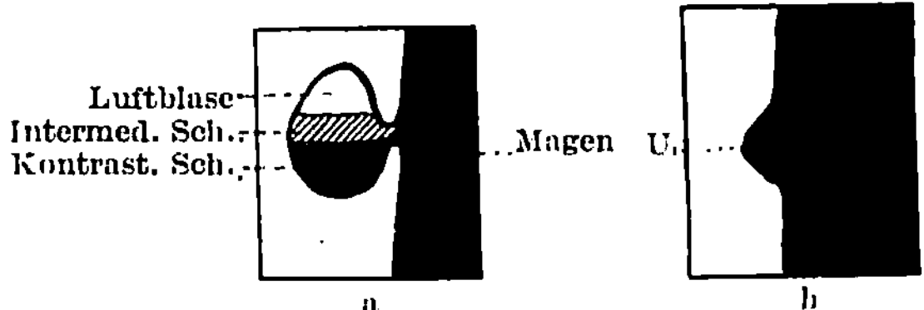

Abb. 196. Penetrierendes Ulcus. Spastischer Sanduhrmagen. HAUDEKsches Divertikel mit Gasblase.

Abb. 197. a Penetrierendes Geschwür. Divertikel mit dreischichtigem Inhalt. b Nicht penetrierendes callöses Geschwür von typisch konischer Form.

„Größere Wismutdepots, weit außerhalb des Magens liegend, zumal ohne sichtbare Verbindung mit demselben, sprechen ohne weiteres für die Penetration, besonders wenn Gasblase und Dreischichtung sichtbar ist und die Wismutfüllung auch nach Entleerung des Magens noch zurückbleibt. Kleine, direkt mit dem Magen zusammenhängende Wismutdepots ohne Luftblase, welche sich prompt mit dem Magen entleeren, sprechen für nicht penetrierendes Geschwür."

Ebensogut wie die Untersuchung im Stehen ermöglicht auch die Aufnahme im Liegen die Erkennung eines penetrierenden Geschwürs. Dadurch, daß der Brei in wagerechter Stellung des Patienten den Hohlraum flächenhaft ausfüllt, können wir am besten seine Form und Ausdehnung wahrnehmen und so meist die Unterscheidung zwischen callösem und penetrierendem Ulcus treffen. Ein größerer, unregelmäßig gestalteter und begrenzter Schatten, zumal wenn dessen distaler Teil breiter ist als der dem Magen anliegende, spricht in der Regel für Penetration.

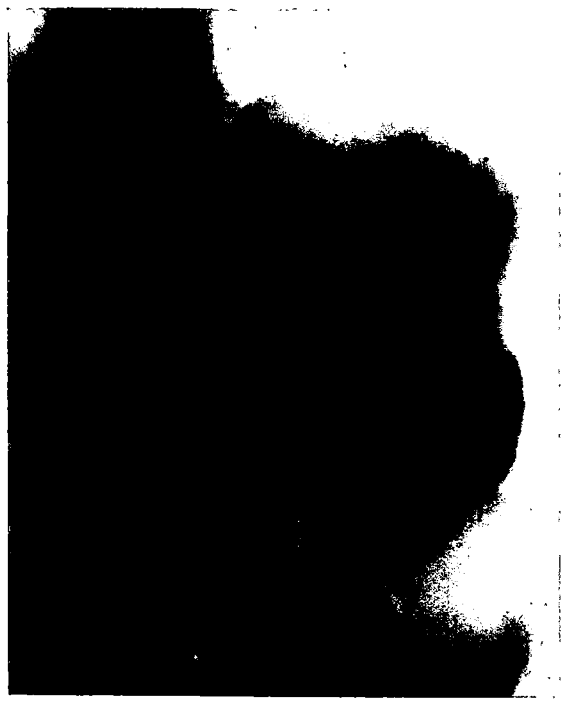

Abb. 198. Großes penetrierendes Geschwür der kleinen Kurvatur. Breiter Verbindungskanal (Pfeil).

Im Liegen gelingt auch häufiger als im Stehen bei entsprechendem Strahlengang die Darstellung des Verbindungskanals. Seine Breite kann verschieden sein. Oft entspricht sie der des Ulcusgrundes oder man sieht nur eine leichte Einbuchtung der Schattenlinie (Abb. 198).

Bei Abb. 199 sind Nische und Kanal in typischer Weise sichtbar (Pilzform). Sowohl der Stiel, wie ein Teil des Ulcusschattens selbst können oft bei bestimmter Aufnahmerichtung vom Magenschatten ganz oder teilweise überlagert sein. Es können so Bilder entstehen, in denen die charakteristischen Merkmale eines Ulcus penetrans nicht recht zum Ausdruck gekommen sind. Abb. 200, die vom gleichen Patienten wie oben (Abb. 199) stammt, ist hierfür ein Beispiel. Der Magenschatten überdeckt den Stiel und einen Teil der Nische so, daß abgesehen von ihrer für Penetration noch immer verdächtigen Form ein Ulcus callosum vorgetäuscht werden könnte. Es empfiehlt sich deswegen zur sicheren Diagnose in verschiedenen Projektionsrichtungen zu untersuchen. Bei der einen oder anderen wird es meist gelingen Klarheit zu schaffen.

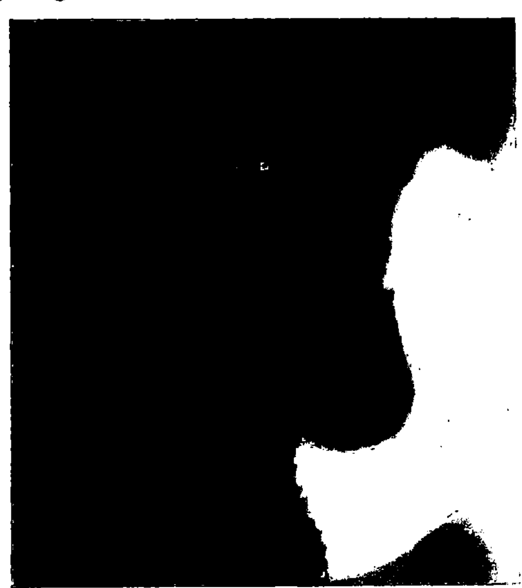
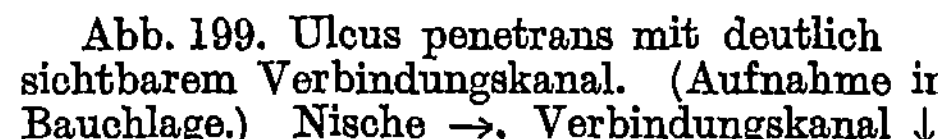
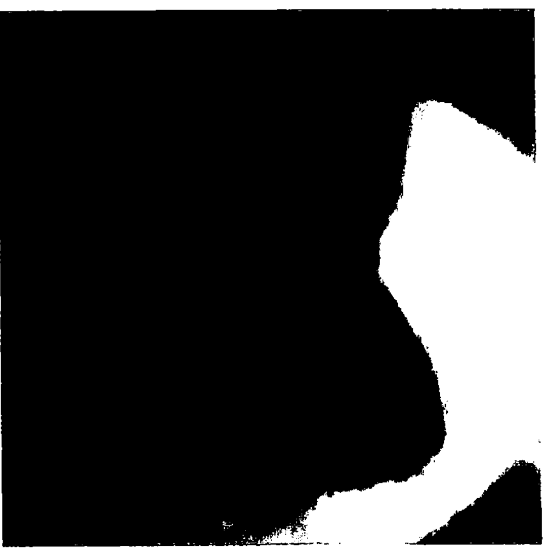

Abb. 199. Ulcus penetrans mit deutlich sichtbarem Verbindungskanal. (Aufnahme in Bauchlage.) Nische →, Verbindungskanal ↓.

Abb. 200. Derselbe Fall. Nischenschatten (Pfeil) teilweise und Verbindungskanal völlig vom Magenschatten überdeckt.

Wir haben bereits oben erwähnt, daß die Nische beim penetrierenden Geschwür, im Gegensatz zum callösen eine mehr unregelmäßige Gestalt aufweist und daß sie besonders große Ausmaße erreichen kann. Hierfür folgende Beispiele:

54jährige Frau. Seit 1 Jahre magenleidend. Schmerzen im ganzen Leib, jedoch ohne bestimmte Lokalisation. Kein Erbrechen, Obstipation.

Drei Querfinger unterhalb des Rippenbogens in der Mittellinie bei tiefer Inspiration eine derbe Resistenz, besonders nach Entleerung des Darmes. Starke Druckschmerzhaftigkeit. Blut positiv. Hyperacide Säurewerte.

Röntgenuntersuchung (Abb. 201) ergibt an der kleinen Kurvatur im oberen Abschnitt einen prominenten, hakenförmig nach unten gerichteten Schatten von unregelmäßiger Gestalt mit leichter Einschnürung an der Basis. *Röntgendiagnose:* Ulcus penetrans der kleinen Kurvatur.

Die *Operation* brachte die Bestätigung. Man fand ein 2-markstückgroßes, in die Leber penetrierendes Geschwür.

41jährige Frau. Seit 22 Jahren magenleidend. Krampfartige Schmerzen im Epigastrium, besonders nach Genuß von kalten Speisen und etwa 1—2 Stunden nach dem Essen auftretend. Nie Erbrechen. Nach einer Ulcuskur vorübergehend Besserung. Vor $3^1/_2$ Jahren Operation wegen Ulcus ventriculi perforans (10-pfennigstückgroßes, kraterförmiges Geschwür). Hernach war die Kranke gesund. Seit $^1/_2$ Jahre erneute

Beschwerden. Öfters Erbrechen. Das Erbrochene ist stark sauer. Verstopfung. 30 Pfund Gewichtsabnahme.

Röntgenbefund: Abb. 202, großer ektatischer Magen mit Einschnürung im mittleren Abschnitt. An der kleinen Kurvatur gegenüber der taillenförmigen Einbuchtung ein großer, weit nach der Medianlinie vorspringender konischer Schatten. Im caudalen Abschnitt der großen Kurvatur G.-E.-Schlinge erkennbar. Entleerung des Magens sowohl durch den Pylorus als durch die G.-E. Sechsstundenrest.

Röntgendiagnose: Großes penetrierendes Geschwür der kleinen Kurvatur. Ungenügend funktionierende G.-E.

Bei der *Operation* fand sich ein 5-markstückgroßes, in das Pankreas penetrierendes Geschwür mit derben callösen Rändern.

Welch beträchtliche Ausdehnung ein Ulcus penetrans annehmen kann, zeigt folgende Beobachtung:

51jährige Frau, bei der vor 12 Jahren ein Magengeschwür festgestellt wurde. Typische Beschwerden. Innere Behandlung. Darauf vorübergehende Besserung. Seit 1 Jahre Verschlimmerung. Dauernd Schmerzen, vor allem nach dem Essen. Häufiges Erbrechen. Gewichtsabnahme.

Etwas oberhalb des Nabels eine derbe, sehr druckschmerzhafte Resistenz in der Tiefe zu fühlen. Freie Salzsäure 32, Gesamtacidität 54.

Röntgenbefund zeigt im unteren Abschnitt der kleinen Kurvatur einen besonders großen, sowohl gegen den Magenkörper wie medianwärts vorspringenden Schatten. Die Konturen in seiner Umgebung sind unregelmäßig und unscharf (Abb. 203).

Ein 6 Stunden p. c. aufgenommenes Bild zeigt den Magen teilweise entleert, den Nischenschatten aber in vollem Maße erhalten (Abb. 204).

Diese im Röntgenbild festgestellten Veränderungen sind für ein Ulcus penetrans zunächst nicht eindeutig. Es lag der Verdacht nahe, daß unter Umständen ein exulceriertes Carcinom mit tiefer Kraterbildung vorliegen könnte.

Die *Operation* ergab einen hühnereigroßen, derben Tumor, der als ein in die Leber penetrierendes Ulcus gedeutet wurde. Starke Verwachsungen des Magens mit der Umgebung. Anlegen einer hinteren Gastroenterostomie.

Wir ersehen daraus, daß manchmal Bilder entstehen können, bei denen die Unterscheidung eines Ulcustumors von einem Carcinom schwer werden kann. Dies trifft jedoch nicht nur für das Röntgenbild allein zu. Wir wissen erfahrungsgemäß, daß auch bei der Laparotomie die Differentialdiagnose manchmal sehr schwer oder unmöglich ist. Ja selbst am aufgeschnittenen Resektionspräparat wird die makroskopisch gestellte Diagnose durch eine spätere histologische Untersuchung oft noch berichtigt. Wir pflegen in solchen Fällen, wo bezüglich der Differentialdiagnose Schwierigkeiten entstehen, noch mehr wie sonst entscheidendes Gewicht auf die Anamnese und den klinischen Befund unter Bewertung des Röntgenbildes zu legen.

Es ist ohne weiteres verständlich, daß der Hohlraum eines penetrierenden Geschwüres, besonders wenn der Stiel, der zum Magen führt, sehr eng ist, den Kontrastbrei längere Zeit behält. Wir haben dann das Symptom der isolierten Restfüllung einer Nische (vgl. Abb. 205 und 206).

Man könnte annehmen, daß bei penetrierenden Geschwüren die passive und aktive Verschieblichkeit des Magens mehr oder weniger hochgradig gehemmt, gleichzeitig, daß bei so ausgedehnten Geschwürsdefekten die organische Sanduhrform besonders ausgeprägt wäre. Daß dem nicht so ist, beweist folgende Beobachtung,

die außerdem von besonderem Interesse ist, weil sie uns nebenher noch Aufschluß
über die fortschreitende Entwickelung eines Ulcus penetrans und der parallel damit
einhergehenden Verschlechterung der Funktion Aufschluß gibt.

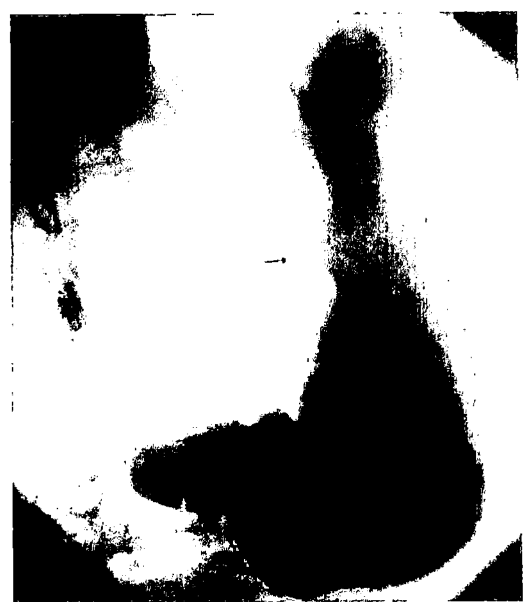

Abb. 201. Ulcus penetrans der kleinen Kurvatur
des Magens. (Nische = Pfeil.)

Abb. 202. Großes Ulcus penetrans der kleinen
Kurvatur mit taillenförmiger Einschnürung des
Magens. Gastroenterostomie.

Abb. 203. Ulcus penetrans permagnum.
Nische = Pfeile.

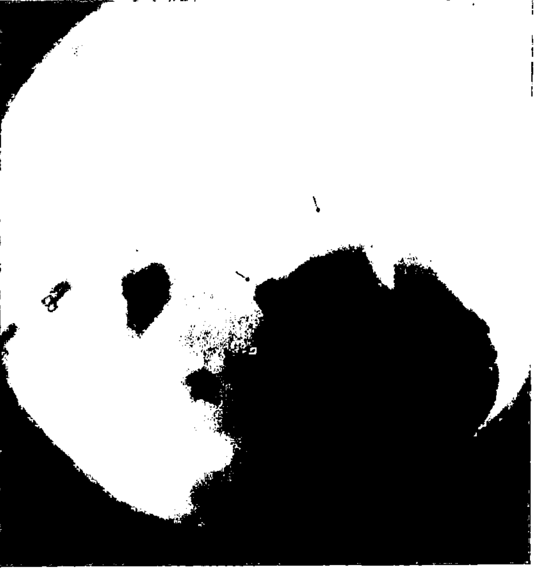

Abb. 204. Dieselbe Patientin. Aufnahme nach
6 Stunden. Partielle Entleerung des Magens.
Persistierender Nischenschatten (Pfeile).

44jähriger Mann, seit 5 Jahren „magenkrank": Oft starke Schmerzen, namentlich 2—3 Stunden nach dem Essen, bisweilen Erbrechen. Intermissionen. Klinische
Diagnose: Chronisches Magengeschwür.

Röntgenuntersuchung. Abb. 207 zeigt einen etwas gedehnten Magen mit einem ausgesprochenen, breiten Divertikel an der kleinen Kurvatur. Die Pars pylorica

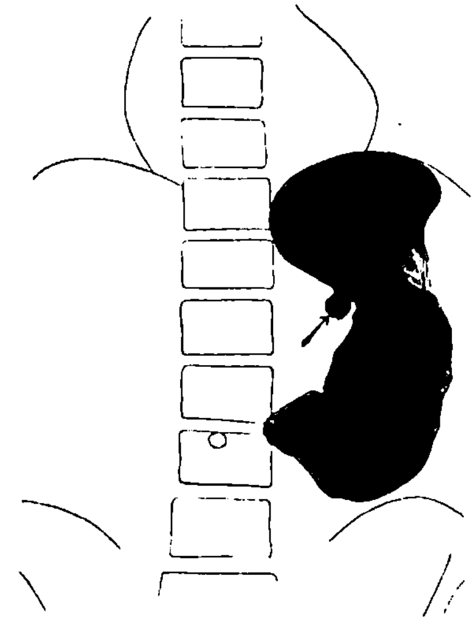

Abb. 205. Penetrierendes Geschwür an der kleinen Kurvatur in der Nähe der Kardia. Aufnahme im Liegen.

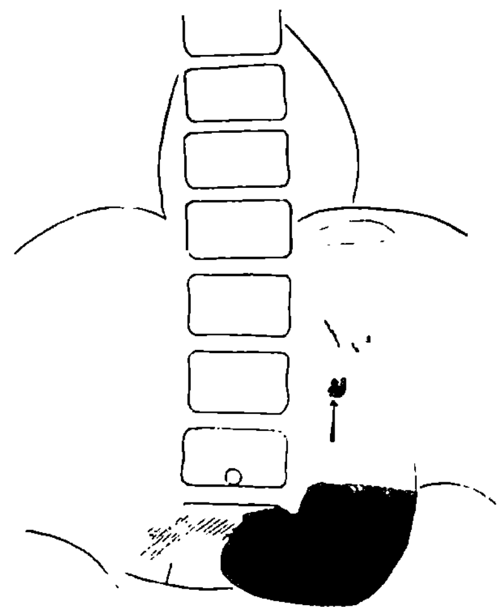

Abb. 206. Derselbe Fall. Aufnahme ½ Std. nach der vorigen, im Stehen. Der Kontrastinhalt hat sich in dem unteren Abschnitt des ptotisch-atonischen Magens mit horizontalem Niveau angesammelt. Der Kontrastrückstand im Divertikel ist als isolierter Schattenfleck (Pfeil) sichtbar.

ist leicht gegen das Geschwür eingerollt, nach sechs Stunden ist noch ein kleiner Magenrest zu sehen.

15 Monate später erhielten wir folgendes Bild (Abb. 208): Der Magen steht etwas tiefer, die Pars pylorica ist etwas mehr nach der kleinen Kurvatur emporgezogen, das Divertikel hat sich nach allen Richtungen ausgedehnt. Die große Kurvatur erscheint sehr unregelmäßig, zeigt spitze Auszackungen.

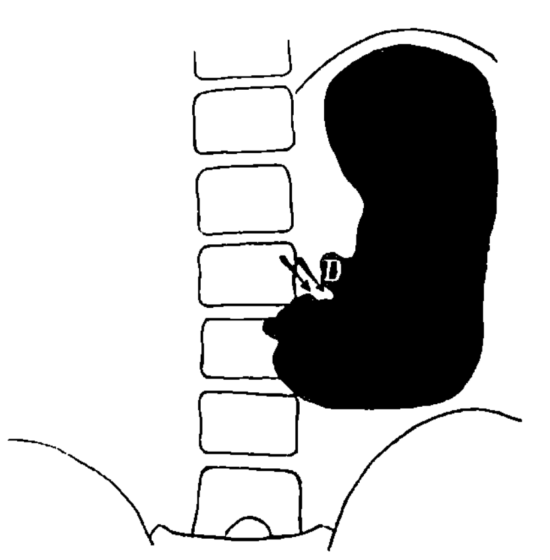

Abb. 207. Penetrierendes Geschwür der Hinterwand des Magens mit HAUDEKschem Divertikel (D), leichter schneckenförmiger Einrollung (Pfeile) ohne Sanduhreinziehung.

In Abb. 209, einer Aufnahme *im Stehen*, ist der Magen tiefer getreten und mehr in seinem unteren Abschnitt gefüllt. Das Divertikel zeigt nur auf seinem Grunde Kontrastbrei. Die Auszackungen an der großen Kurvatur sind nicht sichtbar.

Abb. 210, Großer Sechsstundenrest. Divertikel noch in ganzer Ausdehnung vorhanden.

Abb. 211, Aufnahme *nach 24 Stunden*. Immer noch erheblicher Rest. Persistierender Divertikelschatten.

Die erste Aufnahme ließ das Vorhandensein eines penetrierenden Magengeschwürs erkennen. Bei der Untersuchung 15 Monate später erscheint der Ulcusprozeß fortgeschritten. Das Ulcus selbst ist größer geworden, die schneckenförmige Einrollung stärker ausgesprochen, die Retention ist von einem 6- zu einem 24-Stundenrest angewachsen. Größe, Form, Gasblase, sowie persistierender Schatten des Divertikels charakterisieren es als penetrierendes. Trotzdem erfährt es bei Lagewechsel des Kranken eine passive Verschiebung um zwei volle Wirbelhöhen.

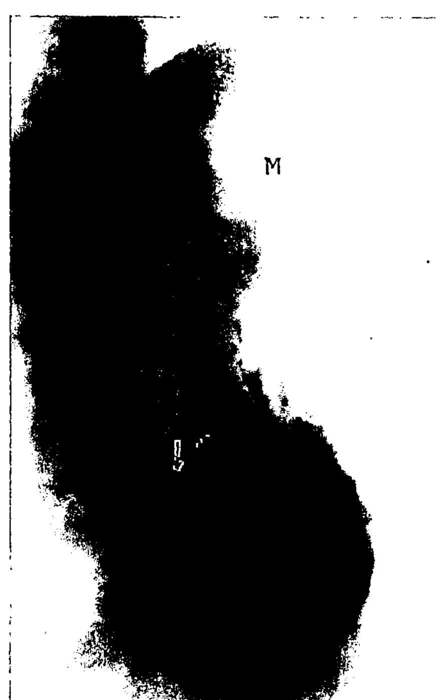

Abb. 208. Derselbe Fall, 15 Monate später. Aufnahme im Liegen. Großes Divertikel (U). Schneckenförmige Einrollung der Pars pylorica. Die große Kurvatur zeigt mannigfache Auszackungen, die jedoch nicht perigastritischen Verwachsungen entsprechen.

Abb. 209. Derselbe Fall. Penetrierendes Magengeschwür. Aufnahme im Stehen. U Ulcusdivertikel mit Gasblase über dem horizontalen Schattenniveau, Pfeil = Perigastritis, M Magenblase. Operiert.

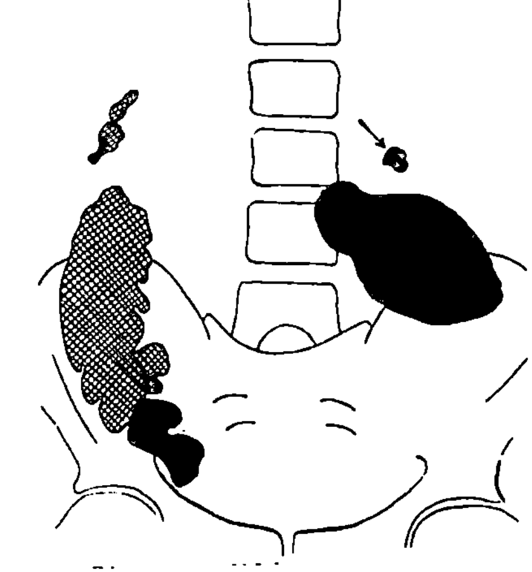

Abb. 210. Derselbe Fall. Penetrierendes Magengeschwür. Aufnahme nach 6 Std. U Ulcusdivertikel, Pfeil = Perigastritis.

Abb. 211. Derselbe Fall. Aufnahme nach 24 Std. Beträchtlicher Magenrest. Persistierende Divertikelfüllung (Pfeil).

Wir ziehen aus dem Vergleich der beiden Serien den Schluß, daß das Ulcus die *Tendenz hat, weiter um sich zu greifen,* und daß die funktionelle Motilitätsstörung zu einer organisch bedingten geworden, d. h., daß eine Pylorusstenose hinzugetreten ist. Die Indikation für den chirurgischen Eingriff ist damit in jeder Hinsicht gegeben. Die spitzen Auszackungen an der großen Kurvatur werden als perigastritische Verwachsungen gedeutet.

Bei der *Operation* ergibt sich folgender Befund: Großes Divertikel der hinteren Magenwand. Ausgedehnte Verwachsungen des linken Leberlappens mit der kleinen Kurvatur und der Vorder-, sowie des Pankreas mit der Hinterwand des Magens. *Die große Kurvatur ist vollkommen frei,* ohne perigastritische Verklebungen.

Dieser Befund stand im Gegensatz zu unseren Erwartungen. Wir hatten uns durch die ungewöhnlich spitze Form der Auszackungen an der großen Kurvatur täuschen lassen.

Für die 24-Stundenretention fand sich keine andere Erklärung als die starke Verziehung des Pylorus durch das benachbarte Geschwür, welche, wie das Röntgenbild zeigt, gleichzeitig mit der Retention zunahm.

Der mitgeteilte Fall gibt uns in Verbindung mit anderen ähnlichen Beobachtungen mehrfachen Aufschluß über die *Frage der Verwachsungen.* Wir fassen die Ergebnisse folgendermaßen zusammen:

1. Entstehung und Grad einer Sanduhreinziehung hängen nicht von der Größe des Divertikels ab. *Selbst ein sehr großes penetrierendes Geschwür braucht nicht zu Sanduhrmagen zu führen.* Das gleiche läßt sich bezüglich des spastischen Sanduhrmagens sagen.

2. Bei bestehender Nische darf eine im Röntgenbild unregelmäßig und *zerklüftet aussehende große Kurvatur* nicht ohne weiteres auf perigastritische Verwachsungen bezogen werden. Mangelhafte Entfaltung der äußeren Abschnitte des Magens, sowie teilweise Kompression durch das gasgedehnte Colon descendens und vor allem stark entwickelte Schleimhautwulstung können die Ursache dieser Erscheinung sein. Erst die Konstanz der Konturverziehung in verschiedenen Körperlagen sowie bei stärkerer Magenfüllung und namentlich nach gründlicher Entleerung des Dickdarmes durch Einlauf spricht für Verwachsungen. Sie sind erfahrungsgemäß an der großen Kurvatur selten.

3. *Verlötungen an der kleinen Kurvatur* in der unmittelbaren und auch weiteren Umgebung des Divertikels sind dagegen häufig. Sie sind im Röntgenbild an unregelmäßigen, bei verschiedenen Bildern konstant auftretenden Auszackungen, namentlich in Bauchlage, deutlich zu erkennen.

4. Ein großes, mit seiner Umgebung fest verwachsenes, *selbst in das Pankreas penetrierendes Geschwür* kann noch einen *erheblichen Grad passiver Verschieblichkeit* bei Lagewechsel aufweisen. (In unserer Beobachtung um zwei Wirbelhöhen.) Ihr Maß hängt ab von der Beweglichkeit der übrigen Organe der Bauchhöhle.

Aus der bedeutenden passiven Beweglichkeit eines ins Pankreas penetrierenden Ulcus muß der Schluß gezogen werden, daß auch das Pankreas viel weniger fixiert ist, als man entsprechend seiner Topographie bisher annahm. *Damit verliert der Nachweis der passiven Verschieblichkeit eines Divertikels seine Beweiskraft für fehlende Verwachsung und Penetration.* Wir können nur so viel sagen, daß wahrscheinlich Penetration vorliegt, wenn bei einem ptotischen Magen ein Divertikel sich bei Lagewechsel nur um etwa eine Wirbelhöhe verschiebt, und namentlich wenn seine Beweglichkeit hinter der des Magensacks und Pylorus zurückbleibt. Wir werden später die diagnostische und differentialdiagnostische Bedeutung der passiven Verschieblichkeit des Magens noch eingehender besprechen.

Auch die Frage der *Lokalisation der Geschwüre* sei kurz erörtert. Wer schon viele Röntgenbilder mit Nischen gesehen hat, wird fast nur solche der kleinen

Kurvatur in Erinnerung haben. Diese Erfahrung entspricht ja auch der bekannten Tatsache, daß diese den Lieblingssitz darstellt. Dennoch ist die Frage berechtigt, ob alle im Röntgenbilde hier zutage tretenden Divertikel wirklich auch an dieser Stelle sitzen. Dies muß entschieden verneint werden.

Ein genau der kleinen Kurvatur aufsitzendes, penetrierendes Geschwür muß *zwischen die Blätter des Ligamentum gastrohepaticum* eindringen. Nun findet man aber bei der Operation sehr oft, daß ein nach dem Röntgenbild diese Lokalisation aufweisendes Divertikel einem in die Leber oder ins Pankreas penetrierenden Ulcus entspricht, d. h. an der Vorder- oder Hinterwand des Magens sitzt. Dieser Widerspruch ist nach DE QUERVAIN dadurch erklärlich, daß das Geschwür durch seine Fixation mit der Umgebung an der Stelle der Verlötung zum Aufhängepunkt des Magens wird; dieser kippt der Schwere folgend um, so daß der Sitz des Ulcus, ob an der Vorder- oder Hinterwand, randbildend wird.

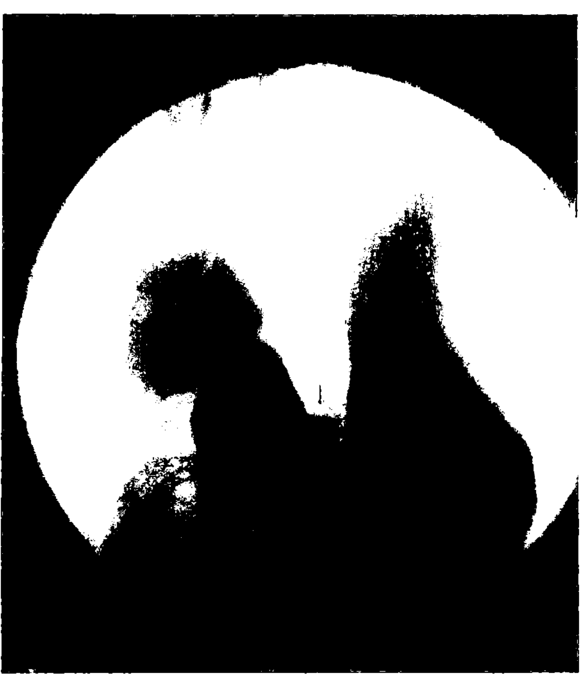

Abb. 212. Funktionelles Divertikel (Pfeil) an der Umbiegungsstelle des absteigenden in den aufsteigenden Magenabschnitt. Normaler Magen.

Jeder Arzt erinnert sich wohl an eine Reihe von Kranken, wo er bei einem fühlbaren Magentumor, verbunden mit ulcusverdächtigen, klinischen Erscheinungen, vor der schwierigen Frage stand: *Carcinomatöser oder Ulcustumor?* Das Röntgenbild kann in solchen Fällen die Diagnose erleichtern. Für das Carcinom ist der Füllungsdefekt charakteristisch. Der Ulcustumor dagegen bewirkt in der Regel keine derartige Schattenaussparung; in den seltenen Fällen, in denen dieser angetroffen wird (Ulcus callosum antri), stellt sie einen umschriebenen, scharf begrenzten Defekt dar.

Wohl kommt auch bei *Carcinom* gelegentlich eine *Nische* vor; jedoch sehen wir hier *keine Gasblase*; die Höhlung eines ulcerierten Krebses gleicht einer Mulde, in der sich keine Luft ansammeln kann. HAUDEK, sowie STRAUSS und BRANDENSTEIN haben zwar Carcinome beobachtet, wo im Röntgenbild ein typisches Divertikel mit Luftblase sichtbar war. Es ließ sich aber der Nachweis erbringen, daß es sich um ein Carcinom handelte, das auf der Basis eines alten Ulcus entstanden war.

HOLZKNECHT hat das HAUDEKsche Zeichen bei Krebs nur einmal gesehen. Es handelte sich auch hier um eine maligne Entartung eines alten Geschwüres.

Es ist uns kein Fall bekannt, wo die Diagnose der beginnenden *carcinomatösen Umwandlung* eines penetrierenden Ulcus röntgenologisch gestellt wurde. Man mag sich dabei mit der Tatsache trösten, daß, wie wir oben betonten, selbst bei der makroskopischen Besichtigung während der Operation, ja sogar bei Betrachtung des aufgeschnittenen Resektionspräparates, die Diagnose oft nicht möglich ist.

An der Umbiegungsstelle der kleinen Kurvatur vom absteigenden in den aufsteigenden Magenschenkel, sowie im proximalen Abschnitt der Pars pylorica beobachtet man nicht selten eine divertikelartige Ausbuchtung rein *funktioneller Natur*, die schon öfter als Geschwür gedeutet worden ist. Die Ähnlichkeit einer solchen Nische mit einem HAUDEKschen Divertikel ist so groß, daß der Irrtum begreiflich erscheint (Abb. 212). Sie lassen sich von echten Nischen durch absolut scharfe und glatte Konturenzeichnung und vor allem durch Wechsel von Sitz, Form und Größe unterscheiden. Bei Untersuchung in größeren Zeitabschnitten verschwinden sie oft völlig.

III. Folgezustände der Geschwürsbildung.

Das Magengeschwür bewirkt durch narbige Prozesse in seiner Umgebung typische, röntgenologisch nachweisbare Formveränderungen des Organs. Sie bilden wichtige Anhaltspunkte für die Geschwürsdiagnose.

Der *Schrumpfungsvorgang* ist ein ganz eigenartiger. Das Charakteristische daran ist der Narbenzug nach einem Punkte, eben dem

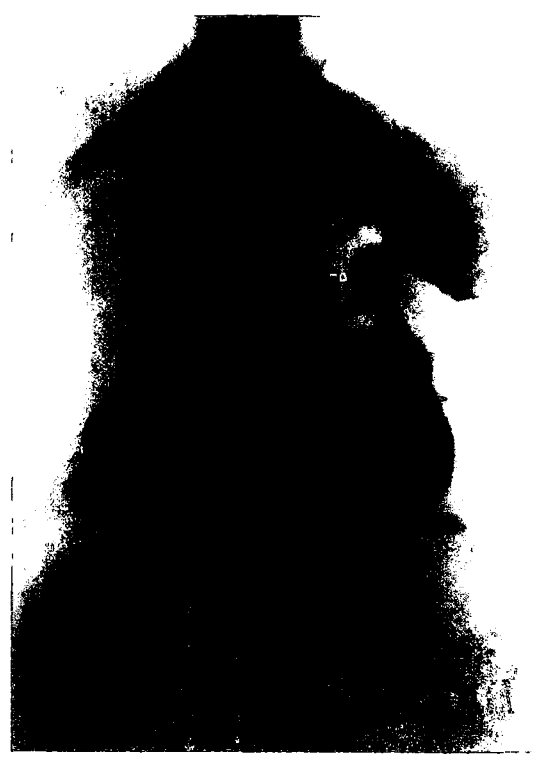

Abb. 213. Anatomischer Sanduhrmagen mit Nische (Pfeil).

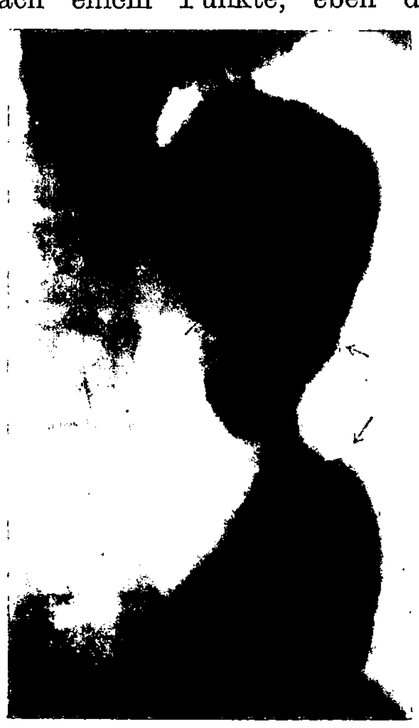

Abb. 214. Echter Sanduhrmagen mit Ulcusdivertikel. Aufnahme im Liegen. U Ulcusdivertikel. Pfeile = Perigastritis. — Operiert.

Ulcus. Während das Carcinom die bereits erkrankten Teile zu Schrumpfung führt, wird beim Ulcus hauptsächlich die gesunde Wand von ihr betroffen. Sie wird dadurch in Falten gelegt, welche erst verstreichen, wenn der Magen voll ist. Dieser *konzentrische Narbenzug beim callösen Ulcus* erklärt uns auch, daß bei kleiner Geschwürsexcision ein großer Wanddefekt entsteht.

Bei seinem häufigsten Sitz an der kleinen Kurvatur führt das Ulcus callosum meist zu Schrumpfung in querer Richtung zur Magenachse und damit zum sog. *anatomischen Sanduhrmagen.* Der andere Vorgang der narbigen Schrumpfung findet in der Längsrichtung statt, dadurch führt sie zu der von SCHMIEDEN und HÄRTEL beschriebenen *schneckenförmigen Einrollung* der kleinen Kurvatur. Der Pylorus und die Pars pylorica werden gegen die Pars media herangezogen und der Magen nimmt *Tabaksbeutelform* an (RIEDEL).

Weiter sind zu erwähnen unregelmäßige Auszackungen der Magenwand als Ausdruck *perigastritischer Veränderungen*, ferner die *benigne Pylorusstenose*.

Außer diesen Vorgängen sind als Folge der Geschwürsbildung *spastische Zustände* zu beobachten, und zwar ist es vor allem der sog. *spastische Sanduhrmagen*, dem sowohl in der Pathologie, wie in der Diagnostik des Magengeschwürs große Bedeutung zukommt. Da er sich mit anatomischen Schrumpfungsprozessen mannigfach vergesellschaftet, soll er gemeinsam mit diesen besprochen werden.

1. Der Sanduhrmagen.

Neben der HAUDEKschen Ulcusnische bildet die sanduhrförmige Einziehung das wichtigste Ulcussymptom.

Das relativ häufige Vorkommen des Sanduhrmagens wurde erst durch die Röntgenuntersuchung entdeckt. Die bisherigen klinischen Erkennungsmittel sind

Abb. 215. Anatomischer Sanduhrmagen mit hochgradiger Stenose und Erweiterung des oberen Sackes.

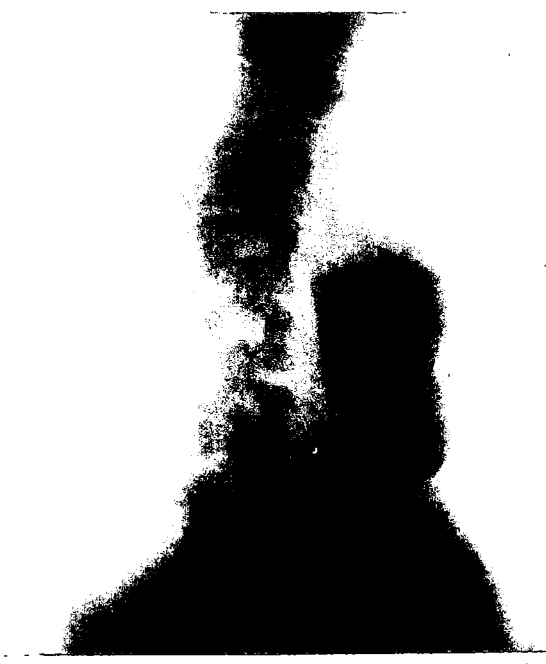

Abb. 216. Anatomischer Sanduhrmagen mit Nische (Pfeil). Starke Erweiterung des unteren Sackes infolge Pylorusstenose.

unsicher [Erscheinungen am Magen nach künstlicher Aufblähung: sichtbare Vorwölbung im Epigastrium entsprechend dem kardialen Sack (v. EISELSBERG), unterschiedlicher Perkussionsschall über dem kardialen und pylorischen Teil (MOYNIHAN), sichtbare Furche zwischen beiden (EICHHORST, SCHMID-MONARD), Durchpreßgeräusch an der Stenose (BÜDINGER)]. Auch das WÖLFLERsche Symptom, die Retention der Spülflüssigkeit oder die Trübung des zuerst klar abfließenden Spülwassers, hat nur geringe praktische Bedeutung erlangt, da es an besondere anatomische Verhältnisse gebunden ist. Gewöhnlich wird nur das Ulcus diagnostiziert. So äußern sich v. MIKULICZ und KAUSCH über die klinischen Erkennungszeichen des Sanduhrmagens: „Da diese Symptome, wie wir wissen, nicht konstant sind, wird man den Sanduhrmagen im besten Falle vermuten, oder mit einer gewissen Wahrscheinlichkeit annehmen dürfen."

Das *Röntgenverfahren* hat uns drei ihrer Natur nach verschiedene Arten von Sanduhrmagen unterscheiden gelehrt: Den echten oder anatomischen, den spastischen und den anatomisch-spastischen.

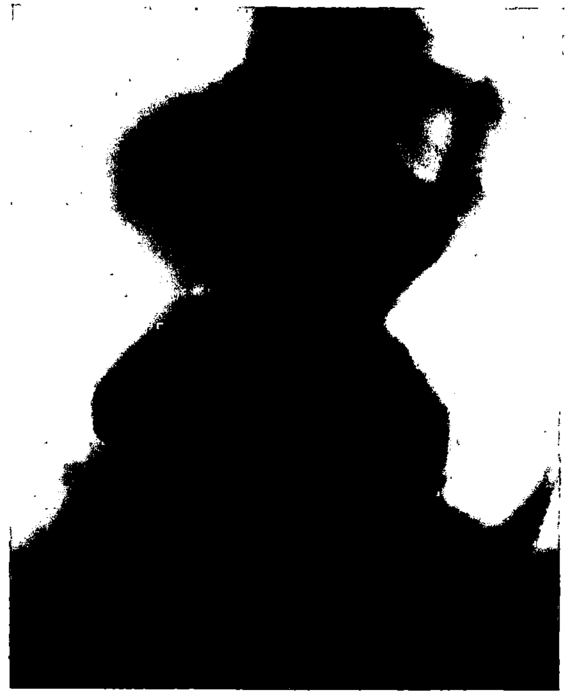

Abb. 217. Sanduhrmagen. Pylorus und Duodenum nach oben verzogen. Pylorus liegt in der Höhe der Sanduhrstenose. (Aufnahme im Stehen.) D Duodenum, P Pylorus, → = Nische.

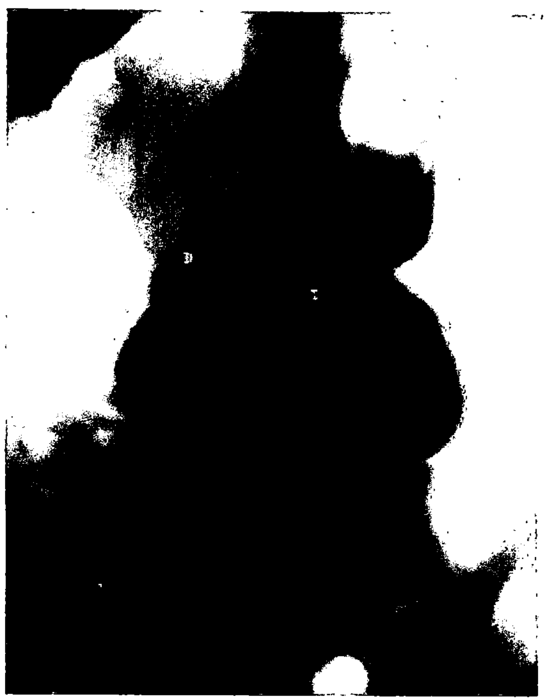

Abb. 218. Dieselbe Patientin. Aufnahme im Liegen. P Pylorus, D Duodenum.

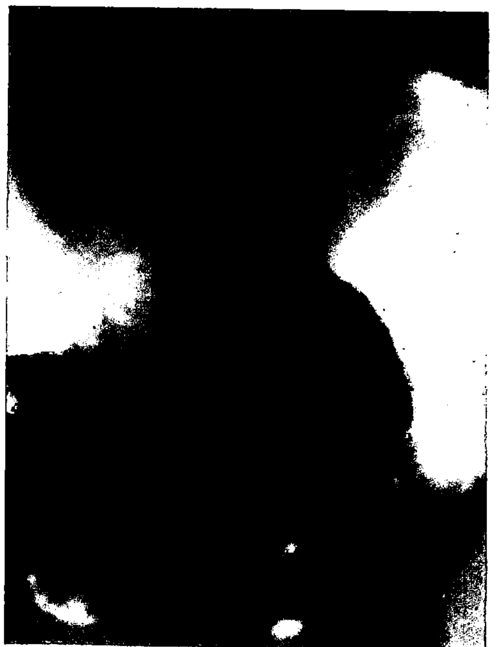

Abb. 219. Aufnahme nach 6 Stunden. Rest im unteren Sack.

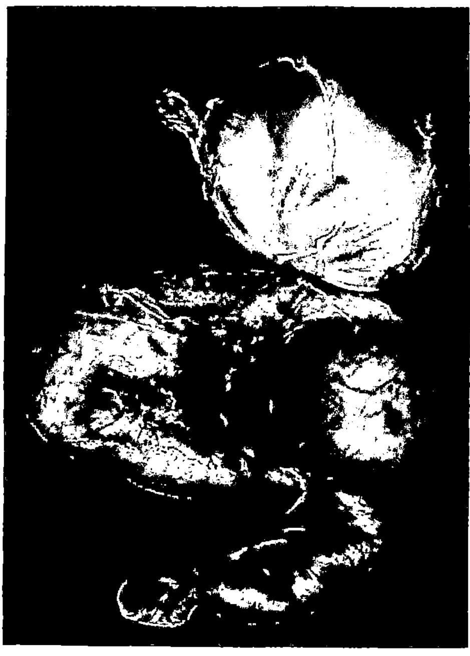

Abb. 220. Anatomisches Präparat des gleichen Falles.

A. Der anatomische (echte) Sanduhrmagen.

Das Charakteristische am Röntgenbild eines echten Sanduhrmagens ist bedingt durch seine *pathologisch-anatomische Beschaffenheit*, nämlich die vom Ulcus ausgehende *narbige Schrumpfung*. Sie führt zu zunehmender und dann bleibender Einziehung der großen Kurvatur gegen die Stelle der kleinen, an der das Geschwür gewöhnlich sitzt. Daß ein so lokalisierter Prozeß wie das Ulcus ventriculi zu einer ein ganzes Magensegment umfassenden, hochgradigen Verengerung führen kann, muß man sich wohl so erklären, daß immer neue Abschnitte der Ringmuskulatur des betreffenden Magensegmentes der Schrumpfung anheimfallen (SCHMIEDEN). So kann es allmählich zur Ausbildung einer Stenose kommen.

Das röntgenologische Bild ist das Spiegelbild des anatomischen Zustandes. Der Magenschatten ist in der Regel in seiner Mitte eingeschnürt und dadurch in einen oberen und unteren, meist fast gleich großen Sack geteilt. Die Konturen der beiden Kurvaturen sind mit Ausnahme des eingeschnürten Abschnittes regelmäßig und scharf begrenzt. Das Verbindungsstück kann entsprechend dem Grad der Einengung wechselnde Breite aufweisen. Von einer einfachen taillenförmigen Einschnürung bis zur völligen Schattenunterbrechung können alle Übergänge angetroffen werden. Gewöhnlich erkennt man an seiner medialen Seite den dichteren Kontrastfleck der Nische. Die Verlaufsrichtung des Kanals ist typisch. Er zieht der kleinen Kurvatur entlang. Seine Länge und damit die Entfernung beider Säcke ist verschieden. Ist die Stenose sehr hochgradig, so ist die obere Tasche erweitert (Abb. 215); dieselbe Erscheinung findet sich an der unteren, wenn bereits eine Verengerung am Pylorus vorhanden ist (Abb. 216). Durch weitgehende und tiefgreifende Schrumpfungsprozesse kann aber infolge der so entstehenden Verziehungen und Verdrehungen die ganze Magenform derart verunstaltet werden, daß unübersichtliche Verhältnisse entstehen. Dafür folgende Beispiele:

Bei einer hochgradig abgemagerten und anhydrämischen, nur 29 kg wiegenden, 58jährigen Frau mit typischer, sich über 40 Jahre erstreckender Ulcusanamnese wird der Magen bei Aushebung bereits auffallenderweise eine Viertelstunde nach der Probemahlzeit leer gefunden.

Röntgenuntersuchung. Die Untersuchung im Stehen zeigt einen in seiner Mitte abgeteilten Magen, mit einem oberen schmalen und unteren größeren Sack. An der Einschnürung eine deutliche zipfelförmige Ausbuchtung (Nische). Ferner sieht man rechts einen breiten, zunächst nach unten und dann bogenförmig nach oben verlaufenden sackförmigen Schatten. Seine anatomische Zugehörigkeit ist zunächst nicht klar (Abb. 217).

Weiteren Aufschluß erhalten wir durch folgendes im Liegen gewonnenes Bild (Abb. 218).

Hier hat man den Eindruck, daß der fragliche Schatten von dem oberen Sack des Sanduhrmagens ausgeht. Die Faltenbildung verrät, daß es sicher Dünndarm ist. Wir legten das Bild so aus, daß es sich hier um einen Sanduhrmagen handelt, bei dem durch narbige Schrumpfung der Längsmuskulatur der Magenausgang stark nach oben verzogen und fixiert ist, so daß der Pförtner in Höhe der Abschnürung zu liegen kommt.

Untersuchung nach 6 Stunden (Abb. 219): Der obere Sack ist völlig leer, der untere noch gefüllt. Ersterer kann also seinen Inhalt ohne Schwierigkeiten entleeren, während letzterer schlechte Abflußmöglichkeiten bietet. Das Röntgenbild liefert so einen äußerst wichtigen Aufschluß für das operative Vorgehen. Es konnte nur eine Gastroenterostomie am unteren Sack in Betracht kommen.

Durch den Befund bei der Operation und der späteren Sektion fand unsere Deutung Bestätigung. Es zeigte sich, daß die beiden Sanduhrsäcke durch einen daumendicken Narbenring communicierten und daß der dritte dem nach rechts verlaufende Abschnitt der erweiterten Pars superior duodeni entsprach. Zwischen ihm und dem oberen Sacke lag der Pylorus als starrer, für den Zeigefinger noch durchgängiger Narbenring (Abb. 220, Autopsiepräparat).

Sanduhrmägen können auch von entzündlichen Briden begleitet sein, die sich quer über das Organ spannen und es einschnüren. Die daraus entstehenden Bilder sind nicht leicht übersehbar.

Abb. 221, eine Aufnahme im Stehen, ergibt einen in zwei Teile abgeschnürten Magen, die durch einen kleinen Schattenkanal von unregelmäßiger Gestalt verbunden sind.

Abb. 222 ist eine Aufnahme derselben Kranken im Liegen und zeigt die beiden Magenhälften fast vollkommen voneinander getrennt. Der Kanal ist an unscharfer Streifenbildung erkenntlich. Die Konturen der unteren Begrenzung des oberen Sackes sind unscharf und zackig. Der dem unteren Sacke zugehörige Magenausgang ist nicht deutlich sichtbar.

Abb. 223, eine Aufnahme in halbrechter Seitenlage, erweckt den Eindruck, als ob der Magen wie mit dem Messer in zwei Teile abgetrennt sei. Die scharfen Abschluß-linien waren dadurch verursacht, daß sich der Sanduhrmagen sattelförmig über eine bei der Operation nachgewiesene Bride legte.

Was nun das *motorische Verhalten des Sanduhrmagens* anlangt, so funktionieren nach RIEDER Antrum und Pylorus gut, so daß keine Störung nachzuweisen ist, ja RIEDER fand häufig gesteigerte Motilität, verbunden mit einer leichten Insuffizienz des Pylorus, so daß die Wismutmahlzeit mit Ausnahme eines kleinen Restes meist schon nach etwa zwei Stunden den Magen verlassen hatte. „Am pylorischen Abschnitte des Sanduhrmagens ist fast stets starke peristaltische Bewegung und rasche Überführung des Mageninhaltes in das Duodenum zu beobachten, so daß die Annahme einer Pylorusinsuffizienz bei echtem Sanduhrmagen gerechtfertigt erscheint." RIEDER glaubt, daß diese in manchen Fällen die Folge einer Mitbeteiligung der kleinen Kurvatur am Krankheitsprozeß sei, wodurch die normale Reflextätigkeit des Pylorus gehemmt werde. Nur bei hochgradiger Sanduhrstenose oder bei abnormer Drehung der verengten Magenpartie fand er erhebliche Verzögerung der Motilität.

In teilweisem Gegensatz zu diesen Angaben stehen die Ansichten HAUDEKs. Er findet beim Ulcus, gleichgültig an welcher Stelle des Magens es sitzt, die Passage der Breimassen durch den Pylorus regelmäßig erschwert und verlangsamt. Sie stauen sich vor dem Pylorus und bewirken eine prallere Füllung des unterhalb der Enge gelegenen Sackes. „Der Sanduhrmagen auf Ulcusbasis weist stets Retention auf. *Der rein narbige Sanduhrmagen kann sich jedoch in normaler Zeit entleeren, da der Pylorus nicht spastisch kontrahiert ist*" (HAUDEK). In Übereinstimmung mit HAUDEK sagt SCHMIEDEN bezüglich des Pylorusspasmus bei frischem Ulcus: „Diese Fernwirkung auf den Pylorus kommt vielfach beim Sanduhrmagen in der Weise zum Ausdruck, daß *der zweite Sack stark dilatiert* und seine motorische Tätigkeit stark verlangsamt erscheint, trotzdem sich der Pylorus und die Pars pylorica bei der Operation als ganz gesund erweist." HÄRTEL spricht von der jedem Ulcus eigenen *Motilitätsverlangsamung* und bezeichnet sie auch für den Ulcussanduhrmagen als diagnostisch *wichtiges* Symptom.

Nach unserer Erfahrung *macht dieser in der Mehrzahl der Fälle einen Sechsstundenrest*, der entweder bedingt ist durch Verziehung des Pylorus infolge Narbenzuges oder durch einen Pylorospasmus; endlich können sich diese beiden Ursachen kombinieren. *Retention im oberen Sack* ist lange nicht so häufig, als im allgemeinen und namentlich gestützt auf das Röntgenbild des gefüllten Sanduhrmagens angenommen wird. Es bedarf nämlich schon einer hochgradigen Stenose, um den Inhalt dort länger zurückzuhalten. Die im Röntgenbild sichtbaren hochgradigen Verengerungen sind aber, wie wir uns häufig durch die Autopsie in vivo überzeugten,

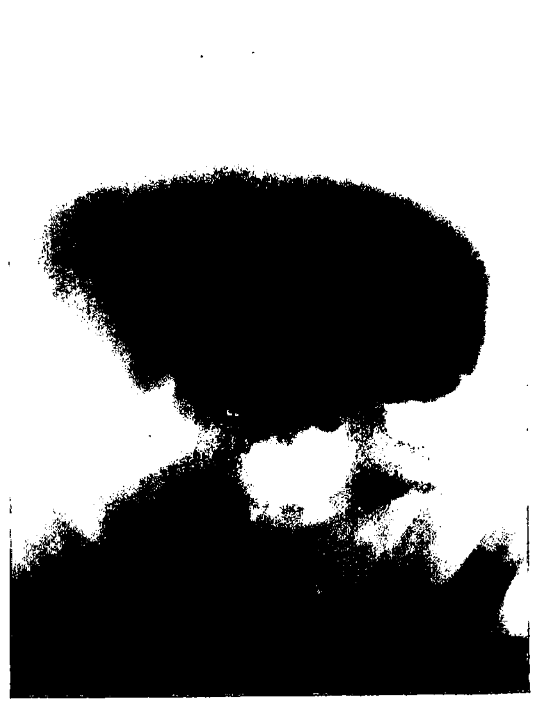

Abb. 221. Sanduhrmagen mit Brideneinschnürung
des Magens. (Aufnahme im Stehen.)

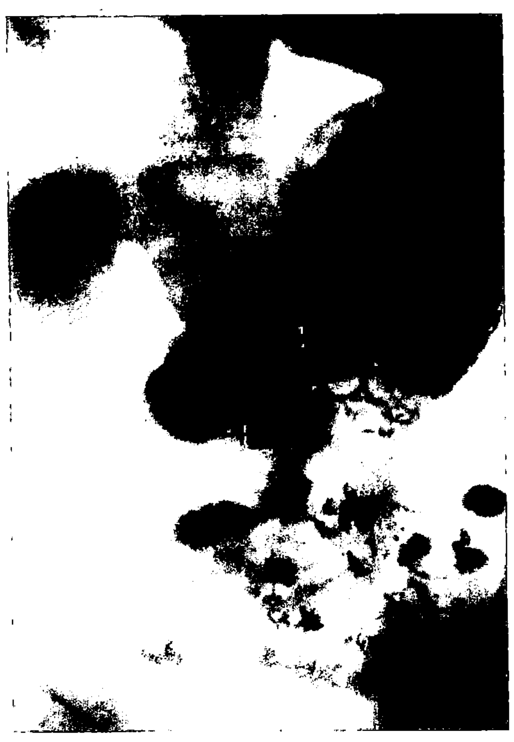

Abb. 222. Derselbe Patient.
(Aufnahme im Liegen.)

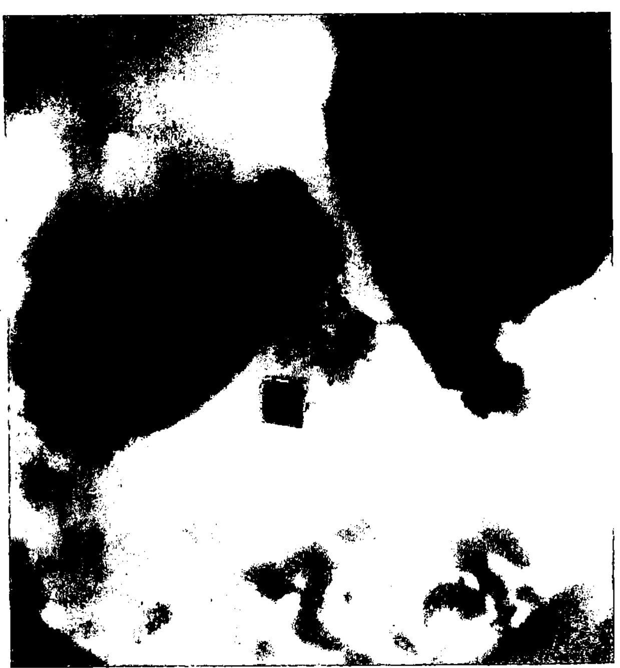

Abb. 223. Derselbe Patient. (Aufnahme in halbrechter Seitenlage.) Einschnürung des Magens durch
die Bride tritt deutlich hervor.

in der Regel durch eine spastische Komponente mitbedingt. Unsere operativen Fälle bilden den sicheren Beweis für die Richtigkeit dieser Auffassung. Es folgt daraus, daß nicht jeder Sanduhrmagen *wegen der Sanduhrstenose* Gegenstand eines chirurgischen Eingriffes werden soll.

Zum motorischen Verhalten des Sanduhrmagens gehört auch die *Art und Weise, wie er sich füllt.* Sie gestattet schon bei der *ersten Durchleuchtung* wertvolle Schlüsse über die Natur der pathologisch-anatomischen Veränderung. Bei weiter Kommunikation der beiden Sanduhrsäcke entfaltet sich der Magen, indem durch Vermittlung der Schlundrinne sich zuerst der untere, dann der obere Sack füllt. Bei enger Verbindung dagegen ist der Mechanismus umgekehrt.

Abb. 224 stellt einen anatomischen Sanduhrmagen kurz nach der Bariummahlzeit dar. Fast der ganze Kontrastbrei befindet sich noch in der oberen Tasche, die untere beginnt sich zu füllen. An der Sanduhrenge ist ein median gerichteter, kleiner, divertikelartiger Vorsprung sichtbar, welcher dem Geschwür entspricht. Nach drei Stunden (Abb. 225) enthält der obere Sack immer noch etwa ein Drittel seines Inhaltes; das Füllungsniveau im unteren ist gestiegen. Nach 8 Stunden (Abb. 226) ist der obere leer, der untere dagegen noch gefüllt.

Ebenso wie das Ulcus kann auch das Carcinom gelegentlich zum Sanduhrmagen führen. Dieser weist in der Regel typische Kennzeichen auf:

Die meist ungleich großen Säcke sind unscharf begrenzt und zeigen mehr oder weniger deutliche Defekte. Die trennende Einziehung ist häufig breit, der von ihr stehengelassene Kanal liegt mehr axial.

Abb. 224. Anatomischer Sanduhrmagen, sofort nach Einnahme. Der obere Sack ist gefüllt. Durch die Stenose rinnt der Bariumbrei in den unteren Sack. D Duodenum. Pfeil = Ulcusdivertikel.

Diese eben beschriebenen Merkmale, die gewöhnlich die Diagnose sichern, können aber manchmal auch von einem Ulcussanduhrmagen vorgetäuscht werden. Das ist besonders der Fall bei großen, lang bestehenden Geschwüren, die zu weitgehender Verziehung und Schrumpfung geführt haben.

Diese Täuschung erlebten wir bei einer 51jährigen Frau, die vor vier Monaten an unbestimmten Magenbeschwerden, verbunden mit starker Abmagerung erkrankte und im Magensaft freie Salzsäure aufwies. Abb. 227 stellt das Röntgenbild dar. Wir sehen einen Magen, dessen unterer, tellerförmiger Abschnitt mit Kontrastbrei gefüllt ist. Darüber liegen unregelmäßige, zerklüftete Schatten, die nach oben mit der Magenblase abschließen. An diesen bemerken wir medianwärts einen nach unten und innen scharf begrenzten, nasenartigen Vorsprung. Nach sechs Stunden war noch ein bedeutender Rückstand im Magen. Der nasenartige Fortsatz entsprach, wie die spätere Autopsie uns lehrte, einem großen Ulcus von 4:6 cm Ausdehnung, dessen Präparat Abb. 228 darstellt. In seinem Grunde war ein offenes Arterienlumen sichtbar, aus dem die Patientin sich verblutete.

Zwei Punkte hätten uns eine Diagnose in vivo ermöglichen können: das Divertikel und der große Sechsstundenrest bei fehlendem Füllungsdefekt der Pars pylorica. Denn beides sprach für Ulcus.

Wir haben gesehen, daß ein Zirkulärspasmus im Segmente des Ulcus einen wirklichen Sanduhrmagen vortäuschen kann. Dasselbe ist zu sagen von den allerdings viel selteneren *perigastritischen Briden*, die sich quer über den Magen spannen und ihn einschnüren. Ferner können *Verwachsungen zwischen Magen und Leber*, sowie *Magen und Pankreas* bei Füllung des Magens eine leichte Einziehung bedingen, die durch *Drehung* des oberhalb oder unterhalb der Fixation gelegenen Magen-

Abb. 225. Derselbe Fall. Aufnahme nach 3 Std. Der untere Sack hat sich im gleichen Maß gefüllt, wie sich der obere entleert hat.

Abb. 226. Derselbe Fall. Aufnahme nach 8 Stunden. Kleiner Rest im unteren Sack. Persistierender Ulcusfleck.

abschnittes um seine Längsachse gelegentlich zu einer Sanduhreinschnürung führt. Diese Drehung kann, wie RIEDER hervorhebt, auch beim anatomischen Sanduhrmagen eine Komplikation bilden. In einem Falle RIEDERS „hatte *die untere (pylorische) Hälfte* offenbar infolge von retrahierenden Narben und chronischer Peritonitis eine *Achsendrehung* erfahren, wobei dieser Magenabschnitt die Form einer Ampulle annahm und wie ein gestieltes Divertikel unter dem kardialen Teile des Magens sich zeigte". Daß der erweiterte untere Sack eine Achsendrehung erleiden kann, haben schon LANGERHANS, MAROTTI, SAAKE, WÖLFLER, BIRCH-HIRSCHFELD u. a. beobachtet. LANGERHANS sah dabei sogar *völligen Verschluß des Duodenum* mit den klinischen Erscheinungen der *inneren Einklemmung* auftreten. Am häufigsten wird wohl in solchen Fällen die hintere Magenfläche nach vorn und unten gedrängt. Wir selbst haben diese Komplikation in so hochgradiger Ausbildung nie, wohl aber wiederholt in leichteren Graden beobachtet.

Wenn die Füllung des zweiten Sackes nicht unmittelbar erfolgt, so kann man zur Fehldiagnose Carcinoma pylori oder Schrumpfmagen verleitet werden. Durch wiederholte Untersuchung, sowie durch *Schirmbeobachtung während Verabreichung einer Wismutaufschwemmung*, die meist rasch in den unteren Sack fließt (HOLZKNECHT), kann der Irrtum vermieden werden.

Starke Dilatation des oberen Sackes spricht für anatomische Sanduhrverengerung, Dilatation des unteren dagegen für *Kombination mit Pylorusstenose*. Dieser Zustand ist nicht ganz selten und von großer praktischer Bedeutung. Übersieht

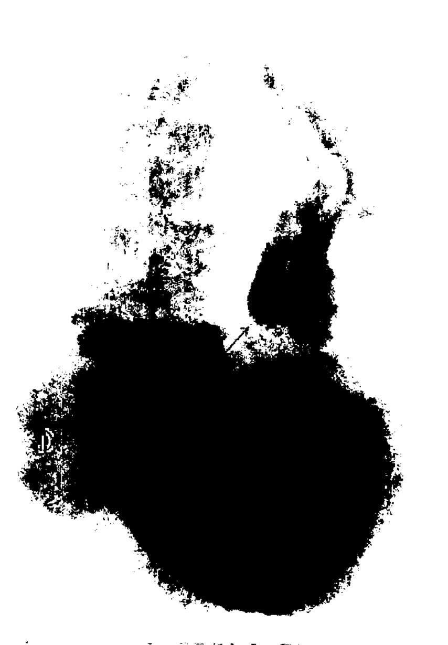

bb. 227. Sehr großes, unregelmäßig geformtes Ulcusvertikel des Magens, welches Carcinom vortäuschte.

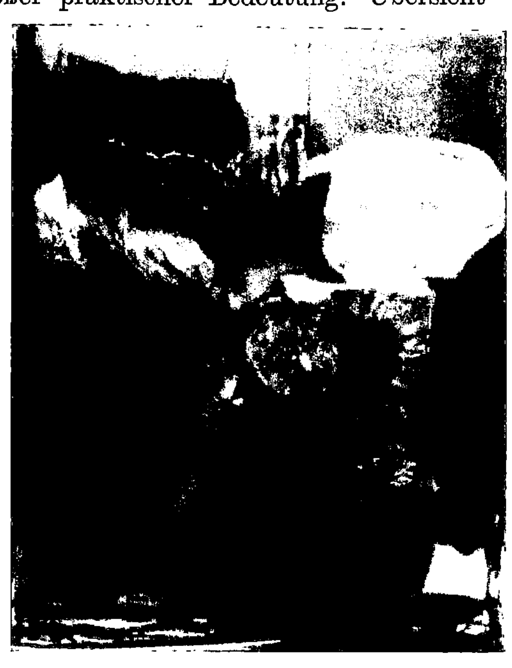

Abb. 228. Präparat des vorigen Falles. Das mächtige Ulcus hat eine Größe von 4 : 6 cm, sitzt an der kleinen Kurvatur und Hinterwand und zeigt eine kleine Perforationsstelle, durch die ein Hölzchen gesteckt ist.

man nämlich die Pylorusstenose bei der Operation und begnügt man sich mit einer Gastroenterostomie im oberen Sack oder einer Querresektion, so ist natürlich das Ergebnis schlecht. Es folgt daraus die wichtige Regel, *in jedem Fall darauf besonders zu achten, ob auch im unteren Sack Retention besteht,* sowie bei der Operation nie zu versäumen, durch einen *Griff nach dem Pylorus* sich von dessen Durchgängigkeit zu überzeugen.

B. Der spastische Sanduhrmagen mit Ulcus.

Durch ein Ulcus der Pars media ventriculi wird oft eine spastische Einziehung im betreffenden Magensegment bewirkt. Wir können also bei klinischem Geschwürsverdacht aus der Sanduhrform auf Vorhandensein und Sitz eines Ulcus schließen. Es findet sich gewöhnlich an der kleinen Kurvatur oder nahe derselben gegenüber dem Spasmus oder etwas höher.

Die Einziehung deutet, nach KAESTLEs Ausdruck, wie ein Finger auf das Geschwür.

Die Konturen der muskulären Kontraktion selbst sind glatt und regelmäßig.
Die Einbuchtung ist in der Regel schmal und tief. Ein typisches Beispiel stellt
Abb. 229 dar. Wichtig ist die diagnostische Bedeutung des Symptoms. Es kann das
einzige röntgenologische Zeichen bilden. Gewöhnlich ist es aber mit einem Divertikel
kombiniert. Bei kleinen oder flachen Ulcera ist die Nische bisweilen so wenig auffallend, daß sie leicht übersehen wird. Gerade in solchen Fällen kommt der diagnostische Wert des Spasmus am meisten zur Geltung. In Abb. 230 z. B. sieht man an
der großen Kurvatur im mittleren Abschnitt des Magens eine schmale und tiefe Einziehung mit regelmäßigen Konturen. Ihr gegenüber findet sich eine kleine zipfelförmige
Vorbuchtung, die nichts absolut Charakteristisches für eine Nische bietet. Das gleichzeitige Vorhandensein des Spasmus läßt jedoch über ihre Deutung keinen Zweifel.

Abb. 231 zeigt ähnliche Verhältnisse. Wir erkennen im oberen Drittel der
kleinen Kurvatur eine flache unauffällige Erhebung. Der zirkuläre Muskelkrampf

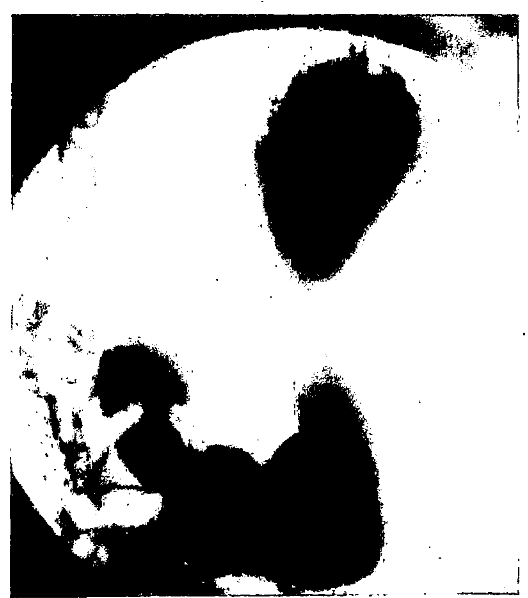

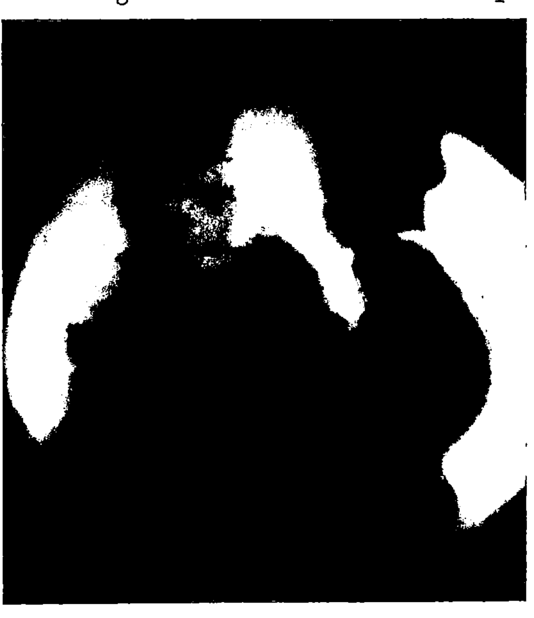

Abb. 229. Spastischer Sanduhrmagen bei Ulcus
callosum (Nische) der kleinen Kurvatur des Magens.

Abb. 230. Spastischer Sanduhrmagen. Kleine Nische
an der kleinen Kurvatur. (Aufnahme in Bauchlage
mit Kontrastaufschwemmung.)

ihr gegenüber führt zur wohlbegründeten Annahme, daß eine Geschwürsbildung
vorliegt.

Der spastische Sanduhrmagen kommt auch beim großen penetrierenden Magengeschwür häufig vor. Auch da, wo ausgedehnte und tiefgreifende perigastritische
Veränderungen vorhanden sind, dürfen wir eine im Geschwürsegment sichtbare,
tiefe Einziehung nicht ohne weiteres als durch quere Narbenschrumpfung verursacht
ansehen, sondern müssen erfahrungsgemäß meist an Ringkontraktionen denken.

Ein typischer, rein spastischer Sanduhrmagen mit penetrierendem Divertikel,
der vielleicht als echter Sanduhrmagen aufgefaßt werden könnte, ist folgender:

53jährige Frau. Seit 25 Jahren magenleidend. Zunahme der Beschwerden
in den letzten Jahren. Zeitweise, namentlich einige Stunden nach dem Essen, sehr
heftige Schmerzen. Bisweilen Erbrechen. Obstipation. Leichte Abmagerung. Palpationsbefund negativ.

Röntgenuntersuchung. Bei der Durchleuchtung während der Kontrastmahlzeit
tritt zuerst ein links der Wirbelsäule gelegener Schatten auf. Im Verlauf von wenigen
Minuten erscheint aber handbreit tiefer ein zweiter, der weiter nach rechts herüber-

reicht. Nach beendeter Mahlzeit zeigt sich ein Sanduhrmagen, dessen oberer Sack sich bereits teilweise in den unteren entleert hat. Abb. 232 ist eine Aufnahme unmittelbar p. c. Längsgedehnter, etwas ektatischer Magen, der durch eine schmale, parallelrandige, tiefe Einziehung etwa in seiner Mitte in zwei Abschnitte geteilt ist. Diese hängen durch eine medianwärts winklig geknickte Brücke miteinander zusammen. Am Scheitel des Knickungswinkels liegt eine kleine, längsovale Schatteninsel, deren oberstes Segment eine Aufhellung aufweist. Es handelt sich um ein typisches penetrierendes Divertikel mit Luftblase. Der distale Abschluß des Magenschattens wird durch eine zweite tiefe, fast völlig durchgehende Einziehung gebildet, die scheinbar dem Pylorus entspricht. Das Duodenum ist fast in seinem ganzen Verlauf sichtbar, und zwar die Ampulle als ausgedehnter, tiefer, glattrandiger

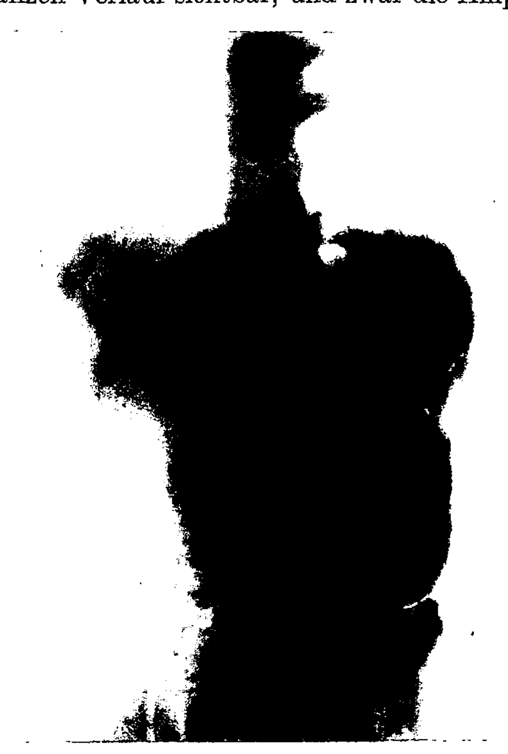

Abb. 231. Spastischer Sanduhrmagen. Gegenüber der Einziehung flache Nische (Pfeil) an der kleinen Kurvatur.

Schatten, die übrigen Teile heller und gerippt. Zu erwähnen ist noch die ziemlich breite Intermediärschicht, d. h. die hellere Zone zwischen dem tiefen Magenschatten und der hellen Gasblase. Nach sechs Stunden war im unteren Magensack noch ein kleiner Rest vorhanden.

Diagnose. Penetrierendes Ulcus der kleinen Kurvatur mit spastischem Sanduhrmagen.

Operation. Medianer Schnitt. Der *Magen ist mit der Leber in Ausdehnung eines 2-Markstückes verwachsen.* Die Magenwand zeigt in der Umgebung Injektion und perlmutterartig verfärbte, verdickte Serosa. Im Augenblick der Eröffnung der Bauchhöhle zieht sich der Magen der genannten Stelle gegenüber *spastisch* zusammen. Die Kontraktion verschwindet aber sofort wieder. *Eine wirkliche Einschnürung an der großen Kurvatur besteht nicht,* trotzdem bei Ausbreitung des Magens sein querer Durchmesser in dieser Höhe ein kleinerer ist. *An der kleinen Kurvatur* fühlt man *in die Leber hineingehend, eine Öffnung von ungefähr 8 mm*

Durchmesser. An der Rückfläche des Geschwürs läßt sich das Pankreas nicht abgrenzen. Bei der Ablösung wird eine *haselnußgroße Höhle* eröffnet, deren Wand teils durch *Verwachsungen,* teils durch *Leber- und Pankreasgewebe* gebildet ist. Diese Höhle steht mit dem Magen durch eine ungefähr 8 mm weite Öffnung in Verbindung. Querresektion.

Epikrise. Klinisch stand die Diagnose Ulcus chronicum ventriculi außer Zweifel. Über Sitz, Ausdehnung und Komplikationen des Geschwürs und damit über die einzuschlagende chirurgische Therapie gab erst das Röntgenverfahren Auskunft. Die Form der Nische, ihre Größe, ihr Zusammenhängen mit dem Magen durch zwei schmale, winklig gebogene Kanäle, die Luftblase in ihrem oberen Abschnitt — all das ließ mit Bestimmtheit ein penetrierendes Geschwür annehmen. Die Schmalheit und Tiefe der Einziehung, die Nichtbeteiligung der kleinen Kurvatur die rasche Füllung des unteren Sackes trotz der scheinbar engen Verbindung — waren

Symptome, die für spastischen Sanduhrmagen sprachen. Auffallend war die Sichtbarkeit des ganzen Duodenum. Sie führte, in Verbindung mit dem 6-Stundenrest zur Vermutung, daß durch narbige Prozesse im Pankreas auch der Zwölffingerdarm in seinem distalen Abschnitt in Mitleidenschaft gezogen sein könnte. Die Operation bestätigte die Annahme eines penetrierenden Geschwürs mit örtlichem Krampfzustand der Muskulatur. Daß der Geschwürskrater in Leber und Pankreas gedrungen war, erschien nach dem Röntgenbefund leicht verständlich. Bemerkenswert war ein Vergleich des Bildes mit dem bei der Operation festgestellten Durchmesser des Geschwürs-

halses (8 mm). Für den 6-Stundenrest brachte auch die Eröffnung des Abdomens keine bestimmte Erklärung. Die Frage, ob er durch einen bloßen Pylorusspasmus oder durch eine leichte Verziehung des Duodenum bei seinem Verlauf unter dem Pankreas bedingt war, mußte offen gelassen werden.

In den bisher geschilderten Fällen fand sich die spastische Einschnürung in der Einzahl und gegenüber dem Geschwürsherd. Gelegentlich kann man sie in der Mehrzahl beobachten. Wir finden dann neben einer Haupteinschnürung an der großen Kurvatur zwei bis drei, weniger tiefgreifende, die manchmal auch unregelmäßige Gestalt aufweisen können.

45jähriger Patient, der seit 10 Jahren an Magengeschwür leidet. Dauernder Druck in der Magengegend, Aufstoßen, Geruch aus dem Munde. Vor 6 und 4 Jahren Magenblutung. Bei Diät häufig beschwerdefrei. Seit 5 Wochen wieder die alten

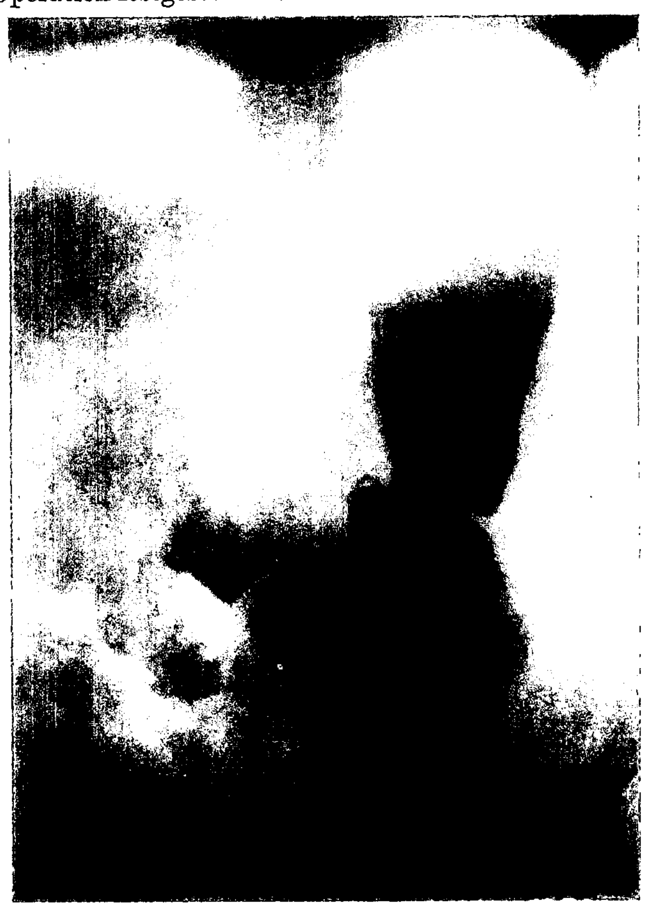

Abb. 232. Ulcus penetrans der kleinen Kurvatur. Spastischer Sanduhrmagen. — Querresektion.

Schmerzen in stärkerem Maße. Dazu öfteres Erbrechen, schwarzer Stuhl.

Im Epigastrium rechts oberhalb des Nabels Druckschmerzhaftigkeit. In der Tiefe fühlt man eine tumorartige Resistenz, die am ausgeprägtesten dreifingerbreit oberhalb und rechts vom Nabel ist. Auf Druck hier starke Schmerzhaftigkeit. Freie Salzsäure 47. Gesamtacidität 62.

Die *Röntgenuntersuchung* (Abb. 233) zeigt im mittleren Abschnitt der kleinen Kurvatur die Nische eines großen, penetrierenden Geschwürs. Ihr gegenüber sieht man eine parallelrandige schmale Kontraktionszone und oberhalb davon eine weitere, weniger tief greifende von rundlicher Begrenzung.

Operationsbefund. Ulcus penetrans an der kleinen Kurvatur ohne anatomische Veränderungen an der großen.

Es handelt sich also hier um ein penetrierendes Geschwür mit doppeltem Spasmus.

Ähnliche Verhältnisse finden wir in Abb. 234. Röntgenologisch war jedoch keine Nische erkennbar. Die Operation ergab auch hier ein Ulcus der kleinen Kurvatur ohne Veränderung der großen.

Neben der Multiplizität kann man oft auch einen Wechsel in Lage, Form und Ausdehnung der Einschnürungen beobachten. Gerade diese Flüchtigkeit der Merkmale ist charakteristisch für sie und spricht gegen anatomische Veränderungen.

58jährige Taglöhnersfrau. Seit 3 Jahren unbestimmte Magenbeschwerden ohne typische Ulcusanamnese. Im letzten halben Jahr öfters krampfartige Schmerzen im Oberbauch, zeitweises Erbrechen. Stuhl ist immer angehalten.

Bauchdecken schlaff, im Epigastrium deutliche Druckempfindlichkeit. Freie HCl 7, Gesamtacidität 23. Milchsäure negativ. Blut $+\,+\,+$. Wassermann $+\,+\,+$.

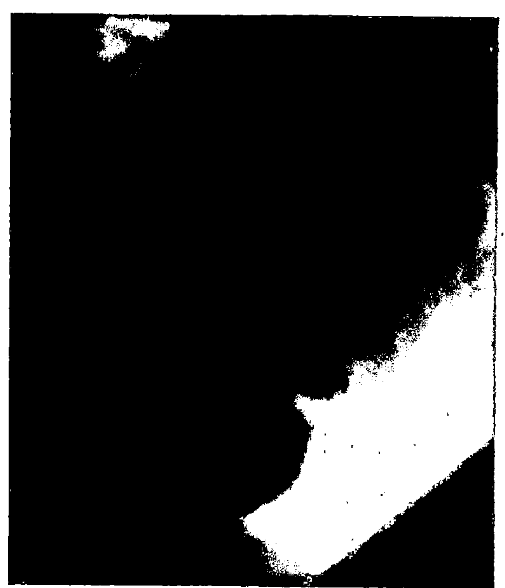

Abb. 233. Ulcus penetrans mit doppeltem Spasmus an der großen Kurvatur. (Nische = Pfeil).

Abb. 234. Doppelte spastische Einziehung an der großen Kurvatur bei Ulcus ventriculi. (Nische nicht nachweisbar.)

Röntgenuntersuchung. In Abb. 235 sehen wir einen ektatischen Magen mit träger Peristaltik. In seinem oberen Abschnitt eine deutliche Einschnürung, die Zweidrittel der Magentiefe durchsetzt. Etwas unterhalb davon eine kleinere und gegenüber dieser eine ziemlich breite und flache Vorbuchtung (Nische).

Eine spätere Aufnahme (Abb. 236) zeigt die obere Einziehung tiefer und breiter und unterhalb davon einen zweiten Spasmus, der dem Magen eine taillenförmige Gestalt verleiht. Der flache Nischenschatten ist konstant. Weiter unten an der kleinen Kurvatur multiple Einschnürungen und Vorbuchtungen als Ausdruck einer regen Peristaltik.

In den bisher geschilderten Beobachtungen fand sich der Muskelkrampf in Höhe des Herdes. Nicht selten findet man ihn aber auch weit entfernt vom Ulcus. HAUDEK betonte zuerst, daß sanduhrförmige Einschnürungen des Magens bei Ulcera duodeni auftreten können. Nach unseren Erfahrungen führt dieses jedoch nur äußerst selten zu einem Spasmus im Bereich des Magenkörpers. Man findet ihn dagegen häufiger, wie in folgender Beobachtung, bei präpylorischen Ulcera.

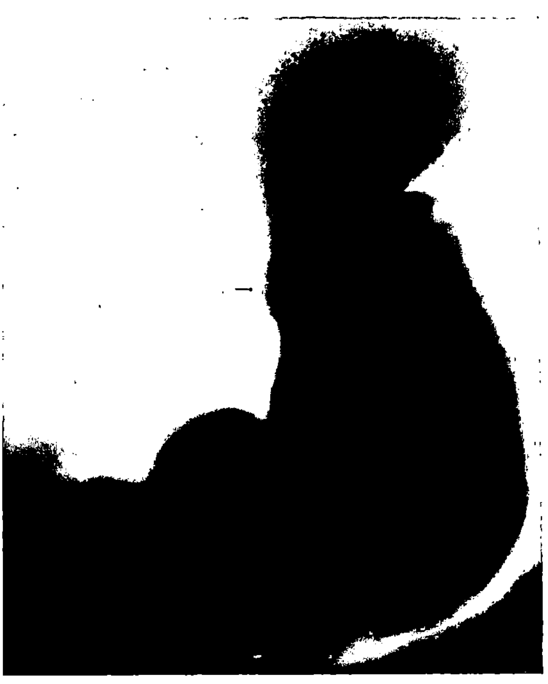

Abb. 235. Ulcus ventriculi im oberen Abschnitt der kleinen Kurvatur. Nische (Pfeil) mit doppeltem Spasmus der großen Kurvatur. (Aufnahme im Liegen.)

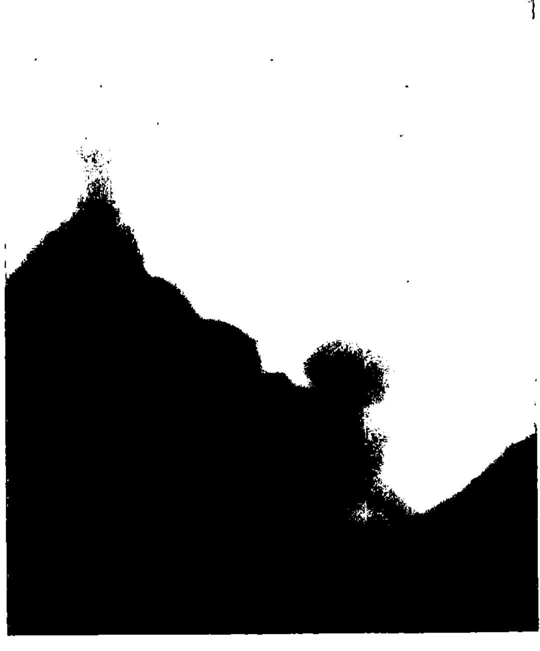

Abb. 236. Dieselbe Patientin. (Spätere Aufnahme.) Der frühere Kontraktionsbezirk ist flacher geworden, man erkennt oberhalb einen zweiten. (Seitenverkehrt.)

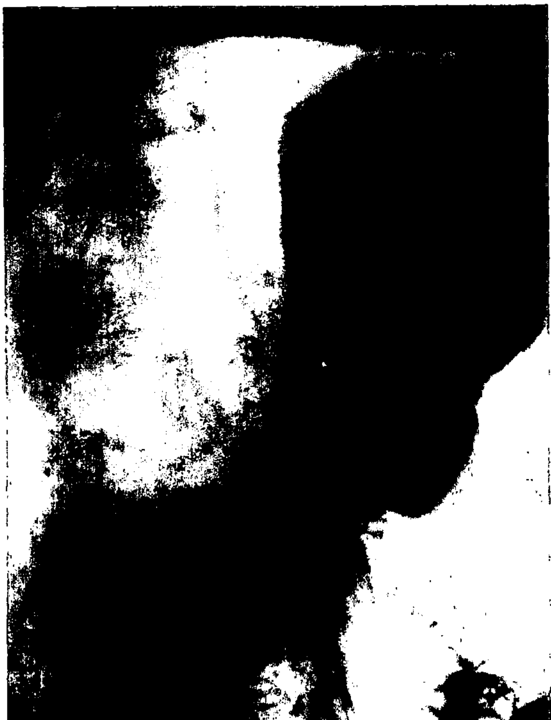

Abb. 237. Ulcus praepyloricum mit sanduhrförmiger spastischer Einziehung der großen Kurvatur.

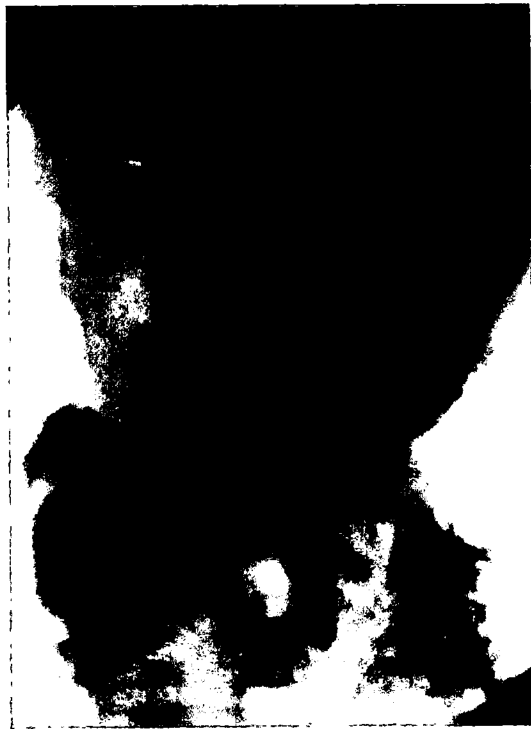

Abb. 238. Derselbe Pat. Eine weitere spastische Einziehung unterhalb der ersteren ist hier zu erkennen.

54jähriger Patient, von Jugend auf „magenschwach". Dauernd geringe Schmerzen, die im Hungerzustande zunehmen. Monatelange Beschwerdefreiheit wechselt mit wochenlangen Perioden, in denen der Kranke über Magendrücken, Aufstoßen und ziemliche Schmerzen klagt. Seit ½ Jahr Heißhungeranfälle.

Rechts oberhalb des Nabels entsprechend dem Duodenaldruckpunkt bei tiefer Palpation starke Schmerzen. Gesamtacidität 20. Freie Salzsäure negativ. Blut im Stuhl.

Röntgenuntersuchung. Die Aufnahme in Bauchlage (Abb. 237) ergibt einen großen und langgestreckten Magen mit reger Peristaltik. Zwischen unterem und mittlerem Drittel an der großen Kurvatur eine ziemlich tiefe Muskelkontraktion von unregelmäßiger Gestalt. Im Bereich des Pylorus sind die Konturen des Antrum unscharf gezeichnet. Der proximale Teil des Duodenum und der distale des Antrum sind deformiert. An der kleinen Kurvatur nirgends eine Vorbuchtung im Sinne einer Nische.

Abb. 238, die später aufgenommen wurde, zeigt uns das Auftreten eines weiteren Spasmus an der großen Kurvatur in der Nähe des Sphincter antri. Man erkennt außerdem jetzt deutlich einen kleinen Schattendefekt dicht am Pylorus, der als Ulcus gedeutet wird.

Röntgendiagnose. Ulcus praepyloricum mit sanduhrförmiger spastischer Einschnürung an der großen Kurvatur zwischen unterem und mittlerem Drittel.

Abb. 239. Ulcus ventriculi der kleinen Kurvatur (Nische = Pfeil ↓) mit präpylorischer spastischer Einziehung (→). (Seitenverkehrt.)

Die Operation bestätigte die Röntgendiagnose. Es fand sich ein daumengroßes, hartes, pylorusnahes Ulcus ohne Veränderungen an der großen Kurvatur.

Gelegentlich, wenn auch selten, findet man einen präpylorischen Spasmus bei Ulcus an der kleinen Kurvatur, wobei dieses höher sitzt als der Spasmus.

38jähriger Landwirt. Seit 9 Jahren Magenbeschwerden, die mit Unterbrechungen immer mehrere Wochen anhalten. Nach der Nahrungsaufnahme öfters Erbrechen und Sodbrennen. In der letzten Zeit Zunahme der Beschwerden und Gewichtsabnahme.

Druckempfindlichkeit in der Magengrube. Kein fühlbarer Tumor. Freie HCl 6, Gesamtacidität 27, Milchsäure negativ.

Röntgenuntersuchung zeigt an der großen Kurvatur, dicht vor dem Pylorus eine deutliche Einziehung im Sinne eines Spasmus (Abb. 239). Am Übergang des unteren und mittleren Drittels der kleinen Kurvatur erkennt man eine umschriebene Ausbuchtung als Ausdruck eines Divertikels. *Röntgendiagnose:* Ulcus callosum im unteren Drittel mit Antrumspasmus.

Bei der *Operation* fand sich ein gut markstückgroßes, mit der Umgebung verwachsenes, kraterförmiges Geschwür an der kleinen Kurvatur. An der großen keine krankhafte Veränderung.

Differentialdiagnose zwischen echtem und spastischem Sanduhrmagen.

Es ist praktisch wichtig, diese beiden Arten von Sanduhrmagen schon vor der Operation unterscheiden zu können, da der echte auch bei ausgeheiltem Geschwür weiterbesteht, während das Vorhandensein eines spastischen mehr für ein frisches Ulcus spricht (nicht unbedingt!). Ferner kann ein tiefer Spasmus eine hochgradige Sanduhrenge vortäuschen, die zwangsmäßig ein bestimmtes chirurgisches Vorgehen fordern würde. Wird die Stenose als rein spastischer Natur erkannt, so kommt bei einfachem Schleimhautulcus die Operation überhaupt nicht, bei callösem oder penetrierendem außer der Resektion die Gastroenterostomie am unteren Magenpol, also am unteren Sack, in Betracht. Ein Schleimhautgeschwür wird man annehmen, wenn trotz spastischen Sanduhrmagens und klinischer Ulcussymptome bei wiederholter Untersuchung in verschiedenen Körperlagen kein Divertikel zum Vorschein kommt.

Die Unterschiede zwischen echtem und spastischem Sanduhrmagen beziehen sich in erster Linie auf Form und Motilität. Nach unseren Erfahrungen *spricht eine steile schmale Einziehung der großen gegen die kleine Kurvatur im allgemeinen für Spasmus und gegen Narbe.* Man findet allerdings in solchen Fällen bei der Operation oft einen leichten Grad von Schrumpfung und querer Einziehung, doch lange nicht in dem Masse wie im Röntgenbild. Es hat sich dann also *zu der geringgradigen anatomischen Veränderung* noch ein Muskelkrampf hinzuaddiert, der das charakteristische Röntgenbild bedingt.

Die Ansicht, daß eine tiefe, schmale, parallelrandige Furche wenigstens teilweise spastischer Natur sein müsse, ist durchaus nicht allgemein anerkannt. Wir haben uns aber durch eine Reihe von Operationsbefunden davon überzeugen können, *daß gewöhnlich zu einer anatomischen Sanduhreinschnürung ein Spasmus hinzukommt, der im Röntgenbild die Stenose viel hochgradiger erscheinen läßt, als sie in Wirklichkeit ist,* ja zu völliger Zweiteilung des Schattenbildes führen kann. Diese Tatsache hat sich mit zunehmender Überprüfung des Röntgenbefundes durch die Autopsie in vivo immer mehr Geltung verschafft.

Auch wenn auf den Bildern eine schmale, lange Brücke die beiden Säcke verbindet, wie wir es gelegentlich beim anatomischen Sanduhrmagen zu sehen bekommen, kann diese Veränderung zum Teil spastischer Natur sein, auch wenn der untere Abschnitt sich nur langsam aus dem oberen füllt.

Abb. 240, 241 und 242 stellen eine diesbezügliche Beobachtung dar. Bei der 52jährigen Frau fand man bei der *Operation* einen echten Sanduhrmagen, der so stark mit dem Pankreas verwachsen war, daß man eine Resektion nicht ausführen konnte, sondern sich auf Anlegung einer Anastomose zwischen den beiden Magentaschen beschränken mußte. 10 Tage später erlag die Frau einer profusen Blutung. Die *Autopsie* zeigte, daß das Verbindungsstück beträchtlich weiter war, als nach dem Röntgenbild erwartet werden konnte. Die Stenose war also zum Teil spastischer Natur. An der Hinterwand fand sich ein etwa fünfmarkstückgroßes, mit dem Pankreas verwachsenes Ulcus und in dessen Mitte ein klaffendes Arterienlumen.

Wir sehen aus diesem Beispiel, daß die röntgenologische Differentialdiagnose zwischen rein anatomischem und anatomisch-spastischem Sanduhrmagen schwierig sein kann. Die glatte, wellenförmige Begrenzung der Stenose hätte uns auf ihre teilweise nervöse Natur aufmerksam machen können.

Der spastische Sanduhrmagen wird auch *intermittierender* genannt. Diese Bezeichnung stammt von SALOMON, der zuerst die Beobachtung machte, daß diese örtlichen Krampfzustände zu gewissen Zeiten fehlen, zu anderen wieder vorhanden sind. Das Attribut „intermittierend" hat aber für den spastischen Sanduhrmagen nur sehr beschränkte Geltung. Nach unseren Erfahrungen zeigt der Spasmus nur beim Schleimhautgeschwür eine ausgesprochene Unbeständigkeit, während er beim callösen und penetrierenden auffallend regelmäßig zu sein pflegt und nur in seiner Tiefe und Form leichten Schwankungen unterworfen ist. Dieser *persistierende Sanduhrmagen* ist bedingt durch ein *tiefgreifendes* Ulcus, das eine tetanische Kontraktion der Ringmuskulatur auslöst. Man muß sich also hüten, aus der Konstanz einer transversalen Einziehung an der großen Kurvatur auf organische Grundlage zu schließen.

Für den echten und spastischen Sanduhrmagen ist besonders die verschiedene Füllungsweise charakteristisch. Die *Kontrastmahlzeit* fließt beim letzteren meist *rasch zum caudalen Pol* und füllt zuerst den unteren Magenabschnitt, oder der obere Abschnitt beginnt sich zu füllen, gibt aber gleichzeitig von seinem Inhalt an den unteren ab, so daß dieser einige Minuten p. c. schon ganz gefüllt ist. Beim ersteren dagegen füllt sich bei ausgesprochener Enge zuerst nur der obere Sack und gibt, je

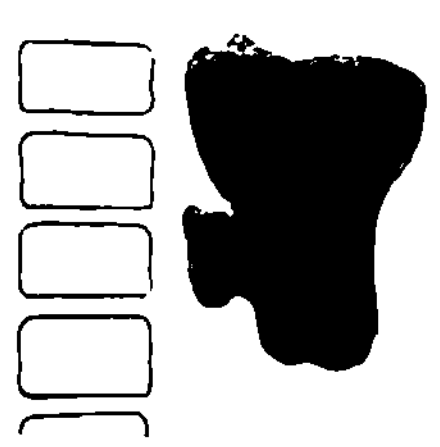

Abb. 240. Sanduhrmagen mit fünfmarkstückgroßem, ins Pankreas penetrierenden Ulcus. Aufnahme sofort nach Bariummahlzeit. Man sieht nur den oberen Sack, der untere enthält noch kein Barium.

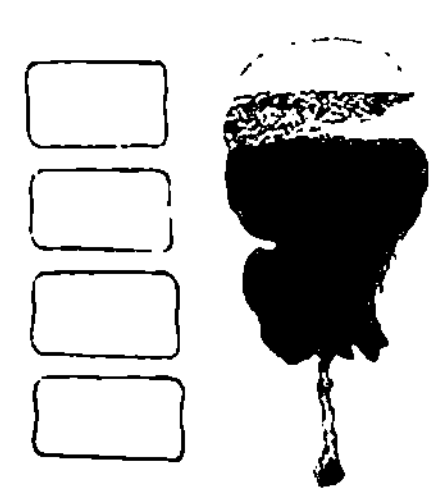

Abb. 241. Derselbe Fall, Aufnahme nach ½ Stunde. Der obere Sack beginnt sich zu entleeren. Man sieht die schmale, glattwellig begrenzte Verbindungsstraße.

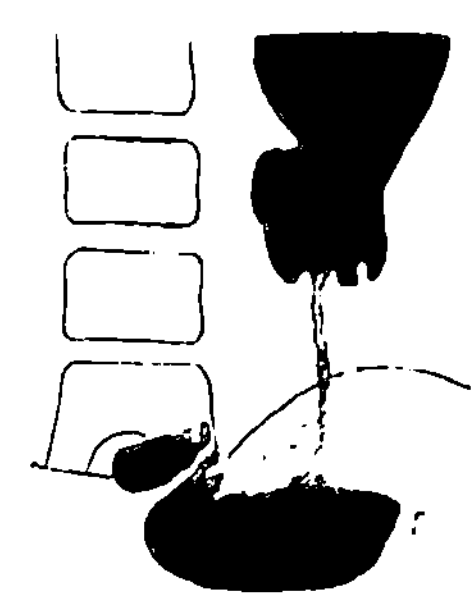

Abb. 242. Derselbe Fall. Aufnahme nach 4 Stunden. Durch die enge Verbindungsstraße entleert sich der obere Sanduhrsack in den unteren. Beide Säcke enthalten ungefähr gleichviel Kontrastbrei.

nach dem Grade der Stenose, sehr langsam seinen Inhalt weiter. Er kann tagelang Reste enthalten. Die Prüfung des Füllungsmodus ist eines der zuverlässigsten Mittel zur Unterscheidung der beiden Arten.

Manchmal reicht der zirkuläre Krampfzustand fast oder ganz bis zur kleinen Kurvatur und läßt nur noch ein ganz schmales Verbindungsstück der beiden Hälften übrig oder trennt dieselben ganz. Hier ist dann der scheinbare *Widerspruch zwischen der hochgradigen Enge und der raschen Füllung der unteren Tasche* besonders beweisend für spastischen und gegen echten Sanduhrmagen. Im gleichen Sinne spricht die Möglichkeit, durch Eindrücken des Unterbauches die obere leicht wieder aus der unteren vollzudrücken. Dagegen gelingt es vor dem Leuchtschirm durch palpatorische Manöver weder die spastische noch die anatomische Einziehung zum Verschwinden zu bringen.

RIEDER hat als Unterscheidungsmittel *Atropin* empfohlen. Nach Injektion von 0,0005—0,001 Atropinum sulfuricum oder Einnahme von 0,005 Extractum Belladonae 2×2 Pillen täglich sieht man oft den Spasmus abklingen. Wir konnten dies an einzelnen Kranken bestätigen, bei anderen blieb jedoch die Wirkung aus.

Nach FAULHABER sind es die intermittierenden Sanduhrmägen, die auf diesen Versuch reagieren. RIEDER betont übrigens selbst, daß nur der positive Ausfall der Probe als Beweis gelten darf.

C. Der spastische Sanduhrmagen ohne Ulcus.

Das Auftreten *stehender Magenspasmen* ist, wie DE QUERVAIN und STIERLIN nachwiesen, nicht an ein vorhandenes Ulcus gebunden. Wir überzeugten uns in einer Reihe von Fällen davon, daß auch die *Narbe* eines ausgeheilten Geschwürs oder eine solche nach einem operativen Eingriff sowie schwere *nervöse Störungen*, wie Tabes, Hysterie, Intoxikationen usw. Spasmen bedingen können, die oft nicht leicht von denen bei Ulcus zu unterscheiden sind:

Bei einer 40jährigen Tabikerin mit *gastrischen Krisen* machten wir während eines Anfalles eine Magenaufnahme (Abb. 243). Die große Kurvatur zeigt ungefähr in ihrer Mitte eine *schmale, tiefe Einziehung* nach der kleinen zu, die einer Ringkontraktion bei Ulcus vollkommen ähnlich ist. Am nächsten Tag wiederholten wir unter gleichen Bedingungen die Aufnahme. Die Einschnürung fand sich an derselben Stelle wieder, nur war sie etwas breiter und weniger tief. Außerdem fiel die stark veränderte, *schlangenartig gewundene Gesamtform des Organs* auf. Die Konturen waren sehr unregelmäßig und zeigten an manchen Stellen Ein- und Ausbuchtungen. Die *Pars pylorica* war größtenteils nicht sichtbar *(spastisch kontrahiert)*. Man hatte den Eindruck, als befände der ganze Magen sich in einem hypertonischen Zustand. Leider gestattete das schlechte Allgemeinbefinden der Patientin die Beobachtung am Leuchtschirm nicht.

Bei einer 30jährigen hysterischen Jungfrau, die an nervösem Erbrechen litt, erhoben wir während eines Anfalles etwa den gleichen Befund.

Bei der *Probelaparotomie* in Lokalanästhesie konnte man mit Deutlichkeit während des Brechaktes sehen, wie sich der Magen krampfartig zusammenzog.

HAUDEK machte ähnliche Mitteilungen über das Verhalten des Magens bei *Neurasthenikern und Hysterikern:* „Gelegentlich fällt bei jugendlichen Individuen Hypertonie und Hypermotilität auf. Die Pars pylorica erscheint

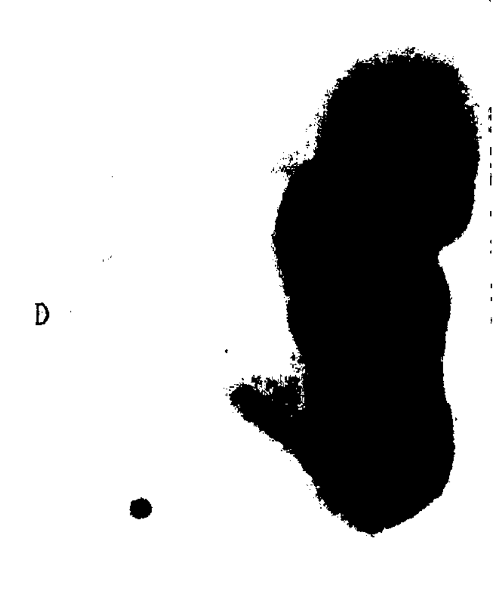

Abb. 243. Nervöse Kontraktionsstörung des Magens bei Tabes. D Ampulla duodeni.

hierbei als der schmalste Magenteil, die peristaltischen Wellen sind sehr tief, bisweilen durchschnürend, die Hubhöhe ist gering.“

Nervöse Krampfkontraktionen unterscheiden sich von solchen bei Ulcus unserer Erfahrung nach durch ihre *geringere Beständigkeit* sowie durch das *gleichzeitige Bestehen anderer gleichartiger Phänomene am Magen*. Der Ulcusspasmus ist eine örtliche, der nervöse nur die Teilerscheinung eines abnormen Kontraktions- und Funktionszustandes des ganzen Magens. Bei den meisten Kranken wird unter Berücksichtigung dieser Eigentümlichkeiten die Unterscheidung durch wiederholte Röntgenbeobachtung möglich sein. Vielfach aber wird die Differentialdiagnose nie sicher gestellt werden können, da es auch Geschwüre mit sehr verstärkter Peristaltik gibt, und auch der funktionelle Gastrospasmus — wie der bei Ulcus — häufig mit einem Pylorospasmus vergesellschaftet ist und dann ebenfalls einen großen Sechsstundenrest zeigt. Auch das klinische Bild kann bei beiden Affektionen außerordentlich große Ähnlichkeit haben.

Das *Carcinom* führt nur ganz ausnahmsweise zu stehenden Magenspasmen.

HÄRTEL hat eine solche Beobachtung als große Ausnahme mitgeteilt. GROEDEL gibt an, daß besonders oft bei beginnendem Wandcarcinom stehende Magenwellen

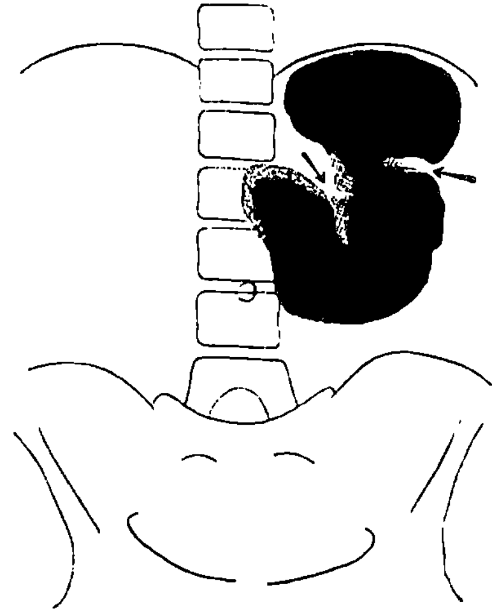

Abb. 244. Narbenspasmus, 6 Wochen nach elliptischer Excision eines gegenüber an der kleinen Kurvatur gelegenen Geschwürs. Schneckenförmige Einrollung des Magens infolge narbiger Schrumpfung. Pfeil links = Excisionsstelle, Pfeil rechts = Spasmus.

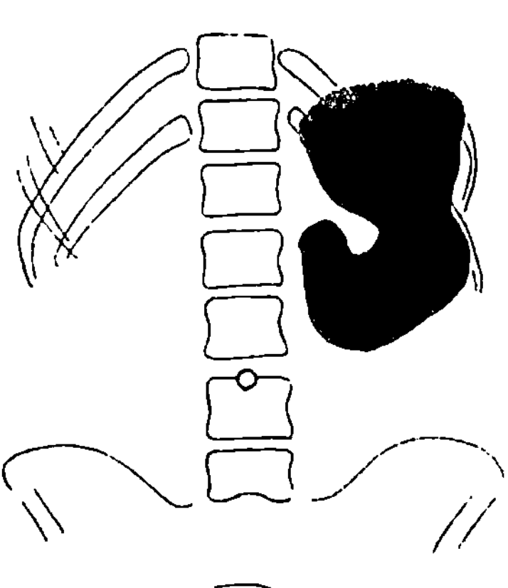

Abb. 245. Derselbe Fall, 10 Minuten nach Injektion von $^1/_2$ mg Atropin. Der Spasmus ist verschwunden. (Nach DE QUERVAIN.)

auftreten können. STIERLIN beobachtete solche funktionelle Einziehungen nur dreimal bei Carcinom, das aber auf der Basis eines Ulcus entstanden zu sein schien.

Beim *Narbenspasmus* kann nur unter Berücksichtigung des klinischen Bildes ein florides Ulcus mit mehr oder weniger Sicherheit ausgeschlossen werden. Dies sei durch zwei Beispiele erläutert.

Abb. 246. Narbenspasmus mit vollständiger Zweiteilung des Magens. 1 Jahr nach Excision eines von der kleinen Kurvatur ausgehenden Papilloms.

Abb. 244 stammt von einer Patientin, bei der ein Ulcus der kleinen Kurvatur (Pfeil) exzidiert wurde. Die Aufnahme wurde 6 Wochen nach der Operation gemacht. Man sieht die charakteristische Einrollung des Magenkörpers *(schneckenförmige Einrollung* nach SCHMIEDEN und HÄRTEL). Sie ist durch die *Operationsnarbe* bedingt. An der großen Kurvatur besteht dieselbe Einziehung weiter, wie wir sie vor der Operation feststellten. 10 Minuten nach Injektion von $^1/_2$ mg *Atropin* ist sie verschwunden (Abb. 245).

Aufnahmen 3 und $13^1/_2$ Monate nach der Operation zeigten die Einziehung wieder an derselben Stelle und in gleicher Stärke.

Eine weitere Beobachtung stellt Abb. 246 dar. Es handelt sich um einen Mann mittleren Alters, bei dem vor einem Jahr ein dünnstieliges Papillom der kleinen Kurvatur exzidiert worden war. Man sieht den Magen durch einen von der Narbe ausgelösten Muskelkrampf in zwei Abschnitte geteilt, die durch ein sehr dünnes Verbindungsstück miteinander zusammenhängen. Die Entleerung des oberen Sackes in den unteren war zwar etwas verzögert, doch lange nicht in dem Maße wie bei einem echten hochgradigen Sanduhrmagen.

Wenn wir also nach dem Gesagten außer beim frischen Ulcus der kleinen Kurvatur noch bei verschiedenen anderen Affektionen den lokalen Spasmus gelegentlich auftreten sehen, so ist beim Fehlen anderer Geschwürszeichen dessen Verwertbarkeit für die Diagnose eine beschränkte, weil eben das *Ulcus, und zwar auch das der kleinen Kurvatur, sich durchaus nicht regelmäßig durch den Spasmus verrät.*

Die diagnostische Bedeutung des lokalen Magenkrampfes bei klinischer Ulcusannahme läßt sich also folgendermaßen zusammenfassen: *„Das Vorhandensein des Spasmus bestärkt diesen Verdacht in hohem Maße, das Fehlen spricht nicht dagegen."*

Die Frage, warum ein Geschwür bei dem einen Menschen spasmogen ist, beim andern nicht, können wir vorläufig noch nicht entscheiden. v. BERGMANN hat in

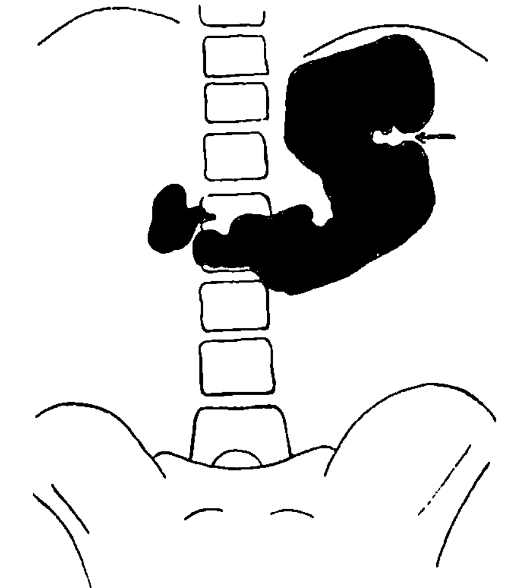

Abb. 247. Stehender Spasmus der Magenwand bei einer nervösen Frau mit Lebercirrhose. Probelaparotomie: Magen normal.

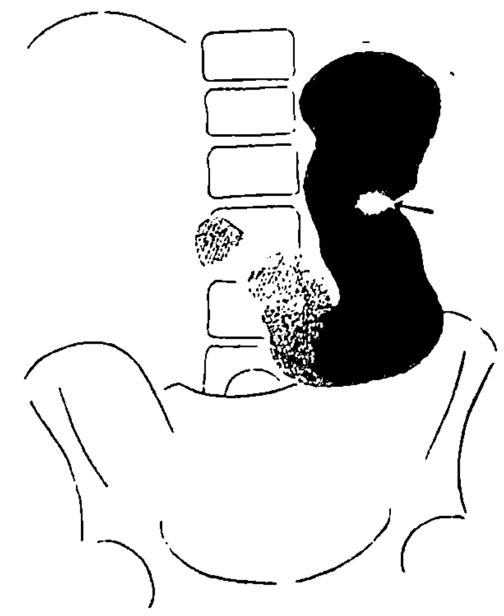

Abb. 248. Schnürmagen bei Wander- und Schnürleber. (Nach DE QUERVAIN.)

einer bemerkenswerten Arbeit den Versuch gemacht, die Erklärung hierfür aus der von EPPINGER und HESS begründeten Lehre von der vago- und sympathikotonischen Konstitution abzuleiten und sowohl in den nervösen, wie in den Ulcusspasmen einen Ausdruck der diesen Kranken gemeinsamen vagotonischen Übererregbarkeit zu erblicken. Er macht in diesem Zusammenhang auf das charakteristische klinische Bild aufmerksam, welches nach seiner Erfahrung alle Ulcuskranken und Nervösen mit Ringkontraktionen darbieten: Es sind grazile Leute mit leicht erregbarem, labilem Nervensystem, leicht schwitzend, mit leichtem Exophthalmus. Der lokale Spasmus wird als das Primäre aufgefaßt. Die durch ihn bedingte örtliche Anämie disponiert zur Entstehung eines Ulcus. HEYROVSKY betont die Beziehungen von Kardiospasmus zum autonomen System und erklärt das gemeinsame Vorkommen von *Kardiospasmus und Ulcus* aus der gemeinsamen neurogenen Ursache. Man kann mit HAUDEK von einer individuellen *spasmophilen Anlage* sprechen. Eine Bestätigung für die Richtigkeit dieser Auffassung erlebten wir bei einer unserer Patientinnen, bei der wegen eines alten, mit hochgradigem Spasmus verbundenen Geschwürs eine Resektion des Magens vorgenommen worden war. Es stellte sich nämlich später bei ihr trotz guter Magenfunktion ein hartnäckiger Kardiakrampf ein.

Der Vollständigkeit halber sei noch erwähnt, daß umschriebene Einziehungen der großen Kurvatur, wie wir sie als Spasmus beschrieben haben, gelegentlich bei recht verschiedenen Affektionen vorkommen, z. B. bei Lebercirrhose.

Abb. 247 stellt einen solchen Magen dar. Es handelt sich um eine 50jährige nervöse Frau mit Lebercirrhose. Da Beschwerden bestanden, welche man auf ein Geschwür beziehen konnte, wurde die spastische Einziehung als Ulcuszeichen aufgefaßt und beim Versagen der internen Therapie laparotomiert. Man fand einen vollkommen gesunden Magen, dagegen die Leber stark vergrößert, mit höckeriger Oberfläche. Ob hier der umschriebene Magenkrampf mehr auf Nervosität oder auf eine chronische Autointoxikation zurückzuführen war, konnte natürlich nicht entschieden werden.

Endlich ist noch daran zu erinnern, daß eine *Schnürfurche*, welche sich auf den Magen fortsetzt, eine der spastischen sehr ähnliche Einziehung an dem Organ verursachen kann (RASSMUSSEN, DE QUERVAIN).

Abb. 248 ist hierfür ein Beispiel. Die betreffende Kranke wurde wegen alter Verwachsungen zwischen Gallenblase und Kolon operiert. Die Röntgenuntersuchung ergab überdies eine deutliche Einschnürung des Magens. Bei der *Operation* wurde dieser Befund bestätigt. Die etwas ptotische Leber zeigte über beiden Lappen eine starke Schnürfurche, die sich nach links genau in Höhe des Rippenbogens auf den Magen fortsetzte. Dieser zeigte eine entsprechende, quere, schwielige Verdickung der Serosa und eine starke Einkerbung der großen Kurvatur.

D. Der anatomisch-spastische Sanduhrmagen.

Sicher noch häufiger als die rein spastischen sind die *anatomisch-spastischen Sanduhrmägen*, d. h. diejenigen, bei denen sich zu einer mäßigen, durch narbige Schrumpfung entstandenen Sanduhrenge ein Spasmus hinzuaddiert, der die Stenose viel hochgradiger erscheinen läßt, als sie tatsächlich ist.

Nach unseren, an einem großen, operativ kontrollierten Material gewonnenen Erfahrungen sind *weitaus die meisten röntgenologisch beobachteten Sanduhrformen spastischer und anatomisch-spastischer Natur. Rein anatomische Sanduhrmägen stellen eher Ausnahmen dar.* Zu diesem Schlusse wird man schon durch die Tatsache gedrängt, daß sehr oft trotz hochgradiger Sanduhrenge im Röntgenbild der obere Abschnitt weder klinisch noch röntgenologisch Zeichen von Retention aufweist. Der *Füllungsmodus* ist ähnlich, wie beim rein spastischen, d. h. der untere Sack beginnt sich schon während der Einnahme des Kontrastbreies zu füllen, der obere hat sich in kurzer Zeit, oft in wenigen Minuten, bis auf geringe Reste in den unteren entleert. Von längerer Dauer ist dieser Vorgang bei beträchtlicher anatomischer Einziehung. Es kommt sogar zu einem Sechsstundenrest in der oberen Tasche, wenn diese in ihren caudalen Teilen stark ausgebuchtet ist. Nie sollte deshalb bei schmaler Einziehung, die den Verdacht auf Spasmus erweckt, die Untersuchung des Füllungsmodus und der Motilität versäumt werden. STRAUSS und BRANDENSTEIN möchten deshalb für die *Operationsfrage* bei Sanduhrmagen mehr das Ergebnis der Funktionsprüfung, wie den Röntgenbefund als solchen maßgebend sein lassen. Abgesehen von den Fällen mit gleichzeitiger Pylorusstenose ist nur bei Stagnation im oberen Sack die Operation angezeigt. *Nur* dann wäre die Operation angezeigt, während bei rascher Füllung des unteren und rascher Entleerung des oberen trotz hochgradigster Sanduhrenge im Röntgenbild durch die Sanduhrstenose selbst keine Operation indiziert ist.

Ein 21jähriges chlorotisches Mädchen, welches schon seit Jahren zeitweise über Magenschmerzen geklagt hatte und lange für eine Hysterica gehalten worden war, wurde zur Röntgenuntersuchung in die Klinik geschickt.

Das Röntgenbild zeigte den Magen durch eine quere, schattenfreie Zone in zwei Teile getrennt (Abb. 249). Bei einer erneuten Aufnahme einige Tage später

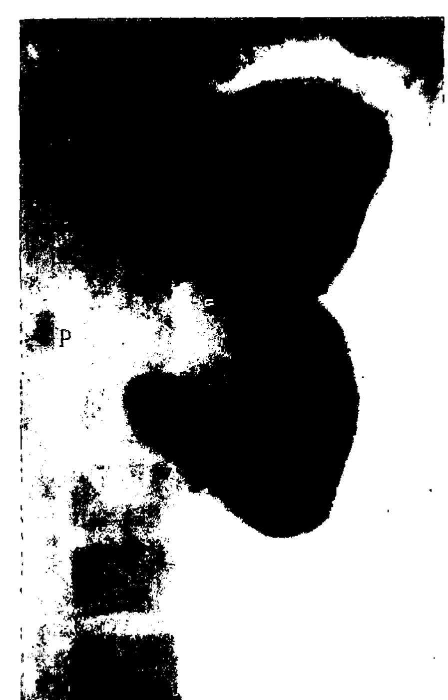

Abb. 249. Kleines callöses Magengeschwür an der kleinen Kurvatur. Sanduhrmagen mit völliger Zweiteilung durch Brideneinschnürung und Spasmus. Pfeil = Stelle des Ulcus, P Pylorus. Operiert.

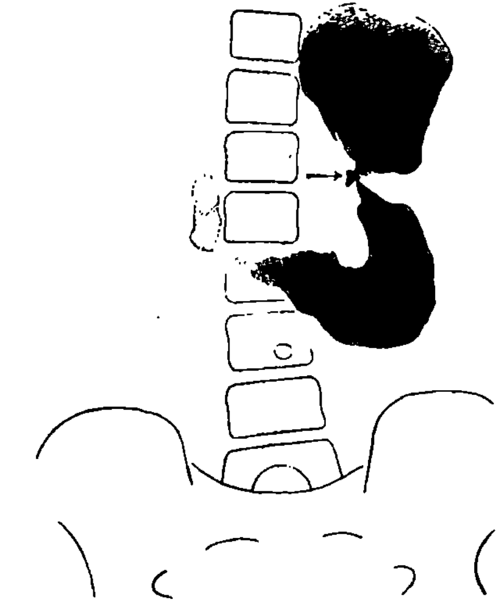

Abb. 250. Derselbe Fall. Ulcusdivertikel an der kleinen Kurvatur. Aufnahme einige Tage nach der vorigen.

kam ein Bild zustande (Abb. 250) mit einem deutlichen Divertikel an der kleinen Kurvatur. Der Spasmus ist an derselben Stelle geblieben.

Bei der *Durchleuchtung* sieht man die Aufschwemmung sich zuerst links oben ansammeln, dann erscheint handbreit tiefer ein zweiter, sich allmählich vergrößernder Schatten mit wagerechtem Flüssigkeitsspiegel. 10 Minuten später ist der ganze Magen gefüllt; dabei weist er Sanduhrform auf. Nach 6 Stunden ist im unteren Sack noch ein beträchtlicher Rest vorhanden.

Operationsbefund. Ulcus der kleinen Kurvatur von 1-Pfennigstückgröße. Von hier aus ziehen einige Bindegewebszüge nach der Innenfläche des linken Rippenbogens und dem Netz. Der Magen ist durch sie eingeengt, doch kann man mit drei Fingern noch bequem durch die Kommunikation hindurch gelangen.

Epikrise. Das klinische Krankheitsbild ließ nur mit Wahrscheinlichkeit ein Ulcus annehmen. Die Röntgenuntersuchung brachte Gewißheit und deckte außerdem das Vorhandensein eines Sanduhrmagens auf. Das sehr schmale, geknickte Verbindungsstück der beiden Säcke, von denen das

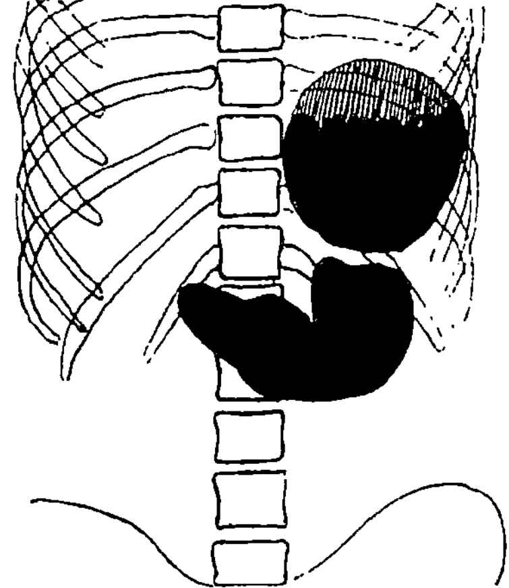

Abb. 251. Derselbe Fall, 6½ Monate nach Übernähung des Geschwürs und Durchtrennung der einschnürenden Bride. Spastische Zweiteilung des Magens.

Divertikel ausging, ließ besonders an eine anatomische Grundlage denken. Mit der Annahme einer so hochgradigen Stenose stand aber die relativ rasche Füllung des caudalen Abschnittes im Widerspruch. Durch die Autopsie in vivo erfolgte die Erklärung: Es bestand in der Tat ein *echter Sanduhrmagen* infolge Einschnürung durch quer verlaufende Stränge. *Hierzu addierte sich aber ein ringförmiger Muskelkrampf.* Es handelte sich also um einen anatomisch-spastischen Sanduhrmagen.

Wir sehen hieraus wieder die große *Wichtigkeit der Schirmbeobachtung*, die uns über die Art der Füllung Aufschluß gibt.

Von großem Interesse ist hier der *Röntgenbefund nach der Operation*. Diese bestand in Übernähen des Geschwürs und Durchtrennung der Briden. 4 und 6½ Monate nach dem Eingriff wurde wieder durchleuchtet. Da die Kranke sich vollkommen gesund fühlte, erwarteten wir normale Verhältnisse. Zu unserem Erstaunen

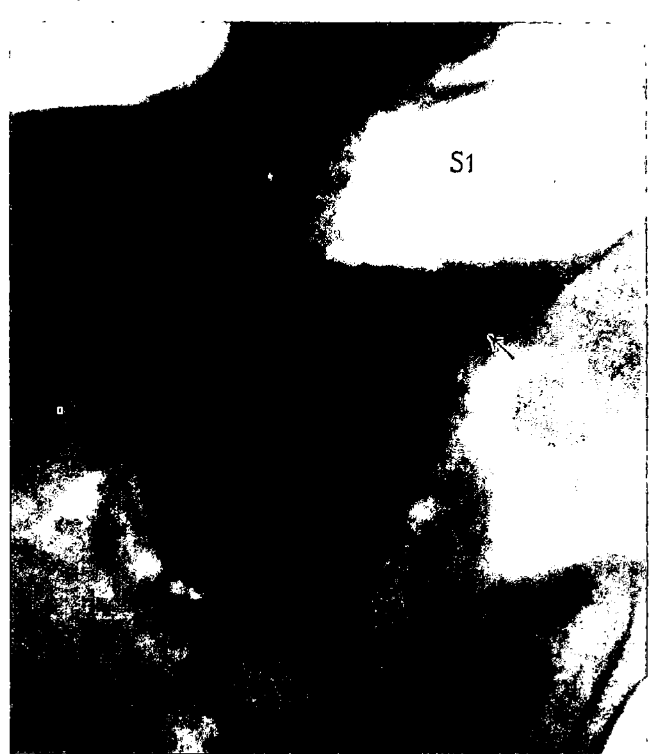

Abb. 252. Kaskadenmagen. Ulcus ventriculi. S 1 oberer Sack, S 2 unterer Sack.

verhielt sich jedoch der Magen wie vor der Operation; wir sahen wieder eine völlige Zweiteilung (Abb. 251). Da später die alten Beschwerden auftraten, wurde die Patientin gastroenterostomiert. Da organische Veränderungen fehlten, mußte die Durchschnürung als *Nebenspasmus* aufgefaßt werden in Analogie mit einer Reihe anderer von uns beobachteter Kranken.

Wenn auch der spastisch-anatomische Sanduhrmagen einige röntgenologische Charakteristica besitzt, die seine Diagnose meist gestatten, so ist er in funktioneller Beziehung noch zu wenig erforscht. Vor allem ist die Tatsache auffallend, daß bei fehlender anatomischer Stenose der Grad der Retention so verschieden ist. Es scheint, daß *Dauer und Stärke der Spasmen subjektiv wechseln.*

Eine seltene, typische Form, die von GROEDEL und FAULHABER beschrieben und von RIEDER als *Kaskadenmagen* bezeichnet wurde, ist in Abb. 252 dargestellt. Er kennzeichnet sich durch Einziehung der beiden Kurvaturen dicht unterhalb der Luftblase und medianer Dislokation des unteren Abschnittes. Letzterer weist, ebenso wie der obere eine wagerechte Abschlußlinie auf. Da diese typische Form in der Regel nur bei Ulcus gesehen wurde, kommt ihr auch ohne sichtbare Nische diagnostische Bedeutung zu. Wie sie entsteht, und warum sie nur so selten gesehen wird, ist vorläufig noch unklar. Die Einziehung scheint teils spastischer Natur zu sein, da sich der kardiale Sack rasch entleert. Daß es aber durch Abknickung oder vielleicht eine Art Ventilverschluß in letzterem zu einer starken Luftansammlung kommen kann, zeigt Abb. 253, eine Aufnahme nach zwei Stunden. Im Profil betrachtet, stellt sich ein solcher Magen wie Abb. 254 dar, in der nur eine Einziehung der vorderen Magenwand im unteren Teil der Magenblase auffällt.

Es handelte sich um einen 44jährigen Mann, der seit 7 Jahren magenleidend war und klinisch die Zeichen eines chronischen Geschwürs darbot.

Bei der *Operation* fanden sich am Pylorus trotz guter Durchgängigkeit narbige Residuen eines Ulcus. Hoch oben an der kleinen Kurvatur fühlte man eine schwartige

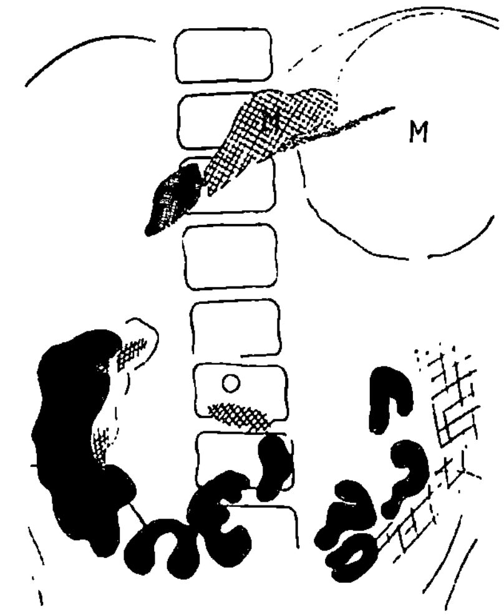

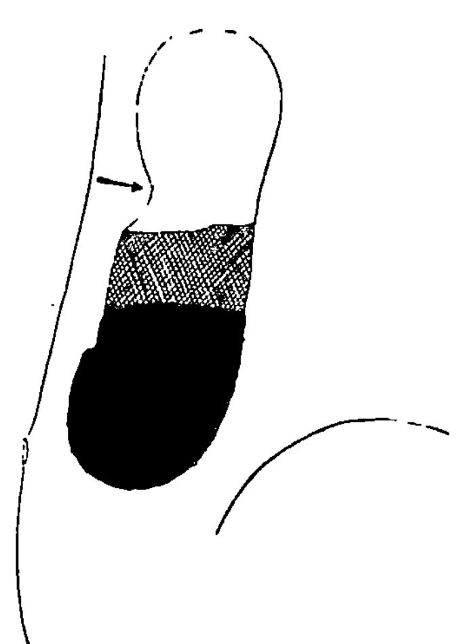

Abb. 253. Derselbe Kranke. Aufnahme nach 2 Stunden. Kardialer Sack durch Luft ballonartig gedehnt. Die Kontrastmahlzeit befindet sich größtenteils in Dünndarm und Coecum. M rechts = kardialer Magensack, M links = pylorischer Magensack. A Ampulla duodeni.

Abb. 254. Derselbe Fall. Profilaufnahme. Einziehung der Vorderwand unterhalb der Magenblase.

Verdickung des Lig. gastrohepaticum in der Ausdehnung eines Dreimarkstückes und an dieser Stelle eine Delle von Erbsengröße. Der Höhe des Geschwürs entsprechend zeigte sich eine leichte Einziehung, welche vorwiegend spastischer Natur zu sein schien. Der Umfang des Magens betrug aber auch an dieser Stelle noch gut 20 cm.

2. Schneckenförmige Einrollung des Magens.

Außer der sanduhrförmigen Einziehung des Magens bildet die *schneckenförmige Einrollung* (SCHMIEDEN und HÄRTEL) ein wichtiges Zeichen eines bestehenden oder vernarbten Ulcus. Sie entsteht durch Längsschrumpfung der kleinen Kurvatur bei scheinbar fehlender Neigung zu Ringcontracturen. Dieser Vorgang führt zu Annäherung von Kardia und Pylorus, die den Chirurgen und Pathologen unter der Bezeichnung *V-Form des Magens* bekannt ist. Sie ist in Abb. 255, chronisches Magenulcus mit Divertikelbildung, in deutlicher Weise ausgesprochen. Nach HAUDEK ist die *hohe Linkslage des Pylorus* typisch. Ohne die diagnostische Bedeutung dieser Magenform zu verkennen, ist doch zu bemerken, daß wir sie einerseits wiederholt gesehen haben, wenn sich bei der Operation die kleine Kurvatur als durchaus normal erwies, und daß wir sie andererseits bei zweifellosem Ulcus der kleinen Kurvatur in typischer Weise nur ganz selten ausgebildet fanden. Am deutlichsten war sie nach Geschwürsexcision vorhanden. Abb. 256 stellt einen solchen Magen sechs Wochen nach dem Eingriff dar, Abb. 257 ist das Bild vor der Operation.

Abb. 255. Ulcus penetrans der Magenmitte mit peri-gastritischen Veränderungen und schneckenförmiger Einrollung. Pfeil = Ulcusnische. A Ampulla duodeni.

Die *Vernarbung einer Wunde der kleinen Kurvatur* scheint besonders in der Längsrichtung zu ausgiebiger Schrumpfung zu führen. „Diese schneckenförmige Einrollung, alias die V-Form des Magens, führt zu einer Knickung des Duodenums oder des Pylorus selbst, wodurch eine *Schädigung der Magenleerung* und sekundäre Magendilatation eintreten kann; das tritt besonders dann ein, wenn *der hochgezogene Pylorus auch noch abnorm fixiert* ist, wie das in diesen Fällen keineswegs selten ist" (SCHMIE-DEN). Auf solche Fälle von Perigastritis deformans, welche bei offenem Pylorus eine schwere motorische Insuffizienz erzeugen können, hat schon STRAUSS hingewiesen: „Die in der Regel durch tiefgreifende Ulcera der kleinen Kurvatur erzeugten peri-gastritischen Prozesse hatten zu einer narbigen Schrumpfung der ganzen kleinen Kurvatur geführt, so daß der *Pylorus der Kardia* nicht nur *beträchtlich genähert,* sondern auch *mit seiner Öffnung direkt nach oben gerichtet wurde.* Die hieraus resultierende Erschwerung der Bedingungen, unter welchen der Magen seinen Inhalt

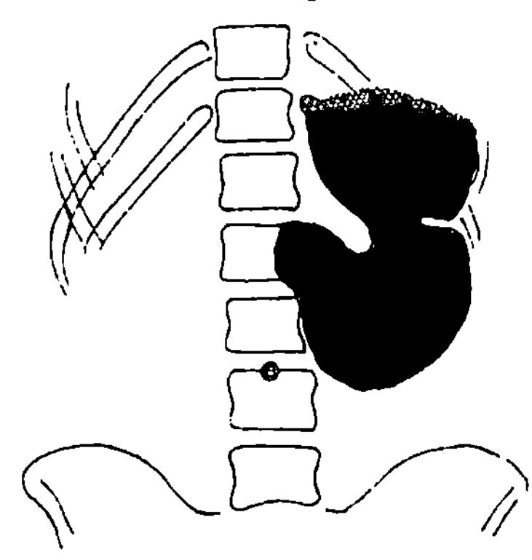

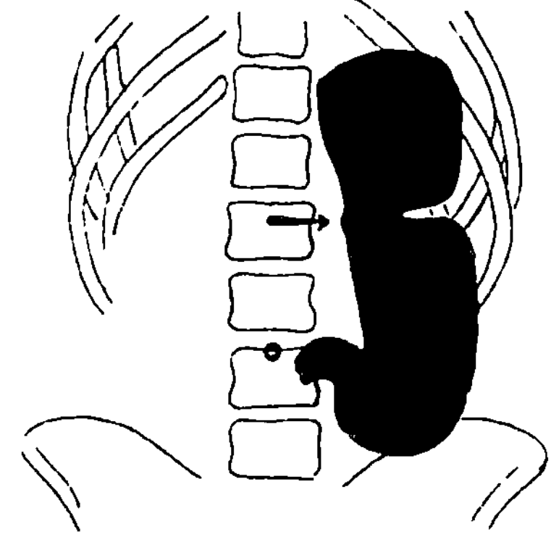

Abb. 256. V-förmige Einrollung des Magens, 6 Wochen nach Excision eines Geschwürs der kleinen Kurvatur.

Abb. 257. Derselbe Pat. vor der Operation.

in das Duodenum befördern mußte, hatte in solchen Fällen zu einer beträchtlichen Erweiterung der Pars pylorica geführt, und als Zeichen der erschwerten Arbeitsbedingungen war in solchen Fällen stets eine beträchtliche Hypertrophie der Muskulatur in der Pars pylorica zu konstatieren. Der Magen selbst sah bei der Autopsie in extremen Fällen wie ein *Tabaksbeutel* aus, in leichteren Fällen hatte er *Nierenform* angenommen, indem die *erweiterte Pars pylorica* aussah wie eine Fundusregion."

Zu der schneckenförmigen Einrollung des Magens gehören aber durchaus nicht notwendig ausgedehnte perigastritische Veränderungen. Sie kann so gut wie der Sanduhrmagen durch Schrumpfungsprozesse in der Wand selbst entstehen. Ja die Analogie mit diesem geht noch weiter, indem sich zu der narbigen Veränderung auch hier ein Spasmus hinzugesellen und die einrollende Wirkung verstärken kann. Auf die damit einhergehende Verziehung des Pylorus und die dadurch bedingte Motilitätsstörung ist schon oben hingewiesen worden.

3. Die perigastritischen Verwachsungen.

Die Frage der perigastritischen Veränderungen oder der „*Verwachsungen*" beim Magengeschwür ist von großer praktischer Wichtigkeit. Durch die klinische Untersuchung ist für sie kein sicherer Beweis zu erbringen Die einzige Methode, welche sie unmittelbar nachweisen kann, ist das Röntgenverfahren. Allein auch dieses kann zu Täuschungen Anlaß geben. Mit dem Schein der Unfehlbarkeit werden oft auf der Platte „Verwachsungen" nachgewiesen, die einer genauen Überprüfung, namentlich durch den Operateur, nicht standhalten. *Perigastritische Schwielen und Stränge* finden sich entsprechend dem Lieblingssitz des Geschwürs meist an der kleinen Kurvatur. Sie führen, wie RIEDER zeigte, zu unregelmäßigen Ausbuchtungen und Auszackungen, sowie zu einer gewissen Unschärfe der Magenkontur. Auf dem Röntgenogramm sieht man oft in der Umgebung des Verbindungsstückes der beiden Teile eines Sanduhrmagens, also dort, wo die Magenwände verklebt sind, einzelne kleine zerstreute oder unregelmäßig angeordnete Kontrastpartikel.

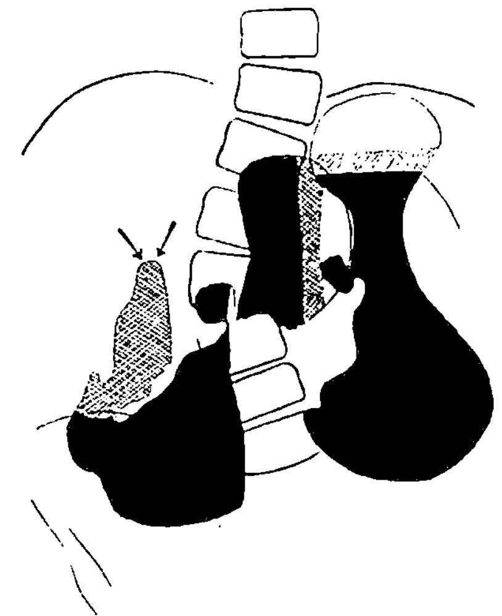

Abb. 258. In Leber und Pankreas penetrierendes Magengeschwür. Aufnahme desselben Magens im Stehen und in rechter Seitenlage. Starker Lagewechsel des ganzen Magens, des Geschwürsdivertikels um Handbreite. Fixation des Duodenum an seiner Umbiegungsstelle (Pfeile) und des Pylorus durch das narbig verkürzte Ligamentum hepatoduodenale.

Der sichere Beweis, daß eine Auszackung der Magenbegrenzungslinie einer perigastritischen Veränderung entspricht, ist erst dann erbracht, wenn dieselbe *in verschiedenen Aufnahmen und Körperlagen konstant* ist. Besondere Vorsicht ist in der Deutung von Unregelmäßigkeiten an der *großen Kurvatur* geboten. Sie sind meist bedingt durch Verklebungen, mangelhafte Dehnung des Magens nach außen, durch hypertrophische Schleimhautfaltung, sowie durch Kompression von seiten des Kolon.

Die Frage der passiven *Verschieblichkeit des callösen und penetrierenden Ulcus* ist schon oben erörtert worden. Wir sahen, daß diese, entgegen den bisherigen Vorstellungen, auch bei Penetration in Leber und Pankreas, ausgiebig sein kann, Abb. 258 zeigt diese Verhältnisse. Sie stellt eine Aufnahme im Stehen und eine solche in rechter Seitenlage auf einer Platte dar. Ungefähr in der Mitte geht von der kleinen Kurvatur ein Divertikel aus, das, wie die Operation ergab, einem in Leber und Pankreas penetrierenden Geschwür entsprach. In rechter Seitenlage ist, wie man sieht, die Nische um gut handbreit nach rechts gerückt. Gleichzeitig hat der ganze Magen in hohem Grade seine Stelle verändert. Die auf einer ausgiebigen Beweglichkeit des Pankreas und der Leber beruhende Lageänderung des Ulcus darf uns also an der Diagnose „Verwachsungen", die aus der Größe und Form der Schattenvorbuchtung gestellt werden muß, nicht irre machen.

Die *Verlötungen in der Pylorusgegend* verdienen eine besondere Besprechung. Normalerweise steht der Pförtner etwas rechts der Mittellinie vor den Querfortsätzen. Vermehrte Rechtslage bei eingeschränkter Verschieblichkeit nach unten spricht für pericholecystische Verklebungen, bei erhaltener normaler Beweglichkeit und entsprechender Magenform für Stauungsdilatation oder Gastrospasmus.

Bei *Linkslage des Pylorus* denkt man an krebsige Fixation, wenn der Magen eine gestreckte Form aufweist; an Schrumpfung auf Ulcusbasis, wenn schneckenförmige Einrollung oder V-Form vorliegt.

Als *Norm* für die Beurteilung kann angegeben werden, daß der Pylorus beim Übergang vom Stehen zum Liegen normalerweise bis zu zwei, bei ptotischem Magen bis 3½ Wirbelhöhen emporsteigt. Fixation darf nur dann angenommen werden, wenn der Unterschied beim Lagewechsel bei ein und derselben Magenfüllung höchstens einen Wirbel beträgt. Die Diagnose wird noch sicherer, wenn dazu abnorme Lage des Pförtners kommt.

Folgendes Beispiel zeigt gleichzeitig Pylorus- und Duodenumfixation bei ausgiebig verschieblichem Sanduhrmagen und Divertikel:

60jährige Frau. Die wegen langbestehender Magenbeschwerden ausgeführte Röntgenuntersuchung ergab bei der Aufnahme im Stehen (Abb. 259) einen leicht sanduhrförmig eingezogenen, längsgedehnten Magen mit Haudekschem Divertikel. Größe, gestielte Form und Gasblase lassen es als penetrierendes erkennen. An Stelle der Pars pylorica sieht man ein schmales Schattenband, das nach oben spitz ausläuft und rechts neben dem zweiten Lendenwirbel endet. Abb. 260, eine Aufnahme in Rückenlage, zeigt einen deutlichen (spastischen) Sanduhrmagen mit Nische und an Stelle der Pars pylorica einen schmalen Kanal, der nach oben zieht wie im ersten Bild. Hier beginnt die Pars descendens duodeni. Abb. 261, eine Aufnahme in rechter Seitenlage, läßt einen ausgesprochenen Sanduhrmagen erkennen, dessen beide Säcke durch feine Ausläufer mit einem median gelegenen Divertikel zusammenhängen. Der ganze Magen ist nach rechts hinübergetreten; seine Achse hat sich schräg gestellt. Pars pylorica und Anfangsteil des Zwölffingerdarms verlaufen nach oben und etwas medianwärts. Der Schatten reicht genau bis zu derselben Stelle rechts neben dem zweiten Lendenwirbel wie in den beiden vorigen Bildern.

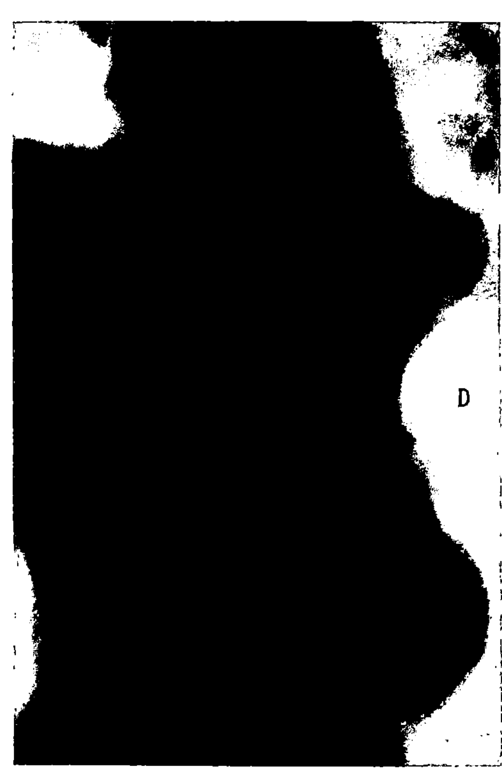

Abb. 259. Penetrierendes Magengeschwür. Ausgedehnte Verwachsungen mit Leber und Pankreas. Fixation des Pylorus und Duodenum durch das narbig verkürzte Ligamentum hepatogastroduodenale. Kompression der Magenmitte durch das gasgedehnte Col. descend. Ü Ulcusdivertikel, D mit Gas gefülltes Col. descend., P Pars pylorica ventriculi, A Ampulla duodeni. Pfeile = Fixation des Duod. Pfeil rechts vom Beschauer = durch Narben.

Diagnose: Ulcus penetrans ventriculi. Intermittierender Sanduhrmagen. Fixation des Pylorus und Duodenum.

Operation: Der Magen ist im oberen Drittel der kleinen Kurvatur *mit Leber und Pankreas breit verwachsen.* Die Verlötungen entsprechen genau dem verkürzten

Ligamentum hepatogastroduodenale, Pylorus und Duodenum sind infolgedessen abnorm fixiert. Magenwand im übrigen unverändert. Keine Sanduhrform. Dagegen leichte Verklebungen mit dem Netz im Bereiche des Geschwürs. Leber steil von links nach rechts abfallend mit ausgesprochenem Schnürlappen. — Gastroenterostomia retrocolica posterior.

Die Operation bestätigte also vollkommen die Diagnose. Es handelte sich um ein durch die Blätter des Ligamentum gastrohepaticum hindurch, in Leber und Pankreas eingedrungenes, chronisches Magengeschwür. Wie aus den Röntgenbildern zu erwarten war, wies der Magen keine narbige Zweiteilung auf.

Die Einziehung in Abb. 260 war spastischer Natur, die in Abb. 261 mechanisch bedingt durch Aufstützen des Magens auf den Ulcustumor bei rechter Seitenlage. Im Gegensatz zu dem Divertikel zeigte der durch Pfeile markierte Punkt F, welcher

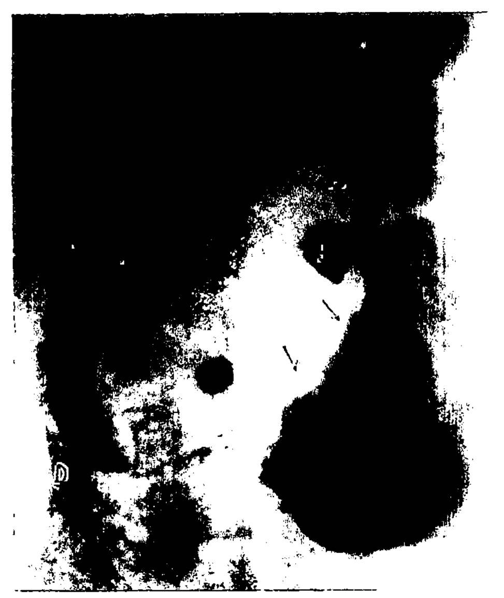

Abb. 260. Derselbe Fall. Aufnahme im Liegen. U Ulcusdivertikel, D Duodenum, Pfeile rechts vom Beschauer = Perigastritische Verwachsungen. Pfeile links = Fixation des Duodenum durch das narbig verkürzte Lig. hepatoduodenale. Spastischer Sanduhrmagen.

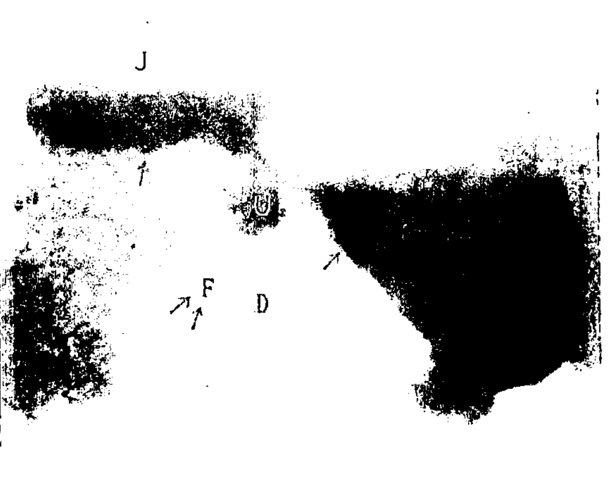

Abb. 261. Derselbe Fall. Aufnahme in rechter Seitenlage. Funktioneller Sanduhrmagen. U Ulcusdivertikel mit Gasblase. I Intermediärschicht. Pfeile = Adhäsionen am Magen und Duodenum. D Duodenum. F Fixationsstelle des Duodenum.

der oberen Umbiegungsstelle des Duodenum entsprach, bei Lagewechsel keine Verschieblichkeit. Er blieb jedesmal dicht rechts neben dem zweiten Lendenwirbel.

Eine besondere Art perigastrischer Veränderungen bilden die *Briden.* Es sind dies Narbenstränge, die sich bisweilen wie Saiten über den Magen spannen und ihn so hochgradig einschnüren können, daß erhebliche Motilitätsstörungen die Folge sind. Aus dem Röntgenbild kann die Diagnose manchmal schwer werden. Immerhin gestattet dieses gelegentlich, wenigstens mit Wahrscheinlichkeit das Vorhandensein solcher Briden festzustellen, 1. aus dem Nachweis anderer perigastrischer Formveränderungen, 2. aus dem Verschwinden der Sanduhrform bei Lagewechsel, wenn der Magensack nicht mehr auf der gespannten Bride hängt.

Es ist ohne weiteres verständlich, daß durch Narbenzüge ebenso gut eine wirkliche hochgradige *Sanduhrstenose* erzeugt werden kann wie durch narbige Wandschrumpfung. Der distale Sack kommt dann im Röntgenbild unter Umständen gar nicht zur Darstellung, weil die geringen Mengen Kontrastmahlzeit, welche er langsam bekommt, rasch in den Darm befördert werden. Die Deutung solcher Bilder kann recht schwierig sein, um so mehr, als meist der caudale Abschnitt der oberen, dilatierten Tasche stark nach unten gedehnt ist. Manchmal kann man durch eine einfache Lageveränderung des Patienten den Magen in ganzer Ausdehnung darstellen. Wenn nämlich die Bride so gespannt ist, daß das gefüllte Organ im Stehen zu beiden Seiten über sie herabhängt, kann im Liegen ihre einschnürende Wirkung verschwinden und umgekehrt. Robinson hat hierfür die Bezeichnung *„statischer Sanduhrmagen"* vorgeschlagen.

4. Benigne Pylorusstenose.

Die häufigsten Ursachen der benignen Pylorusstenose sind das *vernarbende Ulcus pylori* und *perigastritische Prozesse in der Umgebung des Magenausgangs.*

Die *klinische Diagnose* ist gewöhnlich nicht schwierig. Die Retention wird vermittels der Schlundsonde, die Vergrößerung durch Aufblähung nachgewiesen, pathologisch verstärkte Peristaltik ist oft durch die Bauchdecken hindurch sichtbar. Häufig besteht als auffälligstes Symptom regelmäßiges Erbrechen. Was kann die Röntgenuntersuchung hierzu noch Neues bringen?

Sie gibt uns einmal über den *Grad der Retention* viel besser und leichter Aufschluß als die bisherigen Methoden. Durch Durchleuchtungen bzw. Aufnahmen in verschiedenen Zeitabständen können wir genau bestimmen, in welcher Zeit sich der Magen vollkommen entleert. Wohl kann uns auch die wiederholte Ausheberung über den Füllungszustand einwandfrei unterrichten; allein das Verfahren ist quälend für den Kranken und dabei weniger genau. Auch die *Größe des Magens*, sowie der *Grad seiner Atonie* sind nur so zu erkennen. Wir beobachten auf dem Schirm unmittelbar seine *Peristaltik*, während sie durch die Bauchdecken nur unter besonders günstigen Umständen sichtbar wird. Großen praktischen Wert hat das Röntgenverfahren besonders zur *Unterscheidung der benignen von der malignen Pylorusstenose.*

Die *Austreibungszeit des normalen Magens* schwankt je nach seinem *Tonus* um wenige Stunden. Einer Austreibungszeit von 2—3 Stunden entspricht nach Schlesinger der hypertonische, von 3—5 Stunden der orthotonische, von 4—6 Stunden der hypotonische, von 6—8 Stunden der atonische Magen. Diese Zahlen haben Geltung für die aus 40 g Wismut und 300 g Grießbrei bestehende Riedermahlzeit. Durchschnittlich werden drei Stunden als Norm angenommen mit einer Schwankungsbreite von 2—6 Stunden. Außerdem ist der Chemismus des Magens von Einfluß auf die Entleerungszeit. Bei Pylorusstenose ist die *Entleerung bedeutend verlangsamt*, beträgt sie mehr als 24 Stunden, so ist sie als sicheres Zeichen einer organischen Verengerung zu werten. Dies gilt aber selbstverständlich nur, wenn während dieser Zeit keine Nahrung mehr eingenommen wird. Bei der Stauungsinsuffizienz auf Ulcusbasis kann diese Zeit um das Fünffache und noch mehr überschritten werden.

Die kürzesten Austreibungszeiten einerseits bei herabgesetzten Säurewerten infolge Seltenheit des Meringschen Reflexes, andererseits bei vermehrtem Tonus und tiefer Peristaltik (Hypertonie), die längsten bei Hyperacidität sowie bei Atonie. *Doch wird im allgemeinen weder bei vorgeschrittener Atonie noch bei hochgradiger Hyperacidität eine grobe Motilitätsstörung gefunden, d. h. innerhalb 6 Stunden ist der Magen entweder vollkommen oder bis auf einen geringen Teil — weniger als $^1/_4$ — entleert. Größere Reste, d. h. Entleerungszeiten von über 12 Stunden*, lassen auf *organische Pylorusstenose oder Pylorospasmus* als Begleiterscheinung einer Magenwandläsion schließen, *solche von über 24 Stunden* zumeist auf *erstere*. Die höchsten Grade der Motilitätsstörung finden sich bei Verengerung auf Ulcusbasis im Stadium der Atonie, d. h. der Dekompensation.

Die Austreibungszeit bei gewöhnlicher Kontrastmahlzeit läßt übrigens keine ganz zuverlässigen Schlüsse auf den Zustand des Pförtners zu. Bei mäßiger Verengerung kann sich der Magen mittels lebhafter Peristaltik unter Umständen noch innerhalb von 6 Stunden seines breiigen Inhaltes entledigen. Gröbere *Nahrungsbestandteile,* wie Zwetschen, Feigen usw. können tagelang *zurückgehalten* werden. Wir dürfen also nie versäumen, die klinische Motilitätsprüfung mittels Aushebenung da herbeizuziehen, wo es uns auf eine genaue Prüfung der Durchlässigkeit des Magenausganges ankommt.

Es muß also betont werden, daß Entleerung innerhalb 6 Stunden eine organische Stenose nicht ausschließt. Die *zeitlich gehäufte und vertiefte Peristaltik* kann das einzige Zeichen sein, das auf ein anatomisches Hindernis hinweist. Andererseits ist aber selbst ein 12-Stundenrest kein sicherer Beweis für ein solches, ja Jonas und Holzknecht haben Beobachtungen mitgeteilt, wo sogar Retention von 24 Stunden mit Längs- und Querdehnung des Magens nur durch Pylorospasmus bedingt war. Derartige Vorkommnisse sind aber große Seltenheiten, so daß wir praktisch damit nicht zu rechnen brauchen. Gewöhnlich kommt uns zur Beurteilung der Natur des Hindernisses das *klinische Bild* zu Hilfe. Das Hervortreten der Schmerzen, ihre Unregelmäßigkeit und Abhängigkeit von bestimmten Speisen sprechen eher für *Spasmus,* seit Jahren allmählich zunehmende Retention mit gleichmäßigen Beschwerden für *organische Verengerung.*

Bei der röntgenologischen Motilitätsprüfung berücksichtigen wir in erster Linie die *Größe des Sechsstundenrestes,* der uns im Verein mit den übrigen klinischen Daten meist ein weitgehendes Urteil gestattet, und zwar halten wir uns, in Übereinstimmung mit der Mehrzahl der Beobachter, an folgende Normen:

Ein Sechsstundenrest, der etwa ein Drittel der normalen Bariummahlzeit ausmacht, spricht mit Bestimmtheit für ein Hindernis; über dessen Natur, ob funktionell oder organisch, sagt er nichts aus. Ist von der ganzen Füllung aber nur ein unbedeutender Teil oder fast nichts ausgetrieben, mit anderen Worten, ist mit einem 24-Stundenrest zu rechnen, so kann man wohl mit Sicherheit auf eine anatomische Stenose schließen.

Wenn auch die gewöhnliche Röntgenuntersuchung eine Verlegung des Magenausgangs in vielen Fällen mit Sicherheit nachzuweisen imstande ist, so läßt sie uns doch oft über die Frage im unklaren: *Pylorospasmus oder organische Stenose?* Man hat nach anderen differentialdiagnostischen Kriterien gesucht. Die Hoffnung, den Spasmus durch *Atropin* zu lösen und dann aus der kürzer werdenden Austreibungszeit die entsprechenden Schlüsse zu ziehen, hat sich nicht bewährt. Ähnlich wie beim spastischen Sanduhrmagen hatte man mit dem Medikament bei einigen Kranken Erfolg, bei den meisten jedoch keinen oder nur einen wenig ausgesprochenen. Holzknecht und Sgalitzer haben nun *Papaverin* an Stelle des Atropin mit Erfolg verwendet. Papaverin setzt nach Pal bei klinischen Dosen den Tonus der glatten Muskulatur herab, und zwar bei normalem Tonus in geringem, bei pathologisch gesteigertem in hohem Grade und läßt dabei die Peristaltik unbeeinflußt. Holzknecht und Sgalitzer verabfolgten *Papaverinum hydrochloricum,* und zwar *eine Stunde vor der* Riederschen *Mahlzeit.* Ihre Erfahrungen fassen sie folgendermaßen zusammen: „Das Papaverin *verzögert* beim *gesunden Magen* die Austreibung für die Riedersche Mahlzeit durchschnittlich um $^1/_4$ bis $^1/_3$ der normalen Zeit, *hebt* die durch *Pylorospasmus* bedingte Motilitätsverzögerung infolge seiner krampflösenden Wirkung *auf, vermehrt* die durch eine *Pylorusstenose* (organisches Hindernis) hervorgerufene Motilitätsverzögerung durch seine den Tonus der Magenmuskulatur herabsetzende Wirkung, bedingt ein *Gleichbleiben* der Motilitätsverzögerung bei gleichzeitigem Vorkommen von *Pylorusstenose* und *Pylorospasmus.*“

Ein anderes, hiervon grundsätzlich verschiedenes differentialdiagnostisches Mittel, um die beiden Zustände voneinander zu unterscheiden, ist die Aufhebung des Meringschen Reflexes nach Sahli durch Verwendung von *reinem Wasser als Prüfmittel der Austreibungszeit.* Während diese für 200 g Wasser bei organischer Stenose 105 bis 115 Minuten beträgt, erfolgt sie unter normalen Verhältnissen bzw. bei bestehendem

Pylorospasmus in etwa 60, mit Schwankungen zwischen 55—80 Minuten. Holz-knecht und Fujinami haben diese Zahlen mittels der von Schwarz und Kaestle angegebenen *Methode der schwimmenden und sinkenden Kapseln* röntgenologisch festgestellt. Man darf aber nicht vergessen, daß das Verfahren auf der Theorie beruht, daß der Pförtnerkrampf ein duodenaler Säurereflex ist. Dagegen macht v. Bergmann geltend, daß es *für den Pylorospasmus noch andere, von der Säure unabhängige Ursachen gibt.*

Aus den oben erwähnten Zeichen ist man wohl selten in der Lage eine exakte Diagnose der Ursachen der Stenosierung zu stellen. Die Unterscheidung zwischen Pylorospasmus und organischer Stenose, ja sogar die sichere Trennung von maligner und benigner Verengerung ist aus den eben erwähnten Merkmalen meist unmöglich. Dagegen hat uns die verbesserte röntgenologische Untersuchungstechnik gelehrt, daß wir in der Darstellung der pyloralen Abschnitte des Magens und des Duodenum in der Regel genügende Hinweise finden, die uns die Differential-diagnose erlauben. Wir verwenden die halbrechte Seitenlage insbeson-dere mit Kompression, wie wir sie für Duodenaluntersuchungen be-schrieben haben. Sie zeigt immer, daß die pyloralen Abschnitte des Magens und das Duodenum normale Begrenzungslinien aufweisen, wenn Spasmus vorliegt. Im Gegensatz dazu finden wir bei organischer Stenose stets Deformationen im Bereiche des Antrum, des Pförtners oder des Zwölffingerdarmes.

Wir wollen nun kurz die *Merk-male* besprechen, welche die *verschie-denen Grade der Pylorusstenose* kenn-zeichnen.

Bei *organischer* antwortet der Magen zuerst nur mit *verstärkter Peri-staltik.* Er vermag anfänglich den erhöhten Anforderungen noch ohne vermehrte Ausdehnung gerecht zu

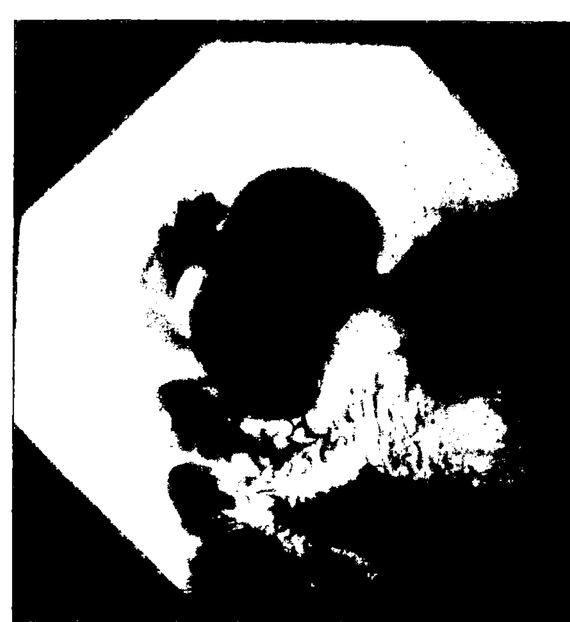

Abb. 262. Stenosenperistaltik bei benigner Pylorusstenose.

werden. In Analogie zur Herzpathologie sprechen wir dann von *Kompensation.* Man erkennt sie an *ungewöhnlich tiefen peristaltischen Wellen bei normaler oder nur wenig verlängerter Austreibungszeit* (Abb. 262). Indessen ist der Befund durchaus nicht pathognomonisch. Wir trafen ihn wiederholt bei nachweislich vollkommen normalen Verhältnissen; andererseits war die Peristaltik nicht bei allen Kranken mit beginnender Pylorusstenose verstärkt. Schmieden hat darauf aufmerksam gemacht, daß man gelegentlich bei *floridem Ulcus* außerordentlich starke Wellen bei mäßiger Vergröße-rung findet. Die Austreibungszeit kann dabei (infolge Pylorospasmus) etwas verlängert sein. Daß auch *rein nervöse Zustände* dieses Verhalten bedingen können, wurde bereits früher erwähnt. Mit Zunahme und Dauer der Stenose reicht die Kraft der Muskulatur zu der Mehrleistung nicht mehr aus. Es kommt zur *Retention mit allseitiger Dehnung.* Die Rückstände mischen sich mit der Kontrastspeise. Die Vergrößerung des Magens ist zunächst Folge seines vermehrten Inhaltes. Nach und nach gewinnt aber dieser Zustand einen Einfluß auf die *Wandung:* sie *hypertrophiert und verliert gleichzeitig an Elastizität.* Der Magen bekommt allmählich die *Form eines Sackes*, in dem sich der Inhalt nicht mehr durch den Druck der Peristole, sondern der Schwere nach verteilt. Es ist also *Dekompensation* eingetreten. Ihr motorischer Ausdruck ist die *Stauungsinsuffizienz.*

Das für diese charakteristische Röntgenbild im Stehen ist der tiefliegende halbmondförmige Schatten mit großer Rechtsdistanz, wie wir es in dem Kapitel Gastrektasie beschrieben haben.

Einen ausgesprochenen derartigen Zustand auf Ulcusbasis (bestätigt durch Operation) stellt Abb. 263, eine Aufnahme im Stehen, dar. Eine andere Diagnose war gar nicht möglich.

Eindrucksvoll sind auch die Bilder bei Aufnahme in Bauchlage. Sie zeigen, wie wir bereits früher beschrieben haben, einen in seiner ganzen Ausdehnung mit Kontrastbrei gefüllten Magen, dessen Durchmesser nach allen Richtungen,

Abb. 263. Hochgradige Stauungsdilatation des Magens. Aufnahme im Stehen. Der Magenschatten bildet einen queren, weit nach rechts herüber und bis zur Symphyse reichenden Halbmond.

Abb. 264. Hochgradige Ektasie des Magens bei benigner Pylorusstenose. Konturen der Pars pylorica infolge Vermischung des Kontrastbreis mit Magensekret unscharf. (Aufn. im Liegen.) (Seitenverkehrt.)

besonders nach der Breite beträchtlich vergrößert sind. Nicht selten findet man die pyloralen Abschnitte unscharf gezeichnet und von geringerer Schattendichte (vgl. Abb. 264). Es beruht dies auf dem Vermischen des Kontrastbreies mit früherem Inhalt.

Zur Differentialdiagnose zwischen benigner und maligner Stenose ist die Darstellung der Pars pylorica von großer Wichtigkeit. Beim Carcinom sieht man hier unregelmäßige, zum Teil unscharfe und verschwommene Grenzen und Füllungsdefekte. Bei Ulcusnarbe dagegen sind die Umrisse, wenn auch nicht ebenmäßig, so doch in der Regel scharf und glatt. Bei richtiger Untersuchungstechnik werden

12*

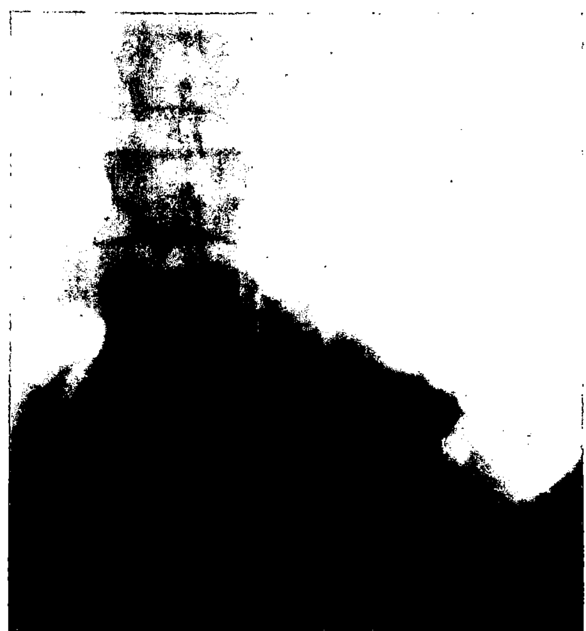

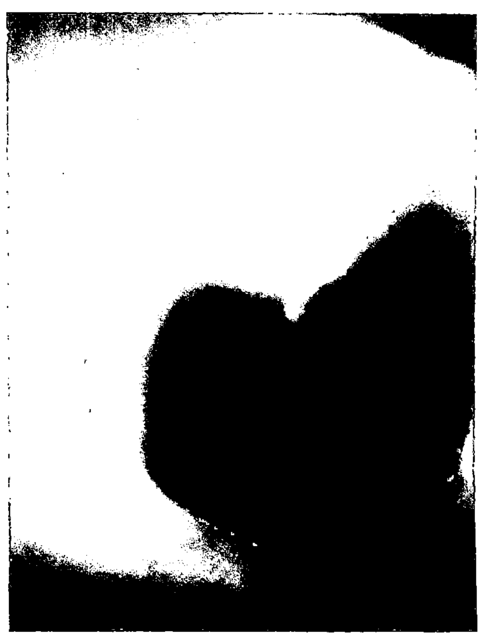

Abb. 265. Ektasie des Magens bei benigner Pylorusstenose
(Narben) infolge Ulcus pylori. (Aufnahme im Stehen.)

Abb. 266. Derselbe Pat. Aufnahme im Liegen.
Pyloraler Abschnitt des Magens deformiert.

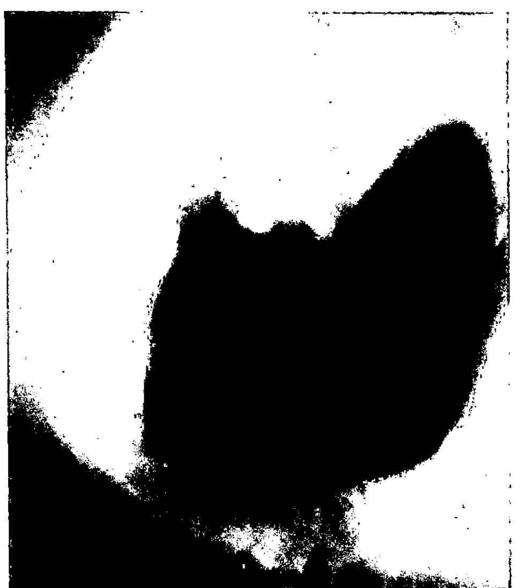

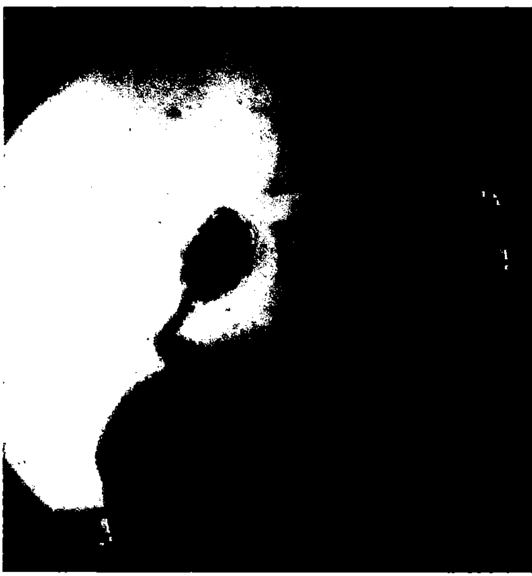

Abb. 267. Derselbe Pat. Untersuchung in halbrechter Seitenlage. Pyloruslichtung und Duodenum sichtbar, pralle Füllung infolge der
Stenose unmöglich. Pyloraler Abschnitt des
Magens und Ampulla duodeni deformiert.

Abb. 268. Einziehung des pyloralen Abschnittes
des Magens und Pyloruszapfen bei Pylorusstenose
infolge Ulcus duodeni juxtapyloricum. Ektasie
des Magens.

in der Regel Pars pylorica des Magens, ja sogar Pyloruslichtung und Duodenum mehr oder weniger deutlich dargestellt werden können (Abb. 265—267). Die Diagnosenstellung ist damit ermöglicht.

Sehr oft wird sich eine Stenose infolge Ulcus duodeni oder pylori im Röntgenbild dadurch äußern, daß der Abschnitt des Magens am Ansatz des Pförtners eingezogen ist. Der Pförtner erscheint dann als längliches, leicht gekrümmtes und in seiner Dicke nicht überall gleichmäßiges Schattenband, dem distal der. Bulbus aufsitzt (Pyloruszapfen: BIER, CHAOUL, STIERLIN). Dieser kann dabei regelmäßige Begrenzungslinien aufweisen oder in den krankhaften Prozeß mit einbezogen sein (Abb. 268). Im übrigen sei auf das Kapitel Gastrektasie verwiesen.

G. Der Magenkrebs.
a) Pathologisch-anatomische und klinische Vorbemerkungen.

Zum leichteren Verständnis der später folgenden Ausführungen über die Mannigfaltigkeit des Röntgenbildes beim Carcinommagen sei hier kurz eine Besprechung seiner verschiedenen pathologisch-anatomischen Formen vorausgeschickt.

Das beginnende Carcinom geht von der Oberfläche der Mucosa aus, infiltriert bei weiterem Fortschreiten die einzelnen Schichten der Wand und dringt mit der Zeit bis zur Serosa vor. Gerade der Umstand, daß es seinen Ausgang von der Magenschleimhaut nimmt, erklärt leicht, warum sowohl klinisch wie röntgenologisch die Frühdiagnose äußerst selten gestellt wird oder werden kann. Erst wenn der Tumor so groß geworden ist, daß er bereits deutliche Krankheitserscheinungen macht, ist seine Erkennung klinisch möglich.

Was die Art der Ausbreitung des Tumors und seine Form anbelangt, so unterscheiden wir für gewöhnlich knotige, diffuse, insuläre, ring- oder sattelförmige Geschwülste. Ringförmig wachsende Krebse führen unter Umständen zu Einschnürungen, ja sogar zur Sanduhrform (carcinomatöser Sanduhrmagen). Die Geschwulst kann die Magenwand diffus durchsetzen und sich flächenhaft ausdehnen. Sie kann sich sogar über den ganzen Magen erstrecken, so daß eine Verkleinerung des ganzen Organes die Folge ist (STIERLIN). Andere Formen springen in die Lichtung vor und bilden so papillomatöse Wucherungen.

Bei fortschreitendem Wachstum beobachtet man häufig Ulceration der gegen das Lumen zugekehrten Oberfläche, manchmal auch ausgedehnten Zerfall. Es kommt dadurch zum carcinomatösen Ulcus. Blutung und Verjauchung sind dann Begleiterscheinungen, Perforation in die Bauchhöhle oder in benachbarte Organe oft ein Folgezustand.

Durch die besondere Lokalisation und die Ausdehnung der malignen Neubildungen treten mannigfache Sekundärerscheinungen auf. Sitzt der Tumor im kardialen Abschnitt, so kommt es zu einer Stenosierung der Einmündung des Oesophagus. Sitzt er am Ausgang, so ist die Folge eine Pylorusstenose mit Gastrektasie. Ist der Muskelring des Pförtners selbst infiltriert, ohne daß es zu ausgesprochener mechanischer Verlegung gekommen ist, so resultiert eine Insuffizienz. Bemerkenswert ist also, daß bei der gleichen Erkrankung desselben Abschnittes ganz verschiedene klinische und röntgenologische Symptome ausgelöst werden können. Sitzt der Tumor im Bereich des Magenkörpers, so sind, von den allgemeinen sekundären Veränderungen wie Sekretstörung, Gastritis usw. abgesehen, andere Folgezustände nicht zu erwarten.

Größer werdende Tumoren können per continuitatem auf ihre Umgebung übergreifen. Es kommt so durch chronisch-entzündliche Bindegewebswucherungen zu Verwachsungen des Magens mit dem Kolon, der Leber usw., und dadurch zu Lageveränderungen, Zerrungen dieser Organe. Ulcerierte, rasch zerfallende Carcinome perforieren auch gelegentlich in die Nachbarschaft, mit Vorliebe in das Colon transversum (bimuköse Fistel).

Wie bei jedem malignen Tumor finden wir auch hier Metastasierung, in erster Linie in die Drüsen der kleinen und der großen Kurvatur und mit besonderer Vorliebe in Leber und Pankreas. Manchmal beobachtet man eine diffuse Bauchfellcarcinose, manchmal Ascites als Folge der Umwachsung der großen abführenden Venen. Auch die retroperitonealen Drüsen und die der Brusthöhle können befallen werden. Kommt es zum Einbruch des Tumors in ein Gefäß, besonders in die Pfortader, so können dadurch Fernmetastasen verursacht werden (Leber, Milz, Lunge, Pankreas, Netz usw.).

Nach dem histologischen Aufbau unterscheiden wir vier verschiedene Hauptformen des primären Magenkrebses.

Die häufigste ist das *Cylinderepithelzellencarcinom*. Es geht von dem Oberflächenepithel der Drüsen aus und kann in seinem Wachstum verschieden sich verhalten.

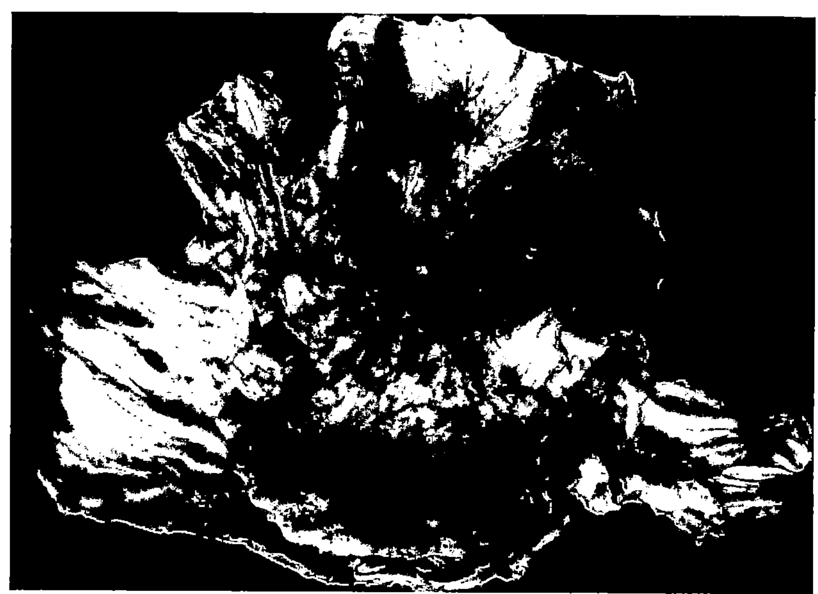

Abb. 269. Schüsselförmig ulceriertes Cylinderepithelzellencarcinom des Magens.

Je nach seinem Drüsen- bzw. Bindegewebsreichtum unterscheiden wir den glandulären (Adenocarcinom), den zylindrocellulären und schließlich den papillären Cylinderzellenkrebs. Typische Cylinderepithelzellencarcinome zeigen die Abb. 269 und 270.

Beim *Medullärkrebs* unterscheiden wir zwei Arten. Die eine wächst in Gestalt eines eiförmigen oder runden Tumors von weicher Konsistenz und unregelmäßiger Gestalt. Lieblingssitz ist die Kardia. Die Geschwulst kann sich von dort auf größere Magenteile ausbreiten. Zerfall und Verjauchungen sind häufig. Die zweite ist die des fast rein infiltrierenden Wachstums. Dadurch wird die Wand oft stark verdickt und starr. Ulceration ist dabei selten oder nur umschrieben. Infolge seines Zellreichtums und seiner Neigung zur Metastasenbildung ist der Medullärkrebs sehr bösartig (Abb. 271).

Eine besondere Form ist der *Scirrhus* (Abb. 272). Im Vergleich zu den Epithelzellen überwiegt hier das Stroma. Hauptsitz ist der Pylorus, der unter Umständen vollkommen verschlossen wird. Gelegentlich kommt es zu einer Durchsetzung des Magens in seiner ganzen Ausdehnung. Die Wand ist dabei oft auf das Zwei- bis Dreifache verdickt, zeigt ein sehnig weißes Aussehen. Durch Schrumpfung des bindegewebigen Stroma ist die Lichtung des Organes stark eingeengt. Es kann dabei eine Verlegung des Magenausgangs ausbleiben, da der Pylorus infolge Starrheit

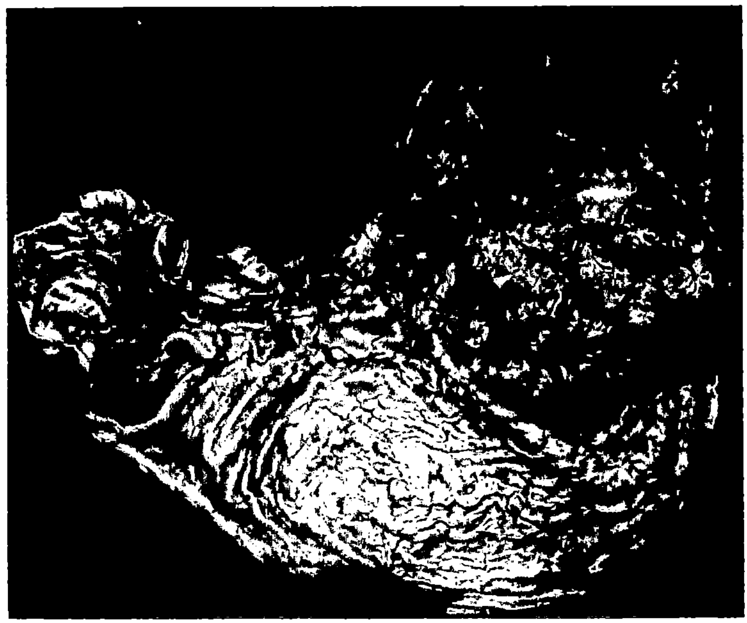

Abb. 270. Papillärwachsendes Cylinderepithelzellencarcinom des Magens.

seiner Wand insuffizient wird. Die rasche Entleerung des Magens führt in der Regel zu einer beträchtlichen Erweiterung des Duodenum.

Der *Gallertkrebs* ist dadurch gekennzeichnet, daß die Zellen starke Schleimsekretion und schleimige Entartung aufweisen. Er setzt sich aus einem grauweißlichen, bindegewebigen Stroma, welches mit gelblich bräunlichen Gallertmassen

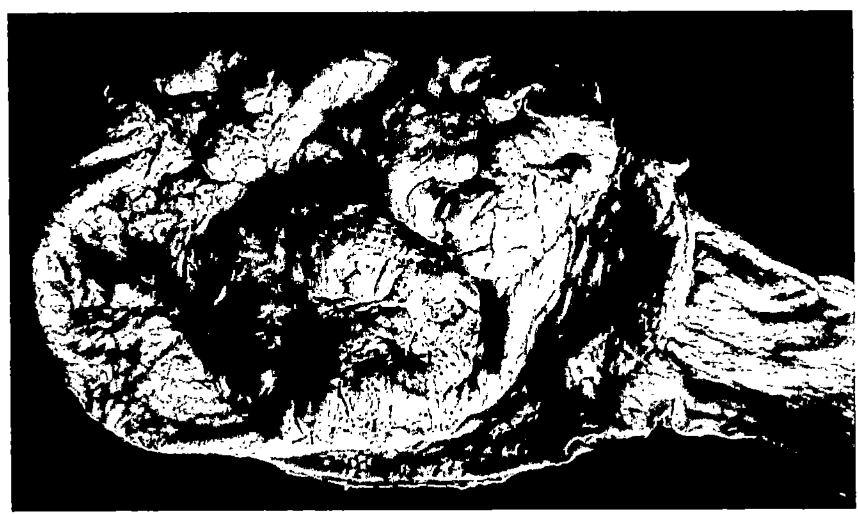

Abb. 271. Medulläres Carcinom des Magens.

erfüllt ist, zusammen. Die Magenwand ist stark verdickt und oft in der ganzen Ausdehnung befallen. Er ist besonders bösartig, da er leicht metastasiert und innerhalb der Bauchhöhle (Peritoneum und Netz) disseminiert (Abb. 273).

Seitdem es BILLROTH zum ersten Male gelungen ist, die Magenresektion bei Magenkrebs mit Erfolg auszuführen und damit dessen Heilbarkeit zu beweisen, ist die klinische Diagnostik unermüdlich tätig gewesen, die Mittel zur möglichst frühzeitigen Erkennung ausfindig zu machen.

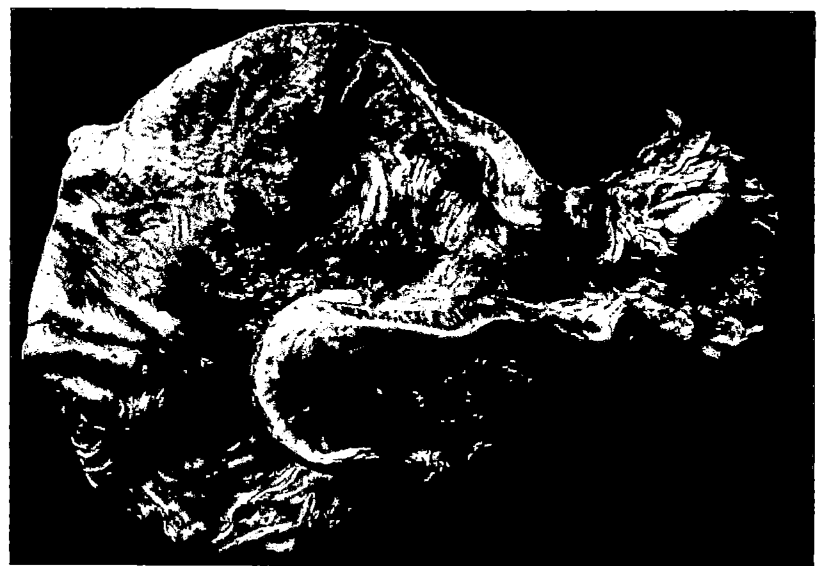

Abb. 272. Scirrhus des Magens.

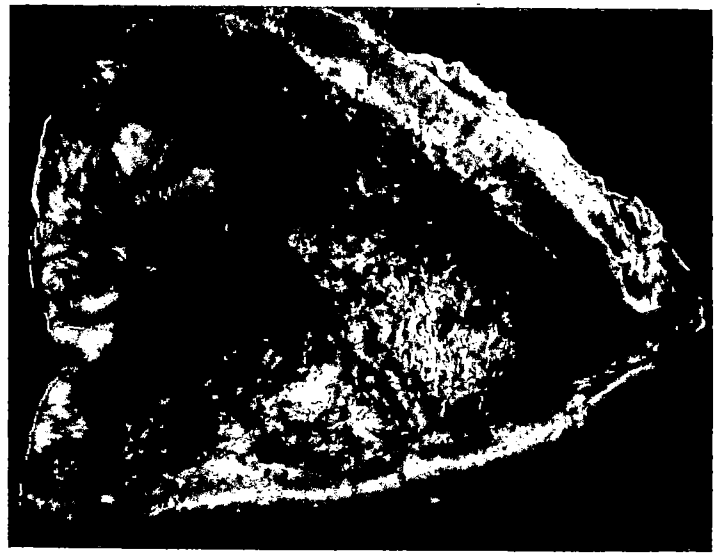

Abb. 273. Gallertkrebs des Magens.

Die Schwierigkeiten, die sich einer Frühdiagnose entgegenstellen, sind in der Hauptsache darin begründet, daß das Leiden häufig erst Erscheinungen macht, wenn es bereits so weit fortgeschritten ist, daß eine Radikaloperation unmöglich ist. „Die brüske Erkrankung sonst Magengesunder" (LEUBE) betrifft keinen geringen Prozentsatz der Patienten, und wo erkennbare Symptome vorausgehen, sind diese so uncharakteristisch und so wenig ausgesprochen, daß selbst, wenn der Patient den Arzt aufsucht, diesem diagnostische Irrtümer und Fehlurteile unterlaufen können, um so mehr da ihm ein spezifisches Diagnosticum für die frühzeitige Erkennung einer carcinomatösen Erkrankung nicht zur Verfügung steht.

Sehen wir uns die verschiedenen klinischen Untersuchungsmethoden kurz auf Leistungsfähigkeit und Zuverlässigkeit an.

Untersuchung des Mageninhalts. Größerer Nüchterninhalt deutet stets auf eine Stenose des Magenausgangs. Über die Natur dieser Verengerung sagt er jedoch nichts und gestattet keinesfalls mehr wie einen Verdacht auf Carcinom. Blutgerinnsel können von einer artifiziell bei dem Manöver des Ausheberns gesetzten Läsion herrühren oder ebenso wie Beimengungen von hämatinisiertem Blut, von benignen Prozessen stammen oder ihre Ursache von Erkrankungen außerhalb des Magens herleiten. Nur äußerst selten wird man in der Lage sein, aus dem Ausgeheberten Geschwulstpartikelchen zu gewinnen, die man der histologischen Untersuchung zugänglich machen könnte.

Bei der Untersuchung des methodisch gewonnenen Magensaftes (Verweil-Sonde) spielt der Nachweis der freien HCl (Boas) eine große Rolle. Ihrem Fehlen in 75—80% der Carcinomfälle kommt gewiß eine beachtliche diagnostische Bedeutung zu, obwohl auch dafür eine Reihe anderer Erkrankungen (chronische Gastritis, vorübergehende entzündliche Prozesse im Abdomen, verschiedene Arten von Anämien, Diabetes, chronische Darmaffektionen) Ursache sein können, und obwohl es Carcinome — in der Hauptsache Pyloruscarcinome — gibt, bei denen Norm- oder Hyperacidität besteht. Nach v. Bergmann soll die letztere Tatsache darauf beruhen, daß Pylorustumoren infolge ihres Sitzes eher Erscheinungen machen und daher die Diagnose bereits ermöglichen, bevor die carcinomatöse Gastritis zum Versiegen der Salzsäureproduktion geführt hat. Es müßte sich also entgegen der Ansicht Konjetznys bei der carcinomatösen Gastritis zum mindesten in einer Anzahl von Fällen um einen Folgezustand des Carcinoms handeln. Einen gewissen Wert in differentialdiagnostischer Hinsicht enthält der Umstand, daß der Unterschied zwischer freier HCl bzw. HCl-Defizit und Gesamtacidität beim Carcinom meist größer ist als bei anderen Affektionen. Es sei noch erwähnt, daß es bei der carcinomatösen Anacidität, jedoch nicht ausschließlich bei ihr, durch irgendwelche Reize (z. B. Histamininjektionen) nicht mehr gelingt, Salzsäurebildung zu erzielen.

Zur Differentialdiagnose zwischen Ulcus und Carcinoma ventriculi hat Gluzinsky eine Modifikation der HCl-Probe empfohlen, nach der beim einfachen Magengeschwür wie im normalen Magen die Salzsäureproduktion nach Einnahme der Probemahlzeit zunimmt. Das Maximum der HCl-Werte wird dabei oft erst nach einer Stunde und mehr erreicht. Beim Carcinom nehmen die Salzsäurewerte mit Zuführung der Probemahlzeit ab.

Freie Milchsäure findet man nach Rütimeyer in 75—80%, nach Schiff in 84,4%, nach Croner und Carle sogar in 93% aller Magencarcinomfälle. Hierzu ist zu bemerken, daß wir überall da im Ausgeheberten freie Milchsäure nachweisen können, wo eine Stagnation des Mageninhalts bei fehlender freier Salzsäure statthat. Also auch bei benigner Magenausgangsstenose. Immerhin kann das Vorhandensein der Milchsäure beim Carcinom nicht lediglich Ursache der Stauung sein, wenn man bedenkt, daß in höchstens 60% der Fälle ein stenosierender Pylorustumor vorliegt. Daraus erhellt ohne weiteres der praktische Wert des Nachweises, wenn wir von der Anwesenheit freier Milchsäure nicht die Eigenschaft eines Frühsymptoms verlangen.

Die Forschungen Warburgs, die eine enge Beziehung zwischen Milchsäurebildung und Carcinomgewebe erweisen, die weit über den Rahmen der Diagnostik geht, sollen hier nicht näher berührt werden.

Dem Nachweis der *Gesamtchloride* im Magensaft fehlt deshalb noch jede praktische Bedeutung, weil ihre Beziehungen zum Carcinom noch der Aufklärung bedürfen.

Die Methode von Salomon, die den Eiweiß- und Stickstoffgehalt des Krebssaftes bestimmt, die von Neubauer und Fischer, die dessen peptidspaltendes Ferment diagnostisch verwertet, die Probe von Wolff-Junghans, die auf dem quantitativen Nachweis von gelöstem Eiweiß im filtrierten Magensaft beruht, sowie die biologischen Forschungsergebnisse von Kelling, Brieger, Trebing, Cahn-Bronnen haben nur eine sehr beschränkte diagnostische Bedeutung. Soweit es sich um den Nachweis von Abbauprodukten oder Fermenten handelt oder um Eiweißkörper, die dem Mageninhalt unmittelbar von dem Carcinom mitgeteilt werden (außer Milchsäure), haben alle die Proben deshalb keine praktisch-klinische Bedeutung, weil sie einen bereits zerfallenden Tumor zur Voraussetzung haben (von Bergmann).

Alle die bisher genannten diagnostischen Möglichkeiten werden an Bedeutung sicher überragt von dem Symptom der Blutungen, und zwar der okkulten, die beim Carcinom viel häufiger und regelmäßiger sind als beim Ulcus, sich also umgekehrt verhalten wie die großen Blutungen (Melaena und Bluterbrechen). Man findet sie bei Magencarcinom in etwa $95^0/_0$ der Fälle (nach Boas in $94,5^0/_0$). Wenn sie auch kein eigentliches Frühsymptom darstellen, so setzen sie doch keineswegs einen zerfallenden Tumor voraus.

Fehlende okkulte Blutungen bei mehrtägiger Untersuchung spricht gegen Carcinom. Okkulte Blutungen, die auf Bettruhe und entsprechende Diät innerhalb eines Zeitraumes von etwa 8 Tagen zum Stillstand kommen, sind ebenfalls gegen die Diagnose Carcinom zu verwerten.

Dem Nachweis okkulter Blutungen im Ausgeheberten kommt nur eine sehr untergeordnete Rolle zu.

Wir sehen, wie unvollkommen die klinischen Untersuchungsmethoden für die Diagnose des Carcinoms sind in einem Stadium, wo der Operateur mit mehr Aussicht als bisher seine therapeutischen Maßnahmen anwenden könnte. Sehr oft ist nicht einmal mehr die Resektion möglich. In anderen Fällen sind bereits Drüsenmetastasen vorhanden, die vorher dem Nachweis entgangen sind und die die Aussichten für eine Dauerheilung, selbst bei noch möglicher Resektion des Primärtumors, illusorisch machen.

Die Endoskopie soll hier nur als Methode zur Diagnostik pathologischer Veränderungen der Mageninnenwand erwähnt werden. Zweifellos besitzt sie als direkt beobachtendes Mittel schätzbare Vorzüge.

Das Röntgenverfahren trat, nachdem es Rieder gelungen war, durch eine bestimmte Kontrastsubstanz Form und motorische Funktion des Magens genügend deutlich zur Darstellung zu bringen, in die Reihe der diagnostischen Bemühungen ein, und es ist zu hoffen, daß mit der Weiterentwicklung der röntgenologischen Magendiagnostik und der Verfeinerung der Methoden — wir denken hier besonders an die Schleimhaut-Reliefdarstellung — seine Leistungsfähigkeit um ein bedeutendes erhöht wird.

Der röntgenologische Nachweis beim Carcinoma ventriculi beschränkt sich nicht nur auf massive, ins Lumen vorspringende Tumoren, die in dem Schattenbild des Magens eine Lücke bzw. Aussparung bedingen, die nach Form und Größe dem Tumor entspricht, und deren von Holzknecht und Jonas beschriebene Symptomatologie heute noch gilt. Er erstreckt sich auch auf jene Formen des Krebses, die in der Magenwand als infiltrierende Prozesse sich ausbreiten, ohne das Lumen selbst des Organs — abgesehen von typischen Deformierungen, die durch Schrumpfung infolge starker Bindegewebsneubildung hervorgerufen sind — nennenswert zu beeinflussen. Ihre Erkennungsmerkmale vor dem Schirm sind Starrheit der Wand und besonders fehlende Peristaltik evtl. mangelnde passive und aktive Verschieblichkeit des Organs.

Es unterliegt keinem Zweifel, daß in vielen Fällen, in denen die klinische Untersuchung versagt, das Röntgenbild Klarheit bringt. In der weitaus größten Mehrzahl der Fälle kommt ihm allerdings vorerst nur die Aufgabe zu, einer Wahrscheinlichkeitsdiagnose den Ausschlag nach der einen oder anderen Richtung zu geben, auch die Organzugehörigkeit eines klinisch diagnostizierten Tumors festzustellen und zu eruieren, ob es sich um eine Geschwulst des Magens oder ein von Pankreas, Leber, Gallenblase, Kolon, Netz ausgehendes extraventrikuläres Neoplasma handelt.

Der Röntgenbefund ist uns weiter ein wertvolles Hilfsmittel zur Entscheidung für Indikation und Art der einzuschlagenden Therapie. Ist beispielsweise die tumoröse Infiltration längs der kleinen Kurvatur bereits bis über die Mitte oder sogar bis nahe an die Kardia vorgeschritten, so wissen wir von vornherein, daß unser therapeutisches Handeln nur ein beschränktes sein kann. Zeigt uns das Röntgenbild, daß bereits Kardia und Fundus befallen sind, so werden wir von der Probelaparotomie von vornherein abstehen[1].

Der *negative Röntgenbefund* kann ebenso entscheidend sein wie der positive. Wenn bei wiederholter Untersuchung mit allen Mitteln des Verfahrens in einem Zeitabstand von mindestens einem Monat Carcinomzeichen nicht nachgewiesen werden können, so ist die Diagnose Carcinoma ventriculi abzulehnen; ganz besonders, wenn Proben auf okkultes Blut in den Faeces in dieser Zeit negativ sind.

Dies sind in kurzen Zügen die Vorteile, welche das Röntgenverfahren in der Diagnostik des Magencarcinoms auszeichnen. Sein Wert ist zweifellos heute so hoch anzuschlagen, daß man ohne Röntgenbild die Diagnose Magencarcinom nicht mehr stellen wird. Bezüglich einer wirklichen Frühdiagnose gilt auch hier das bereits an den Beginn der klinischen Erörterungen Gestellte, daß sie nämlich — abgesehen von technischen Unvollkommenheiten des Verfahrens — wohl in erster Linie daran scheitert, daß der Erkrankte dem Untersucher zu spät zugeführt wird.

b) Gang der Untersuchung.

Wie bei jeder Untersuchung des Magen-Darmtraktus empfiehlt es sich auch hier mit der Durchleuchtung zu beginnen.

Man hat dabei auf die *Formveränderungen* (Aussparungen, Schrumpfungen) zu achten. Besonderes Augenmerk ist auch dem *Ablauf der Peristaltik* zuzuwenden. Sie fehlt an carcinomatös veränderten Stellen der Magenwand (Bewegungsdefekt). Man kann durch *Andrücken des Schirmes an den Bauch* des Kranken oder durch Palpation oft die Peristaltik anregen und sich damit diese Unterscheidung der gesunden von erkrankten Magenpartien erleichtern. Der Nachweis *antiperistaltischer Wellen* gewinnt namentlich bei der Pylorusstenose diagnostische Bedeutung.

Man versäume nicht, sich über eine etwa vorhandene *Intermediärschicht* zu vergewissern. Ihre Breite gestattet einen Schluß auf *die sekretorische Funktion des Magens.* Sie entspricht der Magensaftschicht und ändert sich während der Untersuchung stark. Eine *erhebliche und rasch zunehmende Intermediärschicht*, wie sie oft bei Ulcus beobachtet wird, spricht für *Hyperacidität*, ein *Fehlen* läßt auf *Anacidität* schließen und ist geeignet, den Verdacht eines Carcinoms zu erhärten.

Von Bedeutung ist der von HOLZKNECHT empfohlene Handgriff. Ein *flächenhaft ausgebreitetes Carcinom* der Magenwand verursacht im Röntgenbild keinen erkennbaren Füllungsdefekt. Drückt man aber die betreffende Magenpartie mit einem Finger etwas nach hinten, so hellt sich der Magenschatten in einer Zone auf, welche der Tumorinfiltration entspricht. Das Ballonkompressorium ist hier ganz besonders geeignet.

Unentbehrlich ist die *Röntgenpalpation* (SCHÜRMAYR), wenn ein *extraventrikulärer Tumor* in Frage kommt. Er kann ebenfalls einen Füllungsdefekt des Magens bedingen und dadurch ein Magencarcinom vortäuschen. Klärung wird Untersuchung in verschiedener Strahlenrichtung bringen und vor allem Palpation vor dem Schirm. Gelingt es, Magenschatten und palpierten Tumor zu trennen, so ist damit der Beweis erbracht, daß es sich um einen extraventrikulär gelegenen handelt.

Wichtig ist, namentlich bei Carcinom der Pars pylorica, die *Effleurage*. Bei

---

[1] Siehe auch Anhang: Das Schleimhautrelief im Röntgenbild.

ptotischen, ektatischen Mägen füllt sich nämlich dieser Abschnitt oft nicht, da sich der ganze Inhalt in dem tiefen Teil des Magens ansammelt. Man kann aber meist die Pars pylorica sichtbar machen, indem man mittels der Hand den Kontrastinhalt in sie hineinschiebt.

Der Durchleuchtung folgt in der Regel die Aufnahme. Sie ist für die Wahrnehmung feinerer Einzelheiten unentbehrlich. *Allerdings genügt zu einer sicheren Diagnose meist nicht eine, sondern wir müssen eine Serie von Aufnahmen machen,* wobei wir uns kleinerer Plattenformate bedienen und mittels *Blende* auf die Stelle zentrieren, die nach dem ersten Bilde als der Sitz des Carcinoms in Betracht kommt.

Man lasse sich nicht durch einen zufälligen Füllungsdefekt dazu verleiten, aus einer einzigen Platte eine Diagnose zu stellen. Wohl gibt es Fälle, wo gleich das erste Bild so charakteristisch und eindeutig ist, daß an der Diagnose kaum ein Zweifel übrig bleibt. Doch haben wir andererseits auch bei ausgesprochener Aussparung und umgekehrt bei ihrem Fehlen zu wiederholten Malen diagnostische Irrtümer erlebt, die durch eine richtige Serienuntersuchung hätten vermieden werden können. Wenn man berücksichtigt, daß beim Ulcus oft eine einzige Aufnahme genügt, so stellt die Erkennung des Carcinoms in bezug auf Zeit- und Materialaufwand, sowie auch auf Erfahrung größere Anforderungen.

Allgemein wird die Untersuchung *in aufrechter Körperstellung* empfohlen, weil dabei die Belastungsverhältnisse des Magens die natürlichsten sind. Wir möchten diesem Vorteil gegenüber den Nachteil betonen, daß man auf diese Weise bei der so häufigen ptotisch-ektatischen Magenform die *oberen Abschnitte* oft nicht sichtbar machen kann, indem die Kontrastfüllung sich hauptsächlich in den unteren Partien ansammelt. In *Bauchlage* wird oft geradezu das Experiment nachgeahmt, welches man zur Darstellung mehr flächenhafter Carcinome vor dem Schirm verwendet: die Kompression des Magens von vorn nach hinten. Auch die *Pars pylorica* wird dabei besser gefüllt. Wenn also zur Ermittelung des Grades von Längs- und Querdehnung des Magens sowie dessen Lage, die Aufnahme im Stehen entschieden die wichtigste ist, so liefert die *im Liegen* oft brauchbarere Bilder. HOLZKNECHT und JONAS empfehlen, wenn sich die Pförtnergegend in vertikaler Stellung nur unvollkommen füllt, den Patienten zuerst rechte Seitenlage einnehmen zu lassen und ihn dann in Rückenlage auf dem Trochoskop zu untersuchen.

Noch sicherer ist die in *rechter Seitenlage* bei *dorsoventraler Strahlenrichtung.* Diese Technik hat uns zur Diagnose manches Pyloruscarcinoms die besten Dienste geleistet.

Da jedoch in voller Rechtslage die distalen Magenabschnitte bisweilen den Pylorus überlagern, ist gegebenenfalls die Aufnahme in *halbrechter Seitenlage* ratsam.

Als wertvoll erwies sich uns ihre Kombination mit Kompression besonders zur Entscheidung zwischen benigner und maligner Pylorusstenose.

Für den Nachweis von Kardiacarcinomen ist die *Schräglage mit Beckenhochlagerung* empfehlenswert.

Zweckmäßig kann es dabei sein, mittels des Gurt-Ballonkompressoriums den Inhalt der unteren Magenabschnitte nach oben zu pressen.

c) Allgemeine röntgenologische Symptomatologie des Magencarcinoms.

Ähnlich wie dem Ulcus ventriculi sind auch dem Carcinom des Magens bestimmte röntgenologische Allgemeinsymptome eigentümlich. Sie sind mehr oder weniger ausgeprägt je nach Ausdehnung, Sitz und Art des Tumors.

I. Peristaltik bei Carcinom.

Bei jedem Carcinom finden wir Aufhebung der Peristaltik im Bereiche der Infiltration. Man kann dies vor dem Schirm besonders dann beobachten, wenn die

Ausdehnung des Tumors eine größere ist. Die peristaltische Welle macht an der Geschwulststelle Halt, um peripher vom Tumor wiederum einzusetzen. Bei kleiner umschriebener Infiltration kann dies dem Untersucher leicht entgehen. Zur sicheren Feststellung sind dann Serien- oder kinematographische Aufnahmen notwendig. Die aufeinandergelegten Serienbilder zeigen bei positivem Befund, daß eine umschriebene Stelle der Magenwand keine peristaltische Veränderung aufweist (toter Punkt).

Die Bewegungsstörung am Carcinommagen kann sich z. B. bei stenosierendem Pyloruscarcinom auch durch vermehrte und verstärkte Peristaltik, manchmal sogar durch eine Antiperistaltik kundgeben (stenosierendes Pyloruscarcinom).

II. Druckschmerz.

Wenn auch nicht so regelmäßig wie beim Ulcus, so wird man doch gelegentlich auch hier einen umschriebenen Druckschmerz feststellen können. Seine Unbeständigkeit schränkt jedoch seine Verwertbarkeit für die Diagnose erheblich ein.

III. Verschieblichkeit des Magens.

Das Magencarcinom kann je nach seiner Ausdehnung die aktive und passsive Verschieblichkeit des Organs und der Pars pylorica mehr oder weniger hochgradig einschränken. Durchleuchtung und Aufnahmen in wechselnden Körperlagen geben uns über diesen wichtigen Punkt Aufschluß.

De Quervain hat darauf hingewiesen, daß Einschränkung der Verschieblichkeit beim *Carcinom wesentlich stärker ist als beim chronischen, selbst penetrierenden Ulcus*. Bei der Differentialdiagnose beider Leiden kann der Grad der Beweglichkeit des Pylorus bei Lagewechsel wertvoll sein. Das normale Emporsteigen des Pylorus beim Übergang von stehender in liegende Stellung beträgt etwa $1^1/_2$—2 Wirbelhöhen bei nicht ptotischen, etwa 2—3 bei ptotischen Mägen. Wydler hat diese Verhältnisse bei Carcinom- und Ulcusmägen graphisch dargestellt. Abb. 274 zeigt die Pylorusverschiebung beim Ulcus, Abb. 275 beim Carcinom in Bauchlage und im Stehen. Man sieht, daß sie bei ersterem bedeutend geringer ist. Sie beträgt nach Wydler beim Ulcus durchschnittlich 6,3 cm, beim Carcinom 4 cm.

Diese Tatsache gibt uns bisweilen auch wichtige Anhaltspunkte für die Beurteilung der Resektionsmöglichkeit. *Ausgiebige Verschieblichkeit ist dabei beweisender für Operabilität als stark beschränkte für Inoperabilität.*

Außer der Verschieblichkeit des carcinomatösen Pförtners bei Lagewechsel hat auch die *respiratorische*, sowie diejenige *bei verschiedenen Füllungszuständen des Magens* diagnostische Bedeutung. Bekanntlich nimmt der Pylorus infolge seiner lockeren Verbindung mit der Leber beim Gesunden nur wenig an deren Atemausschlägen teil. Ist jedoch das Ligamentum hepatoduodenale krebsig infiltriert und hat das Carcinom vom Pylorus auf die Leber übergegriffen, so beteiligt sich dieser in vollem Maße an dem Auf- und Absteigen der Leber.

Was endlich die *Pylorusverlagerung bei Dehnung des Magens* anlangt, so hat Minkowski darauf hingewiesen, daß beim Aufblähen ein fühlbares Pyloruscarcinom nach rechts unten tritt (nach Rosenheim bisweilen nach rechts oben). Man kann diese Tatsache in doppelter Hinsicht diagnostisch verwerten. Die Verlagerung beweist die Zugehörigkeit des palpierten Tumors zum Magen und wir haben darin ein wertvolles differentialdiagnostisches Hilfsmittel. Ändert sich die Geschwulst beim Aufblähen des Magens nicht, so handelt es sich entweder um ein extraventrikuläres Gebilde oder um ein Magencarcinom, *das mit der Umgebung, mit Leber oder Pankreas verwachsen ist*. Können wir das erstere ausschließen und sprechen die übrigen Symptome für Krebs, so bedeutet das Fehlen der Verschieblichkeit auf *Inoperabilität*. Alle diese Überlegungen lassen sich auf die Röntgenuntersuchung übertragen; wir brauchen nur an Stelle des palpablen Tumors den carcinomatösen Füllungsdefekt zu setzen. Der Vorteil, den die röntgenologische Prüfung vor der Palpation voraus hat, ist ein doppelter: Die Probe ist auch durchführbar, wo kein Tumor gefühlt wird oder wo es sich nur um eine undeutliche Resistenz handelt, deren Verschieblichkeit schwierig nachweisbar ist; außerdem ist sie feiner als die Palpationsprüfung.

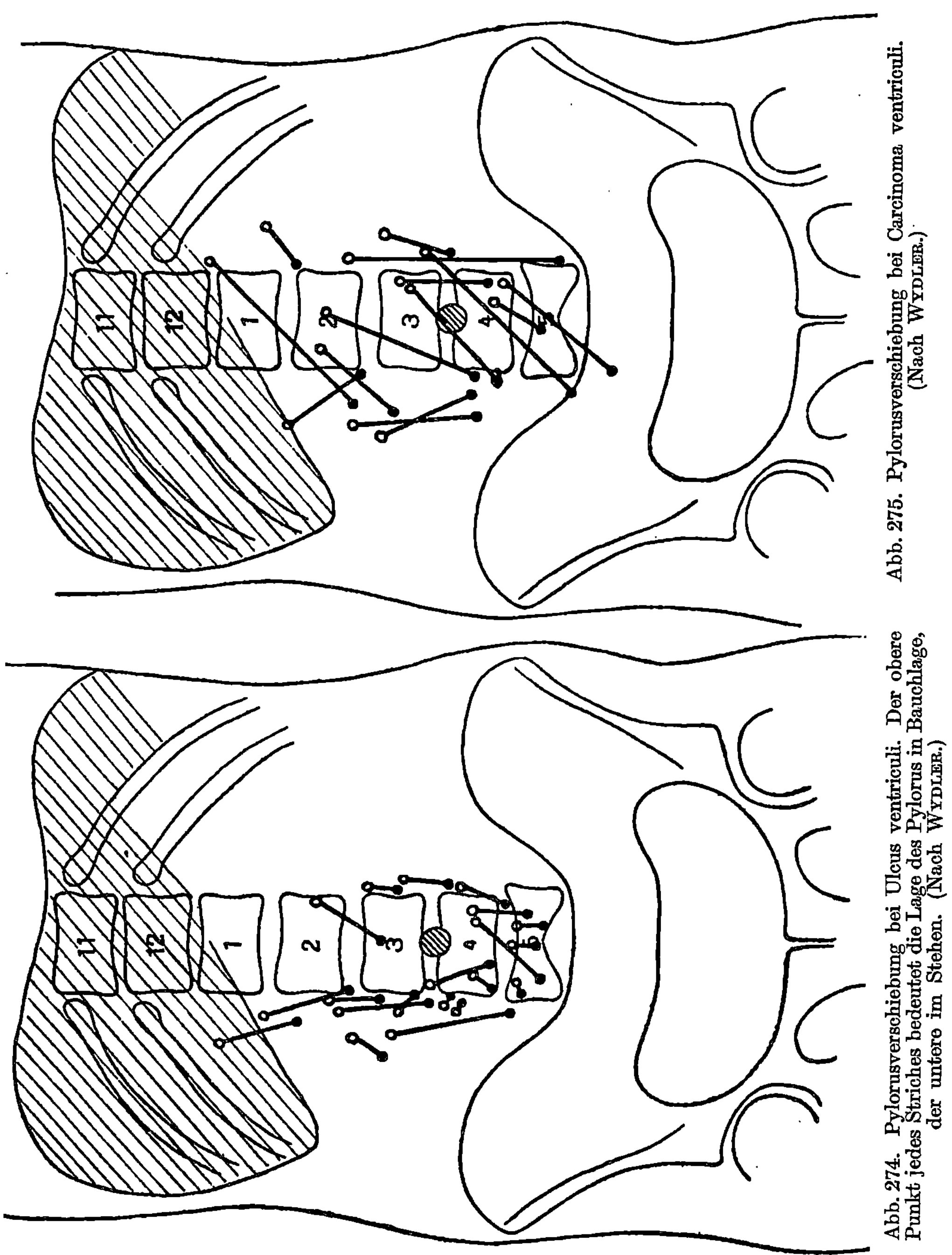

Abb. 275. Pylorusverschiebung bei Carcinoma ventriculi. (Nach WYDLER.)

Abb. 274. Pylorusverschiebung bei Ulcus ventriculi. Der obere Punkt jedes Striches bedeutet die Lage des Pylorus in Bauchlage, der untere im Stehen. (Nach WYDLER.)

Zu ihrer Ausführung nimmt man zwei Untersuchungen vor: die eine mit geringer Füllung mit etwa 80 g Barium und 80 g Brei, dann eine zweite nach Einnahme von weiteren 80 g Barium mit 600 g Brei. Oder man verzichtet auf die zweite Einnahme und bläht den Magen mittels Luft oder CO_2 auf und zwar im Stehen. Treten dabei Pylorus und Füllungsdefekt nach rechts, so handelt es sich um Magencarcinom, tritt nur der Pylorus nach rechts und bleibt der Füllungsdefekt örtlich konstant, so spricht das für extraventrikulären Tumor; bleiben endlich beide an ihrem ursprünglichen Orte, so denken wir an ein Magencarcinom, das mit seiner Umgebung, namentlich der Leber, verwachsen ist.

Eine Grundbedingung für das Gelingen der Prüfung ist vollständige Leere des Magens vor Einnahme der Kontrastmahlzeit.

IV. Magenmotilität bei Carcinom.

Daß das Carcinom Retention verursacht, ist nach seinem häufigsten Sitz am Pylorus zu erwarten. Es ist ja ohne weiteres klar, daß mit zunehmender Einengung des Pförtners auch die Schwierigkeit für den Magen wächst, innerhalb der normalen Zeit sich seines Inhaltes zu entledigen. „Aber auch das nicht stenosierende Carcinom bewirkt in der Regel eine insuffiziente Motilität, und zwar infolge der sekundären Schädigung der Magenwand, auch der Muskulatur." Dieser von v. MIKULICZ aufgestellte Satz ist heute nur noch in erheblicher Einschränkung aufrecht zu erhalten. Zwar fanden auch HUBER, BOAS u. a. bei Carcinom der Kurvaturen und des Fundus im nüchternen Magen öfter Speisereste; allein BOAS erklärt dieses Vorkommnis durch „Eindringen der Krebsgeschwulst in die Regio pylorica". Die *Röntgenuntersuchung* hat nun in der Tat diese Ansicht bestätigt.

Wenn man einen carcinomkranken Magen, der nüchtern noch Speisereste enthält, 6 Stunden nach einer gewöhnlichen Bariummahlzeit durchleuchtet, so kann man ihn vollständig leer finden. Das Ergebnis der Röntgenuntersuchung scheint im Widerspruch zum klinischen Bild und dem Ausheberungsbefund zu stehen. Die Erklärung hierfür liegt darin, daß ein enger, durch den Tumor führender Kanal vom Kontrastbrei leicht passiert wird; er verläßt auch, wenn der Pylorus in einen starren Ring verwandelt ist, den Magen rasch, während die geformten Ingesten auf Widerstand stoßen. Aus diesem Grunde erhält man über die Stauungsretention mittels der Schlundsonde sichereren Aufschluß als mittels der Röntgenstrahlen. Auffallend ist jedoch, wie rasch bisweilen der Magen auch eine gemischte Mahlzeit in den Darm entleert, selbst wenn ein großes Carcinom des Magenausgangs vorhanden ist. VON MIKULICZ bemerkt, daß er große Krebse des Magens gesehen habe, bei denen die Entleerung nicht nur nicht verlangsamt, sondern sogar beschleunigt war. Solche Beobachtungen sind dann um so auffallender, wenn der Tumor den distalen Abschnitten angehört. *Die Stauungsretention gehört also nicht zum typischen Bild des Carcinoms der Pars pylorica.* Dies hängt einerseits mit der Tendenz der medullären Form, an der Oberfläche zu zerfallen, zusammen. Wir vernehmen denn auch bisweilen in der Anamnese, daß die Beschwerden, namentlich das Erbrechen, sich eine Zeitlang wesentlich gebessert oder ganz verloren hätten. Zweifellos können solche Remissionen dadurch zustande kommen, daß die anfänglich vorhandene Stauung durch Tunnelierung des Tumors infolge Zerfalls für einige Zeit behoben wird.

HAUDEK hat durch systematische Röntgenuntersuchungen die Motilität bei Carcinom eingehend studiert. Er kommt zu dem Schluß, daß das Fehlen des Pylorusreflexes dabei eine wichtige Rolle spielt. Im Gegensatz zum Ulcus fand er hier in der Regel eine *beschleunigte Entleerung*, was er durch die bei letzterem gewöhnlich vorhandene *Achylie* und den dadurch *abgeschwächten oder fehlenden Pylorusreflex* erklärt. Wie also beim Ulcus ein Pylorospasmus zu einer Retention führt, so bewirkt die beim Carcinom vorhandene *Insuffizienz* eine Beschleunigung der Austreibung. Dies gilt nach HAUDEK für alle Fälle, wo keine Stenose vorhanden ist. Die Hypermotilität kann in zweifacher Weise erkannt werden: „*Erstens* findet man *nach 6 Stunden* nicht nur den *Magen leer von Wismut,* sondern es zeigt sich auch, daß dieses bereits *weit im Kolon vorgedrungen* ist, wie das normalerweise nach

10 oder 12 Stunden gefunden wird. Die Speisen sind eben früher als sonst ins Kolon eingetreten und haben einen größeren Weg als sonst zurücklegen können. Während in normalen Fällen nach 6 Stunden die Hauptmasse der RIEDERschen Mahlzeit im Colon ascendens liegt, sieht man die *Tête* (unteres Ende) derselben zu dieser Zeit bei nicht stenosierendem Carcinom häufig schon an der Flexura lienalis oder im Colon descendens.

Zweitens kann man beobachten, daß *Wismutwasser, unmittelbar nachdem es getrunken wurde*, reichlich in das Duodenum abfließt, daß der Pylorus also weit offen steht; rasch fließen spontan immer neue Mengen nach, so daß ein *Füllungsbild des Duodenum und der Dünndarmschlingen* zustande kommt, wie es gewöhnlich nicht zu beobachten ist . . . . . Ist der *Pylorus nur in geringem Grade stenosiert*, so entsteht nach Trinken von Wismutwasser gleichfalls das eben geschilderte Bild; von der RIEDERschen Mahlzeit kann nach 6 Stunden noch ein geringer Rest im Magen zu finden sein, wenn die Stenose des Pylorus durch die Insuffizienz für breiige Ingesten nicht vollkommen kompensiert ist; *bei genügender Kompensation kann jedoch der Magen nach 6 Stunden trotz der Stenose leer sein*. Die organische Stenose kann in solchen Fällen wie die geringgradige Hypomotilität des Magens überhaupt dadurch erkannt werden, daß nach 6 Stunden die Hauptmasse der RIEDERschen Mahlzeit sich noch im Dünndarm findet.“

Zusammenfassend können wir unter Berücksichtigung unserer eigenen Erfahrung sagen: Das Magencarcinom macht im allgemeinen keine Motilitätsverzögerung. In manchen Fällen ist die Entleerung sogar erheblich beschleunigt. Nur wenn der Pylorus primär oder sekundär vom Krebs ergriffen ist, kommt es zur Retention fester Nahrung, während flüssige und breiförmige (auch die Kontrastmahlzeit) noch in normalem oder kürzerem Zeitabstand den Magen verläßt. Erst wenn die Stenose hochgradig geworden ist, erfolgt Retention und Stauung jeden Inhalts. Allerdings können gelegentlich selbst bei freiem Pförtner kleine Speisereste in zerklüfteten Carcinomhöhlen zurückbleiben und im nüchtern Ausgeheberten erscheinen, ohne daß eigentliche Retention bestünde.

Die Kenntnis des motorischen Verhaltens des Magens bei Carcinom hat *praktische Wichtigkeit*: Jede erhebliche Retention kann, da sie auf Schädigung des Pylorus deutet, die Indikation zur Gastroenterostomie bilden, wenn eine Radikaloperation ausgeschlossen ist und der Allgemeinzustand des Patienten den Eingriff noch zuläßt.

V. Füllungsdefekt bei Magencarcinom.

Diejenige Eigenschaft des Magencarcinoms, auf welcher in erster Linie seine röntgenologische Erkennung beruht, ist der Schattendefekt, d. h. die in charakteristischer Weise durch die Masse des Tumors und Schrumpfung bedingte Füllungseinschränkung des Magens. Sie beruht auf einer unmittelbaren Darstellung der Form des Tumors und kann insofern als pathologisch-anatomische Methode bezeichnet werden.

Wir haben bereits bei Besprechung der pathologisch-anatomischen Verhältnisse der einzelnen Arten der Magencarcinome darauf hingewiesen, daß ihr makroskopisches Aussehen je nach der Natur des Krebses und seinem histologischen Aufbau beschaffen ist. Es ist daher ohne weiteres zu erwarten, daß sich seine verschiedenen Formen auch im Röntgenbild durch bestimmte Veränderungen, d. h. durch entsprechend gestaltete Aussparungen voneinander bis zu einer gewissen Grenze unterscheiden.

So findet man beim medullären Krebs buchtige, zerklüftete, hier und da verschwommene Defekte, die sich über mehr oder minder große Strecken ausdehnen können. Besser wie alle Beschreibung zeigen uns die erwähnten Verhältnisse die Abb. 276—278.

Der papillär gebaute, höckerige, oft blumenkohlartig in den Magen vorspringende Cylinderepithelzellenkrebs zeichnet sich im Röntgenbild durch Schattendefekte, die im Bereiche des Magenlumens liegen, aus. Entsprechend der Ausdehnung der Geschwulst können sie von der kleinen Kurvatur bis zur großen reichen. Die im Bereich des Tumors sichtbaren Kontrastschatten kommen so zustande, daß sich zwischen den Geschwulstpartien Brei niederschlagen kann. Abb. 279 und 280 sind dafür typische Beispiele.

Im Gegensatz dazu finden wir bei den *scirrhösen Formen* entsprechend der diffusen Infiltration der Wand große, scharf begrenzte Defekte, die je nach der Ausdehnung der Geschwulst den Schatten in ein dünnes und in seiner Breite wechselndes Band umwandeln. Abb. 281 und 282 zeigen einen partiellen bzw. totalen Scirrhus des Magens.

Der *Gallertkrebs* verursacht nur hier und da typische Röntgenbilder. Man sieht in ausgeprägten Fällen entsprechend der Ausdehnung des Carcinoms einen Füllungsdefekt, der sich durch eine fleckige Beschaffenheit auszeichnet (Abb. 283 und 283a).

Wir können also bis zu einem gewissen Grade aus dem Röntgenbild *auf die pathologisch-anatomische Natur der Neubildung schließen.*

An Stellen, wo der Tumor mehr flach in die gesunde Magenwand übergeht, erscheinen seine *Grenzen verschwommen.* Dagegen gibt die Oberfläche auch infiltrierender Carcinome bei *tangentialer Strahlenrichtung* scharfe Umrisse an der kleinen Kurvatur. Bei den häufigen Carcinomen, die sich zum Teil knotig, zum Teil mehr flächenhaft ausbreiten, sind die Konturen scharf resp. verschwommen.

Während man vielfach eine weitgehende Übereinstimmung von Röntgenbild und Resektionspräparat findet, ist die Aussparung auf der Aufnahme manchmal auch

Abb. 276. Medulläres Carcinom des Magens.
P Pylorus, D Duodenum.

größer als der ins Magenlumen ragende Tumor. Dies trifft namentlich bei Aufnahmen in Bauchlage zu und ist durch das starre Aneinanderliegen der infiltrierten Vorder- und Hinterwand zu erklären.

Beim Füllungsdefekt steht vor allem die praktisch wichtige Frage im Vordergrund: Wie weit kann er uns Aufschluß geben über die Resezierbarkeit des Tumors? Von MIKULICZ und KAUSCH unterscheiden in bezug auf die Resektionsgrenzen bei der Radikaloperation folgende Formen des Magencarcinoms:

„1. Scharf abgegrenzte, tumorartig in das Lumen prominierende Carcinome, bald breit aufsitzend, bald polypös. Sie sind wenig ulceriert. Prognostisch günstigste Form, leider relativ selten.

2. Infiltrierende, fast in ganzer Ausdehnung tief ulcerierte Krebse mit circumscriptem, wallartigem Rand, auch relativ scharf begrenzt.

3. Ebensolche, deren Rand aber allmählich verstreicht.

4. Diffus die Magengegend infiltrierende Carcinome, ohne deutliche Grenze."

Diese den praktischen Bedürfnissen des Chirurgen entsprechende Unterscheidung der Carcinomformen läßt sich, wie wir bereits angedeutet haben und weiter unten durch Beispiele zeigen werden, bei der Röntgenuntersuchung meist durchführen.

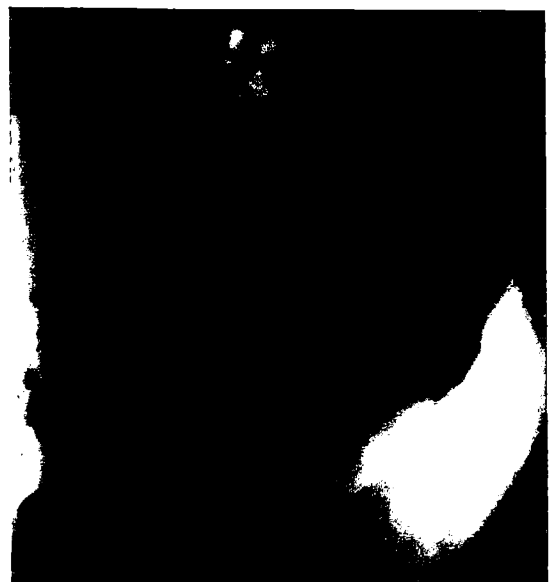

Abb. 277. Medulläres Carcinom des Magens.
Aufnahme im Liegen.

Abb. 278. Derselbe Fall nach partieller Entleerung
des Magens.

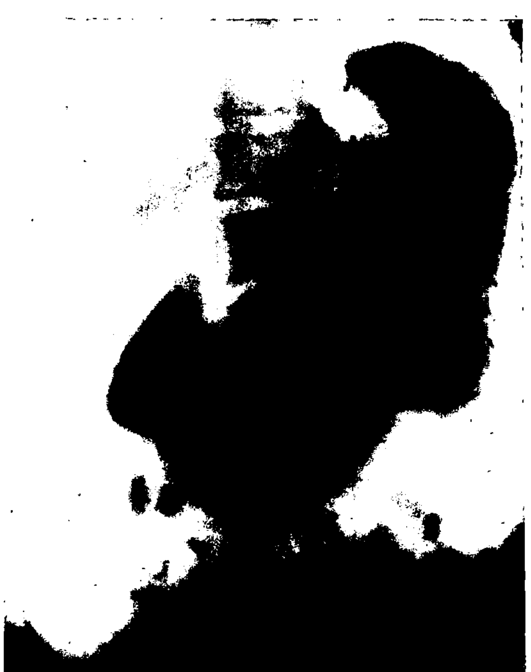

Abb. 279. Papillomatöses Cylinderepithelzellencarcinom der oberen Hälfte des Magens.

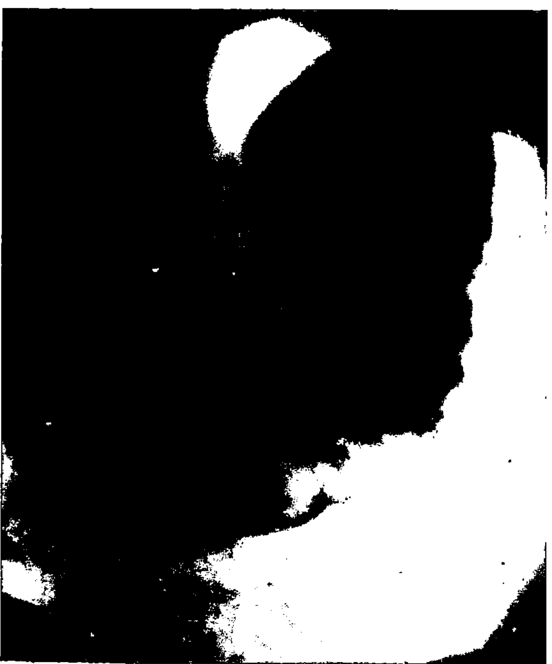

Abb. 280. Papillomatöser Cylinderepithelzellenkrebs
des unteren Magenkorpus.

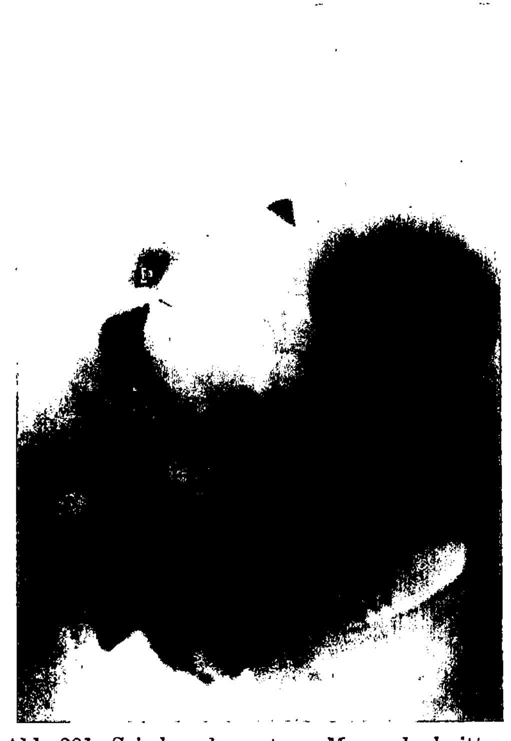

Abb. 281. Scirrhus des unteren Magenabschnittes.
Pfeil = Pylorus, D Ampulla duodeni.

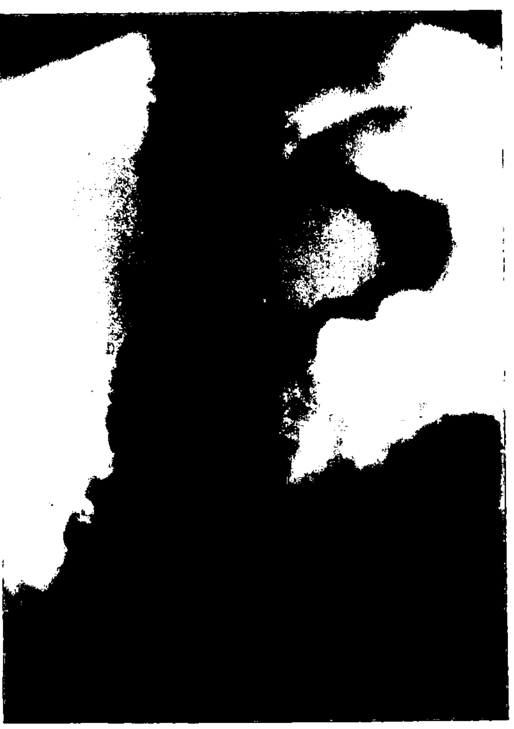

Abb. 282. Scirrhus totalis des Magens.
K Kardia, P Pylorus, D Duodenum.

Abb. 283. Gallertcarcinom der unteren Magenhälfte.
Aufnahme im Stehen. Pfeile = Carcinomdefekt.

Abb. 283a. Derselbe Patient im Liegen.
Pfeile = Carcinomdefekt.

Von besonderem diagnostischen Wert sind in verschiedenen Zeitabständen aufgenommene Bilder, weil sie meist eine gewisse Konstanz in Form und Lokalisation des Füllungsdefektes aufweisen und dadurch die Diagnose Carcinom in zweifelhaften Fällen sichern. Im Restbild kann ein *Pylorusdefekt* oft größer und deutlicher als in der Aufnahme mit vollem Magen und so eine getreue Wiedergabe der anatomischen Verhältnisse sein.

Trotz der diagnostischen Zuverlässigkeit der Schattenaussparung dürfen wir indessen nicht vergessen, daß es sich dabei nicht um eine Darstellung des Tumors selbst, sondern gleichsam um ein *Negativ* handelt. Jede andere Ursache, welche eine teilweise *Magenverdrängung* bewirkt, kann ebenfalls einen Schattendefekt hervorrufen. Eine Unterscheidung ist ja allerdings gewöhnlich durch größere Regelmäßigkeit und Schärfe der Konturen möglich, allein es kommen oft genug Ausnahmen von dieser Regel vor. Sodann können *entzündliche*, in der Magenwand selbst oder in ihrer Umgebung befindliche *Prozesse* zu Aussparungen führen, welche Carcinome vortäuschen. Die Kenntnis solcher durchaus nicht seltenen Vorkommnisse ist von großer praktischer Wichtigkeit. Sie schützt uns vor mancher Fehldiagnose.

Bevor wir die verschiedenen Lokalisationen des Magencarcinoms besprechen, wollen wir deshalb an einigen Beispielen zeigen, wie leicht das einzelne Röntgenbild zu diagnostischen Irrtümern Anlaß geben kann. Die hauptsächlichsten *Ursachen*, *welche außer dem Carcinom gelegentlich Füllungsdefekte des Magens bedingen*, sind:

1. *Organe* der Nachbarschaft.
2. Extraventrikuläre *Tumoren*.
3. Perigastritis.
4. Gastrospasmus.
5. Kontrastfreier Mageninhalt.

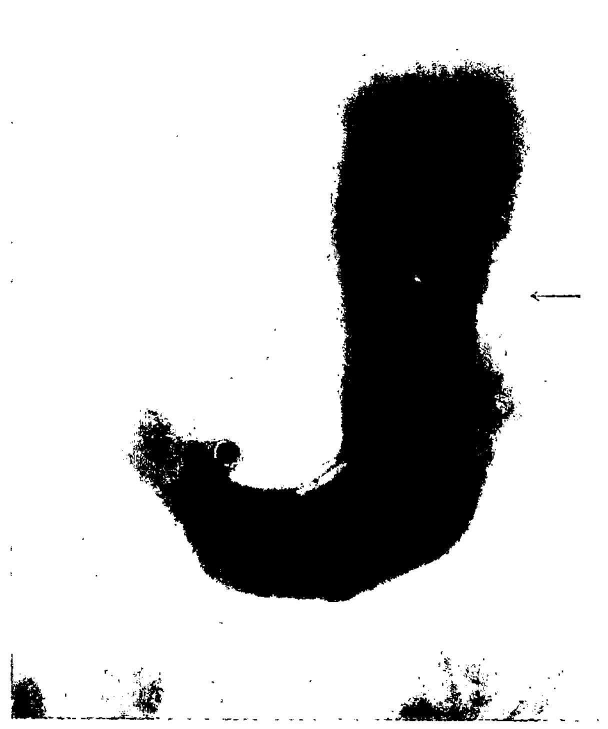

Abb. 284. Füllungsdefekt des Magens, ähnlich einem carcinomatösen, doch verursacht durch Kompression des Magens von seiten des gasgeblähten Kolon.

1. Durch eine vergrößerte und abnorm bewegliche Leber und Milz kommt es bisweilen zu charakteristischen Eindrücken in die Magensilhouette (vgl. Kapitel Verdrängung des Magens). Von größerer praktischer Wichtigkeit, weil öfter zu Fehldiagnosen Anlaß gebend, sind die Spuren der *Kolonkompression*. Ein durch Gase oder Kot gedehntes Colon descendens kann den Magenschatten nach außen teils durch Verdeckung seiner Begrenzungslinien, teils durch Verdrängung des Mageninhaltes derart verändern, daß sie die zerklüftete, ausgezackte Kontur eines Ca. ventriculi vortäuscht (vgl. Abb. 284). Wir haben auf diese Quelle diagnostischer Irrtümer schon anläßlich der Besprechung des Magengeschwürs aufmerksam gemacht. Außer der Verdrängung ist es eine mangelhafte Entfaltung der seitlichen Magenpartien, die zur Täuschung Anlaß gibt, namentlich bei Aufnahmen im Liegen. Daraus folgt die *Vorschrift*, in allen zweifelhaften Fällen erst dann eine Veränderung an der großen

Kurvatur anzunehmen, wenn die Zerklüftung im Röntgenbild auch nach *gründlicher Entleerung des Dickdarms in mehreren Aufnahmen,* namentlich auch im *Stehen,* bleibt.

Bei Aufnahmen im *Liegen* können *Wirbelsäule* (starke Lordose) *und Aorta* bisweilen den Kontrastinhalt aus der Pars pylorica wegdrücken und einen echten Füllungsdefekt vortäuschen, wie z. B. in Abb. 285. Bei der wegen anhaltender carcinomverdächtiger Beschwerden ausgeführten *Probelaparotomie* fand man durchaus normale Verhältnisse. Charakteristisch für diese Art von Füllungsdefekt ist der Umstand, daß er in seiner Ausdehnung ungefähr der Wirbelbreite entspricht, endlich sein Verschwinden bei einer Aufnahme im Stehen oder in rechter Seitenlage.

2. Eine carcinomatöse Aussparung in der Pars pylorica wird bisweilen durch einen *Tumor des Pankreas* oder der *Gallenblase* vorgetäuscht. Ein lehrreiches Beispiel sehen wir in Abb. 286 und 287. Sie stammen von einer Frau, die an einem das ganze Pankreas einnehmenden Carcinom litt. Gestützt auf dieses Bild stellten wir die Diagnose zirkulärer Krebs der Magenmitte. Eine Aufnahme an einem anderen Tag ergab jedoch ein Bild, welches diese Diagnose wieder zweifelhaft erscheinen ließ: Die röhrenförmige Einschnürung war verschwunden.

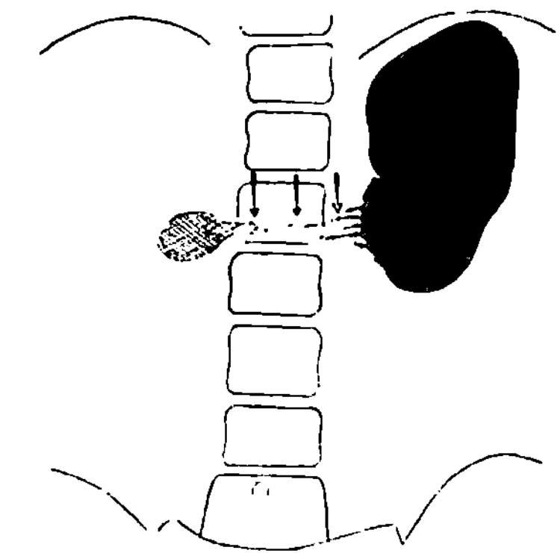

Abb. 285. Pylorischer Füllungsdefekt infolge Druck durch die stark lordotische Lendenwirbelsäule. Aufnahme in Bauchlage. Probelaparotomie: Normaler Magen.

Bei der *Probelaparotomie* stellte sich der Magen als vollkommen normal heraus.

Wenn wir bei einem Füllungsdefekt darüber im Zweifel sind, ob er durch Magenkrebs oder *extraventrikulären Tumor* bedingt ist, so kann man bisweilen durch

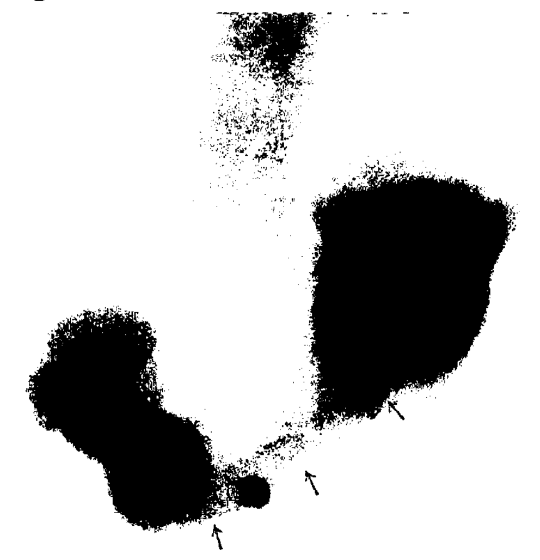

Abb. 286. Pankreascarcinom. Magen intakt. Füllungsdefekt durch Verdrängung. Pfeile = Pankreascarcinom. Operiert.

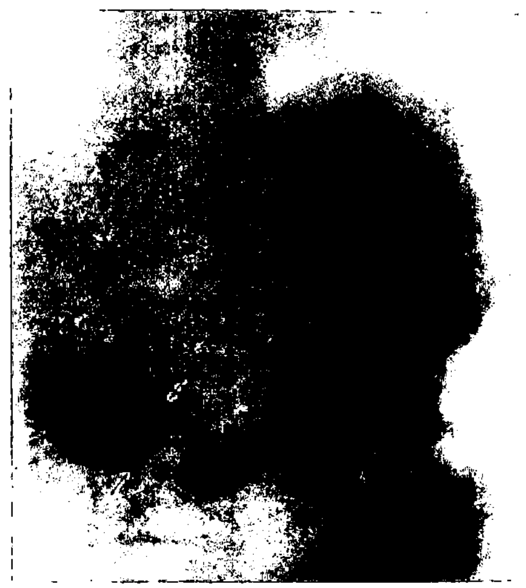

Abb. 287. Carcinom des Pankreas, durch Verdrängung einen Füllungsdefekt des Magens bedingend, welcher an Magencarcinom denken läßt. Aufnahme im Liegen. D Ampulla duodeni. Pfeile = Pylorus.

eine *Aufnahme in anderer Körperlage* wichtige differential-diagnostische Anhaltspunkte gewinnen. Ist er im Stehen klein, im Liegen dagegen sehr ausgedehnt, so läßt dies an einen extraventrikulären Tumor denken, der den Magen im Liegen komprimiert, im Stehen dagegen wenig beeinflußt. Daß auch ein *Tumor des Mesocolon transversum* Anlaß zu Irtümern geben kann, beweist Abb. 288, wo wir wider Erwarten bei der Operation den Magen intakt fanden. Er war aber durch den dicht an ihn heranreichenden Tumor in seiner Pars pylorica von unten und vorn eingedrückt.

3. Alte *chronisch - perigastritische Veränderungen* vermögen derartige Bilder zu erzeugen, daß eine Fehldiagnose gelegentlich unvermeidlich ist, wenn nicht der klinische Befund davor schützt.

Abb. 289 ist hierfür ein sprechendes Beispiel. Wir sehen an der großen Kurvatur der Pars pylorica eine deutliche Schattenaussparung. Die angrenzenden Konturen sind unscharf, verwaschen und stellenweise höckerig. Das Bild deutet entschieden auf Carcinom. Unsere Diagnose lautete: Carcinom des distalen Magenabschnittes auf Ulcusbasis. Wir erfuhren nachträglich, daß vor 7 Jahren bei dem damals 43 jährigen Mann ein frisch perforiertes, nahe dem Pylorus an der kleinen Kurvatur gelegenes Geschwür übernäht und gleichzeitig eine vordere Gastroenterostomie mit Braunscher Anastomose angelegt worden war.

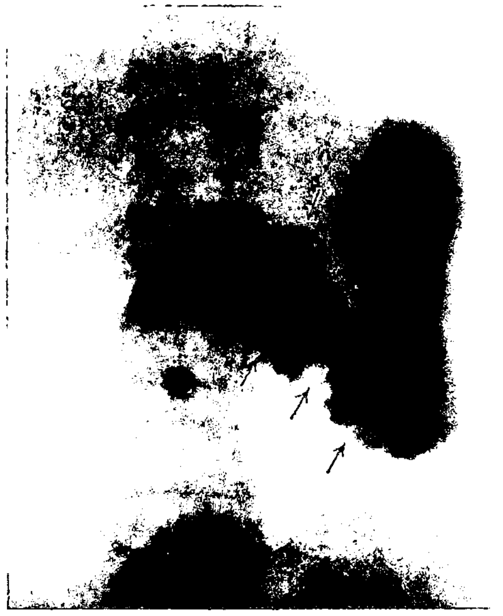

Abb. 288. Carcinom im Mesocolon transversum mit Verdrängung des Magens. Magen intakt. Drahtring = palpabler Tumor (T). — Operiert.

Abb. 289. Perigastritis, einen carcinomatösen Füllungsdefekt vortäuschend, 7 Jahre nach Übernähung eines perforierten Ulcus.

Als nun wegen erneuter Beschwerden, also 7 *Jahre später*, einige Tage nach der Röntgenuntersuchung, *zum zweiten Male operiert* wurde, fand man folgende Verhältnisse: Leberrand und vordere Magenwand, sowie Gastroenterostomiegegend an verschiedenen Stellen flächenhaft mit der vorderen Bauchwand verwachsen. Kleine Kurvatur in ihrem unteren Drittel vollständig mit der Leber verklebt (Bereich des alten perforierten Ulcus), Magenwand gleichmäßig etwas verdickt. Im abführenden Schenkel der Gastroenterostomie an der Stelle der Verlötung mit der Bauchwand ein Ulcus pepticum.

Unsere Diagnose war also falsch. Aussparung, Unregelmäßigkeit und Unschärfe der Konturen der Pars pylorica waren nicht durch Carcinom, sondern durch ausgedehnte perigastritische Verwachsungen bedingt.

4. Spastische Kontraktionen auf rein nervöser Grundlage können den Magen in mannigfacher Weise einbuchten, verengern, ja das Magenlumen (Antrum) teilweise zum Verschwinden bringen und den oberflächlichen Untersucher zu falscher Deutung verleiten (vgl. das Kapitel: Gastrospasmus).

Der sog. regionäre Gastrospasmus (Holzknecht), welcher die Pars pylorica und die Pars media betrifft, kann sowohl klinisch wie radiologisch ein Carcinom vortäuschen. Dies beweisen besonders eindrucksvoll zwei Beobachtungen, die von

Schnitzler und Dietlen bekannt gegeben wurden. In der ersten (Schnitzler) handelte es sich um eine Hysterica, bei der anhaltende Magenschmerzen und ein im Epigastrium palpabler Tumor die Indikation zur Laparotomie bildeten. Man fand den Magen völlig intakt, die Pars pylorica jedoch periodisch zu einem Tumor kontrahiert, der genau dem palpierten entsprach. Im Falle Dietlens, der einen 39jährigen Mann mit unbestimmten Magenbeschwerden betraf, gab der Röntgenbefund (mangelhafte Antrumperistaltik, Aussparung in der Pförtnergegend, verbunden mit Pylorusinsuffizienz) Anlaß zur Laparotomie. Man fand, wie erwartet, einen Tumor in der Pars pylorica, der aber während der Resektion verschwand. Als Ursache des Spasmus ergab die Untersuchung des Präparates eine kleine *submuköse Phlegmone*.

Hier ist noch eine von Borgbjärg mitgeteilte Beobachtung zu erwähnen, wo bei einer schweren Gastritis auf Grund des Röntgenbildes, das einen pylorischen

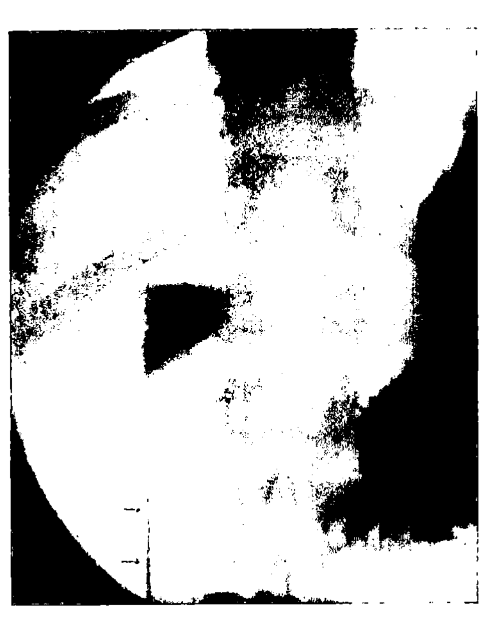

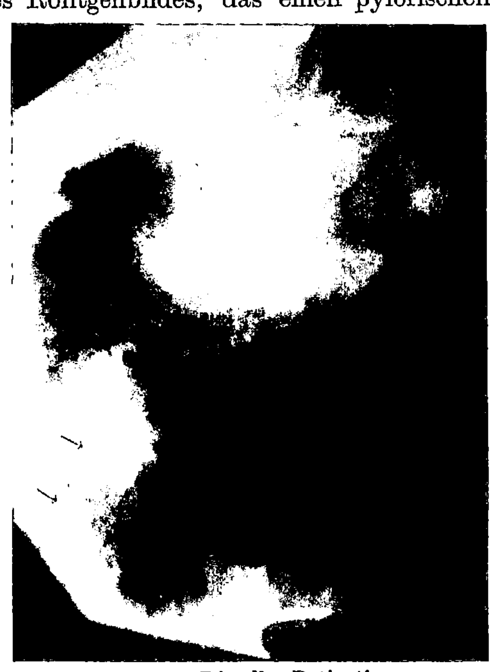

Abb. 290. Partieller Schattendefekt des unteren Magenabschnittes infolge Spasmus. Nadel im Abdomen (Pfeil). Aufnahme in Bauchlage.

Abb. 291. Dieselbe Patientin. Aufnahme in halbrechter Seitenlage. Nadel = Pfeil.

(spastischen) Füllungsdefekt zeigte, sogar die Resektion des Magens ausgeführt wurde — in der irrtümlichen Annahme, es handle sich um Carcinom.

Wir verfügen selbst über eine Beobachtung, wo ein durch einen Fremdkörper ausgelöster Gastrospasmus einen deutlichen Schattendefekt hervorrief, der bei ungenügender Berücksichtigung des klinischen und röntgenologischen Befundes ohne weiteres zur Annahme eines Krebses hätte führen können. In Anbetracht der Seltenheit der Beobachtung sei sie hier mitgeteilt.

37jährige Köchin, deren Vater an Lungentuberkulose, deren Schwester an Magencarcinom gestorben ist. Seit dem 18. Lebensjahre epileptische Anfälle. Vor einem Jahre Appendektomie. Seit 1½ Jahren ist die Kranke magenleidend. ¼ Stunde nach jeder Mahlzeit Erbrechen von wässerigen, sauer schmeckenden Flüssigkeiten. Seit ¼ Jahre wird jede Speise etwa 5 Minuten nach der Aufnahme erbrochen. Gewichtsabnahme. In der Medianlinie, handbreit oberhalb des Nabels Druckschmerzhaftigkeit, aber kein Tumor. Säurewerte normal.

Röntgenuntersuchung (Abb. 290). Bei der Aufnahme in gewöhnlicher Bauchlage ausgedehnter Schattendefekt an der Pars pylorica, der den Magen vom Duodenum

vollkommen trennt. Unterhalb dieser Aussparung in Höhe des dritten Lendenwirbels
ein Nadelschatten, der mit der Spitze nach oben gerichtet ist. Eine Aufnahme in
halbrechter Seitenlage (Abb. 291) zeigt Füllung der pyloralen Abschnitte. Jedoch
erkennt man an der großen Kurvatur einen ziemlich begrenzten Schattendefekt
und gleichzeitig unregelmäßige Füllung in den benachbarten Abschnitten. Die
Nadelspitze ist hier gegen die fragliche Stelle gerichtet.

Wie erklärt sich dieser Befund? Man muß annehmen, daß die Veränderung
der Magenwand wahrscheinlich durch eine vom Fremdkörper ausgelöste Muskelkontraktion hervorgerufen wurde oder vielleicht, daß eine phlegmonöse oder eine
entzündliche Veränderung die Grundlage des Spasmus bildete.

Gegen die Annahme, daß die Aussparung durch einen entzündlichen Tumor hervorgerufen sein könnte, sprach die klinische Untersuchung (keine fühlbare Resistenz.)
Es blieb also nur die Annahme eines lokalen Gastrospasmus.

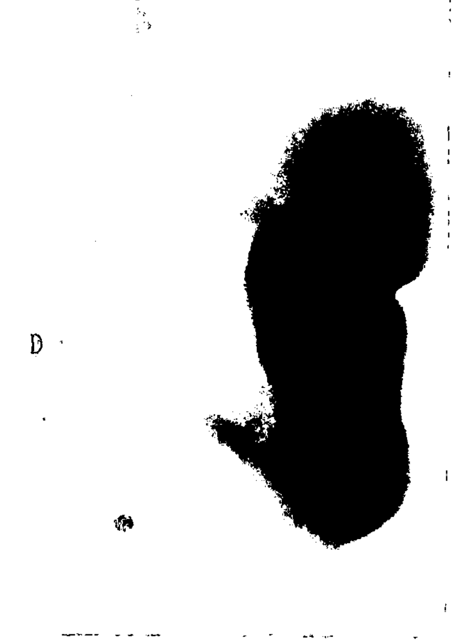

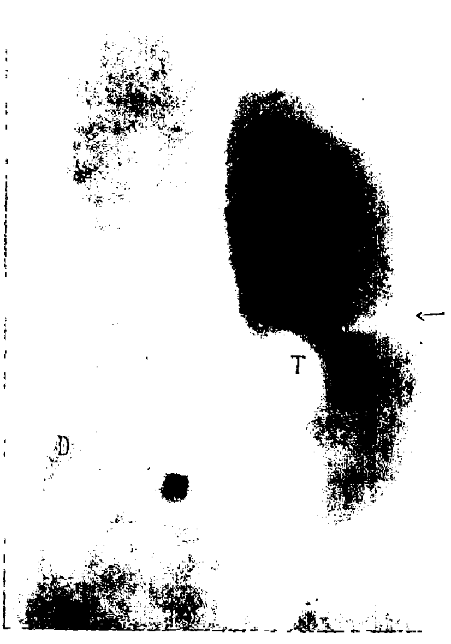

Abb. 292. Nervöse Kontraktionsstörung des
Magens bei Tabes. D Ampulla duodeni.

Abb. 293. Carcinom der distalen Magenhälfte mit
Sanduhreinziehung (Pfeil). Vordere Magenwand frei.
T Charakteristische Tumorausbuchtung an der
kleinen Kurvatur. D Ampulla duodeni. — Operiert.

In den Fällen von Spasmus der Pars pylorica, wie wir sie z. B. bei Neurasthenie,
Hysterie, Tabes finden, sehen wir im Bereiche des Antrum einen mehr oder weniger
scharf begrenzten Schattendefekt. Manchmal ist sogar der pylorale Abschnitt des
Magens völlig ausgelöscht oder er erscheint als schmaler Fortsatz, wie z. B. in Abb. 292.
Es handelte sich um eine 40jährige Tabikerin, die an gastrischen Krisen litt. Der
zapfenförmige Fortsatz am Pylorus, der in Wirklichkeit dem kontrahierten Antrum
entspricht, könnte in Anbetracht seiner unregelmäßigen, unscharfen Konturen als
Carcinomzapfen aufgefaßt werden, wozu die ziemlich scharfe Absetzung des Magenschattens nach rechts gut stimmen würde. Nach 6 Stunden war $^1/_3$ der Bariummahlzeit noch nicht entleert. Diese Retention konnte als Folge der krebsigen Einengung des Pförtners, die welligen Einziehungen der Magenwand als Stenosenperistaltik aufgefaßt werden. Man sieht, wie leicht bei einmaliger Beobachtung ein
Gastrospasmus diagnostisch irreleiten kann. Abb. 293 stellt zum Vergleiche einen
carcinomatösen Magen mit pylorischem Füllungsdefekt (Carcinomzapfen) dar. Eine
gewisse Ähnlichkeit beider Bilder ist unverkennbar.

Die Kontur des verengten Kanals beim Gastrospasmus ist feinhöckerig oder, wie HOLZKNECHT angibt, kleinzackig wie beim umschriebenen Carcinom. Wenn auch eine glatte, grobzackige Kontur der Schattenaussparung eher für Krebs charakteristisch ist, so kommen doch auch bei ihm oft feine unregelmäßige Begrenzungslinien vor. Es läßt sich mit HOLZKNECHT höchstens sagen, daß ein circumscripter Füllungsdefekt um so eher auf Gastrospasmus beruhen kann, „je weniger grob unregelmäßig die Konturenführung ist". Dagegen spricht das scharfe Absetzen des Füllungsdefektes, keineswegs gegen Gastrospasmus und für Neubildung. Die Ähnlichkeit des Röntgenbefundes solcher Fälle mit zirkulärer Infiltration der Pars pylorica wird dadurch noch größer, daß im Bereiche des Spasmus (wie des Carcinoms) die Peristaltik fehlt und oft ein Tumor palpabel ist.

Wir sehen also aus dem oben Gesagten, wie eine Muskelkontraktion täuschen kann, und wie wichtig es ist, die Ursachen und Symptome des Gastrospasmus genau zu kennen, um Irrtümer zu vermeiden.

Als Ursachen kommen in Betracht Schädigungen der Magen- oder Duodenalwand (Ulcus, Verätzung, Phlegmone), ferner Cholelithiasis, Tabes, Hysterie, worüber im Kapitel Gastrospasmus eingehender gesprochen wird. Bezüglich der Symptomatologie beschränken wir uns hier auf das Röntgenbild, welches das wertvollste Mittel zum Nachweis des Gastrospasmus bildet.

Die Hauptsache für eine sichere Diagnose ist, daß man im Einzelfalle überhaupt an die Möglichkeit eines Gastrospasmus denkt. Dann wird man durch *wiederholte Untersuchung*, bzw. unter Anwendung von *Atropin* oder *Papaverin* (HOLZKNECHT und SGALITZER) bei einer Reihe von Kranken zum Ziele kommen, indem das zeitweise Verschwinden oder der Form- und Größenwechsel der Aussparung sie als funktionelle erkennen läßt.

5. Wenn vor Einnahme der Kontrastmahlzeit der Magen nicht leer war, so können die Nahrungsreste im Röntgenbild eine carcinomatöse Schattenaussparung vortäuschen. Diese Fehlerquelle besteht hauptsächlich bei Retention. Es soll deshalb als Regel gelten, Stauungsmägen, bevor die Kontrastmahlzeit gegeben wird, immer auszuspülen und das Spülwasser sorgfältig zu entfernen. Bei normaler Motilität genügt es, das Barium morgens nüchtern zu verabreichen.

Ein diagnostisch irreführender präpylorischer Schattenausfall kann, wie DIETLEN zeigte, auch dadurch zustande kommen, „daß sich flüssiger Mageninhalt, namentlich salzsaures Sekret, auf dem Wismutbrei im aufsteigenden Magenschenkel ebenso aufsetzen kann, wie wir das im Magenkörper bei Hypersekretion zu sehen gewohnt sind. Dadurch kann auch der Wismutbrei in der Pars pylorica genau so mit einer wagerechten Linie nach oben abschneiden, wie im Magenkörper".

d) Spezielle röntgenologische Symptomatologie des Magencarcinoms.

Wir wollen nun, ausgehend von der Lokalisation des Carcinoms in den verschiedenen Magenabschnitten, die für den jeweiligen Sitz kennzeichnenden Röntgenmerkmale besprechen. Es kann sich dabei um keine scharfe Einteilung handeln, doch ist es die einzige, welche vom röntgenologischen Standpunkt einigermaßen durchführbar ist.

I. Carcinom der Kardia.

Das Kardiacarcinom, das etwa 10% aller malignen Neubildungen des Magens ausmacht, entsteht entweder primär als unregelmäßig gewulsteter, kugeliger oder eiförmiger Medullärkrebs mit starker Tendenz zum geschwürig jauchigen Zerfall, oder er bildet die Fortsetzung eines von der Pars media, namentlich der kleinen Kurvatur ausgehenden Tumors. Sein erstes sicheres klinisches Symptom bildet häufig das Regurgitieren und Erbrechen selbst kleiner Mahlzeiten. Es erweckt daher nicht selten den Verdacht auf Oesophagusstenose. Wenn die *Sonde* etwa 42 cm unterhalb der Zahnreihe auf einen *Widerstand* stößt, so ist damit der Sitz der Enge an der Kardia anzunehmen. Das Schlundrohr kann aber auch schon weiter oben aufgehalten werden, wenn, wie dies häufig der Fall ist, die Infiltration von der Kardia eine Strecke weit auf den Oesophagus übergegriffen hat.

Mit dem Nachweis eines Hindernisses an der Kardia oder etwas über derselben ist jedoch das Vorhandensein eines Carcinoms noch nicht bewiesen. Unter anderem kann ein *Kardiospasmus* diese Erscheinung bedingen, und zwar kommt dieser rein funktionelle Verschluß häufiger vor als bisher angenommen wurde. Das klinische Bild (wichtig ist das frühe Auftreten von Rückenschmerzen) muß mit der *Röntgenuntersuchung* für die Differentialdiagnose berücksichtigt werden. Trotz aller

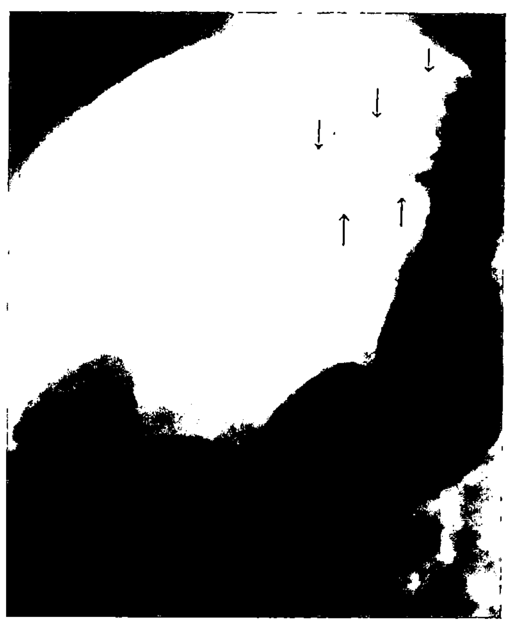

Abb. 294. Carcinom der Pars cardiaca (Pfeile) des Magens. Aufnahme in Bauchlage.

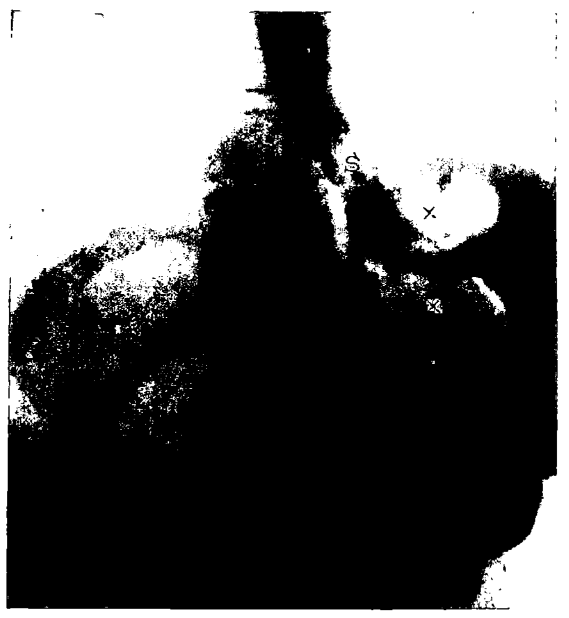

Abb. 295. Carcinom der Pars cardiaca des Magens und der oberen Hälfte der kleinen Kurvatur. Stauung in der Speiseröhre. S Speiseröhre, × × × Carcinomdefekt. Aufnahme in Bauchlage.

diagnostischer Hilfsmittel kann es indessen vorkommen, daß erst wiederholte Untersuchung und Beobachtung eine sichere Entscheidung ermöglichen.

Das *Röntgenverfahren* ersetzt die oft sehr unangenehm empfundene *Sonde* und gibt über die vorliegenden anatomischen Verhältnisse viel genaueren Aufschluß. Einmal läßt es *Form und Länge der Stenose* erkennen; dann verschafft es uns zugleich ein Bild des *Magens* und allfälliger carcinomatöser Veränderungen. Es gibt aber nur dann sicheren Aufschluß, wenn es mittels *dicken Kontrastbreies* ausgeführt wird. Flüssiger Brei kann auch das eingeengte Oesophagusrohr anstandslos passieren, so daß der Nachweis einer Enge dem Untersucher entgeht.

Während das stenosierende Kardiacarcinom klinisch meist leicht zu diagnostizieren ist, wird das *nicht stenosierende* oft erst dann erkannt, wenn es sich auf die Pars media ausgedehnt hat und als Tumor zu palpieren ist. Bis dahin entzieht es sich infolge seiner Lage innerhalb des Brustkorbes der Betastung. Die *Röntgenuntersuchung* vermag es schon in diesem Stadium zu erkennen.

Im Stehen füllt sich die oberste Magenpartie meist nur teilweise mit der Kontrastmahlzeit. Der Fundus ist in der Regel von der Magenblase, d. h. der über der Breifüllung befindlichen Luft, eingenommen. Nun hat man versucht, diese Luft an Stelle des Kontrastbreies zu verwenden, d. h. einen Tumor an einer entsprechenden Aussparung dieser Aufhellung zu erkennen. In einzelnen Fällen gelang dies auch wirklich, doch handelte es sich dabei stets um weit vorgeschrittene, stark prominente Geschwülste. Eher noch gelangt man zum Ziele, wenn man den leeren *Magen mit Kohlensäure oder Luft aufbläht.*

Diese Methode ist aber durchaus nicht zuverlässig. Wenn es sich um kleinere, mehr in der Fläche ausgedehnte Neubildungen handelt, läßt sie uns im Stich. Wir ziehen es deshalb vor, uns der Riedermethode zu bedienen. Um den Fundus zu füllen, untersuchen wir am liegenden Patienten, und zwar in *Schräglage mit tiefem Kopf.* Die Strahlenrichtung bleibt dabei selbstverständlich dorsoventral.

Wie bereits oben erwähnt,

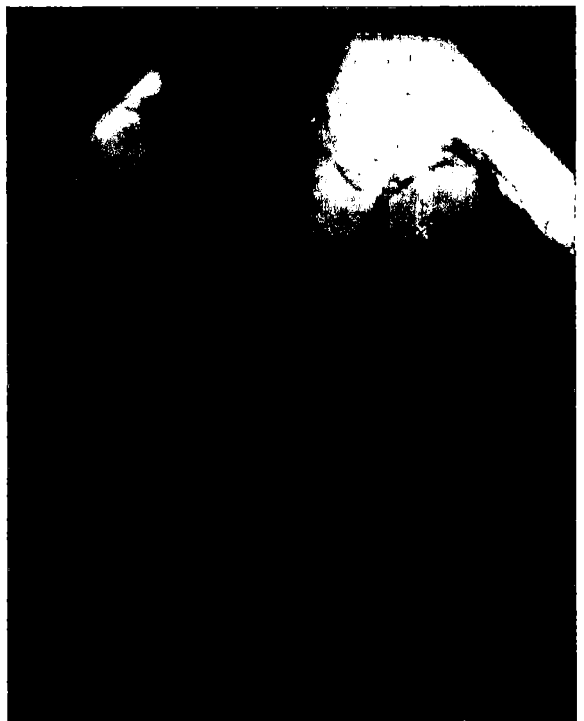

Abb. 296. Carcinom der Pars cardiaca des Magens. Aufnahme in Bauchlage. S Speiseröhre, × Carcinomdefekt.

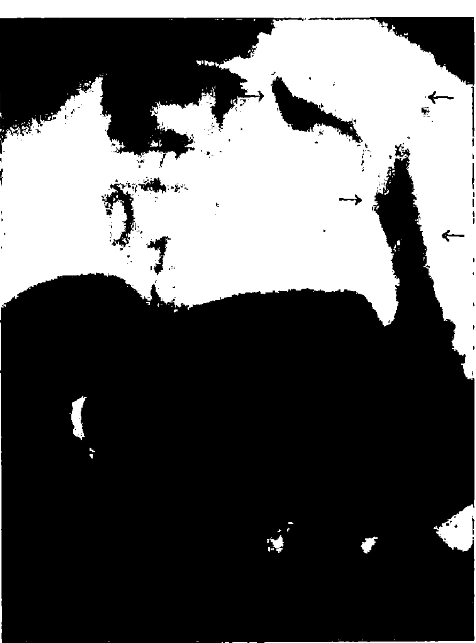

Abb. 297. Carcinom der Pars cardiaca, sich über die obere Magenhälfte erstreckend (Pfeile). Pylorusinsuffizienz.

bedienen wir uns mit Vorteil des Ballon-Gurt-Kompressoriums, dessen Druck auf die unteren Magenabschnitte ein Emporsteigen des Kontrastmittels bewirkt.

Die Besprechung der röntgenologischen Symptome des Kardiacarcinoms beschränkt sich in diesem Kapitel auf diejenigen Tumoren, welche die Pars cardiaca des Magens betreffen, ohne Rücksicht auf eine Mitbeteiligung des Oesophagus oder Magenkörpers.

Sein röntgenologischer Ausdruck ist ein Schattendefekt im Bereiche des oberen Magenabschnittes. Dieser wechselt in Ausdehnung und Form mit der des Tumors. Ähnlich wie bei den früher besprochenen Füllungsdefekten des Magenkrebses finden die Bilder auch hier ihre Erklärung in der Mannigfaltigkeit der pathologisch-anatomischen Beschaffenheit der Geschwulst. So sehen wir zerklüftete und unscharf begrenzte Konturen beim Medullarkrebs, größere in das Lumen vorspringende Defekte beim papillären und schließlich ausgedehnte Aussparungen beim Scirrhus mit gleichzeitiger Einengung und Schrumpfung des oberen Magenabschnittes. Infolge der gestörten Abflußbedingungen im Oesophagus werden wir jeweils Stauungszustände verschiedensten Grades an diesem finden. Der Übergang des Oesophagus in den oberen Magenteil ist unregelmäßig gestaltet, hat gekrümmten Verlauf und unscharfe Begrenzungslinien oder stellt sich manchmal als schattenfreier Zwischenraum dar.

Wir bringen Beispiele einzelner Carcinomformen des Kardiaanteiles des Magens.

40 jähriger Bahnaufseher, der seit einem Jahre über Magenbeschwerden klagt. Druckgefühl, das sich im Laufe der letzten Zeit zu krampfhaften Sensationen verdichtete. Schmerzen, die gegen die Schulter ausstrahlen, vorübergehend Schluckbeschwerden. Okkultes Blut. Die eingeführte Schlundsonde stößt in 40 cm Entfernung von der Zahnreihe auf einen Widerstand.

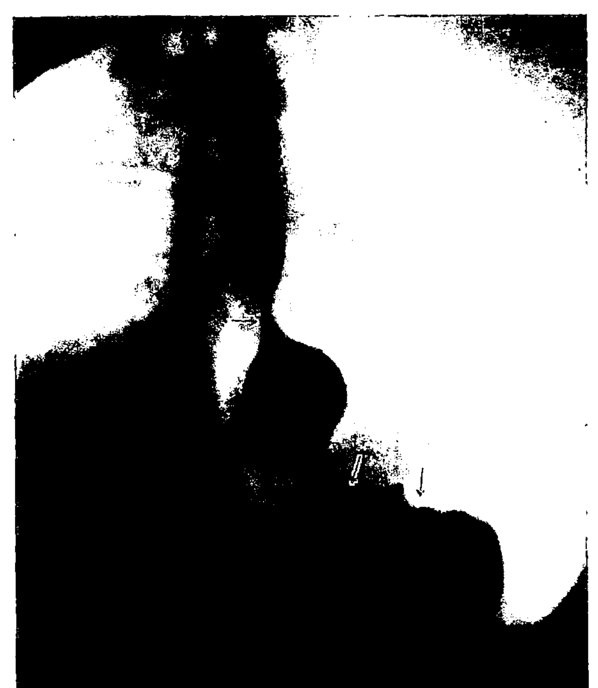

Abb. 298. Scirrhöses Carcinom der Pars cardiaca und der oberen Hälfte des Magens.
→ = Kontraktion des Oesophagus. ↓↓ = Tumor.

Röntgenuntersuchung: Bei der Einnahme der Kontrastmahlzeit vor dem Schirm zeigt sich eine verlangsamte Entleerung der Speiseröhre, besonders des unteren Abschnitts. Der Brei fließt in gekrümmtem, unregelmäßigem Verlauf durch die Kardia in den Magen, dessen Lichtung bald ausgefüllt erscheint.

Die nach vollkommener Füllung des Magens vorgenommene Aufnahme (Abb. 294) zeigt ein langgestrecktes Organ mit zahlreichen Einziehungen sowohl an der großen wie der kleinen Kurvatur. Im oberen Abschnitt erkennt man an der Einmündungsstelle des Oesophagus eine unregelmäßige und unscharf begrenzte Schattenaussparung als Ausdruck carcinomatöser Infiltration. Auch die kleine Kurvatur weist in ihrem oberen Drittel verwaschene Begrenzungslinien auf.

Bei der *Operation* fand sich ein großes inoperables Carcinom der Pars cardiaca des Magens.

Fortgeschrittenere Stadien von Carcinom dieser Gegend stellen Abb. 295 und 296 dar. Die kleine Kurvatur ist in beiden Fällen an der Infiltration mitbeteiligt und die Stauung im Oesophagus tritt deutlich in Erscheinung.

Bezeichnende Bilder entstehen, wenn die krebsige Entartung sich zirkulär ausgebreitet und den ganzen Magenkörper ergriffen hat. Infiltration und Schrumpfung führen zu einer röhrenförmigen, unscharf begrenzten Verschmälerung der oberen Organhälfte. Der untere, nicht befallene Abschnitt erscheint als sackartiges Anhängsel (Abb. 297).

Bemerkenswert ist, daß trotz Ausdehnung des Prozesses in solchen Fällen Stenosenerscheinungen am Oesophagus selten angetroffen werden. Vielmehr sind Stauungserscheinungen hier meist eine Folge der Kardiainsuffizienz, die bedingt ist durch die Starre der infiltrierten Wand. Eine besondere Rolle spielt dabei die Rückstauung infolge der Verringerung des Fassungsvermögens der oberen Magenabschnitte. Diese Volumverkleinerung ist auch die Ursache der manchmal bestehenden kompensatorischen Erweiterung der unteren Magenabschnitte und des Duodenum, wobei bei letzterem die durch Achylie bedingte Pylorusinsuffizienz ein adjuvierendes Moment bildet (vgl. Abb. 297).

Als Beispiel eines Kardiacarcinoms, das zur Stenose des Oesophaguseintrittes geführt hat, diene Abb. 298. Man erkennt hier, wie der Magen nur eine geringe Füllung aufweist. Er ist klein und geschrumpft. An der Pars cardiaca deutliche Schattenaussparung. Bemerkenswert ist der dünne Verbindungskanal zwischen Oesophagus und Magen, der sich als schmale Linie abzeichnet. Oberhalb davon sieht man die erweiterte Speiseröhre, die oralwärts eine peristaltische Kontraktion (Stenosenperistaltik) aufweist als Ausdruck vermehrter Arbeit gegen das bestehende Hindernis.

II. Korpuscarcinom.

Es geht relativ häufig *primär von der kleinen Kurvatur aus*, nach v. Mikulicz und Kausch in 20% aller Fälle, nach unseren Erfahrungen noch häufiger. Da es unter der Leber verborgen ist, läßt es sich anfänglich nicht palpieren. Stenosenerscheinungen fehlen ebenfalls, solange es nicht auf den Pylorus übergreift. So kann es lange dem Nachweis entgehen. Anhaltende Bauchdeckenspannung im Epigastrium, eine unbestimmte Resistenz daselbst, Blutbefund im Ausgeheberten und im Stuhl sind die ersten sicheren Zeichen eines Tumors, der dann oft schon zu große Ausdehnung erreicht hat, um noch radikal operiert werden zu können. Mittels des Röntgenverfahrens gelingt es meist, die sichere Diagnose zu stellen. Leider wird es wegen der unbestimmten Symptome oft erst zu spät zu Hilfe gezogen, d. h. wenn man das Leiden bereits auch klinisch durch einen fühlbaren Tumor erkennen kann. Was kann uns das Röntgenbild in solchen Fällen Neues bringen? Es klärt uns über die Verbreitung des Tumors auf und gibt uns damit oft wichtige Anhaltspunkte über seine Operabilität. Die Möglichkeit, aus den Schattenveränderungen auf die Resektionsmöglichkeit zu schließen ist jedoch eine beschränkte. Nicht selten erweist sich bei der Annahme einer umschriebenen Infiltration bei der Eröffnung des Abdomens der Tumor als inoperabel; er hat dann meist sattelförmig auf die Vorder- oder Hinterwand übergegriffen. Immerhin deckt sich die röntgenologisch festgestellte Operabilität häufig mit dem bei der Laparotomie erhobenen Befund.

Von der kleinen Kurvatur oder ihrer Nachbarschaft gehen mitunter *papillomatöse, blumenkohlförmige Krebse* aus, die, wenn sie mit schmalem Stiel aufsitzen, einer *Radikaloperation zugänglich* sind, weil sie die benachbarte Submucosa und die Lymphdrüsen lange frei lassen. Solche Geschwülste können sich durch ihre weiche Beschaffenheit der Betastung entziehen. Ihr röntgenologischer Nachweis ist deshalb besonders wertvoll.

Als weitere Formen des Carcinoms der Pars media ventriculi sind zu nennen der von der *großen Kurvatur* ausgehende Medullärkrebs und der *scirrhöse Schrumpfmagen*. Der erstere bildet rasch wuchernde und zerfallende fungöse Tumoren, die sowohl durch Palpation wie durch Röntgenuntersuchung leicht zu erkennen sind. Der Scirrhus dagegen entgeht oft der Betastung und in seinem Beginn auch der Röntgenuntersuchung.

Die Veränderungen, welche die Form des Magens im Röntgenbild durch das „Carcinom der Pars media" erleidet, sind folgende:

1. *Unregelmäßiger Füllungsdefekt.* Er ist für das medulläre Carcinom charakteristisch und äußert sich im Röntgenbild als unregelmäßiger, unscharf begrenzter, wie abgenagter, lokaler Schattendefekt. Seine Ausbreitung und Lokalisation ist mehr oder weniger regellos. Oft läuft eine der Kurvaturen gegen die Aussparung zu spitz aus. HARTERT hat diese für Magencarcinom bis zu einem gewissen Grad typische Bildung als *Sporn* bezeichnet.

2. *Starre Einbuchtung der kleinen Kurvatur.* Sie ist die Eigentümlichkeit der infiltrierenden und scirrhösen Form, welche die kleine Kurvatur bevorzugt. Besondere Wichtigkeit kommt ihr zu als *Zeichen der Weiterverbreitung eines Pyloruscarcinoms.* Die Kontur dieser Einziehung läßt keine oder nur geringe Unschärfe und Unregelmäßigkeit erkennen; sie ist konstant in verschiedenen Körperlagen und bei Schirmpalpation *(mangelnde Entfaltbarkeit)* und zeigt Ausfall der Peristaltik innerhalb ihres Bezirkes. Diese Einbuchtungsform hat im Vergleich zur physiologischen am Übergang der beiden Magenschenkel etwas Plumpes; man hat den Eindruck, als ob der Magen durch einen median gelegenen Tumor verdrängt wäre. Je ausgesprochener diese Veränderung ist, desto mehr verstreicht die Grenze zwischen dem absteigenden und aufsteigenden Magenschenkel.

HOLZKNECHT betonte, daß erhaltene Angelhakenform beim Magenkrebs für *Operabilität* spreche. Ihr *Verschwinden* ist in der Tat bezeichnend für Mitbeteiligung der kleinen Kurvatur des Korpus.

Die *Erstarrung der kleinen Kurvatur* verändert die gesamte Magenkonfiguration in charakteristischer Weise. Sie wird plump, nierenförmig. Die kleine Kurvatur verliert durch Schrumpfung immer mehr von ihrer Biegung, die große, die ihre Länge bewahrt, buchtet sich sackförmig aus. Diese Grundform bleibt in aufrechter und liegender Stellung mehr oder weniger konstant. *Wir vermissen die typische Veränderung beim Übergang der einen in die andere Körperlage.*

3. *Streckung oder Aufrollung des Magens* (SCHMIEDEN, HAUDEK). Die Pars ascendens ventriculi wird zur Pars horizontalis infolge der dem scirrhösen Carcinom eigentümlichen Schrumpfungsvorgänge. Der Magen verliert seine Siphonform und gewinnt Ähnlichkeit mit dem HOLZKNECHTschen Stierhorntypus. In extremen Graden kann die Streckung so weit gehen, daß der Magen in ein ganz links der Wirbelsäule gelegenes, längsverlaufendes Rohr verwandelt ist (selten).

4. *Verengerung des distalen, Erweiterung des proximalen Magenabschnittes.* Solche Veränderungen kommen namentlich bei schrumpfenden Krebsen mit distalem Sitz zustande. Aber auch medulläre Neubildungen ergeben dadurch, daß sie die Pars pylorica infiltrieren und sie ihrer Dehnungsfähigkeit berauben, oft solche Röntgenbilder.

5. *Verengerung des proximalen Magenabschnittes (Schuhform).* Sie entsteht, wenn die Infiltration die beiden Kurvaturen der oberen Magenhälfte ergreift und besonders wenn sie sich zirkulär ausdehnt. Der Magen nimmt dann Schuhform an.

6. *Taillenförmige und Sanduhreinschnürung.* Wir finden sie, wenn eine der beiden Kurvaturen in Höhe der Magenmitte über eine breite Strecke befallen ist (taillenförmige Einschnürung) und vor allem bei ringförmiger und zylinderförmiger Ausbreitung (Sanduhrform) des Carcinoms über dem mittleren Magensegment.

Wir werden nun, ausgehend von der wechselnden Lokalisation des Krebses und seiner Größenausdehnung, seine verschiedenen röntgenologischen Formen im Bereich des Korpusabschnittes an Hand von Beispielen besprechen, möchten jedoch dabei vorausschicken, daß diese Beschreibung nicht eines gewissen Schematismus entbehren kann, wenngleich zu bemerken ist, daß die einzelnen Formen der Carcinome untereinander wieder große Verschiedenheiten ihrer Lokalisation und des sonstigen Verhaltens aufzuweisen pflegen. Gewisse röntgenologische Ausdrucksformen kehren jedoch immer wieder.

Wir teilen die Korpuscarcinome ein in solche

1. der kleinen Kurvatur,
2. der großen Kurvatur,
3. beider Kurvaturen mit oder ohne Wandinfiltration.
   a) Oberer Abschnitt,
   b) mittlerer Abschnitt,
   c) unterer Abschnitt.
4. Scirrhöses Carcinom.
   a) Partieller Scirrhus,
   b) totaler Scirrhus (Schrumpfmagen).

In Anbetracht der besonderen Stellung des scirrhösen Carcinoms werden wir dieses in einem getrennten Abschnitt behandeln.

1. Carcinome der kleinen Kurvatur.

Eine 50jährige Frau leidet seit etwa vier Jahren an Magenbeschwerden unbestimmter Art. Geringe Abmagerung. Die chemische Untersuchung des

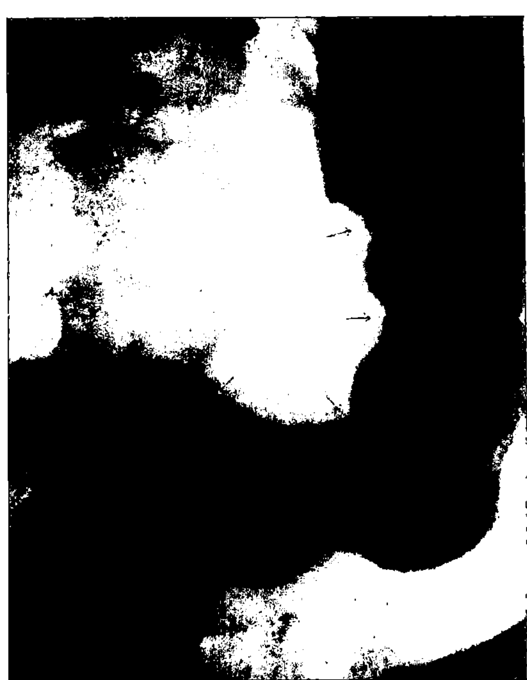

Abb. 299. Carcinom der Pars pylorica mit sattelförmiger Verbreitung längs der kleinen Kurvatur der Pars media (Pfeile). Man beachte die scharfe, regelmäßige Begrenzung der Aussparung.

Abb. 300. Carcinom der kleinen Kurvatur des Magens (Pfeile).

Ausgeheberten ergibt nichts Charakteristisches, dagegen findet man im Stuhl okkultes Blut. Ein Tumor ist nicht palpabel.

Die *Röntgenuntersuchung* (Abb. 299) läßt einen kleinen, unregelmäßigen, pylorischen Füllungsdefekt erkennen, und daran anschließend eine scharf begrenzte sattelförmige Einbuchtung der kleinen Kurvatur. Die Veränderung ist bei wiederholter Aufnahme konstant.

Diagnose. Carcinom der Pars pylorica mit Verbreitung längs der kleinen Kurvatur der Pars media.

Bestätigung der Diagnose durch die *Operation.* Die Resektion läßt sich noch ausführen.

51 jähriger Restaurateur. Seit 22 Jahren magenkrank. In der letzten Zeit auffallend blaß bei gleichzeitig zunehmendem Kräfteverfall. Vor 3 Wochen zum ersten Male drückende Schmerzen in der Magengrube unabhängig von der Nahrungsaufnahme. Stuhl ist in der letzten Zeit immer dunkel.

Im Epigastrium fühlt man links von der Mittellinie deutlich einen Tumor, der sich bei der Atmung verschiebt. Hämoglobin 60%. Gesamtacidität 32, freie Salzsäure 2.

Das *Röntgenbild* (Abb. 300) ergibt einen langgestreckten, etwas erweiterten Magen mit deutlicher Peristaltik an der großen Kurvatur. Die kleine zeigt in den beiden unteren Dritteln unregelmäßige, zackige Schattenaussparungen. Völlige peristaltische Ruhe in diesem Abschnitte.

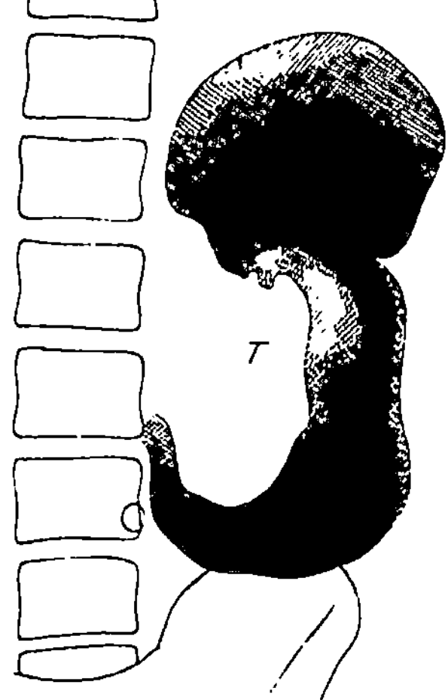

Abb. 301. Magenpapillom, zum Teil carcinomatös, als faustgroßer, solider Tumor von der kleinen Kurvatur ins Mageninnere vorragend. T Tumor. Operiert.

Röntgendiagnose. Carcinom der kleinen Kurvatur des Magens.

Bei der Operation fand sich ein faustgroßer Tumor der kleinen Kurvatur, der allseitig verwachsen war. Radikaloperation unmöglich. Anlegen einer Gastroenterostomia antecolica mit BRAUNscher Anastomose.

Ein vorgerückteres Carcinom stellt Abb. 301 dar. Trägerin war eine 54 jährige Frau. Der Magen zeigt an seiner medianen Seite eine große nierenförmige

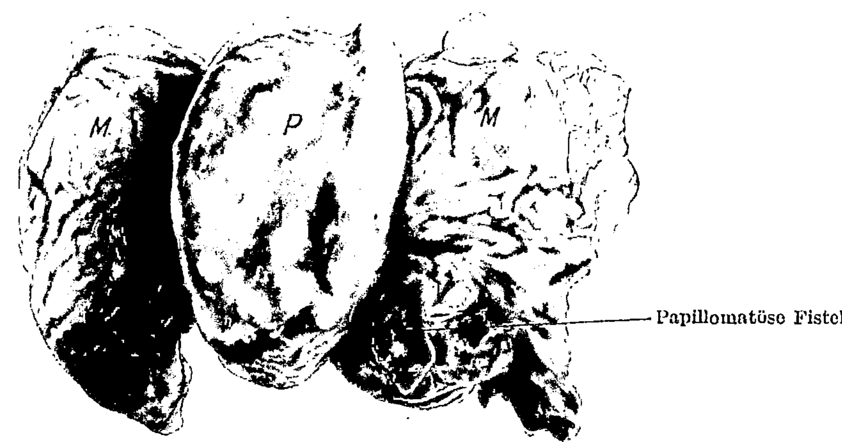

Abb. 302. Resektionspräparat des Magenpapilloms. P Polypöses Carcinom, M Magenwand.

Aussparung, die in ihren oberen zwei Dritteln unscharf, in ihrem unteren scharf begrenzt ist und lateral nur noch ein schmales Schattenband übrig läßt.

Operationsbefund. An der kleinen Kurvatur ein ins Magenlumen vorragender, faustgroßer, solider Tumor und daneben eine papillomatöse Geschwulst nach der Kardia hin. Pylorus- und Kardiaabschnitt des Magens frei. — Resektion.

Präparat (Abb. 302). Der Tumor besteht kardiawärts aus einem fünfmarkstückgroßen, dickzottigen Papillom, dessen Basis die Magenwand infiltriert. *Pathologisch-anatomische Diagnose:* Carcinoma ventriculi partim papillomatosum.

Folgendes Beispiel bringen wir zur Erläuterung dafür, daß man im Röntgenbilde manchmal Schattendefekte der kleinen Kurvatur findet, die entzündlicher Natur sind und die man auf den ersten Blick für den Ausdruck eines Carcinoms in diesem Bezirke ansprechen könnte.

Es handelt sich um einen 26jährigen Schneider, der seit 5 Jahren magenkrank ist. Vor 5 Wochen Verschlimmerung mit Krämpfen, saurem Aufstoßen und Erbrechen. Angeblich hat der Patient selbst eine Geschwulst in der Magengegend gefühlt. Im Epigastrium fühlt man einen faustgroßen Tumor, der sich bei der Atmung verschiebt und bei der Betastung schmerzhaft ist.

Röntgenbild, im Bereiche des unteren Drittels der kleinen Kurvatur zackige und teilweise unscharfe Begrenzungslinien mit zipfelförmigen Vorbuchtungen. Ungleichmäßige Füllung in diesem Bereiche. An der großen Kurvatur nahe dem Pylorus eine deutliche Einziehung. Duodenum und Pylorus in geringem Maße deformiert (Abb. 303).

Bei der *Operation* fanden sich mehrere Leberabscesse. Nach dem ganzen Befund handelte es sich um ein callöses Ulcus des Magens, das nach Leber und Querkolon zu perforiert war. Anlegen einer Gastroenterostomia retrocolica posterior.

Nach der Operation zunehmende Besserung, Verschwinden der Schmerzen und Gewichtsanstieg.

Epikrise. Das Beispiel lehrt also, daß man aus Schattendefekten der kleinen Kurvatur schlechthin nicht immer mit Sicherheit ein Carcinom annehmen darf (s. o.). Hier führten entzündliche Prozesse im Anschluß an ein Ulcus (Perigastritis) zu diesem röntgenologischen Befund. Es folgt daraus, daß man derartige Bilder nur unter Berücksichtigung des klinischen Befundes und der Anamnese mit einiger Sicherheit deuten kann. Sowohl die Langfristigkeit der Vorgeschichte, wie die typischen Beschwerden mußten trotz des fühlbaren Tumors und des entsprechenden Röntgenbildes eher zur Annahme einer Geschwürserkrankung führen.

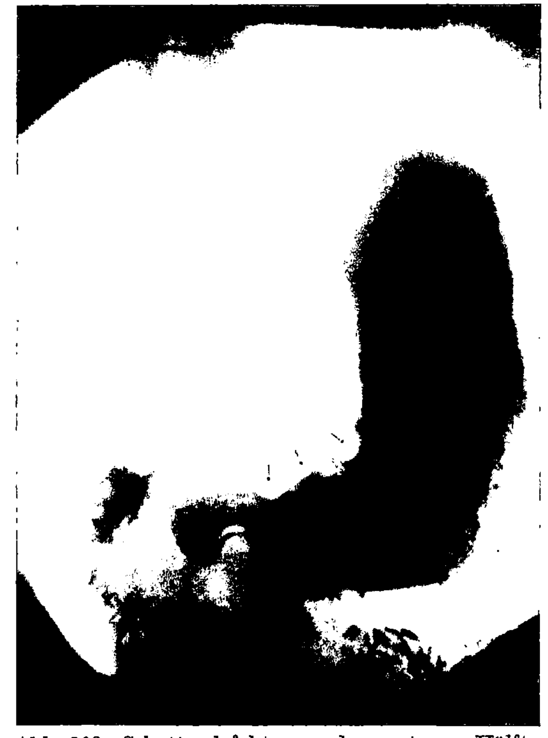

Abb. 303. Schattendefekt an der unteren Hälfte der kleinen Kurvatur bei Perigastritis (Pfeile) ein Carcinom vortäuschend.

2. Carcinome der großen Kurvatur.

Carcinome der großen Kurvatur sind relativ selten (KAUFMANN), namentlich an der Pars media. Sie bedingen einen sehr charakteristischen Füllungsdefekt.

Bei einer 51jährigen Frau sprechen klinisches Bild und Tastbefund (großer höckeriger, links vom Nabel gelegener Tumor) für ein nicht stenosierendes Carcinom.

Röntgenuntersuchung (Abb. 304). Großer, unregelmäßiger, unscharf begrenzter Schattendefekt an der großen Kurvatur. Nach sechs Stunden Magen leer.

Operationsbefund. Ausgedehntes *inoperables* Carcinom, von der großen Kurvatur ausgehend, bis nahe an die kleine reichend. Sanduhrform. Pylorus frei. Ausgedehnte Bauchfell- und Lebermetastasen. Keine Anastomose, weil Retentionserscheinungen fehlen.

Epikrise. Die große, auf dem Röntgenbild sichtbare Ausdehnung des Tumors spricht gegen die Möglichkeit einer Radikaloperation. Die Entleerung innerhalb sechs Stunden macht eine Gastroenterostomie überflüssig.

Ein weiteres Beispiel eines Tumors der großen Kurvatur, der bereits zu weitgehender Mitbeteiligung der kleinen geführt hatte und bis zum Pylorus reichte, stellt Abb. 305 dar.

Bei der Operation fand sich ein faustgroßes Carcinom der großen Kurvatur in der erwarteten Ausdehnung. Der Tumor war mit der ganzen Umgebung verwachsen, insbesondere mit dem Pankreas.

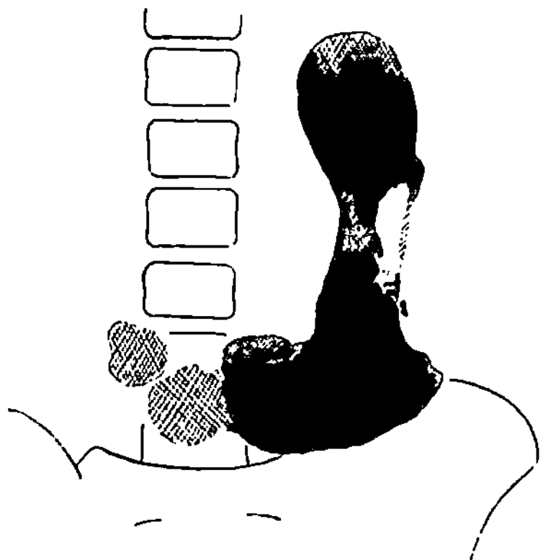

Abb. 304. Inoperables, von der großen Kurvatur ausgehendes Carcinom der Magenmitte. Probelaparotomie.

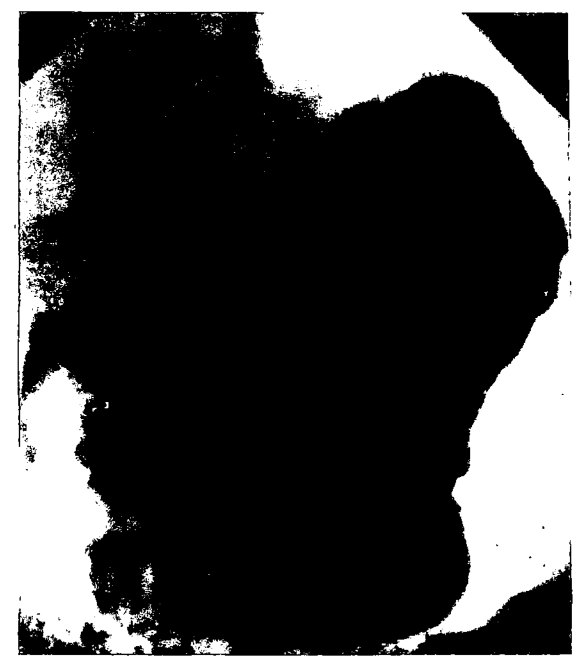

Abb. 305. Carcinom des unteren Abschnittes des Magens bis zum Pylorus reichend. Schattendefekt (Pfeil) an der großen, unregelmäßige Konturen der kleinen Kurvatur des Magens.

Neubildungen der großen Kurvatur greifen nicht selten auf das *Colon transversum* oder auf dessen Mesenterium über. Die Diagnose läßt sich in vorgeschrittenem Stadium klinisch bisweilen sichern. Bei der Durchleuchtung ist sie dadurch zu stellen, daß es nicht gelingt, im Bereiche der Geschwulst Magen- und Darmschatten voneinander zu trennen. Als Vorbereitung für die Untersuchung müssen natürlich beide Organe mit Kontrastbrei gefüllt werden. Die *Differential-diagnose*, ob eine Neubildung der großen Kurvatur dem Mesocolon transversum oder dem Colon transversum primär angehört, ist nicht immer leicht, denn es kann bei allen drei Möglichkeiten durch Verdrängung ein Füllungsdefekt des Magens entstehen. *Perforation* eines Carcinoms der großen Kurvatur in den Dickdarm wurde wiederholt radiologisch nachgewiesen. Die Feststellung, daß die Wucherung auf das Mesocolon transversum übergegriffen hat, ist für die Prognose eines operativen Eingriffes von größter Bedeutung; denn zu einer Radikaloperation ist dann die Kolonresektion notwendig.

3. Carcinome der großen und kleinen Kurvatur des Magens.

Die meisten Magencarcinome dehnen sich über die vordere bzw. hintere Wand uf beide Kurvaturen aus. In manchen Fällen ist die carcinomatöse Infiltration ler einen Kurvatur ausgeprägter als die der anderen. Je nach der Ausbreitung 'inden wir auch entsprechende Röntgenbilder. Im folgenden wollen wir Beispiele ypischer Lokalisation besprechen.

α) Oberer Abschnitt.

Die Carcinome im oberen Teil des Magenkörpers zählen für gewöhnlich zu den Kardiacarcinomen. Sie seien in diesem Zusammenhange nur allgemein erwähnt, weil sie manchmal stark nach unten wachsend, einen großen Teil des Korpus-

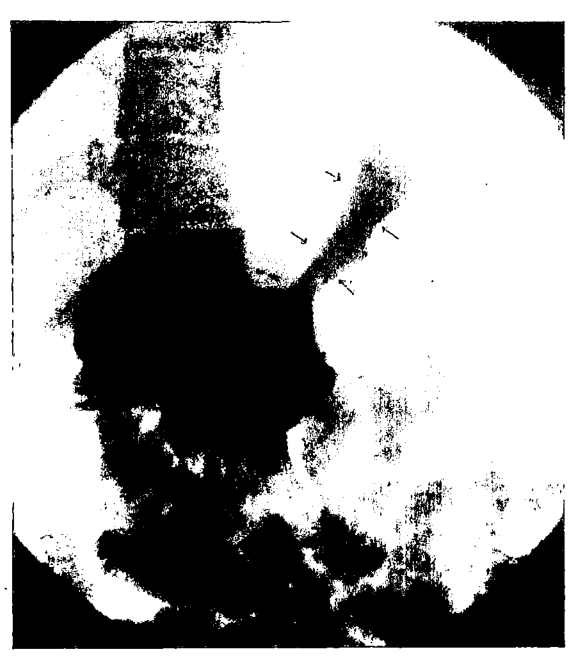

Abb. 306. Carcinom des oberen Abschnittes des Magens. Bandförmige Einengung (Pfeile) im Tumorbereich.

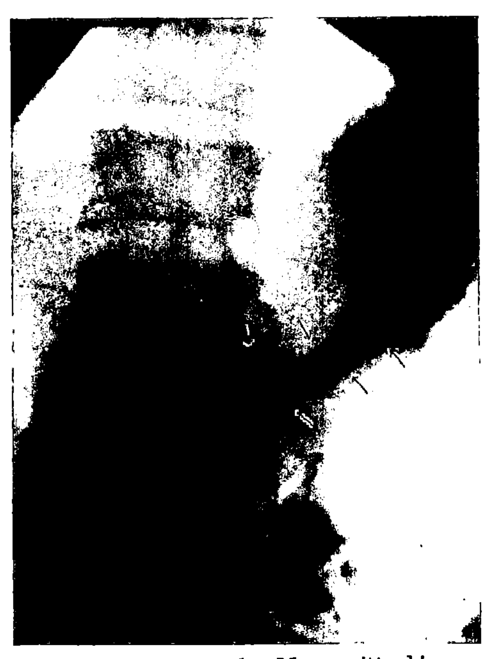

Abb. 307. Carcinom der Magenmitte bis zur Kardia reichend. Infiltration der kleinen und großen Kurvatur (Pfeile).

abschnittes einnehmen können. Umgekehrt kann auch ein vom mittleren Abschnitte der kleinen Kurvatur ausgehendes Carcinom sich nach oben über beide Kurvaturen erstrecken und einen mehr oder weniger großen Teil der oberen Magenhälfte, ja sogar die Pars cardiaca, befallen.

Abb. 306 zeigt uns ein die obere Hälfte beider Kurvaturen einnehmendes Carcinom. Der ganze befallene Magenabschnitt stellt sich als bandförmiger, schräg verlaufender, an beiden Seiten unscharf begrenzter Schatten dar. Ihm schließt sich der untere, nur wenig veränderte Teil des Organs an. Durch die starke Infiltration im oberen Teil gewinnt der Magen fast die Form eines unförmigen holländischen Holzschuhes.

β) Carcinome des mittleren Abschnittes.

Weitaus häufiger sind die Carcinome im mittleren Teil des Corpus ventriculi. Je nach dem Grad der Infiltration weist die Lichtung des Magens auf dem Röntgenbild verschiedene Weite auf. An beiden Kurvaturen erkennen wir wieder typische

14*

Schattendefekte und Aussparungen, die jedem Magencarcinom eigentümlich sind und sich je nach Ausdehnung des Tumors auf verschieden große Bezirke erstrecken.

Ein Carcinom der Magenmitte, das bis zur Pars cardiaca reicht, zeigt Abb. 307. Man sieht einen in seinem oberen Abschnitt ziemlich breiten Magenschatten, der im unteren Teile etwas eingeengt erscheint. Die kleine Kurvatur weist eine große Strecke bogenförmige Einbuchtung mit unregelmäßig und unscharf begrenzten Konturen auf. An der Pars cardiaca erkennt man lückenhafte Schattenaussparungen; im mittleren Abschnitt der großen Kurvatur eine Einziehung, deren Begrenzungslinien bei genauer Betrachtung leicht unregelmäßig erscheinen. Die Durchleuchtung ergab hier sowohl an der kleinen Kurvatur wie an der Einziehung der großen peristaltische Ruhe. Magen nach 6 Stunden leer.

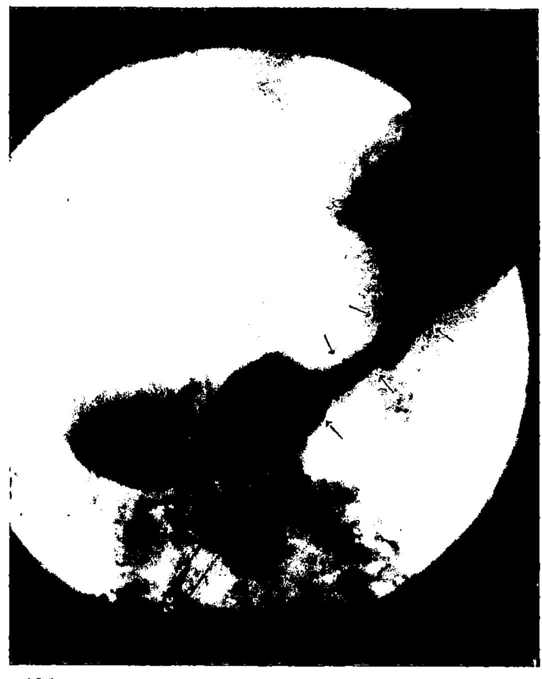

Abb. 308. Ausgedehnte carcinomatöse Infiltration der großen und kleinen Kurvatur (Pfeile) mit Einengung der Magenmitte. Pylorusinsuffizienz. P Pylorus, D Ampulla duodeni.

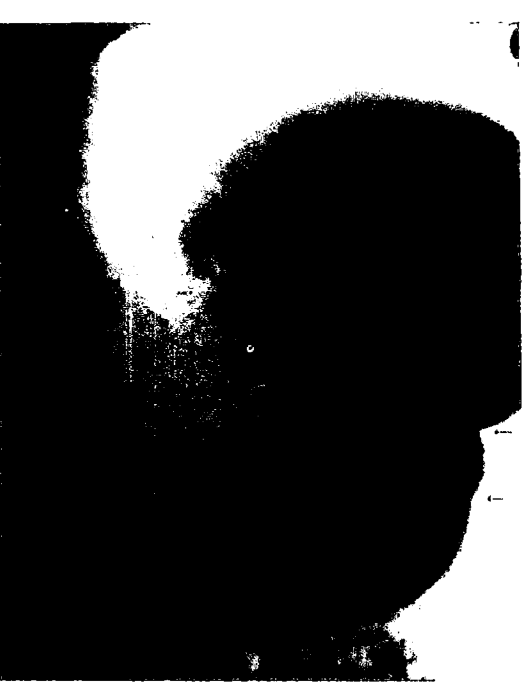

Abb. 309. Carcinom der kleinen und großen Kurvatur mit Einziehung der großen Kurvatur (Pfeile).

Bei der *Operation* fand sich ein allseits verwachsener großer Tumor, der sowohl die große wie die kleine Kurvatur einnahm. Metastasen in der Leber.

Nicht selten wird bei Lokalisation des Krebses in der Pars media eine zirkuläre Ausbreitung angetroffen. Es entstehen verschieden gestaltete Einengungsformen, je nachdem die Infiltration sich der Länge nach zylinderförmig ausbreitet oder zu ringförmiger Einschnürung führt. Im Röntgenbild erscheint der Magen im ersten Falle schmal, lang und in seiner Mitte taillenförmig eingezogen (Abb. 308 und 309); im letzteren weist er eine plumpe Sanduhrform von mehr oder weniger regelmäßiger Gestalt auf.

Abb. 310 zeigt uns das typische Bild eines infolge ringförmiger Einschnürung der Pars media entstandenen carcinomatösen Sanduhrmagens. Wir sehen ein kleines geschrumpftes Organ mit 2 Säcken, die durch einen engen, unregelmäßig gestalteten und in der Längsachse gelegenen Kanal verbunden sind. Die an diesen angrenzenden Konturen sind ebenfalls unregelmäßig und zackig. Die Röntgenuntersuchung während der Einnahme des Breies vor dem Schirm ergab, daß die Kontrastflüssigkeit zuerst den oberen Sack einnahm, um dann langsam in den unteren überzutreten. Geringe Breimengen genügten, um den Magen zu füllen. Nach 2 Stunden war er bis auf kleine Reste leer.

Ein weiteres Beispiel stellt Abb. 311 dar.

Die Unterscheidung eines carcinomatösen von einem Sanduhrmagen auf Ulcusbasis bietet meist keine Schwierigkeiten. Abgesehen von der Anamnese und dem klinischen Befund, die uns wichtige Anhaltspunkte über die Natur des Leidens geben, weist auch das Röntgenbild unterschiedliche Merkmale auf. Beim ersteren sind die Konturen der beiden in der Regel ungleich großen Taschen und des Kanals unscharf

Abb. 310. Carcinomatöser Sanduhrschrumpfmagen.
O oberer Sack, U unterer Sack,
Pfeile = Stenose.

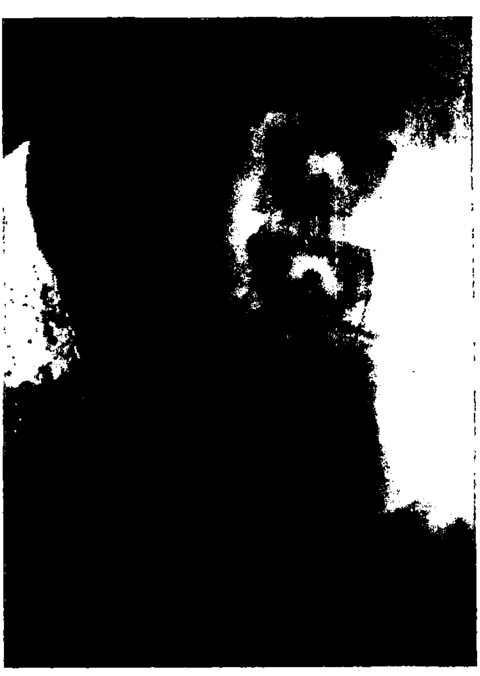

Abb. 311. Carcinomatöser Sanduhrmagen mit
Erweiterung des oberen Sackes. Unterer Sack
zeigt ausgedehnte Schattendefekte (Pfeile), an
der großen und kleinen Kurvatur der Pars
pylorica. (Seitenverkehrt.)

und wie angenagt. Der Verbindungsschatten verläuft im Gegensatz zum narbigen Sanduhrmagen nicht entlang der kleinen Kurvatur, sondern axial. Bezüglich der typischen Veränderungen beim Ulcus-Sanduhrmagen verweisen wir auf das entsprechende Kapitel.

Endlich ist noch eine röntgenologische Ausdrucksform des carcinomatösen Sanduhrmagens zu erwähnen, die besonderes Interesse verdient. Sie ist gekennzeichnet durch eine Aussparung an der kleinen Kurvatur und einen Spasmus an der großen. Daß ein Ulcus einen Spasmus der gegenüberliegenden Magenwand bewirkt, ist ein häufiges Vorkommnis. Anders beim Krebs, der nur ganz ausnahmsweise von einem solchen begleitet ist.

Derartige Bilder sprechen im allgemeinen mit großer Wahrscheinlichkeit für eine maligne Entartung eines Ulcus, auch wenn kein HAUDEKsches Divertikel zu

sehen ist. In hohem Grade wird die Diagnose Ulcuscarcinom gestützt durch diejenigen Röntgensymptome, welche das Vorhandensein perigastritischer Veränderungen
beweisen.

In diesem Zusammenhang sei noch erwähnt, daß gelegentlich beim Carcinom
infolge Schrumpfung umschriebene Sanduhreinziehungen an der großen Kurvatur
auftreten können, die man bei oberflächlicher Betrachtung als spastische Kontraktionen bezeichnen könnte. Das Röntgenbild (Abb. 312) z. B. zeigt eine eigentümliche Form des Magens. An der großen Kurvatur befinden sich zwei tiefe
Einziehungen, die das Organ in drei verschieden große Segmente abteilen. Die
Begrenzungslinie der kleinen Kurvatur ist verschwommen, aber regelmäßig gestaltet. Im ersten Augenblick hat man den Eindruck, als handle es sich um
einen Spasmus. Bei näherer Betrachtung erkennt man jedoch, daß die Begrenzung

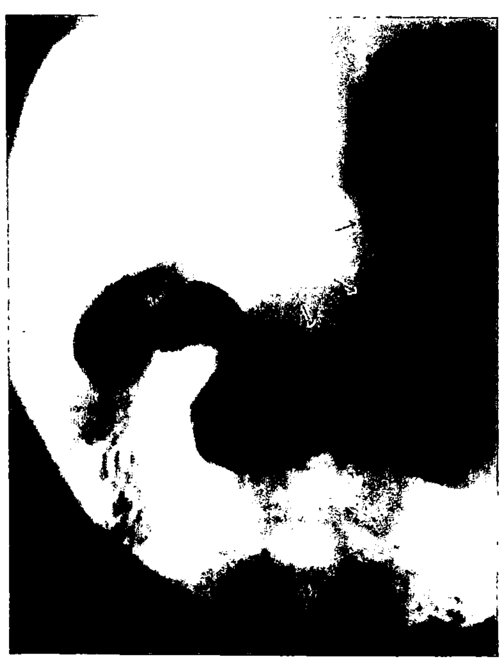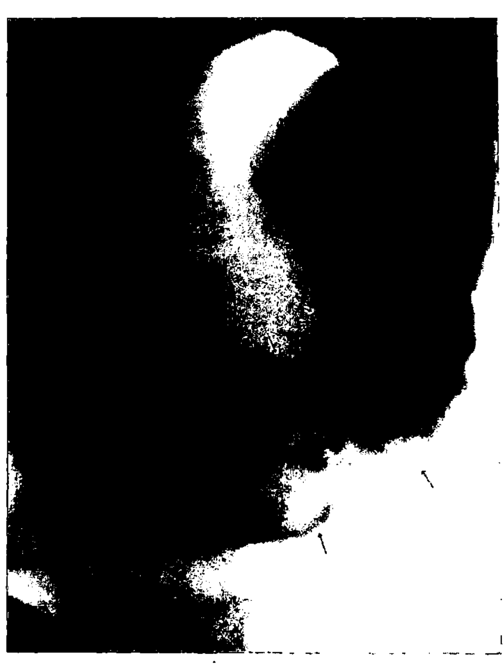

Abb. 312. Carcinom der kleinen Kurvatur des Magens (Pfeile). Einziehungen (Pfeile) an der großen Kurvatur (Schrumpfung).

Abb. 313. Papillomatöser Cylinderepithelzellenkrebs der Magenmitte. Großer Defekt im Magenschatten und an der großen und kleinen Kurvatur (Pfeile).

im Bereich der Einziehungen teilweise unscharf und verschwommen ist. Außerdem
sind die Konturen der zwischen ihnen gelegenen Ausbuchtungen nicht so abgerundet, wie man sie bei normaler Magenwandung vorzufinden pflegt.

Bei der *Operation* fand man einen großen Tumor an der kleinen Kurvatur, der
auf die große übergegriffen und stellenweise zu Schrumpfung bzw. Einschnürung
geführt hatte.

Von entscheidender Bedeutung und praktischer Wichtigkeit (Operabilität) ist
also jeweils die Feststellung, ob es sich um eine spastische oder um eine organisch
bedingte Einziehung handelt.

Eindrucksvolle Bilder liefert das papillomatöse Cylinderepithelzellencarcinom
des mittleren Magenabschnittes. Es zeichnet sich durch größere, unregelmäßige
Defekte, die innerhalb des Lumens sichtbar sind, aus. Dabei ist, je nach der

Mitbeteiligung der einen oder anderen Kurvatur unter Umständen der Schatten derselben unregelmäßig begrenzt oder stellenweise völlig unterbrochen (Abb. 313).

γ) Carcinome des unteren Teiles des Magenkörpers.

Häufig befällt das Carcinom den unteren Abschnitt des Magenkörpers. Von der kleinen Kurvatur ausgehend dehnt es sich dabei gerne auf den pyloralen Anteil aus, so daß man bei größeren Tumoren die Ursprungsstelle nicht mehr mit Sicherheit erkennen kann. Die durch sie ausgelösten Bilder sind verschieden und abhängig von Sitz, Ausdehnung und pathologisch-anatomischer Natur des Tumors. Je nach der Beteiligung der großen oder kleinen Kurvatur finden wir auch im Röntgenbild entsprechende Schattendefekte.

Befällt die Infiltration zylinderförmig den unteren Abschnitt, so sieht man anschließend an einen oberen, meist sackförmig erweiterten Magenteil, einen nach

Abb. 314. Carcinom der unteren Magenhälfte bis zum Pylorus reichend. Spindelförmige Einengung im Bereiche der Infiltration. (Seitenverkehrt.)

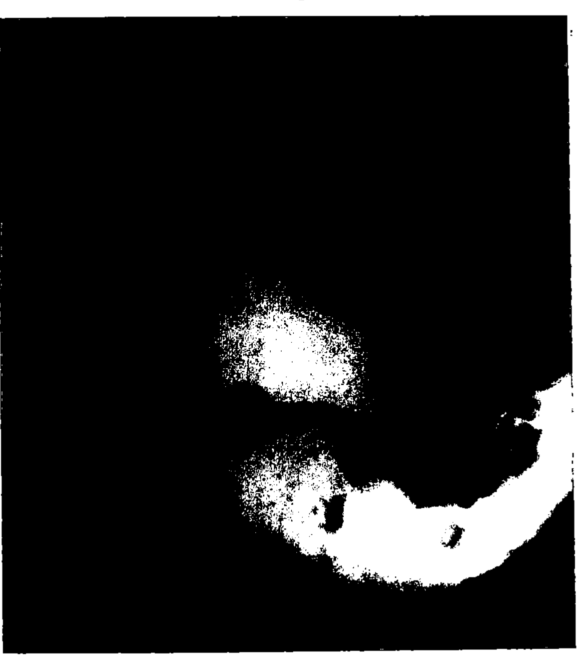

Abb. 315. Carcinom der unteren Magenhälfte mit Einengung der Magenmitte und Erweiterung des oberen Abschnittes.

unten sich verjüngenden band- oder spindelförmig gestalteten und mehr oder weniger einheitlichen Schatten (Abb. 314 und 315).

Verbreitet sich dagegen die krebsige Umwandlung wahllos über die eine oder andere Kurvatur oder Magenwand, so entstehen unregelmäßige Ausbuchtungen und der meist nur zum Teil noch verschonte Abschnitt, der den Magen mit dem Pylorus verbindet, erscheint als gekrümmter, bald breiter, bald schmaler Kanal von ungleichmäßiger Begrenzung und Dichte (Abb. 316).

Bei noch vorgerückteren Stadien verschwindet er schließlich; auch zwischen Magen und Duodenum bzw. Pylorus entsteht ein völliger Schattenausfall (Abb. 317).

Daß Carcinome solcher Lokalisation und Form zu Behinderung der Abflußmöglichkeit und zu Stauungserscheinungen führen, ist begreiflich. Stenose und Retention sind die natürlichen Begleiterscheinungen.

Es wäre jedoch falsch, aus solchen Bildern, wie z. B. Abb. 317, auf eine völlige Verlegung zu schließen. Es handelt sich wohl um eine hochgradige Entleerungsschwierigkeit, die Verengerung ist jedoch meist keine absolute, wenigstens nicht für breiige Speisen. Dies beweist die Tatsache, daß bei einer Durchleuchtung nach 6 Std. nicht selten ein guter Teil des Inhalts bereits den Magen verlassen hat. Er findet wohl seinen Weg durch den Spaltraum zwischen den Tumormassen.

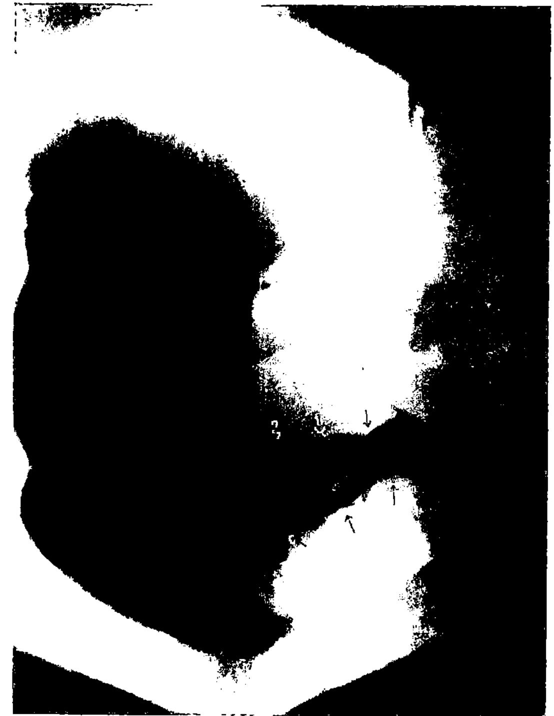

Abb. 316. Carcinom der Pars pylorica des Magens (Pfeile). (Seitenverkehrt.)

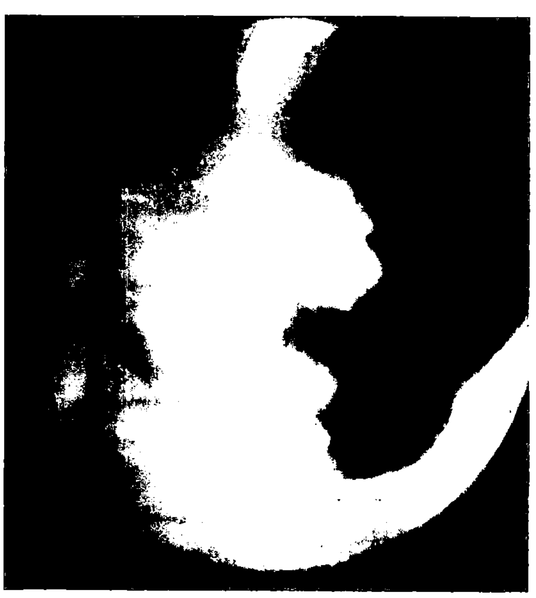

Abb. 317. Ausgedehnter Schattenausfall des unteren Magenabschnittes bei Carcinom.

4. Der Scirrhus des Magens.

Der Scirrhus des Magens nimmt mit Vorliebe vom Pylorus oder von der kleinen Kurvatur seinen Ausgang. Bekanntlich zeichnet er sich durch langsames Wachstum und hochgradige Schrumpfungsprozesse aus, führt zu harten Infiltraten der Wand, verengt das Lumen zirkulär und kann sich so über den größten Teil des Organs verbreiten, ohne Stagnation oder erhebliche Beschwerden zu verursachen. (Diffuse Carcinose der Magenwand nach BRINTON.) Daher kommt er meist im inoperablen Zustand in die Beobachtung des Klinikers. Die Diagnose des Anfangsstadiums ist sehr schwierig, da gewöhnlich weder ein positiver Palpationsbefund, noch Retention vorhanden sind. Der stenosierende Scirrhus am Pylorus, der zwar oft Stauung bedingt, macht manchmal durch die täuschende Ähnlichkeit seiner Erscheinungen mit der Ulcusstenose diagnostische Schwierigkeiten. Beim Sitz an der kleinen Kurvatur ist man zum röntgenologischen Nachweis auf den Ausfall der Peristaltik in dem erkrankten Bezirk, sowie auf dessen starre Beschaffenheit, welche sich bei Palpation und beim Baucheinziehen vor dem Durchleuchtungsschirm oder bei Aufnahmen in verschiedenen Körperlagen offenbart, angewiesen. Wer die Technik dieser Untersuchung kennt, weiß aber, daß sie nicht immer zu einem sicheren Ergebnis führt.

Morphologisch äußert sich das scirrhöse Carcinom auf dem Röntgenbild durch unregelmäßige, ziemlich scharfe, ja manchmal sogar wie mit dem Messer ausgeschnittene Begrenzungslinien. Folgende Beobachtung als Beispiel.

49jähriger Mann. Seit 2 Jahren Magenbeschwerden. Seit 7 Monaten Schmerzen nach dem Essen. Abmagerung. *Kein Tumor zu palpieren.* Beim Einführen des

Schlauches Hindernis in 43 cm, das mit dünner Sonde überwunden wird. Keine freie HCl. Keine Milchsäure.

Röntgenuntersuchung (Abb. 318). Aufnahme in Schräglage: Kopf 25 cm tiefer als Füße. Der quergestellte Magen ist schlauchförmig verengt, mit zahlreichen unregelmäßigen Ein- und Ausbuchtungen namentlich an der kleinen Kurvatur. In der Gegend der Kardia ein konischer Schatten, der ungefähr der Einmündungsstelle des Oesophagus entspricht.

Probelaparotomie: Der *ganze Magen bis auf den Fundus* ist von einem harten Tumor eingenommen, der von der kleinen Kurvatur auszugehen scheint. Dieselbe ist in eine derbe Platte verwandelt. Die Geschwulst ist gegen die Wirbelsäule fixiert. Kardia durchgängig.

Epikrise: Das Röntgenbild spricht mit aller Deutlichkeit für einen fast auf den ganzen Magen ausgedehnten Scirrhus. Es sind keine auf Zerfall deutenden Schattendefekte zu sehen wie bei medullären Tumoren dieser Ausdehnung. Besonders charakteristisch ist die Veränderung der kleinen Kurvatur. Auch von einer Probelaparotomie würden wir heute in einem solchen Falle abstehen.

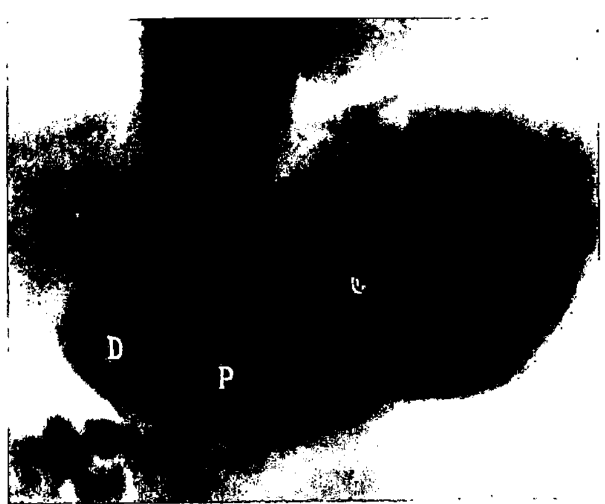

Abb. 318. Scirrhus der Magenmitte, ausgehend von der kleinen Kurvatur. Aufnahme in Schräglage, Beine hoch, Kopf tief. C Carcinom, P P. pylorica. D P. sup. duod. — Probelaparotomie. Inoperabel.

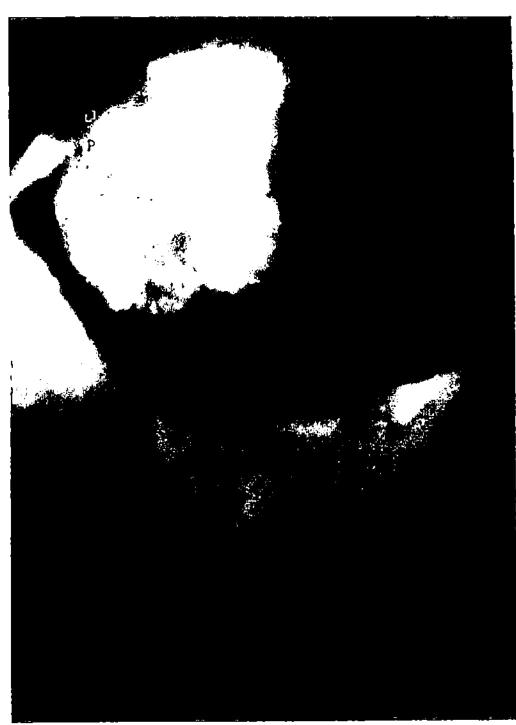

Abb. 319. Scirrhus des unteren Magenabschnittes bis zum Duodenum reichend. P Pylorus, D Ampulla duodeni.

Abb. 320. Derselbe Patient nach 6 Stunden. Rest im Bereiche des infiltrierten Magenabschnittes.

Bezeichnende Bilder liefert uns der Scirrhus, wenn er zylinderförmig einen Abschnitt befällt. Wir sehen dann im allgemeinen den Magen im Bereiche der

Infiltration in ein enges Rohr umgewandelt. Oberhalb davon ist er meist erweitert (Feldflaschenform). Die typischen Merkmale zeigt uns die Abb. 319, die von einem Kranken mit zirkulärem Scirrhus des unteren Magenabschnittes stammt. Der obere Teil ist deutlich erweitert und verjüngt sich pyloruswärts allmählich; das untere Magendrittel ist bandförmig eingeengt und weist unregelmäßige Konturen auf. Der Pylorus mündet in ein erweitertes Duodenum.

Abb. 320 stellt eine Aufnahme nach 6 Stunden dar. Der Magen hat sich mit Ausnahme der dem Tumor entsprechenden Partie vollkommen entleert. Es ist dies ein Beweis dafür, daß auch weitgehende, infiltrative Veränderungen größerer Abschnitte nicht zur absoluten Retention führen. Der noch vorhandene Rest findet

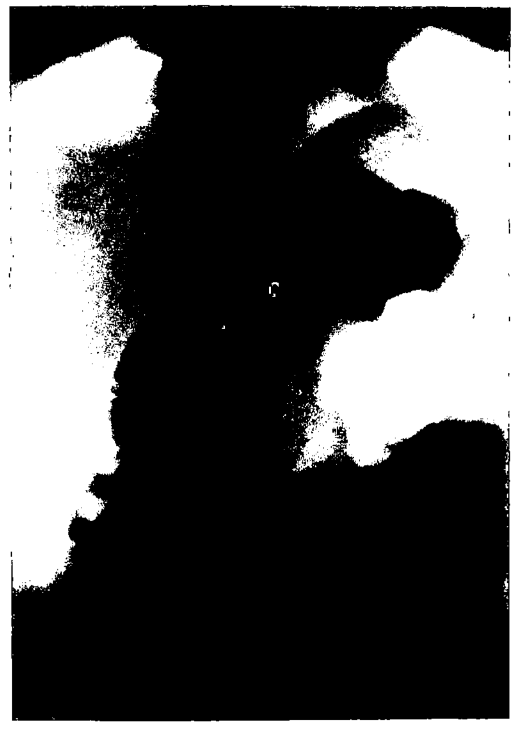 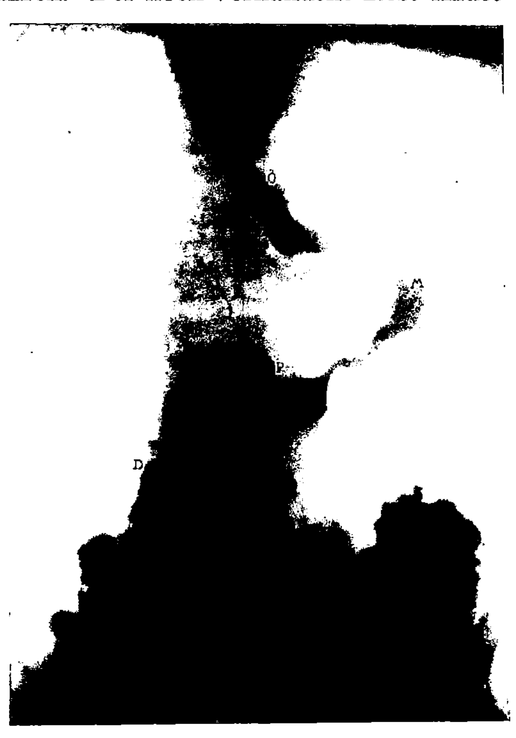

Abb. 321.Abb. 322.

Abb. 321. Scirrhöser Magenkrebs. Magen (M) schlauchförmig verengt, unregelmäßig, stellenweise höckerig konturiert. Pylorusinsuffizienz. Vergrößerter Abstand zwischen Zwerchfell und Magenblase, letztere unregelmäßig. Rückstauung in den Oesophagus. Oe Oesophagus, P Pylorus, D Duodenum, J Dünndarm.

Abb. 322. Dieselbe Patientin 5 Minuten nach Einnahme des Breies. Magen größtenteils entleert.

seine Erklärung in dem Hängenbleiben von Kontrastmassen in dem von Peristaltik völlig freien Tumorbereich.

Kein anderes Carcinom des Magens gibt röntgenologisch so eindrucksvolle Veränderungen wie der Scirrhus totalis. Selbst für den, der nur ein einziges Mal das Bild gesehen hat, bleibt es in Zukunft unverkennbar. Das Organ ist entsprechend dem anatomischen Befund in seiner ganzen Ausdehnung tumorös infiltriert, geschrumpft und dadurch in ein starres, enges Rohr umgewandelt. Es erscheint im Röntgenbild als schmaler, vom Oesophagus bis zum Pylorus verlaufender, unregelmäßig geschlängelter, in seiner Breite wechselnder Schatten, dessen Konturen an beiden Seiten buchtige, unregelmäßige, aber scharfe Begrenzungslinien aufweisen. Der Magen hat eine schräge Lage eingenommen, seine Hubhöhe ist fast völlig verschwunden. Der untere Abschnitt des Oesophagus ist in den meisten Fällen deutlich sichtbar und weist ziemlich weit nach oben noch Kontrastfüllung auf. Die Erklärung für diese Tatsache finden wir meist in der Rückstauung des Inhaltes infolge Verkleinerung der Kapazität. Daher die häufige Angabe der Kranken, daß sie schon nach kleinen Mahlzeiten erbrechen müssen. Verwechslungen mit Oesophagus- bzw. Kardiacarcinom sind deshalb ohne Röntgenuntersuchung leicht möglich. Bezeichnend ist auch die häufig vorgefundene Veränderung des Duodenum. Es ist beträchtlich erweitert und zeichnet sich durch eine auffallend rasche Füllung aus. Sie kommt dadurch zustande, daß die Ingesta ihrer Schwere folgend den starren Magen rasch durcheilen und sich unmittelbar in den Zwölffingerdarm ergießen. Die Erweiterung ist also eine funktionelle infolge Mehrbelastung. Bezeichnend für den totalen Scirrhus ist ferner das Symptom der völligen peristaltischen Ruhe.

Diese typischen Merkmale finden wir in folgendem Beispiel:

23jähriges Mädchen mit klinischen Symptomen, die in Anbetracht des jugendlichen Alters für tuberkulöse Peritonitis sprachen. Der chemische Nachweis von Blut im Stuhl konnte mit dem Vorhandensein von Darmgeschwüren erklärt werden.

Das *Röntgenbild* führte zur richtigen Diagnose. Abb. 321 ist eine Aufnahme unmittelbar nach Einnahme einer Bariummahlzeit. Man sieht einen auffallend kleinen, stierhornförmigen Magen mit unregelmäßigen, eckigen Konturen. Der Schatten geht, sich verjüngend, in den breiten, abwärts verlaufenden des Duodenum über, an dem die charakteristische Rippung fehlt. Das Ungewöhnliche in dem Bilde liegt, abgesehen von Form und

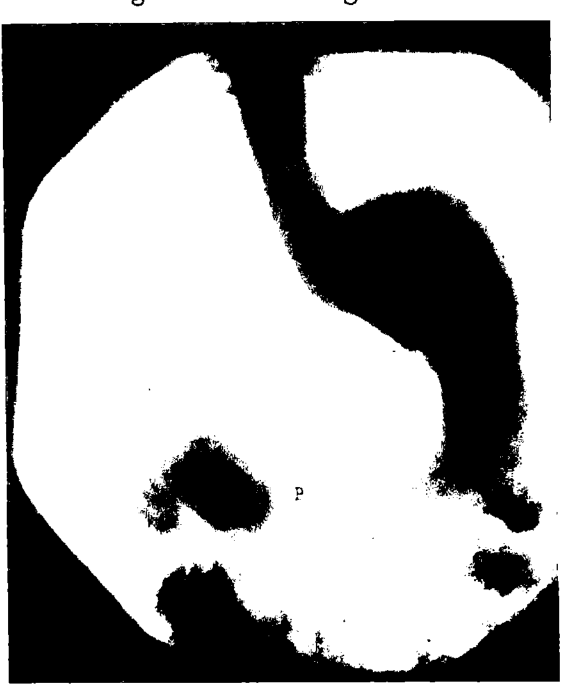

Abb. 323. Scirrhöser Magenkrebs. Magen (M) im ganzen eingeengt. Rückstauung im Oesophagus. O Oesophagus, P Pylorus, D Duodenum.

Kleinheit des Magens, in der ausgedehnten Dünndarmfüllung. Sie kam in der kurzen Zeit zwischen dem Beginn der Kontrastmahlzeit und der Aufnahme zustande. Das kleine, insuffiziente, geschrumpfte Organ entleerte sich also sehr rasch trotz fehlender Peristaltik. Die übertrieben rasche Austreibung findet ihren Ausdruck in Abb. 322, einer Aufnahme, die 5 Minuten nach der ersten vorgenommen wurde. Der größte Teil des Kontrastinhaltes hat bereits den Magen verlassen. Die *Diagnose:* Diffuser scirrhöser Magenkrebs war nach diesem Befunde feststehend; sie fand Bestätigung durch die Probelaparotomie. Die Magenwand war in ganzer Ausdehnung feinhöckerig infiltriert. Zahlreiche intraperitoneale Metastasen.

Wie ähnlich die Röntgenbefunde beim Magenscirrhus sind, zeigt uns eine weitere Beobachtung:

36jährige Kellnerin. Seit 15 Jahren magenleidend. Seit 1 Jahre erhebliche Steigerung der Schmerzen. Sie mußte alles erbrechen. Starke Gewichtsabnahme. Unbeweglicher, faustgroßer, derber Tumor in der Magengrube, Ascites.

Röntgenuntersuchung: Magen ist auffallend eingeengt. Sein Schatten verjüngt sich nach dem Pylorus zu, wobei die pyloralen Abschnitte kaum mehr sichtbar sind. Der Oesophagus ist gefüllt und mündet breit in die Pars cardiaca des Magens, mit diesem scheinbar ein einziges Gebilde darstellend. Die Konturen der kleinen und großen Kurvatur sind unregelmäßig, zum Teil scharf begrenzt. Die Hubhöhe des Magens ist fast verschwunden. Das Duodenum ist in seiner ganzen Ausdehnung prall mit Brei gefüllt (Abb. 323).

Bei der *Durchleuchtung* völlige peristaltische Ruhe am Magen.

Röntgendiagnose. Scirrhus totalis ventriculi, Rückstauung im Oesophagus infolge verminderter Magenkapazität.

Operation. Reichlich Ascites. Magenwand in großer Ausdehnung derb und höckerig infiltriert. Verwachsungen zwischen Magen und Gallenblase. Pylorus starr.

5. Pyloruscarcinom.

Die Lokalisation im aufsteigenden Magenschenkel ist bei weitem die häufigste. Sie beträgt etwa 60% sämtlicher Magencarcinome. In etwa 40% davon (v. MIKULICZ und KAUSCH) bildet die kleine Kurvatur nahe am Pylorus den Ausgangspunkt. v. HANSEMANN betont, daß Carcinome am Pylorus selbst recht selten seien.

Abgesehen von seiner Häufigkeit ist der Krebs der Pars pylorica praktisch auch deshalb wichtig, weil er, im Unterschied zu dem der Magenmitte und der Kardia, meist relativ frühzeitig erkannt, gewöhnlich noch gut operabel ist.

Wenn wir also mittels der Röntgenstrahlen einen derart lokalisierten Krebs diagnostizieren, so ist damit die strikte Indikation zur Operation gegeben. Ob wir dann nach Eröffnung des Bauches nicht Lymphdrüsen-, Leber- oder Peritonealmetastasen finden, welche ein radikales Vorgehen doch illusorisch machen, darüber läßt uns das Röntgenbild im Ungewissen. Die Laparotomie beginnt also stets als Probelaparotomie.

Klinisch ist die Diagnose meist leicht, da in etwa 90% der Fälle ein Tumor getastet werden kann. Doch ist nicht zu vergessen, daß diese Zahl auch vorgeschrittene Fälle umfaßt. Kleine Scirrhen des Pylorus, sowie Carcinome, die von der kleinen Kurvatur auf die hintere Wand sich ausbreiten, endlich solche, die sich unter dem rechten Leberlappen und dem Rippenbogen verbergen, können sich der Palpation entziehen, namentlich wenn letztere durch starke oder im Epigastrium gespannte Bauchdecken erschwert ist. Das Pyloruscarcinom ist *röntgenologisch* gekennzeichnet durch eine Schattenaussparung, durch funktionelle Störungen und oft auch durch Gestaltsveränderungen des ganzen Organs.

Form und Größe des Defektes sind bestimmt durch Lokalisation und Ausdehnung der Infiltration. Kleinere Tumoren führen oft zu kaum nennenswerten Veränderungen und werden deshalb nur bei sorgfältigster Untersuchung und Anwendung geeigneter Technik erkannt, allerdings hier oft auch erst dann, wenn bereits durch Palpation ein kleiner, immerhin aber deutlich fühlbarer Tumor nachweisbar ist.

Die Schattenaussparung beschränkt sich in solchen Fällen in der Regel auf kleine Strecken, ist flacher Natur und weist verschwommene Grenzen auf. Man ist hier und da erstaunt, Pyloruscarcinome zu finden, die bereits zu hochgradiger Stauungsdilatation Anlaß gaben und dabei auf dem Röntgenbilde nur geringfügige und schwer darzustellende lokale Veränderungen hervorrufen. Besonders beim primären scirrhösen Krebs des Pförtners ist das keine Seltenheit.

Folgende Beobachtung stellt ein in dieser Hinsicht lehrreiches Beispiel dar.

52jährige Taglöhnerin, welche seit 1 Jahre magenleidend ist. Saures Aufstoßen. Magenschmerzen immer nach dem Essen. Appetitlosigkeit, Gewichtsabnahme. Fast täglich 1—2 mal Erbrechen.

In der Nabelgegend fühlt man einen kleinapfelgroßen, höckerigen Tumor, der sich mit der Atmung verschiebt. Gesamtacidität 46, freie Salzsäure fehlt.

Durchleuchtung im Stehen zeigt einen halbmondförmigen Magenschatten, der ziemlich weit in das Becken reicht. Obere Begrenzungslinie unscharf, wagerecht und von geringer Schattendichte. Der Magen liegt median. Pylorus und oberer Abschnitt sind nicht sichtbar.

Untersuchung im Liegen (Abb. 324) läßt einen in seinen Breiten- und Längendimensionen vergrößerten Magen erkennen, dessen oberer Abschnitt fleckig gefüllt ist und dessen kleine Kurvatur und Pars pylorica infolge Vermischung des Kontrastbreies mit den Sekretmassen unscharf gezeichnet sind. Die Erkennung der Natur der Pyloruserkrankung ist zunächst nicht möglich.

Erst die Untersuchung in halbrechter Seitenlage mit Kompression (Abb. 325) gibt uns Aufklärung über die eigentliche Veränderung des Pylorus. Die distalen Abschnitte des Magens sind prall gefüllt. Der Magenausgang weist eine leichte

Abb. 324.   Abb. 325.

Abb. 324. Pylorusstenose mit starker Ektasie des Magens. Stauungsdilatation. Aufnahme in Bauchlage. (Seitenverkehrt.)

Abb. 325. Derselbe Patient. Aufnahme in halbrechter Seitenlage mit dorsaler Kompression. Pyloraler Abschnitt des Magens prall gefüllt. Pylorus und Duodenum dargestellt. Am Pylorus und an der kleinen Kurvatur dicht am Pylorus unregelmäßige und unscharfe Konturen (Pfeile).

Einbuchtung mit unregelmäßigen und unscharfen Begrenzungslinien auf. Der Pylorus selbst ist unscharf, geschlängelt und teilweise stenosiert.

Röntgenuntersuchung nach 6 Stunden zeigt den Magen noch fast vollkommen gefüllt; an Hand dieses Befundes kann kein Zweifel über die organische Natur der Erkrankung bestehen.

Röntgendiagnose. Pylorusstenose infolge Carcinom der Pars pylorica des Magens mit sekundärer hochgradiger Ektasie und Stauungsdilatation.

Die *Operation* ergab Dilatation und am Pylorus einen kleinapfelgroßen, derben, leicht höckerigen Tumor, der noch beweglich ist. Im Netz und an der kleinen Kurvatur zahlreiche bis bohnengroße Drüsenmetastasen. Deshalb keine Resektion, sondern Gastroenterostomie.

Ein weiteres Beispiel mit fast dem gleichen Befund stellt Abb. 326 dar. Es handelt sich ebenfalls um eine maligne Pylorusstenose mit Stauungsdilatation. Die nicht besonders ausgeprägten Konturveränderungen kommen auch hier erst nach praller Füllung der Pars pylorica durch Anwendung der halbrechten Seitenlage mit Kompression zur Darstellung.

So schwer der Nachweis des Defektes und die Deutung des Befundes bei kleinen Infiltrationen ist, um so leichter gestalten sich die Verhältnisse bei größeren Geschwülsten, besonders wenn sie sich zirkulär über die Pars pylorica ausbreiten. Sie führen zu deutlichen, für die Diagnosenstellung unverkennbaren Aussparungen des distalen Magenabschnittes, dessen Form in bezeichnender Weise verändert wird.

Durch den Ausfall eines Teiles seines Lumens verschmälert sich zunächst sein Schatten, er stellt sich als ein mehr oder weniger schmales und langes Band dar mit unregelmäßig begrenzten oder verschwommenen Konturen (Abb. 327—328).

Solche für die Breipassage schon schwer durchgängige Kanäle werden bei Weiterwachsen der Geschwulst immer mehr eingeengt, wodurch auch der Schatten immer schmäler, teilweise eingeschnürt und unterbrochen erscheint (Abb. 329) bis schließlich bei völliger Verlegung eine Kontrastlücke entsteht. Die distale Begrenzung des jetzt vorhandenen Magenstumpfes ist ungleichmäßig; sie kann ausgebuchtet sein, so daß dieser Teil Klauenform annimmt (Abb. 330 und 331) oder einen mehr gradlinigen Schattenabbruch aufweisen (Abb. 332—334).

Diese eben besprochenen Veränderungen lassen in der Regel keinen Zweifel über die Natur der Erkrankung; in solchen Stadien ist meist auch der klinische Befund eindeutig. Es können höchstens differentialdiagnostische Schwierigkeiten mit einem extraventrikulären Tumor, der durch Druck einen ähnlichen Schattendefekt erzeugt, entstehen. Hier werden aber Palpation vor dem Schirm (Trennung von Magen- und Tumorschatten) und insbesondere Untersuchung in verschiedenen Körperstellungen (der Defekt folgt dem verlagerten Organ nicht) die Verhältnisse klären. In den Fällen jedoch, in denen auch die extraventrikuläre Geschwulst auf den Magen übergegriffen hat, ist eine Unterscheidung kaum mehr möglich.

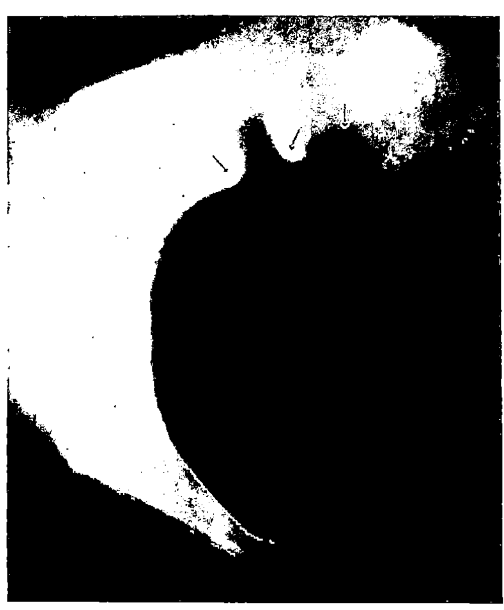

Abb. 326.
Maligne Pylorusstenose mit Stauungsdilatation.
Carcinomzapfen (Pfeile).

Schattendefekte im Bereich der Pars pylorica können auch infolge Druck der Wirbelsäule, besonders bei Aufnahmen im Liegen, entstehen. Untersuchung in anderen Stellungen, in erster Linie im Stehen, ermöglicht richtige Deutung.

Schwieriger gestaltet sich die Entscheidung bei kleinen Kontrastaussparungen. Die Frage, ob sie durch eine Carcinominfiltration oder ein Geschwür oder eine Geschwürsnarbe bedingt sind, ist nicht immer ohne weiteres zu beantworten.

Wir wissen ja aus einem früheren Kapitel, daß Ulcera callosa, deren Nische nicht zur Darstellung gelangt, sich durch einen kleinen Defekt kennzeichnen. Dieser läßt sich oft schwer von einem solchen eines beginnenden medullären Carcinoms, das von der Pars pylorica ausgeht und erst sekundär auf den Pförtner übergreift, unterscheiden. Die pralle Füllung des Antrumteils mittels entsprechender Untersuchungstechnik (Effleurage, halbrechte Seitenlage mit Kompression) ermöglicht durch bessere Darstellung der Konturen in manchen Fällen die richtige Diagnose zu stellen. Die Aussparung des Carcinoms weist unregelmäßige Gestalt und verschwommene

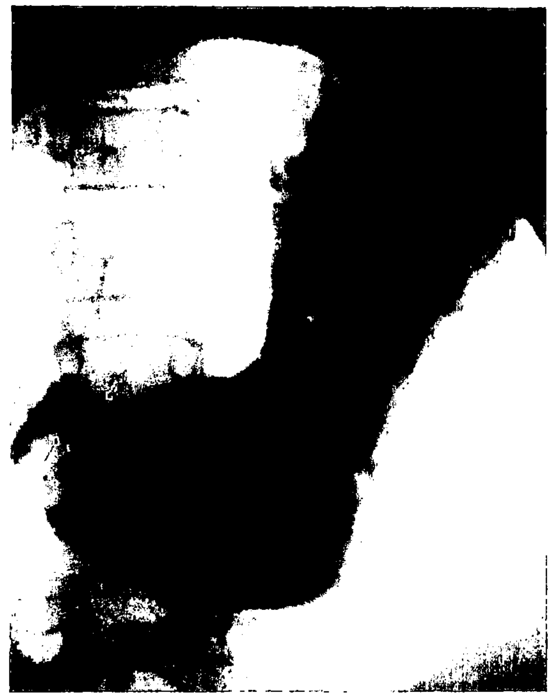

Abb. 327. Pyloruscarcinom auf beide Kurvaturen
übergreifend (Pfeile).

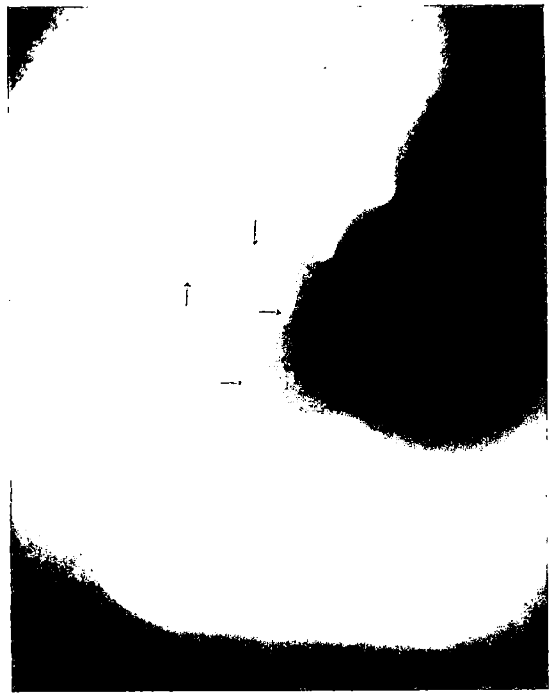

Abb. 328. Zirkulär infiltrierendes Carcinom der Pars
pylorica des Magens. Carcinomzapfen (Pfeile).

Abb. 329. Carcinom der Pars pylorica des Magens
(Pfeile). Stauungsdilatation.

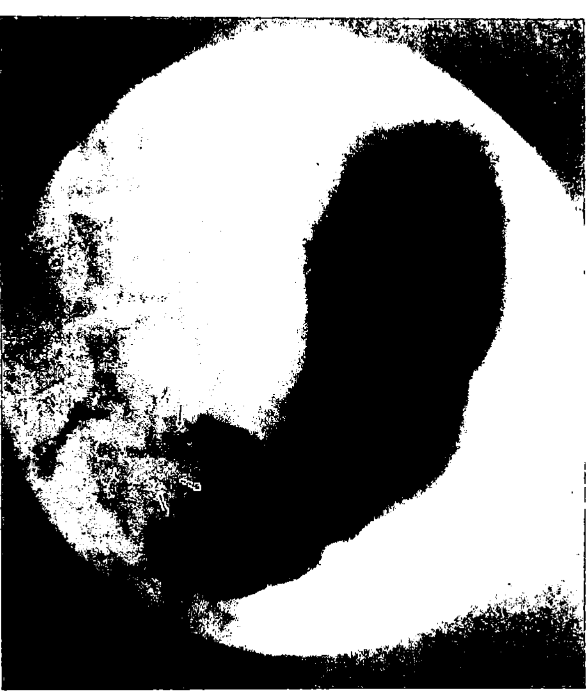

Abb. 330. Carcinom der Pars pylorica des Magens.
Klauenförmiger Schattendefekt.

Abb. 331. Carcinom der Pars pylorica des Magens.
Klauenförmiger Schattendefekt.

Abb. 332. Carcinom der Pars pylorica mit völligem
Schattenausfall des distalen Magenabschnittes.

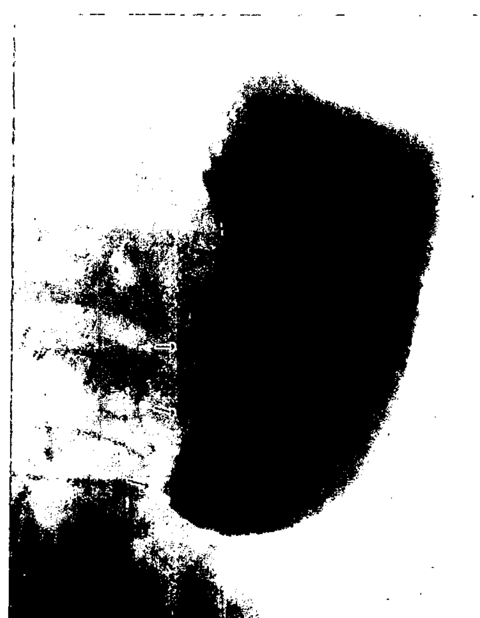

Abb. 333. Carcinom der Pars pylorica mit
völligem Schattenausfall des befallenen
Magenabschnittes (Pfeile). Aufnahme im Stehen.

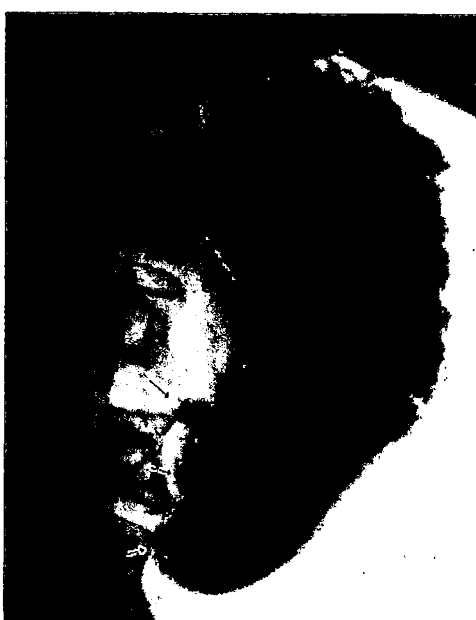

Abb. 334. Derselbe. Patient.
Aufnahme im Liegen.

Begrenzung auf, während die eines Ulcus stets eine gleichmäßig abgerundete, in der Einzahl vorhandene Einbuchtung mit schärferer Absetzung darstellt.

Nicht leichter ist auch die Differentialdiagnose zwischen primärem, am Pförtner sitzendem Scirrhus mit erheblicher Einengung und einer Narbenstenose bei Ulcus. Auch der *Scirrhus* bleibt oft sehr klein, so daß er nicht palpiert werden kann. Klinisch und röntgenologisch steht dann das beim Ulcus besprochene *Bild der Stauungsdilatation des Magens ganz im Vordergrunde*, und der diagnostische Entscheid, ob es sich um Ulcus- oder Carcinomstenose handelt, ist ohne weiteres nicht sicher zu stellen.

Klinisch werden die Verhältnisse oft erst klar, wenn die Rectaluntersuchung im Douglas oder ein Ascites allgemeine Peritonealmetastasen verraten. Röntgenologisch vermag man bei richtiger Untersuchungstechnik schon früher Unschärfe und Unregelmäßigkeit der Magenkontur gegen den Pylorus zu erkennen und damit die Diagnose Carcinom auszusprechen.

Es ist leicht begreiflich, daß Krebse mit dieser Lokalisation mit der Zeit zu Störung der Funktion führen müssen. Durch immer mehr zunehmende Einengung des Magenausganges, die schließlich in Stenose übergeht, kommt es zur Stauungsdilatation.'

Diese macht sich im Anfang bisweilen durch abnorm *lebhafte und vertiefte Peristaltik* geltend. Doch ist dieses Symptom bei maligner Grundlage im allgemeinen viel weniger häufig und ausgesprochen, als bei benigner. Nach JONAS ist die *Antiperistaltik* bei beginnender Verlegung des Pförtners das Äquivalent der klinisch noch nicht sichtbaren Magensteifung. Sie darf aber nicht als für Pylorusstenose pathognomonisch betrachtet werden (HOLZKNECHT und ROBINSON, HAUDEK).

Welchen Einfluß übt ein solches *stenosierendes Pyloruscarcinom* auf die *Magenform* aus? Während sich die Stenose beim Ulcus, sobald sie einen gewissen Grad erreicht hat, in der früher beschriebenen Stauungsdilatation mit Erschlaffung der Wand äußert, sehen wir selbst bei hochgradigen malignen Verschlüssen die Kontraktionskraft des Magens (Peristole) oft noch völlig erhalten. Der Magen zieht sich in allen Füllungsgraden um seinen Inhalt zusammen und kann dabei, abgesehen von einem allfälligen Defekt, seine normale Form bewahren. Die *Dilatation* ist trotz vorhandener Stauungsinsuffizienz nur eine *temporäre* und verschwindet, sobald der Magen sich entleert hat. Eine hochgradige Retention bei benigner Pylorusstenose führt in der Regel zu dauernder Gastrektasie und äußert sich im Röntgenbild durch den bekannten halbmondförmigen Restschatten. Das Carcinom aber läßt dem Magen infolge seines raschen Wachstums und seiner Auswirkung auf den Gesamtorganismus in der Regel nicht genügend Zeit zur Entwicklung einer dauernden starken Erweiterung.

Wenn ein stenosierender Krebs des Pförtners noch nicht in größerer Ausdehnung auf die kleine Kurvatur übergegriffen hat und mit seiner Umgebung noch nicht verwachsen ist, wenn er also noch in einem *relativen Frühstadium* sich befindet, so kommt die Dehnung infolge der Retention in zweierlei Formveränderung zum Ausdruck: 1. der Magen streckt sich, d. h. die Pars ascendens wird zu einer Pars horizontalis; 2. er dehnt sich in vorwiegend querer Richtung (Abb. 335 und 336).

Bei erheblicher *Verengerung und Schrumpfung der Pars pylorica* kommen Formen zustande, wo der orale Abschnitt bzw. die Pars descendens ventriculi nach allen Richtungen ausgeweitet ist und in die infiltrierte Pars ascendens übergeht. Im Gegensatz hierzu sehen wir bei benigner Stenose, die zu hochgradiger *Dilatation* geführt hat, das bekannte Bild des sackförmigen atonischen Magens, bei dessen allmählicher Entleerung sich der Rückstand in den tiefsten, am meisten gedehnten Partien wie in einem schlaffen Sacke ansammelt. Es kommt dann zur Ausbildung des ungefähr symmetrischen, breit von links nach rechts ziehenden Schattenhalbmondes.

In vorgerückteren Stadien der Erkrankung findet sich außer den eben besprochenen Veränderungen eine erhebliche Verzögerung der Entleerung. Bezüglich der Motilitätsprüfung sei bemerkt, daß ein größerer Rest von 6 Stunden (mehr als die Hälfte), ein kleinerer von 24 Stunden das Vorhandensein einer organischen Enge beweisen. Die Retention kleiner Kontrastdepots in ulcerierten Geschwülsten sowie divertikelartigen Ausbuchtungen der Wand bildet eine Ausnahme zu dieser Regel, ist aber im Röntgenbild kaum zu verkennen.

Nachdem wir die Symptomatologie der carcinomatösen Pylorusstenose mit und ohne Stauungsdilatation besprochen haben, ist die praktisch wichtige Frage nach den *therapeutischen Indikationen* zu erörtern. Wie schon BRAUN betonte, darf der Verschluß des Magenausgangs im allgemeinen als ein für Resektionsmöglichkeit

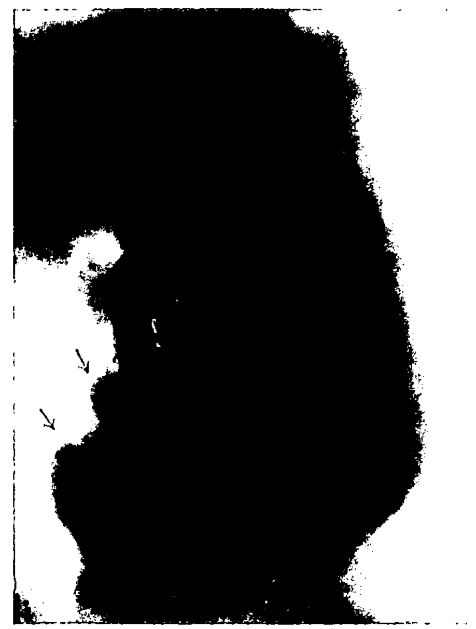

Abb. 335. Stenosierendes, bewegliches, kleines Carcinom des Pylorus und der Pars pylorica mit vorwiegender Beteiligung der kleinen Kurvatur (Pfeile). — Gastroenterostomie. Resektion wegen Metastasen ausgeschlossen.

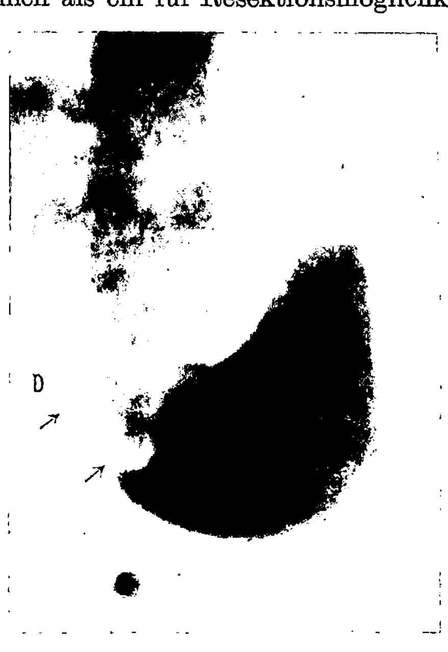

Abb. 336. Derselbe Fall. Aufnahme nach zwei Stunden. Pfeile = Carcinom der Pars pylorica. Carcinomzapfen". D Duodenum.

sprechendes Zeichen gelten. Beträchtliche *Größe des Tumors* spricht nicht unbedingt dagegen. Gerade in dieser Gegend sieht man bisweilen Carcinome bis zu Mandarinengröße, die ziemlich scharf abgegrenzt und gut beweglich sind. Noch viel weniger als die Größe bildet *lange Krankheitsdauer* ein stichhaltiges Argument gegen Operabilität. Im Gegenteil: Langsames Wachstum des Carcinoms ist ein Zeichen verhältnismäßiger Gutartigkeit. Daher kann auch das Bestehen einer *Dilatation als ein für den chirurgischen Eingriff günstiges Zeichen* angesehen werden; denn wir haben gesehen, daß eine anatomisch fixierte Gastrektasie sich bei ungewöhnlich langsam wachsendem Tumor, besonders dem Scirrhus des Magenausgangs, ausbildet.

So wenig man aus dem Auftreten von Stenosenerscheinungen bei Magencarcinom für die Aussichten der Behandlung ungünstige Schlüsse ziehen darf, so wenig berechtigt selbstverständlich ihr Fehlen zu einer optimistischen Auffassung des Krankheitsbildes. Gerade die rasch zerfallenden bösartigen Formen verlaufen oft bis zum Tode ohne Stenoseerscheinungen.

H. Gutartige Tumoren des Magens.

Die gutartigen Geschwülste des Magens treten an Häufigkeit gegenüber den malignen stark zurück. Die meist beobachteten sind Myome. Diese entwickeln sich aus der Längs- oder Ringmuskulatur, nie aus der Muscularis mucosae. Je nach der Tendenz ihres Wachstums unterscheidet man innere und äußere. Besondere Größe erreichen nur die letzteren. Es sind Gewichtszahlen bis zu 7000 Gramm mitgeteilt worden. Das Größenwachstum der inneren Myome ist naturgemäß ein beschränktes. Was die Lokalisation anbelangt, so sind alle Magenabschnitte ungefähr gleichmäßig betroffen. Wenn die Tumoren eine bestimmte Größe erreicht haben, so sind sekundäre Veränderungen infolge der mangelnden Gefäßversorgung eine häufige Folge. Man findet zentrale Nekrosen und andere regressive Veränderungen wie Verkalkung, Cystenbildung, hyaline Entartung, Knochenbildung.

Abb. 337. Gestieltes Fibromyom der großen Kurvatur des Magens. Aufnahme im Stehen.

Abb. 338. Dieselbe Patientin. Aufnahme im Liegen.

Die klinischen Symptome sind durch Sitz, Größe und Ausdehnung bedingt. Was die Anamnese der Kranken anbelangt, so werden meist jahrelang Beschwerden geklagt, die von schmerzfreien Intervallen unterbrochen sind. Aus völligem Wohlbefinden heraus erkranken die Patienten plötzlich mit Einsetzen schwerer Krankheitserscheinungen, meist unter den Zeichen eines Ileus. Er ist häufig dadurch bedingt, daß die mit dem Myom behaftete Wand sich seitlich einstülpt. Manchmal treten auch zentrale Invaginationen auf, indem sich das ganze Rohr mit dem Tumor als Intussusceptum im aboral gelegenen Teil befindet. Auch andere Folgezustände, wie Ektasie, Zerrungen, Verwachsungen und Verdrehungen des Magens können durch übergroße Myome oder durch sekundäre entzündliche Veränderungen in der Nachbarschaft hervorgerufen werden.

Die Röntgenuntersuchung bietet keine für gutartige Magentumoren charakteristischen Merkmale. Die erhobenen Befunde wechseln und sind in weitem Maße abhängig von der Entwicklung der Geschwulst in oder außerhalb des Organs und nicht zuletzt von ihrer Größe und örtlichen Beziehung zu dem einen oder anderen Magenabschnitt. Es läßt sich daher kaum eine röntgenologische Symptomatologie aufstellen. Wir wollen uns deswegen darauf beschränken, hier einige persönliche Beobachtungen mitzuteilen.

45jährige Patientin, welche früher nie ernstlich krank war. Seit 2 Jahren klagt sie über zunehmende Magenbeschwerden. Dauernder Druck und brennendes Gefühl

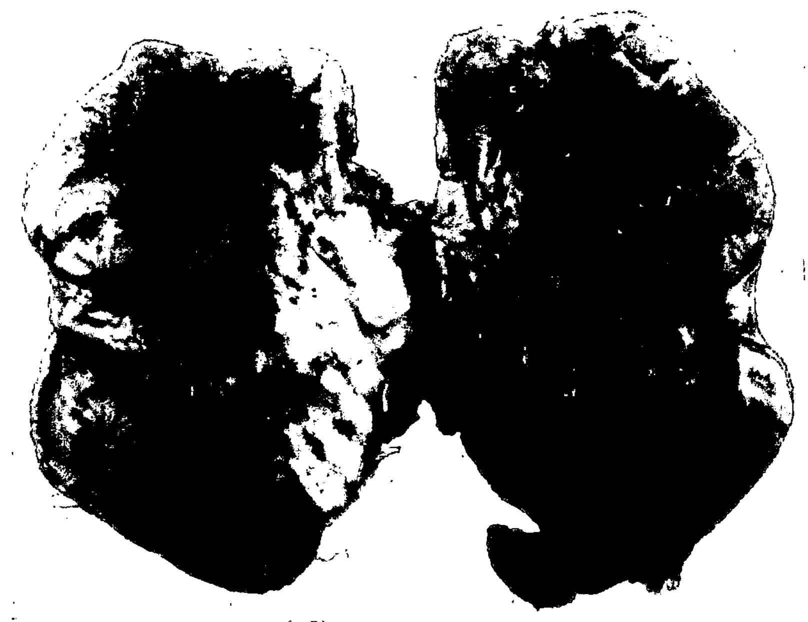

Abb. 339. Aufgeschnittenes Operationspräparat. Faustgroßes Myom mit zentraler Nekrose.

im Epigastrium. Die Schmerzen waren von der Nahrung nicht abhängig, doch auffallenderweise von der Körperlage. Beim Liegen waren sie am stärksten, beim

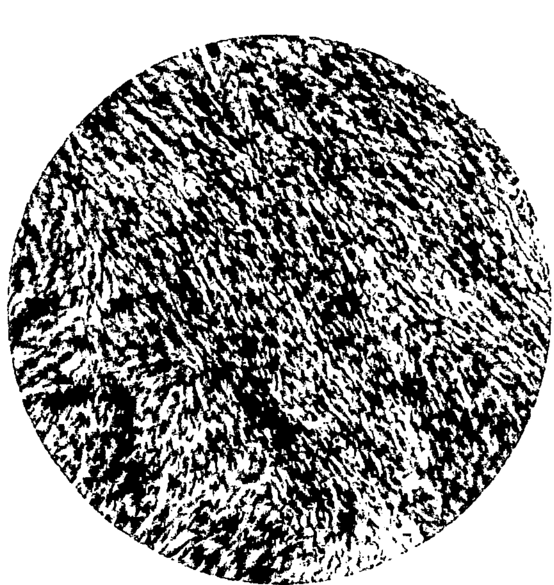

Abb. 340. Mikroskopisches Präparat des Tumors.

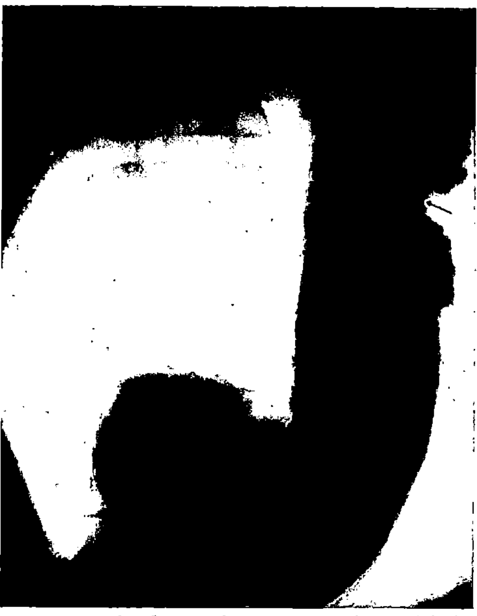

Abb. 341. Dieselbe Patientin. Aufnahme ½ Jahr nach Entfernung des Tumors. Spastisch-narbige Einziehung der großen Kurvatur (Pfeile).

Stehen oder Gehen bedeutend geringer. In der letzten Zeit mußte die Kranke einige Male Blut erbrechen, an manchen Tagen sogar 7—8mal. Selbst die leichtesten

Speisen wie Wasser und Milch konnte sie nicht behalten. 30 Pfund Gewichtsabnahme in den letzten 2 Monaten.

Die klinische Untersuchung ergab sehr starke Druckempfindlichkeit des ganzen Epigastriums, besonders am linken Rippenbogen und links vom Nabel. Bei der Betastung fühlte man einen mannsfaustgroßen, derben, harten Tumor, der sich mit der Atmung verschob. Normale Säurewerte.

Das *Röntgenbild* im Stehen zeigt einen länglich gestalteten, median gelagerten, etwas ptotischen und ektatischen Magen, dessen oberer Abschnitt infolge eines Füllungsdefektes nicht sichtbar ist. Man erkennt nur seine untere Hälfte. Sowohl kleine wie große Kurvatur zeigen in diesem Bereich normale Begrenzungslinien. Die obere Abschlußlinie des Schattens verläuft schräg von innen oben nach unten außen und ist etwas unregelmäßig (Abb. 337).

Abb. 338 ist eine Aufnahme im Liegen. Der Magen ist fast in seiner ganzen Länge mit Brei gefüllt. Man sieht im oberen Abschnitt an der großen Kurvatur einen ziemlich ausgedehnten, bogenförmigen Schattendefekt, dessen Begrenzungen etwas unscharf aber doch regelmäßig sind.

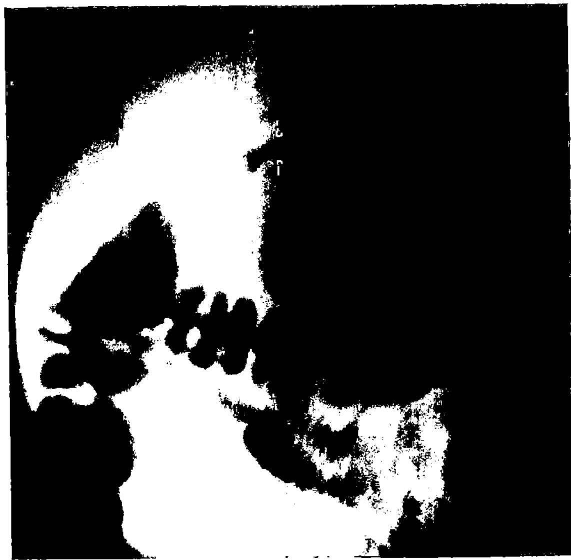

Abb. 342. Myom des Pförtners (Pyloruszapfen: Pfeile). Sekundäre Ektasie des Magens.

Das Organ selbst ist median gelagert und erscheint wie von außen nach innen abgedrängt. Besonders deutlich tritt dies im oberen Abschnitt hervor.

An Hand des Palpationsbefundes und der Aufnahme mußte man annehmen, daß es sich um einen raumbeengenden Prozeß im linken Oberbauch handelte, also um einen Tumor, der von außen her den Magen nach der Mitte zu abdrängte. Die geringe Unschärfe der Konturlinien und besonders die Konstanz des Schattendefektes bei der Untersuchung im Stehen und Liegen legte nahe, daß der Tumor in irgendwelchen Beziehungen zum Magen stand.

Die *Diagnose* lautete also auf einen Tumor, der Beziehungen zur großen Kurvatur des Magens hatte.

Bei der *Operation* fand sich ein mannsfaustgroßes, extraventrikulär gelegenes Myom des Magens, das mit einem ganz dünnen Stiel der großen Kurvatur aufsaß. Entfernung durch lokale Excision. Abb. 339 und 340 sind das Operations- bzw. histologische Präparat.

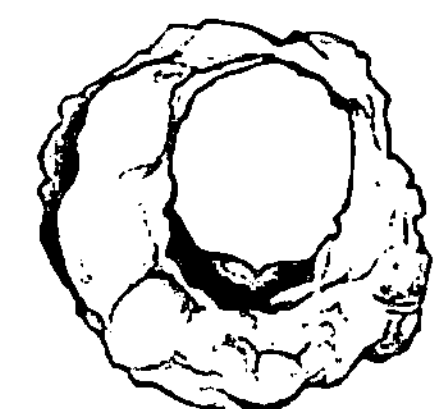

Abb. 343. Operationspräparat des obigen Falles.

Im Anschluß an die Operation erholte sich die Kranke sehr gut, sie hatte keinerlei Beschwerden mehr und nahm beträchtlich an Gewicht zu.

Eine Röntgennachuntersuchung nach $^1/_2$ Jahr zeigt einen länglich gestalteten und gut gefüllten Magen. Die kleine Kurvatur hat regelmäßige Konturen. An der großen befindet sich an der Stelle der Excision eine schmale aber tiefe Einziehung, deren Grenzen zum Teil unregelmäßig und wie gesägt erscheinen. Es handelt sich um einen Spasmus auf narbiger Grundlage an der Operationsstelle (Abb. 341).

Ein anderes Myom, das am Pylorus saß, bot klinisch und röntgenologisch das Krankheitsbild einer gutartigen Stenose.

Röntgenuntersuchung im Stehen (Durchleuchtung) ergab einen atonisch-ektatischen Magen (halbmondförmiger Schatten mit unscharfer oberer Begrenzungslinie). Die Untersuchung in halbrechter Seitenlage zeigt einen ausgesprochen länglich gestalteten und gekrümmten Pyloruszapfen, wie man ihn häufig bei stenosierendem Ulcus duodeni vorfindet (Abb. 342). Mäßiger Sechsstundenrest.

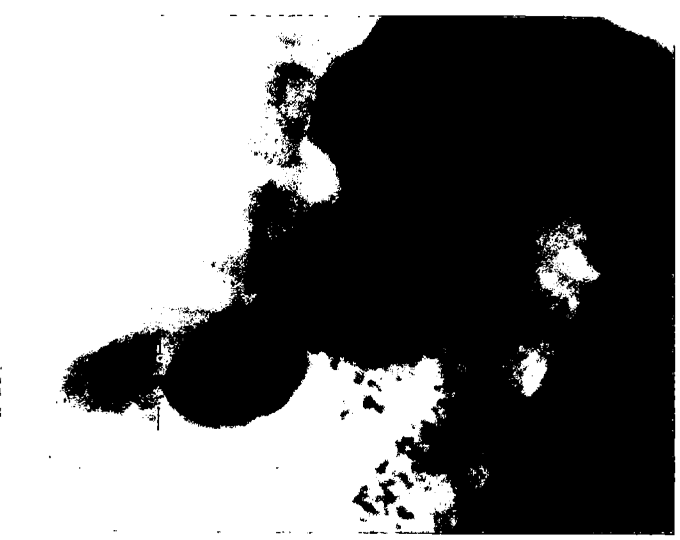

Abb. 344. Gestielter Polyp am Antrumteil des Magens. Aufnahme in Bauchlage.

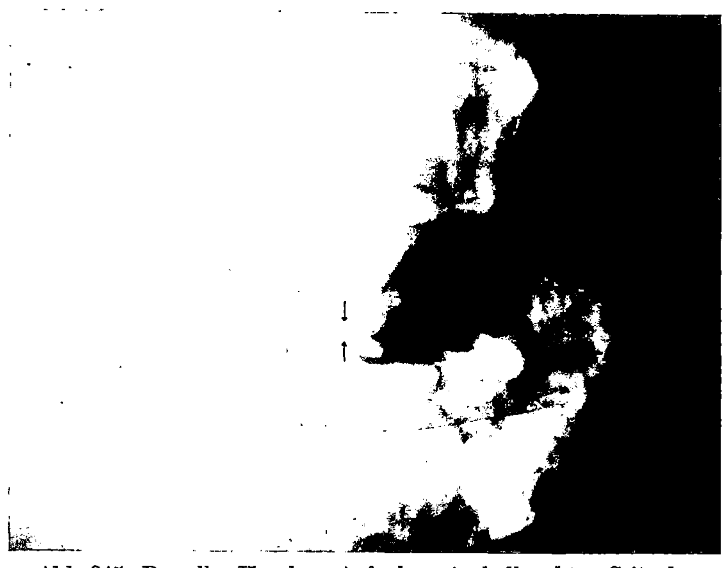

Abb. 345. Derselbe Kranke. Aufnahme in halbrechter Seitenlage.

Die kleine Geschwulst hatte sich also durch die Zeichen eines stenosierenden Prozesses am Magenausgang und Stauungsdilatation geäußert. Es war jedoch nicht möglich, an Hand des klinischen und röntgenologischen Befundes die Natur des Hindernisses festzustellen.

Abb. 343 ist das Operationspräparat.

In den beiden besprochenen Fällen bestand weder klinisch noch röntgenologisch ein Zweifel über die Gutartigkeit der Erkrankung. Keineswegs selten aber erzeugen benigne Tumoren unter Umständen Röntgenbilder, die mit denen eines Carcinoms weitgehende Ähnlichkeit aufweisen können. Die klinische Untersuchung allein ermöglicht dann die Bösartigkeit der Erkrankung auszuschließen.

49jähriger Bauarbeiter. Seit 10 Jahren unbestimmte Magenbeschwerden. Jeweils $1/4$ Stunde nach dem Essen treten Schmerzen auf. Nie Erbrechen, hier und da Nüchtern- und Nachtschmerz. Schon nach kleinen Diätfehlern Verschlimmerung. Druckschmerzhaftigkeit im Epigastrium. Keine Resistenz, kein Tumor. Gesamtacidität 53. HCl-Defizit 20. Blut im Stuhl +.

Röntgenuntersuchung (Abb. 344). Quergelagerter Magen, der an verschiedenen Stellen eingeschnürt und dadurch in mehrere Abschnitte geteilt ist. In den beiden oberen Dritteln zeigt die kleine und große Kurvatur regelmäßige Gestalt. Am Übergang des Magenkörpers in das Antrum eine ausgesprochene ringförmige Einschnürung; unterhalb davon ist über der Wirbelsäule der Schatten quer unterbrochen. Unregelmäßige Konturen an der Aussparungsstelle. Pylorus und Duodenum wenig gefüllt. Die eben beschriebene Schattenaussparung könnte ohne weiteres zur Annahme eines Carcinoms führen. Denn eine Aufnahme in halbrechter Seitenlage (Abb. 345), bei der die Pars pylorica rechts vom Magen zu liegen kommt, ergibt die gleichen Verhältnisse wie Abb. 344. Gegen eine Bösartigkeit der Erkrankung spricht jedoch mit ziemlicher Sicherheit der klinische Befund in Verbindung mit der Anamnese.

Bei der *Operation* fand sich ein haselnußgroßer gestielter Polyp in der Pylorusgegend. Magen sonst normal. Excision des Tumors; Gastroenterostomia retrocolica. Geheilt entlassen.

Wie ist nun diese eigentümliche Veränderung des Röntgenbildes zu erklären? Der kleine Tumor konnte auf keinen Fall den verhältnismäßig großen Schattendefekt hervorrufen, weniger noch die zackige Konturierung und die röhrenförmige Konfiguration des pyloralen Abschnittes des Magens. Anderweitige organische Veränderungen fanden sich bei der Operation nicht. Die einzige Erklärung bleibt demnach die Annahme, daß es sich um einen durch den Polyp ausgelösten regionären Gastrospasmus handelte.

J. Differentialdiagnose zwischen Ulcus und Carcinoma ventriculi.

Die großen Fortschritte in der Diagnostik der Magenkrankheiten, welche uns in den letzten Jahren die Röntgenstrahlen gebracht haben, betreffen mit in erster Linie die Differentialdiagnose zwischen Ulcus und Carcinom.

In Anbetracht der oft auftretenden Schwierigkeit, sowohl klinisch wie röntgenologisch die Entscheidung zwischen benigner und maligner Pylorusstenose zu treffen und mit Rücksicht auf die praktische Wichtigkeit dieser Frage wollen wir der Besprechung ihrer röntgenologischen Unterscheidungsmerkmale einen besonderen Platz einräumen.

Man kann sie in solche morphologischer und funktioneller Natur einteilen.

a) Morphologische Unterscheidungsmerkmale.

Die Formveränderung des Magens durch Geschwür und Krebs und die entsprechenden Röntgenbefunde lehnen sich aufs innigste an die pathologisch-anatomische Natur dieser Krankheiten an. Der *Krebs* bewirkt als Neubildung eine seiner Ausbreitung entsprechende Einschränkung des Magenlumens. Im Röntgenbild kommt diese als *Schattendefekt* zum Ausdruck. Dagegen stellt das *Geschwür* eine Ausbuchtung und damit ein Plus des Schattens dar (Nische).

Carcinomatöser Defekt und Ulcusnische unterscheiden sich qualitativ und quantitativ scharf voneinander. Ersterer ist unregelmäßig, zum Teil unscharf begrenzt und je nach Größe und Lokalisation des Tumors von wechselnder Ausdehnung. Letztere bildet einen scharf umschriebenen, divertikelartigen Schattenvorsprung, der selten über Haselnußgröße erreicht und mit ziemlicher Regelmäßigkeit an oder in unmittelbarer Nähe der kleinen Kurvatur der Pars media sitzt.

Allerdings kommt es beim Krebs, namentlich wenn er Neigung zu raschem Zerfall besitzt, sekundär auch zur Bildung von Ulcerationshöhlen. Allein die Proliferation mit ihrer Aussparung überwiegt doch stets den Zerfall, so daß gewöhnlich röntgenologisch die Diagnose nicht schwer ist. Ferner hat die Form der Höhle für beide Fälle ihre Charakteristica. Das Carcinomgeschwür ist muldenförmig, flach, unregelmäßig und besitzt wallartige Ränder. Das Ulcus callosum und penetrans dagegen ist gewöhnlich rundlich, mit scharfem Rande und dehnt sich vorwiegend in die Tiefe aus. Das penetrierende Geschwür zeigt oft einen Hals. Dementsprechend

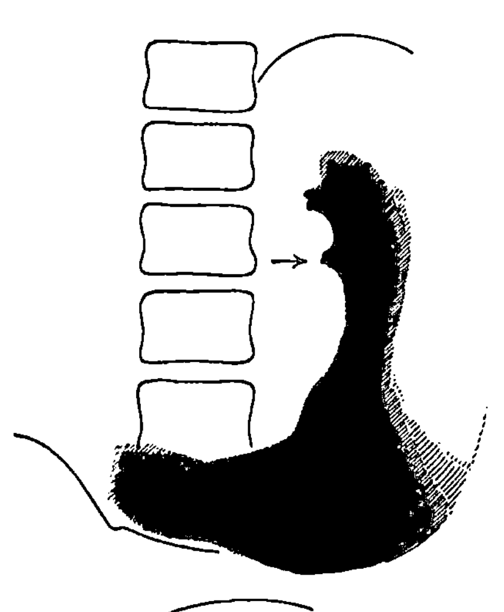

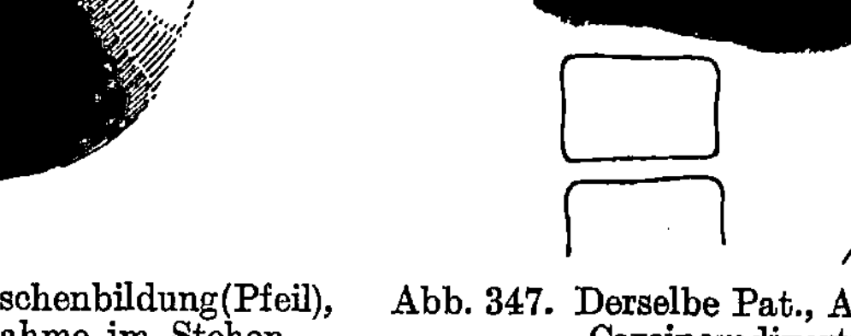

Abb. 346. Kardiacarcinom mit Nischenbildung (Pfeil), ähnlich wie bei Ulcus. Aufnahme im Stehen.

Abb. 347. Derselbe Pat., Aufnahme in Bauchlage. Carcinomdivertikel (Pfeil).

sieht man häufig bei der Untersuchung im Stehen an seinem oberen Pol eine Luftblase. Dieser Befund kann als für Geschwür beweisend gelten.

Die angeführten charakteristischen Formunterschiede sind jedoch kein absolut zuverlässiges Erkennungsmerkmal. Wir sahen schon wiederholt *Ulcusnischen, welche die größte Ähnlichkeit hatten mit den gelegentlich bei Carcinom beobachteten.* Meist sind aber die Konturen beim letzteren höckerig und unscharf; auch in der unmittelbaren Nachbarschaft pflegen die typischen Merkmale eines Carcinoms (Aussparungen und Schattendefekte) nicht zu fehlen. Diese Unterscheidungsmerkmale sind indessen nicht immer deutlich genug ausgesprochen.

Abb. 346 und 347 z. B. stellen einen Magen dar, der im oberen Teil der kleinen Kurvatur eine kleine, divertikelartige, circumscripte Ausbuchtung zeigt. Lediglich gestützt auf dieses Bild hätte man die Diagnose Ulcus stellen können. Die klinischen Symptome sowie eine Aufnahme in TRENDELENBURGscher Schräglage sprachen für Carcinom. Die Diagnose wurde durch die Operation bestätigt.

Wir haben als nicht seltenes und besonders charakteristisches röntgenologisches Zeichen des chronischen Magengeschwürs den persistierenden Nischenfleck beschrieben, d. h. den Schatten, der nach Entleerung des Magens durch Gefülltbleiben der kleinen Höhle sichtbar bleibt, wie er in Abb. 348 dargestellt ist. Daß dieses Symptom gelegentlich auch bei Carcinom vorkommt, zeigt Abb. 349. Es wird in solchen Fällen durch ein in einer Bucht zurückbleibendes Kontrastdepot hervorgerufen.

Zu welch täuschender Ähnlichkeit mit einer Ulcusnische eine carcinomatöse Wandinfiltration führen kann, ist aus folgender Beobachtung ersichtlich:

69jährige Zugeherin, die seit $^3/_4$ Jahren magenkrank ist. Keine bestimmten Beschwerden, doch starke Gewichtsabnahme. In der Magengrube fühlt man einen umschriebenen höckerigen, harten, etwa hühnereigroßen Tumor, der sich bei der Atmung in geringem Maße verschiebt.

Röntgenuntersuchung (Abb. 350) ergibt einen etwas ptotischen und ektatischen Magen. An der kleinen Kurvatur eine flache, längliche Vorbuchtung, die breitbasig aufsitzt. Ihr gegenüber an der großen zwei Einziehungen. Im Bereiche der unteren Hälfte des Magens und des Pylorus ist die kleine Kurvatur unregelmäßig und unscharf begrenzt. Das Duodenum ist in die Länge ausgezogen, schmal und verläuft in einem nach oben konvexen Bogen, an dem es fixiert zu sein scheint. Man könnte auf den ersten Blick die Schattenvorbuchtung an der kleinen Kurvatur

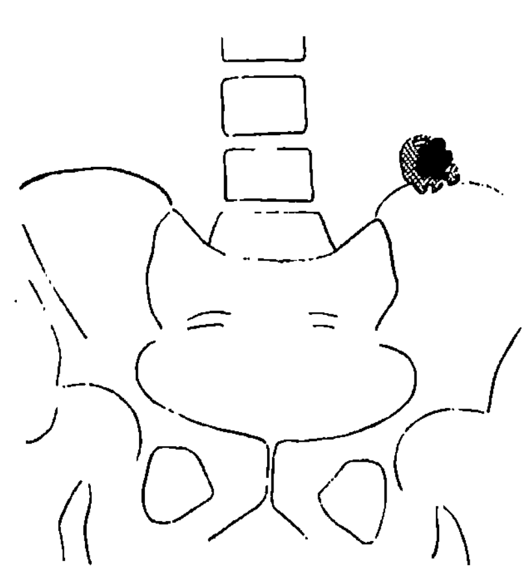
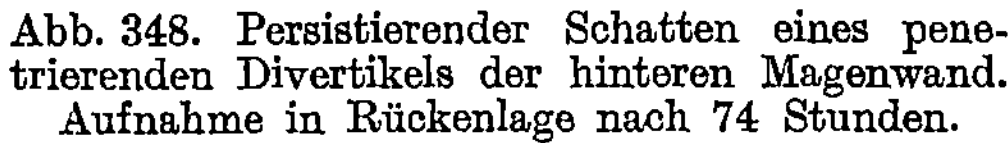

Abb. 348. Persistierender Schatten eines penetrierenden Divertikels der hinteren Magenwand. Aufnahme in Rückenlage nach 74 Stunden.

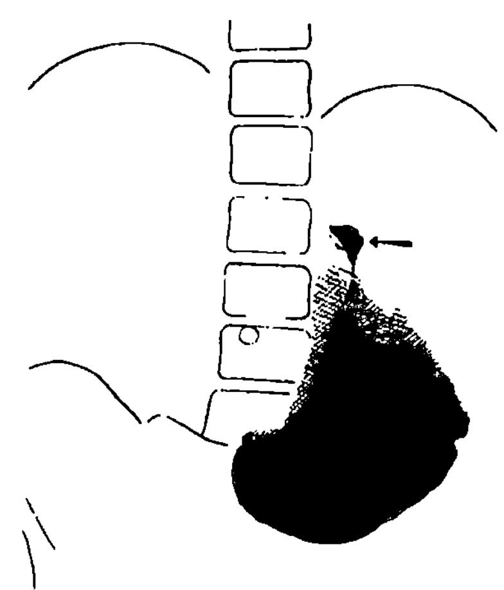

Abb. 349. Carcinoma ventriculi, ausgehend von der kleinen Kurvatur der Pars media. Aufnahme im Stehen. Persistierender Nischenschatten (Pfeil).

für ein breites Ulcus callosum ansprechen, um so mehr als gegenüber dieser Stelle Einziehungen vorhanden sind, die, wenn auch atypisch, so doch als Spasmen gedeutet werden könnten. Spräche der klinische Befund nicht so für Carcinom, so könnte die Diagnose Ulcus callosum aufkommen.

Bei der *Operation* fand sich ein den Magen fast zirkulär umgreifendes Carcinom im unteren Abschnitt, das sich auch auf den Pylorus ausgedehnt hatte. Drüsen an beiden Kurvaturen hart und derb infiltriert. Da Radikaloperation nicht möglich, Gastroenterostomie.

Wir haben früher schon erwähnt, daß Ulcera callosa des Antrumteiles sich selten durch eine Nische äußern, sondern vielmehr einen begrenzten Schattendefekt hervorrufen. In solchen Fällen kann, wenn dabei gleichzeitig ein fühlbarer Tumor vorhanden ist, die Unterscheidung zwischen Geschwür und Krebs schwer werden. Ein einschlägiges Beispiel bildet Abb. 351, eine 55jährige Frau betreffend, bei der im Epigastrium ein kleiner, beweglicher Tumor gefühlt wurde.

Operationsbefund. An der kleinen Kurvatur besteht eine $2^1/_2$—3 cm im Durchmesser haltende derbe Infiltration der Wand, in deren Mitte eine die Kleinfingerkuppe aufnehmende, scharf umschriebene *Delle* zu fühlen ist. Das Infiltrat reicht genau bis an den Pylorus und ist vom Pankreas durch lockeres Bindegewebe getrennt. Resektion. Pathologisch-anatomisch: Ulcus callosum. Abb. 352, Präparat. Der Geschwürscharakter kommt deutlich zum Ausdruck.

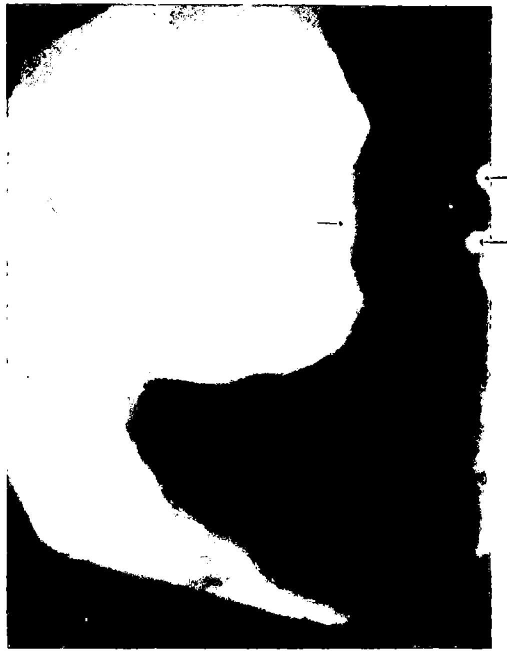
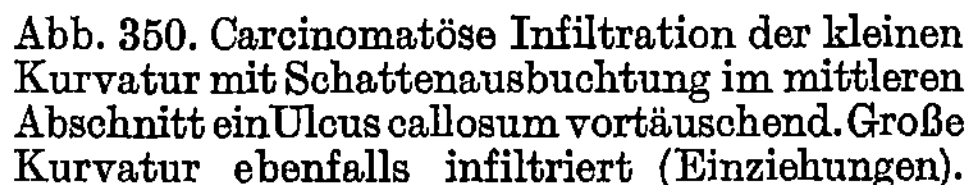

Abb. 350. Carcinomatöse Infiltration der kleinen Kurvatur mit Schattenausbuchtung im mittleren Abschnitt ein Ulcus callosum vortäuschend. Große Kurvatur ebenfalls infiltriert (Einziehungen).

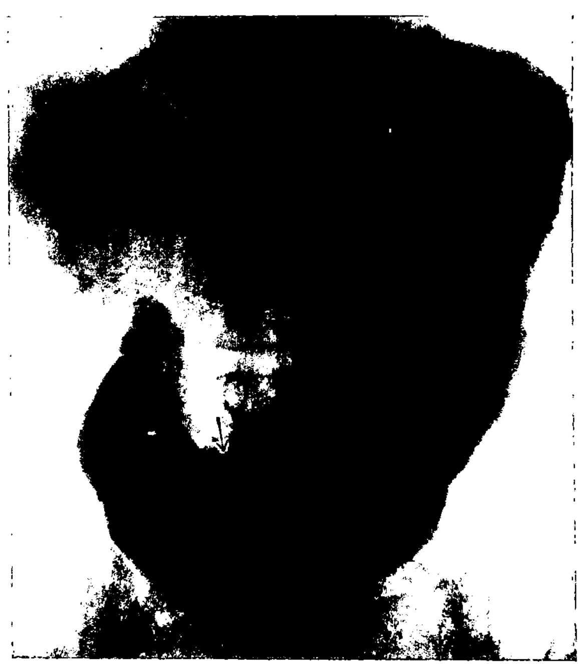

Abb. 351. Ulcus callosum der kleinen Kurvatur der Pars pylorica, als Schattenaussparung (Pfeil) sichtbar.

Ähnliche Beispiele haben wir bereits im Kapitel Ulcus des Antrumteiles des Magens besprochen. Wir verweisen dazu auf Abb. 179 und 180. In beiden

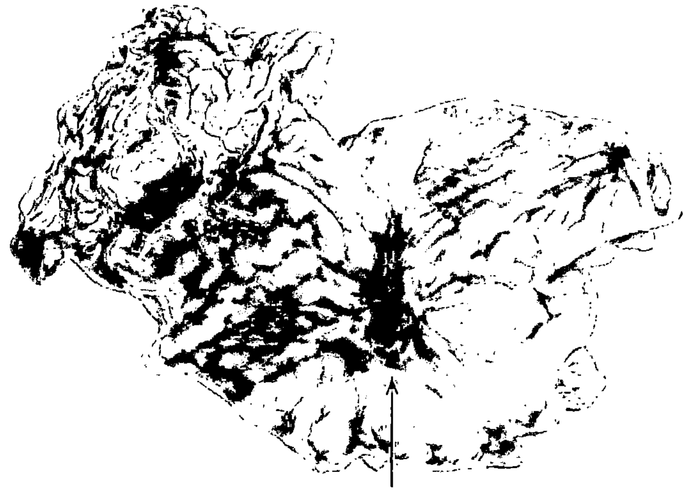

Abb. 352. Resektionspräparat zu Abb. 351. Ulcus ventriculi.

Beobachtungen war eine Schattenaussparung vorhanden und trotzdem handelte es sich, wie die Operation ergab, um Ulcus.

Im allgemeinen sind die Unterscheidungsmerkmale einer Ulcusnische von einer tumorösen Erkrankung nicht zu verkennen. Wenn jedoch penetrierende Geschwüre größere Ausdehnung annehmen, kann man im Zweifel sein, ob die große Schattenvorbuchtung der Ausdruck einer Ulcusnische ist, oder ob sie einer großen carcinomatösen Ulcerationshöhle entspricht. Ein in dieser Beziehung lehrreiches Beispiel zeigt, wie die Diagnosenstellung oft erschwert sein kann.

Wir sehen in Abb. 353 an der kleinen Kurvatur des Magens einen besonders großen, sowohl gegen den Magenkörper wie medialwärts vorspringenden Schatten mit unscharfen Begrenzungslinien.

Das Bild spricht nicht eindeutig für eine Nische. Die Unschärfe der kleinen Kurvatur im Bereich des Schattenvorsprunges legt eher den Verdacht eines Carcinoms nahe. Abb. 354, eine Aufnahme nach teilweiser Entleerung, gibt Aufschluß.

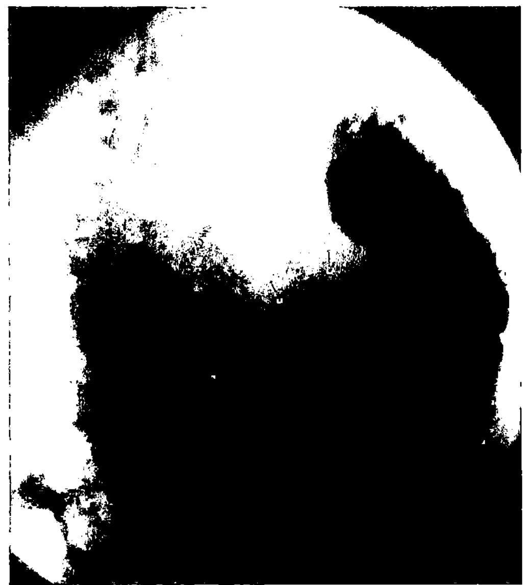

Abb. 353. Ulcus penetrans permagnum der kleinen Kurvatur ein Carcinom vortäuschend.

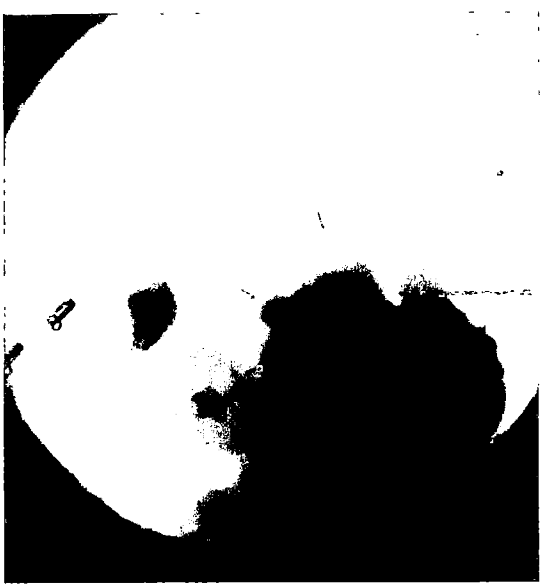

Abb. 354. Derselbe Patient. Teilweise Entleerung des Magens.

Wir überblicken die Verhältnisse hier besser. Die Röntgenuntersuchung allein würde jedoch auf keinen Fall die sichere Diagnosestellung ermöglichen. Der klinische Befund war ausschlaggebend, da die Kranke eine typische Ulcusanamnese (12 Jahre) bot.

Die *Operation* bestätigte später die Diagnose eines penetrierenden, mit der Umgebung fest verwachsenen Ulcus ventriculi.

Besonders schwierig gestalten sich die Verhältnisse bei großen Ulcera callosa bzw. penetrantia, die zu weitgehender Schrumpfung der Umgebung führen. Oberhalb und unterhalb der Nische ist dann die kleine Kurvatur eingezogen, wodurch eine carcinomatöse Aussparung vorgetäuscht wird. Diese Verhältnisse finden wir in ausgeprägter Weise in Abb. 355. Ohne die in diesem Fall ebenfalls typische Ulcusanamnese hätte man den an und für sich zackig begrenzten Nischenschatten für einen Carcinomdefekt halten und die Einbuchtung oberhalb und unterhalb desselben auf Infiltration der kleinen Kurvatur zurückführen können.

Weitere Umstände, welche die Differentialdiagnose zwischen Ulcus und Carcinom erschweren, sind entzündliche Vorgänge, besonders narbige Schrumpfungen und Verwachsungen im Sinne einer Perigastritis. Es entstehen dadurch unregelmäßige und zackige Umrisse, die zunächst für eine maligne Erkrankung sprechen könnten, zumal wenn, wie es hier vorkommen kann, eine Peristaltik nicht zu sehen ist.

Zwei Röntgenbilder, bei denen die Differentialdiagnose aus diesem Grunde Schwierigkeiten machte, seien hier wiedergegeben. Abb. 356 zeigt einen etwas ektatischen Magen mit taillenförmiger Einschnürung an der großen Kurvatur. Die kleine erscheint besonders im mittleren Abschnitte des Magenkörpers kantig.

Die Veränderungen erwecken den Eindruck einer carcinomatösen Infiltration. Die Untersuchung vor dem Röntgenschirm konnte diese Annahme nicht ausschließen. Es fand sich an der entsprechenden Stelle vollkommen peristaltische Ruhe.

Die Bewertung des Röntgenbildes im Sinne eines Carcinoms stand aber im Widerspruch mit dem klinischen Befund. Es handelte sich um einen 45jährigen Mann mit einer 5jährigen ulcustypischen Anamnese. Die *Operation* ergab ein

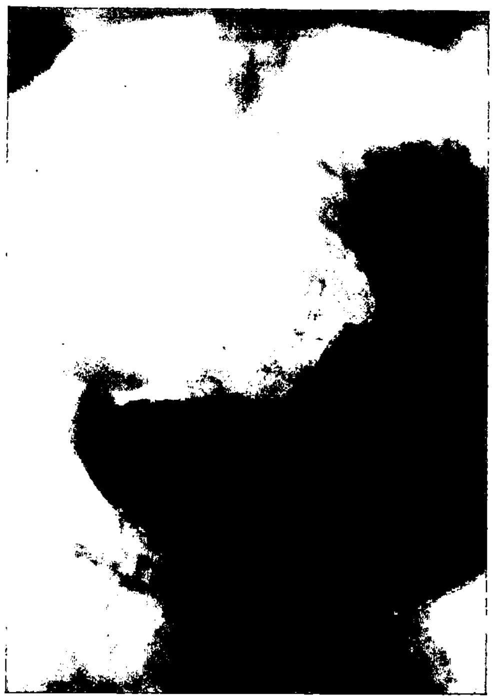

Abb. 355. Großes Ulcus penetrans mit Narbenschrumpfung der kleinen Kurvatur.

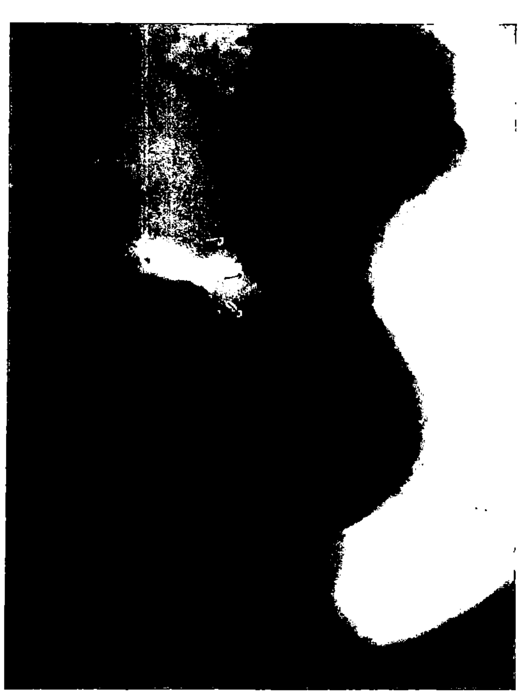

Abb. 356. Unregelmäßige Konturen der kleinen Kurvatur (Pfeile) infolge multipler, teilweise ausgeheilter Ulcera eine carcinomatöse Infiltration vortäuschend.

Geschwür im Bereich des Bulbus duodeni. Der Kranke, der später an Pneumonie starb, bot bei der Sektion multiple, größtenteils vernarbte Ulcera in der ganzen Ausdehnung der kleinen Kurvatur des Magens.

Wir sehen also, daß ein Zustand nach abgeheilten Ulcera Röntgenbilder erzeugen kann, die man bei oberflächlicher Betrachtung und ohne Berücksichtigung des klinischen Befundes als carcinomverdächtig anzusprechen geneigt wäre.

Noch eindrucksvoller in dieser Richtung ist Abb. 357.

Man wird wohl zugeben müssen, daß diesem Bilde keineswegs Merkmale eigen sind, die man sonst bei Ulcus zu sehen gewohnt ist. Im Gegenteil. Man sieht alle Zeichen einer carcinomatösen Infiltration.

Und doch handelt es sich um ein callöses Geschwür des Magens, das dadurch kompliziert war, daß es nach Leber und Querkolon zu perforiert war. Gleichzeitig bestanden Leberabscesse. Die unregelmäßigen Konturen des Magens und die Einbuchtungen waren durch Verwachsungen mit der Umgebung bedingt.

Wie auch aus einem anderen Grunde entstandene Schattendefekte Carcinome vortäuschen können, zeigt Abb. 358.

Dieses Bild bietet alle röntgenologischen Symptome eines Carcinoms der Pars pylorica (Klauenform, vergrößerte Pylorusdistanz, Ektasie des oberen Magenabschnittes, völligen Schattenausfall des unteren Magenteils). In Anbetracht der Lage des Defektes im Bereiche der Wirbelsäule waren Aufnahmen in verschiedenen Körperlagen notwendig, um die Möglichkeit einer Kompression durch den Druck der Wirbelsäule auszuschließen. Deshalb Untersuchung in halbrechter Seitenlage, da bekanntlich dabei der pylorale Abschnitt des Magens für gewöhnlich rechts der Wirbelsäule zu liegen kommt. Auch hier zeigt sich, daß eine wesentliche Veränderung gegenüber dem früheren Bild nicht zu beobachten war. Die Form des

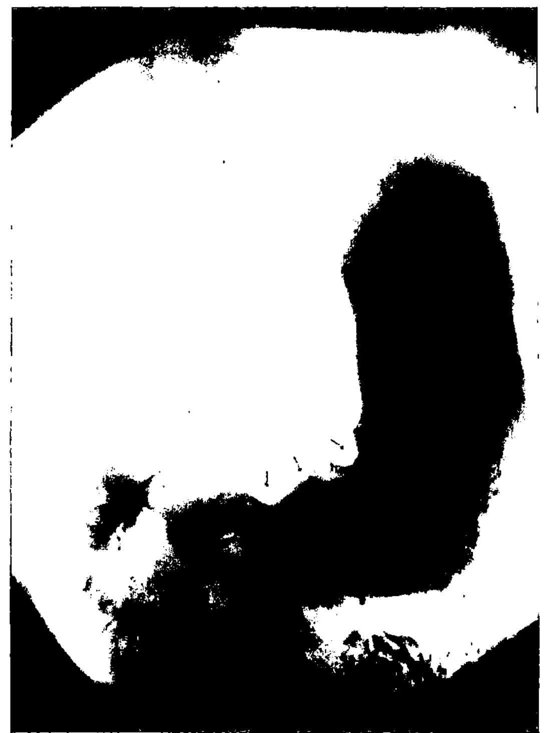

Abb. 357. Perigastritis, ein Carcinom vortäuschend.

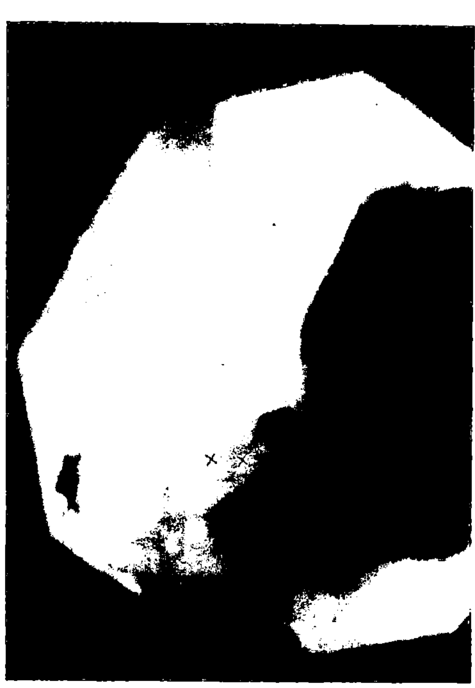

Abb. 358. Schattendefekt der Pars pylorica des Magens infolge Druck der Wirbelsäule bei entzündlichen Verwachsungen dieses Magenabschnittes mit der Umgebung.

Defektes blieb auch in dieser Lage die gleiche. Eine in aufrechter Stellung vorgenommene Schirmuntersuchung erbrachte ebenfalls kein wesentlich anderes Bild. Senkung des Magens nach unten fand nicht statt. Der Füllungsdefekt war nicht mehr so vollständig wie in liegender Stellung, aber immerhin schon durch mäßigen Druck auf die Bauchdecken wieder in vollem Maße darzustellen.

Bei der Konstanz des Befundes in den verschiedenen Körperlagen war die Annahme eines carcinomatösen Leidens wohl gerechtfertigt, zumal es sich um einen 45jährigen, stark abgemagerten Kranken handelte, bei dem obendrein noch ein deutlicher Tumor im Epigastrium zu tasten war. Das einzige was gegen diese Annahme sprechen konnte, war die 8 Jahre lange Krankheitsvorgeschichte. Nichtsdestoweniger stellten wir die Diagnose auf Carcinom der Pars pylorica des Magens.

Der *Operationsbefund* zeigte jedoch die Irrtümlichkeit unserer Diagnose. Es fand sich ein erweiterter Magen mit ausgedehnten Verwachsungen nach der Gallenblase und der Leber hin, die auf ein Ulcus in diesem Bereiche zurückzuführen waren.

Um den Röntgenbefund nachträglich mit dem Operationsergebnis in Übereinstimmung zu bringen, legten wir uns folgende Deutung zurecht. Der Schattendefekt war zweifellos größtenteils verursacht durch den Druck der Wirbelsäule. Durch die ausgedehnten Verwachsungen des unteren Magenabschnittes mit der Leber und der Gallenblase war eine Fixation bedingt, so daß die Körperstellung keinen Einfluß auf die Lageveränderung des Magens haben konnte.

Sowohl Geschwür wie Krebs verursachen sehr häufig Schrumpfungen. Erfolgen sie in querer Richtung, so entsteht der Sanduhrmagen. Beim Ulcus und Carcinom vollzieht sich aber pathologisch-anatomisch dieser Prozeß in so verschiedener Weise, daß dadurch zwei morphologisch sich sehr deutlich unterscheidende Typen entstehen. Das *Ulcus* sitzt gewöhnlich an der kleinen Kurvatur, von dort zieht es die große derart heran, daß diese wie durch einen Faden eingeschnürt

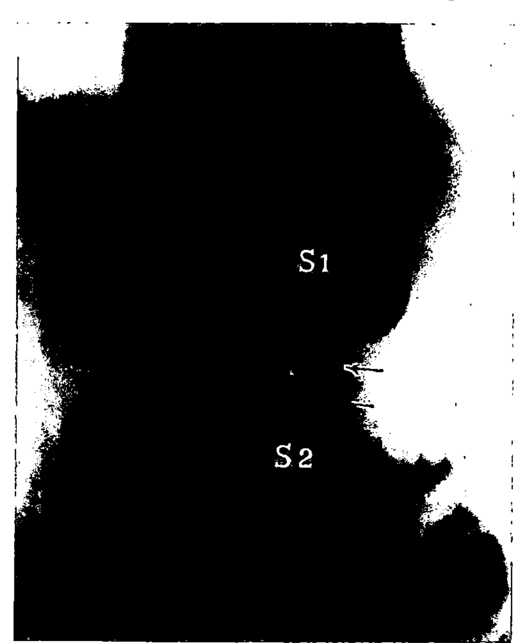
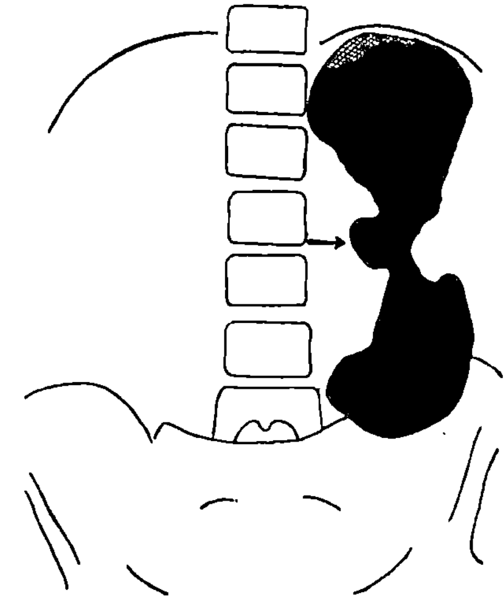

Abb. 359. Carcinomatöser Sanduhrmagen. S₁ oberer, S₂ unterer Sanduhrsack. Verbindungskanal (Pfeile) axial gelegen.

Abb. 360. Anatomischer Ulcussanduhrmagen mit breiter, spindelförmiger, etwas unregelmäßiger Einziehung und zentral gelegener Achse und breitbasig aufsitzendem Divertikel (Pfeil).

erscheint. Im Röntgenbild sieht man dann zwei durch eine schmale, steile Einziehung geteilte Säcke, die durch eine Verbindungsstraße an der kleinen Kurvatur miteinander communicieren. Wie schon oben bemerkt, halten wir, gestützt auf Operationsbefunde, solche Einschnürungen fast immer für zum Teil durch Spasmen bedingt. Schrumpfung und Spasmus zusammen erzeugen also dieses charakteristische Bild. Demgegenüber hat der — übrigens selten vorkommende — carcinomatöse Sanduhrmagen viel unregelmäßigere Gestalt. Er entsteht entweder durch ein medulläres oder papilläres Carcinom, das vom Korpus aus ins Innere hineinwächst oder durch Schrumpfung eines infiltrierenden Krebses. In beiden Fällen ist die Einziehung, im Gegensatz zu der beim Ulcus, flach, unregelmäßig und zum Teil unscharf begrenzt. Der Kanal kann exzentrisch zur Längsachse oder dieser entsprechend gelegen sein, je nach der vorwiegenden Ausbreitung des Tumors (Abb. 359). Auf den ersten Blick schon läßt eine Teilung in zwei sehr ungleiche Abschnitte eher an maligne als an benigne Ursache denken.

Für die Verschiedenheit der Gestalt ist die besondere *pathologisch-anatomische Wandbeschaffenheit* bestimmend. Bei Ulcus haben beide Taschen ihre volle Dehnbarkeit behalten. Das Organ hat deshalb an Kapazität wenig eingebüßt, vorausgesetzt, daß nicht die Stenose die Füllung des unteren Sackes hemmt. Im Röntgenbild hat der Ulcussanduhrmagen volle runde Formen. Beim Carcinom dagegen ist infolge ausgedehnter Infiltration und Starre die Kapazität des Magens verringert. Die Form ist deshalb hier eckig, unregelmäßig. Bei gleichzeitig bestehender hochgradiger Stenose kommt es leicht zu Rückstauung in den Oesophagus.

Wenn man auch gewöhnt ist, bei Geschwür infolge der steilen, tiefen Einziehung den Kanal unmittelbar entlang der kleinen Kurvatur zu finden, so gibt es doch Fälle, wo dieser mehr in der Medianlinie liegt. Diesem, nur bei sehr alten Ulcera anzutreffenden Verhalten liegen rein anatomische Veränderungen zugrunde, während spastische Komponenten fehlen. Glattheit und Schärfe der Ränder, sowie die wohl stets gleichzeitig vorhandene Ulcusnische schützen meist vor Verwechslungen

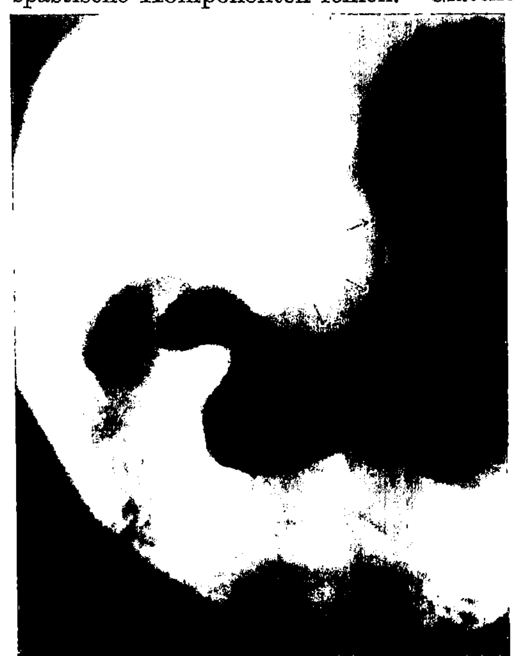

Abb. 361. Einziehungen an der großen Kurvatur des Magens bei Carcinom. Spasmus vortäuschend.

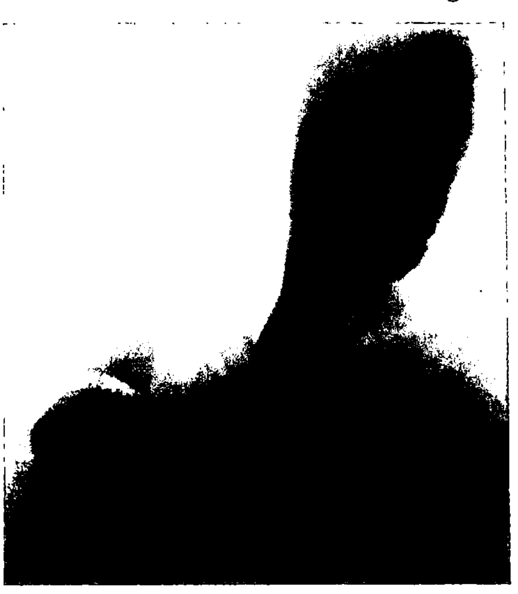

Abb. 362. Spastische Defekte an der großen Kurvatur des Magens bei Ulcus ventriculi. Carcinomdefekt vortäuschend.

(Abb. 360). Es kommt jedoch vor, daß durch perigastritische Verwachsungen oder Schrumpfungsprozesse unregelmäßige und unscharf begrenzte Konturen der Wand entstehen, die ihrerseits ebenfalls ein Carcinom vortäuschen können.

Andererseits sieht man bei maligner Infiltration oft an der großen Kurvatur scharfe und schmale spasmusähnliche Einziehungen; sie kommen durch das Übergreifen auf die große Kurvatur zustande. Die richtige Deutung wird meist durch typische Kennzeichen des Carcinoms an anderen Stellen ermöglicht.

Abb. 361 zeigt uns ein solches Beispiel. Wir sehen hier an der großen Kurvatur zwei tiefe Einziehungen mit scharfen Begrenzungslinien, während die kleine verschwommene Konturen aufweist.

Die *Operation* ergab eine apfelgroße Geschwulst im Bereich der Aussparung mit zirkulären Ausläufern.

Zum Schluß wollen wir noch erwähnen, daß atypische spastische Einschnürungen an der großen Kurvatur manchmal ebenfalls Bilder erzeugen können, die einem Carcinomdefekt ähnlich sind.

In Abb. 362 und 363 handelte es sich nicht um Tumorbildung, sondern um Wandkontraktionen als Folge eines Ulcus.

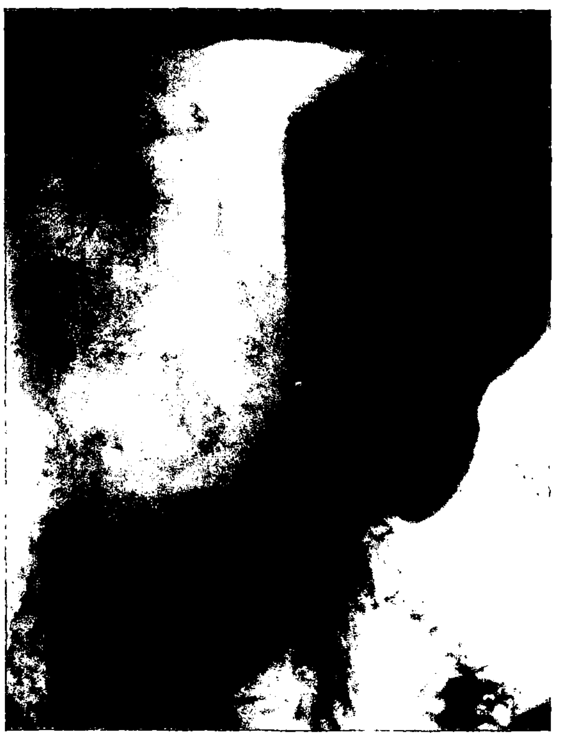

Abb. 363. Spastischer Defekt an der großen Kurvatur bei Ulcus parapyloricum.

Außer der transversalen verändert z. B. auch die *Längsschrumpfung* die Gestalt des Organs bei Ulcus und Carcinom. Für ersteres ist die *V-Form*, oder die *schneckenförmige Einrollung* charakteristisch. Nach unseren Erfahrungen ist sie jedoch nicht häufig. Bei letzterem kommt es zu einer ganz anderen Formveränderung. Der Magen rollt sich gleichsam auf, streckt sich, so daß der Pylorus zum tiefsten Punkte wird (Streckung mit Verlust der Hubhöhe nach HAUDEK). Wie wichtig dieses röntgenologische Unterscheidungsmerkmal ist, wird sofort klar, wenn man die diagnostischen Schwierigkeiten beim Scirrhus bedenkt.

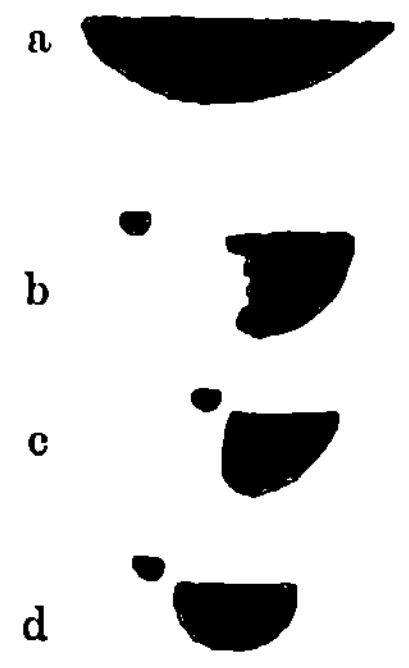

Abb. 364. *Restbilder* bei pathologisch verzögerter Magenentleerung, 6 Stunden nach Einnahme einer RIEDERschen Mahlzeit erhalten. a bei lang bestehender benigner Pylorusstenose, auch bei sekundärer maligner Degeneration; b bei Carcinom der Pars pylorica; c bei Ulcus an der kleinen Kurvatur; d nicht charakteristisch, zumeist bei Pylorospasmus (Ulcus). (Nach HAUDEK.)

Eine Form der Schrumpfung muß noch besonders erwähnt werden, nämlich die bei *Pylorusstenose*. Gewöhnlich besteht allerdings bei ihr ein ausgesprochener Füllungsdefekt, und der Antrumschatten setzt pyloruswärts mit unregelmäßigen Konturen ab. Es ist dabei auch weniger der Schrumpfungsprozeß als der Tumor selbst, welcher, den Ausgang verlegend, das Passagehindernis und den Füllungsdefekt bedingt. Im Gegensatz hierzu entsteht bei *benigner Einengung* mit Stauungsdilatation das oben beschriebene, schüsselförmige Skiagramm. Es ist das Bild des durch die Kontrastmahlzeit gefüllten, untersten, stark quer gedehnten Magensackes. Bezeichnend und diagnostisch gut verwertbar sind namentlich die Restbilder (HAUDEK), d. h. Aufnahmen 6 Stunden nach der Kontrastmahlzeit.

„Besonders charakteristisch ist das Restbild bei *dekompensierter Pylorusstenose* (Abb. 364). Eine breite, weit nach rechts herüberreichende, unterhalb des Nabels gelegene Wismutsichel zeugt von der hochgradigen Dehnung des Magens (Suppentellerform nach DE QUERVAIN).

Bei dem *stenosierenden Carcinom der Pars pylorica* weist die Wismutsichel in ihrem rechtsseitigen Anteil einen groben, unregelmäßigen Defekt, durch Tumor oder Schrumpfmagen bedingt, auf; der zumeist tastbare Tumor trennt Magen- und Duodenalfüllung.

Beim *Ulcus an der kleinen Kurvatur* mit Schneckenform des Magens liegt die Restsichel links vom Nabel, ist schmal, ihr rechter Rand steil aufsteigend.

Ein kleiner, um den Nabel gelegener, halbkreisförmiger Rest ist nicht charakteristisch; er kann ebensogut bei Ulcus ventriculi und duodeni, wie bei noch kleinem Pyloruscarcinom vorkommen, ist allerdings häufiger bei ersterem" (HAUDEK).

Abb. 365. Pylorusstenose bei Carcinoma pylori. Stauungsdilatation. Aufnahme im Stehen.

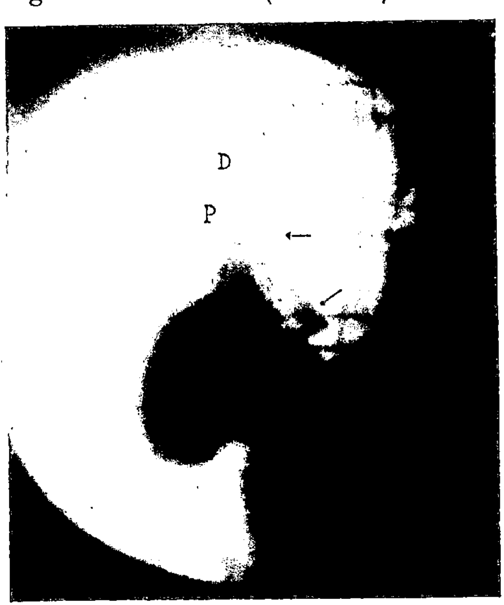

Abb. 366. Derselbe Fall. Aufnahme in halbrechter Seitenlage.

Nach diesen Gesichtspunkten scheint die Unterscheidung der gutartigen von der bösartigen Pylorusstenose einfach und leicht zu sein. Die Verhältnisse liegen indessen praktisch oft schwieriger.

Der Pförtner und der ihm benachbarte Abschnitt fehlt im Röntgenbild, wenn das Kontrastniveau diese Teile nicht erreicht, also bei starker Ektasie bei Durchleuchtung bzw. Aufnahme im Stehen. Dennoch gestatten uns solche Aufnahmen manchmal gewisse Schlüsse. *Hochgradige Stauungsdilatation spricht eher für gutartige, als für bösartige Natur* des Prozesses. In den Anfangsstadien ist das Bild bei Geschwür und Krebs dasselbe: mäßige Dilatation mit abnorm tiefer und lebhafter Peristaltik. Während es aber bei der benignen Grundlage allmählich zur bleibenden, hochgradigen Erweiterung kommt, läßt hierzu das Carcinom mit seinem raschen Wachstum nicht Zeit. Wird sie dabei gelegentlich doch vorgefunden, so liegt der Grund dafür meist weniger in einer Erschlaffung, als in einer Überfüllung durch den gestauten Inhalt, der sich über den Kontrastbrei schichtet. Das geht aus der vollständigen Füllung durch die gewöhnliche Bariummahlzeit nach gründlicher Ausheberung hervor, sowie aus der mehr oder weniger vollständigen Magenform im Restbilde, als Ausdruck der erhaltenen Peristole. Man findet in solchen Fällen bei der Operation dicke muskulöse Wände und scheinbar im Gegensatz zum Röntgenbild keine auffallende Erweiterung.

Wir haben die mangelhafte Darstellung des Antrumteils bei Gastrektasie als eine Schwierigkeit in der röntgenologischen Differentialdiagnose zwischen benigner und maligner Pylorusstenose kennen gelernt. Unklarheiten können durch wiederholte Aufnahmen bei zunehmender Austreibung (d. h. durch Restbilder) manchmal behoben werden. Sicherer und einfacher gelingt die Unterscheidung mittels Aufnahmen in Bauch- und besonders in halbrechter Seitenlage mit Kompression. Letztere läßt am besten die Pars pylorica, ja sogar die Lichtung des Pförtners und das Duodenum in ganzer Ausdehnung erkennen. Die für die Diagnose so wichtige Konturlinie und allfällige Füllungsdefekte werden damit deutlich. Unregelmäßigkeit und Unschärfe in diesem Bereich sprechen immer für Carcinom und gegen Ulcus.

Als besonders wichtig erweist sich diese Untersuchungsmethode beim Scirrhus des Pförtners, der bekanntlich schon zur Stenose führen kann, bevor er als Tumor

Abb. 367. Benigne Pylorusstenose.
Stauungsdilatation.

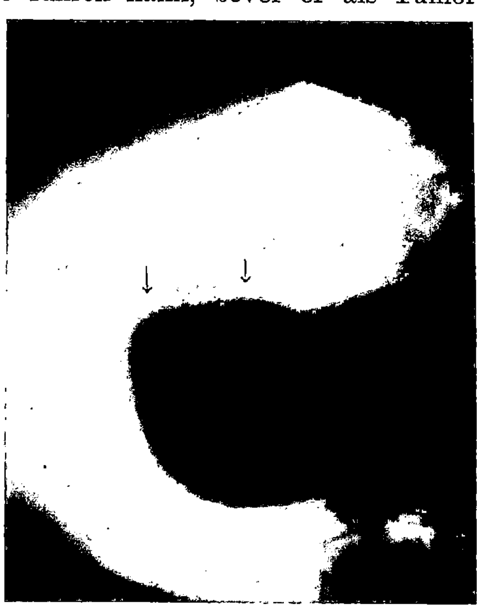

Abb. 368. Derselbe Fall. Aufnahme in
halbrechter Seitenlage.

palpabel wird. Die gewöhnliche Aufnahme ergibt nur das Bild der Stauungsdilatation. Das Fehlen eines HAUDEKschen Divertikels läßt ein Geschwür nicht ausschließen, da bekanntlich in dieser Gegend Nischenbilder nicht immer zustandekommen.

Zwei typische Beispiele mögen die Unterscheidungsmerkmale zwischen benigner und maligner Pylorusstenose erläutern.

Abb. 365, eine Aufnahme im Stehen, zeigt die bekannte schüsselförmige Gestalt des Magens mit unregelmäßiger Begrenzungslinie. Distaler und proximaler Magenabschnitt sind kaum zu erkennen.

In Abb. 366, einer Aufnahme in halbrechter Seitenlage, sehen wir im Bereiche des Pylorus die kleine Kurvatur unregelmäßig und unscharf begrenzt. An einem schmalen, weniger dichten Schattenband ist der Übergang in das Duodenum zu erkennen. Er weist geringere Füllung und Schattendichte auf. Die unscharfe Begrenzung ist der Ausdruck einer carcinomatösen Infiltration.

Als Gegenstück hierzu sehen wir in Abb. 367 und 368 die Verhältnisse einer gutartigen Einengung.

Im Stehen schüsselförmig gestalteter Magen mit unscharfer Begrenzungslinie. Pylorusschatten leicht angedeutet (Abb. 367).

Abb. 368, eine Aufnahme in halbrechter Seitenlage mit Kompression zeigt eine pralle Füllung des Antrumteils. Pyloruslichtung und Duodenum teilweise gefüllt. Die Konturen am Magenausgang weisen, wenn sie auch leicht unregelmäßig erscheinen, nirgends unscharfe Begrenzungslinien auf. Schattendefekte sind nicht zu erkennen.

Zum Schluß sei noch erwähnt, daß manche Autoren in einer größeren oder kleineren passiven Verschieblichkeit des Pförtners ein differentialdiagnostisches Zeichen zwischen benigner und maligner Grundlage erblicken wollen. Unserer Erfahrung nach sind jedoch die Unterschiede durchaus nicht eindeutig, manchmal auch zu wenig ausgeprägt.

b) Funktionelle Unterscheidungsmerkmale.

Daß Magengeschwür und Magenkrebs beim Sitz am Pylorus diesen stenosieren, die Magenentleerung verzögern, ist selbstverständlich. Es ist das Verdienst HAUDEKs darauf hingewiesen zu haben, daß bei fehlender Verlegung Carcinom und Ulcus jeder Lokalisation die Magenmotilität in entgegengesetztem Sinne beeinflussen, und daß diese Eigentümlichkeit der beiden Krankheiten ein wichtiges Symptom zu ihrer Erkennung bilde.

Unsere Erfahrungen lassen sich folgendermaßen zusammenfassen: *Das Geschwür bewirkt in den meisten Fällen eine verzögerte Entleerung, die sich als 6-Stundenrest äußert. Beim Krebs dagegen finden wir nach 6 Stunden den Magen, abgesehen von kleinen Niederschlägen in Buchten, gewöhnlich leer.*

Über Ursache und Häufigkeit der Motilitätsstörung beim Geschwür sind die Ansichten noch geteilt. HAUDEK behauptet, gestützt auf mehrere tausend Beobachtungen, daß jedes Ulcus, gleichgültig, wo es auch sitzt, durch reflektorischen Pylorospasmus einen 6-Stundenrest bewirke. Demgegenüber macht FAULHABER mit großem Nachdruck geltend, daß dies nur bei Lokalisation am Pförtner zutreffe; er betont, daß pylorusferne Ulcera nur in 20 bis 25% der Fälle Motilitätsstörungen aufweisen und dies nicht infolge von Spasmen, sondern von Verziehung des Pylorus und Ulcusnarben. Die Wahrheit liegt wohl in der Mitte zwischen diesen beiden Anschauungen. VON MIKULICZ machte schon darauf aufmerksam, daß man bei den meisten Magengeschwüren, gleichgültig, wo sie sitzen, den Pylorus spastisch kontrahiert findet. Auf der anderen Seite haben HAUDEK, SCHMIEDEN und HÄRTEL röntgenologisch zuerst nachgewiesen, daß man oft beim Carcinom den Magen sich abnorm rasch entleeren sieht. HAUDEK macht hierfür das Fehlen des duodenalen Salzsäurereflexes verantwortlich. Dieses eigentümliche motorische Verhalten bei Krebs, das in direktem Gegensatz zu dem beim Geschwür steht, bezeichnet er als *achylische Insuffizienz.* Die Entleerung kann auch dadurch beschleunigt sein, daß der Pylorus in einen starren, offenen Ring verwandelt ist. Sie ist nur dann verzögert, wenn die Enge einen beträchtlichen Grad erreicht hat. Diese Fälle ausgenommen, kann man aber sagen, daß normale oder beschleunigte Motilität eher für Carcinom, verzögerte eher für Ulcus spricht.

K. Gastrospasmus.

a) Allgemeiner Teil.

Die Kenntnis der klinischen und radiologischen Symptome des Gastrospasmus hat große praktische Wichtigkeit; denn einerseits ist er durchaus kein seltenes Vorkommnis, andererseits kann er zu den schwersten diagnostischen Irrtümern führen. Palpabler Tumor und spastische Schattenaussparung im Röntgenbild haben schon wiederholt zu Verwechslung mit Carcinom Anlaß gegeben. Das klinische

Bild (Hyperacidität, Schmerzen), verbunden mit dem röntgenologischen Befund eines circumscripten Gastrospasmus (spastischer Sanduhrmagen), läßt oft zuerst an Geschwür denken. Während man früher sich mit der Diagnose „Magenkrampf" auf einem unsicheren Gebiete befand, hat uns das Röntgenverfahren gelehrt, diesen sicher und exakt nachzuweisen. Es gibt uns aber auch, wie wir später sehen werden, bei zweckmäßiger Anwendung (wiederholte Untersuchung!) das beste Mittel in die Hand, in klinisch zweifelhaften Fällen die Differentialdiagnose zu stellen.

Die bisher bekannt gewordenen Fälle von Gastrospasmus lassen sich in drei ätiologisch verschiedene Gruppen teilen. Die erste umfaßt solche, bei denen die Ursache am Magen selbst ihren Sitz hat: Geschwüre (FAULHABER, HAUDEK u. a.), örtliche Entzündungen und benigne Tumoren der Wand (CHAOUL), submuköse Phlegmonen (DIETLEN), Verätzung (HOLZKNECHT und LUGER). Bei der zweiten liegt die Ursache *extraventrikulär:* Ulcus duodeni (HOLZKNECHT und LUGER), Cholelithiasis (E. SCHLESINGER, HOLZKNECHT und LUGER), extraventrikulär gelegene Fremdkörper (CHAOUL). Bei der dritten Gruppe besteht entweder eine konstitutionelle oder essentielle Störung des Nervensystems: Hysterie, Tabes (STIERLIN), oder ein infolge Intoxikation hervorgerufener Reizzustand: Nicotinabusus (SCHWARZ), Tetanie (SCHWARZ und FALTA), Morphiumwirkung (VAN DEN VELDEN).

Als vierte Gruppe sind zu nennen noch jene Zustände, welche man unter dem Namen *idiopathischer Gastrospasmus* zusammenfaßt. Zweifellos werden mit der Zeit noch andere Ursachen des Gastrospasmus bekannt werden, welche sich in eine dieser Gruppen einreihen lassen.

b) Die röntgenologischen Symptome des Gastrospasmus.

Der Gastrospasmus verändert die Magenform in mannigfacher Weise. Wir können uns weder über seine Entstehung eine klare Vorstellung bilden, noch entscheiden, weshalb er in so verschiedener Lokalisation und Gestalt auftritt. Eine gewisse Regelmäßigkeit läßt sich darin erkennen, daß die Kontraktionen bei ein und demselben Kranken die Neigung besitzen, stets wieder in derselben Form aufzutreten. Jedem Gastrospasmus ist eine *Störung der Magenmotilität* eigentümlich. Die Austreibungszeit kann beschleunigt oder verzögert sein (*Pylorusinsuffizienz, Pylorospasmus*). Im ersten Falle ist der Magen nach 2 Stunden fast oder ganz leer, im zweiten enthält er dagegen zu dieser Zeit noch den größten Teil seiner Füllung.

Bei Durchleuchtung fällt auf, daß man im Bereiche des Gastrospasmus keine Peristaltik sieht.

Nach Lokalisation und Ausdehnung können wir drei Gruppen von Magenspasmen unterscheiden; den circumscripten, den regionären und den totalen.

I. Circumscripter Gastrospasmus.

Den Prototyp dieser Gruppe bildet der Ulcusspasmus. Er äußert sich in einer umschriebenen Einziehung der großen Kurvatur gegenüber einem Geschwür an der kleinen. Wir haben ihn an anderer Stelle ausführlich besprochen und dabei die differentialdiagnostisch wichtige Tatsache erwähnt, daß auch auf nervöser und toxischer Basis (Tabes, Hysterie, Lebercirrhose) ähnliche Veränderungen vorkommen.

Zur röntgenologischen Unterscheidung zwischen nervösem und Ulcusspasmus hat STIERLIN zwei Hauptmerkmale angegeben.

1. Der Ulcusspasmus ist konstanter. Bei wiederholter Untersuchung findet man ihn an derselben Stelle, während der rein nervöse kommt und verschwindet.

2. Bei nervöser Ursache sind meist auch noch andere Kontraktionsstörungen am Magen, wie abnorm starke Peristaltik, multiple Einschnürungen, unregelmäßige wellige Konturen, usw. nachweisbar.

Diese Unterscheidungsmerkmale sind um so wichtiger, als oft das klinische Bild sowohl als Ulcus wie als Magenneurose gedeutet werden kann. Die nervöse Konstitution spricht weder zugunsten der einen noch der anderen Erkrankung. Nach v. Bergmann ist auch für die Entstehung des Ulcus eine ausgesprochen vagotonische Konstitution (Eppinger und Hess) verantwortlich zu machen. Mit dieser auf klinischer Erfahrung begründeten Theorie wäre eine einheitliche ätiologische Grundlage für beide Zustände gefunden.

Daß auf Vagusreiz tetanische Magenkontraktionen eintreten, hat Klee experimentell an der decerebrierten Katze mittels des Röntgenverfahrens nachgewiesen.

Der nervöse Zirkulärspasmus kann gelegentlich auch *an mehreren Stellen* zugleich auftreten. Solche Einschnürungsringe definiert Kaufmann als fixierte Stadien der über den ganzen Magen ablaufenden peristaltischen Bewegungen. Nach Rieder sind gewöhnlich 4—5 vorhanden, so daß das Organ in mehrere Segmente geteilt erscheint. Solche Bilder kommen besonders bei Neurose und anderen Reizzuständen des Magens vor.

Zum umschriebenen Magenkrampf ist zum Teil auch der *Kardiospasmus* zu rechnen, insofern er nur die Kardia und nicht auch höher gelegene Teile des Oesophagus betrifft.

Das für ihn charakteristische Röntgenbild hat folgende bereits an früherer Stelle beschriebene Eigentümlichkeiten: Starke Dilatation und Schlängelung der Speiseröhre, die nach unten eine regelmäßig konische oder runde Abschlußlinie zeigt. In ausgesprochenen Fällen verläuft das unterste Oesophagusende, auf der Zwerchfellkuppe liegend, fast quer nach links. Ein klinisch wie röntgenologisch typisches Beispiel ist folgendes:

48jährige, nicht nervöse Frau, die 15mal geboren hat. Allmählicher Beginn des Leidens vor 7 Jahren: Gefühl, als ob die Speisen nicht herunterrutschen wollten. Durch Nachtrinken von kaltem Wasser trat oft plötzlich Erleichterung ein. Bisweilen

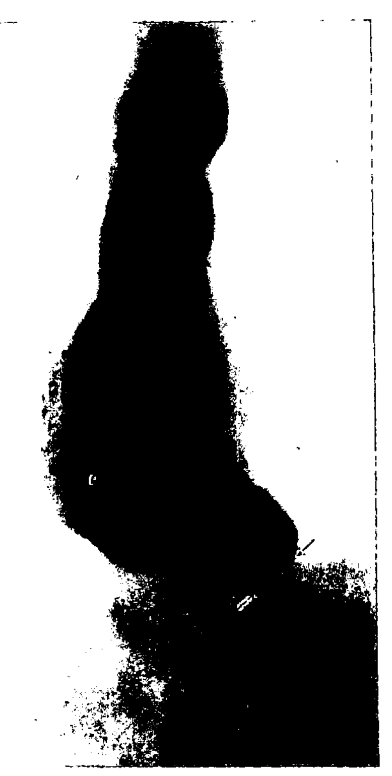

Abb. 369. Kardiospasmus. Ö Oesophagus, M Magen, Pfeile = Spasmus.

wochenlange Remissionen. Seit 3 Jahren wird keine feste Nahrung mehr genommen. Seit $\frac{1}{2}$ Jahr täglich Erbrechen, etwa $\frac{1}{4}$ Stunde nach Nahrungsaufnahme. Nur Milch und Tee werden vertragen. *Ösophagoskopie:* Oesophagus ein weiter, schlaffer Sack, der noch die 24 Stunden zuvor genossene feste Speise enthält.

Röntgenuntersuchung: Abb. 369 ergibt alle oben beschriebenen Kriterien des Kardiospasmus. Von dem tiefsten Punkt seines kolbigen Unterendes gehen feine Schattenfäden nach unten. Es sind Spuren von Kontrastmahlzeit, welche durch die nicht völlig verschlossene Kardia in den Magen fließen.

Bei mehreren Aufnahmen an verschiedenen Tagen blieb das Schattenbild ziemlich konstant. Atropin vermochte den Spasmus nicht zu lösen.

Außer der Kolbenform des kardialen Oesophagusendes wird auch die konische beim Kardiospasmus beobachtet. Solche Fälle sind von maligner Stenose nicht immer leicht zu unterscheiden. Wohl ist der spastische Konus gewöhnlich regelmäßig, glatt, der carcinomatöse dagegen unregelmäßig, höckerig und oft trichterförmig ausgezogen; allein diese Regel ist nicht ohne Ausnahme. In solchen Fällen muß die *Anamnese* besonders sorgfältig berücksichtigt werden. In dem mitgeteilten Falle z. B. machte die Patientin sehr präzise die Angabe, daß durch Nachtrinken kalten Wassers oft plötzlich Erleichterung eintrete mit dem Gefühl, als ob die Speisen mit einem Ruck abwärts gewandert seien. Jahrlange Dauer des Leidens, Intermissionen sprechen für funktionelle Störung; dagegen kann, wie aus der mitgeteilten Beobachtung ersichtlich, das Fehlen manifester allgemeiner nervöser Erscheinungen nicht als Gegenargument verwendet werden. Ferner gibt bei vorsichtiger und schonender Sondenuntersuchung die spastisch kontrahierte Kardia oft nach, während das Carcinom ein unüberwindliches Hindernis bildet.

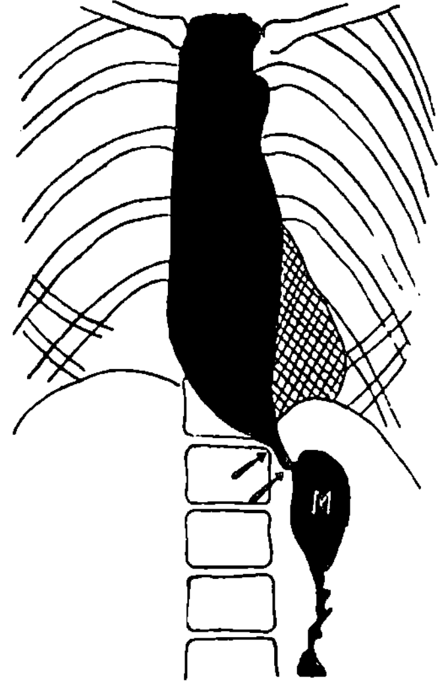
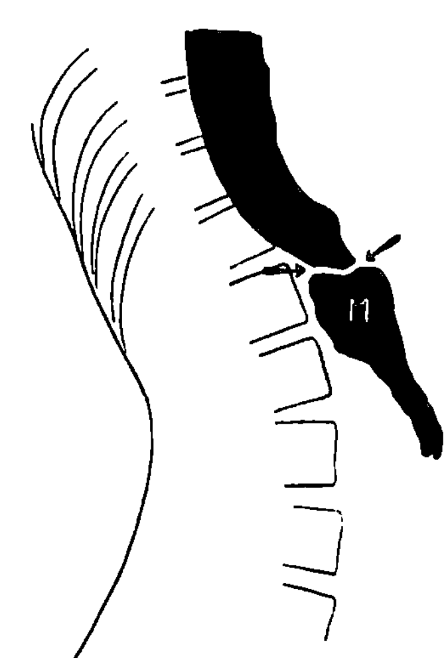

<table>
<tr><td>

Abb. 370. Kardiospasmus. Starke Dilatation, konisch-trichterförmiges unteres Ende des Oesophagus. Magen (M) enthält erst wenig Barium.

</td><td>

Abb. 371. Derselbe Fall. Profilaufnahme. Spastische Intermission zwischen Oesophagus und Magenschatten (Pfeil).

</td></tr>
</table>

Die *Durchleuchtung* kann uns gelegentlich rasch über die Natur der Stenose Aufschluß geben.

Abb. 370 stammt von einer Hysterica. Sie zeigt einen stark dilatierten, nach unten in Form eines glatten Trichters endenden Oesophagus, dessen Spitze etwa 2 cm unterhalb der Zwerchfellkuppe liegt. Abb. 371 ist eine Profilaufnahme. Man sieht den Schatten, der von dem des Magens durch eine parallelrandige freie Zone getrennt ist, die genau der Kardia entspricht (Spasmus!). Die Breite des Oesophagus erscheint hier geringer als in der Sagittalaufnahme (Abplattung). Das konische Ende ist regelmäßig, glatt.

II. Regionärer Gastrospasmus.

Von den verschiedenen Magenabschnitten scheint am häufigsten die *Pars pylorica* vom Spasmus betroffen zu sein. Dieser Lokalisation kommt deshalb die größte praktische Bedeutung zu, weil die Veränderung an dieser Stelle am leichtesten zu diagnostischen Irrtümern Anlaß geben kann, wie wir im Kapitel *Carcinom* bereits ausgeführt haben.

Der Spasmus der Pars pylorica äußert sich im Röntgenbild durch einen Defekt. An der unteren Grenze der Pars media oder etwas mehr distalwärts schneidet der Schatten ab und sendet einen mehr oder weniger schmalen Fortsatz pyloruswärts. Bei völligem Antrumverschluß kann derselbe auch ganz fehlen. Die Konturen des distalen Füllungszapfens sind entweder unscharf und unregelmäßig kleinwellig oder ziemlich scharf und glatt. Auch kleine Auszackungen kommen vor, so daß man an Pyloruscarcinom denken könnte. Doch ist die Begrenzung bei diesem in der Regel (nicht immer!) unregelmäßiger, großzackiger.

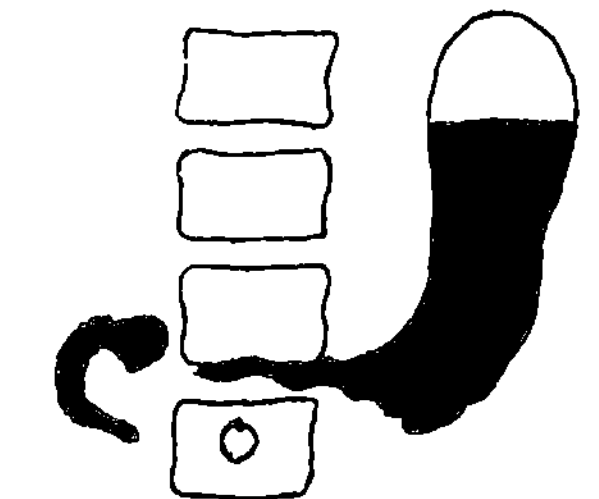

Abb. 372 ist ein Beispiel eines Gastrospasmus bei *Cholelithiasis*, der als Carcinom der Pars pylorica mißdeutet wurde (nach HOLZKNECHT und LUGER). Der absteigende Magenabschnitt hat normale Form, während der aufsteigende nur eine unvollständige Füllung zeigt und als kleinwellig begrenztes, enges Rohr bis zum Pylorus zieht.

Abb. 372. Regionärer Gastrospasmus bei Cholelithiasis, als Carcinom der Pars pylorica mißdeutet. Operationsbefund. (Nach HOLZKNECHT u. LUGER.)

Ähnlich wie durch benachbarte entzündliche Vorgänge (Cholelithiasis) kann auch ein durch einen Fremdkörper ausgelöster Reiz einen regionären Gastrospasmus auslösen. Wir hatten Gelegenheit, eine diesbezügliche Beobachtung zu machen.

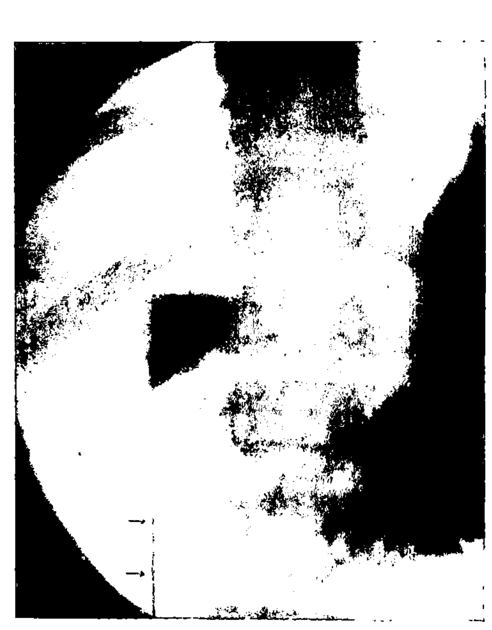

Abb. 373. Partieller Schattendefekt des unteren Magenabschnittes infolge Spasmus. Nadel im Abdomen (Pfeil). Aufnahme in Bauchlage.

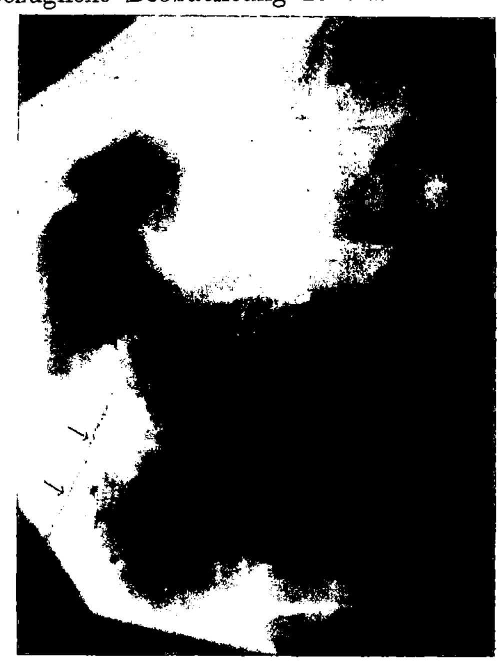

Abb. 374. Dieselbe Patientin. Aufnahme in halbrechter Seitenlage. Nadel = Pfeil.

Es handelte sich um eine 27jährige Köchin, die seit $1^1/_2$ Jahren Magenbeschwerden hatte. Sie mußte seit $^1/_4$ Jahr jede Speise 5 Minuten nach der Aufnahme erbrechen. Im Magensaft normale Werte.

Die *Röntgenuntersuchung* zeigte einen überraschenden Befund. Aufnahme in Bauchlage (Abb. 373) ergab einen fast völligen Schattenausfall, der sich vom unteren Drittel des Magens bis zum Pylorus erstreckte. Dabei sah man unterhalb des Defektes, jedoch sicher außerhalb des Magens deutlich eine Nähnadel.

In halbrechter Seitenlage (Abb. 374) gelang es, das Antrum besser zu füllen. Es ergab sich dabei im unteren Drittel des Magens eine deutliche Aussparung an der großen Kurvatur.

Da entzündliche Erscheinungen fehlten, handelte es sich also zweifellos um eine Kontraktion, die durch den Reiz des Fremdkörpers ausgelöst war.

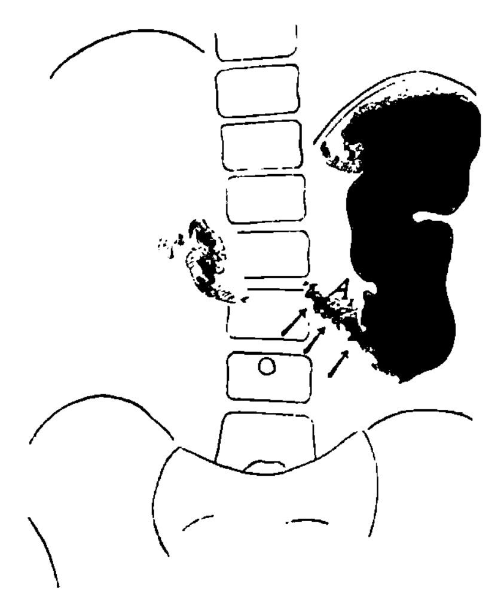

Abb. 375. Gastrospasmus bei Tabes. A kontrahiertes Antrum. Pfeil = stehender Spasmus. Schattenaussparung der Pars pylorica, wie bei zirkulärem Carcinom. Probelaparotomie.

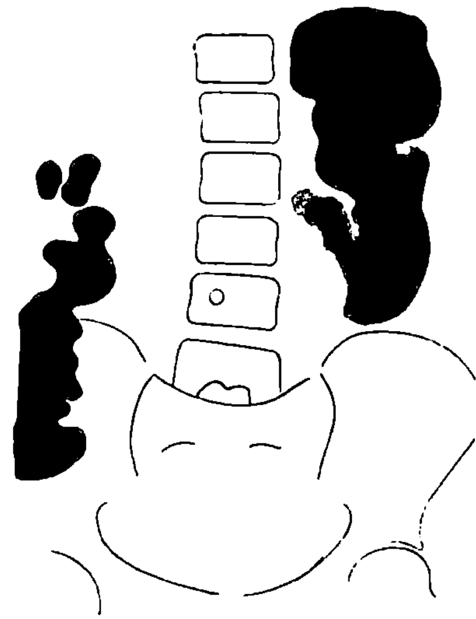

Abb. 376. Derselbe Fall. Aufnahme an einem anderen Tag nach erneuter Bariummahlzeit.

Der regionäre Gastrospasmus kann sich mit dem circumscripten kombinieren, d. h. es kann an einem spastischen Sanduhrmagen ein Antrumkrampf bestehen.

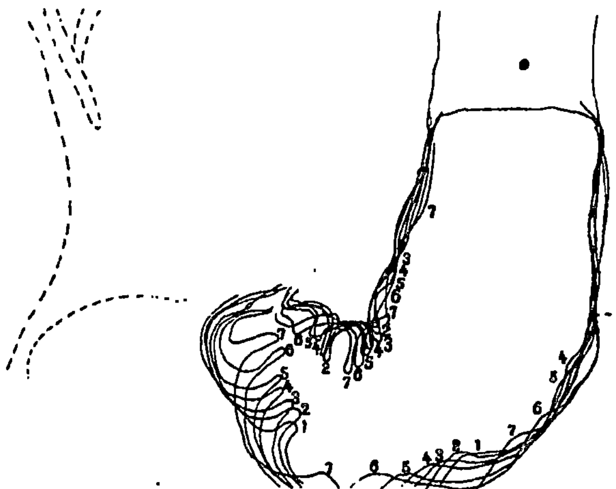

Abb. 377. Verstärkte Peristaltik resp. Erregbarkeit der Magenwand bei Tabes dorsalis. Auftreten zahlreicher Ringfurchen hinter der ersten Furchungsstelle. Typus der rhythmischen Peristaltik. (Nach GROEDEL.)

Gleichzeitig zeigt dann das ganze Organ eine Form, welche auf einen abnormen Kontraktionszustand hinweist.

Abb. 375 und 376 stellen den Magen einer 40jährigen, an *gastrischen Krisen* leidenden *Tabikerin* während eines Schmerzanfalls dar. An Stelle des Antrum ist nur ein schmaler, zapfenförmiger Ausläufer sichtbar, der sich bis in die

Pylorusgegend fortsetzt. Außerdem besteht an der großen Kurvatur eine tiefe Einziehung, wie wir sie vom spastischen Sanduhrmagen her kennen. Der ganze, leicht

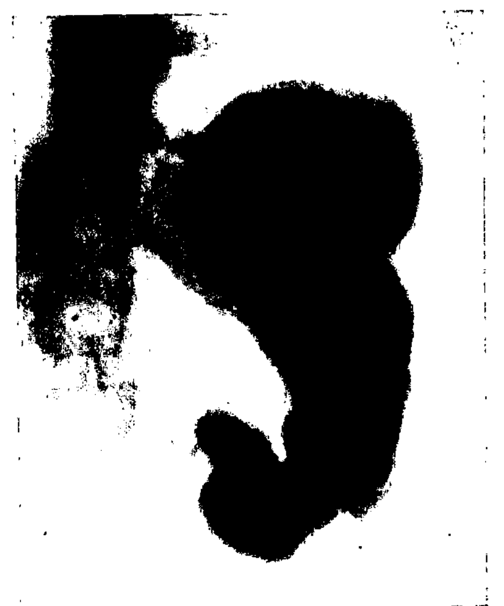

Abb. 378. Nervöse Kontraktionsstörung des Magens bei Hysterie. Probelaparotomie.

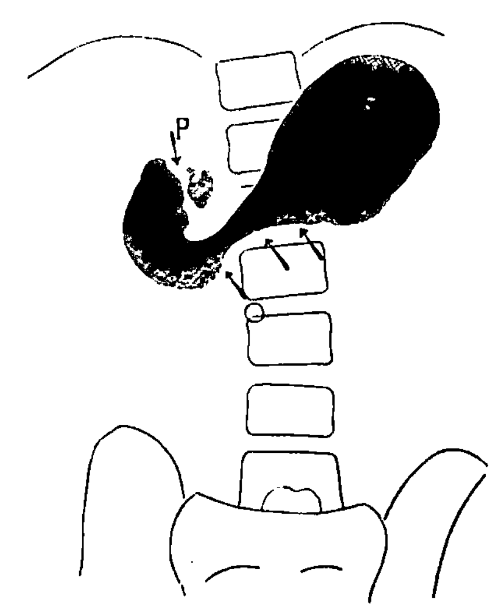

Abb. 379. Regionärer Gastrospasmus bei Hysterie mit unstillbarem Erbrechen. Schlauchartige Kontraktion eines Magenabschnittes (Pfeile). Große Rechtsdistanz. P Pylorus, D Duodenum. Probelaparotomie.

schlangenartig gewundene Magen liegt links von der Wirbelsäule. Nur die Pars cardiaca hat normale Form.

Nach 6 Stunden bestand ein Rest von etwa $^1/_3$. Eine zweite Aufnahme nach

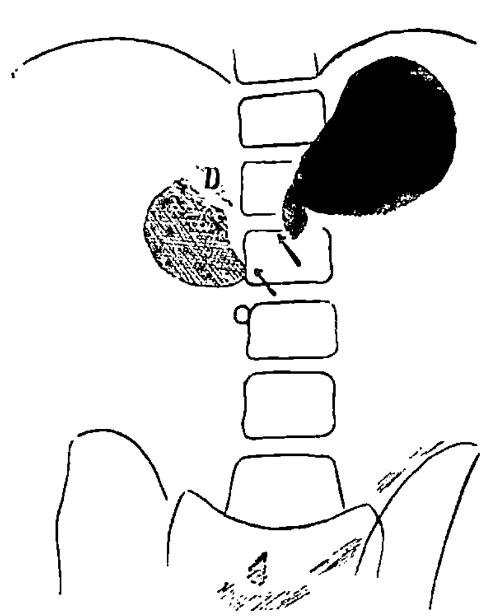

Abb. 380. Derselbe Pat. Aufnahme $^1/_2$ Stunde später. Vollständige spastische Zweiteilung des Magens.

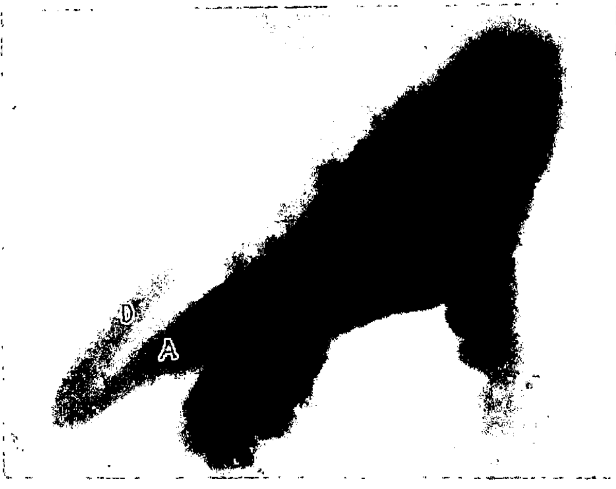

Abb. 381. Nervöse Kontraktionsstörung des Magens bei Hysterie. A Antrum pyloricum, D Pars sup. duodeni, T Col. transv. (von früherer Füllung). Operiert.

erneuter Bariumeinnahme am folgenden Tage zeigte ein sehr ähnliches Bild, nur war die Einziehung etwas breiter und weniger tief.

Das Verhalten der *Peristaltik bei Tabes* hat GROEDEL röntgenkinematographisch studiert. Das in Abb. 377 wiedergegebene Polygramm zeigt sehr schön die verstärkte

Peristaltik vom rhythmischen Typus und namentlich die tiefen Antrumkontraktionen. Daß verstärkte Peristaltik mit tiefen Wellen auch ohne Pylorusstenose auf rein nervöser Basis vorkomme, hat, gestützt auf klinische Beobachtungen, schon KUSS-MAUL betont. HOLZKNECHT und JONAS konnten dies an Hand ihrer röntgenoskopischen Erfahrungen bestätigen. GROEDEL hat sie bei starker Hypersekretion polygraphisch in exakter Weise nachgewiesen. Es soll hier nicht unerwähnt bleiben, daß SCHMIEDEN, EHRMANN und EHRENREICH in einem Falle von Tabes während einer Schmerzkrise

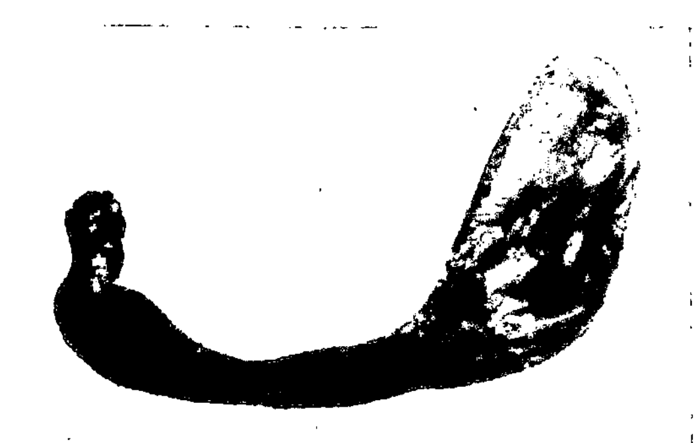

Abb. 382. Leichenmagen, in seiner Kontraktionsform ähnlich dem spastisch kontrahierten Magen im vorigen Bild. (Patholog.-anatom. Institut Zürich.)

ein ganz anderes Bild erhielten. Der Brei füllte halbmondförmig nur die untere Magenkuppe und reichte ebenso weit nach rechts wie nach links. Nach 4 Stunden noch keinerlei Entleerung. Es bestanden also die röntgenologischen Zeichen der

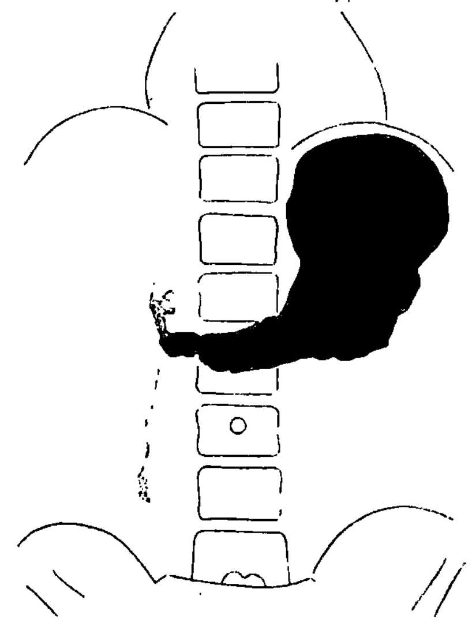

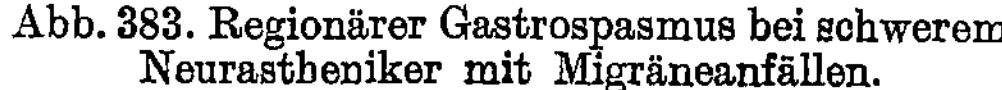

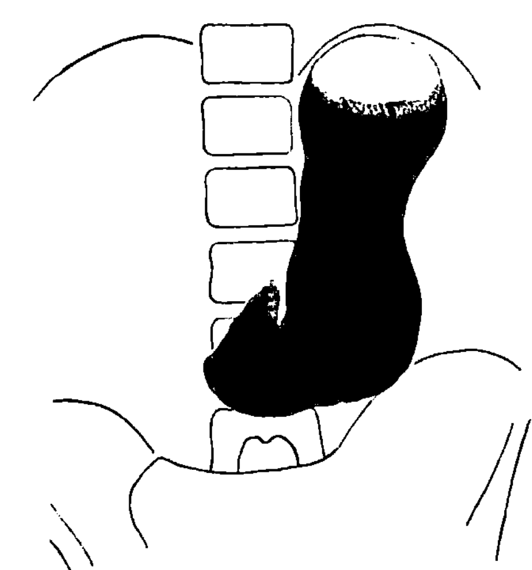

Abb. 383. Regionärer Gastrospasmus bei schwerem Neurastheniker mit Migräneanfällen.

Abb. 384. Derselbe Magen, doch im Zustand der Erschlaffung.

Stauungsdilation. Als Erklärung muß wohl ein Pylorospasmus angenommen werden. Gastrische Krisen können mit circumscriptem und regionärem Muskelkrampf einhergehen.

Bei *Hysterie* mit Magenschmerz und Erbrechen beobachteten wir einen Gastrospasmus, der große Ähnlichkeit hatte mit dem soeben beschriebenen bei Tabes.

Abb. 378 stellt den Magen einer 30jährigen Hysterica dar, die an Krämpfen und unstillbarem Erbrechen litt. Die Aufnahme ist während des Brechaktes gemacht.

Auch hier unregelmäßig-wellige Konturen, spastische Einziehung der Magenmitte und fast völliges Fehlen des Antrumschattens.

Nach 8 Stunden trotz der lebhaften Peristaltik bedeutender (etwa $^1/_4$) Rest. Offenbar wirkte der Antrum- und Pylorospasmus als Austreibungshindernis.

Die anhaltenden heftigen Beschwerden, die Hyperacidität, der spastische Sanduhrmagen erweckten zusammen den Verdacht auf Ulcus. Bei der *Probelaparotomie* in Lokalanästhesie fand man jedoch einen vollkommen normalen Magen, der sich, während Patientin erbrach, in seinen distalen Abschnitten unter unseren Händen krampfartig kontrahierte.

Der Gastrospasmus bei Hysterie kann auch andere Form annehmen wie Abb. 379 zeigt.

43jährige hysterische Patientin mit unstillbarem Erbrechen und nervösen Magenschmerzen. Durch *Probelaparotomie* wegen dringenden *Verdachts auf Ulcus* mit Verwachsungen wurde das Fehlen einer organischen Grundlage für die Beschwerden festgestellt. Die Aufnahme zeigt einen schlauchartig verengten Abschnitt, der etwa dem dritten Magenviertel entspricht (vgl. Abb. 379).

In Abb. 380, einer Aufnahme $^1/_2$ Stunde später, besteht an Stelle dieses Abschnittes völliger Schattenausfall. Der Spasmus hat also zum gänzlichen Verschluß des Lumens geführt.

Eine Aufnahme 3 Monate später, als sich der Zustand der Patientin unter interner Behandlung gebessert hatte, ergab eine völlig normale Form. Die früheren Beschwerden waren verschwunden.

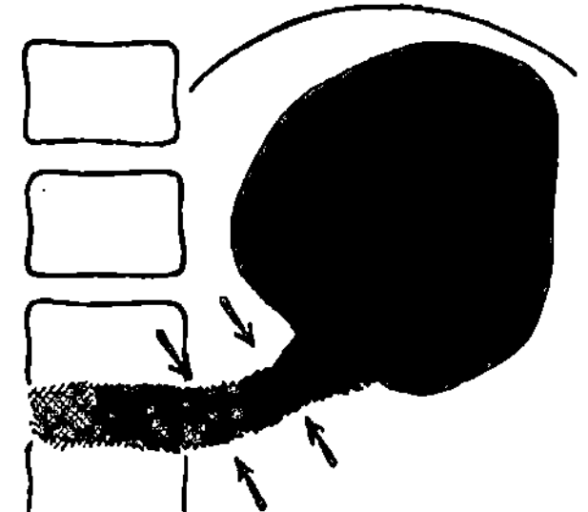

Abb. 385. Gastrospasmus bei nervösem, chlorotischem, jungen Mädchen. Kardiale Magenhälfte ballonförmig aufgetrieben, Pars pylorica spastisch kontrahiert. (Pfeile.)

Wir entnehmen daraus die wichtige Tatsache, daß ein gewisser *Parallelismus zwischen Spasmus und Schmerz* besteht. Man darf wohl annehmen, daß die nervöse Kontraktion an sich Schmerzen auslösen kann.

Noch umfangreichere Veränderungen sehen wir in Abb. 381 bei einer Hysterica mit unbestimmten Magenbeschwerden. Die Pars pylorica ist *schlauchförmig kontrahiert,* wobei sich der fast quer gelagerte Magen weit nach rechts gestreckt hat. Er hat in seiner Form große Ähnlichkeit mit dem HOLZKNECHTschen Rinderhornmagen.

Bemerkenswert ist die von BECKEY und auch von uns beobachtete Tatsache, daß der *Leichenmagen,* offenbar infolge Erstarrung in agonaler oder postmortaler Kontraktion, bisweilen eine Form aufweist, die durchaus an die beim regionären Gastrospasmus erinnert (Abb. 382).

Auch bei *Neurasthenie* kommt ein regionärer Gastrospasmus vor, der wohl mit den bei diesem Leiden häufigen Magenbeschwerden in ätiologischen Zusammenhang gebracht werden darf.

Abb. 383 stellt den Magen eines hochgradigen Neurasthenikers dar, der an Migräne litt, Abb. 384 denselben im Zustand der Erschlaffung.

In schärfstem Kontrast zueinander bezüglich ihres Kontraktionszustandes stehen die beiden Organhälften in Abb. 385, die von einen chlorotischen Mädchen mit Magenneurose stammt. Der kardiale Teil ist ballonförmig entfaltet, während von dem pylorischen nur ein schmaler, 3 cm langer Zapfen zu sehen ist. $^5/_4$ Stunden später war ein rinderhornförmiger Normalmagen vorhanden.

III. Gastrospasmus totalis.

Der Gastrospasmus totalis scheint ein seltenes Vorkommnis zu sein. Röntgenologisch findet man dabei folgendes Bild: Ganz kleiner, hoch im Oberbauch gelegener
Magen, dessen Pylorus vollkommen offen steht. Sofortiges, rasches Abfließen

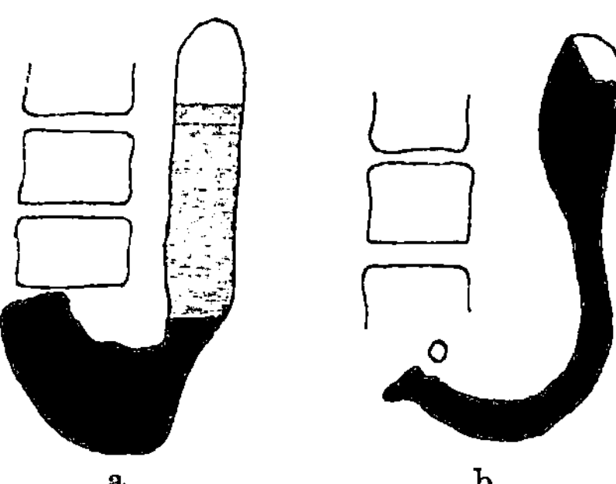

Abb. 386. Gastrospasmus totalis bei Cholelithiasis.
a Unmittelbar nach Wismutmahlzeit. b 1 Stunde später, während eines Kolikanfalles.
(Nach E. Schlesinger.)

des Inhaltes. Keine peristaltischen Bewegungen sichtbar (Schwarz). Als auslösende
Ursachen kommen u. a. Nicotinabusus, Tetanie in Betracht. Eine Beobachtung

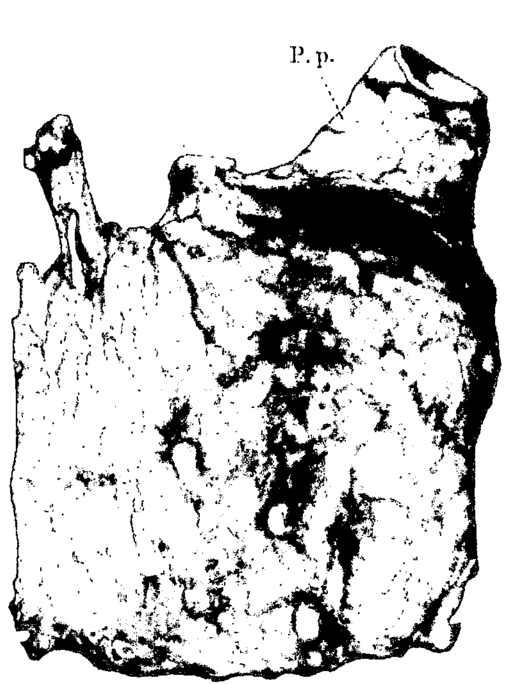

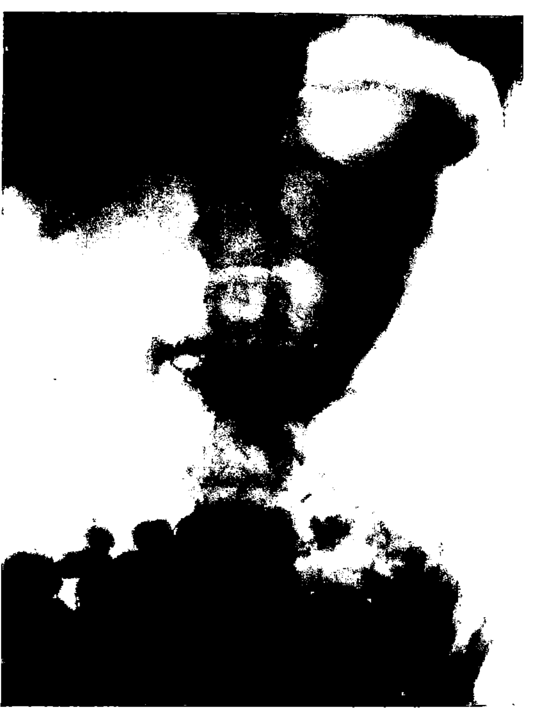

Abb. 387. Ausgestoßene Magenschleimhaut nach
Verätzung. P. p. Pars pylorica. (Nach Liebmann.)

Abb. 388. Gastrospasmus totalis nach Verätzung.

E. Schlesingers zeigt, wie ein Gastrospasmus totalis reflektorisch bei Cholelithiasis entstehen kann (Abb. 386). Die Form des Magens gleicht hier einer Sichel.
Klinische Begleiterscheinungen: Stundenlange Schmerzattacken, Auftreten einer
palpablen Resistenz. Bei einem eigenen Falle lag als ursächliches Moment eine
Verätzung zugrunde.

Frau Marie B., 40 Jahre alt. Am 3. 2. 17 beging sie einen Selbstmordversuch. Sie trank abends ein Wasserglas voll 37%iger Salzsäure, welche sie sich aus einer Drogerie verschafft hatte. Gleich darauf traten sehr heftige Schmerzen auf, dann qualvolles Würgen, Brechreiz und Erbrechen schwarzbrauner saurer Massen. Eine Stunde darauf Einlieferung in das Krankenhaus.

Temperatur 35,8. Die Patientin klagt über ganz außerordentlich brennenden Schmerz im Mund, Rachen, in der Brust und besonders in der linken Oberbauchgegend. Mund- und Rachenschleimhaut schwer verätzt.

Bei der Palpation des Abdomens findet sich eine ausgesprochene Druckempfindlichkeit mit Bauchdeckenspannung im Oberbauch. Bei tiefer Palpation Brechreiz.

Im Urin Eiweiß; reichlich hyaline und granulierte Zylinder.

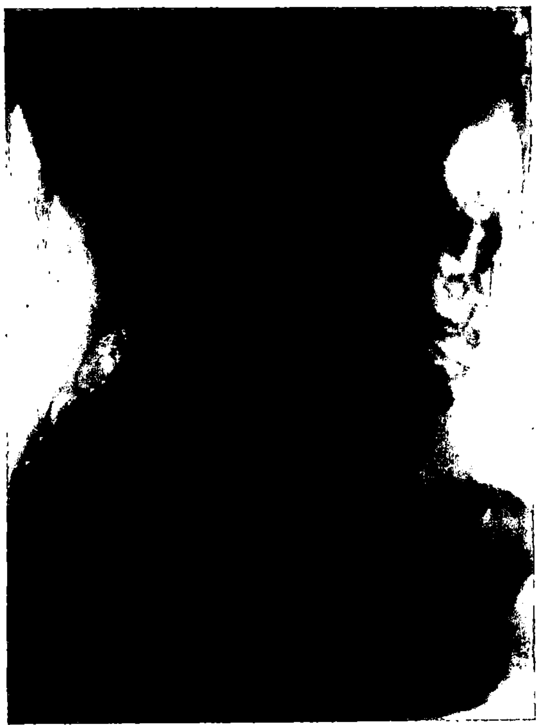

Abb. 389. Dieselbe Patientin nach 6 Stunden.

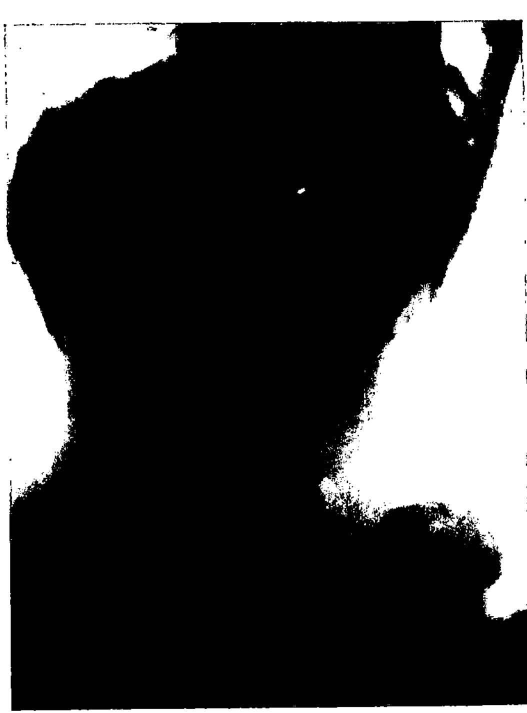

Abb. 390. Dieselbe Patientin nach zwei Monaten. Narbenstenose im Bereiche des mittleren Magenabschnittes (Pfeile).

Erbrechen von 100 ccm bräunlich blutiger Flüssigkeit.

Die Spülflüssigkeit enthält schwarze Gewebsfetzen.

Nach 3 Tagen hat sich das Allgemeinbefinden gebessert. Guter Appetit und lebhaftes Hungergefühl.

8 Tage nach dem Suicidversuch fand sich im Stuhl ein 22 cm breites und 23 cm langes Schleimhautstück von 1—3 mm Dicke, das ohne weiteres als ausgestoßene Magenschleimhaut erkennbar war (Abb. 387). Es handelt sich um ein zusammenhängendes Gewebsstück, welches mit Ausnahme von drei 10-pfennigstückgroßen Löchern völlig intakt ist. Das eine Ende röhrenförmig. Daselbst ist auch der Dickendurchmesser am größten. Ob die sequestrierte Mucosa der Kardia oder dem Pylorus entspricht, läßt sich zunächst nicht entscheiden, da das Gewebe vollkommen nekrotisch ist. Die Oberfläche ist fleckig, schmutzig braun. Das Relief der Magenschleimhaut gut zu erkennen.

Röntgenuntersuchung 12 Tage nach der Verätzung. Der Brei passiert rasch und ohne Hemmnis die Speiseröhre. Der Magen ist klein, sichelförmig. Nur die obersten Teile des Fundus sind von normaler Weite (Abb. 388). Peristaltische Ruhe. Das Organ scheint bis zur Unbeweglichkeit kontrahiert. Nach 6 Stunden ist noch ein kleiner Rest zu sehen. Dickdarm und einzelne Dünndarmschlingen sind gefüllt (Abb. 389).

Nach 2 Monaten stellten sich immer stärker zunehmende Stenoseerscheinungen ein. Erbrechen, Schlingbeschwerden, andauernde Übelkeit und Abmagerung. Auch breiige Speisen konnten schließlich nicht mehr genommen werden.

Röntgenuntersuchung: Magen links und hochliegend, verengert sich plötzlich in der Pars media zu einem zapfenförmigen Fortsatz, der mehrfach gezackte Konturen aufweist. Im distalen Abschnitt ein ausgedehnter Füllungsdefekt (Abb. 390).

Sowohl die Anamnese wie der klinische Befund und das Röntgenbild lassen annehmen, daß es sich um eine narbige Stenose handelt.

Bei der *Operation* wurde folgender Befund erhoben: Magen leer, hochstehend, zurückgesunken. In der Gegend des Pylorus ein derber callöser Tumor, der sich wie ein Carcinom anfühlt. Auch die Pars media narbig verändert. Im kardialen Abschnitt normale weiche Konsistenz.

Anlegung einer Jejunalfistel. Nach Erholung der Kranken Gastroenterostomie.

Der weitere Verlauf war ein guter. Die Patientin erholte sich sehr bald. Der Magen entleerte sich durch den neugeschaffenen Ausgang sehr gut und rasch.

c) Differentialdiagnose zwischen Gastrospasmus und anderen Magenkrankheiten.

Von großer praktischer Bedeutung beim Gastrospasmus ist die Differentialdiagnose. Wir haben mehrere Beispiele kennen gelernt, wo irrtümlich Ulcus oder Carcinom angenommen wurde. Zu letzterer Deutung gibt Anlaß der Füllungsdefekt der Pars pylorica, namentlich wenn gleichzeitig ein palpabler Tumor vorhanden ist. Die Formen von Gastrospasmus, die die distale Magenhälfte betreffen, können gelegentlich mit dem scirrhösen Schrumpfmagen verwechselt werden. Welche Mittel stehen uns zur Unterscheidung zu Gebote? *Klinisch* ist das Verschwinden des Tumors unter den palpierenden Fingern (SCHNITZLER) ein sicheres Zeichen für Spasmus. Die Verwertbarkeit dieses Symptoms ist indessen eine sehr beschränkte, da sehr oft überhaupt keine Geschwulst gefühlt wird. Ein starker Wechsel der Beschwerden, namentlich deren Abhängigkeit von Erregungen läßt an funktionelle Ursachen denken. Der Nachweis eines der als ursächlichen Momente bekannten Leiden wird den Verdacht in diese Richtung lenken. Im übrigen läßt uns aber die klinische Untersuchung im Stich.

Das Röntgenverfahren dagegen gibt uns meist sicheren Aufschluß. Bei wiederholter Beobachtung gelingt es in der Regel einmal den früher kontrahierten Magen in normaler Form nachzuweisen. Außerdem kann man gelegentlich mit Atropin oder Papaverin den Krampf zum vollständigen oder teilweisen Verschwinden bringen.

Klinisch ist auch die Verwechslung mit Ulcus häufig.

Namentlich sind es intermittierende, oft heftige, in die Magengegend lokalisierte Schmerzen, verbunden mit Hyperacidität, welche leicht irreführen. Finden wir nun im Röntgenbild kein direktes Geschwürszeichen (weder Nische noch Sanduhrmagen), dagegen eine regionäre oder totale Einschnürung, so stehen wir der sicheren Diagnose schon sehr nahe. Zeigt sich ein pylorischer Füllungsdefekt, den wir sonst als Tumoraussparung deuten würden, so soll uns, wie HOLZKNECHT hervorhebt, gerade dieser Gegensatz zwischen klinischem Ulcus und radiologischem Carcinombefund stutzig machen und unseren Verdacht auf den richtigen Weg lenken.

Nicht immer ist die Diagnose einfach. Besteht z. B. das klinische Bild eines Geschwürs, radiologisch lediglich ein spastischer Sanduhrmagen, so kann dieser als

Ulcussymptom gedeutet werden. Es ist, wie wir schon früher hervorhoben, in solchen zweifelhaften Fällen ratsam, sein Augenmerk nicht nur auf den örtlichen Spasmus, sondern auf den Kontraktionszustand des ganzen Magens zu richten, der meist beim reinen Gastrospasmus im Gegensatz zum Ulcus noch andere Tonusveränderungen aufweist. Wiederholte Untersuchungen, eventuell Papaverin- und Atropindosen, bringen unter Umständen Klärung.

L. Die Röntgenuntersuchung im Dienste der Indikationsstellung und Kontrolle chirurgischer Eingriffe.

a) Allgemeines zur Indikationsstellung.

In den vorhergehenden Abschnitten konnte gezeigt werden, daß uns das Röntgenverfahren gerade bei Magenerkrankungen meist erschöpfende Auskunft über die Art des Leidens gibt. Darüber hinaus vermittelt es Klarheit über Sitz, Form und Ausdehnung des Krankheitsherdes und die durch ihn veranlaßten Funktionsstörungen. Infolgedessen verschafft es uns gleichzeitig die Möglichkeit, den Erfolg therapeutischer Maßnahmen, seien sie interner oder chirurgischer Art, zu beurteilen und zu verfolgen.

Die wichtige Frage der Indikation für operative Eingriffe hat durch das Röntgenverfahren eine greifbare Stütze gefunden; ja häufig läßt sich Ausdehnung und Art der chirurgischen Maßnahmen schon nach dem Schattenbild abschätzen.

Im Rahmen eines röntgenologischen Werkes ist es nur mit Einschränkung möglich, auf Indikationsstellung zu der einen oder anderen Operationsart einzugehen. Das letzte Wort wird immer die klinische Gesamtauffassung der Krankheit und die Beurteilung des einzelnen Kranken haben. Das gilt besonders hinsichtlich der Entscheidung für interne oder chirurgische Therapie.

Wer wie wir das Ulcus als den Ausdruck einer Allgemeinerkrankung ansieht, wird, wo immer möglich, der konservativen Behandlung den Vorzug geben. Nur wenn sie versagt, oder wenn mechanische Wegsamkeitsstörungen sie von vorneherein als aussichtslos erscheinen lassen, ist der Entschluß zur Operation leicht.

Die zweifelsfreie Anzeige zur chirurgischen Behandlung ist darum gegeben bei einem häufigen Folgezustand des Ulcus, der Pylorusstenose. Meist sind schon die klinischen Symptome eindeutig genug, um aus ihnen die Anzeige zur Operation herzuleiten. Immerhin gibt es kompensierte Stenosen, die erst im Röntgenbild erkannt werden. Der nächstliegende und dringende Zweck des Eingriffs ist die Ausschaltung des Hindernisses. Ihr genügt man durch eine Gastroenterostomie.

Besonders wertvoll ist die Röntgenuntersuchung für den Operationsplan bei dem *Sanduhrmagen*. Bei seiner spastischen Form wird man mit dem Entschluß zu chirurgischer Behandlung zurückhaltend sein, beim narbigen, der röntgenologisch gut erkennbar, in seinen mechanischen Eigenheiten der Pylorusstenose vergleichbar ist, tritt die Operation in ihr uneingeschränktes Recht. Die Anlage des Eingriffes kann sehr genau von röntgenologischem Kriterium abhängig gemacht werden. Findet sich nur eine Stauung im kardialen Sack, so ist dessen operative Entlastung angezeigt. Besteht aber, wie häufig, gleichzeitig eine Retention im pyloralen Abschnitt, so muß auch diese chirurgisch angegangen werden. Die vollkommenste operative Lösung dieser mechanischen Aufgabe ist die Resektion. Da aber meist ein sehr großer Magenteil entfernt werden muß, bleibt man bei sehr geschwächten Patienten auf umgehende Operationsmethoden angewiesen.

Der seltenere *Briden-Sanduhrmagen* gibt bei genügend starken und konstanten Beschwerden die klare Anzeige zur Strangdurchtrennung.

Daß, wie beim Ulcus simplex, auch beim Ulcus callosum, selbst wenn es große Ausdehnung hat, die interne Therapie erfolgreich sein kann, ist erwiesen (vgl. Abb. 190—193).

Faßt man den Entschluß zur Operation, dann hängt die Art des operativen Vorgehens vom Sitz des Ulcus ab. Beim pylorusnahen Geschwür hat die Gastroenterostomie nach wie vor ihre volle Berechtigung. Sie führt, wie vielfache Erfahrungen gezeigt haben, häufig überraschend schnell zur Ausheilung und umgeht gleichzeitig eine spastische Pylorusstenose.

Für callöse Ulcera der höheren Magenabschnitte kommt in erster Linie die Resektion in Frage. Sie erfährt eine technische Begrenzung beim Ulcus cardiae. Ebenso lassen mitunter ausgedehnte Penetrationen in die Nachbarorgane eine Magenausschneidung als zu gewagt erscheinen; dann tritt die neuerdings geübte Jejunostomie (LAMÉRIS, ENDERLEN) in ihre Rechte.

Beim Carcinom ist an sich die Indikation zur Operation gegeben. Ohne Einschränkung gilt dies für die carcinomatöse Pylorusstenose, die immer im Röntgenbild klar zutage tritt. Von höhersitzenden Carcinomen wird man nur die von der Operation ausschließen, die nach klinischen und röntgenologischen Merkmalen sicher inoperabel sind. Eine Metastasierung wird aus dem Schattenbild allerdings nur selten mit Sicherheit zu erkennen sein, häufiger dagegen Übergreifen auf Kardia und Oesophagus. Oft ist schon röntgenologisch die Mitbeteiligung des Querdarmes und damit die Notwendigkeit einer Kolonresektion ersichtlich. Besonders sorgfältige Prüfung des Allgemeimzustandes wird dann schon vor der Operation dem Chirurgen die Frage beantworten, ob er dem Kranken einen so ausgedehnten Eingriff zumuten darf.

Den Wert der Nachuntersuchungen nach chirurgischen Eingriffen haben wir bereits mehrmals gestreift. Bei der Zahl und Verschiedenheit der zur Auswahl stehenden Methoden, bei ihrem wechselnden Ergebnis für Form, Lage und Funktion des Organs, mag es wünschenswert erscheinen, sie näher zu besprechen.

b) Operationen am Magen im Röntgenlicht.

I. Gastroenterostomie.

Bevor wir die röntgenologische Symptomatologie der Gastroenterostomie besprechen, sei kurz auf ihre Technik hingewiesen. Für das Verständnis der späteren Ausführung erscheint uns das unentbehrlich. In der Regel legt man die hintere Gastroenterostomie an (Gastroenterostomia retrocolica posterior) (Abb. 391). Man geht dabei so vor, daß man die oberste Jejunumschlinge durch den Mesocolonschlitz an die hintere Magenwand bringt und dann eine Seit-zu-Seit-Anastomose ausführt. In Fällen, wo sich aus irgendeinem Grunde (carcinomatöse Infiltration an der Magenhinterwand oder Verwachsungen) diese Methode nicht ausführen läßt, ist man gezwungen, die Schlinge an der Vorderwand anzubringen (Abb. 392). Wichtig ist für die Vermeidung eines sogenannten Circulus vitiosus, daß man bei der ersten Art die zuführende Schlinge sehr kurz nimmt und bei der zweiten eine BRAUNsche Anastomose hinzufügt (Abb. 393).

Röntgenuntersuchungen an Gastroenterostomierten wurden in größerem Maßstab mehrfach ausgeführt. Wenn man die Mitteilungen darüber durchgeht, so fällt es auf, wie verschieden sich auch die nach derselben Methode operierten, gleichartig erkrankten Mägen funktionell verhalten. Die meisten Nachuntersuchungen beziehen sich auf die Gastroenterostomia retrocolica posterior. Ihr gutes Funktionieren ist im Röntgenbild daran zu erkennen, daß sich unten an der großen Kurvatur ein höchstens zwei Finger breiter Schattenfortsatz zeigt, der mit ihr entweder in Verbindung steht oder durch einen schmalen Zwischenraum getrennt ist. Er entspricht dem abführenden Schenkel der Anastomose.

Manchmal kann er auch in mehrere Einzelschatten aufgelöst erscheinen und deutliche Rippung durch KERKRINGsche Falten aufweisen.

Ein typisches Beispiel zeigt uns die von einem 47jährigen Patienten stammende Abb. 394, bei dem die Operation wegen Ulcus duodeni ausgeführt wurde.

Rechtwinklig gestellter und etwas vergrößerter Magen. Im Bereich des unteren Abschnittes der großen Kurvatur leichte Unregelmäßigkeit der Konturen. Hier

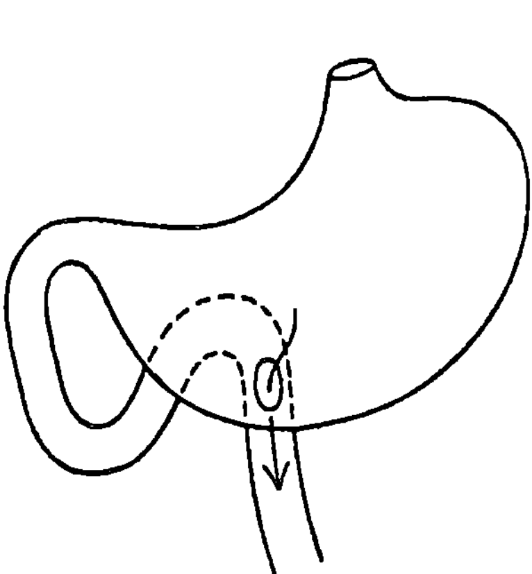

Abb. 391.
Gastroenterostomia retrocolica post.

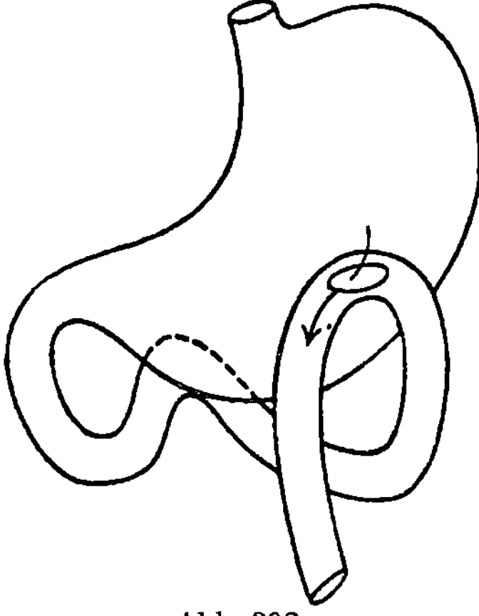

Abb. 392.
Gastroenterostomia antecolica.

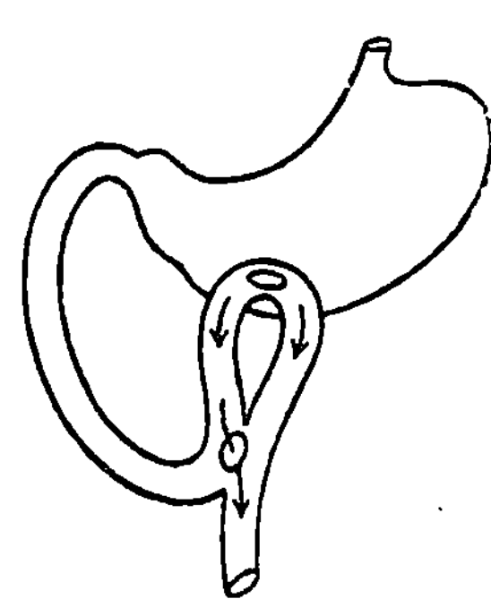

Abb. 393.
Gastroenterostomia antecolica
mit BRAUNscher Anastomose.

erkennt man deutlich die abführende Dünndarmschlinge. Eine Passage durch den Pylorus ist nicht festzustellen, Duodenum nicht gefüllt.

Nach 3 Stunden völlige Entleerung.

Nicht selten stellen sich Narbenschrumpfungen ein, die besonders bei lang zurückliegender Operation zu weitgehenden Formveränderungen führen können. Einschnürungen, ja völlige Verzerrung der Magenkonfiguration sind nicht selten die Folge. Daß sie jedoch zu keiner Beeinträchtigung der Funktion führen müssen, zeigen folgende Beobachtungen.

Abb. 395 stammt von einer 30 jährigen Patientin, bei der wegen Ulcus pylori vor 4 Jahren eine Gastroenterostomie angelegt wurde.

Röntgenbefund. Der Magen ist in seinem unteren Drittel taillenförmig eingezogen. Pylorus und Duodenum leicht angedeutet, auch die Pars horizontalis superior duodeni ohne Kontrastmassen. Oberhalb der Einschnürung erkennt man deutlich den breiten Schatten des abführenden Schenkels; unterhalb davon mehrere wagerecht übereinander gelagerte, mit Kontrastbrei gefüllte Jejunumschlingen.

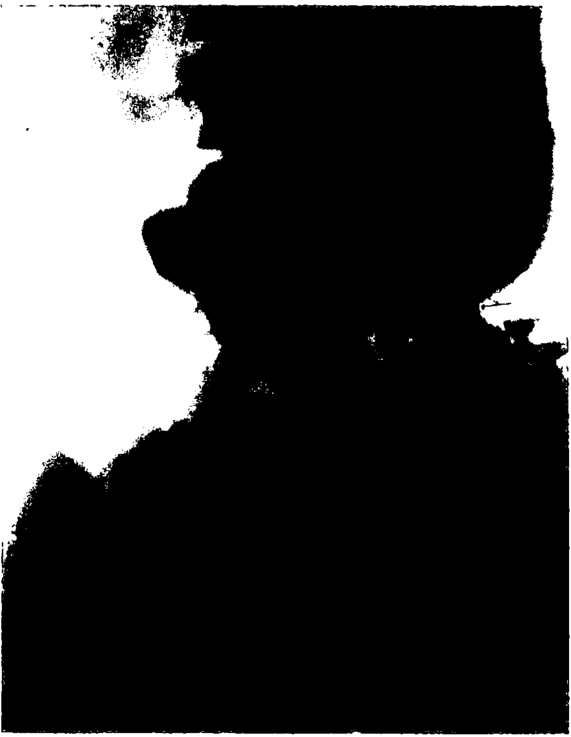

Abb. 394. Gastroenterostomia retrocolica post. (Pfeile)
bei Ulcus duodeni.

Bei der Durchleuchtung zeigt sich schon während der Einnahme des Breies, zuerst kontinuierliche, dann periodische Entleerung durch die künstliche Öffnung. Nach 3 Stunden Austreibung vollendet.

Abb. 396 zeigt einen infolge Narbenschrumpfung nach Gastroenterostomie weitgehend deformierten Magen. Sie betrifft einen 26jährigen Schreiner, bei dem die Operation wegen Ulcus penetrans an der kleinen Kurvatur ausgeführt wurde.

Auch hier war die Motilität ungestört.

Eine Verzögerung dieser tritt in der Regel nur dann ein, wenn die Anastomosenöffnung oder die Dünndarmschlingen an dem Schrumpfungsprozeß weitgehend beteiligt sind oder wenn perigastritische Verwachsungen oder Stränge zu Einengung ihres Lumens führen.

Die Entleerung durch den abführenden Schenkel ist keine kontinuierliche. Sie kann zeitweise ganz sistieren, trotzdem die Fistel vollkommen durchgängig ist. Gelegentlich beobachtet man auch eine gewisse *Periodizität*, ähnlich wie beim Pylorus.

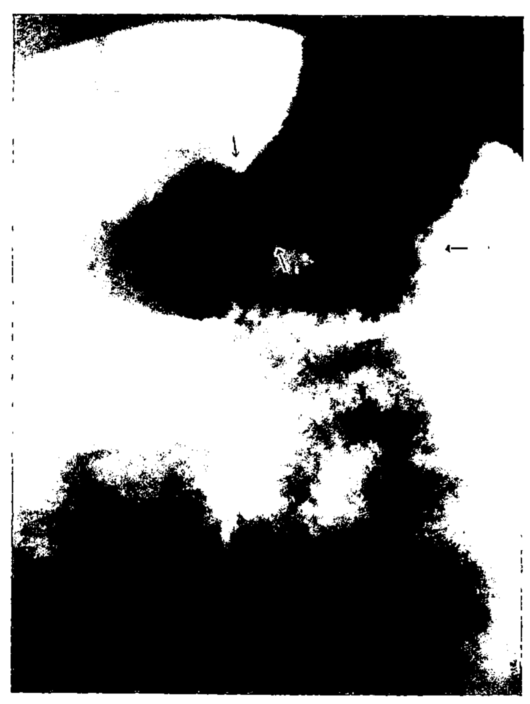

Abb. 395. Gastroenterostomia retrocolica post. (Pfeil ←). Einschnürung des Magens (Pfeile) infolge Narbenschrumpfung.

Abb. 396. Gastroenterostomia retrocolica mit weitgehender Deformation des Magens infolge Narbenschrumpfung.

Man hat daraus, sowie aus der häufigen Schattenunterbrechung an der Anastomosenstelle auf die Bildung einer Art von Sphincter daselbst geschlossen. Diese Ansicht ist aber durch anatomische Untersuchungen definitiv widerlegt worden. Man sieht jetzt in der Peristaltik des Sinus ventriculi, den Muskelverziehungen der Magenwand und den reflektorischen Kontraktionen der ableitenden Dünndarmschlinge die Ursache der intermittierenden Fistelfunktion.

Diese letztere Eigenschaft der Anastomose, sowie ihre teilweise Überlagerung durch den Magen, erschweren ihre Darstellbarkeit auf der Röntgenaufnahme ganz erheblich. Wenn wir nichts von einer Anastomose sehen, so dürfen wir deswegen nicht annehmen, daß sie nicht durchgängig sei. Oft ist eine Serienuntersuchung notwendig, bis wir die abführende Schlinge deutlich als solche zu Gesicht bekommen. Aus diesem Grunde eignet sich die *Durchleuchtung* besser als die graphische Darstellung. Sie gestattet uns den ganzen Vorgang der Aufnahme und die beginnende Abgabe des

Kontrastmittels zu verfolgen und sich so in wenigen Minuten einen Überblick über die gesamte Funktion des Magens zu verschaffen.

Der Brei füllt ähnlich wie beim Gesunden den Magen mehr oder weniger vollständig auf. Die Entleerung durch die Fistel setzt schon während der Einnahme oder kurz nach derselben ein. Man sieht dann zeitweise den Anastomosenfortsatz an der großen Kurvatur und zunehmende Füllung der oberen Dünndarmschlingen. Die Entleerungszeiten sind durchschnittlich gegenüber den unter normalen Verhältnissen verringert (HÄRTEL fand 1—3, PETRÉN 1—2 Stunden), manchmal sind sie so kurz, daß die Austreibung in der Zeit zwischen Durchleuchtung und der unmittelbar folgenden Aufnahme vollendet ist. PETRÉN fand dieses Verhalten, das er als *Drainage des Magens* bezeichnet, in ungefähr ein Viertel seiner Fälle.

Außer auf die Anastomose muß man sein Augenmerk auch auf den Pylorus richten; denn, selbst wenn sie gut funktioniert, verläßt gewöhnlich ein Teil des Inhalts den Magen auf dem natürlichen Wege. Es ist nun durchaus nicht immer leicht zu bestimmen, ob und in welchem Maße dies zutrifft. Wenn sich das Organ nur langsam füllt und keine Peristaltik zeigt, so ist es klar, daß der Pförtner nicht als Ausgang benützt wird. Zeigt es dagegen deutliche Wellenbewegung, so müssen wir feststellen, ob diese auch wirksam ist oder nicht. Ersteres ist der Fall, wenn sich die Ampulla duodeni *füllt*. Die Pars descendens und inferior sind bekanntlich gewöhnlich leer. Die verschiedenen Methoden zur Sichtbarmachung des Zwölffingerdarms sind bei dieser Probe nicht anwendbar, weil es uns darauf ankommt, das motorische Verhalten des gänzlich unbeeinflußten Pylorus zu erforschen.

PETRÉN gelangte zu folgenden Ergebnissen: Die Entleerung vollzieht sich in der Mehrzahl der Fälle hauptsächlich durch die Anastomose, häufig jedoch gleichzeitig auch durch den Pylorus, in einer geringen Zahl ausschließlich durch diesen allein.

BÉCLÈRE macht darauf aufmerksam, daß die Art der Austreibung von der Methode abhängt, nach welcher die Operation ausgeführt worden ist.

Soviel über die motorische Funktion. Sie bildet zweifellos den Schlüssel zum Verständnis der Erfolge, aber auch mancher Mißerfolge. Sie ist indessen keineswegs allein entscheidend für das spätere Befinden des operierten Ulcuspatienten.

Treten bei Gastroenterostomie *nach Monaten oder Jahren* wieder Magenbeschwerden auf, so frägt es sich, ob sie durch ein Ulcusrezidiv oder durch mangelhaftes Funktionieren der Anastomose, oder durch beides verursacht sind. Klinisch ist dieser Entscheid oft recht schwierig oder gar unmöglich. Die Röntgenuntersuchung erweist sich hier als sehr wertvoll. Läßt sie ein gutes Arbeiten der Öffnung erkennen, so spricht das für Rezidiv, und wir werden diese Annahme gegebenenfalls durch den Nachweis von okkultem Blut im Stuhl bestätigt finden. Als operative Therapie hätte in diesem Falle nur die Geschwürsexcision einen Sinn. Finden wir dagegen eine nicht oder schlecht funktionierende Drainage, so kommt eine BRAUNsche Anastomose oder Lösung von Verwachsungen oder eine neue Magendarmverbindung in Frage.

Noch eine Bemerkung über die Gastroenterostomie bei *Sanduhrenge*. Ihr funktionelles Resultat hängt bekanntlich sehr davon ab, an welchem der beiden Säcke sie angelegt wurde. Daß für die Wahl des Ortes der Grad der Stenose sowie der Zustand des Pylorus maßgebend sein sollen, ist eine unumgängliche Forderung. Bei keinem derartigen Fall sollte deshalb die Prüfung der Motilität versäumt werden; denn nur sie vermag in zuverlässiger Weise die Funktion der beiden Taschen festzustellen und damit das richtige operative Vorgehen zu bestimmen. Meist genügt, wenn man nicht resezieren will, nach unserer Erfahrung die Anastomose im unteren Sack (Abb. 397) offenbar, weil dadurch die schädliche Wirkung des reflektorischen Pylorospasmus ausgeschaltet und der Geschwürsreiz vermindert wird.

Bei hochgradiger Stenose dagegen ist die Gastroenterostomie am oberen Sack angezeigt (Abb. 398). Gelegentlich ist sie an beiden Säcken am Platz (Abb. 399).

Abb. 400 zeigt uns einen Sanduhrmagen mit einer Ulcusnische an der Einschnürungsstelle. In Anbetracht der breiten Kommunikation und des Fehlens einer

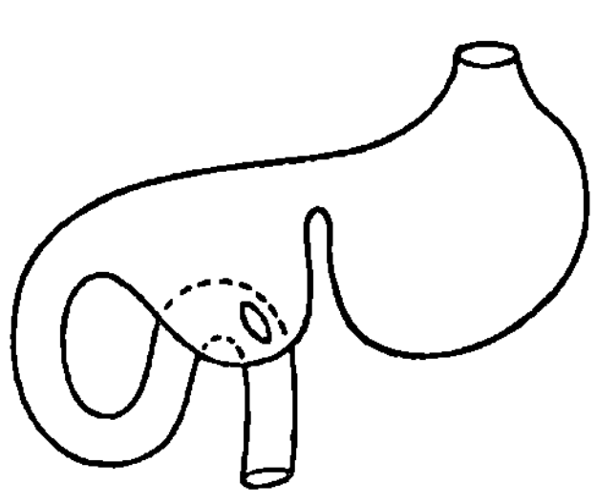

Abb. 397. Sanduhrmagen mit Gastroenterostomia retrocolica post. am unteren Sack.

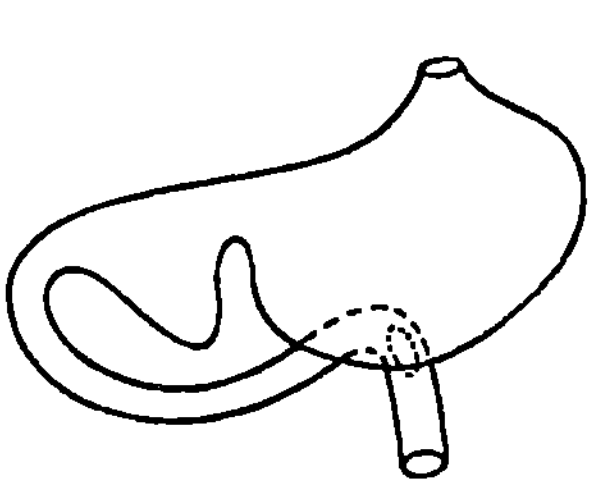

Abb. 398. Dasselbe mit Gastroenterostomie am oberen Sack.

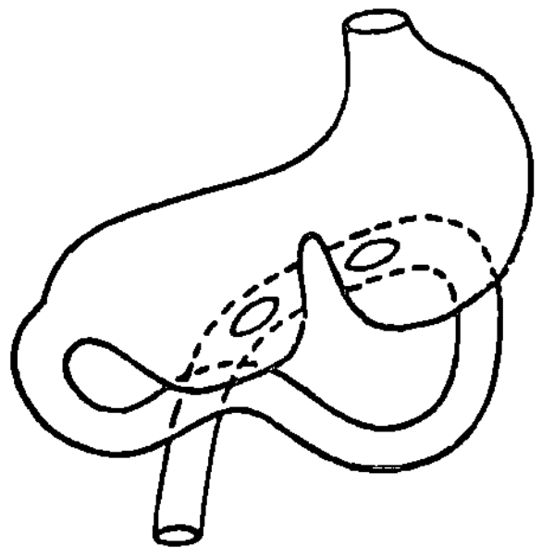

Abb. 399. Dasselbe mit Gastroenterostomie an beiden Säcken.

Retention in der oberen Tasche wurde die Operation an der unteren Hälfte ausgeführt. Wie weit dadurch dieser Abschnitt eine Entlastung erfährt, erkennt man an seinen geringen Breitendimensionen. Die oberen Jejunumschlingen sind prall gefüllt. Eine Entleerung durch den Pylorus ist auf dem Bilde nicht zu erkennen. Nach 3 Stunden keine Retention.

Folgendes Beispiel zeigt besonders anschaulich, wie die Röntgenuntersuchung imstande ist, uns über die funktionellen Verhältnisse eines Ventriculus bilocularis aufzuklären und uns dadurch die sichere Indikation für unser operatives Handeln zu geben.

Bei einer 58jährigen, hochgradig abgemagerten und anhydrämischen, nur 29 kg wiegenden Frau mit typischer, sich über 40 Jahre erstreckenden Ulcusanamnese ergibt die Aushebung, daß der Magen $^1/_4$ Stunde nach der Mahlzeit leer ist. Das Röntgenbild (Abb. 401) zeigt einen Sanduhrmagen, von dessen Mittelstück sich ein breiter Schatten nach rechts unten erstreckt. Zahlreiche Dünndarmschlingen sind bereits gefüllt. Nach 6 und nach 24 Stunden ist der untere Sanduhrsack noch voll (Abb. 402).

Abb. 400. Sanduhrmagen mit Gastroenterostomia retrocol. post. am unteren Sack.

Wir haben also trotz der Pylorusinsuffizienz und der enorm raschen Dünndarmfüllung hochgradigste Retention in einem Abschnitt des Organs. — Die Gastroenterostomie am unteren Sack war demnach die einzige in Betracht kommende Operation. Das Autopsiepräparat (Abb. 403) zeigte, daß die beiden Sanduhrsäcke durch einen daumendicken Narbenring communicierten und daß der 3., nach rechts verlaufende Abschnitt der Pars superior duodeni entsprach. Zwischen ihm und dem oberen Sack lag der Pylorus als starrer, für den Zeigefinger noch durchgängiger Narbenring.

Man hat bei *Stauungsdilatation* von der Gastroenterostomie die Wiederherstellung der normalen Magenform und -Größe erhofft. Schon die früheren Untersuchungsmethoden hatten indessen den Nachweis erbracht, daß diese Erwartung häufig sich nicht erfüllte. Das Röntgenverfahren bestätigte dies.

Den *Grad der Ektasie* beurteilen wir im Röntgenbild weniger nach der Größe als nach Lage und Form des Organs. Ein tiefliegender, halbmondförmiger,

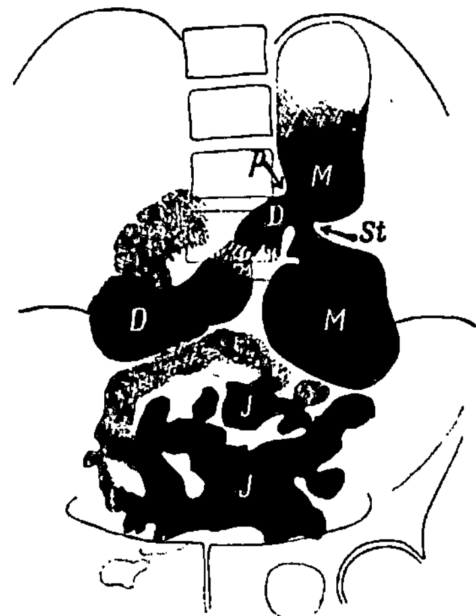

Abb. 401. Sanduhrmagen mit Pylorusinsuffizienz. Oberes M = oberer Sanduhrsack, unteres M = unterer Sanduhrsack. P Pylorus, St Sanduhrstenose, D Duodenum. J Dünndarm. Aufnahme nach 5 Minuten.

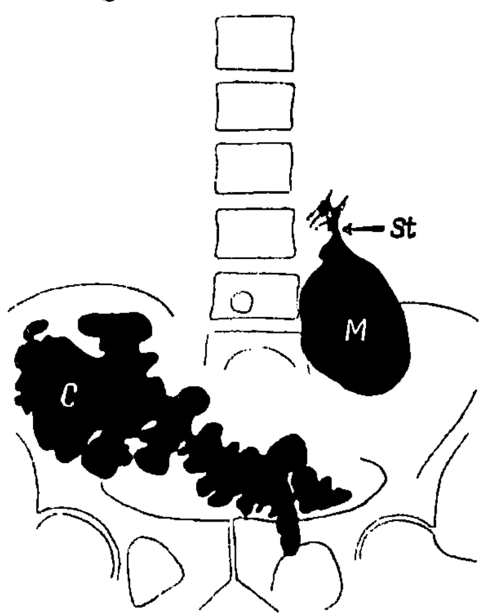

Abb. 402. Derselbe Fall. Aufnahme nach 24 Stunden. Der untere Sanduhrsack M ist noch voll. St Sanduhrstenose, C Kolon.

weit nach rechts reichender Schatten mit birnförmiger Luftblase ist uns ein untrügliches Zeichen einer hochgradigen Erweiterung. Das Hinabfallen des ersten Bissens der Kontrastmahlzeit bis zum unteren Pol ergänzt das charakteristische Röntgensyndrom. Die leichteren Grade liegen zwischen diesem partiellen Füllungsbild und dem normalen, wo durch die nämliche Kontrastmenge fast der ganze Magen entfaltet wird.

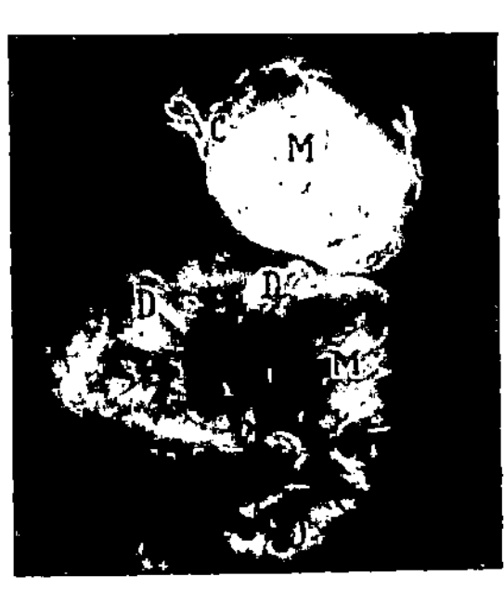

Abb. 403. Derselbe Fall. Autopsiepräparat. C Kardia, M Magen, D Duodenum, G Gastroenterostomie, J Jejunum.

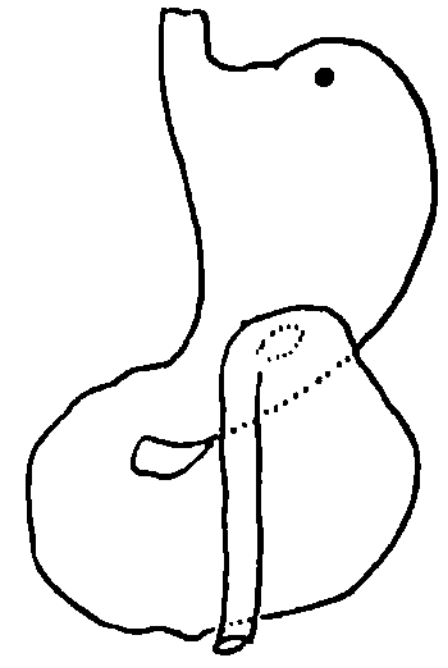

Abb. 404. Circulus vitiosus mit Dilatation des zuführenden Darmschenkels bei Gastroenterostomia antecolica.

Es hat sich nun gezeigt, daß eine Stauungsdilatation nach der Gastroenterostomie sich allerdings bis zu einem gewissen Grade zurückbilden kann, wobei der Tonus der Muskulatur zunimmt, ausgenommen die Fälle, bei denen die Erweiterung sehr lange Zeit bestand.

Auch zum Nachweis des Grundes bei einem schlechten Funktionieren einer Magendarmverbindung leistet das Röntgenverfahren wertvolle Dienste. Eine der häufigsten Ursachen des Mißerfolges ist der *Circulus vitiosus.* Dabei fließt der Magen-inhalt anstatt in die abführende in die zuführende Darmschlinge. Diese kann sich dadurch beträchtlich ausdehnen, namentlich wenn durch einen offenen Pylorus auch von der anderen Seite für Stauung gesorgt wird (Abb. 404). Das *Röntgenbild* zeigt dann die zuführende Schlinge gefüllt und dilatiert. Von der abführenden ist nichts zu sehen. Manchmal ist sie, wie KOCHER bemerkt, durch erstere komprimiert.

Abb. 405 stellt einen Stauungsmagen dar, bedingt durch Pylorusstenose auf Ulcusbasis. Es wurde die Gastroenterostomia retrocolica posterior ausgeführt. In den folgenden Tagen trat galliges Erbrechen auf ohne Zeichen peritonealer Reizung. Fünf Tage nach der Operation Röntgenuntersuchung. Wir geben von der Serie die Aufnahme nach $3^1/_2$ Stunden wieder: Abb. 406 zeigt einen stark gedehnten Magen, der sowohl im Fundus- wie Pylorusteil Gas enthält. Ungefähr in seiner Mitte eine breite, unregelmäßig zerrissene Aufhellung. Ihr entsprechend an der großen Kurvatur eine bogenförmige Ausbuchtung: es ist die Stelle der Anastomose, und zwar

Abb. 405. Benigne Pylorusstenose mit Gastrektasie mäßigen Grades. Aufnahme im Stehen. Operation.

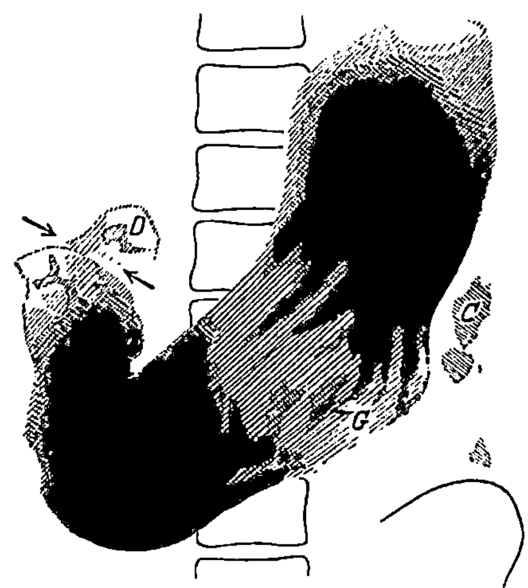

Abb. 406. Derselbe Fall. Benigne Pylorusstenose mit Stauungsdilatation *nach Gastroenterostomie* (v. HACKER): *Circulus vitiosus.* D Pars sup. duodeni, C Col. descend. (frühere Füllung), Pfeile = Pylorus, G Gastroenterostomie. Operiert.

entspricht die Vorwölbung dem gedehnten zuführenden Schenkel. Von demselben ist nur noch das oberste Duodenum, zum Teil mit Kontrastinhalt, zum Teil mit Gas gefüllt, sichtbar. Die Blähung von Magen und Duodenum ist die Folge abnormer Gärungsvorgänge durch Stagnation. Der Röntgenbefund bestätigte unsere Vermutung, daß es sich um einen Circulus vitiosus handelt.

Bei der am folgenden Tage vorgenommenen *Relaparotomie* fand man, wie er-wartet, den zuführenden Schenkel prall gefüllt und gedehnt, den abführenden leer und durch den ersteren am Magen abgeknickt. Anlegung einer BRAUNschen Ana-stomose. Heilung.

Hier stellte sich also trotz kurzer, zuführender Schlinge ein Circulus vitiosus ein. Vielleicht lag die Ursache in einer Verzerrung der Verbindungsstelle durch die starke Ptose.

Daß diese schwere Komplikation sogar acht Tage nach Anlegung einer hinteren Gastroenterostomie noch eintreten kann, lehrte uns eine Beobachtung, bei der ein klares Röntgenbild noch rechtzeitig die sichere Diagnose zu stellen gestattete. Die Anlegung der BRAUNschen Anastomose brachte Heilung. Abb. 407 stellt eine

Aufnahme in Bauchlage nach einer Stunde dar. Mit aller Deutlichkeit ist die pralle Füllung und Dilatation der kurzen zuführenden Schlinge zu sehen.

Wer schon selbst erfahren hat, wie schwierig es sein kann, sich bei der Operation über die Ursache und den Sitz eines Hindernisses zu orientieren, wird den großen Wert der Röntgendiagnose richtig bemessen.

Eine andere Art von Circulus vitiosus entsteht dann, wenn der Mageninhalt weiter durch den Pylorus fließt und sich durch das Duodenum wieder in den Magen ergießt.

Bei folgendem Falle war wegen Pylorusstenose durch Ulcusnarben die Operation notwendig geworden. In den ersten Tagen nach dem Eingriff traten Ileuserscheinungen mit galligem Erbrechen auf, die am 6. Tage zur Relaparotomie zwangen. Man fand die beiden Schlingen, sowie die anliegenden Dünndarmabschnitte an mehreren Stellen verwachsen und zum Teil gedehnt. Lösung der Briden und Adhäsionen. Die Ileuserscheinungen gingen erst nach fünf Tagen zurück. Drei Tage nach dieser zweiten

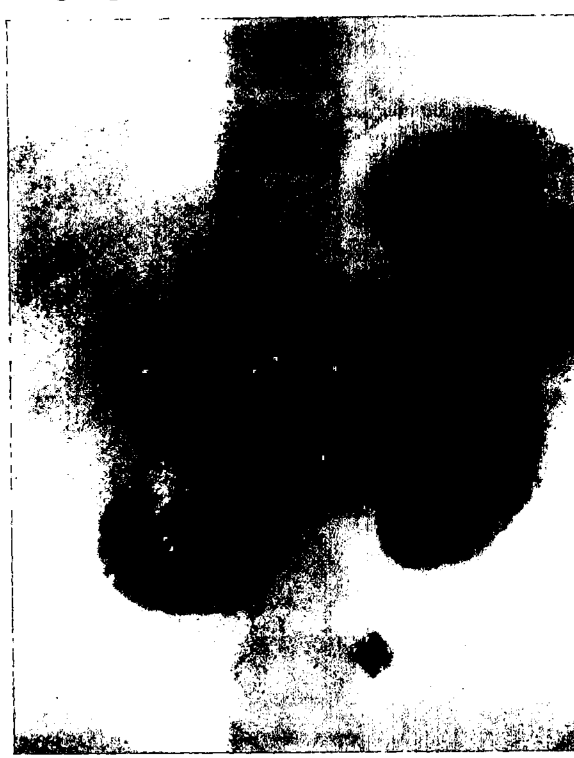

Abb. 407. Circulus vitiosus nach hinterer Gastroenterostomie. Aufnahme in Bauchlage, 1 Stunde nach Bariummahlzeit. G.E. Anastomose, P Pylorus, A Ampulla duodeni, Z.S. zuführende Schlinge.

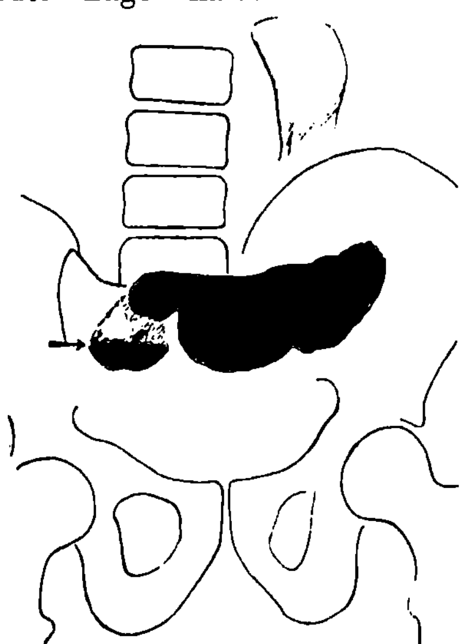

Abb. 408. Circulus vitiosus nach Gastroenterostomie.

Operation Röntgenaufnahme (Abb. 408). Man sieht den für Ektasie charakteristischen, annähernd halbmondförmigen Magenschatten mit einigen Einziehungen als Zeichen gesteigerter Peristaltik. Unterhalb der Pars pylorica ist sodann ein zweiter, doch viel kleinerer ebenso geformter Schatten mit horizontaler Grenze sichtbar. Er entspricht etwa der Umbiegungsstelle der Pars descendens in die Pars inferior duodeni. Oberhalb davon ist eine leichte Gasaufhellung vorhanden, wie wir sie ähnlich bei der Dünndarmstenose kennen. Sie kommt durch Ansammlung des flüssigen Kontrastinhaltes in erweiterten Darmschlingen zustande und wird unter physiologischen Verhältnissen nie beobachtet.

Um zu entscheiden, ob der Schatten dem zuführenden Schenkel wirklich entspricht und ob sich dieser durch die Anastomose oder durch den Pylorus gefüllt hat, wurde unmittelbar eine *Aufnahme in rechter Seitenlage* angeschlossen. Abb. 409

zeigt deutlich, daß das Duodenum in seiner Pars superior und descendens in der Tat
gefüllt und gedehnt ist, und daß es kontinuierlich in die Pars pylorica übergeht.
Von der abführenden Schlinge ist auch hier nichts zu sehen. Daraus läßt sich schließen,
daß infolge Füllung durch den Pylorus und verhinderte Entleerung ein Circulus

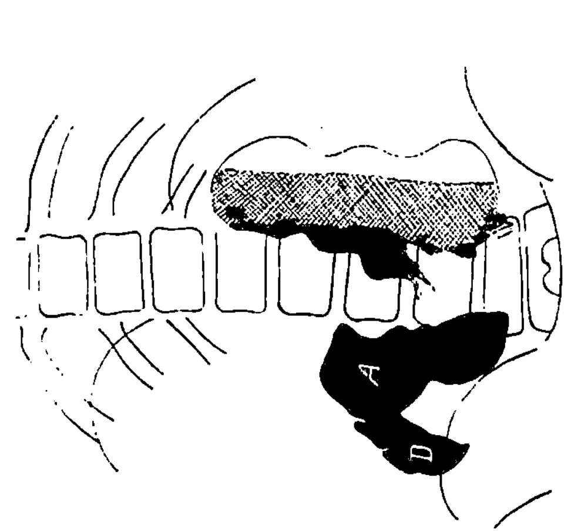

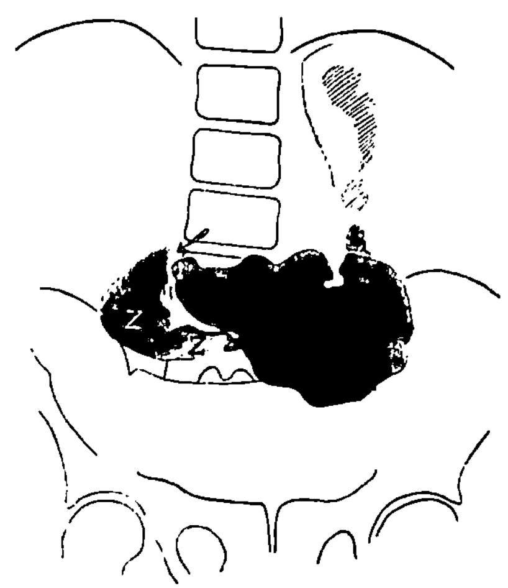

Abb. 409. Derselbe Fall. Aufnahme in rechter
Seitenlage. Der Schatten der ausgedehnten Pars
pylorica (A) geht kontinuierlich in denjenigen des
Duodenum (D) über.

Abb. 410. Derselbe Fall. Aufnahme nach 2 Stunden. Die ganze zuführende Schlinge (Z) ist sichtbar, die abführende dagegen nicht. Der Magen
zeigt Stenosenperistaltik. Er hat etwas Inhalt
abgegeben. Pfeil = Pylorus.

vitiosus vorhanden ist. Ob eine Weiterleitung des Inhalts in den Magen stattfindet,
kann aus diesen Bildern nicht ersehen werden. Dagegen zeigt Abb. 410, eine Aufnahme nach zwei Stunden, daß dies tatsächlich zutrifft. Man sieht die ganze zuführende
Schlinge kontrasthaltig. Das Magenbild enthält auch die Erklärung, wieso sich das

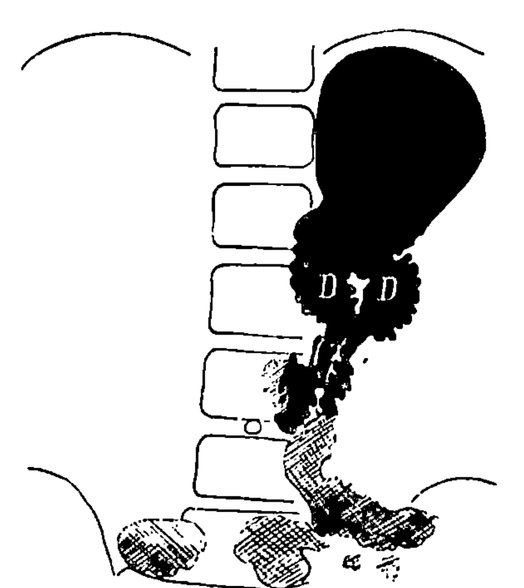

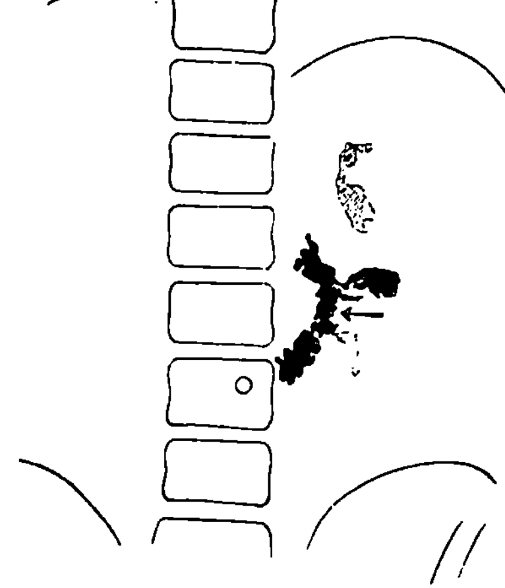

Abb. 411. Gastroenterostomie mit Braunscher
Anastomose. Aufnahme sofort. D zu- und
abführende Darmschlinge.

Abb. 412. Derselbe Fall. Aufnahme nach 2½ Stunden. Isolierte Braunsche Anastomose sichtbar.
(Pfeil.)

Duodenum durch den verengten Pylorus so prall füllen kann. Wir sehen lebhafteste
Peristaltik mit tiefwelligen Konturen (Stenosenperistaltik); dadurch ist Austreibung
durch den engen Pylorus möglich. Von einer abführenden Schlinge ist auch hier
nichts zu sehen. Einige Dünndarmschlingen zeigten Schatten (auf der Pause nicht
gezeichnet). Da der Circulus vitiosus kein absoluter war und die Erscheinungen
allmählich zurückgingen, wurde auf eine nochmalige Relaparotomie verzichtet.

Zur Verhütung eines Circulus vitiosus bei vorderer Gastroenterostomie wird die BRAUNsche Anastomose, d. h. eine Kommunikation zwischen zu- und abführendem Schenkel angelegt. Bei entsprechender Technik kann die Anastomose und ihre Funktion sichtbar gemacht werden.

Abb. 411 ist das Bild eines Magens mit Gastroenterostomie und BRAUNscher Anastomose. Wir sehen den zu- und abführenden Anastomosenschenkel mit Kontrastinhalt gefüllt. Sie communicieren miteinander senkrecht unterhalb des unteren Magenpols. Abb. 412 ist eine Aufnahme nach $2^1/_2$ Stunden. Sie stellt in selten schöner Weise die isolierte BRAUNsche Anastomose dar.

Wenn eine Gastroenterostomie in den ersten Tagen nach der Operation nicht funktionieren will, so steht der Chirurg vor der Frage, ob und wie nochmals operiert werden soll. Verläßt er sich zur Beurteilung der vorliegenden Verhältnisse und bei der Wahl des Verfahrens auf den unmittelbaren Einblick bei offenem Bauch, so kann er oft die unliebsame Erfahrung machen, daß die genügende Orientierung infolge ausgedehnter Verwachsungen nicht möglich ist. Das Röntgenverfahren gibt viel zuverlässigere Auskunft. Wie uns die angeführten Beispiele zeigen, kann es uns über Grad, Ursache und Sitz des Verschlusses aufklären und damit auch die Operationsfrage entscheiden. ,,Ist nach sechs Stunden noch nichts aus dem Darm ausgetreten, so liegt die Notwendigkeit eines Eingriffes sehr nahe, und ist der Verschluß auch nach 12 Stunden noch ein völliger geblieben trotz Lagewechsel des Patienten (besonders rechte Seitenlage, selbst Knieellbogenlage), so muß eingegriffen werden. Finden wir umgekehrt nach dieser Frist, trotz eines großen Magenrestes, den Darm schon teilweise gefüllt, so dürfen wir ruhig zuwarten; denn das Hindernis wird sich wahrscheinlich von selbst heben.“ (DE QUERVAIN.)

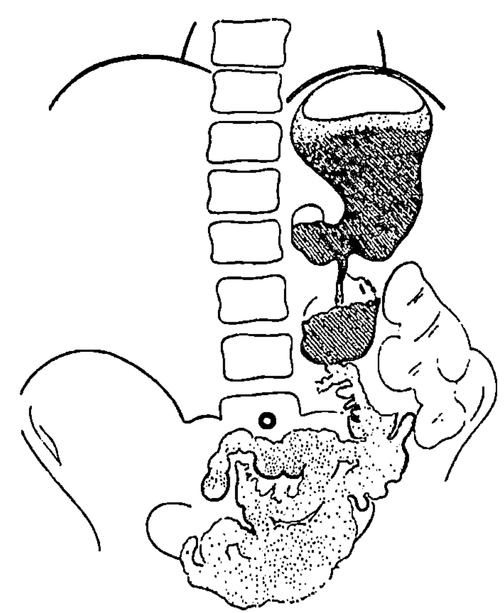

Abb. 413. Spastischer Sanduhrmagen mit Ulcusdivertikel bei gut funktionierender Gastroenterostomie, 5 Jahre nach der Operation. (Nach PERTHES.)

Über den *Sitz der Verlegung* gibt uns die Röntgenuntersuchung Aufschluß: Findet sich nicht nur der Magen, sondern auch der obere Duodenalschenkel gefüllt, so handelt es sich um einen regelrechten Circulus vitiosus, dem eine BRAUNsche Anastomose sofort abhelfen wird. Sind dagegen die beiden Schenkel leer, so hat die Anastomose keinen Wert, und es muß in irgendeiner Weise dafür gesorgt werden, daß die neugeschaffene Magen-Darmöffnung als solche funktioniert oder daß unter Umgehung der bestehenden eine neue Verbindung angelegt wird.

Die Schirmbeobachtung zeigt ihre Überlegenheit in der Prüfung der Operationsergebnisse besonders dadurch, daß sie uns das Verhalten der Ulcusnische unmittelbar vor Augen führt. Ihr Fortbestehen in gleicher Ausdehnung, namentlich aber ihr Größerwerden trotz des Eingriffs ist ein untrügliches Zeichen für einen Mißerfolg; denn mit der Ausheilung eines callösen oder penetrierenden Geschwürs ist stets auch ein Kleinerwerden bzw. Verschwinden des HAUDEKschen Divertikels verbunden. Wie lange dieser Vorgang durchschnittlich dauert, darüber haben wir in Ermangelung einer größeren Reihe von Nachuntersuchungen kein sicheres Urteil.

Auch bei Kranken, die einige Zeit nach der Gastroenterostomie klinisch als geheilt betrachtet wurden, läßt sich, wie FAULHABER und v. REDWITZ, HAUDEK, PERTHES nachwiesen, und wie auch wir es durch eigene Beobachtungen bestätigen können, im Röntgenbild bisweilen das Fortbestehen, ja Größerwerden des Ulcus, trotz gut funktionierender Gastroenterostomie feststellen. Das Röntgenverfahren zeigt dann, daß die Heilung eine nur scheinbare war. Abb. 413 nach PERTHES ist ein in dieser Beziehung besonders lehrreiches Röntgenbild, das einen spastischen Sanduhrmagen mit Ulcusdivertikel von etwas über Walnußgröße bei gut funktionierender Anastomose fünf Jahre nach der Operation darstellt. Vielleicht liegt in der spastischen Sanduhrenge, die eine gewisse Stauung im oberen Sack bedingt, die Ursache des Mißerfolges der Gastroenterostomie. Dies wäre namentlich dann denkbar, wenn der Spasmus nicht im Segment des Geschwürs sondern etwas unterhalb lokalisiert ist.

Wie oft das Fortbestehen eines pylorusfernen Geschwürs nach und trotz Gastroenterostomie vorkommt, davon geben uns HAUDEKS Resultate eine gewisse Vorstellung, der bei 66 Fällen 20mal das Wiederauftreten bzw. Fortbestehen der Nische beobachten konnte.

II. Gastroenterostomie mit Pylorusabschnürung.

Die Erfahrung, daß trotz Gastroenterostomie ein Teil des Mageninhaltes durch den Pylorus ausgetrieben wird, hat zu dem Vorschlag geführt, dies durch einseitige Ausschaltung des Duodenum durch präpylorischen Verschluß zu verhindern (DOYEN-EISELSBERG-WILMS). Nach v. EISELSBERG erreicht man das, indem man den Magen oralwärts von der Erkrankungsstelle durchtrennt, beide Teile mittels Naht blind verschließt und die Gastroenterostomie anfügt. An Stelle der Durchschneidung des Pylorus kann man ihn durch einige Knopfnähte quer (MOYNIHAN) oder längs verengern oder einen stark einschnürenden Faden oder Aponeurosenreif (WILMS) um ihn legen. BIER durchquetscht den Pförtner, legt eine Ligatur an und übernäht.

Ob nach Ausführung eines dieser Verfahren der Zweck erfüllt worden ist, d. h. ob die Entleerung lediglich durch die Anastomose geschieht, darüber gibt uns die Röntgenuntersuchung Aufschluß.

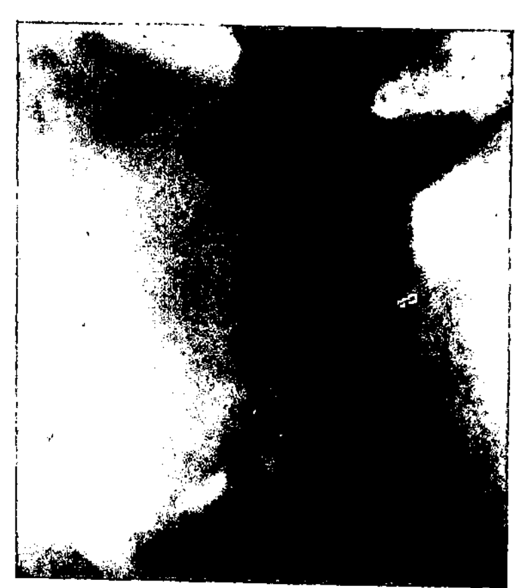

Abb. 414. Magen nach v. EISELSBERG-scher Pylorusausschaltung wegen Ulcus duodeni. Pfeil = Anastomose. Aufnahme sofort.

Abb. 414 zeigt einen Magen nach v. EISELSBERGscher Pylorusschaltung wegen Ulcus duodeni sofort nach Kontrastmahlzeit. Man sieht die Anastomose *(Pfeil)* und bereits ausgedehnte Dünndarmfüllung.

Auch Abb. 415 und 416 stellen einen Magen nach v. EISELSBERGscher Pylorusausschaltung mit Gastroenterostomie dar. Nach sechs Stunden ist aber noch ein großer Magenrest sichtbar.

Die Methoden, bei denen der Pylorus nicht durchtrennt, sondern abgeschnürt wird, geben keinen so zuverlässigen Verschluß.

Beweisend für die Durchgängigkeit des Pylorus ist ein Röntgenbild, in dem die *Ampulla duodeni* zur Darstellung gekommen ist; ihr Fehlen ist jedoch noch kein Gegenbeweis, denn man darf nicht vergessen, daß der Abfluß durch den Pylorus auch normalerweise kein kontinuierlicher ist, sondern in Schüben erfolgt. Wiederholte Beobachtung ist deshalb notwendig. Bei präpylorischer Abschnürung spricht

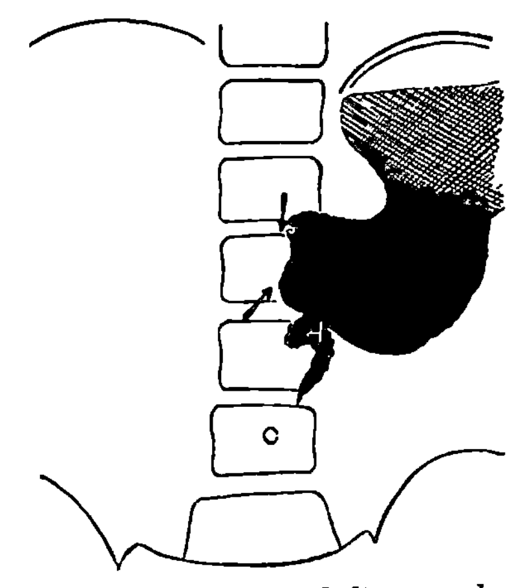

Abb. 415. Pylorusausschaltung nach v. EISELSBERG. Pfeile = Durchtrennungsstelle. A Gastroenterostomie.

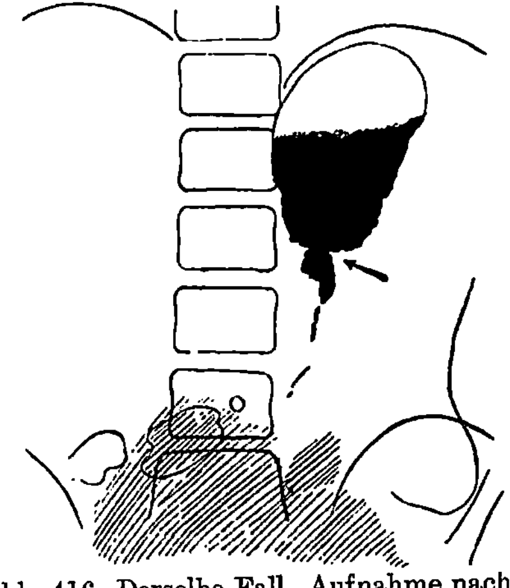

Abb. 416. Derselbe Fall. Aufnahme nach 6 Stunden. Bedeutender Magenrest, trotzdem die Anastomose die tiefste Stelle am Magen einnimmt.

schon die Fortsetzung des Schattens über die Abschnürungsstelle hinaus für die Insuffizienz des künstlichen Verschlusses. Dafür folgendes lehrreiche Beispiel:

34jährige Frau. Vor vier Wochen war sie nach akuter Perforation eines Duodenal-

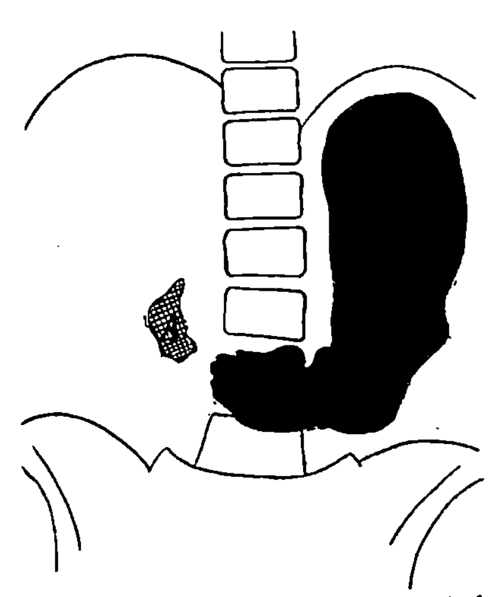

Abb. 417. Ulcus duodeni perforatum. Aufnahme 1 Monat nach Operation (Übernähung des Ulcus). Unregelmäßiger, ausgedehnter Schatten der Ampulla duodeni (A).

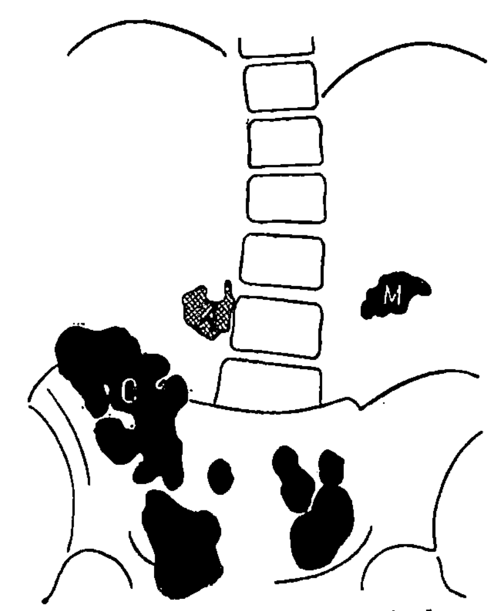

Abb. 418. Derselbe Magen. Aufnahme nach 2 Stunden. Persistierender Duodenalschatten (A), M Magenrest, C Coecum.

geschwürs der Vorderwand operiert worden. Die Perforationsöffnung wurde damals übernäht.

Röntgenuntersuchung. Abb. 417 ist eine Aufnahme unmittelbar nach der Bariummahlzeit. Etwas längs gedehnter, sonst normal geformter Magen. Unregelmäßige Ampulla duodeni.

Abb. 418. Aufnahme nach zwei Stunden. Kleiner Rest. Persistierende Bulbusfüllung.

Wegen Rückkehr der früheren Schmerzen wird etwa zwei Monate nach der ersten Operation relaparotomiert. Man findet zahlreiche Adhäsionen um das

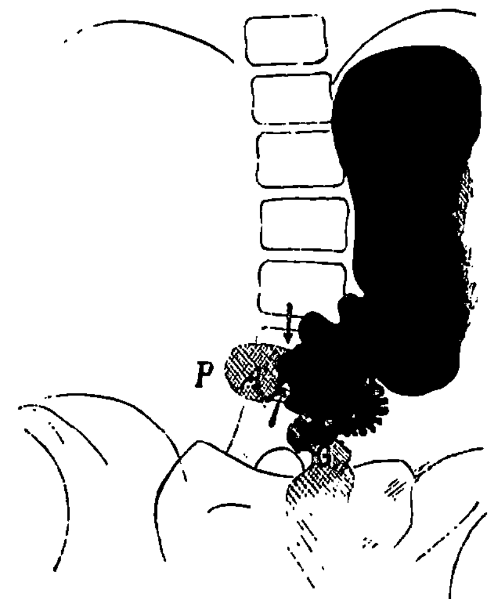

Abb. 419. Derselbe Magen, 1 Monat nach Gastroenterostomie und präpylorischer Abschnürung. Pfeile = Schnürstelle. Man sieht darüber hinaus das Antrum bis zum Pylorus kontrasthaltig. P Pylorus, A Antrum pylori, G Gastroenterostomie.

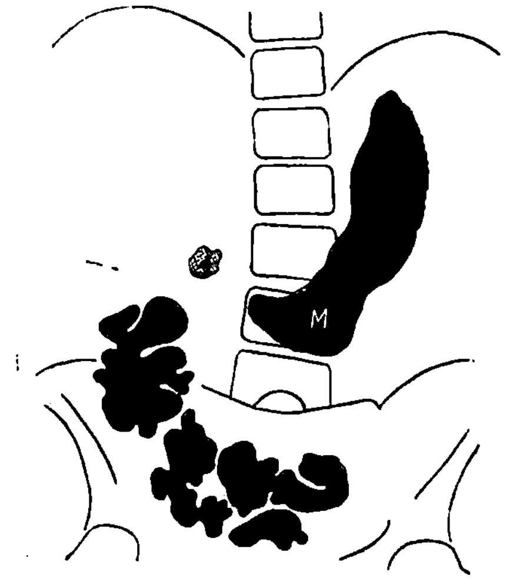

Abb. 420. Derselbe Magen. Aufnahme nach 2 Stunden. M Erheblicher Magenrest. A persistierender Duodenalschatten.

Duodenum. Gastroenterostomia retrocolica posterior und Abschnürung des Antrum in der Nähe des Pylorus.

Etwa 4 Wochen später erhielten wir folgendes Bild (Abb. 419): Der Magen

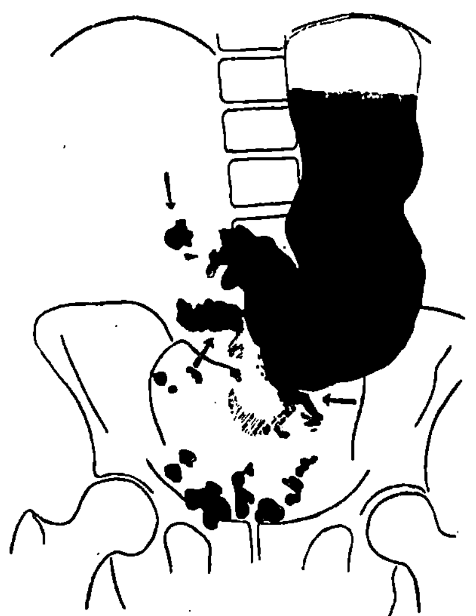

Abb. 421. Gastroenterostomie und Pylorusraffung bei Ulcus duodeni nach MOYNIHAN. 1 Monat nach der Operation. Anastomose funktioniert. Gleichzeitig füllt sich die Ampulla duodeni infolge Insuffizienz des gefalteten Pylorus. Oberer Pfeil = Ampulla duodeni. Mittlerer Pfeil = Pars descend. duod. Unterer Pfeil = Anastomose.

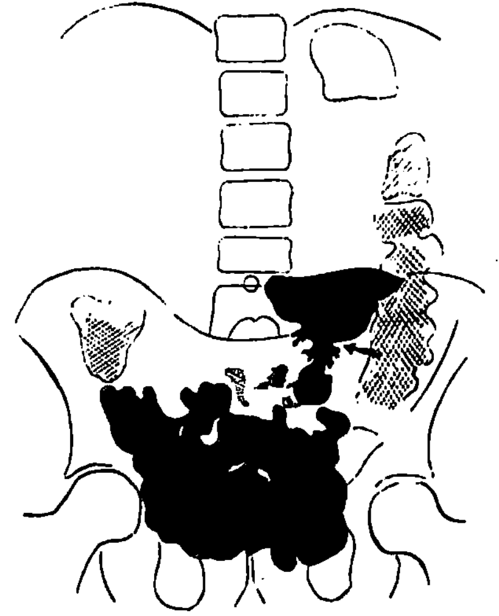

Abb. 422. Derselbe Pat. Aufnahme nach 2 Stunden. Magen bis auf kleinen Rest geleert. Abführende Anastomosenschlinge gefüllt, ebenso die unteren Dünndarmschlingen. Pfeil = Anastomose.

zeigt in seinem distalen Abschnitt lebhafte Peristaltik. Die *Abschnürungsstelle* ist als ziemlich scharfe *Schattenunterbrechung* der Pars pylorica sichtbar. Darüber hinaus ist ein weniger tiefer Schatten vorhanden. Man erkennt deutlich die gefüllte abführende Gastroenterostomieschlinge.

Abb. 420, eine Aufnahme nach zwei Stunden, läßt einen erheblichen Rest, sowie einen persistierenden Duodenalfleck, außerdem Dünndarm- und Coecumschatten erkennen. Bemerkenswert ist, daß jetzt der Zweistundenrest beträchtlich größer ist als vor der Operation.

Aus dieser letzten Serie geht unzweifelhaft hervor, daß die *Gastroenterostomie funktioniert*, daß aber *auch der Pförtner trotz der Abschnürung Inhalt durchläßt*.

BARSONY gelangte durch die röntgenologische Nachuntersuchung von 10 Kranken, bei denen eine präpylorische Abschnürung mittels Seidenfaden vorgenommen worden war, zu der Auffassung, daß es zwar meist gelingt eine bleibende, hochgradige Stenose zu erzielen, *die Stelle des Abbindens aber in jedem Falle durchgängig* bleibt. Auch experimentelle Untersuchungen (NASETTI) und weitere klinische und röntgenologische Beobachtungen bestätigen diese Ansicht.

Zur Prüfung des Operationsergebnisses hat BARSONY *rechte Seitenlage* empfohlen namentlich bei hochgradiger Gastrektasie. Man wird dabei manchmal einen Pylorus noch durchgängig finden, der im Stehen durch das Inhaltsniveau nicht erreicht wurde und deshalb schattenfrei erschien.

Bei Sichtbarkeit der Ampulla duodeni trotz Abschnürung ist eines zu bedenken. Wir wissen aus der Physiologie und Pathologie des Dünndarmes, daß rückläufige Bewegungen durch ringförmige Kontraktionen dieses Darmabschnittes vorkommen. Es ist also durchaus möglich, daß durch den zuführenden Schenkel der Gastroenterostomie der Bulbus retrograd gefüllt wird. Daß er längere Zeit seinen Inhalt behält, erklärt sich durch die krankhafte Veränderung (Ulcus duodeni, Narbenbildung, Periduodenitis).

Von ausschlaggebender Bedeutung für die Indikationsstellung zur Relaparotomie kann die Röntgenuntersuchung sein, wenn nach Pylorusausschaltung bei Ulcus duodeni nach Monaten oder Jahren wieder stärkere Beschwerden entstehen. Wenn dann ein gutes Funktionieren der Anastomose und Durchgängigkeit des Pylorus röntgenologisch nachgewiesen werden wie in Abb. 421 und 422, so müssen wir an Rezidiv denken.

III. Magenresektion.

Bevor wir die Röntgensymptomatologie des resezierten Magens besprechen, seien einige kurze Bemerkungen über die verschiedenen Operationsmethoden vorausgeschickt. Die hauptsächlichsten sind die nach BILLROTH (I und II), nach REICHEL, nach KOCHER und die Querresektion.

Bei BILLROTH I wird reseziert und der Duodenalstumpf in die untere Magenwunde eingenäht (vgl. Abb. 423).

Bei BILLROTH II verschließt man Duodenal- wie Magenstumpf und fügt eine hintere oder vordere Gastroenterostomie unter Umständen mit BRAUNscher Anastomose hinzu (Abb. 424).

Bei der Methode nach REICHEL und der nach KOCHER wird nach Wegfall des erkrankten Magenteils das Jejunum auf eine lange Strecke in den Stumpf eingepflanzt bzw. die Duodenumschlinge End-zu-Seit eingenäht (Abb. 425 u. 426).

Die ersten systematischen Röntgenuntersuchungen des pylorektomierten Magens wurden von SCHÜLLER ausgeführt. Er fand, womit auch unsere Beobachtungen übereinstimmen, daß sich derselbe funktionell ungefähr wie der gastroenterostomierte verhält. Die *Speisen* treten also nicht rasch in den Darm, sondern *sammeln sich im Magen an, entfalten* ihn und gelangen allmählich und zwar in periodischen Schüben in den Darm. „Die Peristaltik nimmt häufig die Form der vollendeten

Antrumbewegungen an" (HÄRTEL). Die *Entleerungszeiten* schwanken in ziemlich weiten Grenzen. Sie sind *durchschnittlich kürzer als beim Normalen.*

Die *Form* gleicht einem Schrumpfmagen mit fehlender oder schwach entwickelter Pars pylorica. Eine nachträgliche Dehnung kommt vor, erreicht aber in der Regel keinen bedeutenden Grad. Die Nabellinie wird selten erreicht.

Folgende Beobachtungen stellen Resektionen nach BILLROTH II dar.

43 jähriger Schäfer. Seit $^1/_2$ Jahre Magenbeschwerden, die meist 1—2 Stunden nach dem Essen auftreten. Schlechter Appetit. Einige Stunden nach der Mahlzeit öfters Erbrechen, starke Gewichtsabnahme.

Im Oberbauch fühlt man einen faustgroßen Tumor, der gut beweglich ist. Freie Salzsäure fehlt. Gesamtacidität 3.

Röntgenuntersuchung. Abb. 428, eine Aufnahme in Bauchlage vor der Operation,

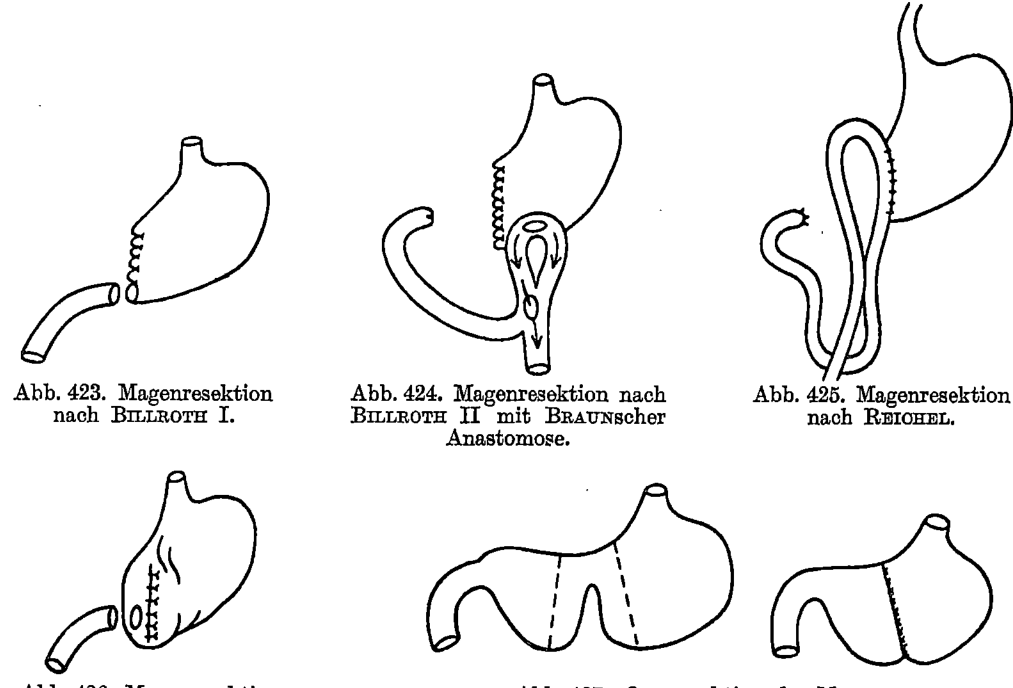

Abb. 423. Magenresektion nach BILLROTH I.

Abb. 424. Magenresektion nach BILLROTH II mit BRAUNscher Anastomose.

Abb. 425. Magenresektion nach REICHEL.

Abb. 426. Magenresektion modifiziert nach KOCHER.

Abb. 427. Querresektion des Magens.

zeigt einen ektastischen Magen mit ausgesprochenem Schattendefekt im Bereich des unteren Drittels der kleinen Kurvatur bis zum Pylorus. Dieser ist unregelmäßig und unscharf begrenzt. Feine streifige Schattenzüge verbinden ihn mit der Ampulla duodeni, die gefüllt, aber deformiert ist. Es handelt sich um ein Carcinom des Pylorus mit Übergreifen auf die kleine Kurvatur (Pylorusstenose). Untersuchung nach 6 Stunden: beträchtlicher Rest.

Bei der *Operation* starke Erweiterung. Der untere Teil der kleinen Kurvatur, Pylorus und Anfangsteil des Duodenum sind von einem fast zirkulär verlaufenden Tumor eingenommen. Resektion nach BILLROTH II. Guter Verlauf.

Abb. 429, eine Aufnahme nach 4 Monaten. Der distale Teil fehlt vollständig, der obere ist erweitert und verjüngt sich nach unten zu. Hier sind die Konturen unscharf und unregelmäßig entsprechend den narbigen Veränderungen. An die untere Begrenzungslinie schließt sich die Gastroenterostomieschlinge an, die geringe Kontrastfüllung aufweist.

Weitere Magenresektionen nach BILLROTH II stellen Abb. 430 und 431 dar. Im ersten Falle wurde die Operation wegen eines beginnenden Pyloruscarcinoms, im zweiten wegen eines präpylorischen Geschwürs vorgenommen.

Bei beiden Patienten war der Magen 3 Stunden p. c. leer.

Die Resektion nach BILLROTH I liefert im Röntgenbilde viel übersichtlichere Verhältnisse als die nach BILLROTH II. Am unteren Abschnitte des übrig gebliebenen Magenstumpfes erkennt man leicht den eingenähten Dünndarm. Er verläuft in der Regel in seinem Anfangsteil wagerecht um später nach unten abzubiegen. Das dadurch entstandene Bild ähnelt schlechthin einem Gefäß mit Abflußrohr.

In Abb. 432 erkennt man den übrig gebliebenen, etwas erweiterten Magenstumpf. Nach vorn und unten ist deutlich der mit ihm verbundene Dünndarm erkennbar.

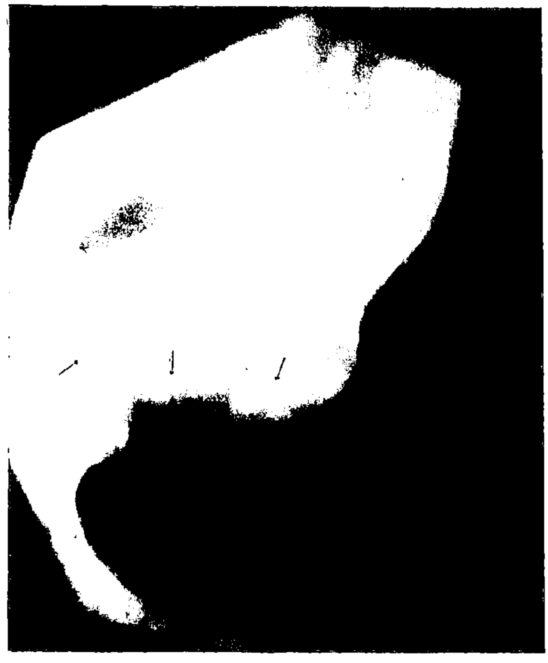
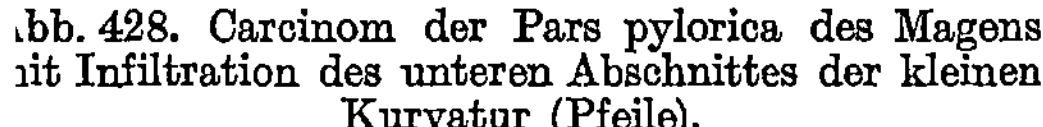

Abb. 428. Carcinom der Pars pylorica des Magens mit Infiltration des unteren Abschnittes der kleinen Kurvatur (Pfeile).

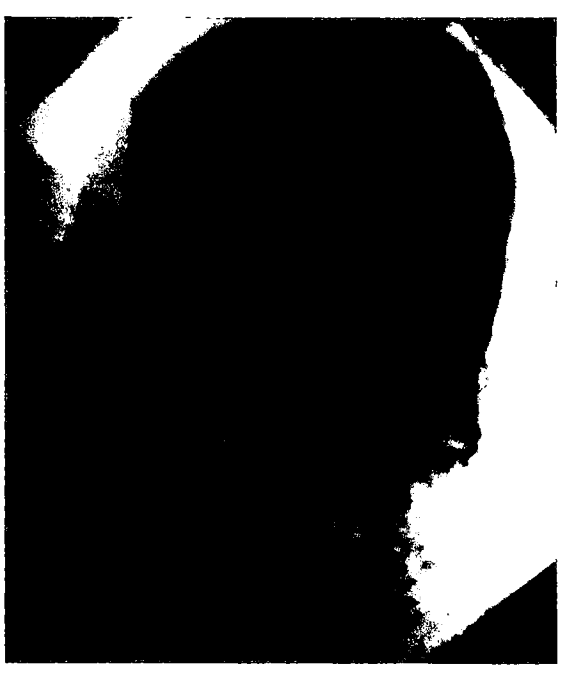

Abb. 429. Derselbe Patient nach Resektion des unteren Magenabschnittes (BILLROTH II).

Kontinuierlicher Übertritt des Kontrastbreies durch die breit durchgängige Öffnung ist wahrzunehmen.

Abb. 433 gibt ebenfalls den Zustand nach BILLROTH I wieder. An der Anastomosenstelle kommt durch Kontraktion des Dünndarms eine Art Sphincterwirkung zustande. Man sieht, wie sich eine kleine Portion des Inhalts entleert.

Die Resektion nach REICHEL ergibt ähnliche Verhältnisse wie bei BILLROTH II nur mit dem Unterschied, daß der Magenschatten fast in seiner ganzen Breite in den Dünndarm übergeht.

Das Röntgenbild (Abb. 434) eines 25jährigen Hilfsarbeiters, dessen Magen nach REICHEL reseziert wurde, zeigt uns diese Verhältnisse. Der Magen ist in seinem oberen Drittel sichtbar. Der pylorale Abschnitt fehlt, ebenso das Duodenum. Der Magenschatten verjüngt sich nach unten und geht in ein breites, distalwärts verlaufendes Schattenband über, an dem deutlich die KERKRINGsche Faltenzeichnung gut zu erkennen ist. Weiter nach abwärts sieht man die prall gefüllten Jejunumschlingen,

Abb. 430. Magenresektion nach Billroth II bei Carcinom der Pars pylorica.

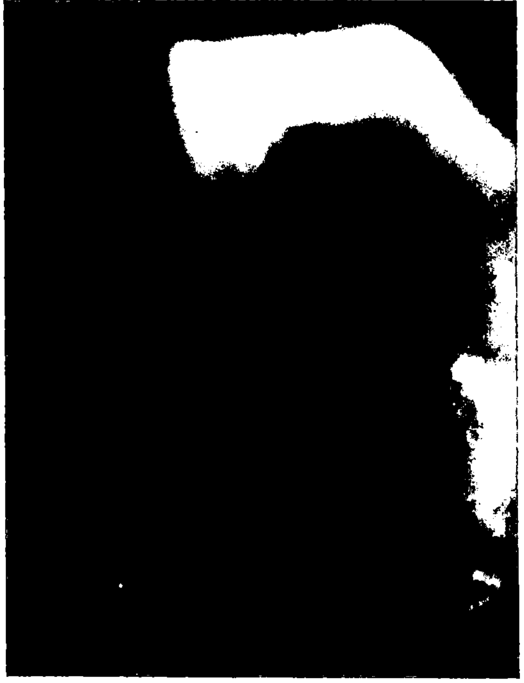

Abb. 431. Magenresektion nach Billroth II bei großem parapylorischem Geschwür.

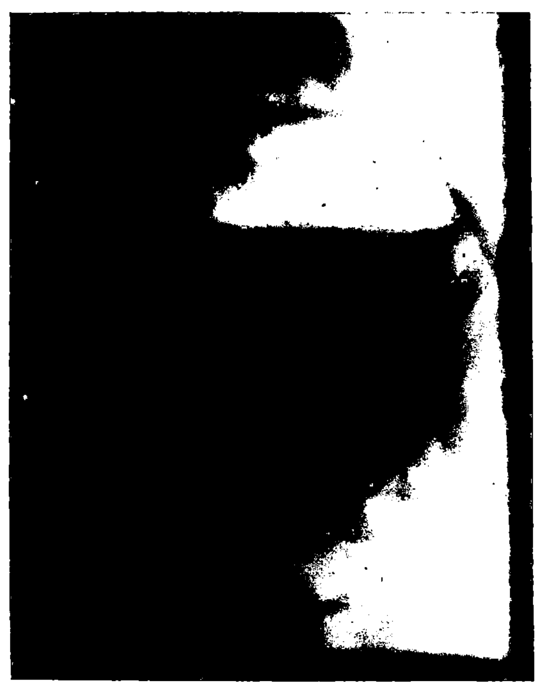

Abb. 432. Magenresektion nach Billroth I bei Ulcus duodeni. (Zentralröntgeninstitut Graz.)

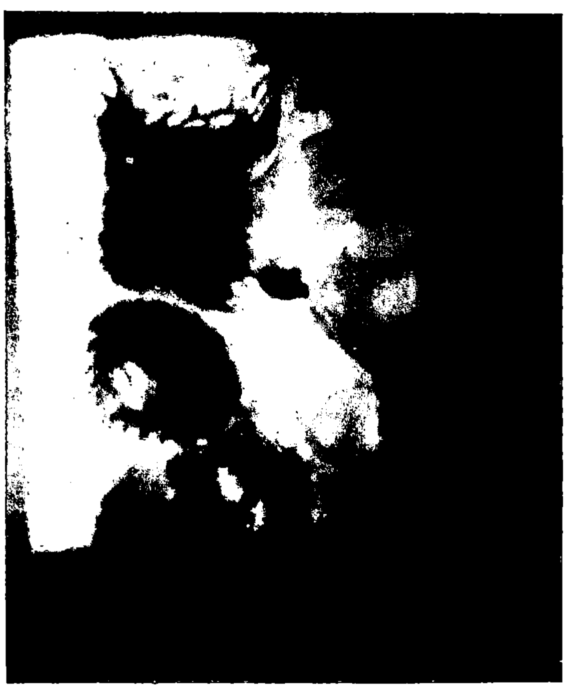

Abb. 433. Magenresektion nach Billroth I. (Zentralröntgeninstitut Graz.) (Seitenverkehrt.)

während im Bereich der Pars pylorica und der kleinen Kurvatur weniger gefüllte Dünndarmschlingen vorhanden sind. Nach 3 Stunden ist der Magen leer.

Bei der Methode nach KOCHER entstehen ähnliche Bilder wie nach BILLROTH I. Die Entleerung kann dabei in annähernd normaler Zeit erfolgen (Abb. 435, 436, 437).

Nach Querresektion zeigt der Magen eine ähnliche Gestalt, wie nach Entfernung der Pars pylorica. Er liegt links von der Mittellinie und hat mehr gestreckte Form, so daß der Pylorus oft den tiefsten Punkt bildet. Bisweilen ist die Nahtstelle durch eine Einziehung gekennzeichnet. Der distalwärts gelegene Abschnitt ist oft auffallend klein. PERTHES hat vorgeschlagen, diese Form als Typus I zu bezeichnen. Beim Typus II „besteht ein präpylorischer Sack unterhalb des Niveau des Pylorus, der an Größe dem oberhalb des Pylorusniveau befindlichen Magenabschnitt gleichkommt" (PERTHES). Zwischen diesen beiden Typen kommen die mannigfachsten Übergangsformen vor. Abb. 438 stellt die drei Magenformen nach Querresektion dar: Bei a ist der pylorische Abschnitt klein, der Pylorus der tiefste Punkt (Typus I), bei b ist der pylorische Sack bedeutend größer, etwa halb so groß wie der kardiale. Es besteht eine geringe Hubhöhe. Bei c hat sich der pylorische Sack stark nach abwärts gesenkt und gedehnt (Typus II).

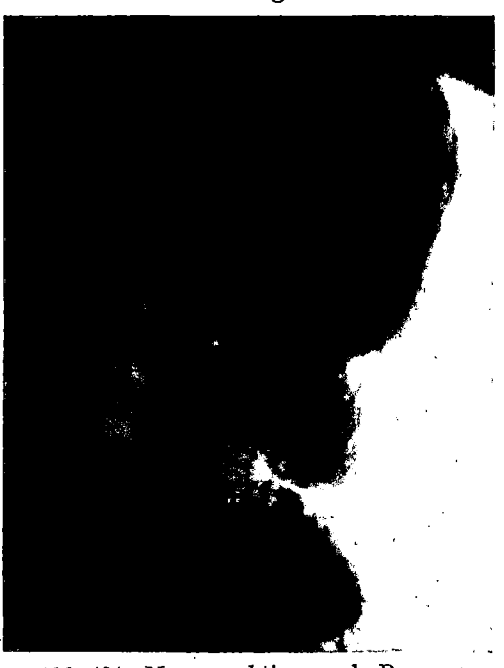

Abb. 434. Magenresektion nach REICHEL mit breiter Einnähung des Jejunum in die Magenwunde.

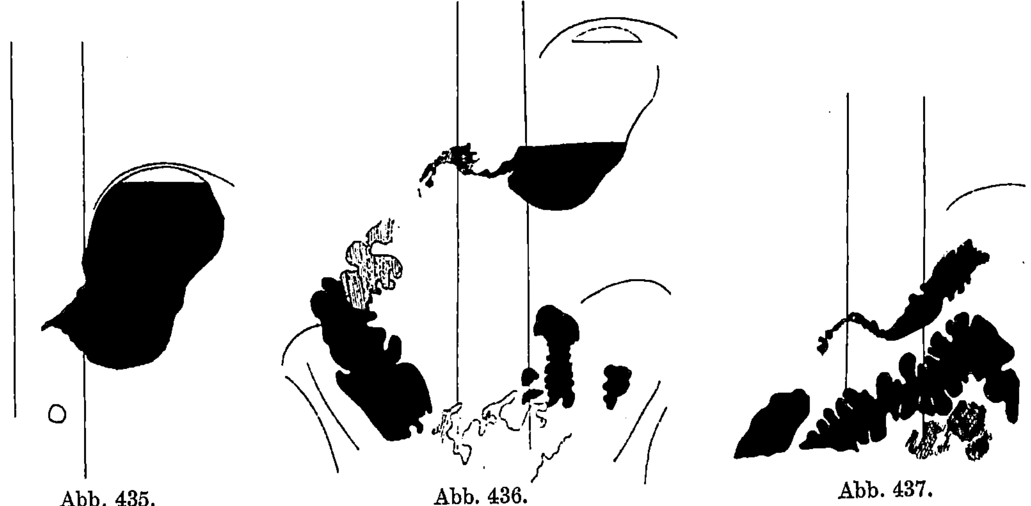

Abb. 435. Abb. 436. Abb. 437.

Abb. 435. Magen nach Pylorusresektion nach KOCHER. Aufnahme unmittelbar nach Bariummahlzeit im Stehen. Magen klein, Pars pylorica fehlend.
Abb. 436. Derselbe Pat. Aufnahme nach 2 Stunden. Etwa $^1/_4$ Magenrest. D Duodenum.
Abb. 437. Derselbe Pat. Aufnahme nach 6 Stunden. Kleiner Magenrest.

Das Zustandekommen so verschiedener Magenbilder nach Querresektion läßt sich, worauf PERTHES hinwies, aus dem Verlaufe der Operation erklären. Wenn

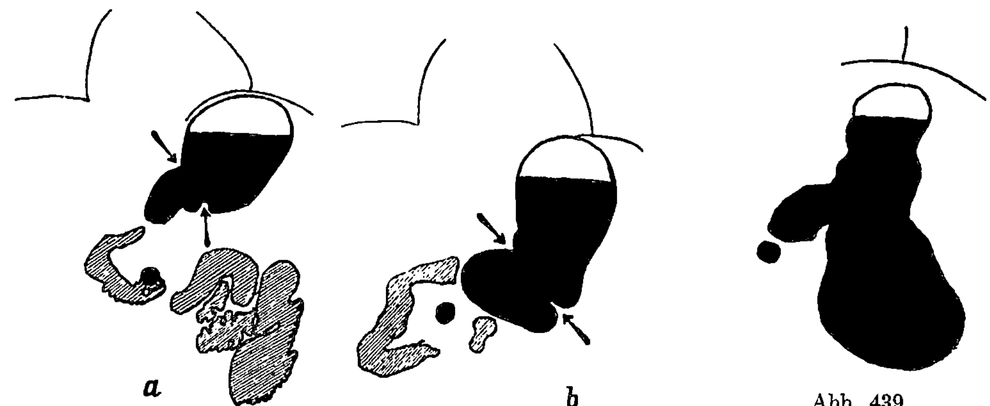

a   b   Abb. 439.

Abb. 438a und b, Abb. 439. Die verschiedenen Magenformen nach Resektion des mittleren Magenteiles, unmittelbar nach Kontrastmahlzeit. a Pylorusteil klein. Pylorus der tiefste Punkt. Ausgedehnte Dünndarmfüllung. b Pylorischer Abschnitt größer. Geringe Hubhöhe. Beginnende Dünndarmfüllung. Abb. 439. Großer präpylorischer Sack. Große Hubhöhe. Dünndarm noch leer. (Nach FAULHABER, v. REDWITZ und PERTHES.)

nämlich bei einem großen Geschwür der kleinen Kurvatur die Durchtrennung nicht senkrecht zur Achse erfolgt, sondern derart, daß von der kleinen beträchtlich mehr

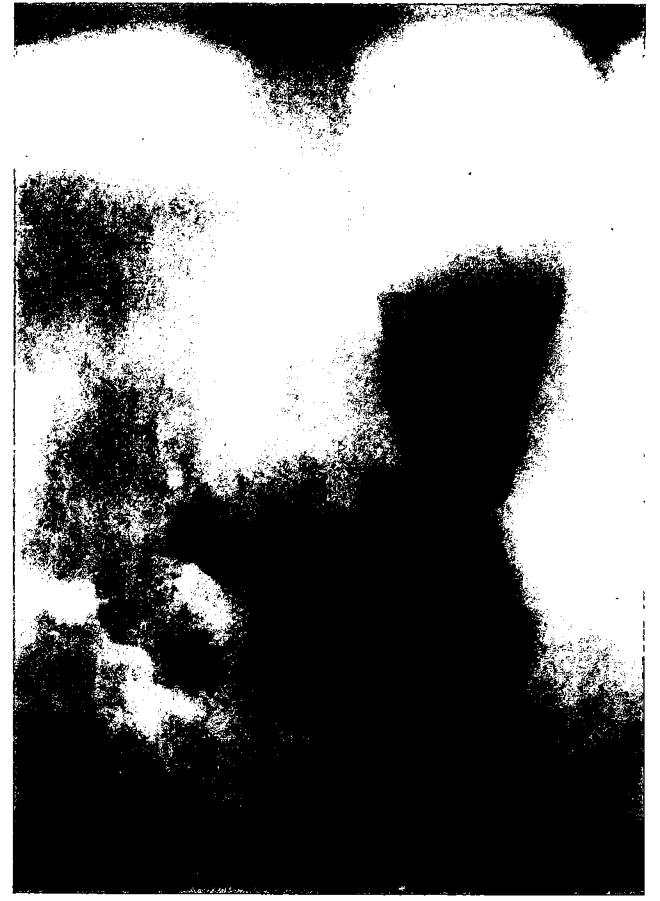

Abb. 440. Ulcus penetrans der kleinen Kurvatur. Spastischer Sanduhrmagen. — Querresektion.

reseziert wird, als von der großen, so bildet sich hier infolge der relativ größeren Länge der großen Kurvatur an derselben eine Aussackung.

Die Motilität nach dieser Operation kann sich verschieden verhalten. Sie kann verlangsamt, normal oder beschleunigt vor sich gehen. Beschleunigung beobachtet man nach PERTHES namentlich bei den Resektionsmägen mit kleinem,

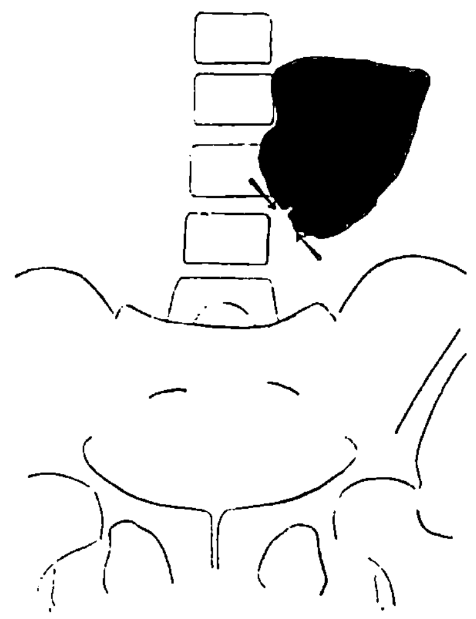

Abb. 441. Derselbe Fall, nach Querresektion des Magens. Der Magenabschnitt über der Resektionsstelle (Pfeile) ist gefüllt, von dem unterhalb gelegenen Abschnitt ist nichts zu sehen.

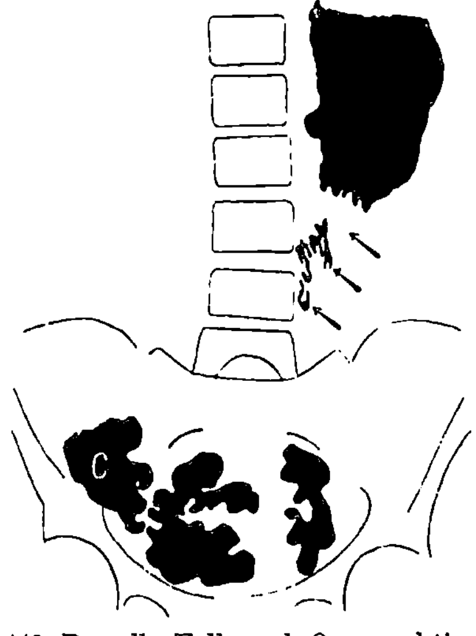

Abb. 442. Derselbe Fall, nach Querresektion, Aufnahme nach 6 Stunden. Oberer Magenabschnitt noch stark gefüllt, im unteren Kontrastspuren (Pfeile). Dünndarm- und Coecumschatten (C).

pylorischem Abschnitt und fehlender Hubhöhe, also beim Typus I. Er führt dabei die abnorm rasche Austreibung auf Pylorusinsuffizienz zurück.

Nach der Querresektion kann es im Anschluß an die Operation zu *Stauungserscheinungen* kommen, als deren Ursache im Röntgenbild eine Stenose an der Nahtstelle erkannt wird. DE QUERVAIN bezieht diese Erscheinung außer auf lokalen Spasmus auf eine leichte postoperative Infiltration der Magenwand. Wenn der Verschluß kein andauernder und absoluter ist, so daß sich der Dünndarm, wenn auch sehr langsam, doch allmählich füllt, so wird man sich zuwartend verhalten, wie dies z. B. in folgendem Falle geschah:

Abb. 440 stellt einen spastischen Sanduhrmagen mit großem penetrierenden Ulcusdivertikel dar. Es wurde die Querresektion ausgeführt. Sobald man der Patientin per os wieder flüssige Nahrung zuführte, zeigte es sich, daß der Magen noch nicht richtig funktionieren wollte und seinen Inhalt offenbar nicht an den Darm abgab. Der Zustand dauerte mehrere Wochen. Um den Sitz und den Grad des Hindernisses zu erkennen, wurde eine Röngenuntersuchung ausgeführt.

Abb. 441 gibt den Befund $^1/_4$ Stunde nach der Mahlzeit. Großer Sack oberhalb der Resektionsstelle. Nach 6 Stunden (Abb. 442) ist er noch in wenig verminderter Ausdehnung vorhanden, außerdem sind aber kleine

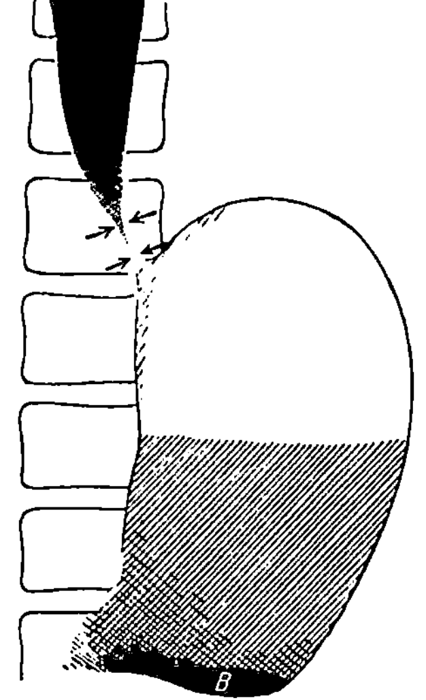

Abb. 443.
Derselbe Pat., 1½ Jahre nach Querresektion des spastischen Sanduhrmagens. Kardiospasmus (Pfeile). Im Magen erst Spuren der Bariummahlzeit (B) sichtbar.

zerstreute Kontrastflecke weiter unten sichtbar; sie entsprechen dem Abschnitt unterhalb der Resektionsstelle; im kleinen Becken beträchtliche Dünndarmschatten. Das Coecum zeigt beginnende Füllung.

18*

Gestützt auf diesen Röntgenbefund, der ergab, daß die Nahtstelle wenigstens teilweise durchgängig war, konnte weiter zugewartet werden. Die Funktion stellte sich allmählich von selbst wieder her.

Ein Jahr und acht Monate später kam die Frau wegen Schlingbeschwerden wieder in die Klinik.

Röntgenuntersuchung. Abb. 443 ist eine Aufnahme einige Minuten nach Einnahme einer kleinen Bariummahlzeit. *Der unterste Abschnitt des Oesophagus ist prall gefüllt.* Der Schatten läuft gegen die Kardia in eine Spitze aus. Der Magen ist als ein zur Hälfte mit Luft, zur Hälfte mit Flüssigkeit gefüllter, längsgestellter Sack zu sehen, auf dessen Grund eine kleine Menge der Kontrastmahlzeit liegt. Weitere Aufnahmen bewiesen, daß die Speise, wenn auch verspätet, doch in den Magen übertrat, daß also das Hindernis durch keinen absoluten Verschluß bedingt sein konnte. Dieser Befund sprach in Verbindung mit dem klinischen Bild, sowie dem Verlauf mit Sicherheit für *Kardiospasmus.* Damit klärte sich auch die Ursache der postoperativen Störung. Zweifellos war damals ein *Spasmus im Bereich der Resektionswunde die Hauptursache der Stauung im oberen Sack.*

IV. Lokale Excisionen am Magen.

Sie werden am häufigsten bei Geschwüren an und in der Nähe der kleinen Kurvatur vorgenommen oder auch zur Entfernung umschriebener gutartiger Geschwülste, wie gestielter Myome und Polypen. Die Skizzen (Abb. 444 und 445) zeigen schematisch den Eingriff.

Im Anschluß an die Operation kommt es infolge von Narbenschrumpfung oft zu charakteristischer schneckenförmiger Einrollung, wobei sich der Pylorus der Kardia

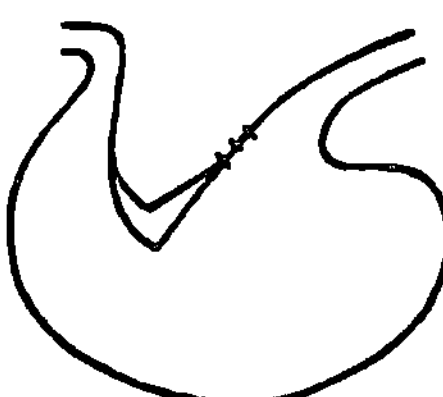

Abb. 444. Lokale Excision an der kleinen Kurvatur.

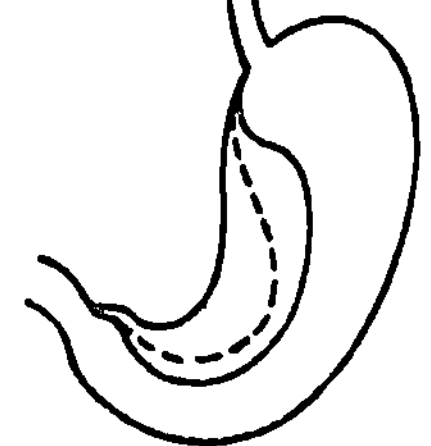

Abb. 445. Eichelförmige Excision der kleinen Kurvatur. (Nach v. Redwitz.)

nähert und in ausgesprochenen Fällen nach links von der Wirbelsäule verlagert ist. Durch seine einseitige Verziehung und Änderung seiner Richtung nach oben kann die Magenentleerung erschwert werden. Wenn gleichzeitig eine Andeutung von divertikelartiger Ausstülpung besteht, wie sie durch perigastritische Verwachsungen zustande kommt, kann irrtümlich ein Ulcus angenommen werden.

Folgende Beobachtung bringt die schneckenförmige Einrollung (bzw. die V-Form) nach Excision eines callösen Geschwürs der kleinen Kurvatur recht anschaulich zur Darstellung.

Abb. 446, Bild vor der Laparotomie. Man sieht das Geschwür als leichte Ausbuchtung der kleinen Kurvatur, gegenüber an der großen spastische Einziehung. Bei der *Operation* fand man ein kleines Geschwür der Hinterwand, das mit dem Pankreas verwachsen war. Ablösung und elliptische Exzision. Nachuntersuchung *sechs Wochen später.* Der ganze Magen steht höher, er ist gleichsam eingerollt, d. h. mit seinem Pylorusteil der Kardia näher gerückt. An Stelle des früheren Ulcus ist die kleine Kurvatur etwas unscharf und wie ausgezogen (Abb. 447). Die Patientin war vollkommen beschwerdefrei, so daß ein Ulcusrezidiv ausgeschlossen werden konnte.

Abb. 448, Aufnahme 12 Wochen später, zeigt den Pylorus etwas nach links und oben gerückt. Typische V-Form. In Abb. 449, einer Aufnahme $20^{1}/_{2}$ Monate nach der Operation, ist die Einrollung sehr ausgesprochen. Der Pylorus ist nach der kleinen Kurvatur gerichtet und liegt links von der Wirbelsäule. Die spastische Einziehung an der großen besteht noch unverändert.

Lokale Excisionen in der Nähe der kleinen Kurvatur bedingen oft auch einen umschriebenen *Narbenspasmus*. Es ist wichtig, diese Erscheinung zu kennen, da sie

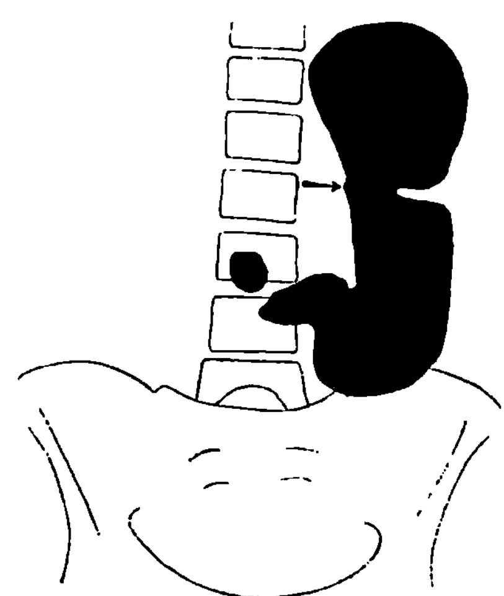

Abb 446. Ulcus der kleinen Kurvatur mit spastischem Sanduhrmagen (Operation). Man sieht an der Stelle des Geschwürs eine kleine Ausbuchtung des Magenschattens (Pfeil).

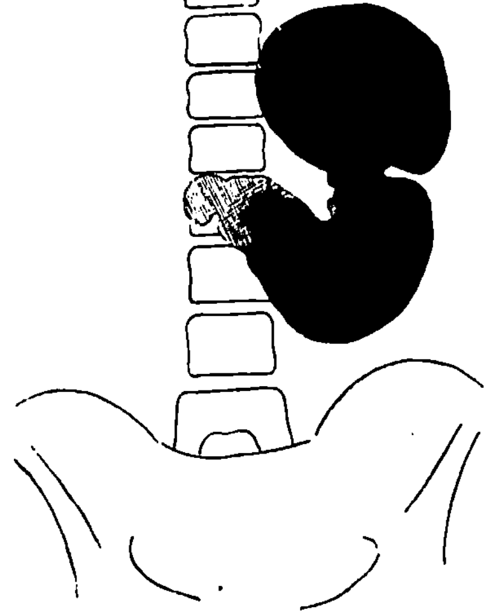

Abb. 447. Derselbe Magen, 6 Wochen nach elliptischer Excision des Geschwürs. V-Form des Magens. Derselbe hat sich gleichsam zusammengelegt unter Annäherung des Pylorus an die Kardia.

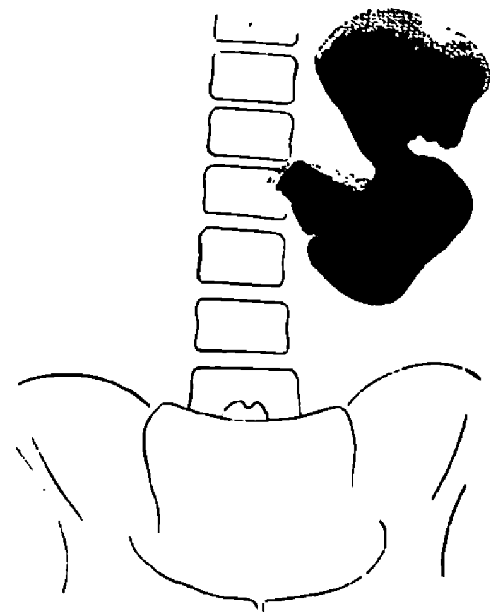

Abb. 448. Derselbe Magen. Aufnahme 12 Wochen nach der Operation. V-Form des Magens noch ausgesprochener. Der Pylorus hat sich der Kardia noch mehr genähert und ist weiter nach links getreten.

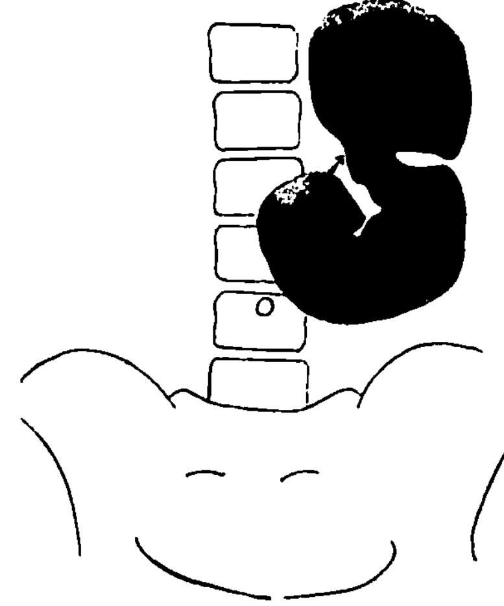

Abb. 449. Derselbe Magen, 20½ Monate nach der Operation. Hochgradige schneckenförmige Einrollung des Magens. Der Pylorus liegt ganz links von der Wirbelsäule und ist nach der kleinen Kurvatur gerichtet (Pfeil). Narbenspasmus.

schon oft irrtümlicherweise für eine Geschwürskontraktion oder für einen durch Schrumpfung bedingten anatomischen Sanduhrmagen gehalten worden ist. Wir sehen die in der soeben mitgeteilten Beobachtung dargestellte Veränderung (Abb. 447—449), noch ausgesprochener in Abb. 450.

Es handelt sich um einen papillomatösen Schleimhautpolypen, der auf breitem Stiel von der kleinen Kurvatur ausging und blumenkohlartig ins Mageninnere vorragte. Entfernung durch Excision, wobei diese an der Magenwand ausschließlich Schleimhaut und Submucosa betraf. Ein Jahr darauf erhielten wir bei der Nachuntersuchung folgendes Bild (Abb. 450): Im Segment des Eingriffs ist der Magen durch eine schattenfreie Zone abgeteilt. Daß dies auf spastischer und nicht auf anatomischer Grundlage beruhte, ging aus dem Wohlbefinden des Patienten mit Sicherheit hervor.

Ein analoges Bild stellt Abb. 451 dar. Es handelte sich hier um ein gestieltes, extraventrikulär gelegenes Fibromyom, das mit einem ganz dünnen Stiel der großen Kurvatur des Magens aufsaß und durch lokale Excision entfernt wurde.

Nach einem halben Jahr findet sich an der großen Kurvatur an der Stelle der Naht eine schmale, ausgesprochene Einziehung mit etwas unregelmäßiger und

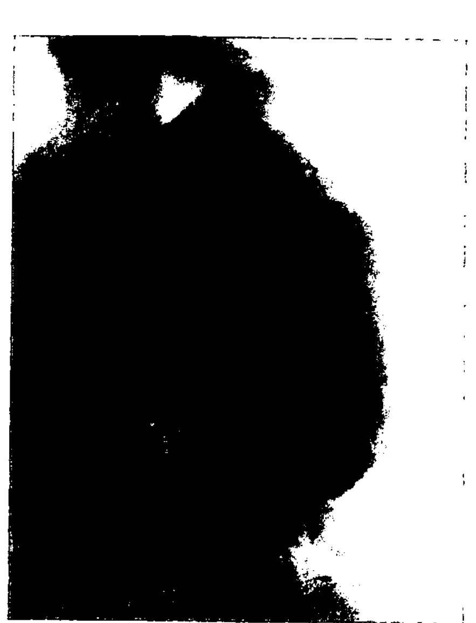

Abb. 450. Narbenspasmus mit vollständiger Zweiteilung des Magens. 1 Jahr nach Excision eines von der kleinen Kurvatur ausgehenden Papilloms.

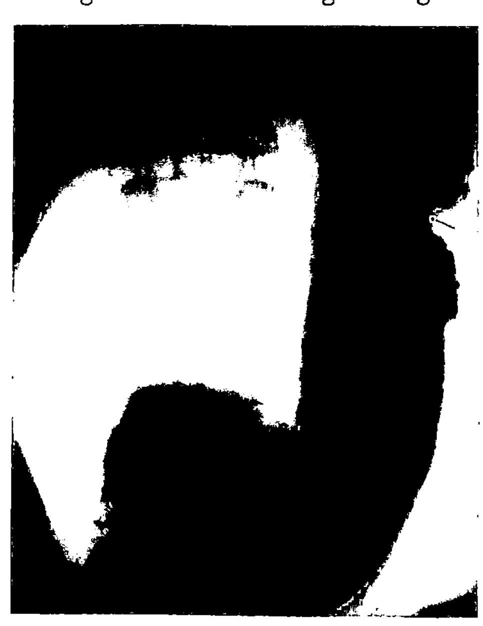

Abb. 451. Narbenspasmus nach Excision eines von der großen Kurvatur des Magens ausgehenden gestielten Fibromyoms.

zackiger Begrenzung. Tiefe und Form deuten auf Spasmus, die zackige Konturierung auf narbige Veränderung.

Eine besonders wichtige Komplikation nach Excisionen am Magen bilden Adhäsionen und Briden. Durch letztere kann es sogar zu sanduhrförmiger Abschnürung kommen.

Jeder Chirurg weiß, welche unliebsame Rolle die Verwachsungen nach sonst wohl gelungenen Operationen spielen können, und wie sie bisweilen den schönsten Erfolg noch zu trüben imstande sind. Eine einzige einschnürende Bride kann ihrem Träger derartige Beschwerden bereiten, daß er zu seinem und des Chirurgen Verdruß den Zustand vor dem Eingriff wieder herbeisehnt. Die Röntgenuntersuchung kann hier bisweilen sehr wertvoll werden. Sie zeigt die Stelle, wo durch einen verhältnismäßig kleinen Eingriff das Übel behoben werden kann.

Ein 31jähriger anämisch aussehender Mann kommt mit typischer Ulcusanamnese in die Klinik. Seit einer Reihe von Jahren zeitweise auftretende heftige Magenschmerzen, mehrmals Blutbrechen. Die klinische und die Röntgenuntersuchung lassen ein florides Ulcus der kleinen Kurvatur annehmen. Bei der Operation findet man in der Tat eine fünfpfennigstückgroße Delle. Keine Verwachsungen mit der Umgebung. Elliptische Excision. Sicherung durch einen *aufgenähten Netzzipfel*. Der Magen ist nirgends eingeschnürt, überall schön entfaltet.

Ein halbes Jahr später kommt der Mann in elendem Zustand wieder in die Klinik. Bald nach der Laparotomie hatten die Schmerzen wieder begonnen, dazu war später wieder häufiges Erbrechen gekommen. Da Patient den Zustand zuletzt nicht mehr aushalten konnte, entschloß er sich, wieder ins Krankenhaus zu gehen. Von einer zweiten Operation will er aber nichts wissen.

Die Röntgenuntersuchung deckt die Ursache der Beschwerden auf (Abb. 452). Auf einer Serie von Aufnahmen zu verschiedenen Zeiten nach einer Bariummahlzeit *ist stets nur der absteigende Magenteil gefüllt*. Er setzt sich nach unten in eine sackartige Ausbuchtung fort und ist medianwärts durch eine ziemlich scharfe Linie abgegrenzt. Nach drei Stunden erst enthält der Dünndarm geringe Spuren Kontrastinhalt.

Diagnose: Bridenabschnürung des Magens zwischen Korpus und Pars pylorica. Stauungsdilatation.

Die an Hand dieses Bildes dem Patienten gegebene Erklärung seines Leidens und die voraussichtliche Einfachheit eines Eingriffes bewogen ihn zur Zustimmung zur Operation. Man fand, wie erwartet, den Magen durch einen quer verlaufenden Netzstrang derart eingeschnürt, daß die Retention dadurch vollkommen verständlich war. Er führte zu der Stelle, wo das resezierte Geschwür gesessen hatte und war dort fest mit der kleinen Kurvatur verwachsen. Da auch seine Ablösung, soweit sie überhaupt möglich war, sichere Passage nicht zu verbürgen schien, so wurde an dem blindsackförmigen Fortsatz der großen Kurvatur im linken Hypochondrium eine Y-Gastroenterostomie nach Roux angelegt, als Gastroenterostomia posterior retrocolica. Darauf endgültige Heilung.

Abb. 452. Postoperativer Sanduhrmagen, gebildet durch quer über den Magen ziehenden einschnürenden Netzstrang. Distaler Sanduhrabschnitt leer, daher nicht sichtbar. Pfeile = Einschnürung, S ausgesackter Magenabschnitt. — Operiert.

Die Ursache wiederkehrender Beschwerden nach Ulcusexcision sind Verziehung des Pylorus durch Schrumpfungsprozesse und Einschnürung des Magens durch entzündliche Briden. Eine dritte Möglichkeit ist das *Ulcusrezidiv*. Ohne Röntgenuntersuchung ist es oft nicht zu entscheiden, welche der drei Komplikationen vorliegt, da die beiden Hauptsymptome Schmerzen und Retentionserscheinungen allen gemeinsam sind. Da ein operatives Eingreifen in jedem Fall indiziert ist, so scheint die Differentialdiagnose praktisch nicht von großer Bedeutung zu sein. In doppelter Hinsicht ist es jedoch erwünscht, über den eigentlichen Grund der Störung schon vor der chirurgischen Therapie unterrichtet zu sein. Einmal kommen zweifellos recht erhebliche Beschwerden von seiten des Magens nach Operationen auch ohne eine der drei genannten anatomischen Ursachen vor, namentlich wenn die Hyperacidität anhält. Wir dürfen nicht vergessen, daß das Ulcus sich häufig bei neurotischen Individuen einstellt und daß wir durch den Eingriff zwar das Geschwür selbst, nicht aber die neurotische Konstitution des Trägers heilen können. Die Röntgenuntersuchung kann oft die Frage entscheiden: Organische oder funktionelle Ursache? Des weiteren ist jedem Chirurgen bekannt, daß es manchmal auch bei offenem Bauche nicht mit Sicherheit gelingt, eine anatomische Veränderung und ihren Einfluß auf die Magenfunktion klar zu übersehen. Das Röntgenbild gibt uns hierüber oft besseren Bescheid, als die Autopsie in vivo.

Treten nach einer Keilexcision nach kürzerer oder längerer Pause wiederum Beschwerden auf, die auf Ulcusrezidiv deuten, so frägt es sich, ob dessen Lokalisation dem früheren Sitz entspricht oder ob es sich an einer neuen Stelle gebildet hat. Das folgende Bild zeigt, wie das Röntgenverfahren darüber Auskunft gibt.

Eine 48jährige unverheiratete Frau kam mit allen Zeichen eines chronischen Magengeschwürs in die Klinik. Sie hatte schon als junges Mädchen an häufigen Beschwerden gelitten. Diese nahmen mit ihrem 40. Lebensjahr derart zu, daß sie sich beständig krank fühlte und fortwährend ärztliche Hilfe in Anspruch nehmen mußte. Vor einem Jahr wurde auswärts die ·Gastroenterostomia anterior mit BRAUNscher Anastomose angelegt. Der Operateur fand *Narben am Pylorus*. Das von uns aufgenommene *Röntgenbild* (Abb. 453) ergibt einen spastischen Sanduhrmagen mit Nische an der kleinen Kurvatur gegenüber der Einschnürung. Beträchtlicher Sechsstundenrest. Gestützt auf diesen Befund, der auch mit der übrigen klinischen Untersuchung übereinstimmte, wurde die *Keilexcision* vorgenommen. An der Vorderwand war eine *Geschwürsnarbe* sichtbar, zwei weitere an der kleinen Kurvatur pyloruswärts davon. Patientin fühlte sich nur ein Jahr lang vollkommen wohl und vertrug gemischte Nahrung gut. Dann aber trat eine Verschlechterung ein. Tag und Nacht Schmerzen, saures Aufstoßen, Druckgefühl usw. Durch tägliches Aushebern, welches sie selbst besorgte, vermochte sie sich vorübergehende Erleichterung zu verschaffen. Doch wurde ihr Zustand so unerträglich, daß sie sich drei Jahre nach der zweiten zu einer dritten Operation entschloß.

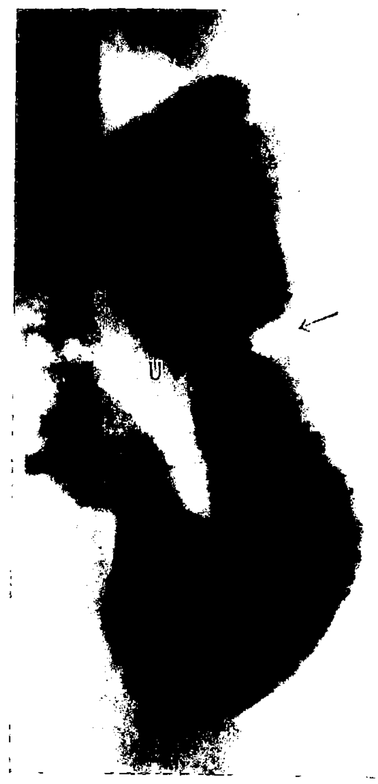

Abb. 453. Callöses Magengeschwür mit kleinem Divertikel (U) und Spasmus (Pfeil). — Operiert.

Klinische Untersuchung: Speisereste im nüchtern Ausgeheberten. Probefrühstück: HCl 15, G. A. 34, Blut +, Hämoglobin 83%.

Bei der Aufnahme unmittelbar nach der Mahlzeit (Abb. 454) fand sich ein dem früheren sehr ähnliches Bild. Doch ist die *Einziehung* nicht mehr glatt, sondern *zerklüftet*. Schneckenförmige Einrollung des distalen Abschnittes. Am Angulus ein unregelmäßig gestaltetes *Divertikel*. Vom Magensack setzt sich ein fingerbreiter, auf der einen Seite gerippter Schatten nach abwärts fort. Er entspricht dem abführenden Schenkel der *Gastroenterostomie*. Auch der zuführende, etwas breitere ist teilweise sichtbar. An der Stelle des früheren Ulcus ist die Kontur etwas unregelmäßig höckerig. Es handelt sich um *perigastritische Veränderungen*.

Wir schließen daraus: *Es hat sich etwas distalwärts vom alten ein neues callöses Ulcus gebildet.* In der Umgebung des früheren, durch Excision entfernten, bestehen perigastritische Veränderungen. Die Gastroenterostomie funktioniert, doch befindet sich auch Chymus im zuführenden Schenkel.

Funktionelle Prüfung: Nach 2 Stunden (Abb. 455) etwa ein Drittel Magenrest, nach 6 Stunden (Abb. 456) wenig verminderter Rückstand. Dünndarm leer. Coecum-Ascendens gefüllt. Am Angulus ventriculi deutliche Nische. Nach 24 Stunden

(Abb. 457) immer noch Retention. Es besteht also trotz scheinbar guter Funktion der Anastomose eine sehr erhebliche Motilitätsstörung. Wir müssen dabei an einen *Circulus vitiosus* denken.

Bei der *Operation* findet man Verwachsungen zwischen Leber und kleiner Kurvatur. Dahinter ist eine *Ulcusdelle* durchzufühlen. Das Geschwür ist mit dem

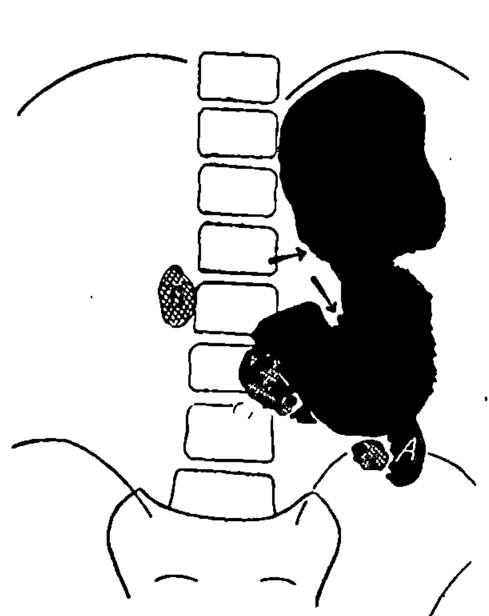

Abb. 454. Ulcusrezidiv, 4 Jahre nach Gastroenterostomia ant. mit BRAUNscher Anastomose, 3 Jahre nach lokaler Geschwürsexcision. Oberer Pfeil = Stelle des früheren Geschwürs, unterer Pfeil = jetziges Geschwür. A Gastroanastomose. D Duodenum.

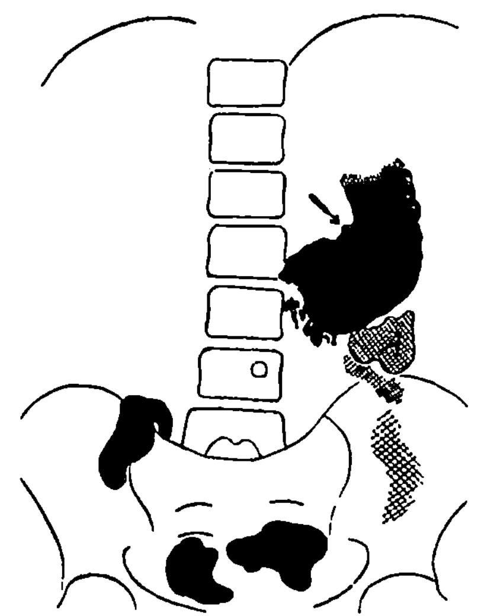

Abb. 455. Derselbe Magen. Aufnahme nach 'zwei Stunden. Obere Sanduhrhälfte des Magens leer. (Pfeil = Ulcusdivertikel.)

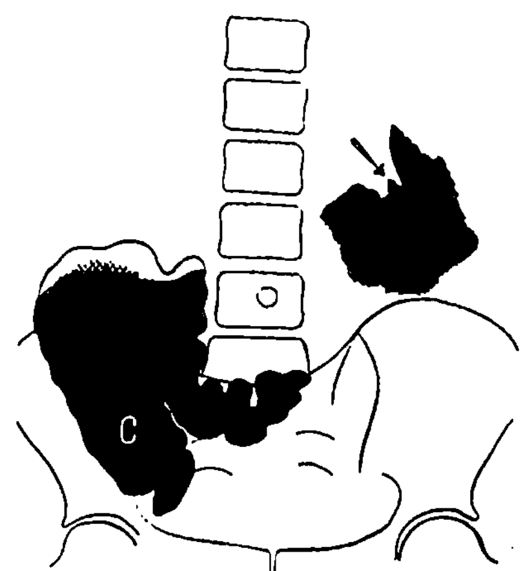

Abb. 456. Derselbe Magen. Aufnahme nach 6 Stunden. Dünndarm leer. (Pfeil = Ulcusdivertikel.) C Coecum.

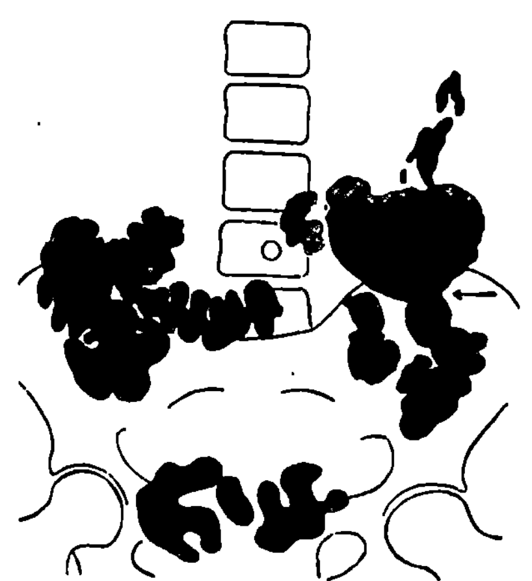

Abb. 457. Derselbe Magen. Aufnahme nach 24 Stunden. Großer Magenrest.

Pankreas verlötet. Es wird die *zirkuläre Resektion* vorgenommen und dabei die Gastroenterostomieschlingen samt der BRAUNschen Anastomose mitentfernt. Die abführende Schlinge wird in die Rückseite des Magens eingepflanzt.

Das *Präparat* zeigt an der kleinen Kurvatur ein 1 cm im Durchmesser betragendes, die Muskulatur durchsetzendes callöses Geschwür. Pylorus normal. Die Gastroenterostomie ist für einen Finger gut durchgängig, der zuführende Schenkel hypertrophisch.

Wir haben also eine weitgehende *Übereinstimmung von Röntgen- und Operationsbefund.* Es hat sich an einer anderen Stelle, etwas tiefer als das frühere, ein neues Ulcus gebildet. Die Einziehung gegenüber dem früheren Ulcus ist zum Teil spastisch, zum Teil anatomisch; denn trotz der bedeutenden Enge im Röntgenbild besteht keine Retention im oberen Sack. Die Stauung im unteren ist wahrscheinlich durch einen Circulus vitiosus, vielleicht auch durch reflektorischen Pylorospasmus bedingt.

Sehr bemerkenswert für die Frage der *Ulcusdisposition* ist die Tatsache, daß bei allen drei Operationen Narben gefunden wurden und stets nach einer Periode der scheinbaren Heilung wieder *Rezidive auftraten mit anderem Sitz.* Weder Gastroenterostomie, noch Excision brachte dauernde Heilung. Erst durch Resektion konnte diese erzielt werden.

V. Gastropexie bei atonischer Gastrektasie.

Zur Behebung einer Gastroptose wurden von verschiedenen Autoren Operationsmethoden angegeben. Rovsing hat die künstliche Hochheftung des gesunkenen Magens empfohlen und will damit sehr gute Erfolge erzielt haben. 60 vollkommene Heilungen auf 94 Fälle. Sein Vorgehen ist folgendes: Er führt drei starke Seidenfäden in verschiedener Höhe parallel zur Magenachse mehrere Male durch den Serosaüberzug der vorderen Wand, wobei jedoch der Pylorus frei bleibt. Der oberste Seidenfaden kommt dicht unter der kleinen Kurvatur, der mittlere 2 cm unterhalb derselben und der unterste 3 cm über der großen Kurvatur zu liegen. Die Enden werden beiderseits in einem Abstand von 3—4 cm von der Mittellinie durch die Bauchwand hindurch nach außen geführt, angezogen, über einer Glasplatte geknüpft und erst nach vier Wochen entfernt. Die Absicht besteht darin, den Peritoneal-

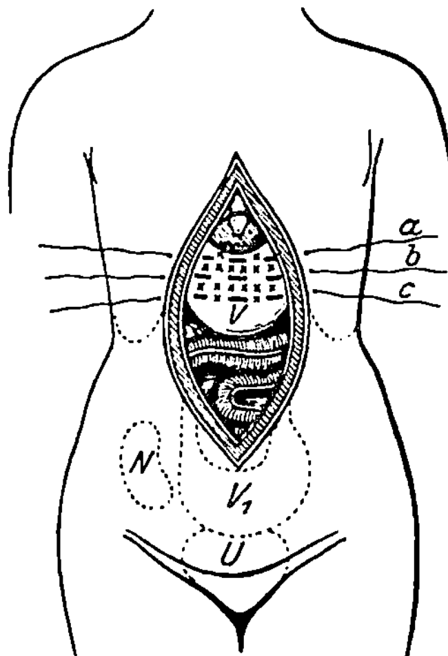

Abb. 458. Gastropexie nach Rovsing aus v. Redwitz. V Magen, V₁ Lage des Magens vor der Operation, U Urinblase, N rechte Niere, a–c die drei Seidenfäden, × Scarificationen.

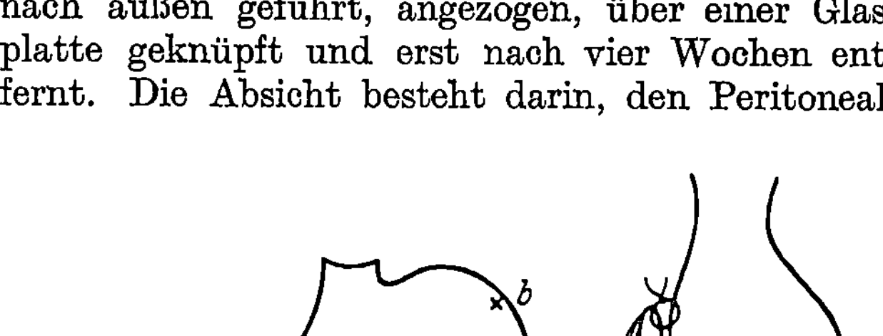
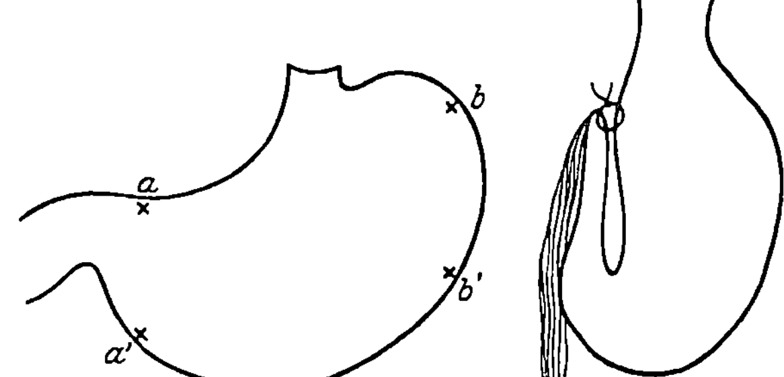

Abb. 459. Faltung der vorderen Magenwand nach Bircher.

überzug des Magens möglichst breit mit dem der vorderen Bauchwand zur Verwachsung zu bringen, welchen Vorgang Rovsing noch durch Scarificationen der betreffenden Peritonealflächen zu unterstützen rät. Abb. 458 zeigt schematisch das Vorgehen.

Die Faltung der vorderen Magenwand zur Behebung einer atonischen Gastrektasie wurde von Bircher empfohlen. Man vereinigt durch eine Reihe von Seidennähten entsprechende Teile der großen und kleinen Kurvatur, so daß die vordere Wand fast vollkommen verschwindet und das große Netz bis fast in die Höhe der kleinen Kurvatur gezogen wird (Abb. 459).

Das von Perthes angegebene Verfahren besteht darin, daß das von der vorderen Bauchwand losgelöste Ligamentum teres subserös der kleinen Kurvatur entlang durchgezogen und an der vorderen Bauchmuskulatur angeheftet wird (Abb. 460).

Ähnlich ist das Verfahren von VOGEL, der dieses Band, statt es subserös durch den Magen zu ziehen, primär an der vorderen Bauchwand befestigt und dann diesen durch Knopfnähte über dem Ligamentum teres annäht (Abb. 461).

Die Erfolge bei all diesen Operationen sind in der Regel fraglich. Es werden wohl manchmal gute Ergebnisse erzielt. Wir pflichten v. REDWITZ vollkommen bei, wenn er sagt, daß die Gastroptose nur eine Teilerscheinung einer allgemeinen Enteroptose und in der Regel der Ausdruck eines asthenischen Habitus ist. Alle Eingriffe, welche einseitig auf die Hebung oder Raffung des Organs hinauslaufen, führen nur in einer Minderzahl zu dauernder Besserung der subjektiven Beschwerden. Ähnliche Erfahrungen werden auch von der Mehrzahl der übrigen Chirurgen mitgeteilt.

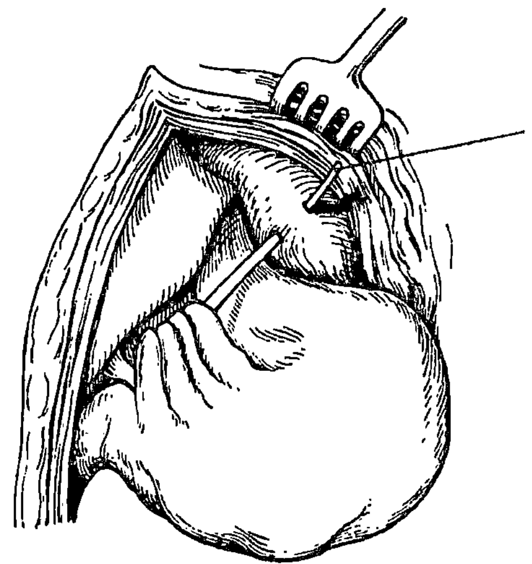

Abb. 460. Gastropexie nach PERTHES.

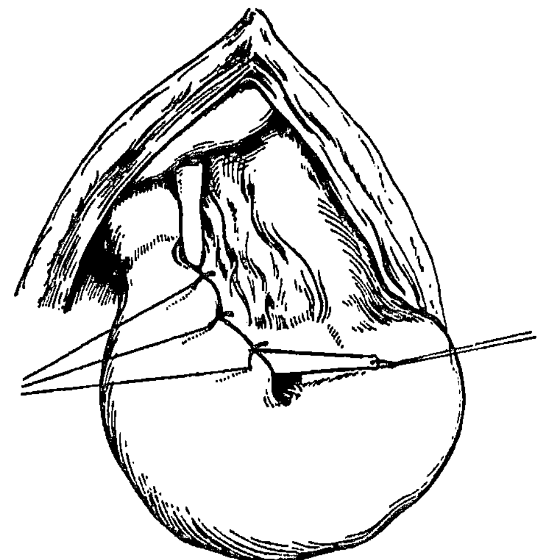

Abb. 461. Gastropexie nach VOGEL.

Wir hatten Gelegenheit die Wirkung einzelner dieser Eingriffe klinisch und röntgenologisch zu überprüfen.

Drei einschlägige Beobachtungen seien im folgenden mitgeteilt:

61jährige Frau. Seit zwei Jahren Magenleiden, beständiges Druckgefühl, das sich oft bis zu Schmerzen steigert und der Frau häufig die Nachtruhe stört. Die Beschwerden sind vom Essen unabhängig. Nie Erbrechen. Bei der Inspektion sieht man den sehr großen, tiefliegenden Magen durch die Bauchdecken hindurch. Epigastrium druckempfindlich. Plätschern. Nirgends ein Tumor. HCl 41, G. A. 63, Hämoglobin 64.

Röntgenuntersuchung. Abb. 462, Aufnahme nach Kontrastmahlzeit, zeigt einen sehr großen, tiefliegenden Magen.

Bei der *Operation* fand man außer der atonischen Ektasie keine anderweitige Veränderung. Gastropexie nach ROVSING.

Drei Monate später Nachuntersuchung. Abb. 463 läßt einen deutlichen Unterschied in Größe, Form und Lage des Magens erkennen. Er ist mit seinem unteren Pol fast um Handbreite höher getreten. Die Pars pylorica ist schlanker, der obere Magenabschnitt besser entfaltet und gefüllt.

Entsprechend diesen Verhältnissen fühlt sich die Frau wohler. Sie ist fast beschwerdefrei. Die Schmerzen sind ganz geschwunden, der Appetit hat sich gehoben. Gewichtzunahme $3^1/_2$ Kilo. Ein abschließendes Urteil über den Dauererfolg kann natürlich erst nach weiteren Nachuntersuchungen abgegeben werden.

Bei einem zweiten, nach der BIRCHERschen Methode operierten Kranken war der Erfolg leider ausgeblieben. Da auch die schlechten Resultate lehrreich sind, wollen wir diese Beobachtung hier nicht verschweigen.

Es handelte sich um ein 34 jähriges Fräulein, das jahrelang an Magenschmerzen litt, die vom Arzt auf ein Ulcus bezogen wurden.

Das *Röntgenbild* (Abb. 464) ergab eine ausgesprochene Ptose, doch keinen Anhaltspunkt für ein florides Ulcus. Bei der Operation fand man den Magen schlaff,

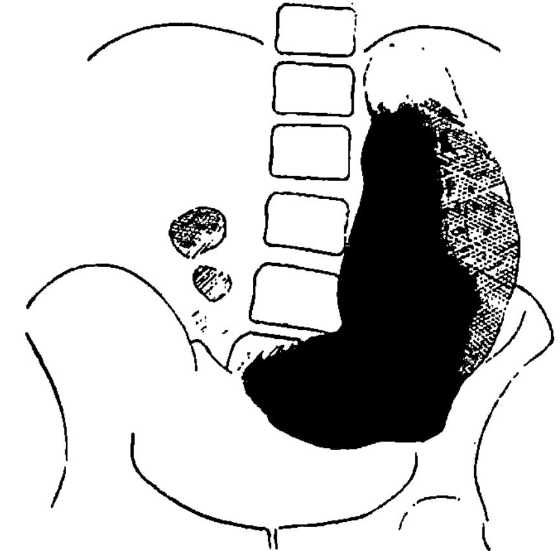

Abb. 462. Atonische Gastrektasie. Aufnahme in Bauchlage *vor* der Operation.

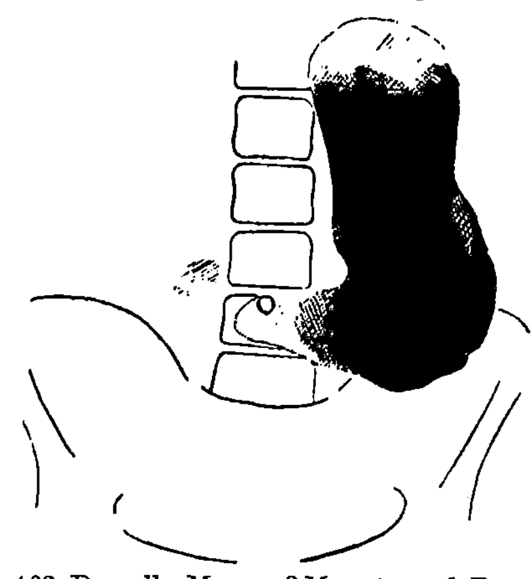

Abb. 463. Derselbe Magen, 3 Monate nach ROVSING-scher Gastropexie. Der caudale Magenabschnitt ist gehoben, die Pars pylorica verschmälert.

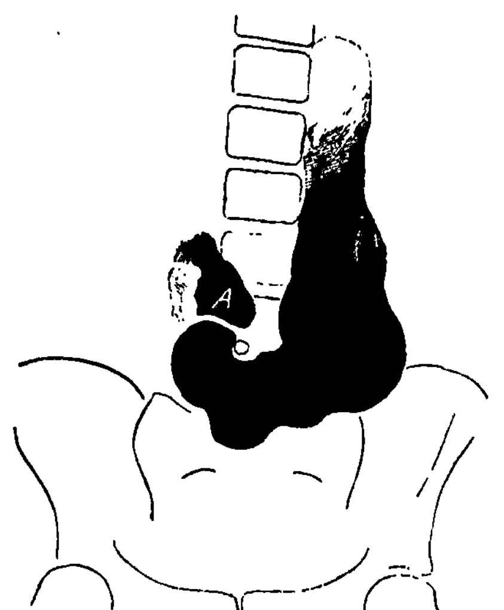

Abb. 464. Atonische Gastrektasie.

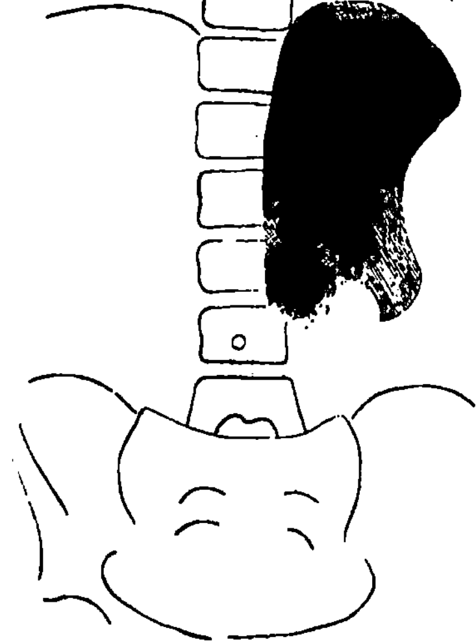

Abb. 465. Derselbe Magen, 3 Wochen nach BIRCHER-scher Magenraffung. (Einstülpung längs der großen Kurvatur.)

weit, tiefliegend, doch ohne Geschwür oder Verwachsungen. Gastrorhaphie mit Einstülpung nach BIRCHER.

Nachuntersuchung drei Wochen nach dem Eingriff (Abb. 465). Die Form des Organs hat sich sehr stark verändert. Seine untere Grenze steht $1^1/_2$ Handbreit höher. Nach außen und unten erkennt man einen spornartigen Fortsatz, der wohl die Stelle der Einstülpung darstellt.

Zweite Nachuntersuchung nach neun Monaten. Der Magenschatten ist in Form, Größe und Lage dem vor der Operation außerordentlich ähnlich. Dementsprechend war auch das klinische Ergebnis ein negatives. Patientin klagte über dieselben Schmerzen wie früher.

Die dritte Beobachtung betrifft eine 25jährige Patientin, 2 Geburten. Vor 2 Monaten Beginn des Leidens mit Erbrechen unter krampfartigen Schmerzen, die in den Rücken ausstrahlten. Auch leichte Speisen konnte die Kranke nicht mehr behalten. Gewichtsabnahme.

Röntgenuntersuchung. Durchleuchtung im Stehen ergibt einen langgestreckten normotonischen Magen. Die große Kurvatur reicht bis ins kleine Becken hinein, die kleine bis in Höhe der Articulatio sacroiliaca. Als sehr eindrucksvoll erweist sich die Untersuchung in Bauchlage (Abb. 466). Das Organ erscheint in seiner Längsdimension beträchtlich vergrößert. Sein unterer Pol reicht bis zur Höhe der Articulatio sacroiliaca, übertriebene Syphonform mit abnorm großer Hubhöhe.

Operation. Das Ligamentum teres wird nach Loslösung subserös durch den Magen gezogen und unter Bildung einer Schlinge an der vorderen Bauchwand wieder fixiert. Gastroenterostomie.

Röntgenbefund nach der Operation. Bei der Untersuchung im Stehen befindet sich der Magen etwa 5 cm höher als vor dem Eingriff. Bei der Untersuchung im Liegen steht die untere Magengrenze 2 Querfinger unterhalb der Spina iliaca,

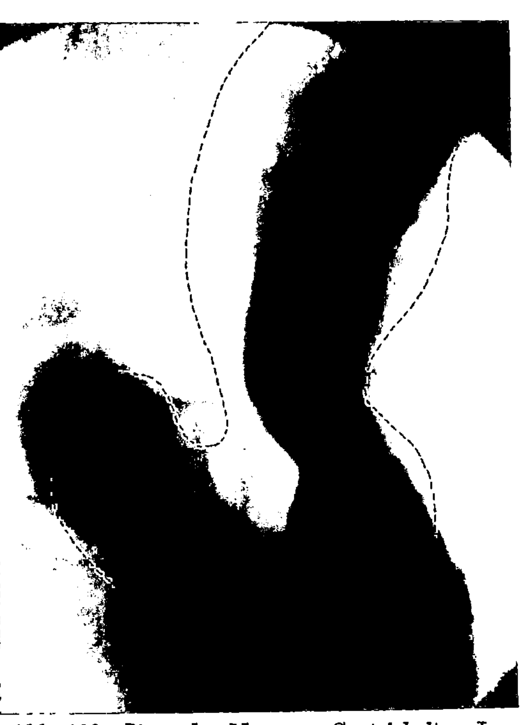

Abb. 466. Ptose des Magens. Gestrichelt = Lage des Magens nach Gastropexie. (Nach PERTHES.) (Aufnahme im Liegen.)

die kleine Kurvatur in Höhe des 4. Lendenwirbels. Duodenum ohne Füllung, Magen entleert sich durch die Gastroenterostomie in normaler Zeit. Ptose beseitigt (Abb. 466, gestrichelte Grenzen). Patientin fühlt sich wohl und beschwerdefrei.

VI. Die Röntgenuntersuchung des Duodenum.

1. Anatomische und physiologische Vorbemerkungen.

Jenseits des Pylorus beginnt der Zwölffingerdarm. Anatomisch läßt er sich in drei Hauptabschnitte einteilen: Pars horizontalis superior, Pars descendens, Pars horizontalis inferior. Der Verlauf des Duodenum hat Hufeisenform mit der konvexen Seite nach rechts, der konkaven nach links. Sein Anfangsteil zieht schräg von vorne nach hinten. Die Auffassung, daß die oberste Portion eine horizontale Richtung hätte, wird heute nicht mehr anerkannt. Schon aus den Arbeiten von CRUVEILHIER und GLENARD ging hervor, daß er einen aufsteigenden, manchmal sogar vertikalen Verlauf habe. Besonders durch die Untersuchungen von ÅKERLUND an unmittelbar nach dem Tode sezierten Leichen wurde diese Auffassung bestätigt. Magen und

Darm dieser präparierten Leichen wurden zu diesem Zweck mit Kontrastbrei gefüllt und dann röntgenphotographiert. Dabei ergab sich, daß der Anfangsteil immer schräg nach hinten und oben rechts sich erstreckte, manchmal steil aufsteigend. Hieran schließt sich die Flexura duodeni superior. Die Pars descendens liegt vertikal und grenzt sich durch die Flexura duodeni inferior von der nahezu horizontalen Pars inferior ab. Der Endteil des Zwölffingerdarms biegt in einem leichten Bogen nach links oben aus und geht ohne scharfe Grenze in die Flexura duodeno-jejunalis über. Die Länge der drei Abschnitte beträgt an der Konvexität gemessen etwa 30 cm. Davon entfallen ungefähr 5—6 cm auf den Anfangsteil.

Was die anatomischen Beziehungen des Duodenum zu seinen Nachbarorganen betrifft, so liegt es zunächst unter dem Lobus quadratus der Leber, an dem es eine seichte Eindellung (Impressio duodenalis) bedingt. Nach vorne oben hat es Beziehungen zur Gallenblase, nach hinten zum Pankreaskopf, im Bereich der Flexura superior zum Collum vesicae felleae und Ductus cysticus. Unterhalb davon finden wir noch den Ductus choledochus, der dort mündet.

Das Duodenum ist in seinem oberen Teil fixiert durch das Ligamentum hepato-duodenale. Die Pars superior hat im Gegensatz zu den übrigen Partien sowohl nach der Vorder- wie Hinterseite Peritonealüberzug. Ihr Endteil jedoch besitzt nur an seiner Vorderfläche Serosabekleidung.

In dem anatomischen Aufbau seiner Wand unterscheidet sich das Duodenum mit Ausnahme seines Anfangsteiles nur wenig vom Jejunum. Die Pars superior besitzt keine KERKRINGschen Falten. Diese beginnen erst an der Flexura superior. Dagegen finden wir BRUNNERsche Drüsen. Im Bereiche der Pars descendens endigen der vereinigte Gallengang und der Ductus pancreaticus. Letzterer bildet in der Regel vor der Ausmündung eine kleine Erweiterung (Diverticulum duodenale).

Der Übergang des Duodenum ins Jejunum ist schwer zu erkennen. Die Anatomen sind allgemein der Ansicht, daß ersteres nur soweit reicht, als sich BRUNNERsche Drüsen vorfinden. In Anbetracht der Inkonstanz ihrer Ausdehnung ist auf dieser Grundlage keine genaue Grenze festzulegen. *Vom chirurgischen Standpunkte aus bezeichnet man als Duodenum den Teil des Dünndarmes vom Pylorus bis zur Flexura duodeno-jejunalis. Auch röntgenologisch ist diese Einteilung maßgebend.*

Wir wissen, daß Schließung und Öffnung des Pylorus auf reflektorischem Wege vor sich geht. Der Reflex wird sowohl vom Magen, wie vom Duodenum her ausgelöst. Von MEHRING, MORITZ und TOBLER wiesen nach, daß bei mechanischer Dehnung des Zwölffingerdarms durch Ansammlung von Flüssigkeiten oder Speisebrei ein Verschluß des Pförtners bedingt werden kann. Das gleiche geschieht bei gewissen chemischen Reizen, z. B. bei Berührung der Schleimhaut des Bulbus mit Säuren (CANNON) oder mit Fett (BEST und COHNHEIM). Bei ihrer Benetzung mit Wasser oder mit alkalischen Flüssigkeiten erfolgt Öffnung des Pylorus. Die Austreibung des Mageninhaltes vollzieht sich schubweise. So oft der saure Chymus in Kontakt mit dem Pylorus kommt, öffnet sich dieser und es treten kleine Mengen in den Darm über. Berühren sie dann dessen Schleimhaut, so tritt reflektorisch sofort wieder Pförtnerverschluß ein. Dieser hält bis zur Neutralisation an. Durch Weitergabe ihres Inhaltes wird dann die Ampulla duodeni wieder leer und aufnahmebereit. Nun kann das Spiel von vorne beginnen.

Was die physiologischen Bewegungsvorgänge anlangt, so verhält sich der Zwölffingerdarm mit Ausnahme seines Anfangsteiles wie der ganze übrige Dünndarm. Eine Sonderstellung nimmt jedoch der Bulbus ein. Eingehende physiologische Untersuchungen darüber fehlen. Wir verdanken das uns bis jetzt Bekannte röntgenologischen Arbeiten. In später folgenden Abschnitten werden wir darauf zurückkommen.

2. Technik der Duodenaluntersuchung.

Die Schwierigkeiten, die sich der röntgenologischen Darstellung des Duodenum entgegensetzen sind vor allem physiologischer Natur. Der Kontrastbrei tritt in verschiedenen Zeitabschnitten und nur in kleinen Portionen aus dem Magen über, wo er gleichzeitig durch die vorhandenen Darmsäfte noch stark verdünnt wird. Dadurch, daß der Inhalt dann verhältnismäßig rasch weiter wandert, kommt eine gute Füllung in der Regel nicht zustande.

Alle röntgenologischen Untersuchungsmethoden, die darauf hinausgehen, ein getreues Abbild des duodenalen Abschnittes zu vermitteln, zielen darauf hin, die oben erwähnten Schwierigkeiten zu umgehen. Man versuchte in erster Linie durch besondere Kontrastflüssigkeiten den MEHRINGschen Reflex herabzusetzen. Nach den Experimenten von v. MEHRING eignet sich in dieser Beziehung das Wasser am besten. Nach den Angaben von HOLZKNECHT und FUJINAMI verlassen 200 Gramm Wasser den Magen selbst im Zustande des Pylorospasmus in etwa 60 Minuten. Daraus ergibt sich, daß die Verwendung einer wässerigen Wismut- oder Bariumaufschwemmung oder wenigstens einer Kontrastmahlzeit flüssiger Konsistenz an Stelle des klassischen Breis eine raschere Entleerung des Magens und infolgedessen eine schnellere und vollständigere Füllung des Duodenum bewirken wird. Zur Unterstützung dieser Wirkung wurden auch besondere Zusätze gebraucht, so von CARMAN und MILLER doppelkohlensaure Natriumsalze, von CHAOUL und STIERLIN Papaverin. ÅKERLUND verabreichte in einzelnen Fällen vor der Untersuchung einen Löffel Olivenöl. Dieses Mittel soll peristaltikherabsetzend wirken und so schärfere Konturen des Duodenum erzeugen. Trotz dieser günstigen Eigenschaften der wässerigen Kontrastaufschwemmung und der verschiedenen Zusatzmittel haben diese den Anforderungen, die an sie gestellt wurden, nicht völlig entsprochen. Es wurden daher eine Reihe besonderer Verfahren ausgearbeitet, deren wichtigste in folgendem dargestellt werden sollen.

HOLZKNECHT sucht mit Hilfe seines Distinktors durch Expression bzw. „*Effleurage*" des pyloralen Magenabschnittes eine Füllung des Duodenum zu bewirken, wobei er gleichzeitig die Flexura duodeno-jejunalis komprimiert.

STIERLIN verwendete in der Züricher Klinik die auf 38° erwärmte Wismutwasseraufschwemmung und untersuchte in rechter Seitenlage. Diese sollte den Zweck haben unter Ausnützung des Gewichtes des Inhaltes den bereits durch die Eigenschaft der Flüssigkeit herabgesetzten Pylorusreflex vollkommen zu überwinden. Dieses Verfahren hat in vielen Fällen gute Ergebnisse gezeitigt, immerhin haben wir in gemeinsamer Arbeit mit STIERLIN feststellen können, daß es nicht immer zum Ziele führt.

Aus ähnlichen Gründen, wie wir sie oben erwähnten, bedienten sich GEORGE und GERBER einer Aufschwemmung von Wismut in Buttermilch. Sie kombinierten damit gleichzeitig die rechte Seitenlage und machten Serienaufnahmen in sinistrodextraler Stellung mit frontaler Strahlenrichtung. Manchmal wurde auch die laterale Position im Stehen verwendet. Die Autoren geben an, daß bei einwandfreier Technik beim Gesunden eine regelmäßige Darstellung erfolgt, sie kann aber beim Pylorospasmus ausbleiben. In diesen Fällen empfehlen sie eine Wiederholung des Verfahrens am nächsten Tage. Außer den oben besprochenen Methoden wurden noch andere ausgearbeitet. Sie beruhen alle auf der Anwendung der von GROSS, COLE, SKINNER, DAVID u. a. in die Radiologie eingeführten Duodenalsonde.

Die Mitteilungen von DAVID mit ihrer genauen Beschreibung der Technik lassen erkennen, daß das Verfahren immerhin nicht einfach und daß es vor allem für den Patienten mit beträchtlichen Unannehmlichkeiten verbunden ist, da er die Sonde ein bis zwei Stunden (nach EINHORN möglicherweise die ganze Nacht) im Magen behalten muß. Es ist daher wohl verständlich, wenn viele Kranke nicht dazu zu bewegen sind, eine derartige Untersuchung bis zum Ende durchzuhalten. Andererseits dürfen wir nicht vergessen, daß die Einführung der Sonde in ein pathologisch verändertes Organ nicht immer als gefahrlos bezeichnet werden darf.

Ein äußerst umständliches Instrument stellte das von COLE vorgeschlagene Pylorusdilatatorium dar. Es war dies ein an einem Gummischlauch armierter Ballon, der vom Patienten verschluckt werden mußte. War er bis zum Zwölffingerdarm gelangt, so wurde er mit Luft aufgebläht und darauf die Kontrastmahlzeit gegeben. Da durch die künstliche Stenose die Kontrastflüssigkeit analwärts nicht weiter fließen konnte, kamen die Partien oberhalb des Hindernisses gut zur Darstellung[1].

Alle diese geschilderten Methoden wurden durch einfachere und zuverlässigere verdrängt. Eine Modifikation einzelner, bereits früher bekannter und auch unseres eigenen bereits im Jahre 1916 mitgeteilten Verfahrens stellt das ÅKERLUNDsche Vorgehen dar. Hauptsächlich lehnt es sich an die von HOLZKNECHT und JONAS im Jahre 1909 und von HOLZKNECHT und LIPPMANN im Jahre 1914 angegebene Technik an. Er bedient sich der Mageneffleurage mit manueller Expression des unteren Abschnittes. Anstatt sie, wie HOLZKNECHT und JONAS, mit der Rückenseite der Hand auszuführen, versucht er den Quermagen zwischen den beiden Handflächen zu erfassen. „Die rechte Hand drückt von der kleinen, die linke von der großen Kurvatur her. Die Fingerspitzen sind gegen den Pylorus gerichtet." Der Druck mit dem Daumen auf die Gegend des Sinus verhindert den Rückfluß in den Längsmagen. Nach seinen Angaben gelingt dadurch manchmal schon mit wenigen, manchmal erst mit mehreren Expressionen die Darstellung des Bulbus. Gelegentlich verwendet er auch auf Grund der bereits bekannten Tatsache, daß bei künstlicher Kompressionsstenose der unteren Duodenalpartien eine Füllung der oberhalb gelegenen Teile gefördert wird, einen Druck mittels einer Bruchbandpelotte oder mit einem Luftaschwamm, an den sich der Kranke selbst andrückt. Wir hatten uns einer ähnlichen Vorrichtung bedient, indem wir mit einem an einem elastischen Metallband armierten Tubus eine Kompression des Duodenum von vorne erzielen wollten. Wir machten aber dabei die Erfahrung, daß dadurch oft Stenosenperistaltik mit starken rückläufigen Inhaltsbewegungen eintritt, die für eine genaue Erkennung der tatsächlichen Verhältnisse außerordentlich störend wirkt. ÅKERLUND wendet sein Verfahren hauptsächlich zur Untersuchung im Stehen an. Wenn er damit nicht zum Ziele kommt, gebraucht er auch andere Stellungen, wie Bauch-, Seiten- und Schräg-, unter Umständen auch Rückenlage. Um sich der Bauch- oder Bauchschräglage bei dorsoventraler Strahlenrichtung, wie sie von uns angegeben wurde, zu bedienen, benützt ÅKERLUND eine Hilfsvorrichtung, die darin besteht, daß auf der Unterseite des Durchleuchtungstisches ein beweglicher Wagen angebracht ist, der auf Schienen läuft. Er besteht aus einer horizontalen Glasplatte mit Durchleuchtungsschirm, die unter den auf dem Tisch liegenden Patienten gebracht wird und aus einem dazu in einem Winkel von 45° gestellten Spiegel, in dem das Bild betrachtet werden kann. Nach der so vorgenommenen Durchleuchtung und Zentrierung wird der Schirm entfernt und durch die Kassette ersetzt.

Dieser „ÅKERLUNDsche Apparat" unterscheidet sich durch nichts Wesentliches von dem bereits im Jahre 1918 von uns angegebenen Radioskop. Im Prinzip ist er nur eine weniger günstige Modifikation unseres Gerätes.

Wenn ÅKERLUND für seine Vorrichtung den Vorteil beansprucht, daß „die Untersuchung bei ihr im unmittelbaren Anschluß an die Durchleuchtung in liegender

---

[1] Anmerkung bei der Korrektur: Hier einzureihen wäre das von PRIBRAM angegebene „Pneumoduodenum": es werden 15—20 ccm einer Bariumsulfataufschwemmung mittels Sonde ins Duodenum (bei leerem Magen) eingespritzt und dann dieses mit Luft gebläht.

Stellung gemacht werden kann", so scheint er die Vorzüge und die Aufgaben unseres Radioskopes nicht richtig erfaßt zu haben. Denn es verfolgt gerade den Zweck, daß unmittelbar vor der Aufnahme die Durchleuchtung des Patienten, die Zentrierung der gewünschten Magenabschnitte, die Prüfung des Füllungszustandes des Duodenum erfolgen kann. Dazu kommt noch, daß man ohne große Manipulationen und Unannehmlichkeiten für den Kranken den Wechsel, z. B. von der Bauch- in die Schräglage, mühelos vornehmen kann. Die Lage, die uns bei der Durchleuchtung als die günstigste zur Darstellung bestimmter Veränderungen an irgendeinem Abschnitt des Magens oder Duodenum erscheint, wird dann für die Aufnahme beibehalten. Die von ÅKERLUND für seinen Apparat beanspruchten Vorzüge, daß die Aufnahme und die Durchleuchtung ohne Umlagerung des Kranken vorgenommen werden kann, trifft in jeder Weise ebensogut für unser Radioskop zu.

ÅKERLUND empfiehlt Untersuchungen in verschiedenen Körperstellungen, so im Stehen, in Rücken- und Bauchlage. Zur endgültigen Aufnahme wird dann diejenige Stelle gewählt, bei der sich der Bulbus am besten zeigt. Mit Vorliebe benützt er die Aufnahme im Stehen. In besonderen Fällen bevorzugt er die rechte Seitenlage. Auch frontale Aufnahmen bei rechter Seitenlage, wie sie GEORGE und GERBER angegeben haben, werden für gewisse Fälle verwendet. ÅKERLUND empfiehlt bisweilen direkte Kompression über der Bulbusgegend, die dadurch erfolgt, daß sich der Kranke einen Luftfaschwamm anpreßt. Die Stärke des Druckes kann dabei verschieden sein, je nachdem man den Schwamm fester oder leichter andrücken läßt. Bei dem besterzielten Bild wird dann die Aufnahme angeschlossen.

Ähnlich wie ÅKERLUND bedient sich auch H. BERG in neuester Zeit der manuellen Expression des Canalis. Die geschlossene Faust drückt mit dem Ballen der Kleinfingerseite gegen den unteren Magenpol. Dadurch wird ein Zurückfließen des Inhaltes verhindert. Mit den Fingerspitzen der langsam sich öffnenden Hand macht er dabei Ausstreichbewegungen, die pyloruswärts gerichtet sind. Als Projektionsrichtung bedient er sich nicht nur der sagittalen Aufnahme, die ein perspektivisch verkürztes Bild und teilweise Überlagerungen des absteigenden Schenkels durch den Bulbus ergibt, sondern auch der Untersuchung im ersten und zweiten schrägen Durchmesser. Er erzielt dadurch einen günstigen Überblick über das obere Knie des Duodenum und seines absteigenden Teiles. Die Darstellung im zweiten schrägen Durchmesser soll dazu noch den Vorteil haben, die Vorder- und Hinterwand des Bulbus sichtbar zu machen. Ebenso wie ÅKERLUND bedient sich BERG der dosierten Kompression über der Bulbusgegend um ein Reliefbild zu erzielen.

Es ist eine Erfahrungstatsache, daß Duodenalbilder nur dann diagnostische Schlüsse erlauben, wenn verschiedene Aufnahmen die gleichen Veränderungen aufweisen. Zu diesem Zwecke sind Serienaufnahmen notwendig. Vorrichtungen dazu sind mehrfach angegeben worden. Sie wurden im Kapitel Technik der Untersuchung bereits besprochen.

Eigene Untersuchungsmethode. Ausgehend von der Überlegung, daß man durch Anpressen der Pars inferior horizontalis duodeni gegen die Wirbelsäule eine künstliche Stenose und dadurch eine pralle Füllung der höher gelegenen Duodenalteile erzielen kann, wird der Kranke in Bauch- oder halbrechter Seitenlage von hinten her komprimiert. Es gelingt in der Tat, durch dies Verfahren eine pralle Füllung, vor allem des Bulbus duodeni zu erreichen. Zur zweckmäßigen Durchführung der Untersuchung konstruierten wir seinerzeit eine besondere Lagerungsvorrichtung (*Radioskop*). Sie ermöglicht, in einfacher Weise den Kranken in Bauch- oder halbrechter Seitenlage zu durchleuchten und bei genügender Füllung des Duodenum und exakter Zentrierung ohne Änderung der Lage des Kranken und der Röhre die sofortigen Aufnahmen vorzunehmen.

Seitdem hat sich uns die Duodenaluntersuchung zu einer systematischen, grundsätzlich angewandten Methode gestaltet. Keine gibt uns außerdem so einwandfreien Aufschluß über die pyloralen Abschnitte des Magens.

Die tägliche Erfahrung hat indessen zu mancher Verbesserung geführt, die uns Veranlassung gibt, sie hier kurz zu schildern.

Der nüchterne Kranke erhält eine Aufschwemmung von 100 g Bariumsulfat in 400 ccm lauwarmen Wassers. Soll die Untersuchung des Duodenum an die des Magens angeschlossen werden, so genügt der gewöhnliche Brei ebensogut.

Der Kranke wird nun auf das Radioskop in Bauchlage gelegt und eine orientierende Schirmbeobachtung vorgenommen. Unser Hauptbestreben ist wesentlich darauf gerichtet, die Pars pylorica und den Zwölffingerdarm in die Mitte des Belichtungsraumes zu bringen. Wir empfehlen für die Durchleuchtung sich stets eines Tubus zu bedienen, an dessen unterer Öffnung eine regulierbare Blende angebracht ist.

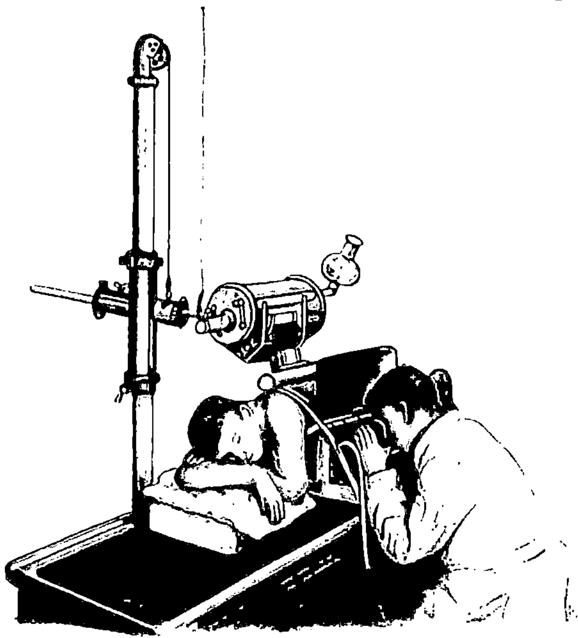

Abb. 467. Radioskop nach Chaoul.
Untersuchung in halbrechter Seitenlage (mit Patient).
Kompression vom Rücken her.

Diese wird zuerst so erweitert, daß der ganze Magen eingestellt ist, wodurch man sich ein Urteil über Lage, Form, Peristaltik bilden kann. Es folgt dann mittels Abblendung eine eingehende Untersuchung der einzelnen Abschnitte und insbesondere des Pylorus und des Duodenum, falls dieses schon mit Kontrastbrei gefüllt ist.

Dabei kommt in manchen Fällen ohne Kunstgriffe eine Füllung des Bulbus zustande. Ist er nicht oder ungenügend dargestellt, so wird noch eine besondere duodenale Untersuchung vorgenommen: Der Kranke wird mittels zweier am Radioskop angebrachter Spanngurten fixiert und durch ein einfaches Manöver in halbrechte Seitenlage gebracht. Diese soll hierbei nicht nur das Überfließen des Kontrastbreies ins Duodenum erleichtern, sondern vor allem auch die Pylorusgegend und den Bulbus duodeni aus dem Schattenbereiche der Wirbelsäule bringen. Diese Darmteile fallen meist nach rechts hinüber und erleiden dadurch bei der nachfolgenden Kompression durch die Wirbelsäule keine Deformierung. Oft genügt dies vollständig zur Füllung der Ampulle; zeigt uns aber der Spiegel, daß das Ziel nicht erreicht ist, so nimmt man die Kompression zu Hilfe.

In dieser halbrechten Seitenlage wird der Kranke mit dem Tubus von hinten her komprimiert. Am besten schiebt man zwischen diesen und die Wirbelsäule ein längliches Wattekissen von etwa 6—8 cm Dicke (Abb. 467). Der Druck setzt sich auf diese fort und quetscht dadurch die Pars horizontalis inferior duodeni ab. Durch die so erzeugte künstliche Stenose füllen sich die oralwärts davon gelegenen Abschnitte nach kurzer Zeit. Sobald man sich bei der Durchleuchtung davon überzeugt hat, wird der Schirm entfernt, an seiner Stelle die Kassette ins Radioskop eingeschoben und die Aufnahme gemacht.

Mit der beschriebenen Untersuchungsmethode gewinnt man in der Regel Bilder, die ohne weiteres charakteristische Zeichen eines Ulcus bieten können. Da jedoch die Ampulla duodeni bei dorsoventralem Strahlengang und in prall gefülltem Zustand zur Darstellung kommt, können Veränderungen, die an der Vorder- bzw. Hinterwand oder in deren Umgebung sich befinden, entgehen (Überlagerung). Wir pflegen deshalb in horizontaler Bauch- oder halbrechter Seitenlage einige Aufnahmen bei schräger Stellung der Röhre unter verschiedenen Winkeln zu machen.

Um Reliefbilder in Bauchlage zu erzielen, verwenden wir ebenfalls eine dosierte Kompression. Wir gehen dabei so vor, daß wir zwischen Patient und Radioskopplatte unser Ballonkompressorium einschieben. Durch wechselndes Blähen und Ablassen kann, wie oben geschildert, der optimale Grad des Druckes erreicht und für die Aufnahme beibehalten werden. Für Serienaufnahmen am Radioskop verwenden wir mit Vorteil die von JANKER angegebene Vorrichtung.

Der Untersuchung im Stehen bedienen wir uns nur in den Fällen, wo wir in liegender Stellung nicht zum Ziele gekommen sind. Sie wird dann unmittelbar angeschlossen. Man hat dabei den Vorteil, daß man ohne Anwendung besonderer Kunstgriffe die im Liegen bereits gefüllte Ampulle beobachten und in entsprechender Stellung aufnehmen kann. Effleurage, Kompression, wie sie ÅKERLUND und BERG verwenden, kommen je nach Bedarf zur Anwendung.

Wenn wir auch im Gegensatz zur Wiener Schule, in Übereinstimmung mit LORENZ und den amerikanischen Autoren daran festhalten müssen, daß bei der Diagnose des Ulcus duodeni den Aufnahmen in den meisten Fällen die Entscheidung zufällt, so ist doch oft eine vorherige Durchleuchtung erwünscht; sie ist nötig für die exakte Zentrierung, den Nachweis einer genügenden Füllung des Duodenum, und gibt uns Aufschluß über Lage, Bewegungsvorgänge des Magens und Duodenum, über das Vorhandensein von Stenosenperistaltik usw. Es muß aber hier betont werden, daß man sichere Schlüsse darüber nur dann ziehen kann, wenn seine Füllung ohne Kompressionsstenose erreicht wurde, denn die künstliche Enge kann natürlich in ihren Wirkungen einer pathologischen Verlegung völlig gleichen.

Bei grober Wandveränderung wird man mit der Durchleuchtung in manchen Fällen imstande sein, eine richtige Diagnose zu stellen; zum Nachweis aber von Einzelheiten, leichten Aussparungen am Bulbus, wie sie meistens bei Ulcus gefunden werden, wird die Röntgenaufnahme unentbehrlich. Der Plattenbefund bleibt in der Regel für die Diagnose ausschlaggebend.

3. Normales Duodenum im Röntgenbilde.

Die Beurteilung des Röntgenbildes eines pathologischen Duodenum hat die genaue Kenntnis seiner normalen Form und seiner Bewegungsvorgänge zur Voraussetzung. Entsprechend dem anatomischen Verhalten können wir Unterschiede der einzelnen Abschnitte erwarten. Der Teil, den die Anatomen als Pars superior bezeichnen, wird von den Röntgenologen mit dem von HOLZKNECHT eingeführten Namen *Bulbus* benannt. Manche gebrauchen dafür den Ausdruck *Ampulle*, COLE bedient sich der Bezeichnung „*Cap of the stomach*".

Der Bulbus umfaßt nicht immer die ganze Ausdehnung der Pars horizontalis superior. Die Meinungen über die Übereinstimmung der anatomischen und röntgenologischen Bezeichnung sind geteilt. SCHWARZ glaubt, daß er der ganzen Pars horizontalis superior entspräche, während HOLZKNECHT der Ansicht ist, daß er nur etwa ihrer proximalen Hälfte gleichkomme. Auf Grund seiner Untersuchungen an gehärteten Präparaten bestätigt ÅKERLUND für die Mehrzahl der Fälle den Standpunkt von SCHWARZ.

Sowohl anatomisch wie röntgenologisch unterscheidet sich der Bulbus grundsätzlich von den übrigen Partien. SCHWARZ hat mit Recht die Behauptung aufgestellt, daß dieser und der Magen infolge ihrer engen Beziehungen (innere Struktur, histologischer Aufbau, gemeinsames Mesenterium) gewissermaßen eine Einheit bilden. Diese Ansicht findet auch ihren Ausdruck in der Benennung als Nachmagen, Pufferraum der Antrumperistaltik, Bezeichnungen, welche von HOLZKNECHT herrühren.

Die Ampulle erscheint bei genügender Füllung im Ruhezustand als Projektionsbild eines verschieden breiten Konus (Abb. 468, 469); die Winkel sind zuweilen eckig, zuweilen verschieden stark abgerundet; dadurch kann es zu einem halbkreisförmigen, manchmal zu einem völlig runden Schatten kommen (Abb. 470).

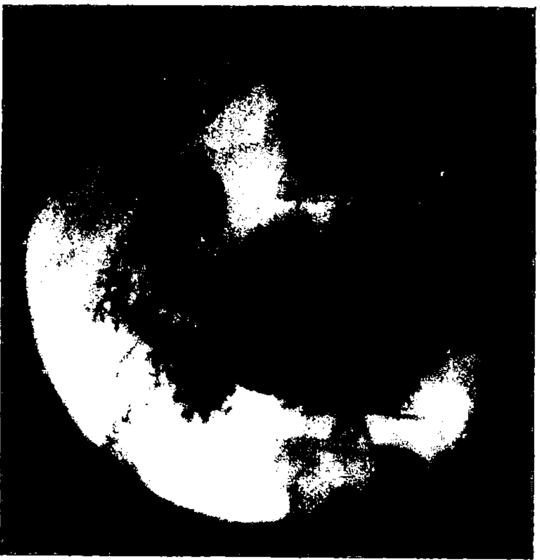

Abb. 468. Normales Duodenum (Bischofsmütze).

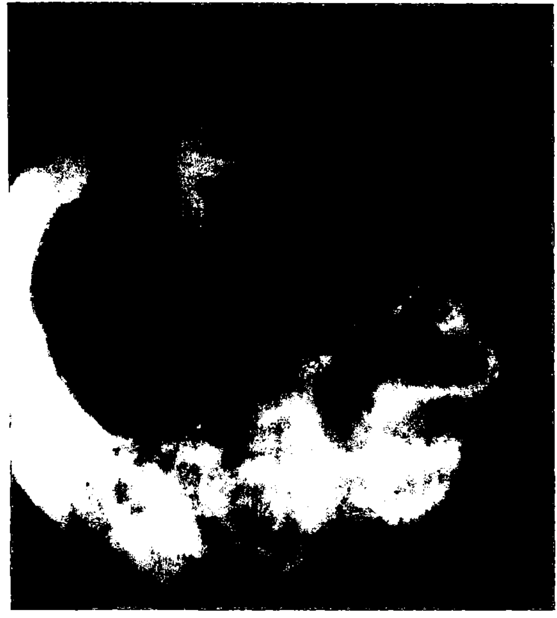

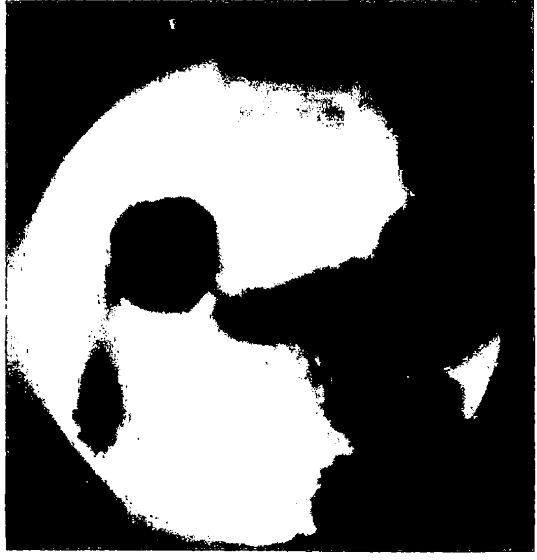

Abb. 469. Normales Duodenum (konische Bulbusform).   Abb. 470. Normales Duodenum (runde Bulbusform).

Die häufigste Form ist die konische. Wir finden sie besonders und am ausgeprägtesten bei syphonförmigen Magen (Frauen, Ptose). Beim Stierhorntypus dagegen erscheint sie mehr oder weniger kurz und abgerundet.

Die Strahlenrichtung spielt bei der Projektionsform des Schattens eine nicht zu unterschätzende Rolle: ein konischer Bulbus muß, je mehr er horizontal und nach hinten verläuft, bei sagittaler Strahlenrichtung verkürzt und mehr oder wenig kreisrund erscheinen.

Oft verlaufen die Seiten geradlinig, dann und wann auch leicht konvex nach außen. Gleiche Abweichungen zeigt auch die kurze, dem Pylorus zugekehrte Kontur, bisweilen ist sie sogar konkav. Häufig ist die Pars horizontalis vom Magen durch die Pyloruseinschnürung ganz getrennt, meist aber erscheint letzterer durch gleichzeitige Füllung des Lumens wie ein kurzer Stiel, auf dem die Ampulle mit ihrer Basis symmetrisch aufsitzt.

Die Konturen des Bulbus sind im allgemeinen bei peristaltischer Ruhe glatt und regelmäßig. Es fehlt ihm die für den übrigen Dünndarm charakteristische KERKRINGsche Fältelung. Gleichwohl kann man, besonders an der Innenseite, Einziehungen erkennen. Sie sind durch Schleimhauterhebungen bedingt und wechseln in Verlauf und Ausdehnung. Größere Eindellungen sind durch Druck von benachbarten Organen besonders von der Gallenblase her zu erklären.

Die Pars horizontalis superior liegt nach STRAUSS beim stehenden Menschen gewöhnlich „an der Grenze zwischen dem dritten und vierten Lendenwirbel, und zwar am rechten Rande der genannten Wirbel und den Rand nach rechts meist um einen oder zwei Querfinger überragend. Auf die Körperoberfläche projiziert, entspricht das etwa der Gegend einen Finger breit oberhalb des Nabels zwischen rechter Sternallinie und Parasternallinie". Beim Liegen steigt die Ampulle mit dem Pylorus etwas höher, bis zur Kante des dritten Lendenwirbels.

DAVID, der die topographische Lage des Duodenum untersuchte, fand, daß in der Mehrzahl der Fälle der erste Duodenalabschnitt im Bereich des oberen Teiles des dritten Lendenwirbels sich befindet. HOLZKNECHT betont, daß die Höhe der Flexura superior ziemlich konstant sei. BRAUNE stellt auf Grund rein anatomischer Untersuchungen fest, daß bei Füllung des Magens eine Verschiebung des Pförtners nach rechts und damit eine Rotation der Pars superior aus der transversalen in die sagittale Ebene erfolge.

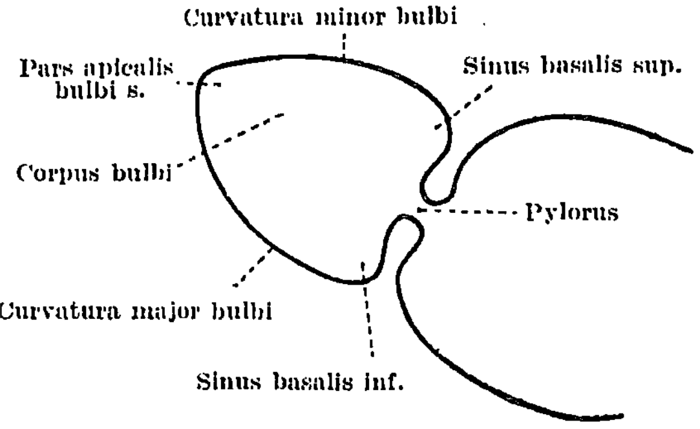

Abb. 471. Bulbusnomenklatur.

Die Projektion des Bulbus gegenüber der Körperachse ist wechselnd. Für gewöhnlich findet er sich bei gefülltem Magen und beim Stehen etwas rechts von ihr. Nicht selten trifft man ihn in der Mittellinie, manchmal auch links davon. Dieser Wechsel ist weitgehend abhängig von der Stelle, die der Magen im Abdomen einnimmt und seinem Füllungszustande. Bei querer Stierhornform überwiegt die Rechtslage, bei Angelhakentypus nähert sich der Bulbus der Medianlinie und kommt manchmal links davon zu liegen. Beim Liegen ändern sich die Verhältnisse insofern, als entsprechend dem Hinaufrücken des Magens auch das Duodenum empor und nach rechts steigt.

HOLZKNECHT und LIPPMANN nehmen an, daß die passive Verschieblichkeit des Zwölffingerdarms groß sei. Sie kann in vertikaler Richtung bis Handbreite betragen.

Was den Verlauf der Pars horizontalis superior anlangt, so finden wir sie meist nach rechts oben und etwas nach außen gerichtet besonders bei Angelhakenform des Magens. Bei Drehung des Kranken vor dem Schirm und bei seitlicher Durchleuchtung erkennt man, daß sie mehr oder weniger schräg nach hinten zieht. Diese Achse kann gelegentlich vertikal, ja sogar nach links oben gerichtet sein.

Die Breite des Ampullenschattens beträgt nach unserer Erfahrung durchschnittlich 3—4 cm, seine Länge nach CLAIRMONT 6—8, nach ÅKERLUND 3—6 cm.

Die Maße bewegen sich jedoch innerhalb weiter Grenzen und sind weitgehend abhängig vom Füllungszustand.

FORSSELL unterscheidet am Bulbus duodeni das Corpus bulbi, einen Recessus superior und inferior, welche durch eine ringförmige Taschenbildung am Übergang der proximalen Bulbusfläche zu deren Seitenwänden gebildet werden (COLEscher Recessus). Wir unterscheiden einen basalen Abschnitt, der die dem Pylorus zugekehrte Fläche darstellt und einen apikalen, der der Spitze entspricht. Die obere Kontur bezeichnen wir analog den Verhältnissen am Magen als Curvatura minor, die untere als Curvatura major. Nach vorne und hinten ist der Bulbus begrenzt durch die vordere und hintere Wand. Die Winkel, die von der basalen Fläche des Duodenum und den beiden Kurvaturen gebildet werden, benennen wir Sinus basalis superior bzw. inferior (Abb. 471).

Die peristaltische Bewegung und Inhaltsbeförderung des Duodenum ist bis heute noch nicht restlos geklärt. Von verschiedenen Seiten wurden die Bewegungen entweder an Hand von Serienaufnahmen (Bioröntgenographie) oder am Durchleuchtungsschirm studiert. Weitgehende Schlüsse konnte man aus diesen Einzelbeobachtungen nicht ziehen. Der einzige Weg, die Duodenalphysiologie einwandfrei zu erkennen, wären kinematographische Aufnahmen. Das ist bis jetzt nicht gelungen. Alles, was mit den bisherigen Methoden gefunden wurde, hat nur den Wert von zeitlich beschränkten Augenblickszuständen, aus denen man die ganzen peristaltischen Vorgänge zu rekonstruieren versuchte. Unsere Kenntnisse über die Motilität sind dadurch wohl erweitert worden. Aber selbst bei den bioröntgenographischen Aufnahmen wurden immer nur die Austreibungsphasen während eines bestimmten Zeitabschnittes festgehalten. Wenn wir dadurch auch einen Überblick gewonnen haben über die Phase einer Füllung und Austreibung, so war damit jedoch keine allgemeingültige Norm für die Motilität erbracht. Denn ein konstant in allen normalen Fällen wiederkehrender Typ ist bis jetzt noch nicht festgestellt worden. Auch aus den Untersuchungen KAESTLEs ging hervor, daß die vielfachen Serienaufnahmen, die eine vollständige Entleerungsphase des Duodenum darstellen, unter sich große Abweichungen aufweisen.

Ein weiteres erschwerendes Moment für die Festhaltung der Entleerungsphase auf dem Bilde ist die fast gesetzmäßige Unregelmäßigkeit in den Eintrittszeiten der peristaltischen Bewegungsvorgänge. Wir wissen aus Erfahrung, daß sowohl Füllung wie Austreibung des Bulbus zeitlich sehr verschieden einsetzen. Man kann oft beobachten, daß nach einer anfänglich sehr regen Peristaltik bei Einnahme des Kontrastbreies eine lange Pause mit vollkommener Ruhe folgt. Trotz ihrer ausgiebigen Füllung und trotz energischer Tätigkeit des Magens verhält sich die Ampulle passiv. Man sieht daraus, daß die Festhaltung der Bilder in Serienaufnahmen ungemein schwer ist. Photographiert man z. B. in einer Bewegungspause, so hat man keine Ergebnisse. Fallen die Aufnahmen in die Übergangszeit, in die Ruhe, so sind die Ergebnisse lückenhaft. Fixiert man zufälligerweise den Austreibungsvorgang, so ist man über den Ruhezustand nicht unterrichtet. Wir sehen daraus, daß uns mit den jetzt zur Verfügung stehenden Untersuchungsmethoden Grenzen gesetzt sind. Der einzige fruchtbare Weg wäre nach wie vor der, durch richtige kinematographische Aufnahmen die Bewegungsvorgänge über längere Zeit hin festzuhalten. Man hätte damit die Möglichkeit, nicht nur die aktiven, sondern auch die passiven Vorgänge zu erkennen und zu studieren.

Diesen Standpunkt findet man in allen einschlägigen Arbeiten wieder. Das einzige Mittel, eine annähernde Orientierung zu gewinnen, war die Beobachtung vor dem Schirm über längere Zeitspannen hin. Man war dadurch in den Stand gesetzt, mehrfach sich wiederholende Zustandsbilder sich einzuprägen und sie, wenn sie zufällig auf der Platte erfaßt waren, wieder zu erkennen und richtig zu deuten. Bei vielen glücklich getroffenen Serienaufnahmen war man dann in der Lage, den ganzen Bewegungsvorgang annähernd zu rekonstruieren.

Die Meinungen derer, die sich mit dieser Frage beschäftigt haben, sind unter sich wenig verschieden. CASE glaubt sich an Hand von Serienaufnahmen zu der Annahme berechtigt, daß die Bulbuszusammenziehung etwa 2 cm jenseits des Pylorus beginne, nur selten am Pförtner selbst. Zeitlich hat die einsetzende Kontraktion Beziehungen zur Magenperistaltik. Wenn eine ringförmige Welle etwa 2—3 cm vor den Pylorus gelangt ist, beginnt am Bulbus eine zirkuläre Einschnürung, die sich dann über das ganze Duodenum fortsetzt und den erfaßten Inhalt weiterbefördert.

ÅKERLUND vertritt eine ähnliche Ansicht. Auch er nimmt eine an der Ampulle entstehende Kontraktionswelle von ziemlicher Breite an. Er schlägt deshalb die Bezeichnung „Kontraktionszylinder" vor. Die Welle setzt in verschiedener Höhe am Pylorus ein, umfaßt entweder den ganzen Bulbus oder nur seinen distalen Teil. Als Beleg für seine Auffassung bringt er Serienbilder, die das oben Gesagte

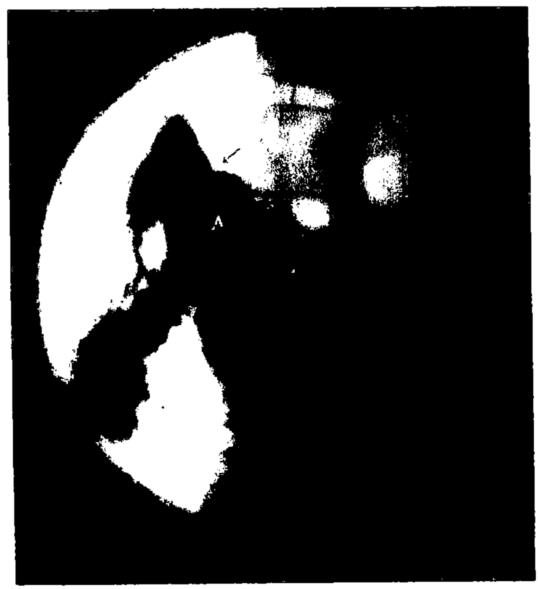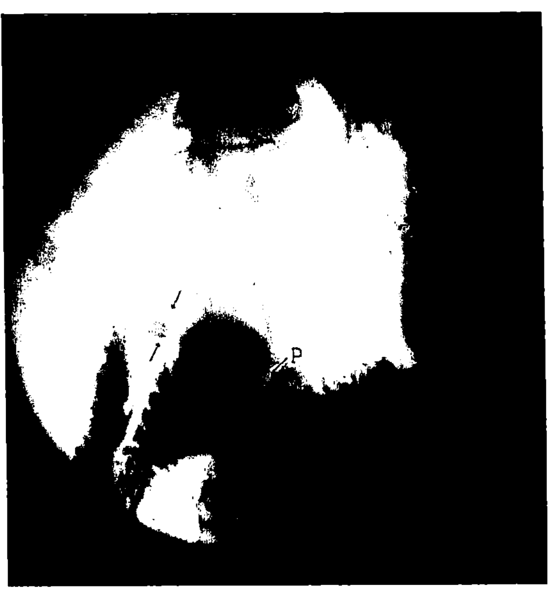

Abb. 472. Ampulla duodeni mit beginnender Entleerungskontraktion am distalen Ende (Pfeil). P Pylorus, A Ampulla.

Abb. 473. Zylinderförmige Entleerungskontraktion des distalen Endes der Ampulle (Pfeil). P Pylorus, A Ampulla.

erklären sollen. Diese von ÅKERLUND vertretene Meinung bezüglich des Bewegungsspieles der Peristaltik wurde von uns bereits im Jahre 1916 eingehend begründet und bildmäßig dargestellt. Wir schilderten damals an Hand von Serienaufnahmen die verschiedenen Umformungen des Bulbus duodeni während seiner Austreibungszeit und machten auf eine beginnende Kontraktion am basalen Abschnitte des Bulbus aufmerksam. Bei der Einschnürung in einer weiteren Phase sieht man auf dem Bild aus dem kontrahierten distalen Abschnitte einen Schatten vorspringen, welcher der herausgespritzten Kontrastmasse entspricht (Kontraktionszylinder nach ÅKERLUND) (vgl. Abb. 472—473). ÅKERLUND setzte unserer Deutung des Bildes den Einwand entgegen, daß der als Bulbus angesprochene Teil nicht zum Duodenum gehöre, sondern den Endteil des Canalis darstelle. Er glaubt zu dieser Auffassung berechtigt zu sein infolge der Lage dieses Schattens zur Wirbelsäule. Seine Zugehörigkeit zum Duodenum steht für uns außer allem Zweifel. Nimmt man bei beiden Bildern (vgl. Abb. 472 und 473) als Ausgangspunkt die Flexura duodeni superior und die Pars descendens, so findet man, daß in dem ersten der Abstand zwischen Flexur und Pylorus, also die Länge der Pars superior, ungefähr die Hälfte der Pars descendens beträgt. Wollte man den in Rede stehenden Schatten auf dem zweiten Bild als zum Magen gehörig bezeichnen, so wäre unverständlich, wo der übrige Teil der Pars superior zu suchen wäre. Die falsche Deutung ist also nicht uns, sondern ÅKERLUND selbst widerfahren.

Nach unserer Auffassung, die sich mit den Ausführungen KAESTLEs größtenteils deckt, kann von einem einheitlichen Entleerungstyp des Duodenum nicht die Rede sein. Verschiedene Formen, von denen einzelne richtig erfaßt worden sind, sind möglich. Eine der häufigsten ist zweifellos die von uns bereits erwähnte, die wir in folgendem kurz zusammenfassen:

Nach genügender Füllung der Ampulle beginnt alsbald eine konzentrische, immer mehr zunehmende Kontraktion; dadurch nimmt der Bulbus zunächst eine runde Form an und verkleinert sich zusehends. Der Vorgang hat also eine allseitige Kompression des Inhaltes zur Folge; dieser kann nicht in den Magen zurückfließen, da der Pylorus geschlossen ist. Es setzt nun eine zylindrische Zusammenziehung des distalen Abschnittes ein und der durch diese herausgepreßte Inhalt erscheint als kurzer, bandartiger, verschieden großer Schatten, der sich plötzlich abtrennt und weiter abwärts wandert. Durch diesen Mechanismus wird meist ein Teil, manchmal auch der gesamte Bulbusinhalt mit einem Schlage weiterbefördert. Nach seiner Austreibung entfaltet sich die Ampulle wiederum, um nach weiterer Füllung die gleichen Bewegungsvorgänge zu wiederholen.

Wir betonen nach wie vor, daß dieser Modus in keiner Weise der einzige ist, der beim Normalen angetroffen wird. Die Bewegungsvorgänge sind äußerst kompliziert, die Zeiten ihres Eintrittes aperiodisch und unregelmäßig. Das hat wohl seinen Grund in der Abhängigkeit der Pylorusfunktion von vielen anderen Faktoren physiologischer Natur (Säurewerte, Peristaltik des Magens, Art der Nahrung, Alter des Menschen usw.). Was die Geschwindigkeit der Duodenalkontraktionen anlangt, so hat DAVID mittels einer Sondenmethode an einem größeren Material Untersuchungen angestellt. Er ist der Meinung, daß sich die peristaltischen Wellen meist rasch aufeinanderfolgen. Daß man aus diesen Untersuchungsergebnissen (nach Sondenfüllung) keine weitgehenden Schlüsse auf physiologische Vorgänge ziehen kann, liegt auf der Hand.

Die Zeit der Füllung des Bulbus nach Einnahme des Breies ist verschieden. Unter Umständen kann man beobachten, daß er unmittelbar danach dargestellt ist. In anderen Fällen wieder vergehen Minuten, bis die ersten Schatten im Duodenum erscheinen. Verschiedentlich wurde die Frage gestellt, ob dafür nicht pathologische Zustände den Grund bilden. Wir nehmen das nicht an, glauben vielmehr, daß der Mangel an Sichtbarkeit des Bulbus nicht immer auf sein Leersein schließen läßt. Man kann mit gutem Grunde annehmen, daß er in der ersten Zeit immer noch gewöhnlichen, nicht kontrastgebenden Chymus empfängt und erst nach dessen Austreibung das eben verabreichte Bariumgemisch erhält.

Was die Entleerungszeit anbelangt, so herrscht auch hier keine Einigkeit. Manche nehmen an, daß sie einige Sekunden bis zu einer Minute beträgt (DESTERNES), andere, wie HOLZKNECHT, schätzen sie auf einige Minuten, ÅKERLUND auf noch länger.

4. Pathologische Veränderungen am Duodenum.

A. Divertikel des Duodenum.

Von den angeborenen Anomalien bieten, abgesehen von den seltenen Stenosen, wohl nur *Divertikel* röntgenologisches Interesse.

Diese sind haselnuß- bis kleinkinderfaustgroß und kommen als alleiniges Leiden vor oder werden gleichzeitig beobachtet mit Ulcus duodeni, ventriculi, Carcinoma ventriculi, Hernien. Gewöhnlich sitzen sie an der Pars media und inferior, gelegentlich auch an der Einmündungsstelle des Gallen- und Pankreasganges. Das Leiden macht klinisch keine eindeutigen Symptome und wird am Lebenden meist nur bei gelegentlicher Röntgenuntersuchung aufgedeckt. Mitteilungen liegen von verschiedener Seite vor (STIERLIN, BARON und BARSONY, SCHMIDT, OCHLY, FEISSLY, BERG, ÅKERLUND). Eine Zusammenstellung von 30 Duodenaldivertikeln aus dem Schrifttum finden wir bei COLE und ROBERTS. CLAIRMONT und SCHINZ haben die klinisch beobachteten Fälle zusammengestellt, 6 eigene und etwa 1 Dutzend Fälle der Literatur [FORSSELL und KEY (1), ÅKERLUND (2), CASE (8), BIRCHER-SIGRIST (1) u. a.], von denen allerdings ein Teil nur röntgenologisch nachgewiesen wurden. Weit häufiger sind die Sektionsbefunde; WILKE konnte 1913 bereits 73 Fälle sammeln.

Die röntgenologischen Symptome können verschieden sein, je nachdem die Aufnahme im Stehen oder Liegen erfolgt. Sie sind ferner auch abhängig vom Sitz, der Größe und dem Füllungszustand. Man findet bei Untersuchung im

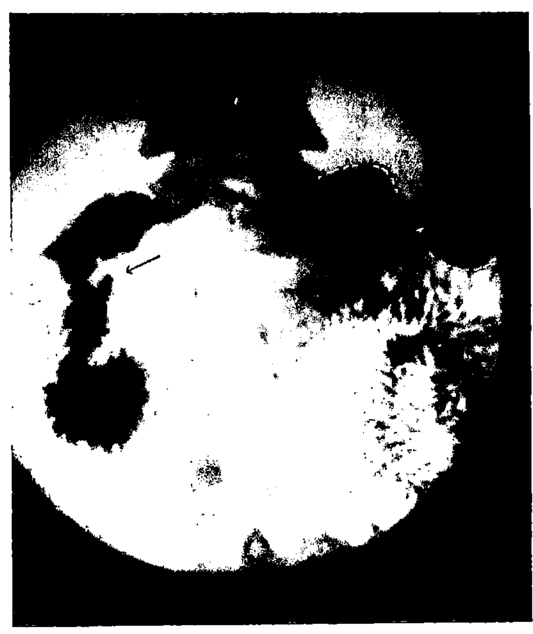 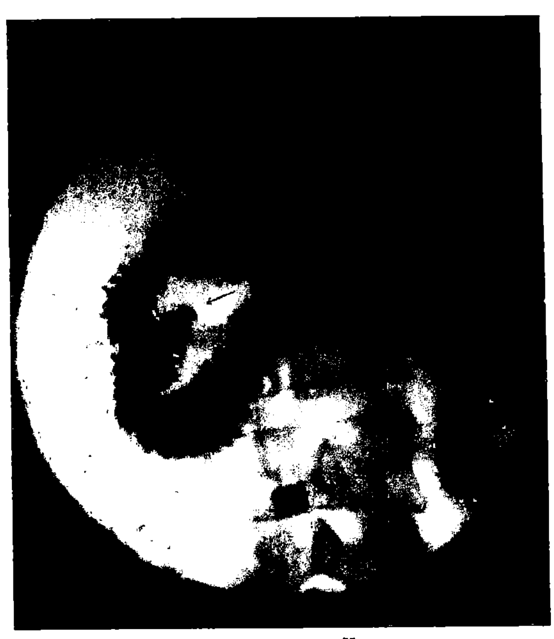

Abb. 474. Divertikelbildung an der Papilla Vateri (Pfeil). Aufnahme in halbrechter Seitenlage mit Kompression.

Abb. 475. Dasselbe.

Stehen unterhalb des Magenschattens und von diesem getrennt, ein der Größe der Tasche entsprechendes Schattengebilde, das in Beziehung zum Duodenalrohr steht. Nicht selten ist Dreischichtigkeit vorhanden: im basalen Teil der dichte Kontrastbrei, darüber die Intermediärschicht und oberhalb davon eine helle Luftblase. Solche typische Bilder sind von BERG mitgeteilt worden. In Bauchlage ist dieses Merkmal begreiflicherweise nicht zu finden. Bei richtiger Füllung kommt infolge der gänzlichen Entfaltung des Divertikels ein kugelrunder Schatten zustande. Meist gelingt es dabei auch, den Verbindungsstiel zum Darmrohr darzustellen und so den Ausgangspunkt festzulegen. Der Schatten eines Divertikels kann nach Entleerung der übrigen Abschnitte noch kürzere oder längere Zeit, bis tagelang bestehen bleiben.

Nicht selten kann die Einmündungsstelle des Gallen- und Pankreasganges ampullenartig erweitert sein. Ob solche Anomalien als echte Divertikel zu bezeichnen sind, ist fraglich. Sie machen klinisch keine Krankheitserscheinungen. Gelegentlich können sie jedoch zu Ikterus und Pankreatitis führen. Als Zufallsbefund konnten wir sie einmal beobachten. Abb. 474 und 475 zeigen uns bei praller

Füllung des absteigenden und queren Duodenalschenkels im unteren Abschnitt der Pars descendens und an seiner Innenseite eine nach oben gerichtete, hakenförmige

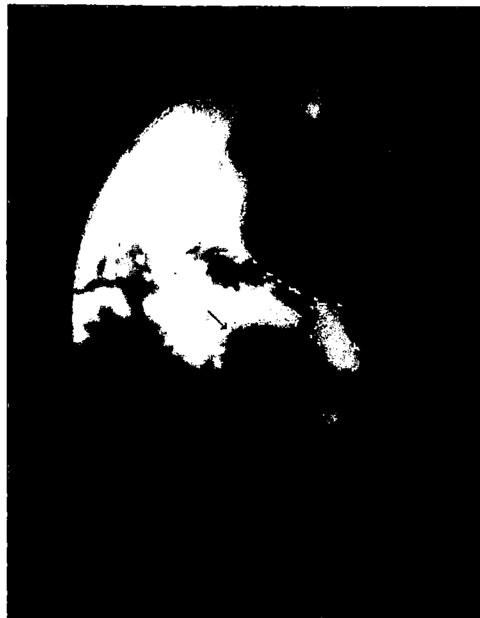

Ausbuchtung mit ziemlich scharfen Konturen. Der Lage nach entspricht sie der Papilla Vateri.

Ein selten schönes, echtes Divertikel verdanken wir der freundlichen Überlassung des Herrn Dr. FEISSLY.

Das Röntgenbild (Abb. 476) wurde mit dem Radioskop in halbrechter Seitenlage und Kompression aufgenommen. Man erkennt bei praller Füllung des Antrumteils und des Duodenum unterhalb des Magens einen scharf umschriebenen, kreisrunden Schatten mit einem nach oben gekrümmten Stiele, der in das Darmrohr einmündet. Die Diagnose eines Divertikels stand außer allem Zweifel und wurde auch durch die Operation bestätigt. Es fand sich eine nußgroße Tasche an der hinteren Wand des absteigenden Teils in der Nähe der Flexura inferior.

Abb. 476. Divertikel der Pars descendens duodeni. (Nach FEISSLY.)

Von echten angeborenen Divertikeln sind sackförmige Erweiterungen zu trennen, die als Folgezustand eines Ulcus duodeni auftreten. Ihre Erkennung als solche bietet, wie wir im nächsten Kapitel sehen werden, in der Regel keine Schwierigkeiten. Sie sitzen meist im Bereich der Ampulle,

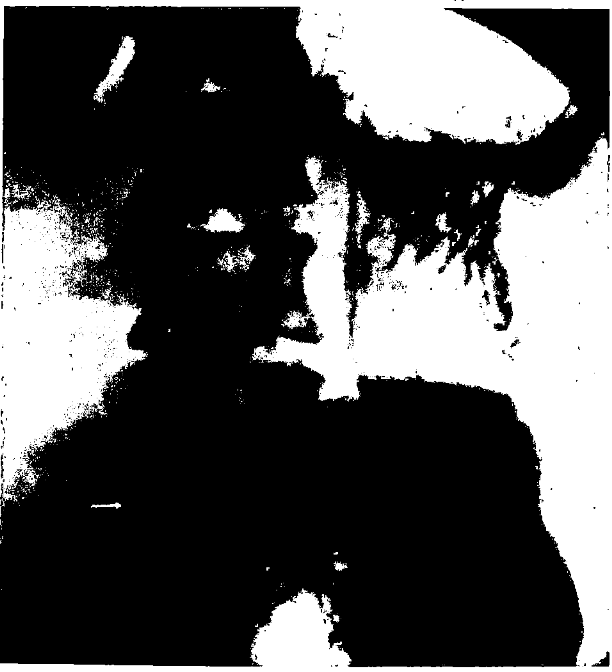

Abb. 477. Divertikelartige Taschenbildung bei narbiger Schrumpfung nach Ulcus duodeni.

Abb. 478. Dasselbe.

die dann selbst die charakteristischen Merkmale eines Geschwürs aufweist. Wenn sie jedoch weiter distal gelegen sind, kann die Unterscheidung schwierig sein.

Der Nachweis einer geschwürigen Veränderung allein klärt die Sachlage schon deswegen nicht, da, wie oben bereits angeführt, ein kongenitales Divertikel zugleich mit einer solchen vorkommen kann.

Ein in dieser Hinsicht lehrreiches Beispiel zeigen uns die Abb. 477 u. 478.

Es handelte sich um eine 40jährige Frau, die 1921 wegen eines Ulcus duodeni gastroenterostomiert wurde. Im Juni 1925 wurde wegen Ulcus pepticum jejuni die Magen-Darmverbindung wieder rückgängig gemacht. Zwei Jahre später stellten sich wiederum Beschwerden ein.

Die Röntgenuntersuchung im Stehen (Abb. 477) zeigt einen langgestreckten, schneckenförmig eingerollten, atonisch-ektatischen Magen. Ampulla duodeni stark deformiert. Am Übergang der Pars horizontalis superior in die Pars descendens erkennt man deutlich eine sackförmige divertikelartige Erweiterung. Abb. 478 bestätigte den Befund und zeigte außerdem deutlich, daß die weitgehende Deformierung der Ampulle durch narbige Schrumpfung hervorgerufen war. Daß es sich darum und um keine angeborene Anomalie handelt, dafür spricht auch der Umstand, daß bei den zwei vorausgegangenen Laparotomien kein Divertikel angetroffen worden war.

Diagnostische Verwechslung eines Divertikels mit Ulcusnischen kann unter Umständen vorkommen, besonders, wenn beim Bild im Stehen Dreischichtigkeit vorhanden ist. Die Untersuchung in anderen Körperlagen und die Palpation vor dem Schirm wird jedoch meist eine genaue Unterscheidung ermöglichen.

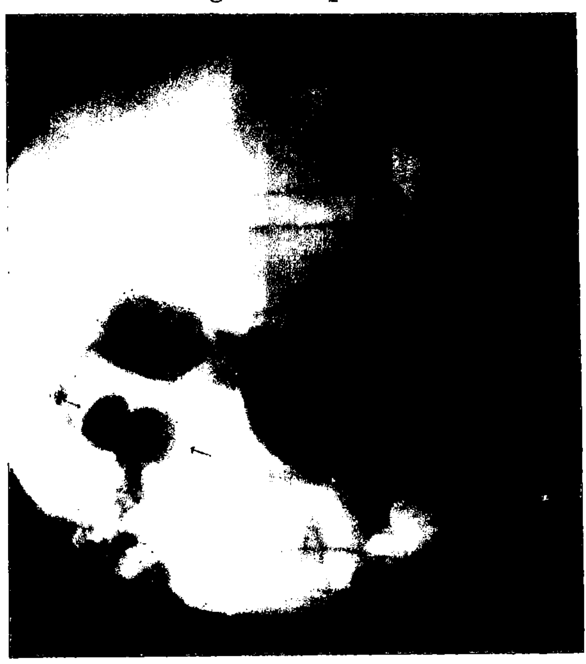

Abb. 479. Gedeckte Perforation eines Ulcus duodeni, ein Divertikel vortäuschend.

Schwierig kann die Differentialdiagnose bei einem gedeckten Ulcus perforatum werden. Wir verfielen hier selbst einmal einem Irrtum.

Es handelte sich um einen Kranken mit typischen Ulcusbeschwerden. Das Röntgenbild (Abb. 479) in halbrechter Seitenlage mit Kompression zeigte bei sonst normalem Befund eine deformierte Ampulla duodeni, die für uns der Anhaltspunkt eines Ulcus war. Im Bereiche der Pars horizontalis inferior erkennt man ein scharf umschriebenes, rundliches, eingeschnürtes Schattengebilde von gleichmäßiger Dichte, das auch nach Entleerung des Duodenum noch lange Zeit sichtbar blieb.

In Anbetracht der Lokalisation und der scharfen Begrenzung hatten wir ein Divertikel angenommen. Die nachfolgende *Operation* berichtigte unseren Irrtum. Es zeigte sich, daß eine gedeckte Ulcusperforation vorlag, in deren Höhle sich Kontrastmassen befanden.

B. Ptose des Duodenum.

Im Jahre 1885 sprach GLENARD, gestützt auf Beobachtungen an der Leiche, die Überzeugung aus, daß das Duodenum unter seinem Peritonealüberzug sich in manchen Fällen verschieben könne. Als stabilsten Punkt bezeichnete er den Angulus duodeno-jejunalis. Diese Ansicht hat wenig Beachtung gefunden. Erst durch das Röntgenverfahren ist sie am Lebenden bestätigt worden.

Die ersten systematischen Untersuchungen über den Einfluß der Gastroptose auf die Lage des Duodenum stammen von HOLZKNECHT. Er machte hauptsächlich auf die relative Konstanz der Lage des Angulus subhepaticus, d. h. der Umbiegungsstelle der Pars superior in die Pars descendens duodeni, aufmerksam, die ihre Erklärung in der Fixation durch das Ligamentum hepatoduodenale finde (vgl. Abb. 480 nach HOLZKNECHT).

Da leichte Grade von Pyloroptose außerordentlich häufig sind, so muß man annehmen, daß die *Pars superior in ihrer Länge sehr stark variiere.* Das ist in der Tat der Fall. CHILAIDITI bezeichnet als 1. *Typus der Duodenoptose* denjenigen, wobei der Angulus subhepaticus in der Höhe des 1. Lendenwirbels fest geblieben ist und auch die Pars verticalis und inferior keine Dislokation erlitten, die *Pars superior* dagegen sich unter *Verkleinerung des hepatischen Winkels erheblich verlängert* hat. Er nennt diesen Zustand *partielle Ptose des Duodenum.* Wir würden dafür die Bezeichnung *Elongatio bulbi duodeni* vorschlagen. Nach HOLZKNECHT stellt diese eine der häufigsten Formen der Senkung des Zwölffingerdarms vor.

Beim 2. *Typus* ist der Tiefstand des Pförtners verbunden mit dem *der Flexura subhepatica und der Pars descendens.* Die erstere steht in der Höhe des 3., seltener des 4. Lumbalwirbels, ist also etwa handbreit tiefer als normal (CHILAIDITI). Meist

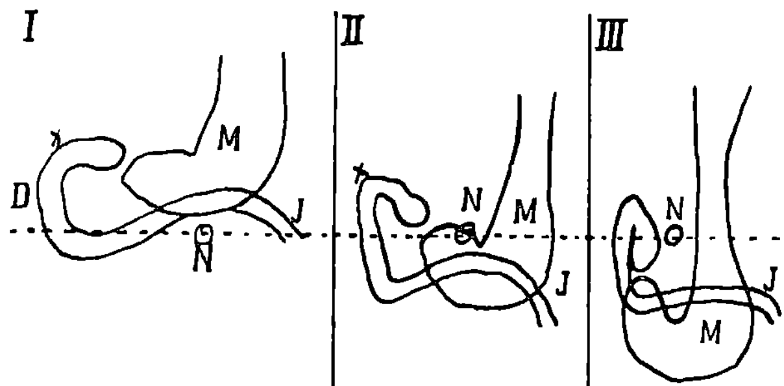

Abb. 480. Lagevarianten des Duodenum in Beziehung zur Lage des Magens. I Normale Lage und Form des Duodenum. Winklige Knickung am peritonealen Fixationspunkt X. — II Leicht ptotischer Hakenmagen bei leichter allgemeiner Enteroptose. — III Hochgradige Enteroptose und Ptose des Magens mit mitgesunkenem Pylorus ohne Mitsinken der Knickungsstelle des Duodenum. (Nach HOLZKNECHT.)

jedoch handelt es sich um *Zwischenstufen der beiden Arten.* Die Ptose des Duodenum kann indessen einen so hohen Grad erreichen, daß der subhepatische Winkel bis zur Zwischenwirbelscheibe des 4. und 5. Lendenwirbels, also 3 Querfinger breit unter die Flexura duodeno-jejunalis sinkt, wie eine von DESTERNES mitgeteilte Beobachtung zeigt. Die Senkung betrug etwa 15 cm.

CHILAIDITI unterscheidet bei dem 2. Typus Ptosen, bei denen die Pars inferior mehr oder weniger in ihrer Normallage verbleibt, von solchen, bei denen sie mit den übrigen Abschnitten herabsteigt.

Zu der Tieflage gesellt sich stets eine *abnorme Beweglichkeit. Im Stehen* kann die Flexura subhepatica mehrere Zentimeter tiefer angetroffen werden als *im Liegen.* Durch Einziehenlassen des Bauches oder manuellen Druck kann man sie am besten feststellen.

Welchen *praktischen Wert* hat nun der Tiefstand des Zwölffingerdarms? Es ist ohne weiteres klar, daß die Verlagerungen des „Ausflußrohres" nicht ohne Wirkung auf die Magenentleerung sein werden. Beim Typ 2 ist dadurch, daß der Chymus vom Pylorus bis zur Umbiegungsstelle emporgehoben und die Abknickung überwunden werden muß, die Hubhöhe bzw. die Arbeitsleistung gesteigert. Wir sehen deshalb oft gerade hier die *Ampulla duodeni weiter und längere Zeit gefüllt*, als dies für gewöhnlich der Fall ist (vgl. Abb. 481 u. 482). Auch die dabei oft beobachteten leichteren Verzögerungen der Magenentleerung sind wohl zum Teil durch diese Verhältnisse bedingt. Im übrigen ist über die klinischen Äußerungen der Duodeno-Pyloroptose noch so wenig Sicheres bekannt, daß wir uns hier nicht weiter damit befassen können. Wir glauben aber, daß der Einfluß der Hubhöhe und vielleicht auch der Abknickung auf die Austreibung übertrieben worden ist. Zu dieser Ansicht führt

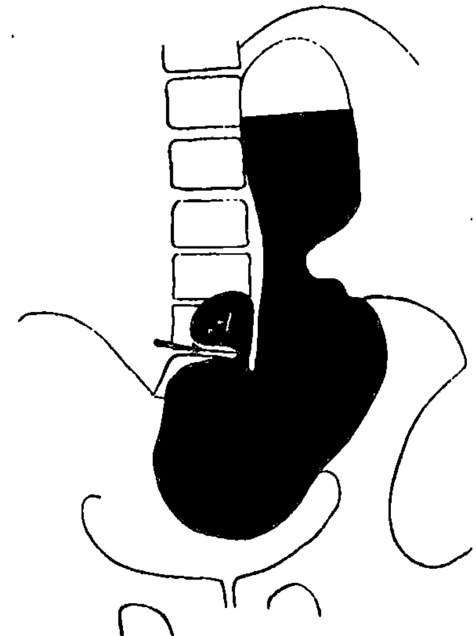

Abb. 481. Weite, gefüllte, tiefliegende Ampulla duodeni bei Gastroptose. A Ampulle, Pfeil = Pylorus (nach oben gerichtet). Aufnahme im Stehen. Probelaparotomie: Außer allgemeiner Enteroptose und Ektasie der Ampulla duodeni nichts Abnormes.

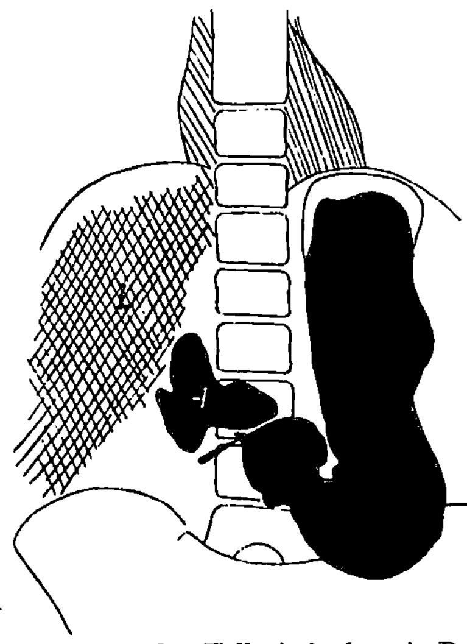

Abb. 482. Derselbe Fall, Aufnahme in Bauchlage. Pars superior duodeni gefüllt und noch weiter ausgedehnt (A). Pylorus schräg nach rechts und oben gerichtet. L Schatten der tiefliegenden Leber.

uns auch ein Vergleich mit dem Colon ascendens, wo keine dieser beiden Erscheinungen den Kottransport merklich beeinflußt. Bemerkenswert sind die Untersuchungen SCHLESINGERs über den Zusammenhang der Gastro-Pyloro-Duodenoptose mit der Anwesenheit von Galle, Darm- und Pankreassaft im Magen. Man spricht

gewöhnlich von Hypersekretion, ohne zu berücksichtigen, daß die Flüssigkeit im Magen oft nicht von diesem stammt, sondern zurückgeflossenes Duodenalsekret ist. SCHLESINGER hat ein einfaches röntgenologisches Zeichen für die Erkennung der Hypersekretion gefunden: die *Intermediärschicht*, d. h. eine weniger dichte Zone zwischen dem tiefen Kontrastschatten und der hellen Gasblase. Bei Rückfluß des Duodenalinhaltes fällt nun auf, daß sie in fast ganzer Höhe schon bei Beginn der Mahlzeit vorhanden ist, und daß im weiteren

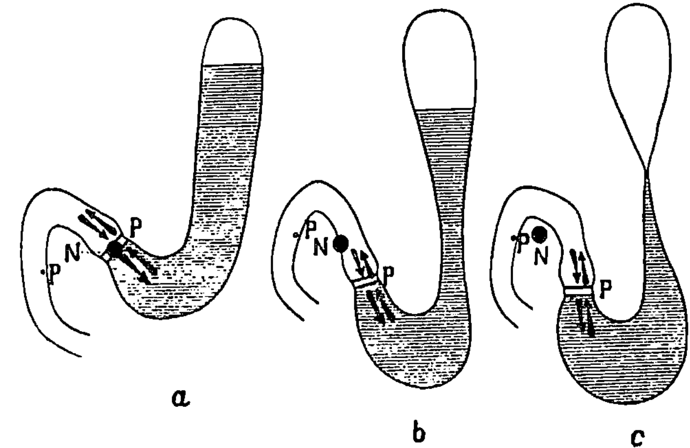

Abb. 483. Lagebeziehung der Pars pylorica ventriculi zum Duodenum. a physiologische Gastroptose, b pathologische Gastroptose ersten Grades, c pathologische Gastroptose zweiten Grades. (Nach SCHLESINGER.)

Verlauf der Untersuchung das Sekret nur eine auffallend geringe Vermehrung erfährt. Die Erklärung hierfür ist einfach: Der *große Inhalt des nüchternen Magens bei langsamem Anwachsen der intermediären Schicht* deutet auf geringe Sekretion, also auf Zufluß vom Darm, ebenso die starke Beimischung von Galle und Trypsin.

SCHLESINGER macht hierfür in einleuchtender Weise die veränderten statischen Verhältnisse verantwortlich. Schon bei der physiologischen Gastroptose verläuft die

Pars superior nicht mehr horizontal, sondern schräg nach hinten oben; der Pylorus öffnet sich in gleicher Richtung (Abb. 483a). Bei stärkerer Veränderung — pathologische Senkung ersten und zweiten Grades — stellt sich die Pars superior immer steiler, bis sie fast senkrecht nach oben verläuft. Der Pylorus öffnet sich nach oben (Abb. 483b und c). Diese höheren Grade finden wir bekanntlich beim *Morbus asthenicus* (STILLER). Es ist nun verständlich, daß der schräge, ja steile Verlauf des Anfangsteils des Zwölffingerdarms ein Herabfließen des Inhaltes in den Magen begünstigt. Damit Pankreas und Lebersekret, die an der Papilla Vateri unterhalb des subhepatischen Winkels in die Pars descendens sich ergießen, die Pars superior erreichen, bedarf es allerdings noch anderer, als der bloß statischen Kräfte. SCHLESINGER glaubt, daß Antiperistaltik und respiratorische Bewegungen dabei eine Rolle spielen. Vielleicht wirkt in dieser Hinsicht unterstützend der relative Hochstand der Flexura duodeno-jejunalis, die bei Ptose höher liegen kann als der Pylorus. Das Einfließen von Darmsaft in den Magen setzt auch einen offenen Pylorus voraus oder wenigstens eine Schwächung seines Tonus, wie sie ja bei Enteroptose häufig vorgefunden wird.

Der praktische Wert dieser Untersuchungen kann dahin zusammengefaßt werden, daß die Anwesenheit von Darmsaft im Magen das Krankheitsbild der Hypersekretion vortäuschen und so zu ganz falschen therapeutischen Maßnahmen verleiten kann. *Der Rückfluß von Darmsaft ist ein wesentlicher Grund für die schwere Heilbarkeit der Ptosen des Magens* (SCHLESINGER).

C. Ulcus duodeni.

a) Allgemeiner Teil.

Obwohl das Ulcus duodeni keine seltene Erkrankung ist, so wissen wir doch erst seit verhältnismäßig kurzer Zeit Genaueres über die Häufigkeit seines Vorkommens.

Die Frage wurde aufgerollt durch die Operationsstatistiken von MAYO und MOYNIHAN.

Die Feststellung amerikanischer und englischer Autoren über seine große Häufigkeit wurde in Deutschland zunächst mit einiger Skepsis aufgenommen. Insbesondere waren diese Mitteilungen nicht vereinbar mit den vorliegenden Zahlen von pathologischer Seite. Gab MAYO das Verhältnis vom Duodenalgeschwür zum Magengeschwür wie 3 : 2 an, so errechneten WILLICK und GRÜNFELD ein Verhältnis von 1 : 31 bis 39, HARSLOFF sogar von 1 : 69. Indessen gab eine genaue Erforschung des Krankheitsbildes bald MAYO und MOYNIHAN recht.

Wir erwähnen als Beispiel die Zusammenstellungen von KÜMMEL über das klinische Material des Eppendorfer Krankenhauses. Für die Zeit bis 1912 kamen auf ein Ulcus des Zwölffingerdarms zehn des Magens; für die Jahre 1913 und 1914 gestaltete sich das Verhältnis etwa wie 4:1. In der SAUERBRUCHschen Klinik in München wurden in den Jahren 1920—1921 86 Duodenal- gegenüber 58 Magengeschwüren festgestellt.

Allmählich kamen auch die Pathologen zu anderen Ergebnissen. GRUBER z. B. fand bei 4200 Sektionen der Jahre 1906—1910 ein Verhältnis des Duodenal- zum Magengeschwür von 1 : 1,5; im Münchner Material von 1889—1912 (5884 Obduktionen) ergab sich ein solches von 1:3, in dem des Eppendorfer Krankenhauses von 1913 (2600 Sektionen) ein Wert von 11:9. Bei HART, MUSA und HOLZWEISIG, ebenso bei SOMMERFELD (Petersburg, 19200 Sektionen)-schwanken die entsprechenden Ziffern zwischen 1:1 und 1:1,7.

Alle diese Statistiken können jedoch nur relative Geltung haben. Ein genauer Vergleich dieser Aufstellungen läßt sich aus verschiedenen Gründen nicht durchführen.

Abgesehen davon, daß der eine oder andere Untersucher sorgfältiger darauf fahndet, daß der eine eine Narbe noch mit in seine Berechnung zieht, während sie ein anderer außer acht läßt, können die Verhältnisse leicht auch dadurch geändert werden, daß ein Ulcus am Pylorus einmal dem Magen, ein andermal dem Duodenum zugezählt wird. Wenn man dazu bedenkt, daß der Nachweis kleinster Duodenalgeschwüre nach Heilung unter Umständen nur mikroskopisch gelingt, so findet man für diese Ungleichheiten in den Berechnungen eine genügende Erklärung. Die klinischen sind begreiflicherweise noch subjektiver als die anatomischen.

Das *klinische Bild* des Ulcus duodeni war lange Zeit unklar und seine Symptome führten oft zur Diagnose Magenneurose oder Hyperacidität. Da gab MOYNIHAN 1901 seine Beschreibung der Symptome, die sich vor allem auf operativ an-gegangene Fälle stützte.

MOYNIHAN legt bekanntlich das Hauptgewicht auf die Vorgeschichte: lange Dauer der Beschwerden, Gefühl der Völle nach den Mahlzeiten, heftiger epigastrischer Schmerz, oft nach dem Rücken und in die rechte Seite ausstrahlend und 2—3 Stunden nach dem Essen beginnend; Hungerschmerz mit Verschwinden bei Nahrungsaufnahme, Fehlen von Erbrechen; Periodizität der Beschwerden, d. h. Wiederkehr der Attacken nach freien Zwischenräumen.

Diese Erscheinungen bilden nach MOYNIHAN die typische Anamnese. Ihnen gegenüber treten die objektiven Zeichen in den Hintergrund, nämlich: Druckempfindlichkeit im Epigastrium, Rigidität des Musculus rectus, Hämatemesis, manifestes oder okkultes Blut, hohe Säurewerte usw.

Beurteilen wir nun MOYNIHANs Lehren nach unseren heutigen Erfahrungen, so müssen wir zugeben, daß sie oft zutreffen. Ebenso oft aber findet man Angaben, die nicht so vollständig und charakteristisch sind als MOYNIHAN sie verlangt, ja manchmal, wenn auch selten, können fast sämtliche subjektiven Symptome fehlen. Folglich gewinnen bei denjenigen Kranken, wo uns die Vorgeschichte im Stiche läßt, die objektiven Merkmale an Bedeutung.

Am meisten geklärt sind die Wechselwirkungen zwischen Ulcus duodeni und Magenchemismus. Doch haben zahlreiche Untersuchungen dargetan, daß wir aus den Salzsäurewerten keine bindenden Rückschlüsse ziehen können. Wir finden beim Geschwür der Ampulle ebenso normale Salzsäurewerte wie Hypo- und Hyperacidität. Auch die Beurteilung der Druckempfindlichkeit im Epigastrium ist wenig sicher. Sie ermöglicht uns selten die Differentialdiagnose gegen Cholecystitis, Pankreatitis und Ulcus ventriculi.

Zuverlässigere Schlußfolgerungen gestattet der in der Mehrzahl der Fälle positive Blutbefund. Er deutet in der Regel auf ulceröse Prozesse am Magen-Duodenum und spricht gegen Cholecystitis und Pankreatitis. Die Beurteilung jedoch, ob ihm ein Magen- oder ein Duodenalgeschwür zugrunde liegt, ist im allgemeinen unmöglich, wenn auch ein positiver Nachweis im Stuhl, ein negativer im Ausgeheberten mehr für letzteres spricht.

Neben den erwähnten Symptomen legen v. BERGMANN und seine Schüler den Stigmata des vegetativen Nervensystems großen Wert bei. WESTPHAL und KATSCH fanden bei der Mehrzahl ihrer Ulcuskranken vasomotorische Störungen, sei es im Sinne eines erhöhten Vago- oder Sympathikotonus (Bradykardie, Hyperacidität, Hypermotilität im Magen-Darmtraktus, spastische Obstipation, nervöse Diarrhöe, enge oder weite Pupillen, Blähhals kombiniert mit Nervosität, leichte Erregbarkeit, hysterische oder neurasthenische Symptome). Zweifellos wird der klinische Beobachter diese Erscheinungen mehr oder weniger ausgeprägt vorfinden, um so mehr wenn er darauf eingestellt ist, das Ulcus nicht als eine örtliche, sondern als allgemeine Erkrankung aufzufassen. Die *Diagnose* wird sich aber aus diesen Symptomen allein nicht stellen lassen.

Unter Ulcus pepticum duodeni chronicum verstehen wir einen umschriebenen Defekt der Schleimhaut mit oder ohne Beteiligung der tieferen Wandschichten. Der Geschwürsgrund kann im Bereich der Mucosa, der Muskularis oder der Subserosa, ja bei Penetration der Wand außerhalb dieser liegen.

Bei starker Bindegewebsneubildung kann das Geschwür indurierten und auch callösen Charakter annehmen. Mayo unterscheidet zwei Hauptgruppen, das indurierte und nicht indurierte. Carman drei, nämlich ausschließliche Schleimhautgeschwüre, die von der Serosa aus unsichtbar sind, dann solche mit deutlichen Narbenbildungen und schließlich callöse.

In Analogie zur Einteilung, die wir für das Magengeschwür getroffen haben, möchten wir auch das Ulcus duodeni folgendermaßen gliedern:

1. Das Ulcus simplex rotundum, bei dem sich der Defekt ausschließlich auf die Schleimhaut beschränkt, unter Umständen auch auf die Muskularis übergreifen kann.

2. Das tiefergreifende, das bis zur Serosa alle Schichten durchsetzen kann. Die Bindegewebsneubildung kann alle Grade bis zum ausgesprochen callösen Geschwür aufweisen.

3. Das seltenere penetrierende, das die ganze Wand durchsetzt hat. Nach Verklebungen mit Nachbarorganen kann eine Perforation in diese erfolgen. (Pankreas, vordere Bauchwand, seltener Leber, retroperitonealer Raum und Ligamentum hepatoduodenale.)

4. Das perforierende, meist nicht callöse Geschwür, das entweder in die freie Bauchhöhle (freie Perforation) oder in einen abgekapselten Raum des Abdomens durchbrechen kann (gedeckte Perforation).

5. Ulcusnarben.

Das Ulcus duodeni ohne Ansehen seiner Tiefe kann schon frühzeitig durch eine reaktive, proliferierende Bindegewebsneubildung zu einer Verdickung der Wand führen. Man findet dann strahlige und streifige Narbenzüge der verdickten Serosa. Diese deuten, selbst wenn man das eigentliche Geschwür nicht sehen oder tasten kann, auf das Vorhandensein eines Ulcus hin. Man war früher der Ansicht (Moynihan und Bier), daß man nur nach Feststellung eines eindeutigen Palpationsbefundes ein Ulcus duodeni annehmen dürfe. Indes hat die Erfahrung anderes gelehrt. Selbst ältere Geschwüre mit deutlicher Kraterbildung können der Betastung entgehen und auch ohne entzündliche Reaktion der Serosa verlaufen. Man war oft überrascht, im Resektionspräparat ein Ulcus zu sehen, wenn zuvor bei der Laparotomie nichts getastet werden konnte. Wilms betonte schon vor längerer Zeit, daß nur in einem geringen Prozentsatz ein positiver Tastbefund erhoben werde. Ähnliche Mitteilungen verdanken wir unter anderem auch Wilkie, Troell, Krogius. Rovsing vermochte in fast der Hälfte seiner Beobachtungen die Veränderung nur durch Gastroduodenoskopie festzustellen. Wir selbst konnten die Erfahrung mehrfach machen, daß sogar an Resektionspräparaten der Nachweis eines sicheren Geschwürs durch Betastung äußerst schwer war. Jeder Chirurg, der über ein größeres Material an Duodenalulcera verfügt, wird uns in dieser Beziehung beipflichten müssen. Die Ränder des Geschwürs sind oft so weich, daß die Palpation schlechthin unmöglich ist.

Das Röntgenbild kann in solchen Fällen für die Indikation des Eingriffes von großer praktischer Bedeutung werden, insofern als bei positivem Befund der Operateur trotz eines nicht palpablen oder von außen erkennbaren Ulcus vom entsprechenden Eingriff nicht Abstand nehmen soll. Genaue Prüfung der klinischen Ergebnisse in gemeinsamer Bewertung mit den röntgenologischen sollen dann ausschlaggebend sein.

Das Ulcus duodeni ist meist erheblich kleiner als das Ulcus ventriculi. Es sind jedoch auch am Duodenum bis talergroße Geschwüre beschrieben worden. Nach Mayo und MOYNIHAN ist seine Kleinheit im Vergleich zu den Narbenbildungen in der Umgebung geradezu auffallend.

Form und Tiefenausdehnung sind abhängig von der Dauer des Bestehens und von der Lokalisation. Meistens haben die Geschwüre runde oder ovale Gestalt. Manchmal sind unregelmäßige, zackige Begrenzungslinien durch Schrumpfungsprozesse der angrenzenden Darmschleimhaut bedingt. Man findet dann radiär auf den Defekt zu gerichtete Falten. Besonders die pylorusnahen Krater weisen manchmal spindel- bzw. rhagadenförmige Gestalt (CODMAN) auf, die man sich wohl so erklären muß, daß es durch die Kontraktionen des Pförtners zu einer Annäherung der gegenüberliegenden Ränder kommt. Finden sich 2—3 Ulcera, die bei weiterem Fortschreiten konfluieren, so entstehen entsprechende unregelmäßige Defekte. Ob die von MEUNIER beschriebenen, selten vorkommenden zirkulären Substanzverluste durch Zusammenfließen von mehreren kleineren zustandekommen oder ob sich ein einziges Ulcus in dieser Form ausbreitet, sei dahingestellt. In Anbetracht der Häufigkeit der Multiplizität erscheint die erstere Art des Entstehens als die wahrscheinlichste.

Die Gestalt der Schleimhautränder und des Kraters kann verschieden sein. Bei pylorusnahem Sitz findet man den Trichter meist gegen den Pförtner gerichtet. Auch nach seitlich oben kann er sich erstrecken. Die Ränder sind ähnlich wie beim Ulcus ventriculi bei tiefgreifenden Defekten überhängend. Sie können auch flach sein oder treppenförmig gegen den Grund zu abfallen.

Was die *Lokalisation* anbelangt, so ersieht man aus chirurgischen Statistiken, daß das Zwölffingerdarmgeschwür sich fast ausschließlich im Anfangsteil des Duodenum vorfindet. MAYO und MOYNIHAN trafen es in 99 bzw. 95$\%$ ihres Materials im Bereich der Pars horizontalis superior. Unsere Erfahrungen stimmen mit denen MAYOS überein. Abweichend davon, wenn auch nicht wesentlich, sind die Zusammenstellungen der pathologischen Anatomen. COLLIN fand unter 262 Sektionen von Ulcus duodeni 242mal den ersten, 14mal den zweiten und 6mal den dritten Abschnitt ergriffen. GRUBER sah die Verteilung in folgender Anordnung: In der Pars horizontalis superior 83$\%$, in der Pars descendens 17$\%$. Daß der Anfangsteil des Zwölffingerdarms den Lieblingssitz darstellt, geht auch aus den Mitteilungen anderer hervor (KRAUS, CHVOSTEK, MELCHIOR, GLAESSNER, OPPENHEIMER). Der Grund dieser Unterschiede zwischen den chirurgischen und anatomischen Statistiken ist wohl darin zu suchen, daß bei der Operation die Lokalisation nicht so sicher zu erkennen ist wie bei der Sektion.

Über das Verhältnis der Bevorzugung der Vorder- und Hinterwand herrschten früher geteilte Ansichten. Die Pathologen (MOROT, KRAUS, CHVOSTEK, GRUBER, HART) betonen, daß der Lieblingssitz die letztere sei, während ausländische Chirurgen im Gegensatz dazu die erstere dafür hielten (MAYO, MOYNIHAN). Unsere eigenen Erfahrungen decken sich mit denen der Anatomen. Zur Perforation neigen fast ausschließlich die Ulcera der Facies anterior. Die Duodenalulcera sitzen vorzugsweise in der Nähe des Pylorus. Ähnlich wie beim Magen trifft man sie auch hier in der Nähe der Curvatura minor bulbi und selten an der Curvatura major.

Während MAYO, gestützt auf seine Operationsstatistik nur äußerst selten multiple chronische Ulcera vorfindet, teilt MOYNIHAN mit, sie in 10—20$\%$, CLAIRMONT sogar, sie in 75$\%$ der Fälle getroffen zu haben. Auch die pathologisch-anatomischen Beobachtungen weichen voneinander ab. Während COLLIN z. B. in 16$\%$ der Fälle Multiplizität fand, konnte sie GRUBER in 48$\%$ feststellen (einschließlich Magenulcus). Nach der Ansicht GRUBERS und KRATZEISENS werden jedoch nur peptische Erosionen in der Mehrzahl, chronische callöse Geschwüre meist nur in der Einzahl gefunden. Dagegen sind mehrfache frische Defekte oder das Nebeneinandervorkommen von Narben und Ulcus keine Seltenheit. Magen und Duodenum zusammen waren im Mainzer Material GRUBERS nur in 8—9$\%$, in seinem Münchener Material in 38% erkrankt. Von MOYNIHAN wurde Magen und Duodenum in 25% in gleicher Weise befallen festgestellt.

Ähnlich wie beim Ulcus ventriculi sind auch für den Ablauf des chronischen Duodenalgeschwüres Sekundärerscheinungen und *Folgezustände* in der unmittelbaren oder weiteren Umgebung zu erwarten. Eine Begleiterscheinung ist die reaktive Entzündung der Serosa, die in Form von Rötung und Verdickung auftritt. Strahlige und streifige Narbenzüge kommen vor. Während diese beim Ulcus ventriculi die Regel ist, wird sie bei dem des Duodenum, wenn auch häufig, doch nicht immer angetroffen. Wir haben bereits oben erwähnt, daß dieses Symptom intra operationem von größter Wichtigkeit ist. Von französischen Klinikern ist die Behauptung aufgestellt worden, daß es auch häufig ohne Geschwür zu beobachten sei (périduodénite essentielle, BECLÈRE, DUVAL). Die Berechtigung, ein neues Krankheitsbild aufzustellen, scheint uns schlecht begründet. Wir wissen, wie schwer es oft sein kann, ein kleines ausgeheiltes Ulcus duodeni zu erkennen. Der Schleimhautdefekt ist vollkommen gedeckt; irgendwelche Hinweise sind makroskopisch kaum mehr wahrzunehmen. Die mikroskopische Untersuchung kann in solchen Fällen ebenfalls versagen, wenn der Sitz des früheren Geschwürs nicht zufällig in den Schnitt kommt. Wir glauben aus diesen Gründen, daß es sich bei all diesen Fällen eben doch um Zustände nach Ausheilung eines nun nicht mehr nachweisbaren Ulcus handeln dürfte.

Infolge dieser eben besprochenen entzündlichen Prozesse des Bauchfellüberzuges und deren Übergreifen auf die Nachbarschaft kommt es durch Verziehung zu mannigfachen Veränderungen des Bulbus. Er wird nicht selten nach oben fixiert, so daß er nicht wie gewöhnlich leicht ansteigend, sondern wagerecht, manchmal sogar schräg nach unten und rechts außen verlaufen kann. Seine Achse ist dann nicht geradlinig, sondern gekrümmt. Die Gallenwege sind durch Verwachsungen oft mitbeteiligt, so daß z. B. eine Resektion technisch große Schwierigkeiten bieten kann. Auch die klinische Differentialdiagnose gegen Erkrankung der Gallenwege kann bei solchen Komplikationen nicht immer mit Sicherheit gestellt werden. Das Röntgenverfahren wird uns dabei außerordentlich gute Dienste leisten. Finden wir damit keine krankhafte Veränderung am Duodenum, so kann man wohl immer ein Ulcus ausschließen und eine primäre Cholecystitis annehmen.

Durch Narbenzug und Schrumpfung auch in querer Richtung zur Ampullenachse können alle möglichen Gestaltsveränderungen hervorgerufen werden, insbesondere *divertikelartige Taschenbildungen, Verengerungen des Lumens* und *Raffungen* der Bulbuswand. Diese Veränderungen können gleichzeitig nebeneinander bestehen, zum Teil bedingen sie sich geradezu gegenseitig. Wir haben bereits oben darauf hingewiesen, daß die Schleimhaut schon sehr früh konzentrisch auf den Herd gerichtete Faltenbildung aufweist, die sich bei längerem Bestehen zu mehr oder minder tiefen Einziehungen entwickeln kann. Zwischen diesen vorspringenden Leisten kommt es dann zu sackartigen Vorbuchtungen, die aber von echten Divertikeln streng zu unterscheiden sind. Durch die beutelartige Raffung einerseits und durch die Pulsion der Ingesta andererseits entstehen diese in der Größe oft sehr wechselnden Ausstülpungen. „Das Geschwür liegt dabei immer am Rand, im Zentrum der Faltenbildung" (CLAIRMONT). Von vielen Autoren ist auf diese Erscheinung hingewiesen worden, insbesondere von CLAIRMONT, HART und BERG. Letzterer machte auch darauf aufmerksam, daß sich solche Divertikelbildungen „durch Umsichgreifen des schrumpfenden Pannus an der Oberfläche des Organes auch wieder verkleinern können". Im Röntgenbild gelangen sie dann nicht zur Darstellung, sondern treten erst wieder auf, wenn man bei der Operation die einschnürenden Narbenstränge durchtrennt hat. ÅKERLUND glaubt, daß sie durch prästenotische Einschnürungen entstanden seien, d. h. daß sie sich immer vor einer durch entzündliche Narbenzüge oder durch Spasmen verursachten Duodenalstenose entwickeln.

Unter Umständen kann es vorkommen, daß die ganze Pars horizontalis superior mit einbezogen und röhrenförmig deformiert ist. Ihre konvexe Kontur kann dann wagerecht, ja manchmal sogar konkav verlaufen. Mit Zunahme des Schrumpfungsprozesses kann dabei eine mehr oder minder starke Beeinträchtigung des Lumens, d. h. eine Stenose die Folge sein. Selten jedoch entsteht auf diesem Wege ein vollständiger Verschluß. Doch kann in Vergesellschaftung mit dem nie fehlenden Spasmus eine weitgehende Funktionsbehinderung eintreten.

Ein regelmäßiges Vorkommnis ist bei narbiger Stenose der Duodenallichtung das Klaffen des Pylorus, das sich röntgenologisch für die Mehrzahl der mit Taschenbildung einhergehenden Fälle feststellen läßt (Pylorusinsuffizienz). Ist die Enge vom Pylorus weiter entfernt, so kann der vor ihr liegende Abschnitt stark erweitert sein (ÅKERLUND). Kirsch- bis pflaumengroße Aussackungen sind beschrieben worden. Diese prästenotische Ausbuchtung erklärt sich dann rein funktionell, ähnlich wie die Magenektasie bei der Verlegung des Pylorus. Auch durch unmittelbares Übergreifen eines Geschwüres kann durch entzündliche Infiltration eine Schlußunfähigkeit dieses Muskels ausgelöst werden. Die Ampulle dehnt sich dann sekundär (Megabulbus) ebenfalls wieder durch die dadurch bedingte mechanische Änderung der Magenentleerung und Mehrbelastung des Anfangsteiles des Duodenum.

Von größter Bedeutung und manchmal verhängnisvoll sind die Beziehungen eines Duodenalgeschwüres zu den Nachbarorganen, wenn diese in den Ulcusbereich mit einbezogen werden. Gelegentlich kann es zur Penetration in die Gallenblase oder in den Gallenblasenhals kommen. BERG konnte einmal beobachten, wie der Kontrastbrei nach Passieren des verkürzten Bulbus bis über die Teilungsstelle des Ductus hepaticus hinaus floß. Besonders Ulcera der Vorderwand bei pylorusfernem Sitz können gelegentlich in die Gallenwege durchbrechen. Penetration in die Leber scheint äußerst selten zu sein (CLAIRMONT), häufiger dagegen sind Beziehungen zum queren Dickdarm. Es kommt dabei meist zu Verklebung der beiden Organe. Ein erfolgter Durchbruch (bimuköse Fistel) ist im Röntgenbild unschwer zu erkennen.

b) Röntgenologische Symptomatologie des Ulcus duodeni.

Lange Zeit wurde die Möglichkeit, direkte Schlüsse aus dem Schattenbild des Duodenum zu ziehen, verneint, zumal eine einigermaßen befriedigende röntgenologische Darstellung dieses Darmabschnittes unmöglich war.

Eine Gruppe von Autoren (BARCLAY, KREUZFUCHS, GLASSNER, HAUDEK, SCHLESINGER, v. BERGMANN) versuchten daher zuerst durch Beobachtung der „indirekten Symptome" weiter zu kommen. Darunter verstand man gewisse Eigenheiten der *Peristaltik und Motilität des Magens*, wie z. B. vermehrte und vertiefte Peristaltik, gesteigerte Entleerungsgeschwindigkeit, erhöhter Tonus, paradoxe Motilität (erst beschleunigte, später verzögerte Magenentleerung [HAUDEK]), gesteigerte Peristaltik, gefolgt von Tardivpylorospasmus (KREUZFUCHS), Nachweis einer Hypersekretion am Magen (maximalsekretorischer Ulcustyp [v. BERGMANN]).

Wenn auch diese indirekten Merkmale uns heute noch ab und zu wertvolle Hinweise auf das Bestehen einer Duodenalerkrankung geben können, so werden sie doch allgemein nicht mehr so hoch eingeschätzt, daß sie in der Diagnose eine ausschlaggebende Rolle spielen.

Eine andere Gruppe von Autoren studierte die am Zwölffingerdarm selbst auftretenden Röntgenzeichen. Als solche sind zu nennen der „persistierende Fleck" (BARCLAY), der zapfenförmige Ausguß einer Stenose des Duodenum (BIER), die Dauerfüllung des Bulbus. Doch konnten diese Symptome schon deshalb keine größere Bedeutung erlangen, weil sie selten auftreten.

Die Voraussetzung zu weiteren Fortschritten war das Gelingen der Darstellung des Duodenum selbst. Ihr stellten sich technische Schwierigkeiten in den Weg, die durch Schaffung besonderer Methoden umgangen werden mußten, die wir oben beschrieben haben.

Welche Veränderungen sind nun beim Vorhandensein eines Ulcus charakteristisch?

Die Beurteilung des Röntgenbildes eines pathologischen Duodenum hat die genaue Kenntnis seiner normalen Form und der physiologischen Bewegungsvorgänge zur Voraussetzung. Denn jeder pathologische Zustand hat eine Änderung dieser beiden Momente zur Folge.

Bereits oben haben wir ausführlich dargelegt, daß wir über die Motilität eines gesunden Duodenum zu wenig wissen, um über eine krankhaft gesteigerte oder herabgesetzte Tätigkeit sicher urteilen zu können. Viel leichter wird es uns gelingen, aus den greifbaren Gestaltsabweichungen der Ampulle die Krankheit abzulesen.

In einer gemeinsamen Arbeit mit STIERLIN (1917) formulierten wir unsere Erfahrungen, die an Hand eines großen Materials der SAUERBRUCHschen Klinik gewonnen waren, dahin, daß ein normales Röntgenbild des Duodenum das Vorhandensein eines Ulcus fast sicher ausschließt.

Hiermit befanden wir uns in Übereinstimmung mit den Erfahrungen zahlreicher Autoren, die sich mit der Frage der direkten radiologischen Darstellung des Zwölffingerdarms befaßt hatten (GEORGE, GERBER, COLE, CARMAN, MILLER, LEONHARD u. a.). Die weiteren Erfahrungen lehrten uns jedoch, daß in einer allerdings verschwindend kleinen Anzahl von Fällen die Formveränderungen des Bulbus nicht konstant sind und daß innerhalb einer für Ulcus sprechenden Reihe von Aufnahmen ein normales Bild zustande kommen kann, trotz eines vorhandenen pathologischen Prozesses.

Auch ÅKERLUND, der unter 106 Geschwüren 102 mal Bulbusveränderungen fand, teilt diese Ansicht. Er glaubt ebenfalls, daß das Röntgenbild eines normalen Zwölffingerdarmes in der Einzahl nicht ausschlaggebend sein könne. Er berichtet über zwei Kranke, wo sich bei einer Serie einmal eine normale Ampulle fand, während die übrigen Bilder einen deutlichen positiven Befund boten. In beiden Beobachtungen ÅKERLUNDs ergab die Operation ein Ulcus duodeni. Die früher allgemein vertretene Ansicht, daß man an Hand eines einzigen normalen Röntgenbildes bei einer Serie von Aufnahmen ein Ulcus ausschließen könne, läßt sich in dieser Form also nicht halten.

Die Erklärung für das vereinzelte Auftreten von normalen Bildern in einer Serie glauben wir in folgendem zu finden: Einmal kann es möglich sein, daß die Deformität bei einer bestimmten Projektion und Lage nicht zur Darstellung gelangt, während uns andere Aufnahmen in verschiedenen Körperstellungen und Strahlenrichtungen Veränderungen zeigen können.

Ähnlich kann auch bei Untersuchung in verschiedenen Zeitabständen der Befund das eine Mal positiv, das andere Mal negativ ausfallen. Es beruht dies darauf, daß die Gestaltsabweichung meist zum Teil auf spastische Komponenten zurückzuführen ist, die in der Remissionszeit verschwinden. Wenn in einem solchen Falle ausgesprochene organische Veränderungen fehlen, kann ein normales Aussehen vorgetäuscht werden.

Die Deformierungen, die der Bulbus duodeni beim Ulcus erfährt, sind mannigfaltig. Die Verschiedenartigkeit erklärt sich im wesentlichen dadurch, daß meistens organische und spastische Komponenten zusammenwirken. Beide zusammen rufen die zahlreichen Formveränderungen hervor, die von verschiedenen Autoren, HOLZKNECHT, BIER, COLE, CHAOUL und STIERLIN, CARMAN usw., als charakteristisch für das Vorhandensein eines Ulcus duodeni beschrieben wurden.

Ob nun die Ampulle die Form eines Kleeblatts (HOLZKNECHT, FREUND) oder eines Pinienbaumes (CARMAN und MILLER) annimmt oder ob sie einen Defekt aufweist oder einen Pyloruszapfen oder ob ein Pförtnersporn vorliegt, ist an und für sich weniger wichtig, denn nicht die *Art,* sondern die *Tatsache der Veränderung ist pathognomonisch.* Zur Beschreibung der direkten Röntgensymptome des Ulcus duodeni werden wir uns deswegen, und hierin stimmen wir mit ÅKERLUND überein, nicht danach richten, welche zufälligen Formen der pathologische Prozeß hervorgerufen hat, sondern wir werden versuchen, die diesen zugrunde liegende anatomische Veränderung selbst zur Darstellung zu bringen.

I. Die direkten röntgenologischen Symptome des Ulcus duodeni.

Wir teilen die direkten röntgenologischen Symptome folgendermaßen ein:

1. *Nischenbildung.*
2. *Bulbusdeformität:* A. Bulbusdefekt, B. Pyloruszapfen, C. Taschen- und divertikelartige Bildungen, D. Größenveränderungen des Bulbus.
3. *Periduodenale Verwachsungen.*

Diese Ausdrucksformen können vereinzelt oder kombiniert auftreten. Das Vorhandensein der einen oder anderen Gestaltsabweichung hängt von der Lokalisation, aber auch und nicht zuletzt vom Stadium der Erkrankung selbst ab. Bei floridem Ulcus treten meist die spastischen Zustände in den Vordergrund, bei älteren die konstanteren narbigen. Die Lokalisation in dem einen oder anderen Teil des Duodenum hat oft ein besonderes Aussehen zur Folge.

Pförtnernahe Ulcera z. B. führen meist zu nervösen Kontraktionen bzw. zu narbiger Schrumpfung und Stenose in der Pylorusgegend des Zwölffingerdarmes und des Magens, pförtnerferne zu mehr oder weniger ausgebreiteten Defekten der prall gefüllten Ampulle.

Es seien nun die verschiedenen Symptome besprochen.

1. Nische.

Nach den Mitteilungen von HAUDEK im Jahre 1911 setzte man auf das Nischensymptom große Hoffnungen für die Diagnose des Ulcus duodeni. Aber HAUDEK selbst gewann bald den Eindruck, daß dieser Befund hier bei weitem nicht so wichtig, weil nicht so häufig als beim Ulcus ventriculi sei. Dieser Ansicht schlossen sich in der Folgezeit zahlreiche Autoren an (BIER, v. BERGMANN, GEORGE und GERBER, STRAUSS, KÜMMELL, CARMAN, CHAOUL-STIERLIN, CLAIRMONT, FAULHABER, SCHWARZ, SCHINZ, JAUGEAS, COTTENOT, LORENZ und HOFFMANN). Für dieses seltene Vorkommen wurden verschiedene Gründe verantwortlich gemacht. HOLZKNECHT z. B. war der Ansicht, daß callöse Ulcera, die für das Zustandekommen besonders geeignet sind, am Duodenum sich spärlich finden. SCHLESINGER wiederum sieht die Erklärung in der geringeren Tiefe des Kraters.

Der allgemeine Standpunkt der Seltenheit des Nischensymptoms mußte aber mit der Ausbildung der Untersuchungstechnik bald verlassen werden. Die Erfahrungen der letzten Jahre haben gelehrt, daß die direkte Darstellung des Kraters das *sicherste* und *konstanteste* Zeichen eines Zwölffingerdarmgeschwüres ist. Seine Aufdeckung verlangt allerdings die Anwendung und Einhaltung besonderer technischer Vorbedingungen.

Die Häufigkeit des Divertikels beim Duodenalulcus wirkt vielleicht etwas befremdend, besonders auf jenen, der mit dem pathologisch-anatomischen Bild solcher Geschwüre vertraut ist.

Wissen wir doch aus Erfahrung und auf Grund von klinischen wie pathologisch-anatomischen Arbeiten, daß einerseits Penetration mit Höhlenbildung in Nachbarorganen eine Ausnahme bildet und andererseits schwere Ulcera callosa am Duodenum selten sind. GRUBER fand unter 43 Fällen nur bei drei Kranken eine callöse Umwandlung, sonst durchweg die kleine und flache Form. Aus diesen Erhebungen allein schon könnte man erwarten, daß Nischenbildung hier weniger häufig als beim Ulcus ventriculi zu erwarten ist.

Wie ist nun trotzdem ihre verhältnismäßige Häufigkeit zu erklären? ÅKERLUND begründet sie mit HAUDEK damit, daß bei weichrandigen Substanzverlusten durch spastische Kontraktion der umgebenden Muscularis propria eine Art Trichter abgeschnürt werde. Weiter übernimmt er auch die Erklärung von PETREN und EDLING, daß durch intrastomachalen Druck der nachgiebige und schwächere Geschwürsgrund durch Pulsion ausgebuchtet werde. Diese Erklärungsversuche ÅKERLUNDS erscheinen CLAIRMONT zu wenig klar und beweiskräftig. Er sieht einen Widerspruch darin, daß die erhobenen Befunde sowohl in bezug auf Sitz und Zahl nicht den tatsächlichen anatomischen Verhältnissen entsprechen. ÅKERLUND trifft nämlich seine Nischenbildungen fast immer nur in der Einzahl und dazu fast ausschließlich an der kleinen Kurvatur des Bulbus. Demgegenüber betont CLAIRMONT, daß die Ulcera mit Vorliebe an der Hinterwand und meist multipel auftreten. BERG führt zur Widerlegung dieser Ansicht an, daß Ulcera, die sich beim Stehen als der kleinen Kurvatur angehörig erweisen, sich in Bauchlage im Bereich der Vorder- oder Hinterwand des Bulbus zeigen. Er und ÅKERLUND glauben, daß im Stehen die Ampulle infolge ihrer Schwere nach unten sinkt, der Geschwürsgrund dagegen bei der meist vorhandenen Fixierung mit der Umgebung oben festgehalten würde, wodurch er sich dann im oberen Abschnitt, also an der Curvatura-minor-Seite projiziere. Dies kann aber nur für einen Teil der Fälle Gültigkeit haben; denn nur in beschränktem Maße findet man Verwachsungen mit der Umgebung. Bei deren Fehlen soll nach ÅKERLUND eine zirkuläre Kontraktion, vor allem eine Einziehung der Curvatura major bulbi das Divertikel emporheben. Dieser Ansicht kann man sich wohl nur schwer anschließen. Einen anderen Grund für das Nichtübereinstimmen des röntgenologischen und anatomischen Lokalisationsbefundes während der Operation glaubt er darin zu sehen, daß während des Eingriffes die Darmwand sich meist in leerem Zustand befindet, so daß Vorder- und Hinterwand einander berühren, während bei der Röntgenaufnahme der Duodenalabschnitt prall gefüllt sei. Dadurch gewänne die Curvatura minor-Seite beträchtlich an Breite und man könne auf diese Weise mehr an der Vorder- oder Hinterwand sitzende Geschwüre auf der kleinen Kurvatur projiziert vorfinden.

Es bedarf keiner weiteren Beweise, daß ein callöses Geschwür auf dem Röntgenbilde bei geeigneter Projektionsrichtung zu einer Nischenbildung führen kann. Die Erklärung, daß auch nicht indurierte dies vermögen, sehen wir in Übereinstimmung mit BERG in dem Umstand, daß durch entzündliche, ödematöse Schwellung der Ränder eine Vertiefung des Kraters erfolgt, die dann zur röntgenologischen Sichtbarkeit führt.

So erklärt es sich, daß wir manchmal eine Schattenvorbuchtung finden, während hinterher bei der Laparotomie nur ein mehr oder minder flacher Schleimhautdefekt angetroffen wird. Viele als echte Nischen angesprochene Gebilde kommen auch dadurch zustande, daß Kontrastmassen im Bereiche der ulcerierten Fläche kleben bleiben („Ulcusfleck").

ÅKERLUND hält den von ihm aufgestellten Symptomenkomplex für ein untrügliches Zeichen des Ulcus duodeni. Er versteht darunter Nischenbildung an der Curvatura minor bulbi, segmentäre Einziehung der Kurvatur gegenüber der Nische und Retraktion der Konturen in der Umgebung (vgl. Abb. 484 u. 485).

Wir hatten bis jetzt das Nischensymptom bei Ulcus callosum und dem nicht indurierten Geschwür besprochen. Wie stellt sich nun das Ulcus penetrans im Röntgenbild dar? In Analogie zum penetrierenden Magengeschwür könnte man hier ähnliche Symptome erwarten. Von vornherein ist seine Seltenheit zu betonen. Nur einige wenige sichere Beobachtungen sind bekannt geworden, so ein von BIER operativ bestätigtes, in die Leber durchgebrochenes Ulcus. Er fand röntgenologisch eine Nische mit Luftblase. Auch BERG, BARON und BARSONI berichten über eine ähnliche Krankengeschichte. Die Gasblase ist aber kein untrügliches Zeichen. Wir wissen, daß sie auch bei Ulcera callosa hier und da zu sehen ist. An Hand der bisher nur sehr seltenen Beobachtungen ist es nicht möglich eine allgemeingültige röntgenologische Symptomatologie aufzustellen. Auch das von anderen angegebene Zeichen der herabgesetzten Beweglichkeit kann nicht entscheidend verwertet werden; denn auch gewöhnliche Geschwüre sind manchmal mit Nachbarorganen verwachsen. Andererseits wissen wir aus den Untersuchungen STIERLINs, daß auch bei Verklebungen dank der guten Beweglichkeit von Pankreas und Leber ein erheblicher Grad passiver Verschieblichkeit bei Lagewechsel vorhanden ist.

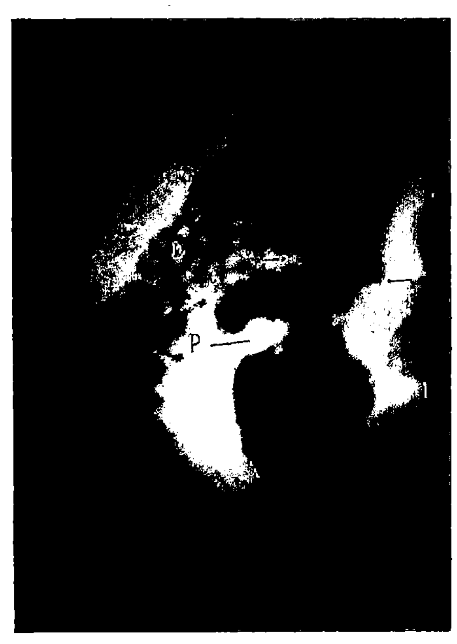
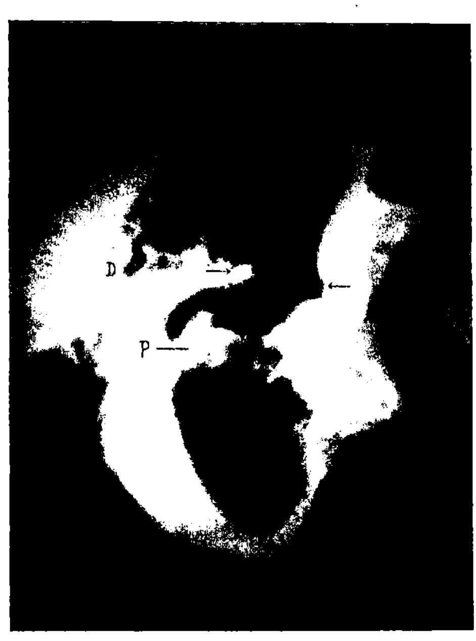

Abb. 484.   Abb. 485.

Abb. 484 und 485. Typische Ulcusdeformierung des Bulbus: Nische an der retrahierten Curv. min.-Seite ←, korrespondierende Einziehung an der Curv. maj.-Seite →; Pylorus (P) weit offen, exzentrisch gelegen. (ÅKERLUNDscher Symptomenkomplex.)

Zusammenfassend können wir sagen, daß wir zwar in der Nische ein untrügliches Symptom einer Geschwürsbildung sehen müssen, daß wir aber daraus keinen Rückschluß ziehen können auf die pathologisch-anatomische Natur und den Grad der Ausdehnung, worunter wir die Unterscheidung verstehen, ob ein nicht induriertes, callöses oder penetrierendes Ulcus vorliegt. ÅKERLUNDs Behauptung, daß man durch Palpation vor dem Schirm differenzieren könne, ob ein Ulcustumor oder ein unbedeutend induriertes Duodenalgeschwür vorliegt, scheint uns kaum annehmbar. Wenn er überdies beim stehenden Kranken, also bei gespannten Bauchdecken eine durch eine kleine callöse Nische verursachte Infiltration durchgefühlt haben will, so möchten wir doch annehmen, daß ÅKERLUND in der Deutung seines Palpationsbefundes durch den gesehenen Röntgenbefund beeinflußt war. Erfahrenste Kliniker (MOYNIHAN usw.) haben sich dahin ausgesprochen, daß man durch die Betastung des Abdomens die sichere Diagnose eines Duodenalgeschwüres wohl nie stellen kann. Wir erinnern an den reichlich bekannten Ausspruch MOYNIHANs: „Die Anamnese ist alles, die physikalische Untersuchung ist fast nichts.‟

Der röntgenologische Nachweis von Duodenalnischen wird durch Methoden erbracht, die eine Sichtbarmachung des Bulbus erstreben (halbrechte Seitenlage mit oder ohne Kompression, Effleurage, Blockade der Pars transversa inf. usw.). Dabei kommt es weniger darauf an eine ausgiebige Füllung zu erzielen, als ein Eindringen des schattengebenden Mittels in das Divertikel zu bewirken. Ein völlig gedehnter Bulbus wirkt oft sogar störend; er kann die Nische überlagern, besonders wenn sie an der Vorder- oder Hinterwand sitzt. Dadurch wird, abgesehen von denjenigen, die randbildend an der Kurvatur oder deren Nähe liegen, ihr Nachweis erschwert oder gar unmöglich.

Günstiger in dieser Hinsicht gestalten sich die Verhältnisse bei geringerem

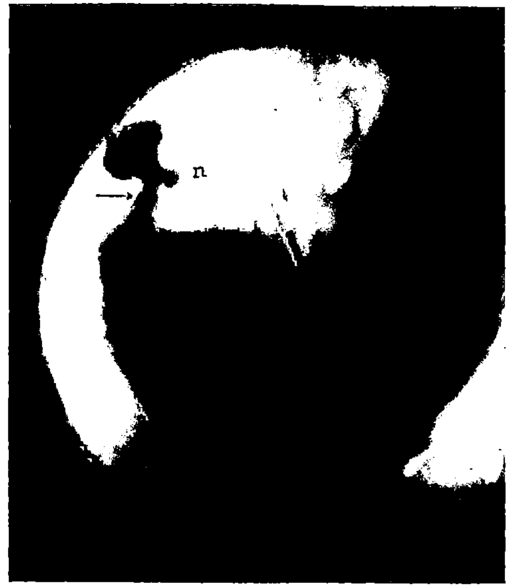

Abb. 486. Deformierter Bulbus mit Zapfenbildung (Pfeil) und Nische (n) an der Curvatura minor bulbi. Aufnahme in halbrechter Seitenlage.

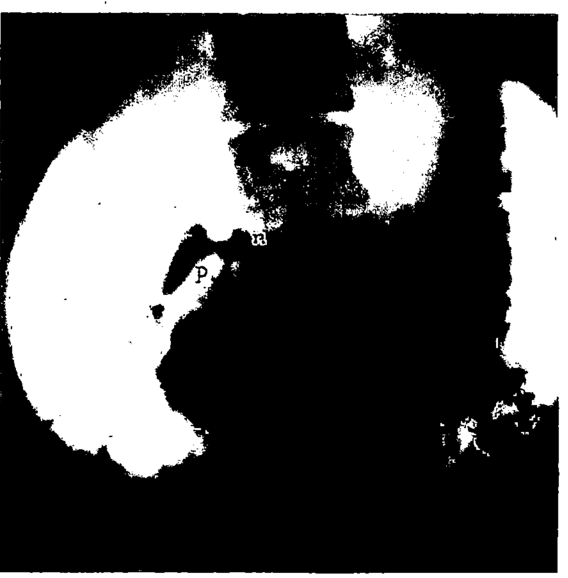

Abb. 487. Dieselbe Patientin. Aufnahme nach 6 Stunden. Nische und Deformität am Bulbus duodeni unverändert. Großer Rest im Magen.

Inhalt. Im *dünnen* Schatten läßt sich auch ein Wanddivertikel durch einen tiefen Kontrastfleck nachweisen.

Die Erkennung dieser Tatsache führte dazu diese Verhältnisse mittels eines von außen ausgeübten Druckes künstlich zu schaffen.

Durch einen kleinen Luffaschwamm, an den sich der Patient mehr oder weniger stark andrückt (dosierte Kompression nach BERG) wird der Schatten durchsichtiger und dadurch eine Nische im Reliefbild erkennbar.

Wir verwenden zum gleichen Zweck aus den bereits im Kapitel Gastritis angeführten Gründen unser Ballon-Gurt-Kompressorium. Es hat gegenüber den anderen Vorrichtungen den Vorteil, daß man einen fein abstufbaren Druck ausüben kann, dessen Dosierung im Gegensatz zu früher ganz in die Hand des Untersuchers gegeben ist.

Die Nische am Duodenum stellt sich ähnlich wie am Magen als kleiner, meist rundlicher und intensiver Schattenfleck dar. Typisch ist für sie die Konstanz des Befundes in verschiedenen Aufnahmen und Zeitabständen. Sitzt sie an der Curvatura minor und ist dabei die Ampulle prall gefüllt, so stellt sie sich als eine warzenförmige Schattenvorbuchtung dar, die medianwärts dem leicht narbig und spastisch veränderten Bulbus aufliegt.

Ein in dieser Hinsicht typisches Beispiel zeigen die Abb. 486, 487.

Sie stammen von einer 53jährigen Kranken, die uns wegen Verdachtes auf Geschwür zur Röntgenuntersuchung überwiesen wurde.

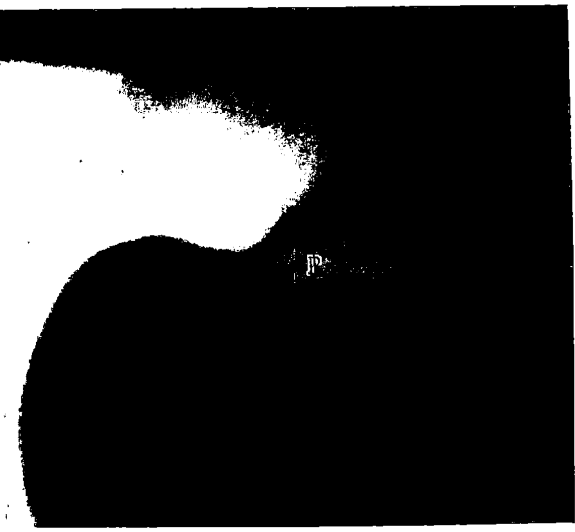

Abb. 488. Ulcus duodeni mit Nischenbildung. n Nische, P Pylorus.

Abb. 486 zeigt uns neben zapfenförmigem Pylorusfortsatz einen stark deformierten Bulbus und an der Seite der Curvatura minor eine deutliche Vorbuchtung im Sinne einer Nische.

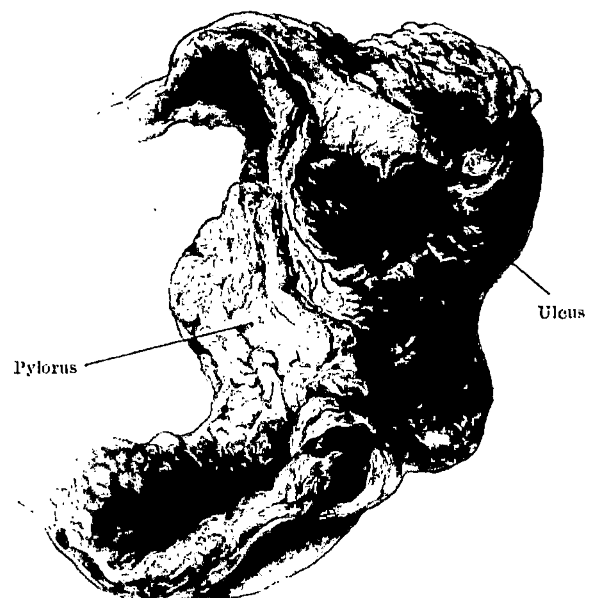

Abb. 489. Resektionspräparat desselben Falles.

Abb. 487, eine Aufnahme derselben Kranken nach 6 Stunden ergibt einen beträchtlichen Rest, der Pyloruszapfen ist etwas schmaler als in Abb. 487, ebenso ist der distale Bulbusabschnitt in seiner Form verändert. Dagegen erkennt man deutlich, daß die nach der Curvatura minor-Seite gerichtete Vorbuchtung (Nische) in Form und Größe der ersten Aufnahme entspricht.

Es handelte sich hier, wie wir es angenommen hatten und wie wir uns durch die *Operation* überzeugen konnten, um ein Ulcus callosum, das vom Pylorus ausging und auf die vordere, obere und hintere Wand der Ampulla übergriff. Bei der Betastung war am oberen Teil der Hinterwand des Tumors nahe dem Pylorus eine kraterförmige Delle fühlbar, die der divertikelartigen Vorbuchtung im Röntgenbild entsprach.

Eindrucksvoll wirken die Bilder, wenn bei mangelhafter Füllung des Bulbus die Nische als isolierter Schatten zur Darstellung gelangt. Der Befund ist dabei so eindeutig, daß eine andere Auslegung kaum möglich ist.

35jährige Frau mit seit 8 Jahren immer wiederkehrenden Magenbeschwerden: Schmerzen 2—3 Stunden nach dem Essen, Linderung nach Genuß von Milch. Druckschmerzpunkt in der Pylorusgegend.

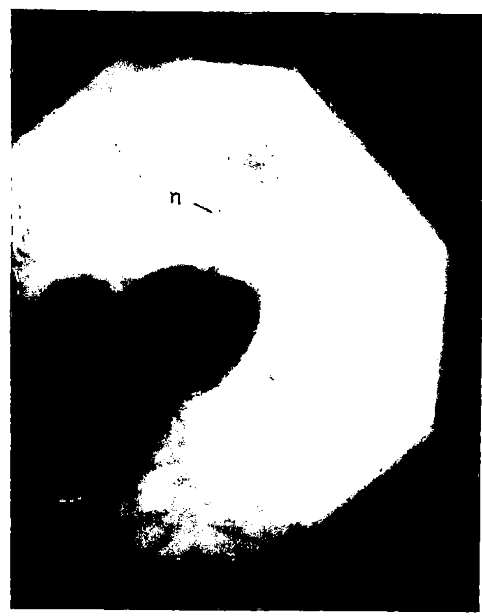
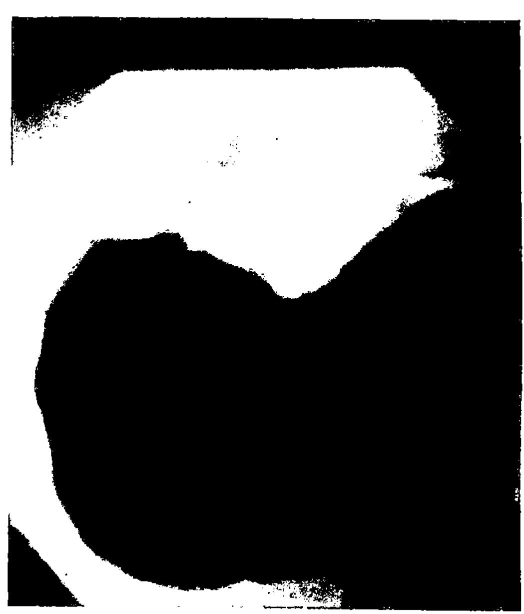

Abb. 490. Deformierte Ampulla duodeni mit Nische (n) an der Curvatura minor bulbi. (Seitenverkehrt.)

Abb. 491. Ulcus duodeni mit Nische und tiefer Einziehung an der großen Kurvatur. (ÅKERLUNDscher Symptomenkomplex.)

Röntgenuntersuchung. Ptose und Ektasie des Magens, mäßige Atonie. Schmerzhaftigkeit im Bereiche des Duodenum. Bei halbrechter Seitenlage mit Kompression ist der Bulbus spastisch und zapfenförmig kontrahiert. In seinem Bereiche erkennt man einen erbsengroßen, kreisrunden Schatten, der zwanglos als Nische angesprochen werden muß (vgl. Abb. 488).

Bei der *Operation* fand sich unmittelbar jenseits der Vena pylorica an der Hinterwand ein tiefgreifendes Geschwür, das mit dem Pankreas verwachsen war und, wie das Resektionspräparat zeigte, bis zur Serosa reichte. Sein Krater hatte einen Durchmesser von etwa 4 mm (vgl. Abb. 489).

Nicht immer stellt sich jedoch das Divertikel mit Deutlichkeit dar. In einer Anzahl von Fällen ist sein Nachweis dadurch erschwert, daß die Ampulle infolge narbiger Schrumpfungen stark deformiert ist und eine ungleichmäßige, fleckige Füllung aufweist. Sorgfältige Prüfung des Bildes ermöglicht jedoch in der Regel den gefüllten Krater als dichteren Fleck von konstanter Form und Lage zu erkennen (Abb. 490).

Ist man über seine Zugehörigkeit im Zweifel, so schafft manchmal die genaue Betrachtung des Bulbus Klarheit. Insbesondere ist eine dichtere Stelle im Bereiche der kleinen Kurvatur der Ampulle als Ausguß eines Kraters anzusprechen, wenn entweder ihr gegenüber eine spastische Einziehung oder in ihrer Umgebung eine Retraktion, ähnlich wie sie AKERLUND bei dem von ihm aufgestellten Symptomenkomplex beschrieb, anzutreffen ist.

Abb. 491 zeigt z. B. eine stark deformierte ungleichmäßig gefüllte Ampulle. Im Bereiche der Curvatura minor bulbi nahe am Pylorus ein kleiner, dichter, verdächtiger Schattenfleck. Daß es sich jedoch um eine Nische handelt, beweist die Retraktion der Umgebung und die tiefe Einziehung gegenüber an der großen Kurvatur.

Wir haben bereits oben angeführt, daß eine pralle Füllung der Ampulle imstande ist durch Überlagerung die Darstellung einer Nische zu erschweren, ja sogar unmöglich

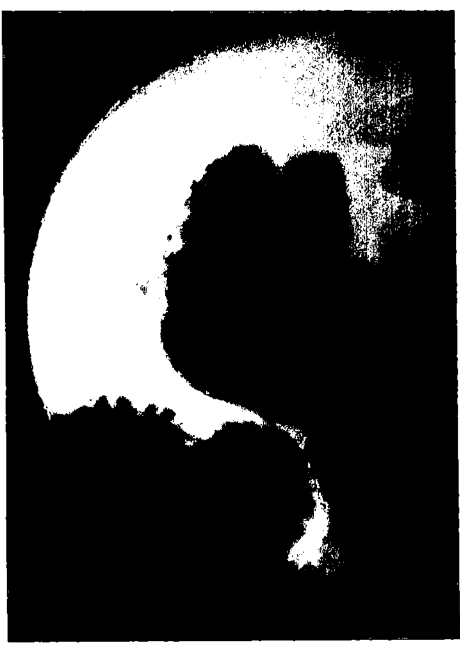

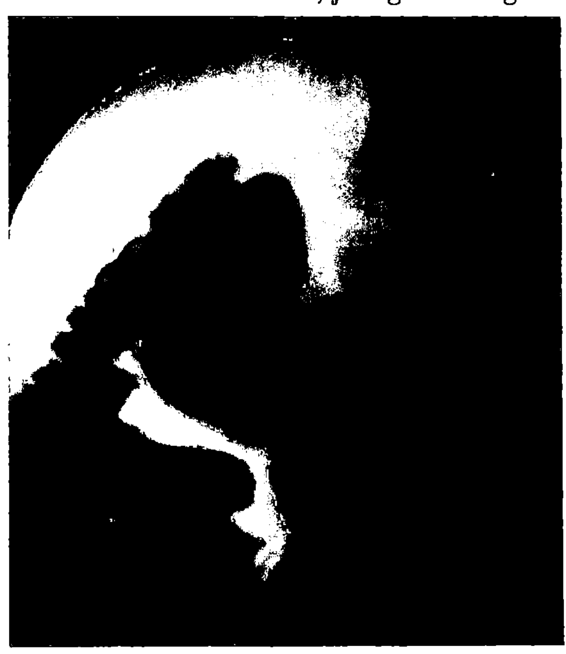

Abb. 492. Überlagerung einer Hinterwandnische durch den prall gefüllten und normal aussehenden Bulbus.

Abb. 493. Derselbe Patient nach günstigem Druckgrad mittels Ballonkompression. Die Nische (Pfeil) schimmert durch den schwächeren Ampullenschatten durch.

zu machen und daß ihr Nachweis nur bei geringerer Kontrastfüllung erbracht werden kann.

Ein Beispiel dieser Art, aus dem gleichzeitig der Wert einer richtig abstufbaren, dosierten Kompression erhellt, sehen wir in Abb. 492 und Abb. 493. Abb. 492 zeigt einen auf den ersten Blick von der Norm kaum abweichenden Bulbus von konischer Form und scharfer Begrenzung. Nirgends ist ein Defekt bzw. eine Deformität, die für ein Geschwür sprechen könnte. Abb. 493 gibt den Befund nach dosiertem Druck mit unserem Gurt-Ballon-Kompressorium wieder. Man erkennt jetzt deutlich eine im Bulbusschatten durchschimmernde Nische (Pfeil).

Die Erfahrungstatsache, daß in der Regel eine normale Ampulle im Röntgenbild das Vorhandensein eines Ulcus ausschließt, hätte uns zweifellos ohne Reliefdarstellung zu einem Irrtum geführt. Erst durch Anwendung des Druckverfahrens konnte die Sachlage geklärt und die richtige Diagnose gestellt werden. Bestätigung durch die Operation: Ulcus callosum der Hinterwand der Pars horizontalis duodeni dicht am Pylorus.

Mit welcher Deutlichkeit das Verfahren den Nachweis eines Geschwürsdivertikels gestattet, zeigen Abb. 494, 495. Hier war bei der gewöhnlichen Untersuchung, abgesehen von einer Bulbusdeformität, die allerdings für Ulcus sprach, kein Schatten, der auf Nische hätte deuten können, erkennbar.

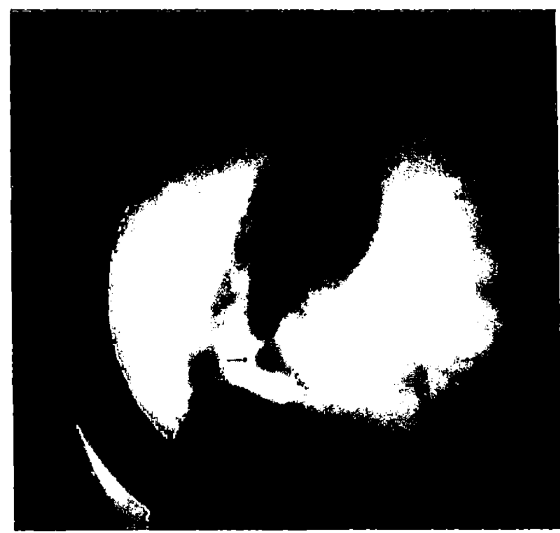

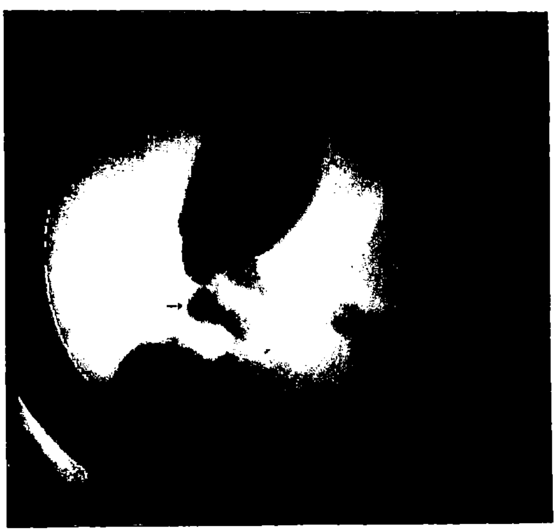

Abb. 494. Ulcus duodeni dicht am Pylorus. Nische mittels Ballonkompression sichtbar gemacht.

Abb. 495. Dasselbe.

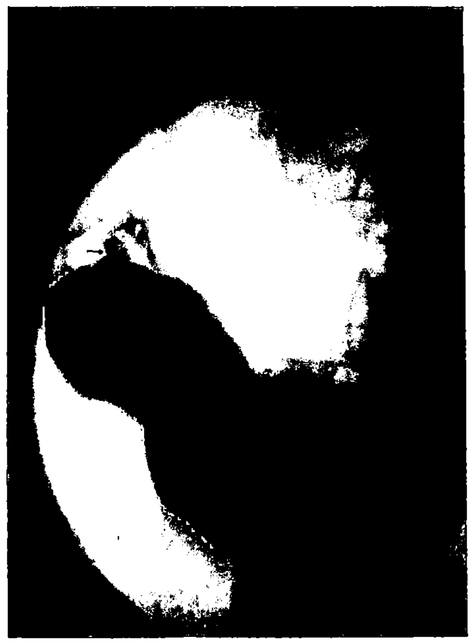

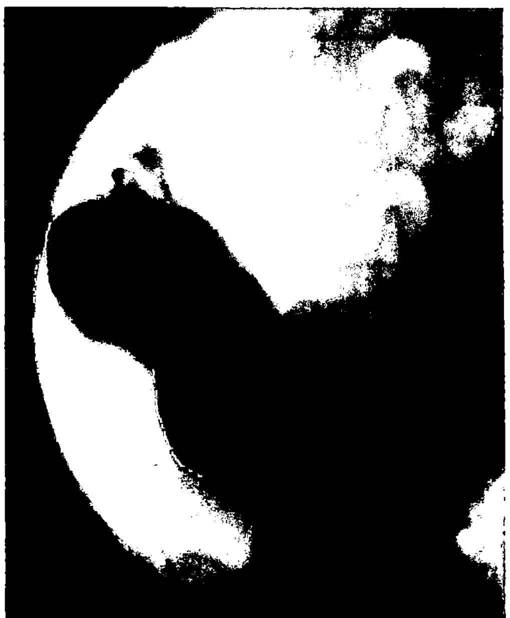

Abb. 496. Ulcusnische dicht am Pylorus.

Abb. 497. Dasselbe.

Daß die Methode die Sichtbarmachung auch kleinster Nischen ermöglicht, zeigen die Abb. 496, 497 und 498. Der dichte Schatten, der auf den drei Aufnahmen des gleichen Patienten sichtbar ist, entsprach einem kleinen Geschwür des Duodenum dicht am Pylorus. (Operiert.)

An dieser Stelle sei besonders darauf hingewiesen, daß nach unserer Erfahrung ein Defekt an der Curvatura minor bulbi eine meist nicht zur Darstellung gekommene

Nische eines callösen Geschwürs birgt. Sie verrät sich manchmal bei gewöhnlicher Darstellung der Ampulle durch kleine außerhalb des Schattens und im Bereich

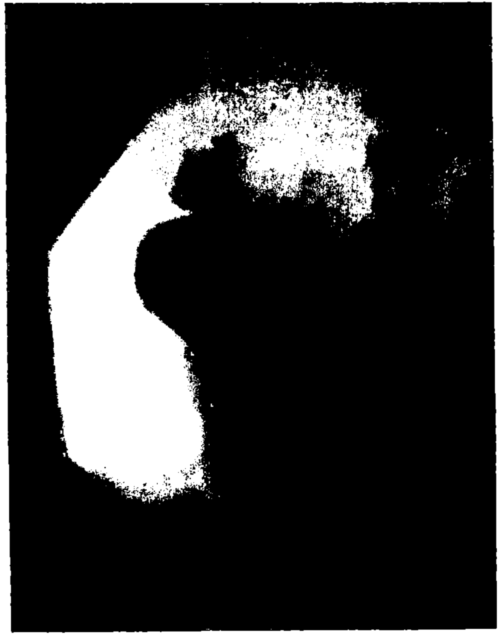

Abb. 498. Ulcus duodeni. Hinterwandnische.

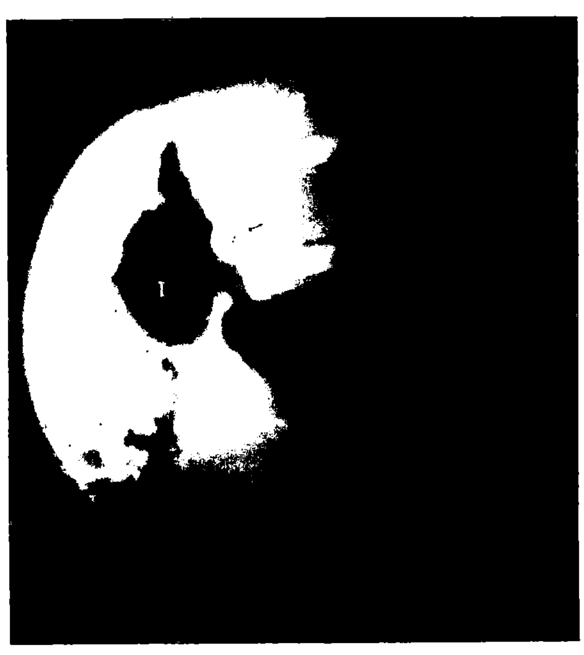

Abb. 499. Ulcus duodeni callosum. Schattendefekt mit parabulbärem Fleck (Pfeil) im Bereiche der Curvatura minor bulbi. Taschenbildung an der Curvatura major-Seite (T).

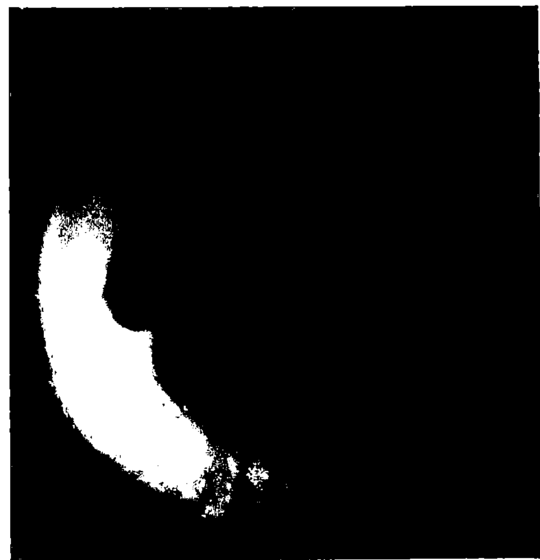

Abb. 500. Ulcus duodeni mit Geschwürsdefekt (Pfeil) an der Curvatura minor bulbi. Radioskopaufnahme in halbrechter Seitenlage mit Kompression.

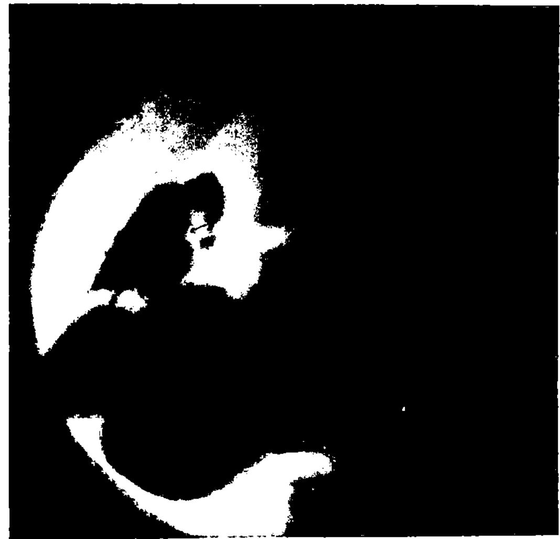

Abb. 501. Dasselbe. (Kontrollaufnahme.)

der Aussparung gelegene Flecke (*parabulbäre Flecke*) (Abb. 499). Ihr sichtbarer Nachweis wird jedoch in der Regel nur bei Anwendung besonderer Technik (Bulbusmassage, dosierte Kompression) erbracht. Wir haben damit die gleiche Erscheinung, wie beim Ulcus call. antri. Bemerkenswert ist, daß sich die Nische dann als dichter Fleck durch einen hellen Hof vom übrigen Bulbusschatten absetzt. Dieser entspricht den hypertrophischen Veränderungen der Schleimhautränder. Aus einer großen Reihe seien folgende Beobachtungen herausgegriffen:

31jährige Frau, seit 11 Jahren magenkrank. Zweimal erbrach sie Blut. Benzidinprobe im Stuhl bei wiederholten Untersuchungen positiv. Trotz vorübergehender Besserungen immer wieder erneute Anfälle.

Abb. 500 und 501 zeigen den gut gefüllten Bulbus mit deutlicher Aussparung und unregelmäßiger Begrenzung an seiner kleinen Kurvatur. Eine Nische ist nirgends zu erkennen.

Eine mit leichter Kompression vorgenommene Aufnahme (Abb. 502) ergibt ebenfalls eine deformierte Ampulle und an der Curvatura minor einen ziemlich dichten

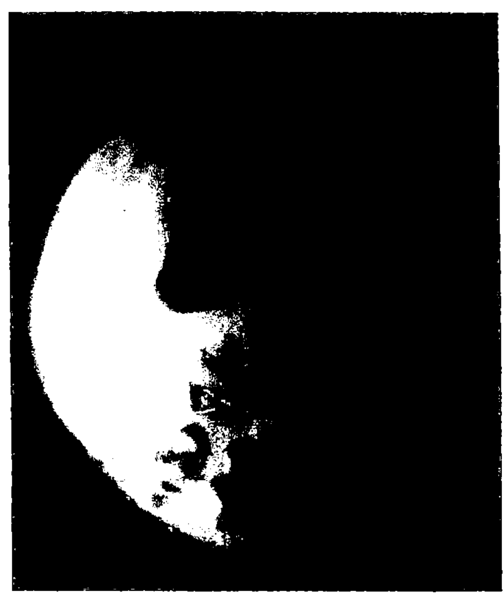

Abb. 502. Dieselbe Patientin. Aufnahme in Bauchlage bei leichter Kompression des Bulbus. Nische (n) an der Curvatura minor-Seite dargestellt. Man bemerke die zirkuläre Aufhellungszone (Schleimhautwulstdefekt). Pfeil = Nische, T Taschenbildung, P Pylorus.

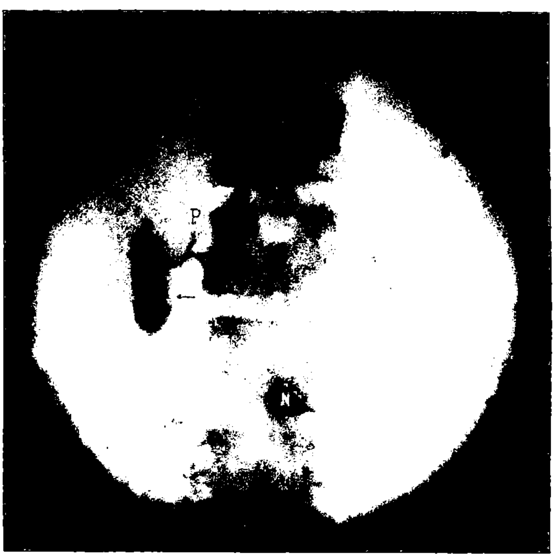

Abb. 503. Derselbe Fall. Persistierender isolierter Bulbusfleck. Aufnahme nach 6 Stunden.

regelmäßigen, runden Schatten (Nische), der von dem übrigen durch eine kreisförmige Aufhellung getrennt ist (Schleimhautwulstdefekt).

Abb. 503 ist eine Aufnahme derselben Patientin nach 7 Stunden. Man sieht hier einen persistierenden isolierten Ampullenrest.

Die *Operation* ergab ein bohnengroßes Ulcus an der Hinterwand der Pars superior duodeni,

Folgende Abbildungen stellen ähnliche Beobachtungen dar. Hier konnte die Nische erst nach ausgiebiger Massage des Bulbus, wobei ein Eindrücken von Kontrastmassen in den Krater erfolgte, zur Darstellung gelangen.

Abb. 504 ist eine Aufnahme in Bauchlage (halbrechter Seitenlage). Ausgesprochener Defekt im Bereiche der Curvatura minor und unregelmäßige Schatteneinziehungen an der Curvatura major bulbi. Nische nicht sichtbar.

Abb. 505 stellt eine Aufnahme nach vorausgegangener leichter Massage der Bulbusgegend dar. Man erkennt im Bereiche des früheren Defektes einen runden intensiven Schatten (Nische) umgeben von der bereits beschriebenen Aufhellungszone (Wulstdefekt).

Aus diesen Ausführungen ist ersichtlich, daß die Darstellung einer Nische nur bei sorgfältiger Technik möglich ist. Daß sie unter Umständen der Feststellung entgehen kann, ist leicht verständlich. Es darf also nicht wundernehmen, daß bei multiplen Geschwüren nur das eine oder das andere nachgewiesen wird, um so mehr als bei Auffindung eines Kraters anderen Veränderungen zu wenig Aufmerksamkeit geschenkt wird oder diese als Begleiterscheinungen aufgefaßt werden. Mit anderen Worten, man begnügt sich mit dem erhobenen Befund und forscht nicht weiter. Werden dann bei der Operation mehrere Ulcera gefunden und kontrolliert man daraufhin die Filme, so wird man in dem einen oder anderen Fall doch noch weitere Schatten finden, die Nischen entsprechen und die man vielleicht als solche gedeutet hätte, wenn sie nicht neben dem „in die Augen springenden" Hauptgeschwür zu unbedeutend

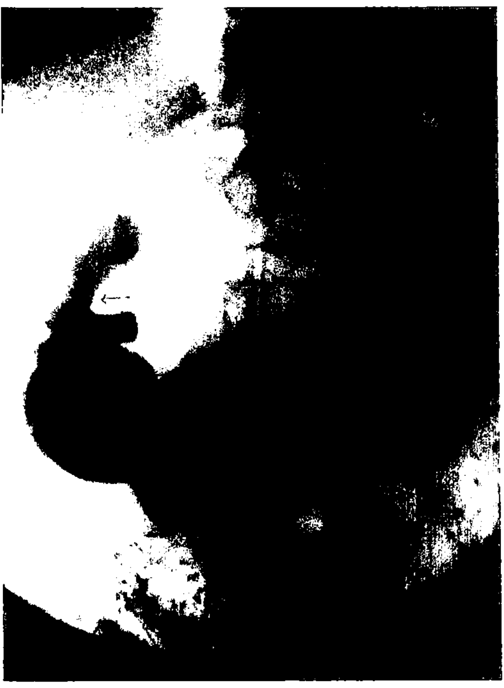

Abb. 504. Ulcus duodeni. Aufnahme in halb-rechter Seitenlage. Schattendefekt im Bereiche der Curvatura minor bulbi (Pfeil).

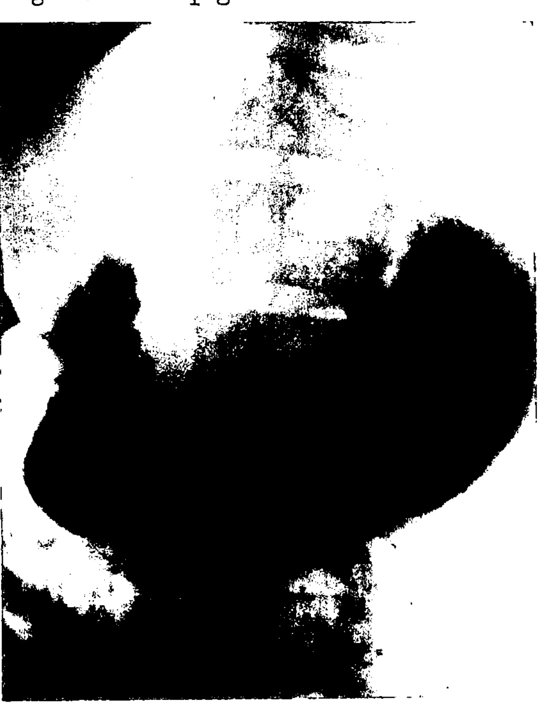

Abb. 505. Dasselbe nach vorausgegangener Bulbusmassage. Im Bereich des Defektes erscheint die von einem hellen Hof umgebene Nische.

ausgesehen hätten. In anderen Fällen aber sind die Veränderungen von vorneherein derart, daß an der Multiplizität nicht zu zweifeln ist. Bezeichnend dafür ist wiederum Konstanz des Befundes in bezug auf Lokalisation und Form bei verschiedenen Untersuchungen und Zeitabständen.

Abb. 506: Ampulla duodeni gefüllt und deutlich deformiert. Sanduhrförmige Einziehung in ihrem mittleren Abschnitt. Proximal davon zwei sowohl nach der Curvatura minor wie major-Seite vorspringende Schattenausbuchtungen, die als Nische gedeutet werden. Abb. 507, eine Aufnahme desselben Patienten einige Zeit später, ergibt Konstanz dieses Befundes. Auch hier zu beiden Seiten des zapfenförmig ausgezogenen Pylorus doppelte Nischenbildung.

Diagnose: Ulcus duplex duodeni. Operative Bestätigung.

Folgende Beobachtung zeigt, wie bei Anwendung leichter Kompression der Ampulle die Möglichkeit gegeben ist, durch geringere Füllung mehrfache Nischen zur Darstellung zu bringen.

21jähriger Diplomkaufmann, der mit 13 Jahren eine Appendicitis durchmachte. Seit 2 Jahren unbestimmte Magenbeschwerden mit galligem Erbrechen. Die

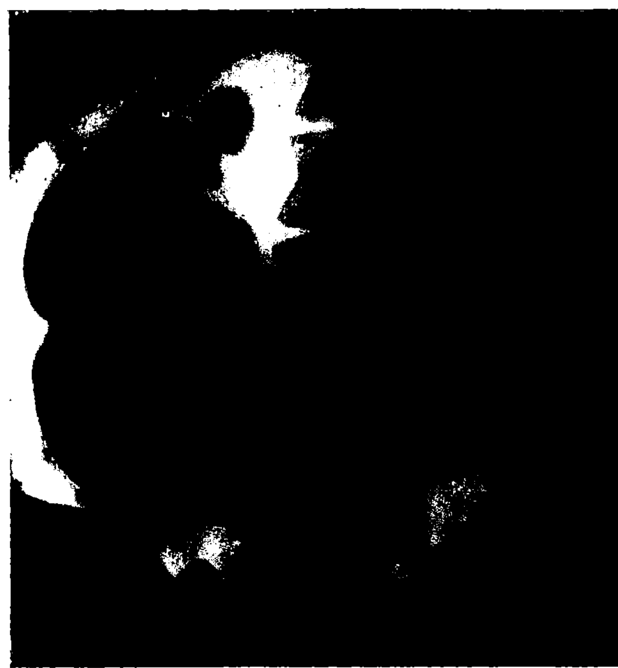

Abb. 506. Ulcus duodeni duplex mit Nischenbildungen (Pfeile).

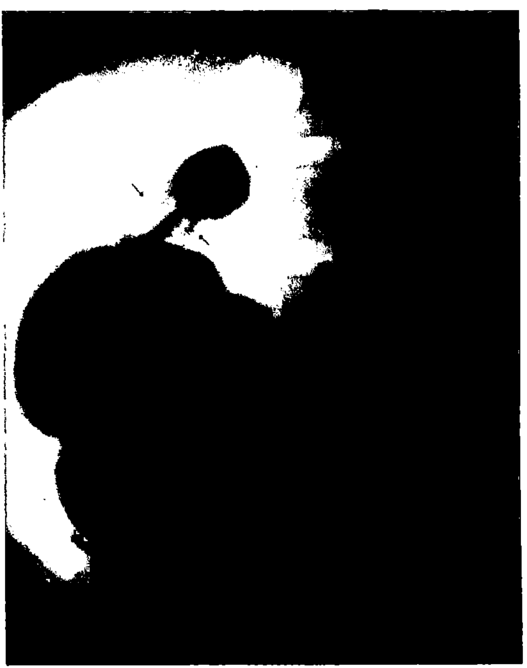

Abb. 507. Derselbe Fall. Beide Nischen konstar sichtbar (Pfeile).

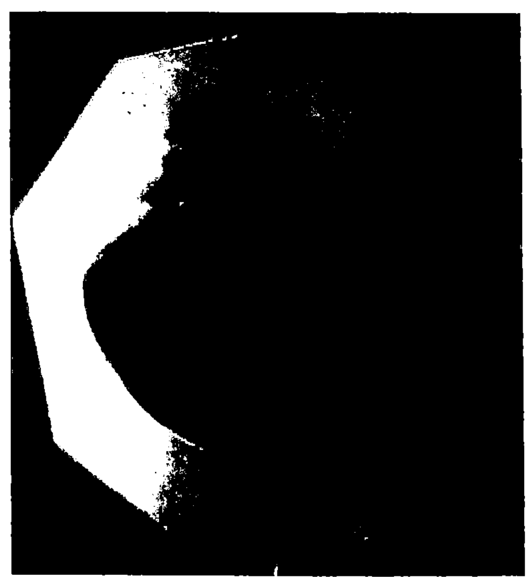

Abb. 508. Vierfaches Ulcus duodeni. Vier Ulcusfleckchen im Bereiche des Ampullenschattens erkennbar.

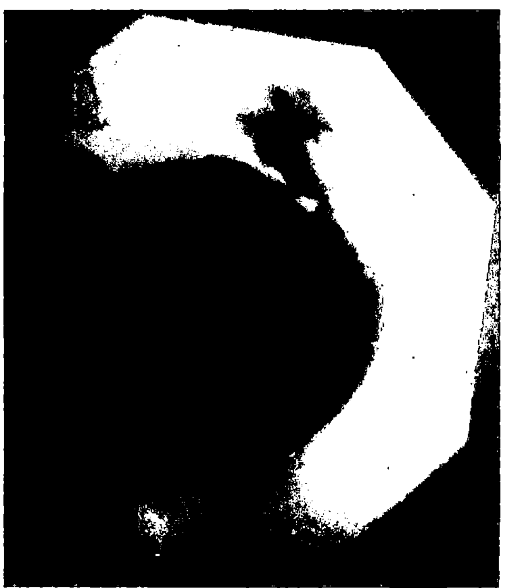

Abb. 509. Derselbe Fall. Spätere Aufnahme zeig Konstanz des Befundes. (Seitenverkehrt.)

Schmerzen treten drei bis vier Stunden nach dem Essen auf. Kein Nüchternschmerz. Vor einem Jahre reichliches Blutbrechen. Seit dieser Zeit Abmagerung.

Klinische Untersuchung ergab ausgesprochene Druckempfindlichkeit drei Querfinger oberhalb des Nabels und etwas rechts von der Mittellinie.

Röntgenuntersuchung (Abb. 508) läßt bei mäßiger Kompression der Bulbusgegend einen deformierten Ampullenschatten erkennen, in dessen aufgehelltem Anteil sich vier deutliche, rundliche und scharf begrenzte Fleckchen abheben. Wir vermuteten multiple Ulcera des Bulbus.

Um einen Zufallsbefund auszuschließen, machten wir eine Kontrollaufnahme. Sie zeigt (Abb. 509) mit Deutlichkeit die gleiche Zahl und Anordnung der oben beschriebenen Schattengebilde.

Durch die Konstanz dieser Veränderung war jeder Zweifel an der Diagnose multiple Ulcera im Bereich des Bulbus behoben.

Bei der *Operation* fanden sich in der Pylorusgegend und am Anfangsteil des Duodenum ausgedehnte Verwachsungen. An der Hinterwand der Pars horizontalis duodeni zwei erbsengroße Ulcera und an der Vorderwand zwei kleine umschriebene Verdickungen mit strahligen Serosanarben. Hintere Gastroenterostomie. Glatter Verlauf. Heilung.

2. Bulbusdeformität.

Wir bezeichnen damit jede Abweichung des gewöhnlichen Röntgenbildes der Ampulle von ihrem normalen Zustand. Sie äußert sich durch Unregelmäßigkeit der Begrenzungslinien und Aussparungen von wechselnder Ausdehnung und Lage, die zu mehr oder weniger ausgesprochenen Gestaltsveränderungen des Organs führen.

Der morphologischen Beschaffenheit entsprechend unterscheiden wir *Defekte, Pyloruszapfen, taschen- und divertikelartige Bildungen, Mega- und Mikrobulbus, (Bulbusspasmus)*.

A. Bulbusdefekt.

Darunter verstehen wir einen mehr oder weniger ausgedehnten Schattenausfall des Bulbus, der von einer einfachen zackenförmigen Einbuchtung bis zum fast vollständigen Schwund des Organs führen kann. Hauptsitz ist die Curvatura-minor-Seite. Es ist das Verdienst von Cole und George im Jahre 1913 zuerst auf diese Veränderungen aufmerksam gemacht zu haben. Sie sahen darin ein regelmäßiges Zeichen einer ulcerösen Erkrankung und waren der Meinung, daß ihr Entstehen vorwiegend auf organischer Grundlage beruhe. Doch beobachteten sie, daß bei verschiedenen Aufnahmen die Defekte, besonders die an der großen Kurvatur häufigen Wechseln unterworfen waren.

Anatomische Veränderungen stellen zweifellos in erster Linie die Hauptursache der Entstehung dieser Bildung dar. Wir haben bereits im vorigen Kapitel erwähnt, daß nicht selten eine Schattenaussparung an der medialen Seite der Ampulle die Nische eines Ulcus callosum verbirgt. Daß ferner die begleitende Wulstung der Schleimhaut, chronisch entzündliche Infiltrate und besonders Narbenschrumpfung zu Bulbusdefekten führen können, ist leicht ersichtlich und auch durch Operationspräparate zur Genüge erwiesen. Andererseits aber kann kein Zweifel bestehen, daß auch spastische Zustände dafür verantwortlich gemacht werden müssen. Schon Cole, George und Gerber hatten darauf hingewiesen. Carman war aufgefallen, daß die im Röntgenbild bei Ulcus festgestellten Deformierungen der Ampulle bei der Operation nicht zu sehen waren. Er schloß daraus, daß vielfach Spasmen das ursächliche Moment für die Entstehung seien. Auch Stierlin und ich haben im Jahre 1917 betont, daß der lokale Befund bei ein und demselben Patienten bei verschiedenen Aufnahmen häufig wechselte und wir schlossen daraus, daß neben organischen auch spastische Zustände die Deformitäten verursachen müßten. Später äußerte sich Åkerlund in ähnlichem Sinne.

Daß Krampfzustände für die Formveränderungen der Ampulle eine ausschlaggebende Rolle spielen, beweist schon die Erfahrungstatsache, daß Defekte nicht selten in Fällen beobachtet werden, bei denen dann später bei der Operation keine nachweisbaren Veränderungen am Bulbus vorgefunden wurden. Wir konnten dies beobachten z. B. bei Erkrankungen der Gallenwege, bei Ileocöcal-Tuberkulose,

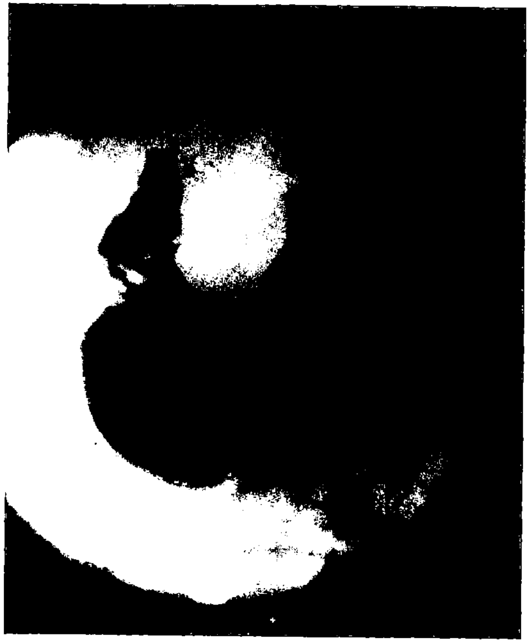

Abb. 510. Ulcus duodeni, deformierter Bulbus und Pyloruszapfen.

Abb. 511. Dasselbe.

chronischer Appendicitis und sogar bei Nierenektopie. Vor allem aber spricht in diesem Sinn der Umstand, daß Defekte öfters bei wiederholter in größeren Zeit-

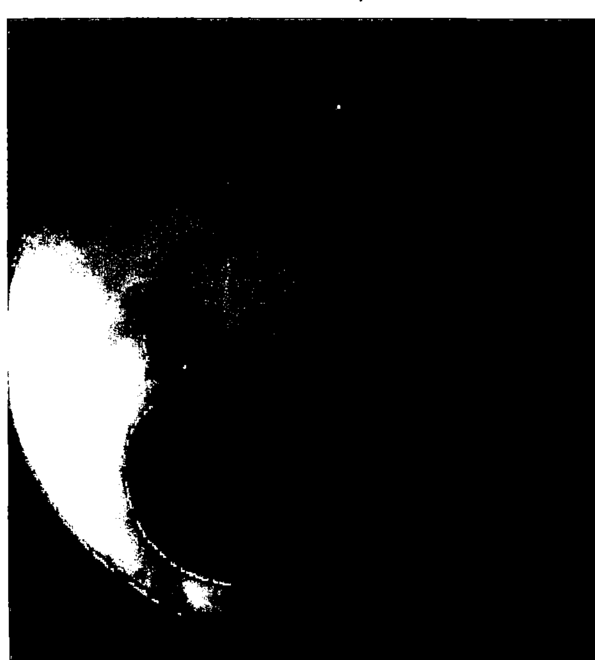

Abb. 512. Derselbe Fall. Aufnahme nach 2 Stunden.

abständen vorgenommener Untersuchung Wechsel ihres Sitzes, ihrer Ausdehnung und Form zeigen, ja manchmal vorübergehend vollkommen verschwinden. Folgende zwei Bilderserien mögen dies erläutern.

53 jähriger Kranker, seit 10 Jahren magenleidend.

Etwa 2 Stunden nach dem Essen heftige Schmerzen, bisweilen Erbrechen. Dazwischen fühlt sich Patient monatelang völlig gesund. Im Stuhl kein Blut nachweisbar.

Röntgenuntersuchung. Abb. 510 und 511 zeigen einen deutlich deformierten, unregelmäßig begrenzten Bulbus mit zapfenförmigem Pylorusfortsatz. Wir vermissen auf diesem Bilde die schmale, dem geschlossenen Pförtner entsprechende Schattenunterbrechung.

Abb. 512 und 513 sind Aufnahmen nach 2 Stunden. Das Bild hat sich vollständig geändert. Der Pyloruszapfen ist zwar vorhanden, der Bulbus duodeni selbst aber zeigt im Gegensatz zu früher eine mehr abgerundete Form mit scharfen und regelmäßigen Konturen. Eine weitere Aufnahme (Abb. 513a) zeigt

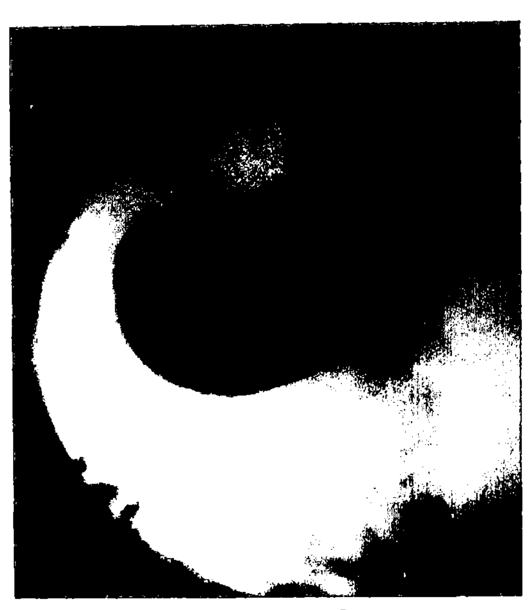

Abb. 513. Dasselbe.

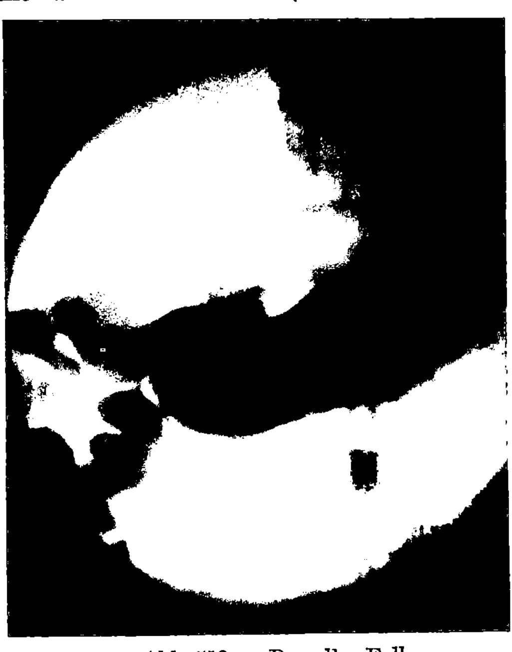

Abb. 513a. Derselbe Fall.
Weitere Serienaufnahme.

völliges Verschwinden des Bulbusschattens unter Bestehenbleiben des Pyloruszapfens. Dieser Wechsel innerhalb einiger Stunden kann seine Erklärung nur darin

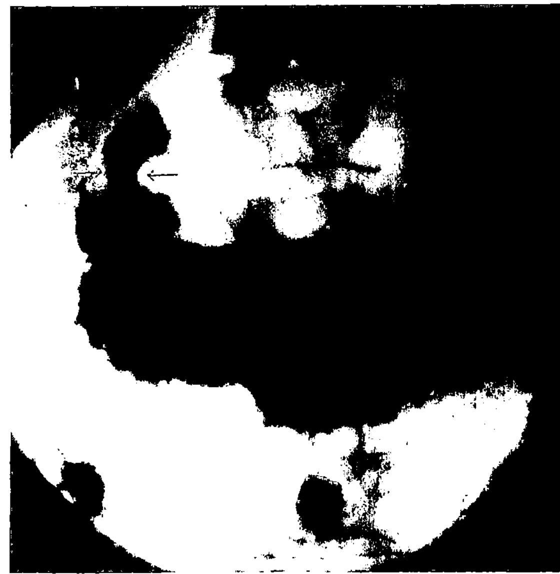

Abb. 514. Ulcus duodeni. Schattendefekt an der Curvatura minor. Spastische Einziehung an der Curvatura major bulbi (Sanduhrbulbus).

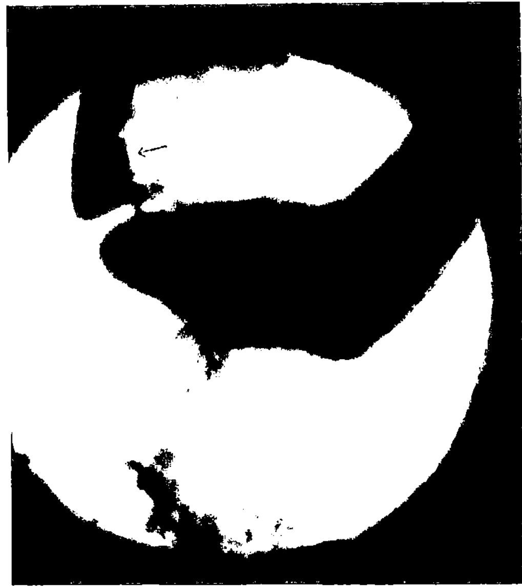

Abb. 515. Derselbe Fall, spätere Aufnahme. Die Einziehung an der Curvatura major ist völlig verschwunden.

finden, daß es sich hier abgesehen von dem durch Narben verursachten Pyloruszapfen hauptsächlich um spastische Vorgänge handelte. Mit dem Nachlassen des Krampfes ändert sich auch das Bild.

Ebenso eindrucksvoll in dieser Richtung ist folgende Aufnahmereihe. Sie stammt von ein und demselben Patienten mit der klinischen Diagnose Ulcus duodeni.

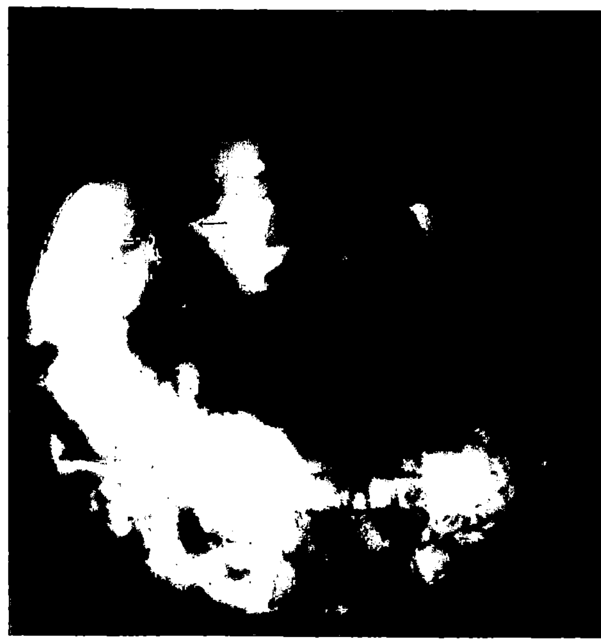

Abb. 516. Weitere Serienaufnahme zeigt Konstanz des Defektes an der kleinen Kurvatur des Bulbus und Wiederauftreten der Einziehung an der großen.

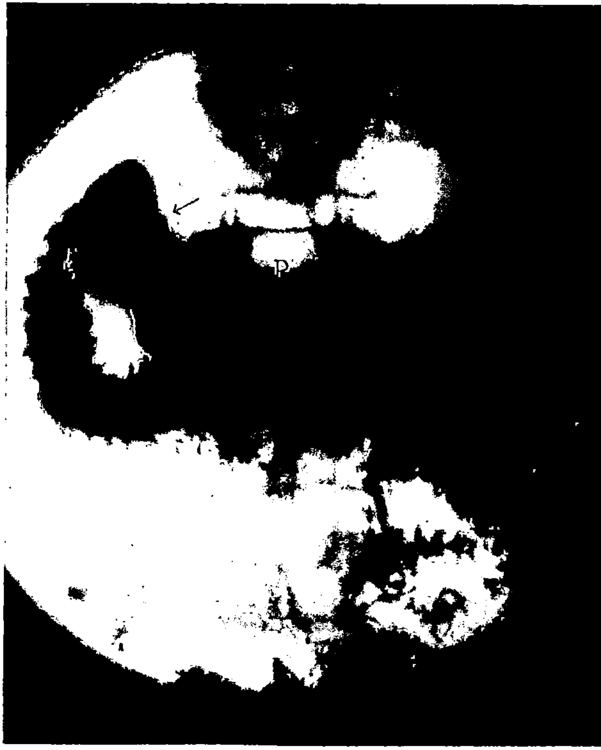

Abb. 517. Aufnahme 2 Tage später. Zeigt taillenförmige Einschnürung des Bulbus. Defekt (Pfeil) an der Curvatura minor. Megabulbus. P Pylorus.

Abb. 514 zeigt an der Curvatura minor bulbi im mittleren Abschnitt einen ausgesprochenen Schattendefekt und ihr gegenüber an der großen Kurvatur eine annähernd gleich tiefe Aussparung (Sanduhrbulbus).

Abb. 515, eine Aufnahme kurze Zeit nach der ersten, ergibt wieder den medial gelegenen Defekt an der Curvatura minor. Dagegen ist jetzt die Curvatura major bulbi glatt und regelmäßig.

Abb. 516, eine weitere Serienaufnahme, zeigt das Wiederauftreten der Veränderung an der Gegenseite.

Abb. 517, eine Aufnahme zwei Tage später, läßt an der kleinen Kurvatur eine Schattenaussparung und an der großen eine seichte Einziehung erkennen. Die Ampulla erscheint beträchtlich vergrößert (Megabulbus).

Röntgendiagnose. Konstanter Defekt an der Curvatura minor bulbi auf Ulcusbasis, an der Curvatura major spastische Einziehung von wechselndem Charakter.

Bei der *Operation* fand sich ein kirschgroßes Ulcus callosum an der Hinterwand der Ampulle in der Nähe des Pylorus. Der Bulbus selbst zeigte keine Einschnürung. Das Geschwür war mit der Umgebung verwachsen.

Was lehrt uns diese Beobachtung? Der Defekt an der kleinen Kurvatur war bei den verschiedenen Aufnahmen regelmäßig vorhanden. Wenn in Abb. 517, die zwei Tage später gemacht wurde, die Aussparung nicht so tief und ausgesprochen ist, so erklärt sich dies wohl durch die pralle Füllung des ganzen Organs. Der Defekt an der großen Kurvatur wechselt in allen Bildern und ist auf einer Aufnahme (515) überhaupt nicht zu sehen. Zweifellos verleiht also ein Spasmus dem Bulbus diese wechselnde Gestalt. Demgegenüber war der konstante Defekt an der kleinen Kurvatur sicher organisch bedingt. Es läßt sich nicht immer ohne weiteres sagen, welcher Teil der Veränderungen funktioneller und

welcher organischer Natur ist. In der Regel aber deuten Defekte der Curvatura major-Seite auf Krampf (ÅKERLUND), besonders wenn sie mehr oder weniger schmale regelmäßige Einziehungen darstellen. Der sichere Beweis aber, daß es sich darum handelt, wird erbracht, wenn er sich in Form, Sitz und Ausdehnung ändert. Dagegen finden wir bei organischen Defektbildungen eckige und zackige Konturen von unregelmäßiger Gestalt und meist geringerer Tiefe. In der Regel sitzen sie an der Curvatura minor. Ein untrüglicher Beweis für sie ist die Konstanz des Befundes in verschiedenen Aufnahmen.

Die Unterscheidung wird aber häufig dadurch erschwert, daß zu organischen meist noch spastische Veränderungen hinzukommen.

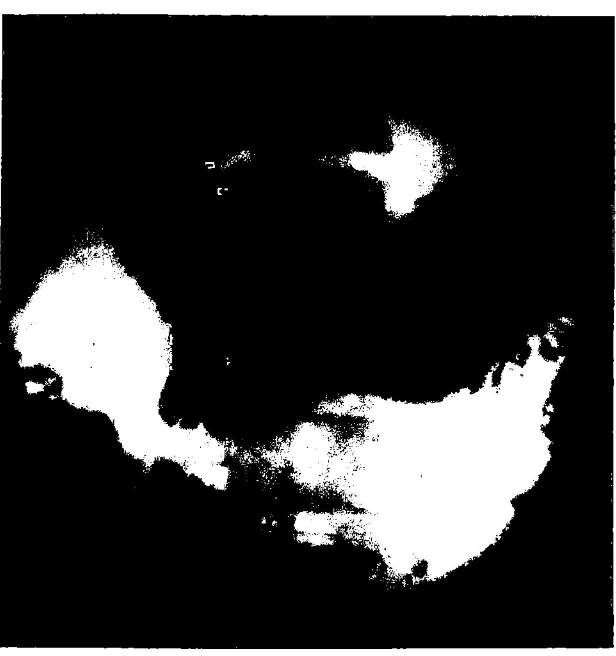

Abb. 518. Bulbusdefekt an der Curvatura minor bulbi bei Ulcus duodeni (Pfeile).

Als Beispiele von Bulbusdeformitäten bei Ulcus duodeni seien hier eine Anzahl von Bildern (Abb. 518—533) wiedergegeben; sie zeigen ohne viele Worte die Verschiedenartigkeit der Veränderungen:

Wir haben bereits im vorigen Kapitel darauf hingewiesen, daß für eine Defektbildung an der kleinen Kurvatur des Bulbus oft das Ulcus selbst verantwortlich zu machen ist. Es handelt sich dabei meist um callöse Geschwüre, die an der Vorder- oder Hinterwand in der Nähe der kleinen Kurvatur sitzen und auf die Gestaltung der Ampulle wie ein kleiner Tumor wirken (callöser Ulcustumor). Es kommt dadurch zu Aussparungen oder zum umschriebenen Ausfall im betreffenden Bezirk. Die Konturen sind unregelmäßig, der Defekt tief einschneidend.

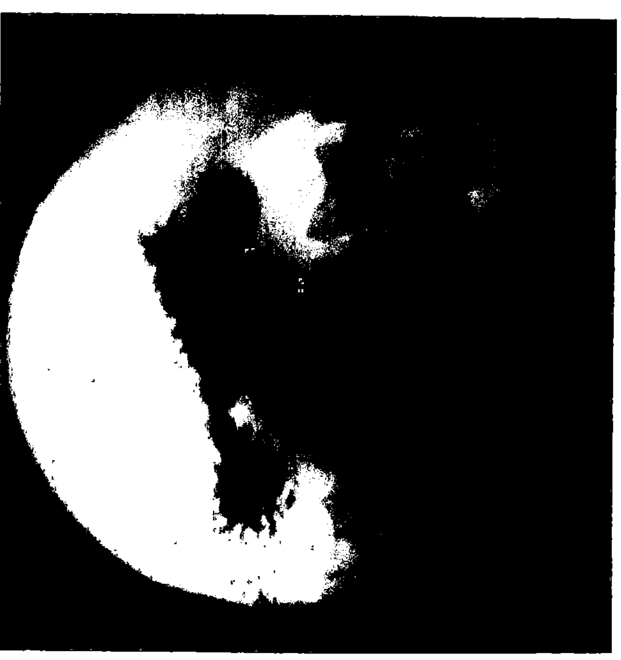

Abb. 519. Bulbusdefekt an der Curvatura minor bulbi bei Ulcus duodeni (Pfeile).

Hier und da findet man auch kleine Schattenpünktchen im Sinne der oben beschriebenen parabulbären Fleckchen. Diese Bildungen an der kleinen Kurvatur

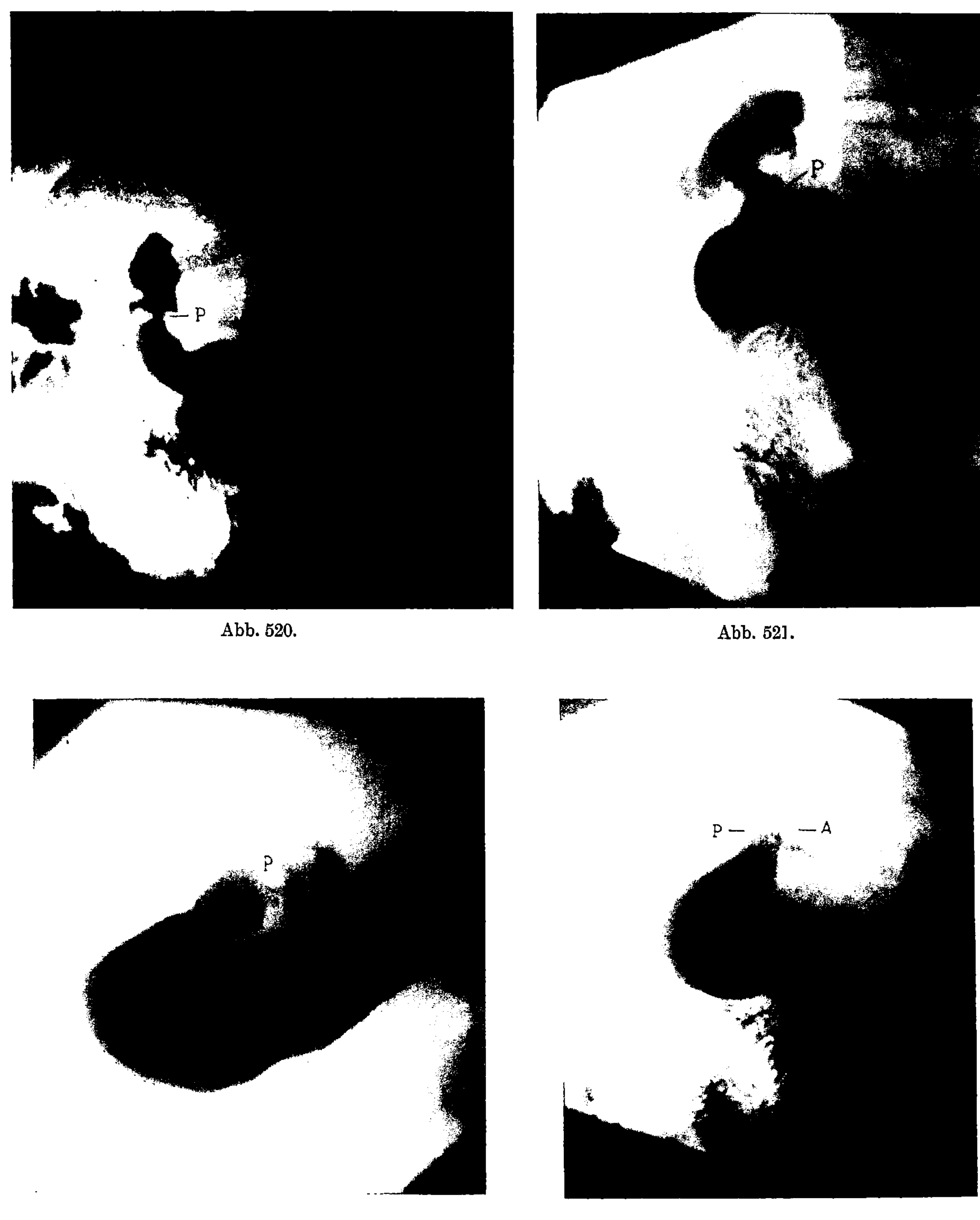

Abb. 520.   Abb. 521.

Abb. 522.   Abb. 523.

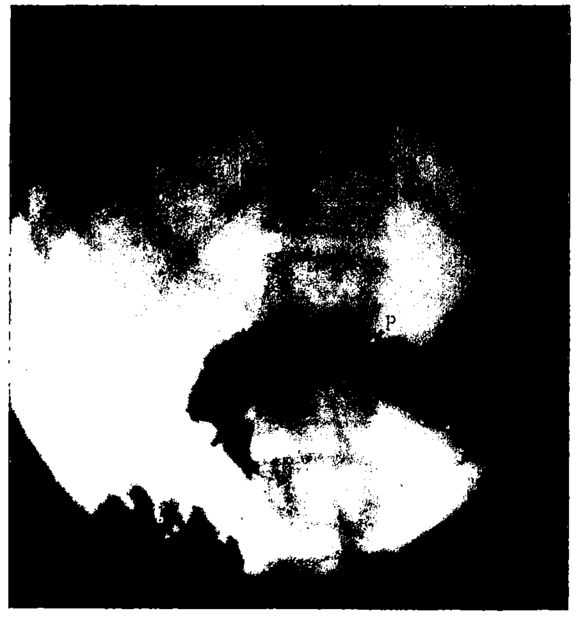

Abb. 524.

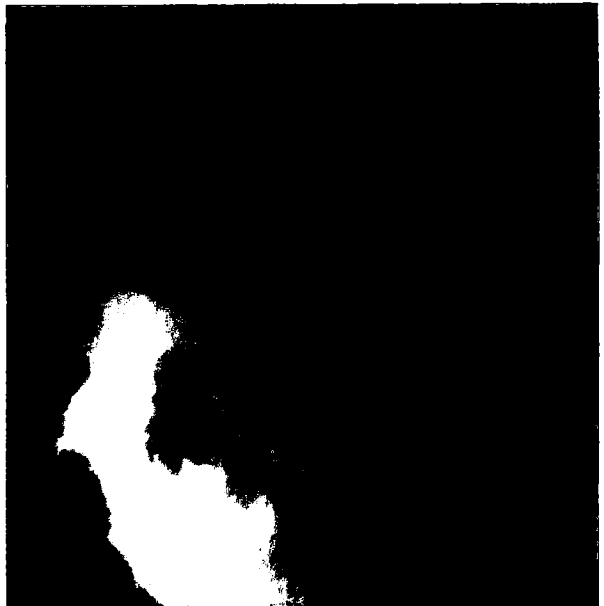

Abb. 525.

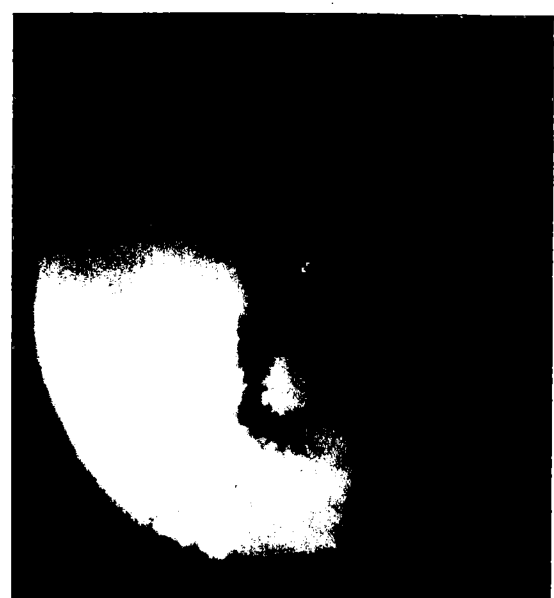

Abb. 526.

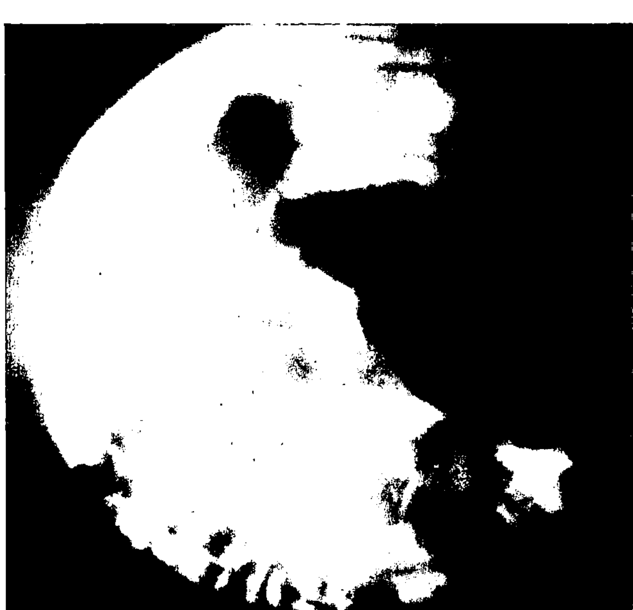

Abb. 527.

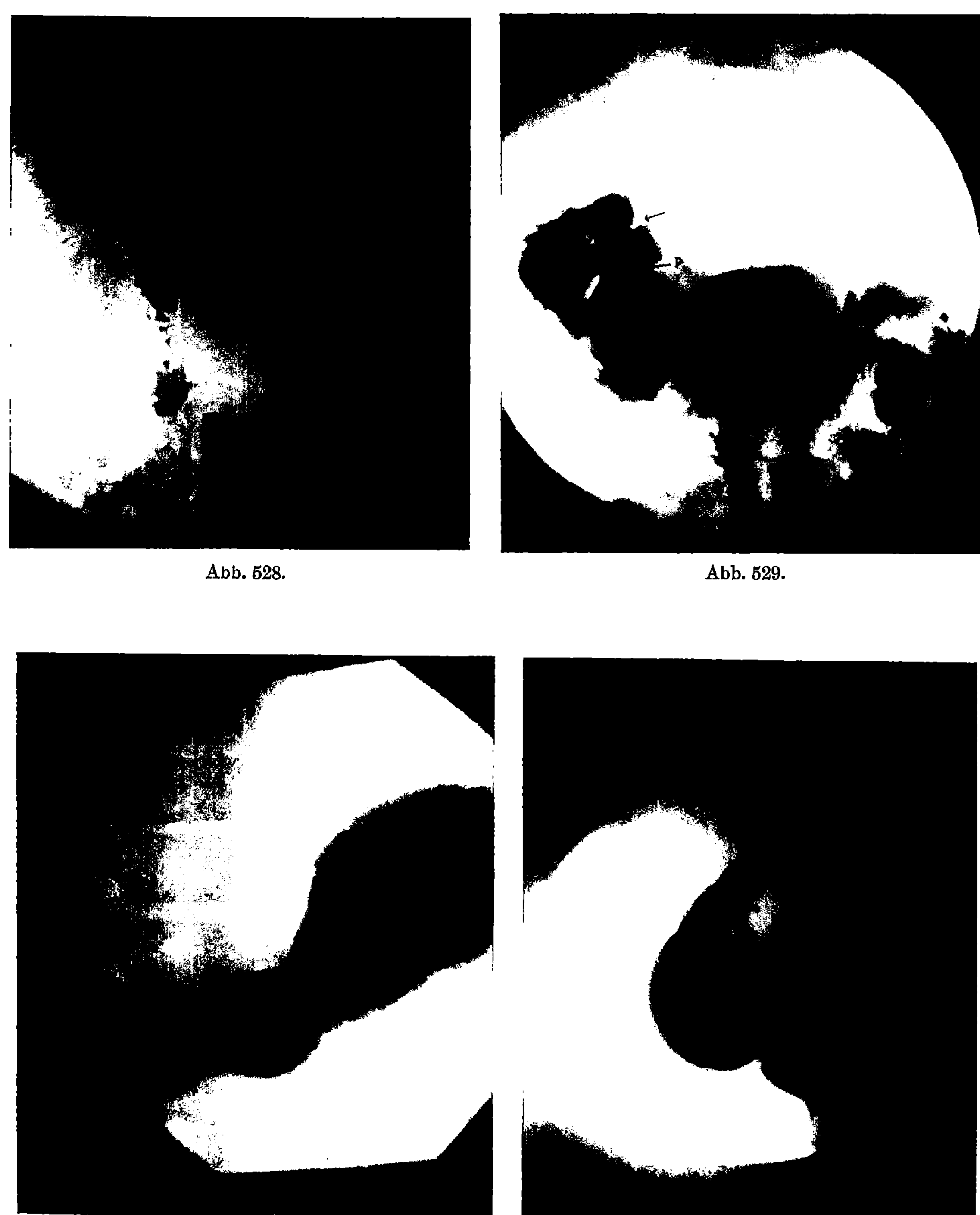

Abb. 528.

Abb. 529.

Abb. 530.

Abb. 531.

entsprechen in den meisten Fällen dem eigentlichen Geschwürsherd. Es gelingt in der Tat häufig bei Änderung der Technik eine Füllung des Kraters im Bereiche des Defektes zu erzielen. Man findet dann an der vorher beobachteten Aussparung einen mehr oder minder dichten rundlichen Schatten, der als Nische zu deuten ist, und der vom übrigen Bulbus durch eine zirkuläre, etwas aufgehelltere runde Zone abgetrennt ist.

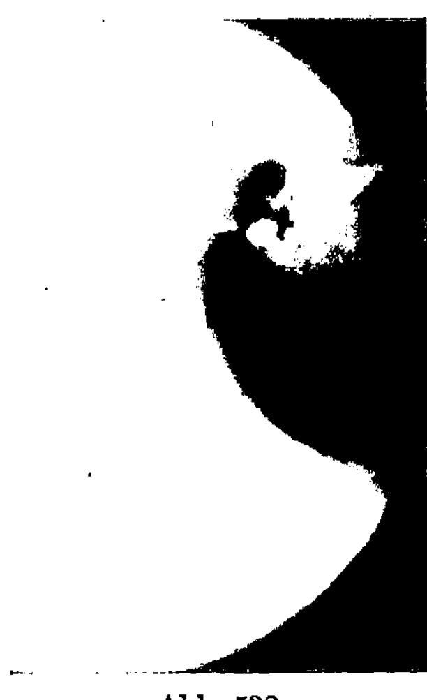

Abb. 532.

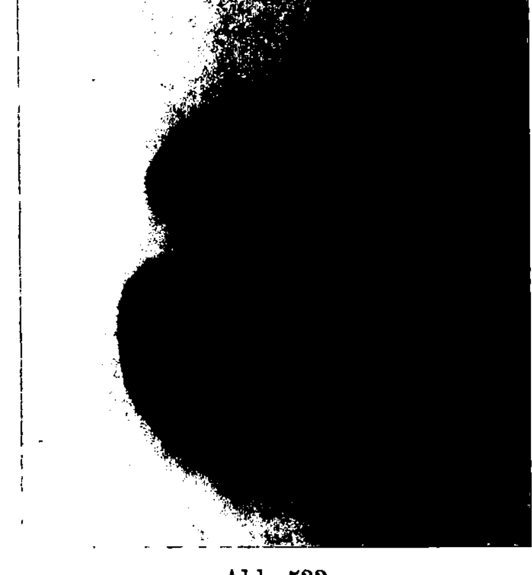

Abb. 533.

Als Beweis für unsere Behauptung sei auf die bereits früher beschriebenen Bilder (Abb. 501, 502, 504, 505) verwiesen.

B. Pyloruszapfen.

Als eine häufige Veränderung des Bulbus duodeni können wir den zuerst von BIER beobachteten und dann von STIERLIN und mir ausführlich beschriebenen „Pyloruszapfen" nennen. Es ist dies ein stäbchen- oder zapfenförmiger Fortsatz am distalen Ende des Magenschattens, der als schmales Band geradlinig oder bogenförmig verläuft und in den breiteren Ampullenausguß übergeht. Gebildet wird er durch den pyloralen Teil des Magens und Duodenum.

Der Pyloruszapfen entsteht in der Regel im Anschluß an Duodenalgeschwüre, die dicht am Pförtner sitzen; er ist unserer Ansicht nach in erster Linie Ausdruck einer organischen Stenose. Diese Auffassung wird vor allem bekräftigt durch die Tatsache, daß man meist bei seinem Vorkommen auch die Symptome der Pylorusstenose vorfindet, d. h. Ektasie des Magens, Stauungsdilatation, Stenosenperistaltik und 6-Stundenrest.

Daß gleichzeitig spastische Zustände eine Rolle spielen, geht aus den Formabweichungen, die gelegentlich zu beobachten sind, hervor.

Als Beleg für diese Auffassung dient die auf S. 322 und 323 wiedergegebene Bilderserie 510—513a.

Der Umstand, daß der Pyloruszapfen immer vorhanden ist, beweist, daß er in der Hauptsache organisch bedingt ist, während hinzugetretene spastische Komponenten den Wechsel seiner Breite verursachen.

Die Pyloruszapfenbildung erfolgt, wie oben erwähnt, sowohl auf Kosten des distalen Antrum als auch des Anfangsteiles des Duodenum. Man findet beide fast regelmäßig verändert. Die Ampulle kann unter Umständen glatte und regelmäßige Konturen zeigen. Gewöhnlich fehlt jedoch nur der Sinus bulbi. Die Ampulle sitzt

meist in ovaler Form dem Zapfen auf und ist in ihrem basalen Abschnitt unregelmäßig und unscharf begrenzt. Für die Beteiligung des pyloralen Anteiles des Magens
spricht der Umstand, daß dieser in der
Mehrzahl der Fälle leicht eingezogen ist.

Folgende Bilder mögen als Beispiele
dienen:

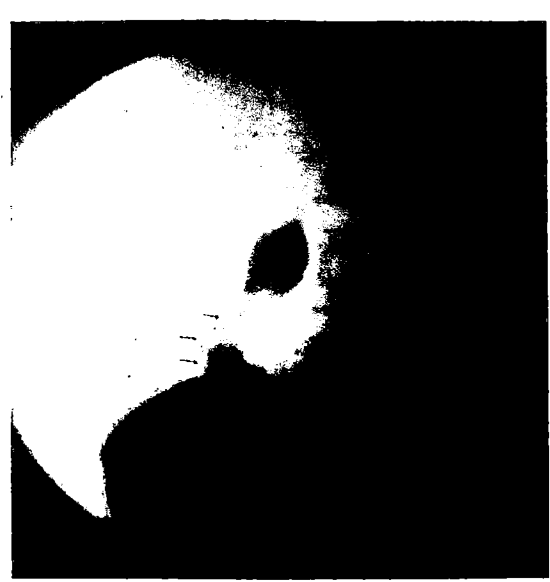

Abb. 534. Ulcus duodeni. Pyloruszapfen.
(Pfeile.)

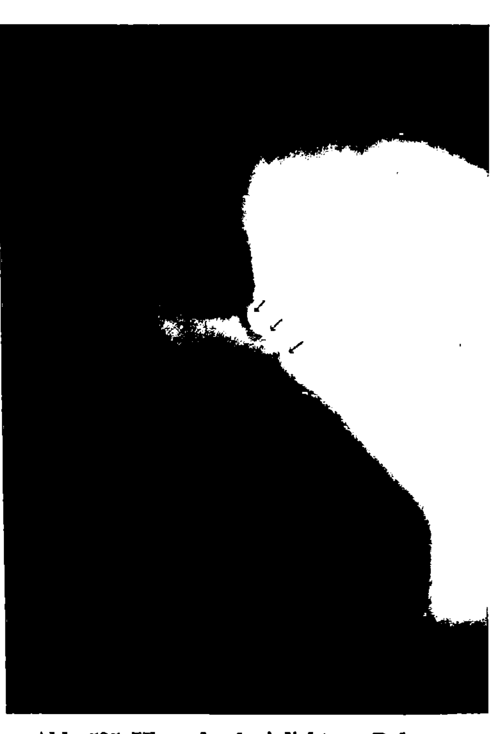

Abb. 535. Ulcus duodeni dicht am Pylorus.
Pyloruszapfen. (Pfeile.)

Abb. 534 zeigt in typischer Weise das eben Gesagte. Aus dem erweiterten
Magen zieht ein ziemlich breites, leicht gekrümmtes, nach oben sich etwas verjüngendes Schattenband (Pylorus-
zapfen), dem eine ovale Ampulle aufsitzt, deren Sinus fehlen und deren
basaler Abschnitt leicht unregelmäßige
Füllung aufweist.

Ähnliche Verhältnisse finden wir
in Abb. 535 und 536.

In allen diesen Fällen ergab die
Operation das Vorhandensein eines Ulcus
dicht am Pylorus, das zur Stenosierung
des Magenausganges geführt hatte.
Auch bei der Röntgenuntersuchung
fanden sich am Magen die üblichen
Anzeichen einer Pylorusstenose, d. h.
Stauungsdilatation und 6-Stundenrest.

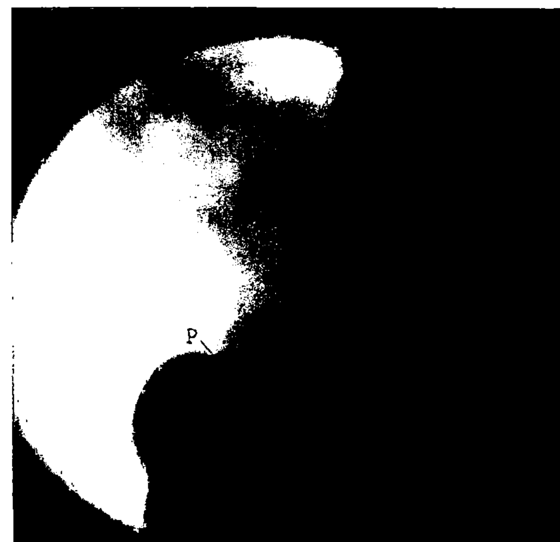

Abb. 536. Ulcus duodeni, dicht am Pylorus;
gekrümmter Pyloruszapfen.

C. Taschen- und divertikelartige Bildungen des Bulbus.

Wir verstehen unter solchen Bildungen mehr oder weniger große
Schattenausbuchtungen, die am Bulbus als Folgezustand eines Geschwürs entstehen
können. Ihre Ausdehnung kann sehr verschieden sein. Mit Vorliebe entwickeln sie sich

an der großen Kurvatur, wo sie beträchtliche Ausmaße erreichen können. Seltener
werden sie an der kleinen Kurvatur angetroffen, wo sie meist auch kleiner und
mehr umschrieben sind. Was die Pathogenese dieser Ausstülpungen anlangt, so
kommen sie fast ausschließlich dadurch zustande, daß sich die Duodenalwand
zwischen leistenförmigen, organisierten Strangbildungen divertikelartig vorwölbt.
Verschiedene Momente begünstigen diesen Vorgang. Vor allem sind es narbige
Briden, die von der Curvatura major-Seite in querer Richtung zur Bulbusachse
gegen das Geschwür ziehen und dadurch eine ringförmige Einengung des Rohres
bedingen. Zwischen diesen Narbenzügen wird durch den Pulsionsdruck der Ingesta
die Darmwand ausgebuchtet und erweitert. Auch bei allen Prozessen, die in
irgendeinem Abschnitt zu einer Stenosierung der Duodenallichtung führen, kann
sich oral davon eine taschenartige Erweiterung entwickeln, so z. B. bei abnormem

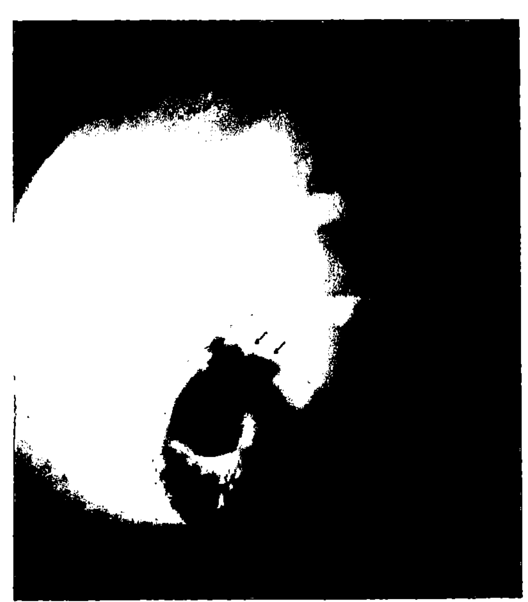

Abb. 537. Divertikelartige Taschenbildung an der
Curvatura major bulbi. Schrumpfungsdefekt an
der Curvatura minor. Ulcus duodeni.

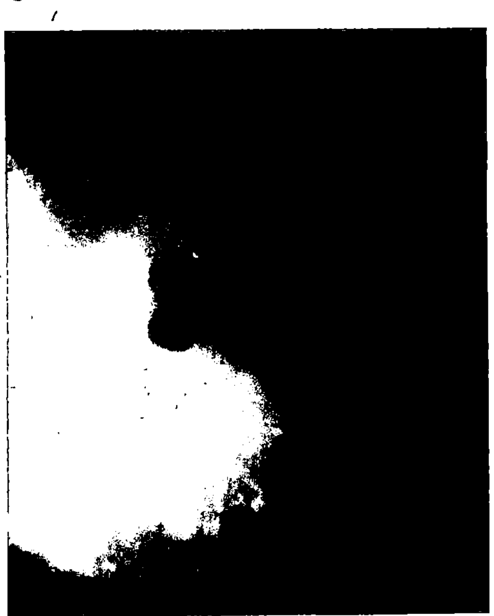

Abb. 538. Divertikelartige Taschenbildung an
der Curvatura major bulbi. Schrumpfungsdefekt
an der Curvatura minor. Ulcus duodeni.

Verlauf der Schleimhautfaltung bei länger bestehendem Geschwür, ferner auch
durch zirkuläre Schrumpfungen der Serosa, Abknickungen, Verziehungen oder auch
infolge von Spasmen. ÅKERLUND bezeichnet diese Art als prästenotische Taschenbildungen. Nach all dem Gesagten stellt die Taschenbildung einen Folgezustand der
Einengung des Duodenum dar. Es liegen also ähnliche Verhältnisse vor wie z. B.
bei einer Magenektasie infolge Stenose oder Spasmus des Pylorus. Die Veränderung
kann mit einem Schrumpfungsprozeß an der Curvatura minor-Seite vergesellschaftet
sein. Die Bulbuszeichnung ist dann eine asymmetrische, d. h. die gleichmäßige
Form der Ampulle fehlt und man sieht die kleine Kurvatur eingezogen, die große
dagegen stark ausgebuchtet. Die Begrenzungslinie der kleinen Kurvatur liegt in
der Verlängerung des Pylorus.

Eine Eigentümlichkeit dieser Divertikel ist, daß ihre Wandung kontraktionsfähig bleibt. Untersuchungen in verschiedenen Zeitabschnitten zeigen oft verschiedene Größen, unter Umständen verschwinden sie ganz. In der Regel kommen
sie in der Einzahl vor, seltener in der Mehrzahl; dann sind sie aber kleiner.
Der Lieblingssitz ist der proximale Teil des Bulbus. Sie können nach Entleerung
des Magens und des übrigen Duodenum noch mit Kontrastmassen gefüllt bleiben

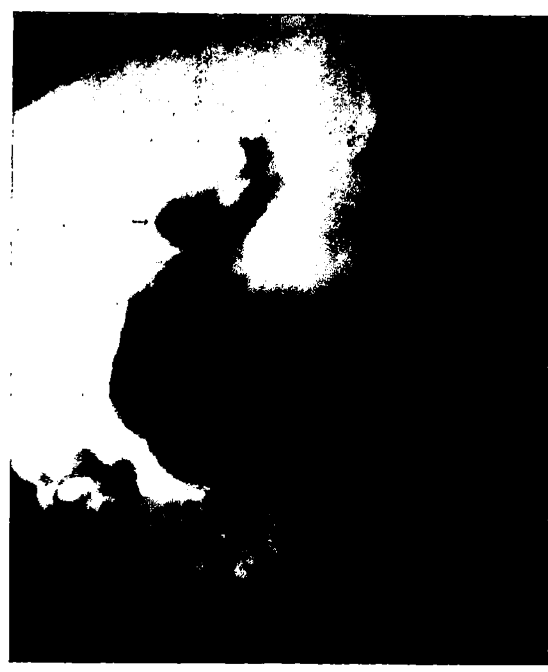

Abb. 539. Divertikelartige Taschenbildung an der
Curvatura major. Schrumpfungsdefekt an der
Curvatura minor bei Ulcus duodeni.

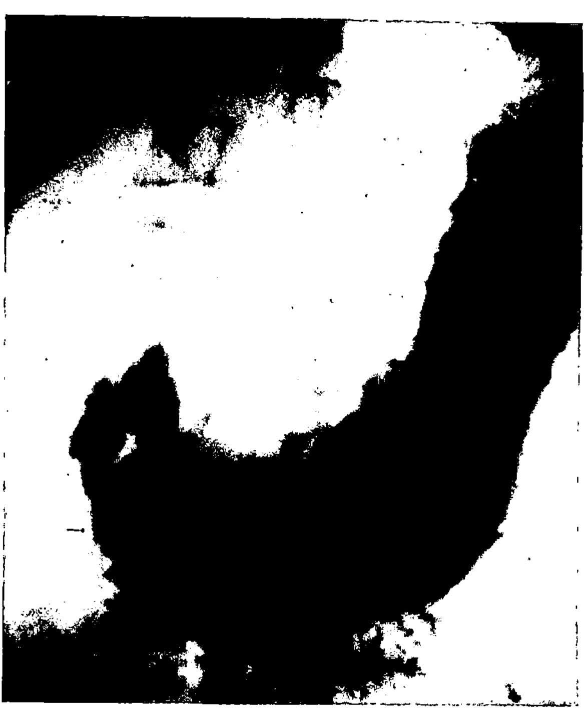

Abb. 540. Dasselbe.

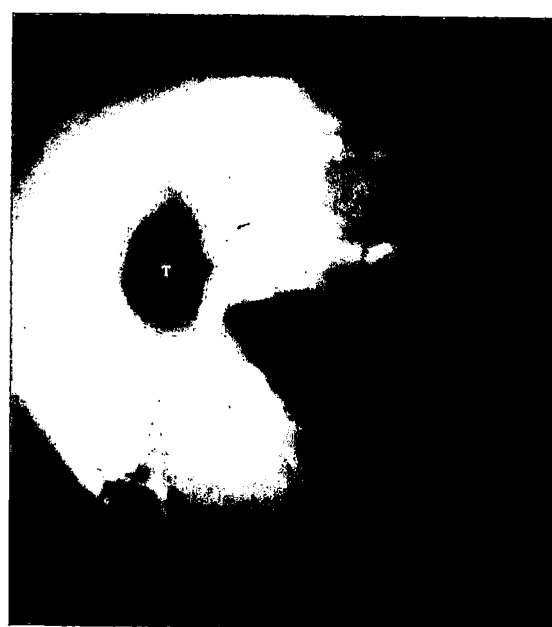

Abb. 541. Große divertikelartige Taschenbildung der
Curvatura major bulbi. Schattendefekt mit parabulbärem Fleck an der Curvatura minor. Ulcus callosum
duodeni.

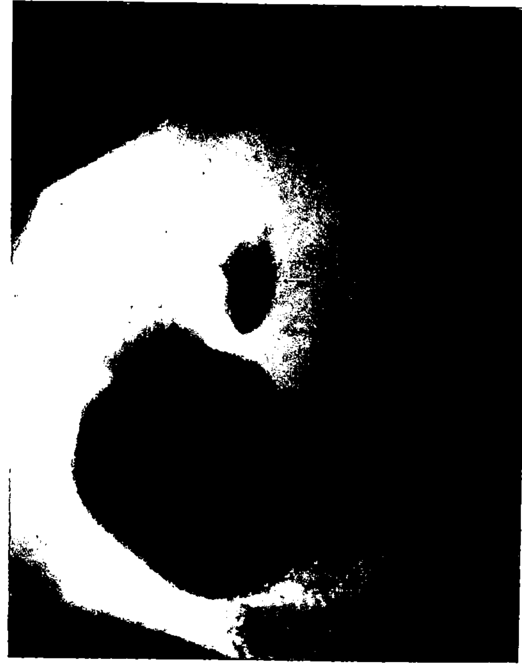

Abb. 542. Divertikelartige Taschenbildung an der
Curvatura minor. Ulcus duodeni dicht am Pylorus.

und bilden dann den sog. persistierenden Duodenalfleck, der ein sicheres Zeichen eines Ulcus duodeni darstellt (vgl. Abb. 546).

Die Abgrenzung gegenüber einer echten Nische dürfte in den meisten Fällen nicht schwer sein. Höchstens könnten Verwechslungen vorkommen, wenn kleine

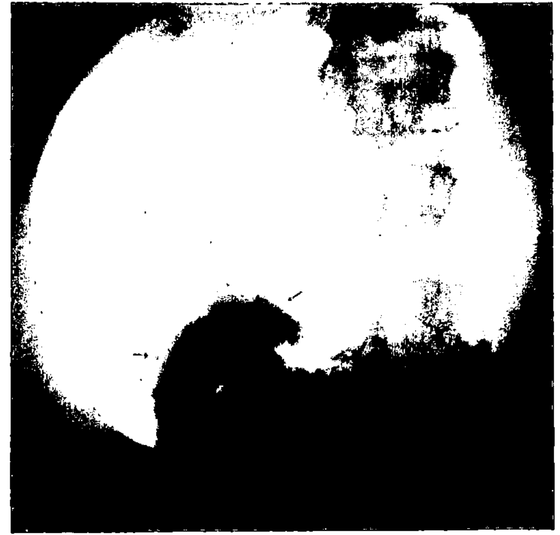

Abb. 543. Divertikelartige Taschenbildung an beiden Kurvaturen bei Ulcus am distalen Abschnitt des Bulbus.

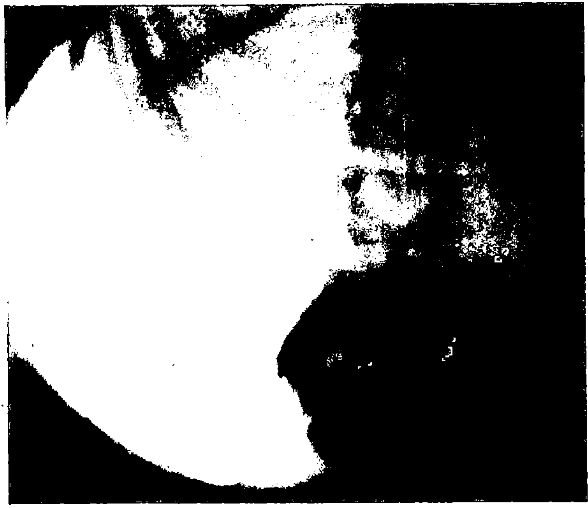

Abb. 544. Divertikelartige Taschenbildung an beiden Kurvaturen des Bulbus. Ulcus duodeni.

Aussackungen an der Curvatura minor bulbi sitzen. Diese weisen aber glatte und scharfe Begrenzungslinien auf. Ihre Schattenintensität ist gleichmäßig und entspricht

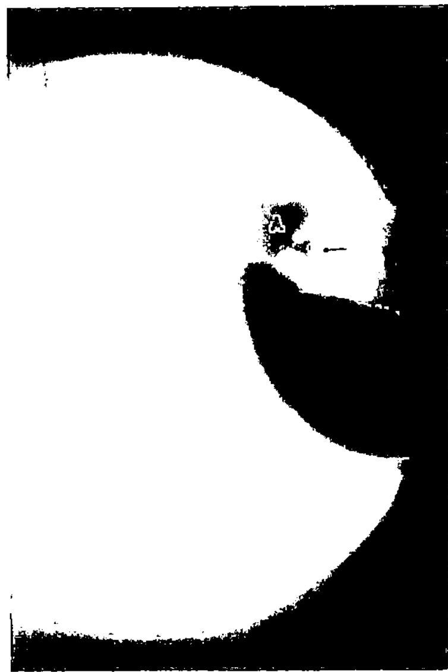

Abb. 545. Multiple divertikelartige Ausbuchtungen an beiden Kurvaturen bei Ulcus duodeni.

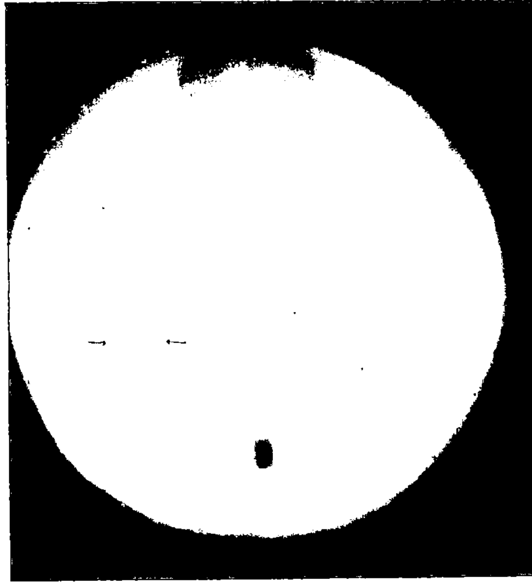

Abb. 546. Persistierender Duodenalfleck.

der des übrigen Bulbus. Untersuchungen in verschiedenen Zeitabschnitten werden meist eine Änderung ihrer Größe erkennen lassen. -

Ähnlich wie beim sanduhrförmigen Magen ist auch hier die organische Einschnürung begleitet von einem in der Stärke wechselnden Spasmus. Selbst eine umschriebene Kontraktion allein kann, wenn sie längere Zeit anhält, zur Divertikelbildung führen.

Das eben Gesagte erläutern die Abb. 537—541.

Man sieht überall eine umschriebene sackförmige Erweiterung der großen und einen mehr oder weniger ausgedehnten Schrumpfungsdefekt der kleinen Kurvatur.

Abb. 542 stellt eine nach der kleinen Kurvatur zu entwickelte Taschenbildung dar. Die Ursache ist ein juxtapylorisch gelegenes Ulcus duodeni, das auch bei der Operation gefunden wurde.

Abb. 543 zeigt an beiden Kurvaturen eine sackförmige Erweiterung. Die nach der großen zu gelegene ist abgerundet, während die an der kleinen eckige und zackige Begrenzung aufweist.

Multiple Taschenbildungen stellt Abb. 545 dar. Sowohl an der großen wie kleinen Kurvatur erkennt man vielfache Auszackungen und Ausbuchtungen verschiedener Größe. Es handelte sich hier, wie die Operation ergab, um kleine Ausstülpungen, die durch ausgedehnte weißliche narbige Veränderungen an der Vorderseite der Ampulle bedingt waren.

Einen persistierenden Rest in einer Aussackung zeigt Abb. 546.

D. Größenveränderungen des Bulbus bei Ulcus duodeni.

Megabulbus und Mikrobulbus (Bulbospasmus).

Von den verschiedenen Formveränderungen, die für den Nachweis eines Ulcus duodeni in Betracht kommen, sei noch der Mega- und Mikrobulbus erwähnt.

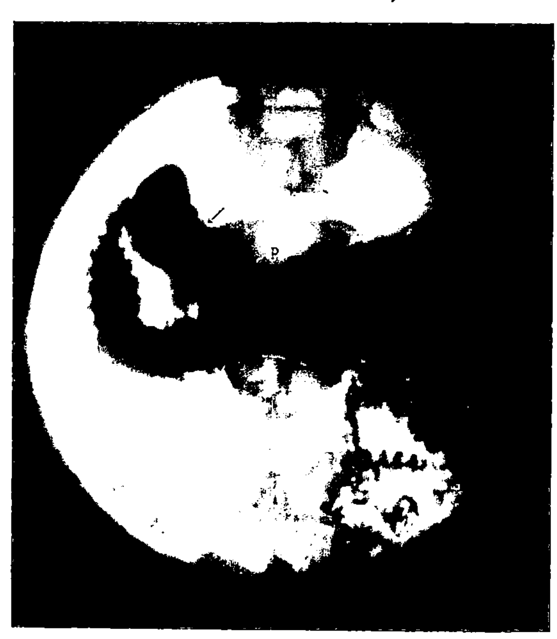

Abb. 547. Megabulbus bei Ulcus duodeni.
P Pylorus, Pfeil = Ulcusdefekt.

Wir verstehen unter Megabulbus eine allseitige Erweiterung der Ampulle. Symptomatische Bedeutung hat diese Veränderung indessen nicht oder nur dann, wenn sie von anderen Ulcussymptomen begleitet ist. Denn eine Erweiterung der Ampulle kann sich auch bei einer großen Anzahl anderer Krankheitsvorgänge am Duodenum einstellen, so z. B. bei aboral gelegenen Duodenalstenosen, sei es, daß sie auf entzündlicher Basis innerhalb des Rohres oder infolge Kompression von außen durch Drüsenpakete oder andere Tumoren, stenosierende Verwachsungen usw. zustande kommen. Auch bei Pylorusinsuffizienz kann sie vorgefunden werden.

Sie dürfte auch, ähnlich wie die gleichartige Veränderung am Magen, durch Herabsetzung des Tonus auf rein funktioneller Grundlage vorkommen (Bulbusatonie).

Abb. 547 zeigt uns einen Megabulbus bei Ulcus duodeni. Die Ampulle ist sowohl in ihrem Breiten- als besonders in ihrem Längsdurchmesser beträchtlich vergrößert. An der kleinen Kurvatur erkennt man einen deutlichen Schattendefekt (Ulcus) und ihm gegenüber eine taillenförmige Einschnürung. Bemerkenswert ist hier die breite Öffnung des Pylorus.

Abb. 548 stellt ebenfalls einen Megabulbus dar, der gleichzeitig mit einer abnormen Erweiterung des Duodenum descendens vergesellschaftet ist. Ampulle teils mit Kontrastinhalt, teils mit Luft gefüllt. Die Ursache lag hier in einer Stenose der Pars horizontalis inferior infolge entzündlicher Narbenbildung.

Daß unter Umständen Taschenbildungen bei Ulcus duodeni zum Bilde des Megabulbus führen können beweist Abb. 549. Man sieht hier einen abnorm großen Duodenalschatten, der sich bei näherer Betrachtung als eine Ausstülpung der Curvatura major erweist.

Viel häufiger, bisher sicher zu wenig beachtet und in diagnostischer Hinsicht für das Vorhandensein eines Ulcus duodeni wichtiger, ist Kleinheit des Bulbus, die neben organischen Veränderungen hauptsächlich durch spastische Zustände bedingt ist. Wir haben sie als *Bulbospasmus* bezeichnet und verstehen darunter einen Zustand, bei dem durch Dauerkontraktion die Füllung mit Kontrastsubstanz

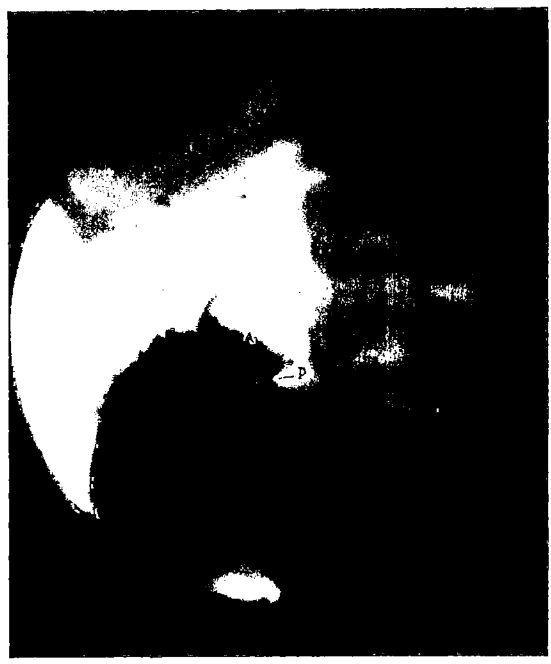

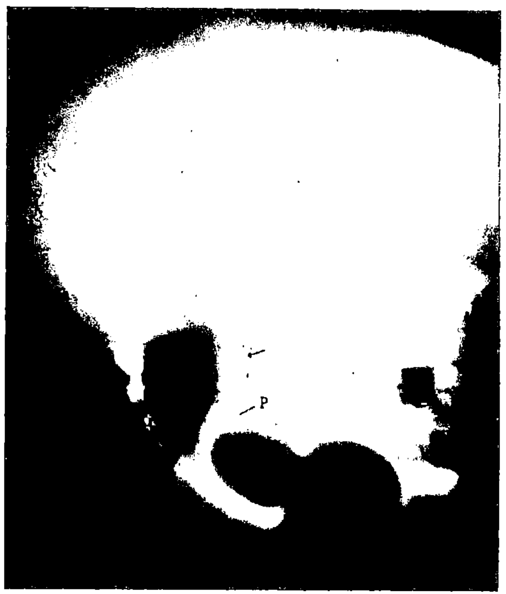

Abb. 548. Megabulbus mit Erweiterung der Pars descendens duodeni bei Narbenstenose im Bereiche der Pars transversa inf. duodeni. A Ampulle, P Pylorus.

Abb. 549. Große Taschenbildung, einen Megabulbus vortäuschend. Ulcus duodeni (Pfeil.) P Pylorus.

verhindert wird. FREUND spricht von „Phthisis bulbi" und führt diese Erscheinung auf Schrumpfungen zurück. BERG nimmt als Grund eine tonische Gesamtkontraktion an, ÅKERLUND eine Hypermotilität.

Diese Veränderung kommt wohl dadurch zustande, daß der Bulbus die aufgenommenen Ingesta nur für ganz kurze Zeit behält um sie gleich wieder weiter zu befördern. Erst nach mehreren Auspreßversuchen kann es gelingen, ihn zu ermüden und dann eine genügende Füllung zu erreichen. Im allgemeinen ist trotz aller technischer Hilfsmittel die volle Darstellung kaum möglich. Immerhin erkennt man aber, daß er pathologisch deformiert ist. Außer dem Spasmus spielen bei der Entstehung zweifellos auch narbige, insbesondere stenosierende Veränderungen am Pylorus eine Rolle. Daß aber dem Krampf der Hauptanteil zukommt, ist dadurch bewiesen, daß bei Wiederholung der Untersuchung nach Tagen, möglicherweise schon nach Stunden ausgiebige Füllung der Ampulle möglich sein kann. Der Mikrobulbus wird meist beobachtet, wenn ein Ulcus dicht am Pylorus sitzt. Stenosenperistaltik und Ektasie des Magens sind dann häufige Begleiterscheinungen.

Zwei typische Beispiele zeigen uns die Abbildungen 550 und 551. In beiden Fällen gelang es trotz Anwendung aller Hilfsmittel nicht eine volle Entfaltung der Ampulle zu erreichen. Doch erkennt man deutlich, daß sie pathologisch verändert ist.

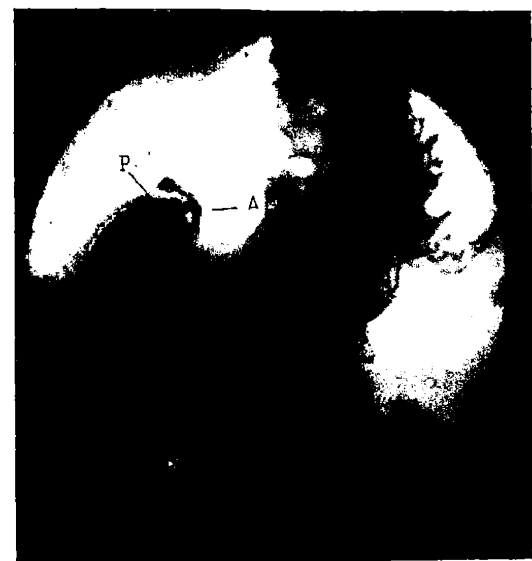

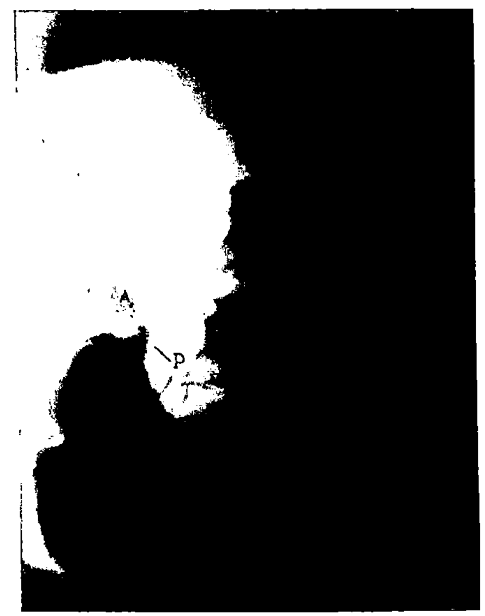

Abb. 550. Bulbospasmus bei Ulcus duodeni.
P Pylorus, A Ampulle.

Abb. 551. Bulbospasmus bei Ulcus duodeni.
P Pylorus, A Ampulle.

Die Operation ergab bei den zwei Kranken ein Ulcus dicht am Pförtner. Narbige Schrumpfungen im Bereich der Ampulle, welche den mangelhaften Ausguß hätten erklären können, fanden sich nirgends.

3. Periduodenitis.

Als häufiger Folgezustand eines Zwölffingerdarmgeschwürs sei noch die Periduodenitis erwähnt. Sie stellt weitgehende narbige Veränderungen dar,

Abb. 552. Periduodenitis mit Fixation des distalen Bulbusteiles (Aufnahme in Bauchlage).

Abb. 553. Derselbe Patient. Aufnahme in halbrechter Seitenlage. Der distale, fixierte Bulbusteil erfährt nur geringe Lageveränderung.

die zu Verwachsungen mit der Umgebung führen. Die Röntgenuntersuchung zeigt dabei verschiedene charakteristische Merkmale: vor allem Deformierung des Bulbus,

zackenförmige, stark unregelmäßige Konturen von konstantem Charakter, bogenförmig ausladenden Verlauf der Duodenalschleife (stumpfer Winkel der Flexur). Ein häufiges Vorkommnis ist Dextroposition und vor allem Fixation des Duodenum und damit unter Umständen des Pylorus. Die *Rechtsverlagerung* muß aber nicht immer diese Ursache haben. In etwa der Hälfte der Fälle kann sie durch andere Gründe bedingt sein (Magenerweiterung, Gasaufblähung des Kolon, erhöhter Magentonus usw.). Umgekehrt kann auch bei sicherer Periduodenitis adhaesiva der Pylorus an normaler Stelle, ja sogar links von der Mittellinie liegen.

Zur Prüfung *der Verschieblichkeit* läßt man den Patienten nach der Untersuchung im Stehen noch Bauch-, bzw. halbrechte und rechte Seitenlage einnehmen. Dabei kann sich ein ganz verschiedenes Verhalten ergeben.

Das eine Mal liegt der Pylorus und das Duodenum als Zeichen der Fixation bei allen Stellungen am selben Platze in bezug auf die Wirbelsäule, die als fester Punkt genommen wird. Ein anderes Mal bleibt der ganze oder ein Teil des Zwölffingerdarmes unverändert in seiner Lage,

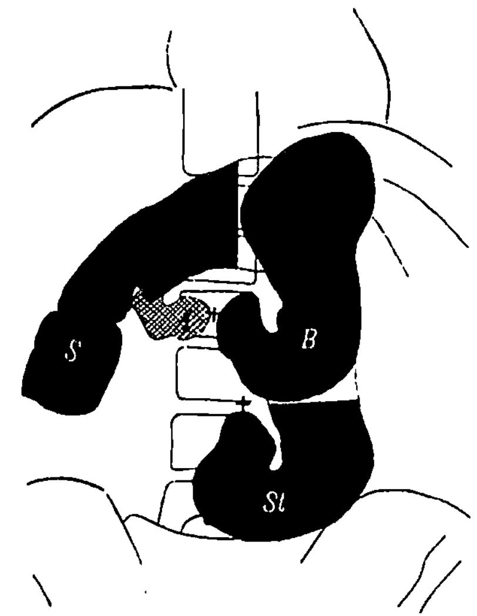

Abb. 554. Periduodenitis adhaesiva. Pylorus und obere Wand der Ampulla duodeni durch breiten Narbenstrang an den Leberrand fixiert. Flächenhafte Verwachsungen zwischen Gallenblase und Duodenum. Trotzdem ausgiebige Verschieblichkeit des Pylorus (+) in verschiedenen Körperlagen: St im Stehen, B in Bauchlage, S in Seitenlage. A Ampulla duodeni in Bauchlage.

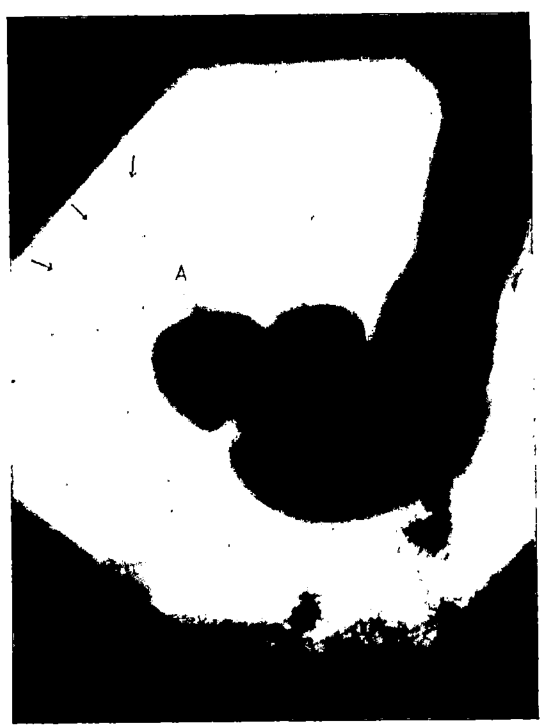

Abb. 555. Periduodenale Verwachsungen bei Ulcus duodeni bogenförmige Ausladung der Duodenalschleife.

Abb. 556. Periduodenitis bei Ulcus duodeni. Bulbusdeformität.

während der Pförtner mitsamt dem Magen um die Fixationsstelle verhältnismäßig frei beweglich ist. In typischer Weise zeigen dies Abb. 552 und 553.

Man sieht gegenüber der Aufnahme in horizontaler Bauchlage auf der in halbrechter Seitenlage den Magen und Pylorus nach rechts gesunken und dabei das Duodenum zipfelförmig in der Wirbelsäulengegend fixiert.

Schließlich kann, wie aus Abb. 554 hervorgeht, eine völlig normale Beweglichkeit vorhanden sein.

Als typische Beispiele eines Ulcus duodeni mit ausgedehnten periduodenitischen Verwachsungen folgende Beobachtungen:

32jähriger Kranker klagt seit einem Jahre über zunehmende Magenbeschwerden, Schmerzen nach den Mahlzeiten, saures Aufstoßen, zeitweise schwarzen Stuhl.

Röntgenbefund. Normaler Magen, stark deformierter Bulbus mit zackigen, unregelmäßigen Konturen bis weit in die Pars descendens duodeni hinein. Bei wiederholter Untersuchung in verschiedenen Körperlagen fiel auf, daß das Duodenum gegenüber der Wirbelsäule immer die gleiche Lage einbehielt. Die ganze Duodenalschleife hat einen gleichmäßigen bogenförmigen Verlauf und bildet an der Flexura superior einen stumpfen Winkel (Abb. 555).

Die *Operation* bestätigte die Diagnose: Ulcus duodeni mit ausgedehnten periduodenalen Verwachsungen.

39jähriger Kranker. Seit 5 Jahren Magenbeschwerden und Abmagerung. $\frac{1}{2}$ bis 2 Stunden nach dem Essen Druckgefühl und Schmerzattacken. Manchmal Erbrechen und Hungerschmerz.

Röntgenuntersuchung: Abb. 556 zeigt eine stark deformierte Ampulla duodeni. Sie ist durch mehrere Einbuchtungen in drei verschieden große Segmente abgeteilt, von denen das obere nahe am Pylorus spornförmig nach oben gerichtet ist (Fixation). Die Untersuchung beim Übergang von der Bauch- in die halbrechte Seitenlage zeigt kaum eine merkliche Lageveränderung der Ampulle zum Wirbelsäulenschatten.

Die *Operation* ergab als Bestätigung der Röntgendiagnose ein Ulcus duodeni mit narbigen Verwachsungen an der Leber. Gastroenterostomia retrocolica posterior.

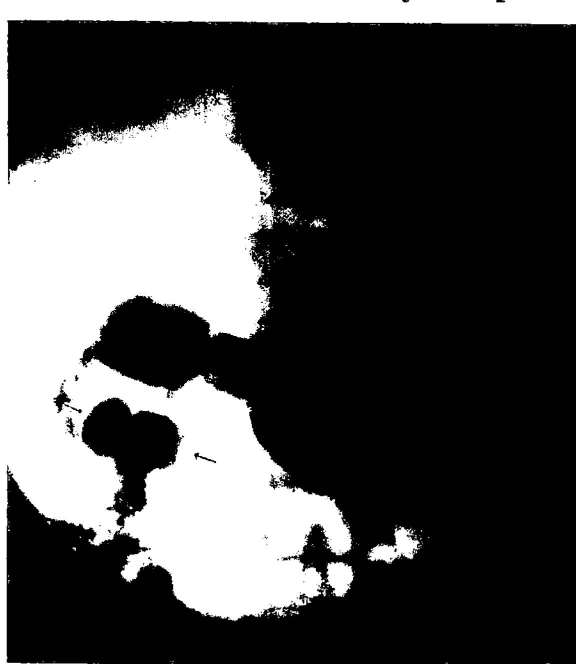

Abb. 557. Gedeckte Perforation eines Ulcus duodeni.
Pfeile = Perforationshöhle.

4. Perforation von Duodenalgeschwüren.

Durchgebrochene Duodenalgeschwüre kommen für die Röntgenuntersuchung kaum in Betracht. Das klinische Bild ist in den meisten Fällen so eindeutig und eindrucksvoll, daß man die Diagnose selten verfehlen kann. Außerdem wäre es für solche Kranke höchst verhängnisvoll, wenn man zu der Perforation mit ihren schädlichen Auswirkungen der Peritonitis noch eine Kontrastuntersuchung hinzufügen wollte. Daß diese geradezu lebensbedrohlich wirken kann, beweist eine Mitteilung von PERTHES, wo sie bei einem Kranken trotz eindeutiger

Symptome zur Sicherstellung der Diagnose noch vorgenommen wurde. Der Ausgang war ein sehr betrüblicher. Trotz der nachfolgenden Operation trat der Exitus ein. PERTHES selbst bekennt in bewundernswerter Offenheit, daß der Patient vielleicht mit dem Leben davon gekommen wäre, wenn man die Operation sofort und ohne Breipassage vorgenommen hätte.

Bei einer gedeckten Perforation ist diese Gefahr nicht so groß. Doch empfiehlt es sich auch hier, sie nicht unnötig heraufzubeschwören.

Ein einziges Mal hatten wir Gelegenheit, den Zufallsbefund einer gedeckten Perforation eines Duodenalgeschwüres röntgenologisch festzuhalten. Es handelte sich um einen Kranken mit typischer Ulcusanamnese.

Die Aufnahme in halbrechter Seitenlage ergab (Abb. 557) bei normalem Magenbefund eine deformierte Ampulla duodeni. Unterhalb derselben und in Höhe der Pars horizontalis inferior sah man ein rundliches, scharf umgrenztes eingeschnürtes Schattengebilde von gleichmäßiger Dichte, das auch lange Zeit nach Entleerung des Magens noch sichtbar blieb.

In Anbetracht der Form und Lage dieses Schattens, wurde zunächst an eine Divertikelbildung gedacht. Die Operation stellte den wahren Sachverhalt klar.

II. Die indirekten Symptome des Ulcus duodeni.

Neben den bisher besprochenen direkten Symptomen eines Ulcus duodeni können auch indirekte Zeichen für die Diagnose von Wert sein. In früherer Zeit, als man infolge der mangelnden Technik nicht in der Lage war, den Bulbus darzustellen und seine morphologischen Veränderungen nachzuweisen, wurde ihnen größere Bedeutung beigelegt.

Die hauptsächlichsten sind:

1. Die *umschriebene,* dem Bulbusschatten entsprechende *Druckempfindlichkeit* (JONAS).

Sie gehört zu den Merkmalen, denen man lange Zeit eine für die Diagnose ausschlaggebende Rolle zugemessen hat. STIERLIN und v. BERGMANN sahen darin einen wertvollen Hinweis. CARMAN, GEORGE und LEONARD wollen dem Zeichen nur eine untergeordnete Bedeutung zugeteilt wissen. ÅKERLUND konnte es in $50^0/_0$ seiner Kranken beobachten. Er betont mit Recht, daß man ihm dann einigen Wert beilegen kann, wenn die umschriebene Druckempfindlichkeit genau der Lage der Ampulle entspricht und ihr bei Lagewechsel folgt. Dies stimmt mit unseren Erfahrungen überein.

2. *Die duodenale Magenmotilität* (KREUZFUCHS). Das Zwölffingerdarmgeschwür verursacht Störungen der Peristaltik und des Tonus des Magens, die sich im Röntgenbild erkennen und diagnostisch verwerten lassen. Der Mageninhalt tritt im Anschluß an die Nahrungsaufnahme ungewöhnlich schnell ins Duodenum über. Es entsteht das Bild einer Pylorusinsuffizienz. Nach 2—3 Stunden befindet sich der größte Teil der Kontrastmahlzeit im Darme. Später verzögert sich die Entleerung oft derart, daß ein 6-Stundenrest zustande kommt. Wir haben also *anfangs Beschleunigung, dann Retention* (HAUDEKsches Zeichen). Man sieht daher in der Aufnahme nach 6 Stunden neben dem Magenrest eine schon weit (nach JONAS bis zur Flexura lienalis) vorgerückte Dickdarmfüllung. Praktisch weisen wir also die duodenale Magenmotilität durch Aufnahmen 2 und 6 Stunden p. c. nach. Das Einhalten dieser Zeitspannen ist wichtig. Aufnahmen nach vier Stunden, wie sie noch vielfach gemacht werden, sind überflüssig. Diese eigenartige Störung der Austreibung wird von KREUZFUCHS durch einen vom Duodenum ausgelösten pathologischen Reflex erklärt, der zuerst eine Pylorusinsuffizienz bewirken soll, während WESTPHAL, KATSCH, HUERTER, SCHLESINGER die gesteigerte Peristaltik allein für die Beschleunigung verantwortlich machen. Der 6-Stundenrest kommt nach KREUZFUCHS durch einen sog. Tardivpylorospasmus zustande, was von HOLZKNECHT und HAUDEK nicht anerkannt wird.

Bei diesem eben beschriebenen Typus zeigen *Peristaltik und Tonus des Magens* folgende Eigentümlichkeiten: Vertiefte Korpus- und Antrumbewegungen, erstere schon in der Pars cardiaca beginnend, rasche, ausgußförmige Füllung des Duodenum und Dünndarms, Erhöhung des Magentonus. Die Kontraktionswellen sind also in dreifacher Hinsicht verändert: in ihrer Tiefe, Geschwindigkeit und ihrem Beginn.

Welche Schlüsse lassen sich nun aus dem Vorhandensein der sog. duodenalen Magenmotilität ziehen? „Sie ist", wie sich KREUZFUCHS ausdrückt, „an und für sich nicht beweisend dafür, daß ein Ulcus duodeni vorhanden ist, sie zeigt nur an, daß das Duodenum irgendwie affiziert ist, wobei es ganz gleichgültig ist, ob das Duodenum primär erkrankt oder durch eine Erkrankung der *Gallenblase*, des *Pankreas* oder des *Wurmfortsatzes* in Mitleidenschaft gezogen ist".

Bei der Beurteilung des Symptomes der beschleunigten Magenentleerung muß berücksichtigt werden, daß sie auch bei Achylie, namentlich bei beginnendem Carcinom, häufig ist. Wird dagegen zur Hypermotilität noch Hyperacidität konstatiert, so spricht dieser Befund schon eher für Ulcus duodeni, obwohl die Kombination auch ohne dieses vorkommt. *Auch bei Magenneurosen kann die Funktion in gleichem Sinne geändert sein.*

Der diagnostische Wert dieser Entleerungsbehinderung wird aber noch dadurch eingeschränkt, daß sie bei vielen Zwölffingerdarmgeschwüren fehlt.

v. BERGMANN und seine Schüler WESTPHAL und KATSCH unterscheiden bei Ulcus duodeni zwei klinisch und röntgenologisch verschiedene Arten: das *hyperperistaltische* und das *maximalsekretorische Ulcus*. Für das erstere ist die sog. duodenale Magenmotilität bezeichnend. Beim letzteren dagegen steht das REICHMANNsche Syndrom der Gastrosukorrhöe auch ohne Sekretionsreiz durch die Nahrung, der intermittierende Magensaftfluß, im Vordergrund. Im Röntgenbild sehen wir dementsprechend eine mächtige Sekret- (Intermediär-) Schicht. Motorisch: Großer 6-Stundenrest, weiter wahrscheinlich im Tonus erschlaffter Magen. Pylorospasmus. Durch diesen ist der gewaltige Schmerz bedingt, der in solchen Fällen von Zeit zu Zeit auftritt. Es sei nebenbei bemerkt, daß genau derselbe Symptomenkomplex (akute Stauungsdilatation, Pylorospasmus, fehlende Peristaltik) während der gastrischen Krisen eines Tabikers beobachtet werden kann. Die Beobachtungen v. BERGMANNs lehren uns also, daß zwei fast diametral entgegengesetzte Gruppen von indirekten Symptomen bei Ulcus duodeni gefunden werden können.

Diesen scheinbaren Widerspruch sucht SCHLESINGER dadurch zu erklären, daß er die peristaltische Ruhe als Stadium der Ermüdung betrachtet und ferner darauf aufmerksam macht, daß bei Hypersekretion der Kontakt der Magenwand mit fester Speise, welcher die lebhafte Peristaltik auslösen würde, verhindert werde. Er betont, daß das Ulcus duodeni stets anregend auf die Magenperistaltik wirke, daß aber die Reflexerhöhung durch fremde Kräfte an ihrer Äußerung verhindert werden könne. Dasselbe läßt sich vom Tonus sagen. Die für das Duodenalgeschwür typische Magenform ist die hypertonische; denn „die Wirkung des Duodenalgeschwürs auf den Magentonus ist stets steigernd, niemals depressiv". Davon kann man sich oft überzeugen, selbst wenn der Magen scheinbar atonisch ist: „Führen wir dem Magen etwas brüske äußere Impulse zu (rasches Baucheinziehen), und im Moment sehen wir ihn sich aufbäumen, steiler und steiler werden und die große Kurvatur wesentlich höher steigen, kurzum eine deutliche Hypertonie dokumentieren."

Die *Hypertonie*, um welche es sich hier handelt, wird von SCHLESINGER passend als *reflektorische* bezeichnet, im Unterschied zu der als hypertonische Stierhornform sich äußernden. Letztere ist durch die ungewöhnlich kräftige Magenmuskulatur, erstere durch eine reflektorische Kontraktion der Längsfasern bedingt. Der Zustand des Magens bei Ulcus duodeni kann somit als *reflektorische Exzitationsneurose* (SCHLESINGER) bezeichnet werden, wodurch die mannigfachen motorischen Erscheinungen am Magen unter einen einheitlichen Gesichtspunkt fallen. Vom praktischen

Standpunkt aus müssen wir aber sagen, daß die diagnostische Beweiskraft der Motilitätsprüfung bei fraglichem Zwölffingerdarmgeschwür noch eine beschränkte ist und nur in Verbindung mit den übrigen Befunden Berücksichtigung verdient.

3. Ein weiteres indirektes Symptom des Ulcus duodeni ist die *hohe Rechtslage des Pylorus*. Sie wird häufig beobachtet und gewöhnlich als Folge periduodenaler Verlötungen angesehen. In gleicher Weise kommt sie zustande durch pericholecystitische Verwachsungen oder bösartige Neubildungen, welche auf das Duodenum übergreifen. Sie scheint indessen nicht immer anatomisch bedingt, sondern oft rein funktioneller Natur zu sein. „Nicht anfängliche Verwachsung und nachherige Schrumpfung zieht den Pylorus nach rechts oben, sondern Hyperperistaltik bei hypertonischem Pylorus drängt ihn nach rechts oben, wo ihn dann sekundäre Verwachsungen fixieren" (SCHLESINGER).

4. Schließlich sei noch erwähnt, daß der spastische Sanduhrmagen früher als Zeichen eines Ulcus duodeni angesehen wurde. Nur in seltenen Fällen jedoch wird er hier beobachtet. Eine wesentliche Bedeutung für die Diagnosenstellung kann ihm wohl nicht beigemessen werden, da er auch bei oberflächlichen, also nicht unmittelbar darstellbaren Geschwüren des Magens auftreten kann und außerdem als Fernspasmus bei Gallensteinkoliken gelegentlich anzutreffen ist. Es sei in diesem Zusammenhang darauf hingewiesen, daß bei Ulcus duodeni gelegentlich auch ein Spasmus im Bereiche des pyloralen Abschnittes des Magens auftreten kann. Wir haben ihn als „präpylorischen Spasmus" bezeichnet. Er besteht in einer kurzen isolierten Einziehung unmittelbar vor dem Pförtner und kann sowohl an der großen wie an der kleinen Kurvatur sitzen. BERG nimmt an, daß es sich hier um den Ausdruck einer hypertrophischen Schleimhautwulstung handelt. Demgegenüber möchten wir betonen, daß die Einziehung oft eine viel zu tiefe und regelmäßig schmale ist, um als Ausdruck einer Schleimhautwulstung aufgefaßt zu werden.

Neben den eben besprochenen gibt es noch eine Reihe „anderer indirekter Zeichen", die hier und da zur Beobachtung kommen. Ihr Wert ist aber recht gering.

Zusammenfassend läßt sich über die indirekten Röntgensymptome sagen, daß ihnen nur dann ein gewisser Wert zukommt, wenn sie in der Mehrzahl, also kombiniert, auftreten. Aber auch dann ermöglichen sie nur Wahrscheinlichkeitsdiagnosen.

c) Differentialdiagnose.

Wie aus den vorhergehenden Kapiteln hervorgeht, bietet der Röntgenbefund im allgemeinen die Möglichkeit einer sicheren, einwandfreien Diagnose. Das Bild kann so charakteristisch sein, daß die Veränderung pathognomonischen Wert besitzt. In anderen Fällen dagegen gelingt es trotz Anwendung aller technischer Hilfsmittel nicht, den sicheren Nachweis der Erkrankung zu erbringen.

Ähnlich wie das klinische Bild oft unklar erscheint, so ist auch die Röntgenaufnahme keineswegs immer eindeutig. Es ist dann die Abgrenzung gegen andere in Betracht kommende Erkrankungen, die ähnliche Röntgensymptome hervorrufen, notwendig.

Wir haben bei Besprechung der einzelnen Bulbusveränderungen darauf hingewiesen, daß die Deformierung meist auf organischer, doch nicht selten auch gleichzeitig auf spastischer Grundlage beruht. Ähnlich wie ein Geschwür Krampfzustände der Ampulle auszulösen vermag, werden wir also auch erwarten können, daß andere entzündliche Ursachen in der unmittelbaren Umgebung auf das Duodenalrohr in diesem Sinne zu wirken vermögen. Es kann dies der Anlaß zu einer irrtümlichen Diagnose werden. In erster Linie kommen dabei in Betracht Cholecystitis, Cholelithiasis und Pankreaserkrankungen. Wir selbst haben öfter die Beobachtung gemacht, daß durch solche benachbarte entzündliche Herde das

Duodenum Gestaltsabweichungen erfährt, die durch Reizwirkung entstehen und denen beim Ulcus weitgehend ähneln. Sie sind daran erkenntlich, daß sie von wechselndem Charakter sind. Bei verschiedenen Untersuchungen zeigen sie verschiedene Ausmaße. Manchmal können sie sogar ganz verschwinden, so daß der Bulbus ein annähernd normales Aussehen hat.

Noch schwieriger wird die Unterscheidung, wenn zu den durch Reflexwirkung ausgelösten Veränderungen der Ampulle organische infolge von Verklebungen und Verziehungen hinzukommen, wie dies häufig bei Cholelithiasis, Cholecystitis der Fall ist. Die Erkennung von Konkrementen (Abb. 558) bei gleichzeitiger Darstellung der Ampulle, eventuell auch die Cholecystographie wird hier unter Umständen die Sachlage zu klären vermögen. Allerdings nicht immer. Denn da Cholecystitis und Ulcus duodeni auch gepaart vorkommen, ist es nicht möglich spastische Veränderungen mit Sicherheit als *nur* durch die erstere Erkrankung bedingt anzusehen; sie könnten zufällig bei fehlender Darstellung der Nische auch der *alleinige* Ausdruck eines Geschwürs sein.

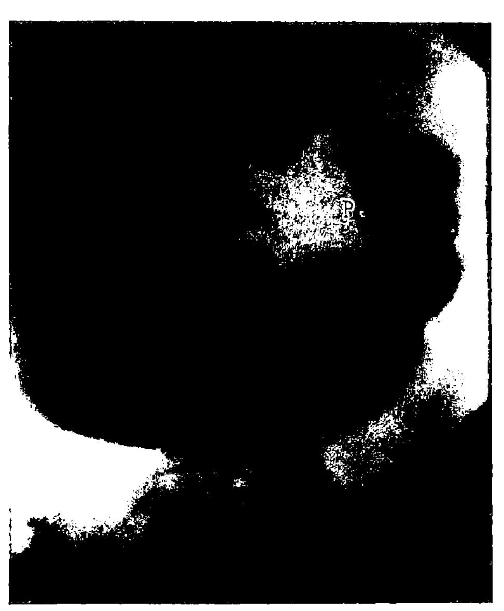

Abb. 558. Bulbusdeformierung bei Cholelithiasis, zipfelförmige Fixation des Duodenum. (Seitenverkehrt.)

Ähnlich wie die Erkrankungen der Gallenwege allein schon durch Fernwirkung Gestaltsabweichungen der Ampulle funktioneller Natur auszulösen vermögen, kann dies auch durch Ileocöcal-Tuberkulose, chronische Appendicitiden, Nierensteine, ja sogar bei Ektopie der rechten Niere und vor allem durch die Hernia epigastrica geschehen.

Die Schwierigkeit der Differentialdiagnose wird einerseits dadurch erhöht, daß bekanntermaßen durch einen Bruch in der Mittellinie Ulcussymptome ausgelöst werden können, während andererseits Ulcus duodeni und Hernia epigastrica nicht selten zusammen vorkommen.

Von anderen Autoren wurde darauf hingewiesen, daß gelegentlich postoperative Adhäsionen oder maligne Tumoren je nach Sitz und Ausdehnung eine ähnliche Wirkung haben können. So beschrieb CARMAN eine konstante Bulbusdeformierung bei einem Pankreaskrebs, ÅKERLUND bei einem kraterförmig ulcerierten Carcinom der Pars pylorica.

Auch echte Duodenaldivertikel des absteigenden Astes können manchmal Veranlassung zu einer Verwechslung mit Sackbildungen beim Ulcus geben. Gelingt es, den Schatten der Tasche von dem des Bulbus in irgendeiner Projektionsrichtung zu trennen, so werden die Verhältnisse klarer.

D. Neubildungen am Duodenum.

Während der Röntgennachweis maligner Tumoren im Bereiche des Duodenum zu den allergrößten Seltenheiten gehört, wurden gutartige Geschwülste mehrmals beschrieben. Meist waren es Polypen oder Fibrome innerhalb der Ampulle. CARMAN veröffentlichte ein charakteristisches Röntgenbild bei Fibrom. Der Bulbus war von dem Tumor fast vollkommen ausgefüllt, so daß nur ein schmaler Spalt an der Duodenalwandung übrig blieb, der im Röntgenbild als schalenförmiger Schatten zum Ausdruck kam. Solche Neubildungen wurden auch von ÅKERLUND mitgeteilt. Einmal wurde durch einen konstanten Bulbusdefekt an der großen Kurvatur ein Ulcus vorgetäuscht.

Die Operation ergab aber ein erbsengroßes Papillom. In den anderen Fällen fand sich ein geräumiger Bulbus, der von fremdem Inhalt ausgefüllt war. Ein unregelmäßiger oder runder Füllungsdefekt der Ampulle war die Folge.

E. Duodenalstenose.

Die Ursachen der Duodenalstenosen können mannigfacher Natur sein. Schrumpfungsvorgänge bei Ausheilung eines Geschwürs, Spasmen, Tumoren des Zwölffingerdarms, namentlich der Papilla Vateri, extraduodenale Erkrankungen (wie Pericholecystitis, Perigastritis, Pankreatitis, Tumoren usw.) können zu mehr oder minder ausgesprochenen Einengungen des Darmes führen.

Die *klinische Diagnose* ist meist nur eine *Vermutungsdiagnose*. Gewöhnlich wird eine Pylorusstenose angenommen, um so mehr als bei ausgesprochenen Fällen, die zu einem gewissen Grad von Dekompensation führen, sich die Stauungsretention in den Magen fortsetzt. Bedeutende *Gallenbeimischung* im Erbrochenen und Ausgeheberten lenkt allerdings die Aufmerksamkeit auf den Zwölffingerdarm, doch kommt reichliches Erbrechen galliger Massen auch bei reiner Hypersekretion vor. Im allgemeinen führt eine solche Duodenalstenose um so eher zu Stauungserscheinungen am Magen je höher, um so weniger und später je tiefer sie sitzt. Das wird verständlich, wenn man bedenkt, daß sich das Duodenum auf ein Vielfaches seines Durchmessers dehnen und dabei einen erheblichen Teil des Mageninhaltes in sich aufnehmen kann. Schwierig, meist unmöglich ist die klinische Erkennung der *kompensierten Stenose*. Sie äußert sich nur durch Kolikschmerz. Steifung und lebhafte Peristaltik werden infolge der tiefen Lage dieses Darmabschnittes nicht sichtbar.

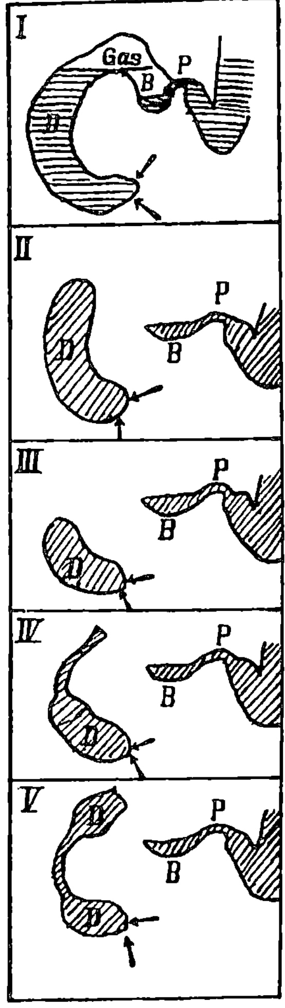

Abb. 559. Stenosenperistaltik des Duodenum. Die in 2—3 Sekunden ablaufende, mit Intervallen von 6 Sekunden wiederkehrende Peristaltik des pathologisch gefüllten Duodenum ist hier in vier Phasen nach Schirmpausen wiedergegeben. In II und III weist die Verkürzung und Verbreiterung des Duodenum auf eine vorwärtsdrängende, vollständig abschnürende Kontraktion hin. IV und V zeigen, daß es sich nicht um einen Kontraktionsring, sondern um einen Kontraktionszylinder handelt, der mangels motorischen Effektes schließlich etwas geöffnet und rückläufig durchflossen wird. Der Bulbus duodeni beteiligt sich nicht an der Peristaltik. Pylorusinsuffizienz. Pfeile = Stenose, B Bulbus duodeni, P Pylorus, D Duodenum. (Nach HOLZKNECHT.)

In Anbetracht der eben geschilderten Schwierigkeiten ist die *Röntgenuntersuchung* besonders wertvoll. Sie wird von HOLZKNECHT als geradezu einfach und leicht bezeichnet. Er fand folgenden Symptomenkomplex: Pralle Füllung des Duodenum oberhalb der Stenose. Durch die effektlose Peristaltik wird das Bild in seiner Form beständig verändert. Bei hohen Graden ist das Duodenum proximal erweitert. Die Dekompensation kann sich auf den Magen erstrecken. Inkontinenz des Pylorus. HAUDEK beobachtete als erster Antiperistaltik des Duodenum und Magens.

Abb. 559, die der HOLZKNECHTschen Arbeit entnommen ist, zeigt die Stenosenperistaltik in ihren verschiedenen Phasen. Spastische Stenosen können die gleichen Symptome bedingen.

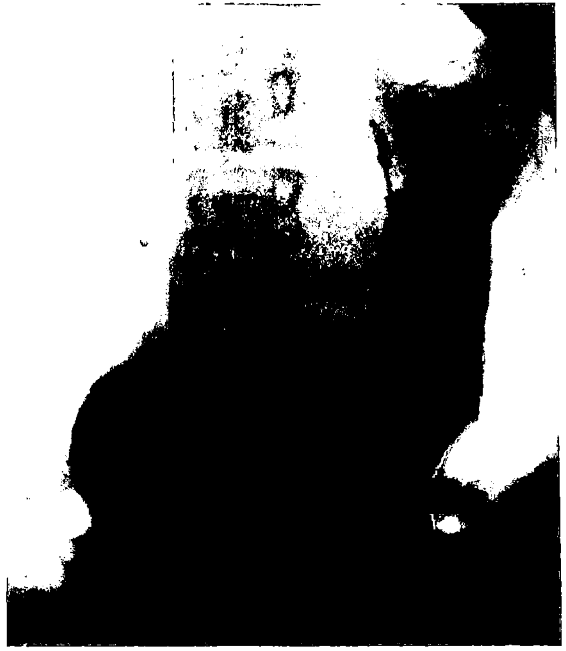 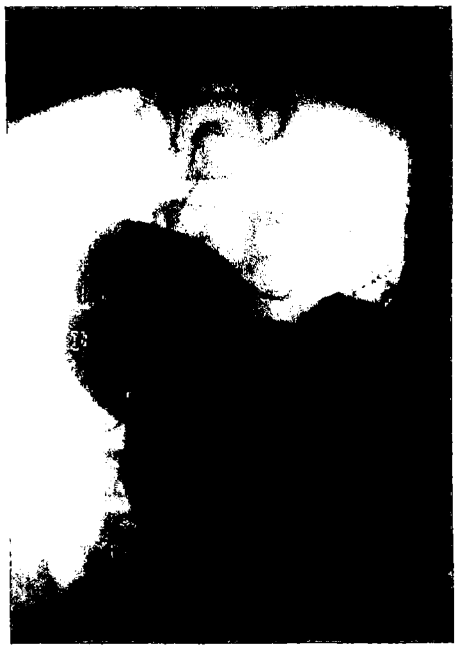

Abb. 560. Duodenalstenose infolge Kompression der Flexura duodenojejunalis durch metastatische Drüsenpakete.

Abb. 561. Derselbe Fall.

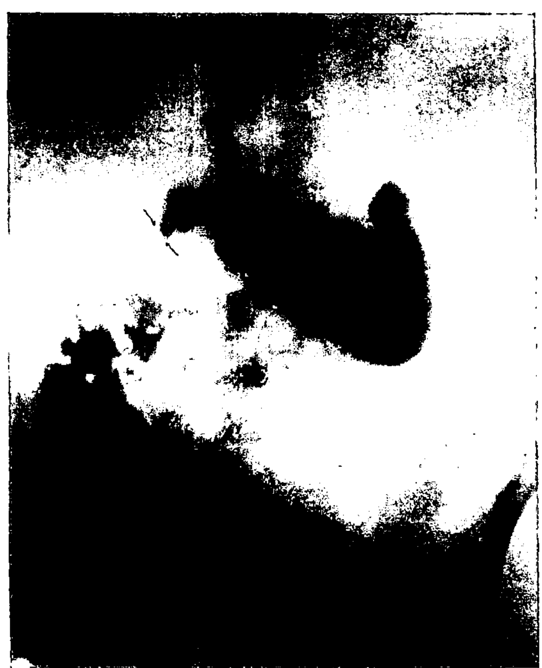 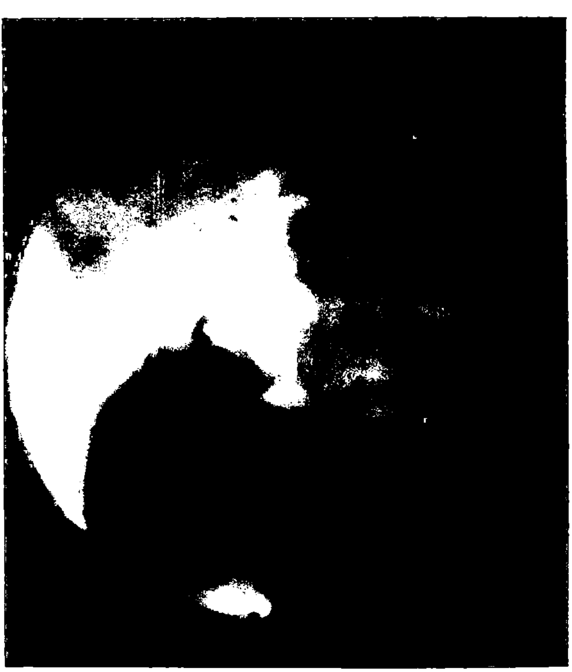

Abb. 562. Stenose der Pars descendens duodeni. (Pfeile.)

Abb. 563. Stenose der Pars horizontalis inferior duodeni mit praller Füllung und starker Erweiterung der Ampulla und des absteigenden Astes.

Dieses Holzknecht-Haudeksche Syndrom ist bei Stenosen höheren Grades mit Dekompensation regelmäßig ausgeprägt. Bei geringeren dagegen, welche oft durch einen Spasmus im Geschwürsquerschnitt entstehen, ist es weniger ausgesprochen. Es fehlt die Dilatation des Zwölffingerdarms und die Formveränderung des Magens. Nach 6—12 Stunden sind beide leer (Haudek). Die kompensierte organische oder spastische Stenose ist als solche am ehesten zu Beginn der Untersuchung nachweisbar.

Die Verengerungen im Bereich der Pars horizontalis superior haben wir bereits früher beschrieben. Bei juxtapylorischem Sitz findet man fast regelmäßig den zapfenförmigen Ausguß, bei weiter aboral gelegenem Erweiterung der Ampulle. Da wir darüber weiter oben ausführlich berichtet haben, gehen wir hier nicht näher darauf ein.

28jährige Bankbeamtin, 1925 Appendicitis und Appendektomie. 1916 Lungenspitzenkatarrh.

Vor 2 Jahren Beginn des jetzigen Leidens. Schmerzen leichten Grades in der Magengegend, vor allem nach dem Essen. Angehaltener Stuhl. Vor einem Jahre diagnostizierte ein Arzt Gastroptose. In letzter Zeit Zunahme der Beschwerden, schlechter Appetit, Nüchternschmerz. Erhebliche Abmagerung. In der Gegend des linken Leberlappens fühlt man einen flachen Tumor. In der Magengegend Plätschergeräusch bei der Palpation.

Röntgenuntersuchung: Durchleuchtung im Stehen ergibt einen langgezogenen Magen. Die große Kurvatur ist im unteren Körperabschnitt durch eine Gasblase eingedrückt. Trennung von Antrum, Bulbus und Duodenum unmöglich; sie sind zu einer homogenen Masse zusammengeschoben. Füllung der obersten

Abb. 564. Duodenalstenose bei Carcinom des Pankreaskopfes.

Dünndarmpartien. Längeres Verweilen des Breies im Oesophagus mit Retroperistaltik. Starke Füllung der Duodenalgegend, die sich durch zeitweise zentrale Aufhellung als Zusammenlagerung von Bulbus und der übrigen Teile des Duodenum erweist. Peristaltik läuft nur an der großen Kurvatur entlang. Bei seitlicher Durchleuchtung erscheint der Magen in seinem unteren Teile ziemlich weit nach vorn gedrängt. Im ganzen liegt er nach rechts und zeigt scharfe Begrenzungslinien.

Röntgenaufnahme im Liegen ergibt einen angelhakenförmigen Magen, lateral von diesem findet sich ein etwa apfelgroßer Schatten (Abb. 560), der bei einer weiteren Aufnahme sich deutlich als stark erweitertes Duodenum erweist (Abb. 561). Unterhalb des Magens ausgedehnte Dünndarmfüllung.

Röntgendiagnose. Partielle Duodenalstenose infolge Kompression der Flexura duodenojejunalis.

Die Laparotomie ergab einen Scirrhus der Kardia mit metastatischen Lymphdrüsentumoren vor der Aorta, durch die eine Kompression der Flexura duodenojejunalis bedingt war.

Weitere Beobachtungen von Duodenalstenosen stellen Abb. 562 und 563 dar.

Infolge der innigen anatomischen Beziehungen des Duodenum zum Pankreas ziehen Tumoren und entzündliche Prozesse des letzteren oft auch jenes in Mitleidenschaft. Die Duodenalstenose kann eines der ersten Symptome einer Pankreasaffektion sein. Ihr röntgenologischer Nachweis vermag die klinisch oft schwierige Diagnose wesentlich zu erleichtern. Bei fehlendem oder geringem Palpationsbefund ist Magencarcinom als Ursache der Stenose auszuschließen. Am schwierigsten, oft unmöglich ist die *Differentialdiagnose gegen Cholelithiasis.*

40jährige, stark abgemagerte Frau. Seit 14 Monaten Appetitlosigkeit und Durchfälle. Im Dezember 1926 Aufnahme in die Medizinische Klinik, von wo sie mit der Diagnose einer Duodenalstenose in die chirurgische Abteilung überwiesen wurde. Die Palpation ergab eine Resistenz im Bereiche der Magengegend ohne fühlbaren Tumor.

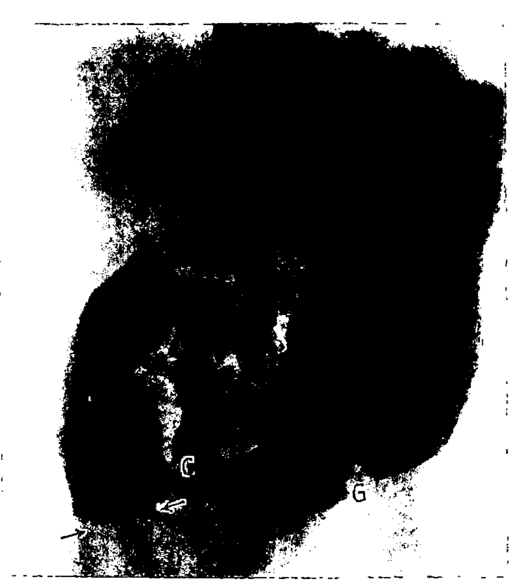

Abb. 565. Duodenalstenose am unteren Ende der Pars descendens, entstanden nach Gastroenterostomie wegen Carcinoma ventriculi. Pfeile = Stenose, S Pars superior, D Pars descendens duodeni, C Carcinom, G Gastroenterostomiestelle. Operiert.

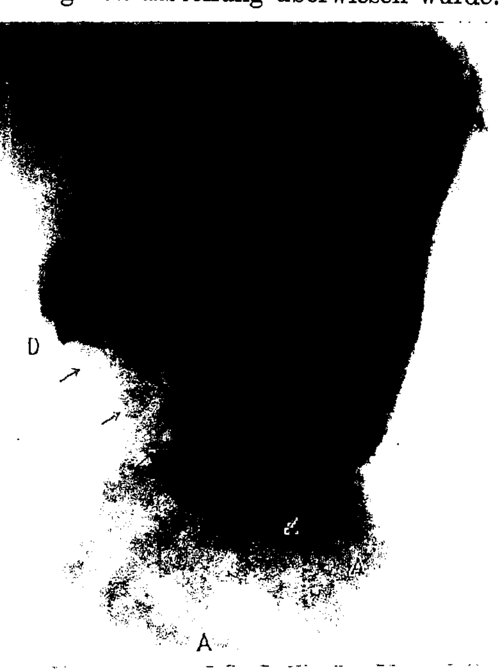

Abb. 566. Derselbe Fall. Aufnahme nach drei Stunden. Pfeile = Carcinom, S Pars sup. duodeni, D Pars descend. duod., G Gastroenteroanastomose, Z zuführende, A abführende Schlinge.

Die Röntgenuntersuchung (Abb. 564) zeigt einen großen Magen. Das Duodenum weist unmittelbar nach der Breieinnahme eine pralle Füllung am Übergang der Pars descendens in die Pars horizontalis inferior auf. Am oberen Abschnitte des stark erweiterten absteigenden Astes des Zwölffingerdarmes erkennt man eine wagrechte Abschlußlinie und darüber eine deutliche Luftansammlung.

Die Untersuchung nach 6 Stunden ergibt einen beträchtlichen Rest, sowohl im Magen als im Dünndarm.

Bei der Operation fand sich ein Carcinom des Pankreaskopfes, das mit einer diffusen Infiltration auf die Umgebung des Duodenum übergegriffen hatte.

Daß unter Umständen eine Duodenalstenose auch durch Verwachsungen oder Abknickungen bedingt sein kann, die sich im Anschluß an chirurgische Eingriffe einstellen, zeigt folgende Beobachtung: Bei der 29jährigen Frau ist vor 10 Tagen wegen eines ausgedehnten inoperablen Carcinoms der Pars pylorica die Gastroenterostomia retrocolica posterior ausgeführt worden. Weil sich nun galliges

Erbrechen und Schmerzen einstellen, die beim Fehlen peritonitischer Erscheinungen auf Circulus vitiosus deuten, wird die *Röntgenuntersuchung* vorgenommen.

Die *Schirmbeobachtung* ergibt ein prall gefülltes dilatiertes Duodenum mit lebhafter Peristaltik. Im unteren Ende der Pars descendens setzt der Schatten breit ab.

Abb. 565 zeigt diese Verhältnisse deutlich. Man sieht auch einen ausgedehnten unregelmäßigen Schattendefekt des Antrum, dagegen nichts von der Anastomose.

Abb. 566. Aufnahme nach 3 Stunden: Die Carcinomgegend ist durch eine eigentliche Carcinomdistanz gekennzeichnet. Ein schmaler Zapfen reicht vom Pylorus etwa 4 cm weit oralwärts. Die Ampulla duodeni ist in vollem Ausguß sichtbar. Ihre glatten Konturen unterscheiden sich in charakteristischer Weise von den gerippten des absteigenden Astes, der eine geringere Füllung aufweist. Gastroenterostomie deutlich zu erkennen.

Nach 6 Stunden ist das Bild ähnlich, nur hat sich der Mageninhalt vermindert; dementsprechend im Dünndarm und Coecum ausgedehnte Schatten.

Diagnose. Aus dem Röntgenbefund geht unzweifelhaft hervor, daß im unteren Duodenum, etwa an der Übergangsstelle der Pars descendens in die Pars inferior, eine Stenose besteht, offenbar infolge Abknickung. Der darüber befindliche Abschnitt füllt sich vom insuffizienten Pylorus aus, durch welchen, trotz Einengung und Gastroenterostomie, Brei passiert. Das Hindernis ist indessen kein vollständiges; denn das Duodenum hat sich nach 3 Stunden bis auf die Ampulle entleert. Daß die Gastroenterostomie

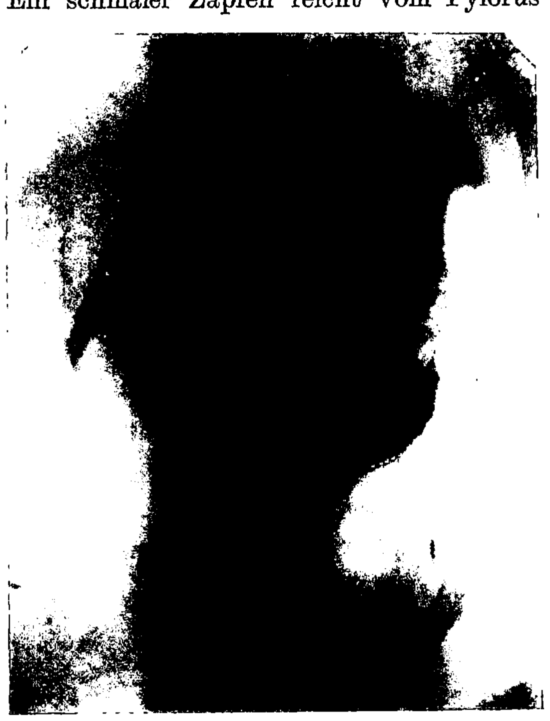

Abb. 567. Duodenalstenose infolge Übergreifen eines Pankreascarcinoms auf den absteigenden Ast des Duodenum.

funktioniert, geht aus Abb. 566 deutlich hervor. Andererseits beweist der Umstand, daß der Magen nach 3 Stunden erst wenig von seinem Inhalt entleert hat, daß die Tätigkeit eine unvollkommene ist. Sie stellte sich jedoch allmählich wieder her, so daß von einer Relaparotomie abgesehen werden konnte.

Bei allen bisher besprochenen Beispielen fand sich als hauptsächlichstes Röntgensymptom eine abnorme Weite des Duodenum oberhalb der Stenose. Daß jedoch auch Ausnahmen von dieser Regel vorkommen, lehrt uns Abb. 567. Hier sieht man neben einem ektatischen Magen einen Zwölffingerdarm, der in seinem mittleren Teile bis auf ein fadenförmiges Verbindungsstück eingeengt ist.

Die Verengerung war durch das Übergreifen eines Pankreascarcinoms bedingt. Das Darmrohr war ringförmig von carcinomatösen Massen eingeschnürt.

VII. Die Röntgenuntersuchung des Dünndarmes.

1. Der normale Dünndarm.

Man unterscheidet am Dünndarm Duodenum, Jejunum und Ileum. Als Duodenum rechnet man den Abschnitt vom Pylorus bis zur Flexura duodeno-jejunalis. Daran an schließt sich das Jejunum, das mit seinem Hauptanteil in der linken Oberbauchgrube liegt und das Ileum, das sich vorwiegend in der rechten Fossa iliaca befindet. Abweichungen von dieser Regel kommen jedoch vor. Nicht selten wird man einen großen Teil des Ileum im kleinen Becken finden. Eine absolut genaue Abgrenzung zwischen diesen beiden Darmabschnitten ist nicht möglich, da sie unscharf ineinander übergehen. Im allgemeinen rechnet man die oberen drei Fünftel der ganzen Dünndarmlänge zum Jejunum, den Rest zum Ileum. Bemerkenswert ist weiter, wie aus der von SCHELTHEMA angewendeten Methode des Permeationsschlauches ersichtlich ist (Abb. 568), daß der Verlauf der oberen Dünndarmschlingen in horizontaler Richtung erfolgt, während der der unteren ein mehr vertikaler ist. Wenn auch bei der makroskopischen Betrachtung die genaue Abgrenzung nicht immer leicht ist, so bestehen doch weitgehende morphologische und physiologische Unterschiede. Das Kaliber des Jejunum ist im allgemeinen größer und seine Wandung zarter. Auch besitzt es eine besser und stärker entwickelte Fältelung, die sog. KERKRINGschen Falten. Diese sind querverlaufende, distalwärts gerichtete Erhebungen, die, wenn sie auch in ihrer Länge, Größe und Richtung stark wechseln, doch permanente Gebilde darstellen. Ihre Höhe beträgt bis zu 6 mm, ihre Gesamtzahl ist nach KAZZANDER ungefähr 650.

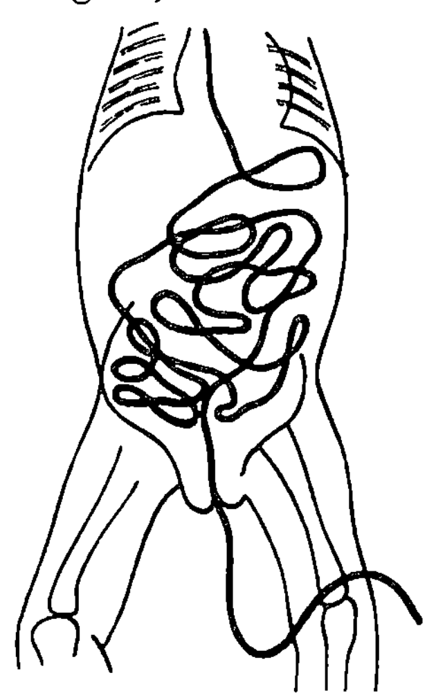

Abb. 568. Schema über den Verlauf des Dünndarmes. Permeationsschlauch nach SCHELTHEMA.

Oft sind zwei von ihnen durch eine schrägverlaufende miteinander verbunden. Mit dem zunehmenden Abstand von der Flexura duodeno-jejunalis werden sie spärlicher, verlaufen sichelförmig und spiralig und im Gegensatz zu oben mehr in der Längsachse des Darmes. Ihre freie Oberfläche ist mit Zotten bedeckt, welche der Resorption dienen, während die Falten selbst eine Mischungsfunktion besitzen, worauf besonders HENLE hinwies (vgl. Abb. 569a, b, c).

Mit seinem unteren Ende mündet der Dünndarm in das Coecum. Es kann dies in verschiedener Weise erfolgen, entweder an der Vorder- oder Hinterwand oder auch von unten her. Das untere Ileumende stellt an seiner Einmündungsstelle eine doppellippige Klappe dar. Es sind dies Duplikaturen der eingestülpten Darmwand. Außerdem befindet sich dort ein Schließmuskel (Musculus ileocolicus), welcher zur Öffnung und Schließung der Ileocöcalklappe dient.

Im Gegensatz zum Duodenum besitzt der Dünndarm einen Aufhängeapparat, das freibewegliche Mesenterium. Seine beiden Fixationspunkte befinden sich in seinem Anfangs- und Endteil, nämlich an der Flexura duodeno-jejunalis und an der BAUHINschen Klappe.

Diese eben besprochenen anatomischen Merkmale des Dünndarmes, vor allem die Verschiedenheit von Jejunum und Ileum sowohl in morphologischer als in topographischer Hinsicht, lassen ohne weiteres besondere Kennzeichen ihrer röntgenologischen Bilder erwarten.

Man erkennt die Jejunumschlingen an dem eigentümlichen Gepräge ihrer Falten. Sie stellen sich als bandförmiger Schatten dar, dessen Konturen mehr oder weniger unregelmäßige Vertiefungen und Erhöhungen aufweisen. Er kann kontinuierlich oder mehrfach unterbrochen sein, so daß man den Eindruck hat, als ob er aus einzelnen, parallel gestellten Scheiben zusammengesetzt wäre (Abb. 570).

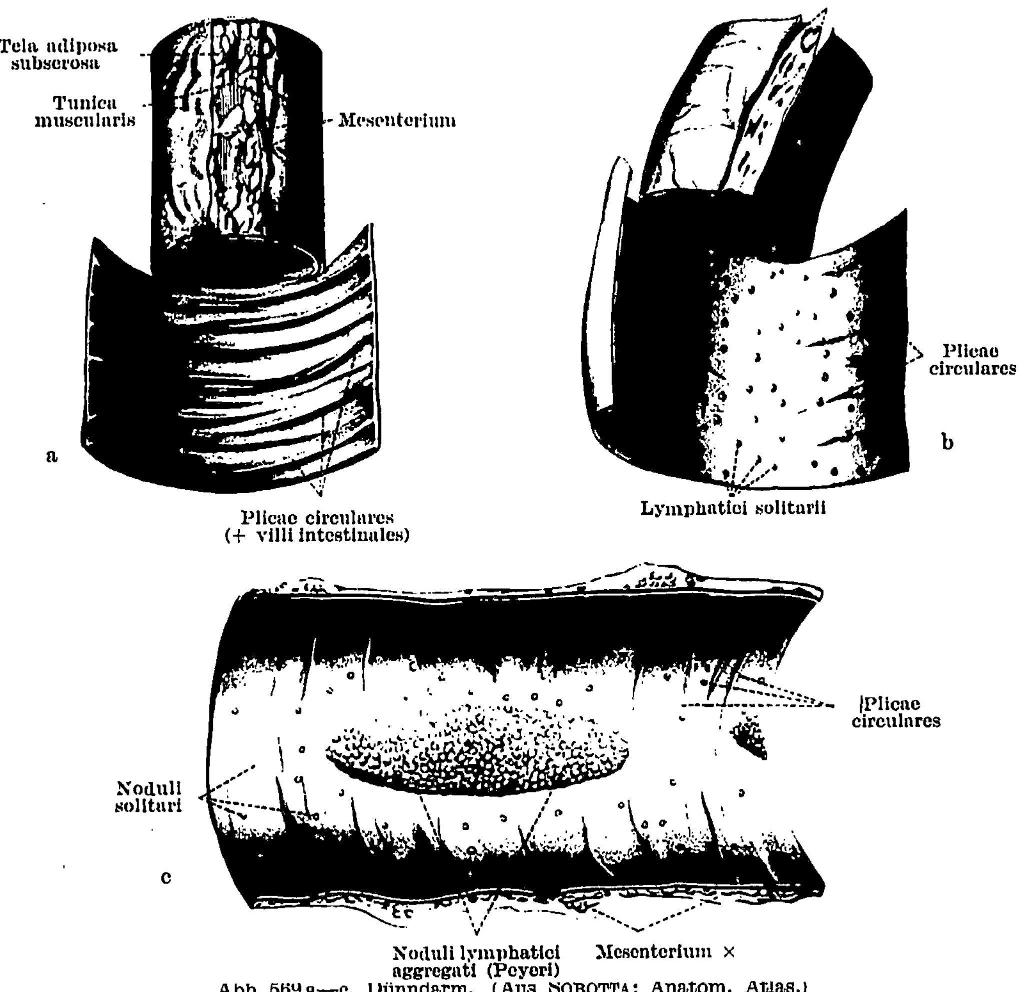

Abb. 569 a—c. Dünndarm. (Aus SOBOTTA: Anatom. Atlas.)

Bemerkenswert ist der Verlauf der oberen Schlingen, man sieht deutlich wie sie parallel und übereinander gestellt sind. Je mehr wir uns den distalen nähern, um so mehr drängen sie sich zu einem Knäuel zusammen.

Ebenso treten die Unterschiede in der Faltenzeichnung deutlich hervor. Sehr eindrucksvoll zeigen uns Abb. 571 und 572 diese Verhältnisse.

Die isolierte Beobachtung einzelner Ileumschlingen gelingt nur am Schluß der Dünndarmpassage (Abb. 573).

Physiologischen Forschungen verdanken wir bereits einige Kenntnisse über die *Bewegungsvorgänge am Dünndarm*. Sie sind aber fast ausschließlich durch Tierexperimente gewonnen. Man untersuchte die Peristaltik isolierter Schlingen, die

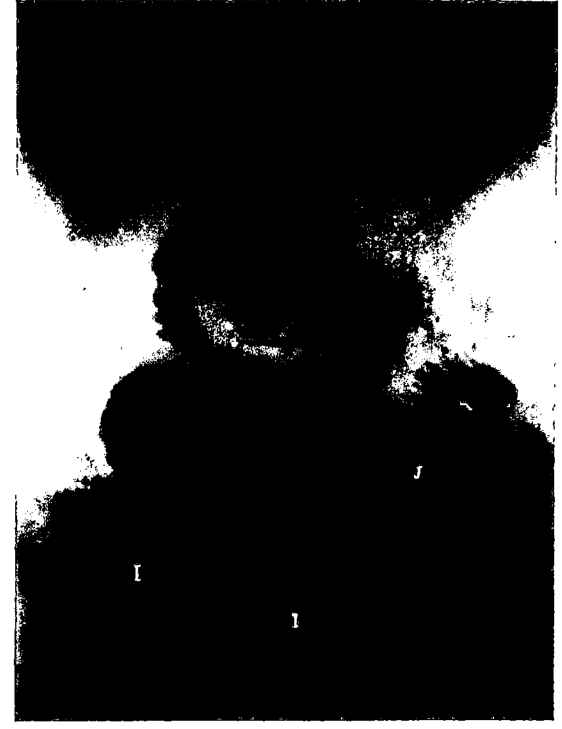

Abb. 570. Normaler Dünndarm. J Jejunum, I Ileum.

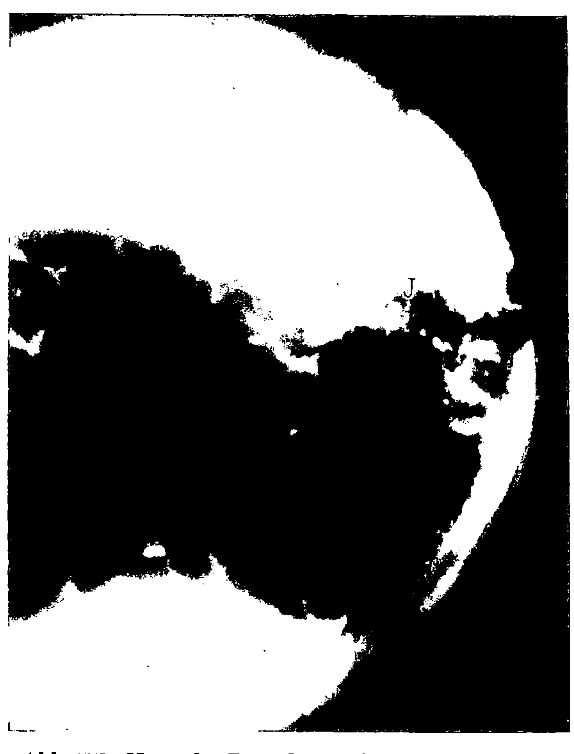

Abb. 571. Normaler Dünndarm. J Jejunum, I Ileum.

Abb. 572. Ileum I.

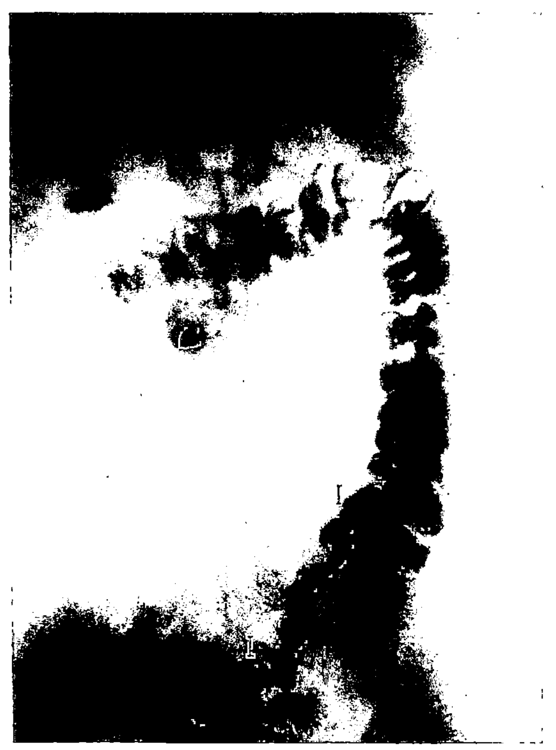

Abb. 573 Terminale Ileumschlingen = I. C Coecum.
(Seitenverkehrt.)

man in RINGER-Lösung brachte und durch welche man Luft oder Sauerstoff ständig hindurchperlen ließ. Am lebenden Tier ging man so vor, daß man nach Eröffnung des Bauches den Dünndarm in eingebrachter körperwarmer Kochsalzlösung beobachtete. KATSCH und BORCHERS legten bei Kaninchen und Katzen an der Bauchwand ein großes Celluloidfenster an, durch das sie längere Zeit den Darm in vivo beobachten konnten.

Abgesehen davon, daß alle diese Versuche an Tieren ausgeführt wurden, sind sie zur Erkennung und Feststellung physiologischer Vorgänge in Anbetracht der Schwere des Eingriffes begreiflicherweise nicht geeignet. Beim Menschen sind derartige Untersuchungen selbstverständlich nicht auszuführen. Auch bei Laparotomien sind von vornherein aphysiologische Bedingungen gegeben. Verwertbare Ergebnisse können hier also nicht gewonnen werden.

Die Röntgenmethode hat uns in dieser Hinsicht weitergebracht. Sie stellt das einzige Verfahren dar, das Beobachtungen unter physiologischen Bedingungen gestattet.

Natürlich haften auch ihm gewisse Mängel an. Die röntgenologische Darstellung des Dünndarmes kann unter Umständen, besonders beim Erwachsenen sehr schwer sein. Dies ist darin begründet, daß die kleinen Portionen von Ingesta, die aus dem Magen in den Dünndarm gelangen, diesen sehr rasch durcheilen. Besonders ist dies der Fall in den mittleren Abschnitten. Bei Kindern ist, wie RIEDER betont, die Festhaltung auf dem Röntgenbild im allgemeinen leichter, weil der Dünndarm nicht streckenweise, sondern meist über größere Ausdehnung und längere Zeit gefüllt bleibt.

RIEDER empfiehlt die Verabreichung von Kohlehydratbreien, andere dagegen wieder raten zu möglichst dünnflüssigen Kontrastmischungen, die den Vorteil haben sollen, daß sie den Magen rasch durcheilen und so früher den oberen Dünndarm füllen. Wir haben mit gewöhnlichen Aufschwemmungen recht gute und brauchbare Bilder erzielt. Die Auffüllung mittels einer Sonde ist von DAVID vorgeschlagen worden. Er bediente sich dazu des modifizierten GROSSschen Duodenalrohres. Auch in unserer Hand hat sich das Verfahren vielfach bewährt. Man erreicht mit ihm oft eine sehr gute Füllung auf größere Strecken.

Die Bewegungsvorgänge des Dünndarmes selbst sind außerordentlich kompliziert. Wir haben zu unterscheiden zwischen aktiven, welche der eigentlichen Fortschaffung des Inhaltes dienen und passiven, ferner den Bewegungen der Schleimhaut und der Wand selbst.

Man war früher der Meinung, daß die Faltenbildungen der Mucosa nur ein passiver Vorgang, d. h. eine Folge der Kontraktionen der Wand selbst sei. Man stellte sich vor, daß sich die Schleimhaut dem verengerten Darmlumen nur anpasse. FORSELL konnte aber den Beweis erbringen, daß sie im Jejunum auch selbständige Bewegungen ausführt. Auf dem Röntgenbilde erkennt man diese an dem häufigen Wechsel der Schattengestalt ein und derselben Schlinge. Dem jeweiligen Zustand entsprechend zeigt die Aufnahme zahlreiche Variationen. RIEDER beschreibt Schneeflocken-, Filigrannetz-, Korallenstock-, Stäbchen-, knäuelartige und federartige Formen usw. (vgl. Abb. 574—576).

Wie HOLZKNECHT schon früher betont hatte, ist die Hauptaufgabe der Falten die innige Mischung des Inhaltes mit den ausgeschiedenen Drüsensäften, zu der sie vermöge ihres sinnreichen Baues, ihrer zweckmäßigen Anordnung und der Beziehung zu der resorbierenden Schleimhaut besonders geeignet sind. Diese Erhebungen sind am zahlreichsten und ausgeprägtesten im Jejunum, wo die Sekrete der Leber und des Pankreas mit denen des Darmes und dem Speisebrei durchmengt werden, vorhanden und nehmen dann mit ihrer weiteren Entfernung vom Pylorus zahlenmäßig ab. Im Ileum sind sie nur mehr sehr spärlich. Wie FORSELL festgestellt hat, wirken sie einer zu raschen Weiterbeförderung entgegen. Da die Verdauungstätigkeit im Ileum eine langsamere ist als im Jejunum, wird der Chymus hier nur sehr träge weitergeschoben und so für die bevorstehende Kolonverdauung günstig vorbereitet. Ähnlich wie die KERKRINGschen Falten weisen nach der Ansicht mehrerer amerikanischer Autoren auch die Dünndarmzotten bestimmte Bewegungen auf, die in Verkürzung, Verlängerung, Hin- und Herpendeln bestehen und die für die Durchmischung von Wichtigkeit sind.

Bei den Bewegungen des Dünndarmrohres selbst sind zwei grundsätzlich verschiedene Typen zu unterscheiden: 1. die sog. Pendelbewegungen und 2. die peristaltischen Bewegungen, die der Weiterbeförderung der Ingesta dienen.

Die *Pendelbewegungen,* welche als Misch- oder Knetbewegungen zu betrachten sind, wurden zuerst von CANNON beschrieben und als *rhythmische Segmentierung* bezeichnet. Sie kommen dadurch zustande, daß sich der gefüllte Darm an verschiedenen Stellen kontrahiert, so daß Einschnürungen seiner Lichtung eintreten, die den Inhalt in verschiedene Stücke von kugeliger Gestalt abteilen. Diese werden

Abb. 574. Konstante permanente Faltenbildungen der Dünndarmschleimhaut. (Nach RIEDER.)

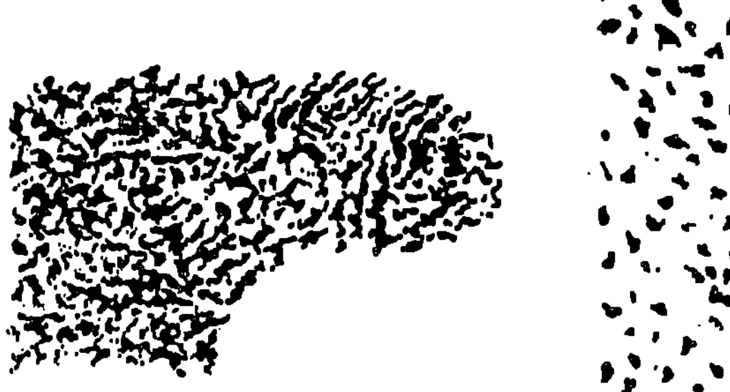
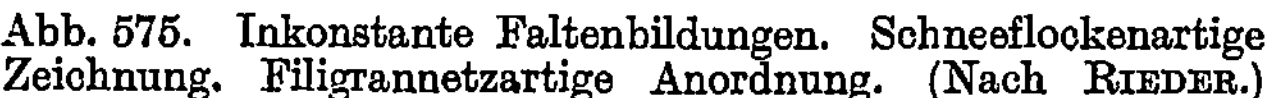
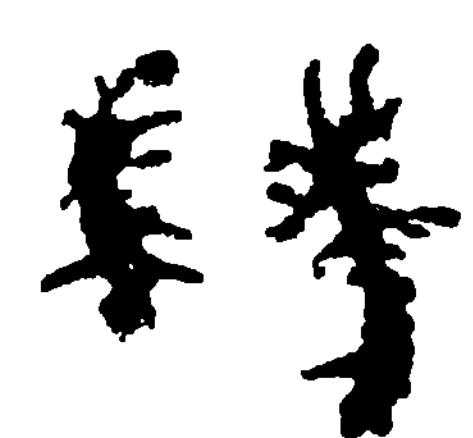

Abb. 575. Inkonstante Faltenbildungen. Schneeflockenartige Zeichnung. Filigrannetzartige Anordnung. (Nach RIEDER.)

Abb. 576. Korallenstockartige Zeichnung der Dünndarmschleimhaut. (Nach RIEDER.)

erneut zerteilt und können sich später wieder zu einem Klumpen vereinigen. Diese Vorgänge wiederholen sich sehr rasch (20—30 in der Minute). Ihre Dauer kann bis zu $2^1/_2$ Stunden betragen. Dabei kann der Inhalt bis etwa 1000 Teilungen erfahren. Dadurch wird er immer wieder mit neuen Schleimhautflächen in Berührung gebracht, wodurch eine sorgfältige Durchmischung und Durchknetung erreicht wird. Diese Bewegungen dauern solange an, als resorbierbarer Inhalt vorhanden ist. Die Segmentierungen des Ileum unterscheiden sich von denen des Jejunum dadurch, daß die Kontraktionen seltener und langsamer erfolgen und geringere Ausmaße annehmen. Man findet einen fast dem Kolon ähnlichen Typ, d. h. doppelseitige Einkerbungen und Einschnürungen nach der Art von Haustrenbildungen von wechselnder Tiefe und Form mit veränderlichem Abstand der einzelnen Einziehungen (Abb. 577).

Eine weitere Form stellt die von KAESTLE und BRÜGEL an Hand kinematographischer Untersuchungen beschriebene *Auswalzbewegung* dar. Sie kommt dadurch zustande, daß sich der Darm kontrahiert und zu einem breiten Band umwandelt, dessen Konturen unregelmäßige Einkerbungen und Zacken aufweisen. Durch diese Zusammenziehungen verbreitert sich der Schatten und weist dabei eine geringere Dichte auf. Es entsteht im Röntgenbild eine längliche, bogenförmige, manchmal wurstförmige Gestalt, die stellenweise mit Luft gefüllt ist. Nach solchen Kontraktionen des Dünndarmes kann sich der Brei wieder zu einer Knäuelbildung verklumpen (Abb. 578). Dieser Vorgang der Auswalzung und Knäuelbildung wiederholt sich etwa alle 6 Sekunden. Gleichzeitig erfolgt im Gegensatz zu den rhythmischen Segmentierungen eine Weiterbeförderung des Inhaltes um kleine Strecken.

Beide Bewegungsarten wirken für die nachfolgende Resorption außerordentlich günstig. Denn der Darminhalt kommt dadurch mit der Schleimhaut in innigen Kontakt und wird so leichter von deren Blut- und Lymphgefäßen resorbiert. Der nicht aufgesaugte Darminhalt wird durch die Peristaltik weiter befördert.

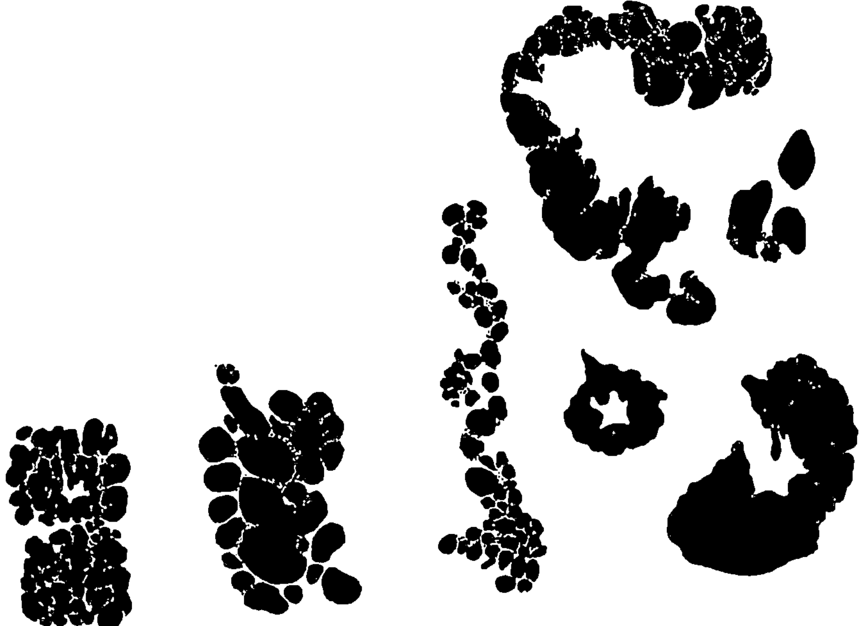

Abb. 577. Rhythmische Segmentierungen des Dünndarmes. (Nach Rieder.)

Die *Fortbewegung* geschieht durch Kontraktion eines magenwärts gelegenen Darmabschnittes unter gleichzeitiger Erschlaffung des nachfolgenden. Die Peristaltik stellt einen reflektorischen und komplizierten Vorgang dar. Sie ist durch den Füllungszustand bedingt. Ein leerer Darm ist ruhig und unbeweglich. Periodische Tätigkeit, d. h. Abwechslung von Ruhe und Aktivität ist ihr eigen.

Neben dieser Art von Peristaltik, bei welcher der Kot Schritt um Schritt analwärts weiterrückt, finden sich noch *Rollbewegungen*, bei denen der Darminhalt in kurzer Zeit durch große Strecken getrieben wird. Einige Autoren hielten diese beschleunigte Motilität für nichts anderes als eine besondere Form einer raschen Peristaltik. Rost glaubt dafür eher eine Art Spritzmechanismus annehmen zu müssen. Diese Auffassung unterstützen die Versuche von Albert Müller, Kondo und Kesky, die bei Hunden auf längere Darmstrecken die Längs- und Ringmuskulatur operativ entfernten und dabei noch eine normale Stuhlentleerung der Hunde feststellen konnten. Man kann sich die Weiterbeförderung unter diesen besonderen Bedingungen wohl nur so erklären, daß der oberhalb der muskelentblößten Partie gelegene Abschnitt in der Lage ist, durch einen Spritzmechanismus seinen Inhalt über den nicht kontraktionsfähigen Abschnitt hinüberzupressen.

Die peristaltischen Bewegungen des Ileum sind in der Regel langsamer als die des Jejunum und zeigen größere Zwischenpausen. Die bei einer Phase durchlaufenen Strecken sind im Vergleich zum oberen Abschnitt kleiner.

Gleichzeitig mit peristaltischen gehen auch rückläufige Bewegungen einher. Sie sind experimentell von verschiedenen Autoren (EXNER, GRÜTZNER) festgestellt worden. Auch ENDERLEN, HESS und MÜHSAM glauben auf Grund einer besonderen Versuchsanordnung (Ausschaltung einer langen Dünndarmschlinge und Einpflanzung in umgekehrter Richtung, wobei der Inhalt in analer Richtung weiterbefördert

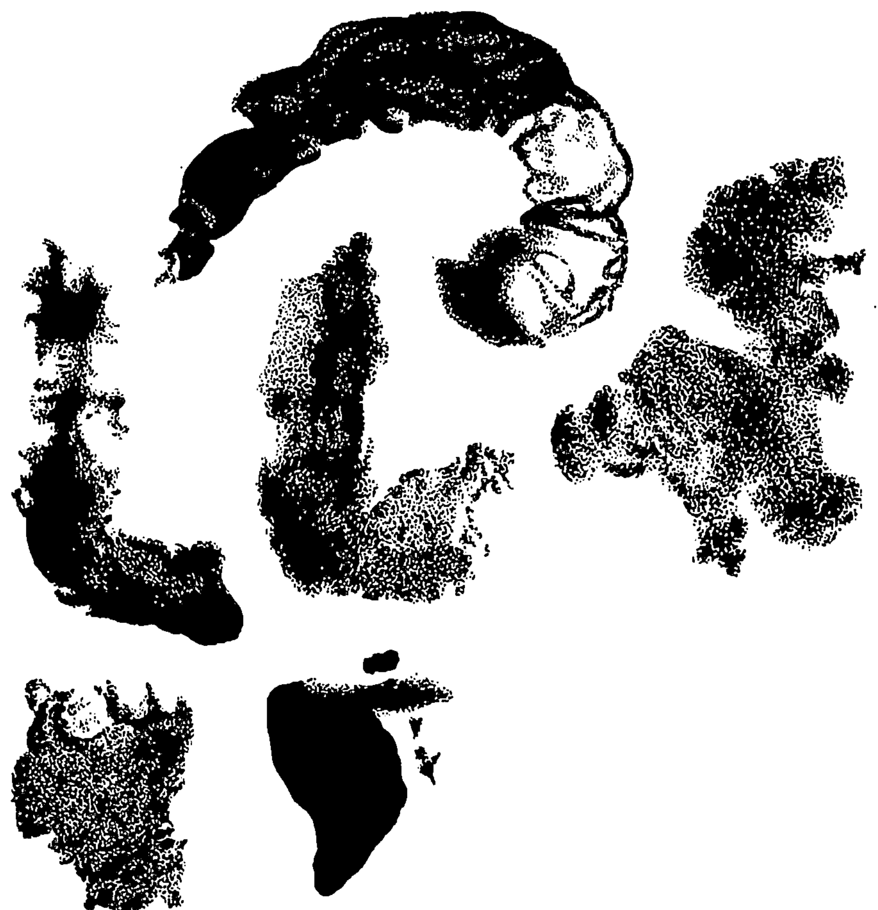

Abb. 578. Auswalzbewegungen des Dünndarmes. (Nach RIEDER.)

wurde) den Beweis einer Antiperistaltik erbracht zu haben. Daß diese bei pathologischen Zuständen (Stenosen) vorkommt, ist begreiflich. Die Erfahrung lehrt es. Am normalen Dünndarm, bemerkt jedoch RIEDER, sei nie eine retrograde Ringwellenbewegung beobachtet worden, wohl aber eine rückläufige Beförderung von Ingesten durch retrograd verlaufende Konstriktionswellen.

. Neben den bisher besprochenen Typen der Motilität des Dünndarmes sind noch zu erwähnen die sog. *Tonusschwankungen.* Man versteht darunter unregelmäßige, große und lange Kontraktionswellen der Längs- und Ringmuskulatur. Bei offenem Abdomen erkennt man sie nach RIEDER an dem regellosen Winden und Umherkriechen der Darmschlingen, während sie bei geschlossenem Leib (mit Bauchfenster) fehlen. Praktische Bedeutung kommt dieser Erscheinung jedenfalls nur in geringem Maße zu. Wir haben sie öfter bei Sektionen von Leichen unmittelbar nach dem Tode gesehen, ferner bei Laparotomien z. B. nach Befreiung einer Dünndarmschlinge aus ihrer Incarceration. Man sieht fast unmittelbar danach wurmförmig kriechende und windende Bewegungen, zylindrische Einschnürungen und Erweiterungen der befreiten Schlinge. Wodurch sie bedingt sind, ist nicht sicher. Höchstwahrscheinlich spielen äußere Reize eine große Rolle.

Der örtliche und zeitliche Ablauf der Verdauung im Dünndarm läßt sich im Röntgenbild lange nicht so klar und eindeutig verfolgen wie beim Dickdarm. Außer der fragmentierten Füllung trägt die komplizierte, scheinbar regellose Topographie der Schlingen die Schuld daran. Immerhin können gewisse Regeln aufgestellt werden, die sich aus dem Vergleiche einer großen Zahl von Normalserien ergeben. Das Duodenum nimmt eine funktionelle Sonderstellung ein, worüber in dem betreffenden Kapitel abgehandelt wurde. Die erste Dünndarmfüllung zeigt sich schon wenige Minuten nach der Kontrastmahlzeit. Nach $^1/_2$ Stunde finden sich feinverteilte Schatten in der linken Fossa iliaca sowie oft schon in den mittleren und untersten Bauchregionen. Nach $1^1/_2$ Stunden ist oft schon der größte Teil des Breis im rechten unteren Quadranten. Die oberen $^2/_3$ des Dünndarms haben sich also schon größtenteils in das unterste Drittel entleert. Nach 4 Stunden erscheint ein deutlicher Coecumausguß; spätestens nach 9 Stunden ist der Dünndarm leer. Diese Zeiten entsprechen der Normalserie mit Bismutbrei nach RIEDER. Für Barium sind sie

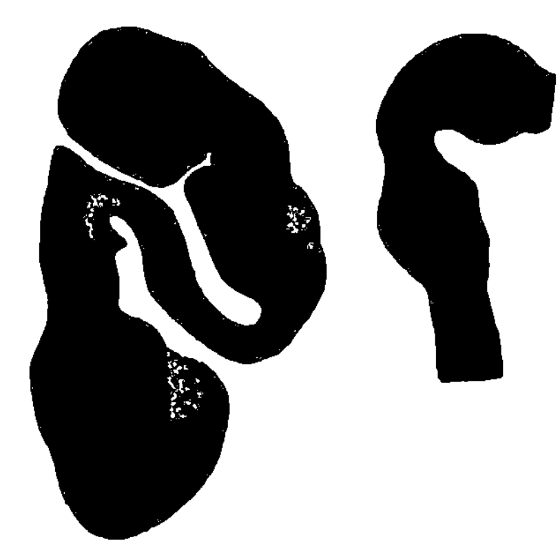

Abb. 579. Erweiterung und Verengerung des Dünndarmes bei peristaltischen Bewegungen. (Nach RIEDER.)

kürzer. Normale Magenentleerung ist dabei vorausgesetzt. Ist diese, wie es häufig vorkommt, verzögert, so wird diese Zeit nicht selten überschritten. Zwischen der 4. und 9. Stunde kann man oft die unterste Dünndarmschlinge bis zu ihrer Einmündung ins Coecum verfolgen.

Die örtliche Schattenverteilung zu verschiedenen Zeiten der Untersuchung hängt mit der Lage der Dünndarmschlingen zusammen. Diese ist zwar keine ganz konstante, doch haben die röntgenkinematographischen Aufnahmen von KAESTLE und BRÜGEL gezeigt, daß weder Mischbewegungen, noch Förderungsperistaltik des Dünndarms zu nennenswerten Lageveränderungen führen.

2. Der pathologisch veränderte Dünndarm.

A. Angeborene Mißbildungen.

Einzelne Beobachtungen von Jejunumdivertikeln sind von SCHLESINGER, DE QUERVAIN, ÅKERLUND, CASE u. a. bekannt gegeben worden. Sie sitzen meist an der Duodenojejunalschlinge oder im obersten Jejunum und entstehen durch Ausstülpung einer umschriebenen Partie der Wand, die sich mit der Zeit vergrößern kann. Die klinischen Symptome sind ebenso wie bei dem Duodenaldivertikel nicht eindeutig. Röntgenologisch findet man ein der Ausdehnung der Tasche entsprechendes Schattengebilde von rundlicher oder ovaler Gestalt. Manchmal zeigt es bei der Untersuchung des Patienten im Stehen eine horizontale Begrenzungslinie und darüber eine deutliche Gasblase. Der Schatten kann selbst nach Entleerung des Magens und der betreffenden Darmschlingen noch längere Zeit sichtbar bleiben.

B. Hernien.

Die Diagnose einer Hernie, die Dünndarmschlingen enthält, ist klinisch meist so einwandfrei zu stellen, daß sich eine Röntgenuntersuchung erübrigt. Nur in Fällen, wo es vor der Operation wünschenswert erscheint, sich über den Inhalt des Bruchsackes zu vergewissern, empfiehlt es sich eine Röntgenaufnahme zu machen. Im Gegensatz dazu erscheint uns zu einer genauen Diagnose das Röntgenbild bei Zwerchfellbrüchen unbedingt notwendig. Es wird uns meist Aufschluß geben, ob eine echte Hernie vorliegt oder nur eine Relaxatio. Mit Rücksicht auf das spätere chirurgische Vorgehen ist es von Wert zu wissen, ob sich Dünn- oder Dickdarm oder Magen in der Ausstülpung befindet. Wir haben in früheren Kapiteln (siehe Verlagerungen des Magens) einige diesbezügliche Beobachtungen mitgeteilt.

C. Form- und Lageveränderungen des Dünndarmes.

Ähnlich wie beim Magen, Duodenum, Dickdarm usw. kommen auch am Dünndarm Lageveränderungen nach unten vor, die wir mit dem Namen der Ptose bezeichnen. Meist ist sie kombiniert mit einer gleichzeitigen Senkung des Magens und der übrigen Abdominalorgane (GLÉNARDsche Krankheit). Daß der Dünndarmptose im allgemeinen nur geringe Beachtung geschenkt wird, liegt daran, daß sie nur selten für sich allein vorkommt und nur wenig klinische Erscheinungen macht. Das Krankheitsbild ist beherrscht von den Beschwerden einer allgemeinen Enteroptose. Auch röntgenologisch ist der Nachweis deshalb schwer, weil eine Füllung des ganzen Dünndarmes mit Kontrastbrei in der Regel nicht gelingt. Anhaltspunkte für den Grad einer Senkung finden wir eher in der Lage und dem Füllungszustand der Ileum-, manchmal auch der ersten Jejunalschlingen, da diese über längere Zeitspannen hin und in · größerer Ausdehnung gefüllt bleiben können. Normalerweise reichen die unteren Dünndarmschleifen bis zur Symphyse. Bei abnormer Verlagerung nach unten finden wir sie im kleinen Becken als dichten Knäuel, dessen einzelne Schatten schwer voneinander zu trennen sind. Dadurch, daß das oberste Jejunum einen fixen Punkt an der Flexura duodeno-jejunalis hat, kommt es bei einer Senkung des übrigen Dünndarmes häufig zu einem steilen Verlauf dieser Schlinge nach unten. Die Folge ist eine Abknickung an der Flexur (Duodenalknick von LANE). Die Folge eines Tiefertretens ins kleine Becken ist häufig eine Stase dieser Darmabschnitte (Ileostase). Der angesammelte und gestaute Kontrastbrei wird nur langsam und verzögert in das Coecum weiterbefördert. Im Gegensatz zur Stenose erreicht aber die Verzögerung bei der Enteroptose selten die Zeit von 10—12 Stunden. Eine Kombination von Senkung und Atonie ist oft zu beobachten, vor allem bei der STILLERschen Krankheit (Habitus asthenicus). Neben der abnormen Lage findet sich hier auch eine Erweiterung.

Praktisch wichtiger ist die Verlagerung durch *Neubildungen* im Abdomen. Es sind hauptsächlich große, den Bauchraum erfüllende Tumoren des *Uterus*, der *Ovarien*,

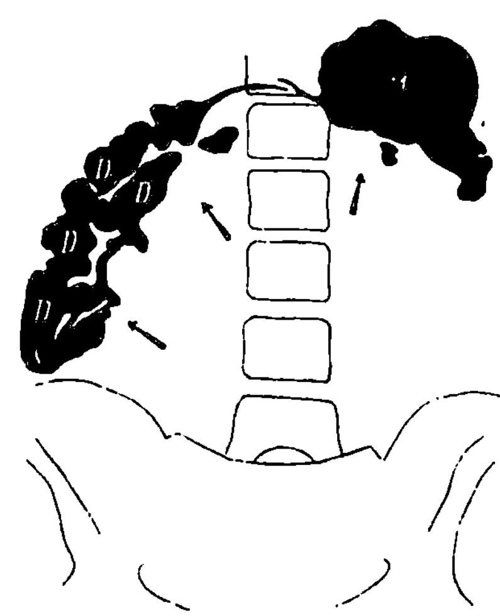

Abb. 580. Verdrängung von Magen und Dünndarm durch ein Uterusmyom. M Magen, D Dünndarm. Aufnahme nach 2 Stunden.

der *Niere* und *Milz*, deren Diagnose durch die röntgenologische Darstellung der charakteristisch verlagerten Schlingen sehr erleichtert und vereinfacht werden kann (STIERLIN). Bekanntlich läßt sich trotz genauer klinischer Untersuchung nicht immer mit voller Sicherheit entscheiden, welchem Organe ein mächtiger Abdominaltumor angehört. Handelt es sich im einzelnen Fall z. B. um einen Nierentumor, der sekundär sich nach dem kleinen Becken zu drängt, oder aber um einen Ovarialtumor, der allmählich in die oberen Bauchregionen emporwächst? Diese Frage nach dem *Ursprung* eines großen Tumors läßt sich durch einen Blick auf das einige Stunden nach der Kontrastmahlzeit hergestellte Röntgenbild entscheiden.

Abb. 580 betrifft ein älteres Fräulein, das mit einem mächtigen Abdominaltumor zur Operation in die Klinik kam. Die Aufnahme ist zwei Stunden nach der Kontrastmahlzeit gemacht. Man erkennt den nach links und oben gedrängten Magen, außerdem einen schmalen Kranz von Dünndarmschlingen, welcher oben und rechts ein schattenfreies großes Mittelfeld des Abdomens umrahmt.

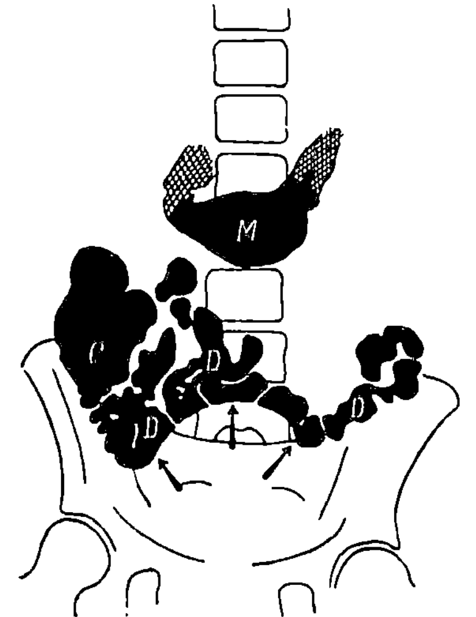
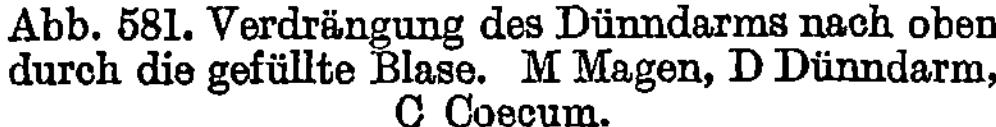
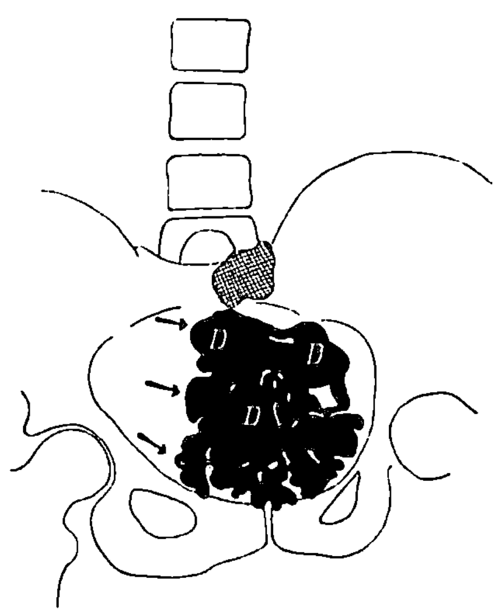

Abb. 581. Verdrängung des Dünndarms nach oben durch die gefüllte Blase. M Magen, D Dünndarm, C Coecum.

Abb. 582. Verdrängung des Dünndarms nach links durch ein rechtsseitiges Beckensarkom. Aufnahme nach 8 Stunden.

Aus diesem Röntgenbefund geht hervor, daß der Tumor in der untersten Bauchgegend seinen Ursprung genommen haben muß und, Dünndarm und Magen verdrängend, nach oben gewachsen ist.

Die *Operation* bestätigte die Diagnose eines großen *Uterusmyoms*.

Daß Tumoren der Blase unter Umständen eindeutige Bilder von Dünndarmverlagerung geben können, läßt sich aus Abb. 581 ersehen, wo wir in der unteren, bogenförmigen Begrenzungslinie der Dünndarmschlingen ein getreues Negativ der Oberfläche der gefüllten Blase sehen.

Tumoren, welche vom Becken selbst ausgehen, werden bisweilen durch die verdrängten Dünndarmschatten im Röntgenbild so genau umschrieben, daß man daraus über ihre Ausdehnung besser orientiert wird als durch den Palpationsbefund. Abb. 582 zeigt Verlagerung nach links durch ein rechtsseitiges *Beckensarkom*.

Im Gegensatz zu den vom kleinen Becken ausgehenden Geschwülsten, welche den Dünndarm nach oben schieben, bewirken große *Nierentumoren* eine Verlagerung nach unten und außen.

Jüngere Frau mit einem den ganzen Bauchraum einnehmenden Abdominaltumor.

Abb. 583 ist eine Aufnahme $2^1/_2$ Stunden nach der Bariummahlzeit. Der ganze Dünndarmschatten ist als ein Kranz sehr schmaler Streifen an der unteren Begrenzung des Abdomens sichtbar. Er bildet eine nach oben konkave, fast lineäre Grenze. Es muß sich hier um eine Neubildung handeln, die vom rechten oberen

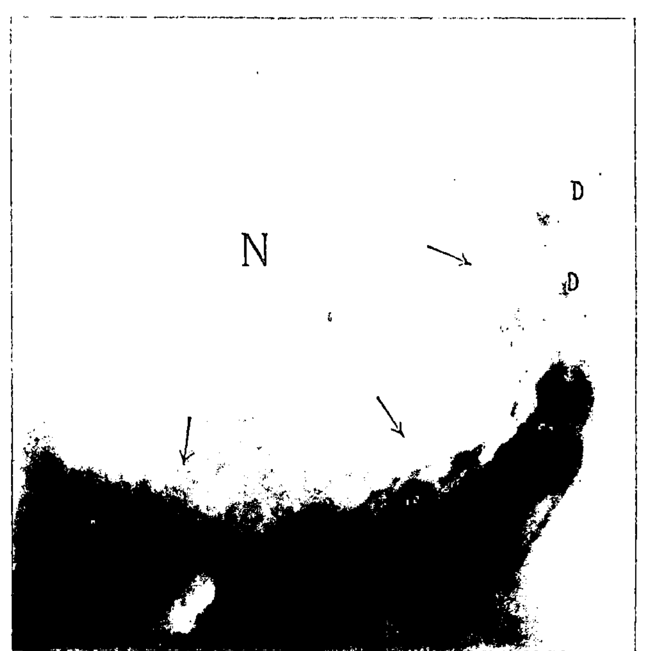

Abb. 583. Verdrängung des Dünndarmes durch ein mächtiges rechtsseitiges Nierensarkom. Aufnahme nach 2½ Stunden. N Nierentumor, D Dünndarm. — Operiert.

Quadranten des Abdomens ausgehend, den Dünndarm nach links unten verschiebt und dort zusammendrückt.

Die Operation ergab ein gewaltiges *Sarkom der rechten Niere*.

Wenn in solchen Fällen gleichzeitig auch die *Verlagerung des Dickdarmes* mitberücksichtigt wird, so läßt sich die topische Diagnose der abdominalen Neubildungen außerordentlich fördern. Das Röntgenverfahren zeichnet sich durch Einfachheit und Klarheit des Befundes aus. Zu empfehlen ist die *Kombination von Mahlzeit mit Einlauf*. Durch erstere wird der Dünndarm, durch letztere das Kolon sichtbar gemacht.

D. Funktionelle Störungen der Dünndarmmotilität.

Dieses Kapitel ist röntgenologisch wie klinisch verhältnismäßig noch wenig erforscht. Die Röntgenuntersuchung des Dünndarms bietet, wie oben erwähnt, schon unter physiologischen Verhältnissen solche Schwierigkeiten, daß uns eine sichere Grundlage zur Erkennung feinerer pathologischer Veränderungen zur Zeit noch fehlt.

Die groben Symptome der Dünndarmstenose, wie Stagnation und Gasgehalt in erweiterten Schlingen, verspätetes Eintreten des Kontrastbreies ins Coecum, endlich die namentlich von HOLZKNECHT und NOVAK beschriebene Stenosenperistaltik — sind fast die einzigen bisher röntgenologisch beobachteten Symptome veränderter motorischer Tätigkeit.

Zur Beurteilung der rein funktionellen Störungen der Peristaltik müssen die reflektorischen Einflüsse von Magen und höher gelegenen Dünndarmabschnitten besonders berücksichtigt werden. Man hat sich in der Röntgenuntersuchung des Magendarmkanals etwas zu sehr daran gewöhnt, die Ursachen für Funktionsabweichungen in dem Teil zu suchen, welcher die Störung aufweist, wobei man der wertvollen klinischen und physiologischen Vorarbeiten vergißt, welche auf einen innigen funktionellen Zusammenhang der einzelnen Abschnitte des Verdauungstraktus deuten. Wir erinnern z. B. an die Arbeiten von OPPLER, welcher auf das gemeinsame Vorkommen und die Abhängigkeit von Obstipation und Hyperacidität aufmerksam gemacht hat, die Arbeiten von NOORDENs über die ätiologischen Beziehungen zwischen der Dyspepsia gastrica und enterica, an die Beseitigung der Hyperacidität durch Behandlung der Obstipation durch EINHORN und EBSTEIN usf. Es ist hier nicht der Ort, auf diese Dinge näher einzugehen, da sie bisher noch zu wenig Gegenstand röntgenologischer Untersuchungen gewesen sind. Zu erwähnen ist nur die Arbeit von JONAS, der zu folgenden Ergebnissen kam: ,,Die Darmmotilität erweist sich im allgemeinen von der Motilität des Magens abhängig, insofern, als sich bei Hypermotilität des Magens stets auch Hypermotilität und niemals Hypomotilität des Darmes fand und sich bei Hypomotilität des Magens niemals Hypermotilität des Darmes ergab. Hypermotilität des Darmes, mindestens in seinen oberen Abschnitten bis zur Flexura coli lienalis, findet sich bei Achylie, manchen Fällen von Ulcus, Hypermotilität des Magens und manchmal bei Katarrh des Darmes; die Hypermotilität der oberen Darmabschnitte kann jedoch mit normaler oder verlangsamter Passage der unteren Darmabschnitte verbunden sein.''

Von einer Besprechung der verschiedenen funktionellen Störungen des Dünndarmes, so z. B. Darmneurosen motorischer und sensibler Art, Darmdyspepsien, Enteralgie, Neuralgia enterica, alle Durchfallerkrankungen, Pneumatose, Atonie, Spasmen möchten wir im Rahmen dieses Buches absehen. Alle diese Krankheitsbilder sind klinisch und pathologisch-anatomisch noch so wenig umschrieben und eindeutig, daß man keine genügenden Grundlagen kennt, worauf die Röntgensymptomatologie aufbauen könnte. Bei einzelnen dieser Leiden finden wir wohl gelegentlich einige röntgenologische Merkmale, die in das Bild dieser funktionellen Störungen passen. Jedoch sind sie so wenig charakteristisch, daß man an Hand der erhobenen Befunde niemals in der Lage ist, eine Diagnose zu stellen.

E. Dünndarmstriktur.

Das klinische Bild der Darmstenose ist oft so typisch, daß es überflüssig erscheint, den Patienten zu diagnostischen Zwecken noch einer Röntgenuntersuchung zu unterziehen. Meist wird deshalb mit Rücksicht auf den Kranken und um nicht Zeit zu verlieren lieber auf eine genaue Lokalisationsdiagnose verzichtet. Dieses Vorgehen erscheint um so berechtigter, als bei schweren klinischen Erscheinungen, wo bereits Brechreiz besteht, die Einnahme der Kontrastmahlzeit mehr oder weniger illusorisch ist, da dieselbe entweder gleich erbrochen wird oder der Rückstauung wegen nicht bis zur Stenose gelangt. Bevor der Chirurg in solchen Fällen zur Operation schreitet, wäre es ihm immerhin praktisch wertvoll zu wissen, ob es sich um eine Dünndarm- oder Dickdarmstenose handelt, weil er davon eventuell die Lage seines Bauchschnittes abhängig machen wird. Diese Entscheidung ist bekanntermaßen klinisch durchaus nicht immer leicht möglich. STIERLIN hat ein relativ einfaches Verfahren angegeben, wie man auf röntgenologischem Wege, ohne Nachteil für den Patienten, dieses Ziel erreichen kann. Es besteht in einer Röntgenaufnahme ohne Bariummahlzeit — doch nach Kontrasteinlauf — eine Methode, die wir später besprechen werden.

Die Diagnose der *Dünndarmstenose leichteren Grades* ist bekanntlich oft nicht mit Sicherheit zu stellen. Kolikartige Schmerzanfälle, Brechreiz, aufgetriebener Leib kommen auch bei anderen Bauchaffektionen, wie Cholelithiasis, lokalen peritonitischen Prozessen vor, und das zuverlässigste Symptom, die sichtbaren Darmsteifungen, läßt uns bei leichteren Graden von Einengung, sowie bei dicken und straffen Bauchdecken nicht selten im Stich. Ein fühlbarer Tumor im Bereiche der Schmerzzone erleichtert natürlich die Erkennung des Leidens. Allein wenn die Stenose, wie so häufig, durch peritonitische Stränge und Adhäsionen oder strikturierende Darmulcera bedingt ist, so führt uns auch die Palpation des Abdomens nicht zur sicheren Diagnose. Wohl kann sie uns durch den Nachweis einer vermehrten Bauchdeckenspannung und eventuell lokaler Druckempfindlichkeit das Vorhandensein entzündlicher Prozesse am Peritoneum, z. B. das einer lokalen oder universellen Peritonealtuberkulose, verraten. Über die Lokalisation des Hindernisses bleiben wir jedoch oft genug im unklaren. In manchen Fällen endlich läßt uns die Palpation ganz im Stich. Vermag uns da das Röntgenverfahren weiter zu bringen?

Sowohl vom klinischen, wie vom röntgenologischen Gesichtspunkt aus empfiehlt es sich, die Dünndarmstenose leichteren (eigentliche Dünndarmstenose) und diejenige schwersten Grades (Ileus) getrennt zu besprechen.

a) Dünndarmstenose.

Der röntgenologische Nachweis der Dünndarmstenose ist nicht immer ganz leicht. Namentlich ihre Anfangsstadien können, wenn nicht speziell darauf gefahndet wird, der Untersuchung entgehen. Die Tatsache, daß *trotz ausgesprochener Enge der Inhalt noch lange ohne erhebliche Stagnation vor derselben sich von dem Dünn- in den Dickdarm ergießt*, läßt uns die Schwierigkeit ihres Nachweises verstehen. Wie ein Magen mit beginnender Pylorusstenose durch Hypertrophie seiner Muskulatur sich doch noch länger in annähernd normaler Zeit entleeren kann, so auch der über der Striktur gelegene Dünndarmabschnitt. Derselbe zeigt bei Operationen oft eine so starke Verdickung seiner Wand, daß man ihn auf den ersten Handgriff hin als prästenotischen Abschnitt erkennt. Wir haben also das Stadium der *Kompensation* von demjenigen der *Dekompensation* zu unterscheiden. Je mehr sich das erstere dem letzteren nähert, desto weiter werden die Dünndarmschlingen. Im Stadium der völligen Dekompensation können sie die *Dicke eines Armes* erreichen.

Die *Lokalisation der Stenose* aus dem Röntgenbild gelingt meist nur, wenn dieselbe in dem untersten Teil ihren Sitz hat. Bei höher gelegenen gelingt sie bestenfalls approximativ aus der Lage der gedehnten, eventuell gashaltigen Schlingen. Gewöhnlich läßt sich die topische Diagnose nicht schärfer präzisieren als: hohe bzw. tiefe Dünndarmstenose.

Der *Gang der Röntgenuntersuchung* gestaltet sich folgendermaßen: Nehmen wir einen typischen Fall. Der Patient kommt zum Arzte mit der Klage, daß er seit einigen Monaten (oder auch Jahren) von Zeit zu Zeit an heftigen Schmerzanfällen im Bauche leide, die nicht selten auf den Magen bezogen werden. Die Schmerzen haben in letzter Zeit an Intensität und Dauer zugenommen und sind verbunden mit Brechreiz und Verstopfung, Aufgetriebensein. Oft hat der Kranke dabei schon selbst eine Geschwulst gefühlt, die mit den Schmerzen verschwand. Die Röntgenuntersuchung beginnt mit dem Magen. Nach Einnahme der gewöhnlichen Ba-Mahlzeit wird eine Schirmbeobachtung vorgenommen. Dann werden eine Reihe von Durchleuchtungen und Aufnahmen während der Zeit angeschlossen, in der sich der Dünndarm füllt und entleert, also etwa nach 2, 4, 6 Stunden. Besonders wichtig ist es, den *Zeitpunkt der Ankunft des ersten Schattens im Coecum* zu bestimmen, sowie denjenigen, wo sich das *Ileum vollständig entleert* hat. Normalerweise beginnt die Coecumfüllung frühestens 2, spätestens 5 Stunden nach Einnahme und ist der Dünndarm spätestens nach 9 Stunden ganz entleert. Wenn sich also nach 6 Stunden das Coecum noch schattenfrei erweist, so deutet das auf eine pathologisch verlangsamte Dünndarmpassage, *vorausgesetzt, daß sich der Magen zu normaler Zeit zu entleeren begann.* Nach unseren Beobachtungen bilden 8 Stunden die äußerste Zeitgrenze der einsetzenden Coecumfüllung bei normal arbeitendem Magen und fehlender organischer Dünndarmstenose. Wir wählen als Zeitpunkt der 4. Untersuchung das Ende der 9. Stunde. Normalerweise soll dann der Dünndarm leer sein. Zeigt er noch erhebliche Reste, so muß, immer vorausgesetzt einen normal funktionierenden Magen, eine pathologische Hemmung der Passage bestehen. Eine Stenose braucht aber deswegen nicht vorhanden zu sein. Das Hindernis kann funktioneller Natur sein, wofür namentlich das gleichzeitige Bestehen einer Enteroptose spricht. Findet man aber *nach 9 Stunden das Coecum noch schattenfrei,* so bedeutet dies das Bestehen einer *organischen Verengerung am Dünndarm.* Nach SCHWARZ kommt einem solchen Befunde erst nach beendeter 12. Stunde Beweiskraft zu. Nach ihm vermag die Enteroptose die beginnende Dünndarmentleerung bis zur 10. und 12. Stunde zu verzögern. Diese Zeit stellt jedenfalls das Maximum dar.

Die 5. Untersuchung machen wir nach 12 Stunden. Bedeutende Kontrastmengen im Dünndarm zu dieser Zeit sprechen für organische Stenose. Doch müssen wir hier eine Einschränkung machen und vor bequemem Schematismus warnen. Der Zeitpunkt der völligen Entleerung des Dünndarms hängt nämlich in noch höherem Grade als derjenige der beginnenden Coecumfüllung von der Funktion des Magens ab. Es braucht sich gar nicht um eine narbige Pylorusstenose zu handeln. Nach unseren Beobachtungen kommen Verzögerungen um mehrere Stunden bei Fehlen jeder organischen Veränderung viel häufiger vor, als dies bisher gewöhnlich angenommen wird. Vielleicht ist hier nicht stets eine Atonie, sondern manchmal auch ein Pylorospasmus im Spiele, wie er außer durch Ulcus auch durch entzündliche Prozesse in der Umgebung des Magens oder in einiger Entfernung von demselben reflektorisch entstehen kann. Wir dürfen also nie versäumen, *bei der Untersuchung der Dünndarmmotilität auf die Motilitätsverhältnisse des Magens genau zu achten.*

Zeigt in der Aufnahme nach 12 Stunden das Coecum noch keinen Schatten, so ist bei fehlender Pylorusstenose das Vorhandensein einer organischen Dünndarmverlegung zweifellos. Dasselbe ist zu sagen von einer letzten Aufnahme nach 24 Stunden. Ein Dünndarmrest zu dieser Zeit beweist das Bestehen einer Striktur höheren Grades.

Dieses Untersuchungsvorgehen ermöglicht uns besser wie jedes andere die motorische Funktion des Dünndarmes völlig zu übersehen und einwandfrei eine vorhandene Störung der Passage zu erkennen. Es hat jedoch den Nachteil, daß es zeitraubend und kostspielig ist. In den meisten Fällen wird daher eine Vereinfachung der Serie dadurch vorgenommen, daß nur Untersuchungen nach 6, 9, 12, 24 Stunden durchgeführt werden.

Verspätung der Coecumfüllung und der Dünndarmentleerung ist indessen nicht das wesentlichste röntgenologisch erkennbare Merkmal einer Stenose. Charakteristischer ist die *abnorme Weite der Dünndarmschlingen* und ihr *praller Ausguß* zu einer Zeit, wo sie normalerweise leer sein sollten. Dieser Befund kann geradezu als pathognomonisch bezeichnet werden, wenn er *während mehrerer, in gewissen Zeitabständen gemachter Beobachtungen* annähernd konstant bleibt (STIERLIN). Während normalerweise die einzelnen Dünndarmschatten höchstens daumenbreit und, mit Ausnahme der untersten Schlinge, gewöhnlich nicht viel länger sind, erreichen sie bei der Stenose die Breite mehrerer Querfinger und stellen kontinuierliche, nur durch schmale Einziehungen segmentierte Gebilde dar. SCHWARZ hat ferner auf die feine Rippung aufmerksam gemacht, welche diese breiten Schatten zeigen, und die der Ausdruck hypertrophierter KERKRINGscher Falten sind. Folgendes Beispiel zeigt, wie diese Symptome diagnostisch verwertet werden können:

25jähriges Mädchen mit den klinischen Zeichen einer progredienten Phthise. Vor sieben Wochen zum erstenmal, und seither wiederholt krampfartige Schmerzen, besonders in den oberen Abschnitten des Bauches. Nach einigen Stunden stinkende, dünne Stühle. Erst wenn Winde abgehen, erfolgt Erleichterung. Während der Krämpfe wölbt sich der Leib etwas vor und Patientin hört gurrende Geräusche.

Druckempfindlichkeit in der rechten Parasternallinie, 2—3 Querfinger unterhalb des rechten Rippenrandes. In der Gegend des Coecum hört man bei der Auscultation gelegentlich periodisch auftretende Durchpreßgeräusche. Deutliche *Darmsteifungen* während der Schmerzanfälle. Stuhl dünn, mit eitrigen Beimengungen, ohne Blut.

Röntgenuntersuchung (Abb. 584). 8 Stunden nach Verabreichung der Bariummahlzeit sieht man in der Mitte und links im großen und kleinen Becken stark dilatierte, ganz unregelmäßig geformte, stellenweise tief eingeschnürte Dünndarmschlingen. Besonders zwei derselben fallen durch ihre große Weite auf. Auf

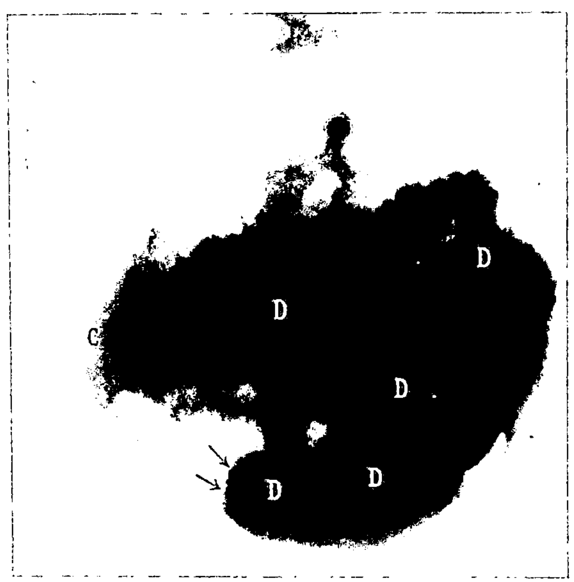

Abb. 584. Tuberkulöse Strikturen des Dünndarmes. Aufnahme nach 8 Stunden. Pfeile = unterste Striktur. D Erweiterte Dünndarmschlingen, C Coecum (nicht sichtbar). — Operiert.

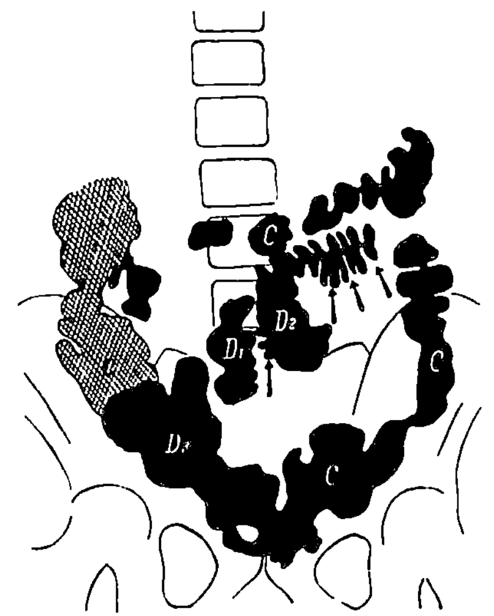

Abb. 585. Derselbe Pat. Aufnahme nach 24 Stunden. Immer noch ausgedehnte Dünndarmschatten (D). Kolon (C) diskontinuierlich gefüllt. Gerippte Schlingen (Pfeile).

der rechten Beckenschaufel ist Coecum und Colon ascendens als matter Schatten zu unterscheiden.

Nach 24 Stunden zeigt das Röntgenbild (Abb. 585) noch zwei mäßig dilatierte Dünndarmschlingen (D_1 und D_2), wovon die eine (D_2) nach links sehr schöne tiefe Einkerbungen, wohl entsprechend den KERKRINGschen Falten, erkennen läßt. Um sie herum ist das ganze Kolon als typischer, zum Teil zusammenhängender, zum Teil diskontinuierlicher Schatten, kranzförmig angeordnet, sichtbar. Wie weit die Gebilde im kleinen Becken dem S romanum, wie weit sie dem Dünndarm angehören, ist nicht zu entscheiden. Doch sind zweifellos beide daran beteiligt.

Diagnose. Die klinischen Erscheinungen, namentlich die attackenartig auftretenden Schmerzen mit Darmsteifung, lassen eine Darmstenose annehmen. Über ihre Lokalisation vermögen sie uns aber keinen Aufschluß zu geben. In Anbetracht der bestehenden Lungentuberkulose und des chronischen Verlaufs der Darmstörung ist eine Striktur auf tuberkulöser Basis wahrscheinlich. Die im Röntgenbild nach 8 Stunden erkennbaren, stark dilatierten Schlingen entsprechen zum Teil dem untersten Dünndarmabschnitt. Daraus, sowie aus der fehlenden Füllung und der normalen Weite des Coecum-Ascendens ist der Schluß zu ziehen, daß im untersten Teil des Ileum ein Passagehindernis besteht. Die genaue Lokalisation desselben ist aber auch röntgenologisch nicht möglich. Die Aufnahme nach 24 Stunden, wo noch gefüllte, weite Schlingen sichtbar sind, berechtigt zu der Annahme, daß die Enge eine ziemlich hochgradige sein muß. Aus dieser Aufnahme wird das Vorhandensein zweier Strikturen wahrscheinlich; denn wir sehen, wie im ersten Bilde, je einen Komplex erweiterter, prall gefüllter Dünndarmschleifen, und zwar dürften D_1 und D_2 dem erweiterten Dünndarmabschnitt über der oberen, D_3 dem über der unteren, nahe der Valvula Bauhini gelegenen Stenose entsprechen. Daß der Schatten der dilatierten Schlinge D_3 breit in den des Coecum übergeht, als ob dazwischen kein Hindernis wäre, findet in der Überlagerung des letzteren durch die erstere ihre einfache Erklärung. Die Striktur selbst wird so nicht sichtbar. Aus der Füllung des ganzen Dickdarms und dessen normaler Weite läßt sich eine Kolonstenose noch sicherer ausschließen, als durch die erste Aufnahme.

Operationsbefund: Die BAUHINSche Klappe ist von einem ringförmigen Tumor eingenommen, welcher die Ileocöcalöffnung auf Bleistiftdicke verengt. Derselbe erweist sich bei histologischer Untersuchung als tuberkulöser Natur. 15 und 28 cm höher oben befindet sich noch je eine weitere ringförmige Einschnürung infolge tuberkulöser Infiltrate.

Außer der Rippung findet man schon bei leichteren Stenosen spastische, die weiten Schattenbänder oft völlig durchschneidende Einziehungen. Bei höheren Graden geben sie dem Dünndarm das *Aussehen eines Dickdarmschattens* (STIERLIN). Sie werden offenbar durch den Dehnungsreiz hervorgerufen und äußern sich wahrscheinlich klinisch als Kolikschmerzen. Man muß sich davor hüten, solche Spasmen im Röntgenbild als organische Stenosen zu deuten. Allerdings können sie die Stelle kennzeichnen, wo der Dünndarm durch eine Adhäsion, einen Strang gereizt wird (RITTER). Wir haben dann ähnliche Verhältnisse wie am Magen, wo sich an der Stelle einer leichten Sanduhreinziehung zum Ulcus ein Krampf hinzuaddiert und in extremen Fällen zu einer völligen Zweiteilung des Organs führen kann.

Eine weitere Eigentümlichkeit der prästenotischen Dünndarmschlingen ist ihre *Aufrollung.* Sie sind oft nicht, wie normal, in Knäuelform gelagert, sondern „erscheinen als lange, quer über das Abdominalfeld hängende Schattenstreifen" (SCHWARZ). Die Erklärung dieses Phänomens liegt wohl darin, daß ein gekrümmtes Darmsegment sich nach physikalischen Gesetzen mit um so größerer Kraft zu strecken sucht, je praller es sich füllt. In besonders auffallender Weise kann man oft diese Streckung im Röntgenbild am untersten Ileum wahrnehmen.

Neben diesen eben beschriebenen Merkmalen mehr morphologischer Natur kann uns die Schirmbeobachtung oft solche mehr funktioneller Art liefern. Man findet in typischen Fällen die namentlich von HOLZKNECHT beim Duodenum beschriebene *Stenosenperistaltik:* beständige Formveränderungen, oft wurmartige Bewegungen am Inhaltsschatten als Ausdruck einer regen, effektlosen Peristaltik. Ferner ein mannigfaltiges Spiel der Darmkontraktionen, das sich in ruckartigen Bewegungen des prästenotisch stagnierenden Inhaltes in toto in zwei entgegengesetzten Richtungen äußert. Am schönsten sind diese Phänomene an der Pars superior duodeni zu beobachten. Es folgt dann eine ringförmige Kontraktion der Darmwand, die wiederholt abwärts verläuft und bis zur vollständigen Abschnürung des Schattenstreifens führen kann. Je weiter vom Pylorus entfernt die Stenose ist, desto undeutlicher wird der Vorgang.

In zwei Fällen von tiefer Dünndarmstenose hat NOVAK folgende eigentümliche Art von Peristaltik beobachtet. „An einer Stelle, wo vorher normale Passage gefunden wurde, sammelte sich auf einmal der Inhalt, bis er einen abnorm breiten, dichten, scharf begrenzten Schatten gab." NOVAK nimmt eine spastische Kontraktion der

Darmwand am unteren Ende dieses Schattens an, die als ein vorübergehendes Hindernis wirkte. Dann beobachtete er genau den Vorgang, den NOTHNAGEL als gesteigerte stürmische Peristaltik beschrieb: „In lebhafter Eile, so daß die prall gefüllte Darmpartie wie ein rasch sich drehendes Rad hinrollt, wird der Inhalt klappenwärts, nach dem Coecum fortbewegt usw. in der Weise, daß die zirkuläre Konstriktion immer hinter der ausgedehnten Schlinge herläuft."

Diese Phänomene sind als der Ausdruck pathologisch gesteigerter und modifizierter Peristaltik aufzufassen. Die durch die Stagnation verursachte Dehnung des Darmrohrs wirkt als Anreiz dazu (HOTZ, MUMMERY).

Die radioskopischen Beobachtungen von HOLZKNECHT und NOVAK sind uns sehr lehrreich zum Verständnis der Aufnahmen. Wir werden, wenn wir bei Verdacht auf Dünndarmstenose einen ausgedehnteren Schatten finden, das untere Ende desselben nicht ohne weiteres als die Stelle der Striktur betrachten, weil ja, wie wir sahen, eine vorübergehende spastische Kontraktion in dem proximalwärts des Hindernisses gelegenen Dünndarmabschnitt denselben Effekt erzeugen kann.

b) Dünndarmileus.

Bei *Dünndarmstenosen schweren Grades*, die bereits zu ausgesprochenen Ileuserscheinungen geführt haben, läßt sich, wie zuerst SCHWARZ konstatierte, mittels der Röntgenstrahlen oft ein Befund erheben, der als pathognomonisch bezeichnet werden darf. Man sieht nämlich bedeutende Gasansammlungen in den bisweilen zu Faustgröße gedehnten Schlingen. Diese „*Gasballen*" sind nach unten oft begrenzt von einem horizontalen Flüssigkeitsniveau, das beim Schütteln des Patienten Wellen wirft. Auf ihrem Grunde lagern sich, einige Zeit nach Einnahme der Bariummahlzeit die schweren schattengebenden Zusätze. In hochgradigen Fällen erscheint bei der Durchleuchtung ohne vorherige Darreichung kontrastgebender Ingesten das ganze Abdomen erhellt durch diese mächtigen Gasansammlungen. Dieselben sind als Segmente stark dilatierter Dünndarmschlingen aufzufassen, welche durch tiefe, teils ganz durchgehende Einschnürungen das Aussehen des Kolon erhalten und oft nur dadurch von letzterem sicher unterschieden werden

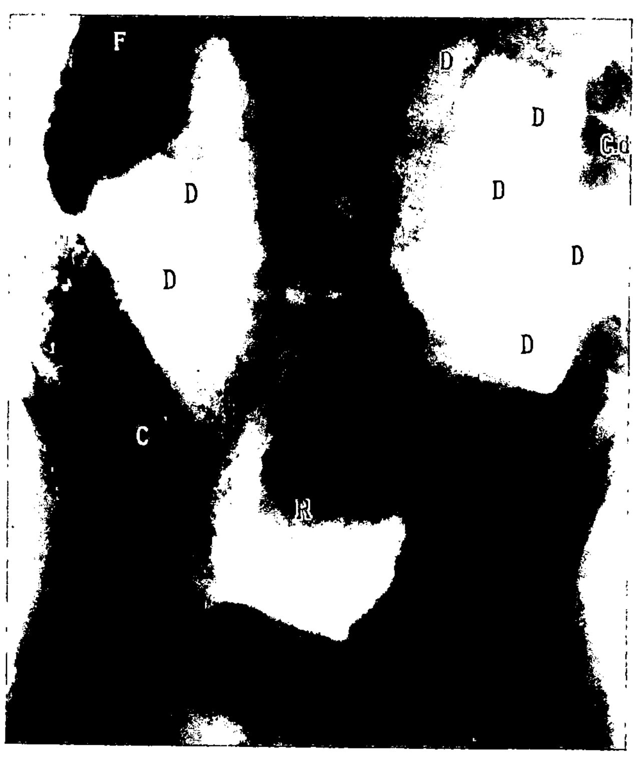

Abb. 586. Chronischer Dünndarmileus, Bariumeinlauf.
D Dünndarm, C Coecum, F Flex. hep., C. d. Col. descend.,
S Sigma, R Rectum. — Operiert.

können, daß man es mittels eines Röntgenklysmas gleichzeitig sichtbar macht (STIERLIN). Der horizontale Spiegel ist natürlich nur dort sichtbar, wo die Aufnahme im Stehen gemacht wurde. In unseren hier mitgeteilten Fällen wird er vermißt, weil die Untersuchung mit Rücksicht auf den Zustand der Patienten im Liegen erfolgte. Aus demselben Grund verzichten wir in Fällen mit ausgesprochenen

Ileussymptomen auf die übliche Mahlzeit und geben nur einen Kontrasteinlauf (STIERLIN).

Diese Methode bietet außer der Schonung des Kranken noch folgenden Vorteil: Wir sehen aus der normalen Weite und Füllung des Kolon, daß das Hindernis nicht in diesem liegt und daß die stark aufgehellten weiten segmentierten Schlingen dem Dünndarm angehören müssen.

Der *Gasgehalt* hier ist als wichtigster, wenn auch nicht regelmäßiger Befund bei vorgeschrittenen Fällen von Ileus zu bezeichnen, weil der Dünndarm normalerweise nie größere Luftblasen enthält. Indessen können, wie STIERLIN zeigte, auch ohne Stenose bei Insuffizienz der Valvula Bauhini z. B. infolge tuberkulöser Prozesse im Anfangsteil des Dickdarmes, beträchtliche Gasmengen retrograd in das Ileum getrieben werden.

Ein 28jähriger Student hatte vor 8 Jahren einen akuten Anfall von Ileus durchgemacht, der mit dem Abgang eines 10 cm langen Darmstückes unter starkem Blutverlust per anum endete. (Invagination?) Nachher wieder Wohlbefinden für einige Monate. Dann traten in Intervallen von etwa einem Jahr wieder solche Anfälle von akutem Darmverschluß mit Darmsteifung auf, die sich in letzter Zeit etwa alle 6 Monate wiederholten. Der Arzt glaubte während dieser Anfälle in der linken Bauchgegend eine Geschwulst zu fühlen, die sich aber nicht genau abtasten ließ, da das Abdomen darüber sehr druckempfindlich und etwas aufgetrieben war. Temperatur bis 39,5, Puls 100—120. Im Stuhl bei mehrmals wiederholter

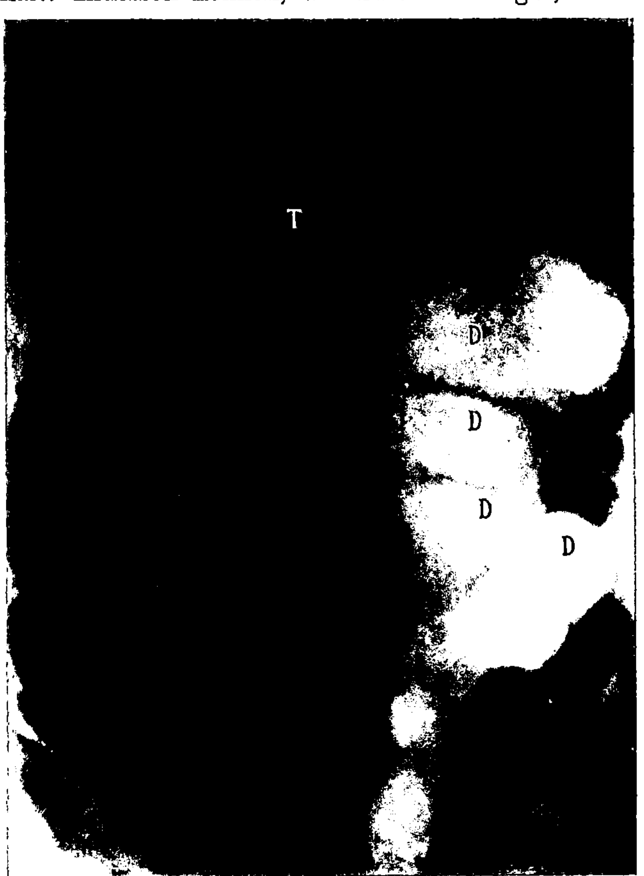

Abb. 587. Chronischer Dünndarmileus. Bariumeinlauf. Keine Bariummahlzeit. C Coecum, T Col. transv., C. d. Col. descend., D Dünndarm.

Untersuchung kein Blut. Vor acht Tagen erneuter Anfall, diesmal mit Erbrechen und Abgang von wenig wasserdünnem Stuhl. Auf Opiumsuppositorien und strenge Diät Rückgang der Schmerzen. Doch erfolgte täglich einmal Erbrechen, in den letzten Tagen deutlich fäkulent. Auf Einlauf massenhaft Stuhl.

Röntgenuntersuchung. Man sieht bei der Durchleuchtung entsprechend dem Verlaufe des Colon ascendens und descendens, namentlich des letzteren, stark durch Gase gedehnte Abschnitte, die auch durch ihre haustrale Segmentierung als Dickdarm imponieren. Nach möglichst gründlicher Entleerung durch Einläufe wird ein Bariumklysma verabreicht und eine Aufnahme gemacht (Abb. 586). Der Dickdarm ist in seinem Verlaufe (bis auf das für die Platte zu hoch gelegene Colon transversum) durch Kontrastschatten schön sichtbar. Medianwärts vom Ascendens, dicht danebenverlaufend und zum Teil von diesem bedeckt, sind dieselben gasgefüllten, weiten, segmentierten Gebilde sichtbar wie bei der ersten Untersuchung. Ein ähnliches Bild ist Abb. 587, eine Aufnahme am folgenden Tag.

Es ist ohne weiteres klar, daß wir es hier nicht mit Dick-, sondern mit Dünndarmschlingen zu tun haben, welche abnorme Weite angenommen haben, und zwar muß es sich um solche des oberen Abschnittes handeln, da sie nur oberhalb des Beckens zu sehen sind. Da andererseits das Kolon normale Breite und Form zeigt, so folgt aus dem Röntgenbefund die Diagnose: *Hohe Dünndarmstenose.*

Operationsbefund: Im unteren Bauchabschnitt leere, im oberen hochgradig gefüllte zusammengedrängte Dünndarmschlingen. Erstere verschwinden in einer engen Öffnung im Mesenterium, die durch eine breite Verlötung entstanden ist. *Oberhalb dieser Stelle ist der Dünndarm ungewöhnlich erweitert, mit Flüssigkeit und Gas gefüllt und zum Teil verwachsen.* Wandung hypertrophisch, Serosaüberzug cyanotisch.

Epikrise: Aus dem klinischen Bilde ließ sich die Diagnose

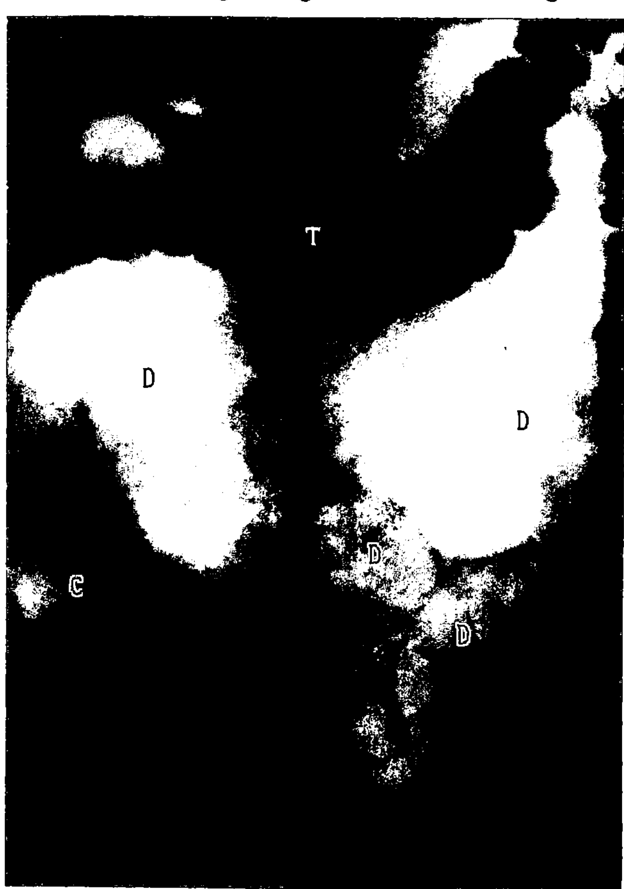

Abb. 588. Dünndarmileus. Die gashaltigen, geblähten, teils bogenförmig gestellten, teils ballenförmigen Dünndarmschlingen (D) sind eingerahmt von dem normal weiten, durch Bariumeinlauf gefüllten Dickdarm. C Coecum, T Transversum, S Sigma. — Operiert.

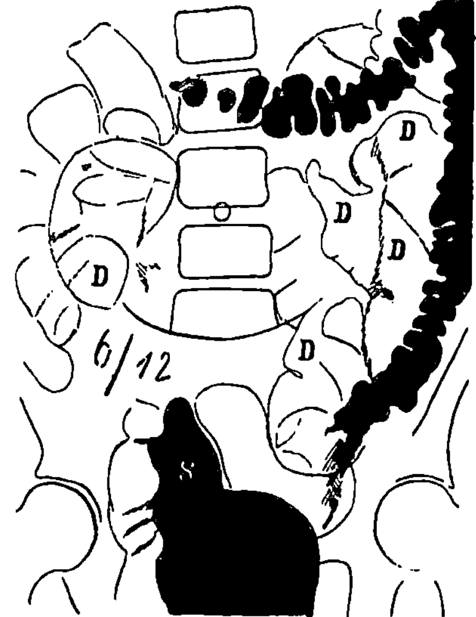

Abb. 589. Derselbe Patient. Aufnahme ½ Stunde später. Handgelenkdicke gashaltige Dünndarmschlinge (D).

Stenose stellen, allerdings ohne nähere Lokalisation. Das fäkulente Erbrechen berechtigte zu der Vermutung, daß es sich um eine hoch gelegene handelte, doch erst die Röntgenuntersuchung, und zwar eine vermittels des einfachen Bariumeinlaufes bestätigte dies und führte zur sicheren Diagnose.

Dem *Schattenbild der dilatierten Jejunum- bzw. Ileumschlingen* geben drei Momente — abnorme Weite, Gasgehalt und Segmentierung, namentlich letztere — oft durchaus das *Aussehen eines Dickdarmabschnittes.* Sie machen die Differenzierung mittels eines Klysmas notwendig.

Andererseits kann bei Stenose des Kolon, namentlich des Ascendens, das Bild gasgefüllter, stark erweiterter unterer Dünndarmschlingen entstehen, wenn nämlich die Ileocöcalklappe in einen starren Ring verwandelt ist, wie dies bei Tuberkulose oder Carcinom nicht selten der Fall ist. Dann erfolgt gelegentlich eine Rückstauung in das Ileum, welche im Röntgenbild leicht als Striktur dieses Abschnittes imponiert. Die Untersuchung nach Kontrasteinlauf vermag diese Täuschung zu verhüten.

In folgendem Falle nimmt die Aufhellung des Dünndarms ausgedehnte Komplexe des gesamten Bauchraumes ein, und zwar zum Teil in Form isolierter Gasballen:

Ein 50jähriger Mann leidet seit einigen Jahren alle paar Monate einmal an Stuhlverhaltung, Brechreiz, Aufgetriebensein und bisweilen Kolikschmerzen. Seit zwei Tagen besteht wieder ein solcher Anfall. — Abdomen etwas aufgetrieben. Keine Darmsteifung. Keine Druckempfindlichkeit. Temperatur normal.

Röntgenuntersuchung: Bei der Durchleuchtung erscheinen im Abdomen ausgedehnte helle, gashaltige Partien, die auch nach Form und Lage dem Dickdarm entsprechen können. Immerhin fällt auf, daß sie sich stellenweise bis gegen die Mittellinie erstrecken. Nach möglichst gründlicher Entleerung durch Seifenwasserirrigation wird ein Kontrasteinlauf appliziert und eine Aufnahme gemacht (Abb. 588).

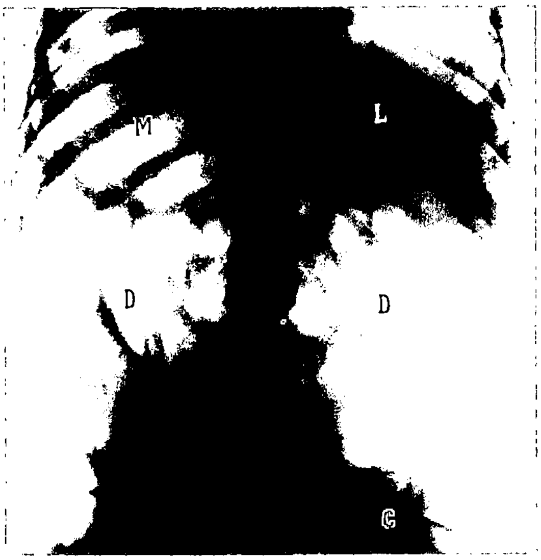

Man sieht den Dickdarm in seinem ganzen Verlauf in normaler Ausdehnung und Lage. Medianwärts davon liegen ausgedehnte, unregelmäßige, rundliche, helle Felder, die zum Teil einzeln, größtenteils aber in Reihen angeordnet sind und dem Bilde dilatierter Kolonabschnitte sehr ähnlich sehen. In Abb. 589, einer Aufnahme von demselben Patienten eine halbe Stunde später, ist außerdem etwas links der Mittellinie ein mächtiger, längs verlaufender, gasgefüllter Raum sichtbar.

Bei der *Autopsie* fand man ein stenosierendes Carcinom des Ileum.

Abb. 590. Dünndarmileus nach Peritonitis. Gasgeblähte, zum Teil bogenförmig gestellte Dünndarmschlingen (D). M Magen, L Leber, C Coecum, G Gummidrains. Aufnahme ohne Kontrastmahlzeit. — Operiert.

Bei ausgedehnter Gasfüllung des Dünndarms, welche auch die medianen Bauchpartien einnimmt, kann man, dank der Eindeutigkeit des Bildes, auch auf den Kontrastinhalt verzichten, was namentlich dann ins Gewicht fällt, wenn auf den Zustand des Patienten Rücksicht genommen werden muß.

4jähriges Mädchen mit zentraler fibrinöser Peritonitis nach Appendicitis. Eine Woche nach der Operation (Appendektomie, Kochsalzspülung, Drainage), nachdem sich Patientin schon etwas erholt hatte, trat wieder Erbrechen auf, und der Leib wurde gespannter. Zeitweise waren in der oberen Bauchgegend, entsprechend dem Verlauf des Colon transversum, Darmsteifungen sichtbar.

Die *Röntgenuntersuchung* (Abb. 590) zeigt namentlich oben weite, gasgefüllte, unregelmäßig segmentierte, zum Teil bogenförmig gestellte Schlingen, die der Lage nach, wenigstens zum Teil, dem Dünndarm angehören müssen.

Da das Erbrechen beständig zunahm, mußte ein Dünndarmanus angelegt werden, aus dem sich massenhaft dünner, gashaltiger Stuhl entleerte. Nach einigen Tagen Exitus. Die *Sektion* ergab zahlreiche Verklebungen und verschiedene Restabscesse zwischen dem medianen Dünndarmkonvolut. Ein Teil der Schlingen war stark gedehnt.

Die Röntgenuntersuchung kann also auch bei Fällen von fraglichem postperitonitischem Ileus zur Sicherung der Diagnose mit Vorteil verwendet werden.

c) Die präcöcale Ileostase.

Der unterste, unmittelbar vor dem Coecum gelegene Ileumabschnitt bildet einen Lieblingssitz für Stenosen verschiedenster Art, die durch perityphlitische Briden und Abknickungen, tuberkulöse Schrumpfungsprozesse und vom Coecum ausgehende Tumoren bedingt sein können. Diese Strikturen lassen sich, wenn sie einen gewissen Grad erreicht haben, im Röntgenbild an einem ungewöhnlich breiten und langen, persistierenden, im kleinen Becken oder etwas mehr rechts gelegenen Dünndarmschatten erkennen. Wenn die präcöcale Stagnation sich auf 24 Stunden und länger erstreckt und eine ausgesprochene Dilatation besteht, so ist das Vorhandensein einer Verlegung außer Zweifel. Beträgt die Verzögerung dagegen nur einige Stunden, so kommen noch verschiedene andere Ursachen in Betracht, die wir in diesem Kapitel gemeinsam besprechen wollen.

Der Nachweis einer Inhaltsstauung im Dünndarmende hat deshalb praktische Bedeutung, weil sie außer Obstipation die klinischen Erscheinungen einer chronischen Appendicitis, d. h. Anfälle von Leibschmerzen in der Blinddarmgegend, bewirken kann. Man hat deshalb der röntgenologischen Funktionsprüfung dieses Abschnittes des Verdauungskanals besondere Aufmerksamkeit gewidmet und sich u. a. gefragt, ob nicht in leichteren Fällen von Stagnation oft eine Atonie, eine herabgesetzte motorische Funktion des Ileum oder ein Hindernis an der Ileocöcalklappe *selbst* im Spiele sei.

Ileocöcale Stenose. Wir haben im vorigen Kapitel bereits erwähnt, daß, wenn bei normaler Magenentleerung der Coecumschatten später als neun Stunden nach der Kontrastmahlzeit auftritt und nach 12 Stunden noch erhebliche Reste im Dünndarm vorhanden sind, bei letzterem ein organisches Passagehindernis angenommen werden muß. Geringere Verspätung der Entleerung, um 3—4 Stunden, ist nur dann beweisend für Stenose, wenn gleichzeitig eine ausgesprochene Dilatation der gefüllten Schlingen besteht und wenn auch das *klinische Bild* dafür spricht. (Kolikartige Schmerzanfälle.)

Ein sehr typischer Fall von tuberkulöser Striktur am unteren Dünndarmende ist folgender:

Ein 25jähriger Mann wird wegen periodischer Bauchkrämpfe in die Klinik aufgenommen. Er machte vor drei Jahren Appendektomie durch. Die Wunde verwandelte sich in eine Fistel, die sich erst nach einem Jahre schloß. Gleichzeitig traten die Zeichen einer Lungentuberkulose auf; außerdem zeitweise sehr heftige kolikartige Schmerzen in der Nabelgegend und etwas tiefer, die bis zu drei Stunden dauerten, sich alle 2—3 Monate wiederholten und bisweilen mit Übelkeitsgefühl und Erbrechen verbunden waren. Der Stuhl war stets regelmäßig. Zwischen den Anfällen fühlte sich der Mann vollkommen wohl.

Die *Röntgenuntersuchung* zeigt eine quer verlaufende, auseinandergerollte unterste Dünndarmschlinge, die in mehreren in stündlichen Intervallen gemachten Aufnahmen auffallend weit, prall gefüllt erschien und nach dem nicht zur Darstellung gelangten Coecum zu mit scharfer Linie sich absetzte (Abb. 591).

Die *Operation* ergibt eine Tuberkulose des Coecum und eine Narbenstriktur des Ileum 1 cm vor der Einmündung. — Resektion des Coecum und der untersten Ileumschlinge. Einpflanzung des Ileum ins Transversum. Heilung.

Ein vorgerückteres Stadium einer tuberkulösen präcöcalen Stenose stellt Abb. 592 dar, eine Aufnahme neun Stunden nach Kontrastmahlzeit. Es handelte sich um einen Herrn mittleren Alters mit klinischen Symptomen, die an Darmstriktur denken ließen. Die präcöcale Schlinge ist auffallend weit, prall gefüllt und zeigt unregelmäßige Einziehungen. Sie verjüngt sich bald und ist vom Coecumschatten durch einen schattenfreien Zwischenraum getrennt. Die abnorme Weite der persistierenden präcöcalen Dünndarmschatten in Verbindung mit dem klinischen Befunde und der Anamnese führte zur richtigen Diagnose, die operativ bestätigt wurde.

LANESche Knickung. LANE hat in einer *Abknickung des Dünndarmendes* vor seiner Einmündungsstelle ein nicht seltenes Hindernis für dessen Entleerung erblickt. Diese entsteht im Gegensatz zu der von SCHWARZ beschriebenen Anomalie dadurch, daß das Coecum

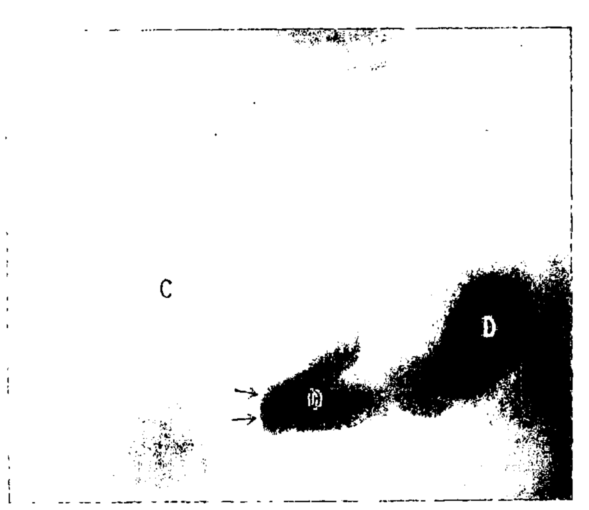

Abb. 591. Dünndarmstenose, Ileocöcaltuberkulose. Aufnahme nach 8 Stunden. C Coecum, D Dünndarm. Pfeile = Stenose. — Operiert.

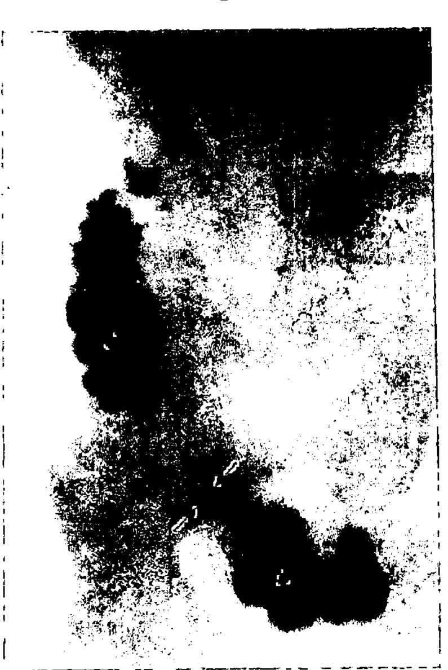

Abb. 592. Narbenstenose der untersten Dünndarmschlinge. Aufnahme nach 9 Stunden. D Dünndarm, C Coecum, Pfeile = Stenose. — Operiert.

ins kleine Becken hinuntersinkt und das Ende des Ileum, das wie eine Art Ligament bestrebt ist, den Anfangsteil des Kolon außerhalb des Beckens zu halten, abknickt. Dieser Zustand ist also einerseits durch das Tiefertreten des Coecum, andererseits durch das Nichtmitsinken des untersten Dünndarmteiles bedingt. Dieses kann durch ein abnorm kurzes Mesenterium an die hintere Bauchwand fixiert sein, wie es in Abb. 593 nach WILMS dargestellt ist. LANE hat sich zur Diagnose dieser Anomalie der *Röntgenuntersuchung* bedient. DE QUERVAIN bemerkt jedoch, daß aus den bisher vorliegenden Röntgenbildern LANEs und seiner Schule sich der Beweis nicht entnehmen läßt, daß die Knickung am unteren Ileumende die Hauptschuld an der Verlangsamung der Dünndarmverdauung trägt. Von 10 ausgesprochenen Fällen von Koloptose aus dem Basler Material zeigten 9 einen mehr oder weniger queren Verlauf des Endstückes des Dünndarms, entgegen der Theorie von LANE, dagegen keiner eine Knickung. *„Ein wesentlicher Einfluß von Lage und Form des unteren Dünndarmendes auf die Entleerung des Dünndarms ließ sich an den 120 untersuchten Fällen nicht nachweisen.“*

Darin müssen wir aber LANE zustimmen, daß Knickungen, wie sie durch *chronisch entzündliche Verwachsungen* erzeugt werden und jedem Chirurgen gelegentlich bei der Operation von *Appendicitiden* im freien Intervall schon begegnet sind, *vorübergehende Schmerzanfälle* hervorrufen können, welche leicht zu irrtümlichen Diagnosen führen. Offenbar kommt es dabei zu einer *Stauung vor der Knickungsstelle.*

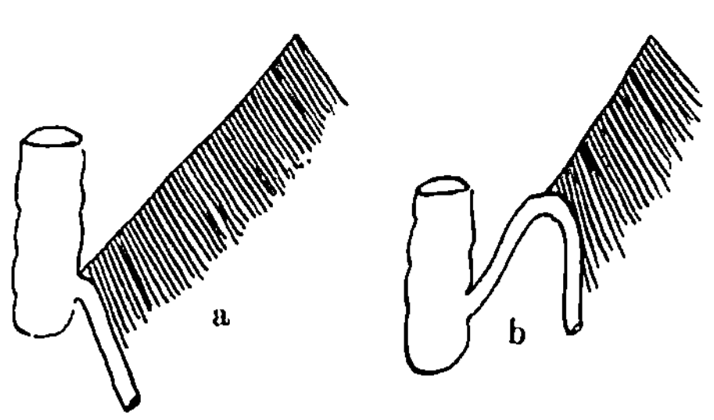

Abb. 593. a Gewöhnlicher Ansatz des Mesenterium. b Verkürzter Stiel des Mesenterium bei Fixierung der unteren Ileumschlinge an die hintere Bauchwand. (Nach WILMS.)

Abb. 594 zeigt die Lagebeziehung der untersten Dünndarmschlingen zum Coecum a) bei der LANEschen Knickung, b) bei gewöhnlicher Obstipation, c) und d) bei Enteroptose.

LANE vertritt nun die Ansicht, daß solche Knickungen zu schweren Störungen in der Zirkulation des Darminhaltes führen und unmittelbar die Ursachen von allen möglichen Erkrankungen, wie Gelenkrheumatismus, Tuberkulose usw. seien. DE QUERVAIN konnte bei der Untersuchung von 120, 5—9 Stunden nach Einnahme der Kontrastmahlzeit ausgeführten Röntgenbildern von Magen- und Darmkranken der verschiedensten Art nur in drei Fällen diese Veränderung finden, wie in folgendem:

Ein 22jähriger, sonst gesunder Mann, leidet seit fünf Jahren, anfänglich seltener, in der letzten Zeit häufiger an Anfällen von Leibschmerzen, welche jeweils höchstens zwei Tage dauern und nie zu schweren Erscheinungen geführt haben. — Nach innen vom Coecum fühlt man eine kleine, bewegliche Resistenz.

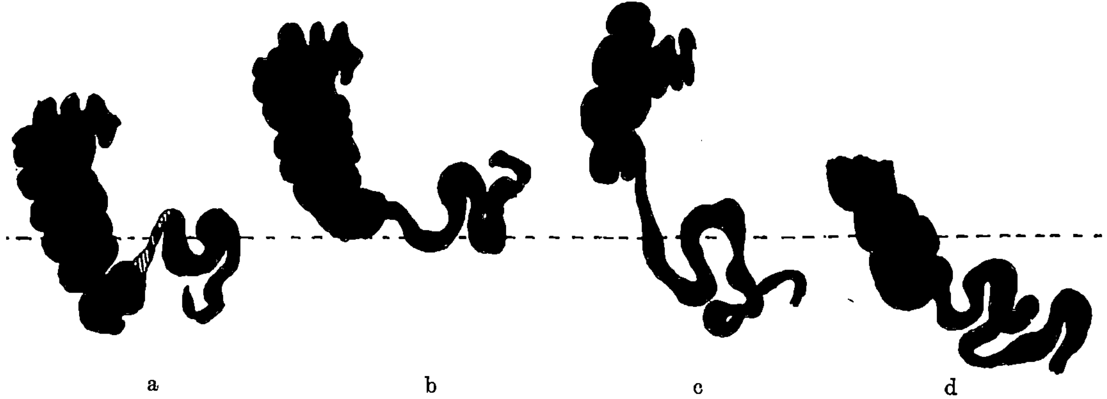

Abb. 594. Lagebeziehung von unterster Dünndarmschlinge zum Coecum bei präcöcaler Ileostase. a LANEsche Knickung, b Obstipation, c Enteroptose mit hohem Coecum, d Enteroptose mit tiefem Coecum (halbschematisch). Die gestrichelte Linie stellt den Eingang ins kleine Becken dar.

Röntgenuntersuchung. 6 Stunden nach Einnahme der Bariummahlzeit ist eine ziemlich breite Dünndarmschlinge im kleinen Becken, ferner Coecum und Colon ascendens sichtbar (Abb. 595).

Nach 8 Stunden läßt sich das Ileumende als ein 2—3 cm langes, nach oben gerichtetes Anhängsel des Coecumschattens erkennen (Abb. 596).

In der Aufnahme nach $9^1/_2$ Stunden (Abb. 597) sehen wir dasselbe Schattengebilde, und dessen Spitze ziemlich genau an derselben Stelle wie im vorigen Bild. Man hat den Eindruck, daß der Dünndarm etwa 3 cm vom Coecum entfernt durch eine Adhäsion nach oben gezogen, fixiert und spitzwinkelig deformiert ist.

Die *Diagnose* lautet: Knickung des unteren Dünndarmendes, bedingt durch eine chronisch entzündliche (vielleicht tuberkulöse) Veränderung.

Die *Operation* zeigte den Wurmfortsatz in seiner proximalen Hälfte verwachsen, das Ileum 3 cm von der BAUHINSchen Klappe durch ein kleines Paket verkäster tuberkulöser Drüsen festgehalten, dann in starker Knickung nach unten ziehend und dort wieder durch einen Bindegewebsstrang fixiert, welcher quer über den Darm nach der Linea innominata zieht. Von da verläuft es einwärts nach dem kleinen Becken zu. Die Appendix wird abgetragen, der Bindegewebsstrang durchtrennt und der dadurch entstandene Peritonealdefekt durch quere Übernähung des Bauchfelles geschlossen.

Wir haben also im Röntgenbild die Abknickung des Dünndarms und die dadurch hervorgerufene Inhaltsstauung richtig erkannt. Solche Aufnahmen gestatten eine präzise Diagnose schon vor der Operation. Wir fanden sie aber, im Gegensatz zu LANE, nur in vereinzelten Fällen.

Auch das Einlaufsbild kann uns gewisse Anhaltspunkte für die Erkennung der LANESchen Anomalie geben (vgl. Abb. 598 und 599). Durch Vorziehung des Ostium ileocoecale durch die Bride entsteht leicht eine Insuffizienz desselben. Ein Kontrastklysma gelangt also vom Coecum noch in die unterste Ileumschlinge. Die Mündung dieser letzteren ist nach oben verzogen, eventuell deutlich stranguliert. Nach Entleerung des halben Einlaufes bleibt ein Rest in ihr zurück.

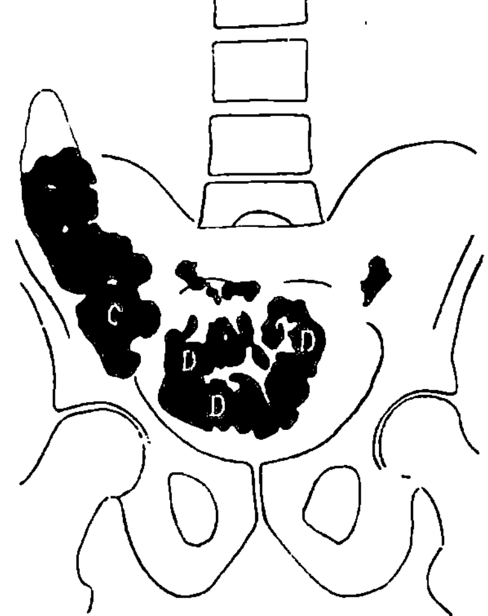

Abb. 595. LANESche Knickung. Präcöcale Ileostase. Aufnahme nach 6 Stunden. C Coecum, D Dünndarm. — Operation.

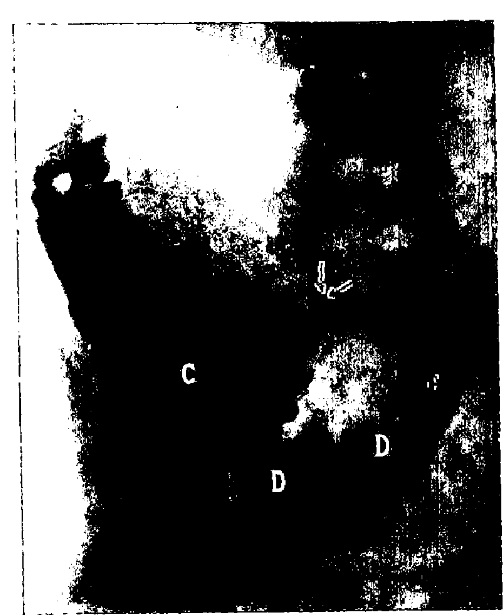

Abb. 596. LANESche Knickung. Aufnahme nach 8 Stunden. C Coecum, D Dünndarm, Pfeile = nach oben fixierte unterste Dünndarmschlinge.

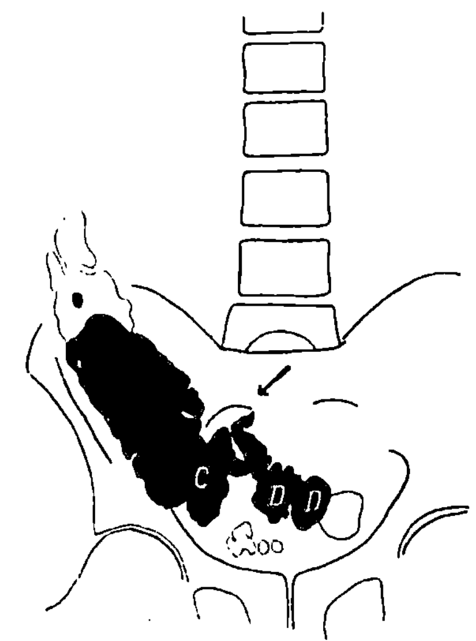

Abb. 597. Derselbe Patient. Nach 9½ Stunden. Ileostase. Pfeil = Dünndarmabknickung.

Ileostase bei Obstipation und Enteroptose. Rein funktionelle Störungen kann man beobachten bei *Obstipation* und *Enteroptose*. Sie äußern sich durch Stauung in den letzten Dünndarmschlingen (STIERLIN), sowie Verspätung der Coecumfüllung um mehrere (bis zu 4) Stunden gegenüber der Norm. SCHWARZ macht besonders darauf aufmerksam, daß, während bei normalem Situs viscerum Ileumschlingen neben dem Coecum im großen Becken gelagert erscheinen, man sie bei Personen des enteroptotischen Typus tief im kleinen Becken sieht. „Dadurch kommt es zu beträchtlicher Erschwerung des Übertrittes des Chymus in das hochgelegene, straff an das hintere Peritoneum fixierte Coecum . . . . . . In solchen Fällen findet man noch um die 8. bis 9. Stunde nach Einnahme der schattengebenden Mahlzeit Teile derselben im Ileum, wo sie runde, bis handtellergroße, anscheinend homogene Schattenzonen bilden." Schwarz glaubt, daß die tiefe Lage der untersten Dünndarmschlingen bei Enteroptose zu einer Abknickung an der Einmündungsstelle in das hochgelegene Coecum und dadurch zu verlangsamtem Einfließen des Chymus führe, ja er ist geneigt, diese Anomalie als ein ursächliches Moment bei der Obstipation zu betrachten. Dagegen fand DE QUERVAIN an einem Material von 120 beliebigen röntgenologisch untersuchten Fällen, daß in etwa $^4/_5$ das Ileum vom

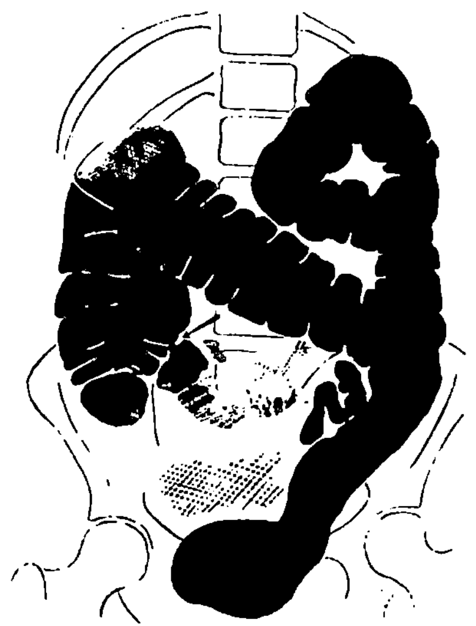 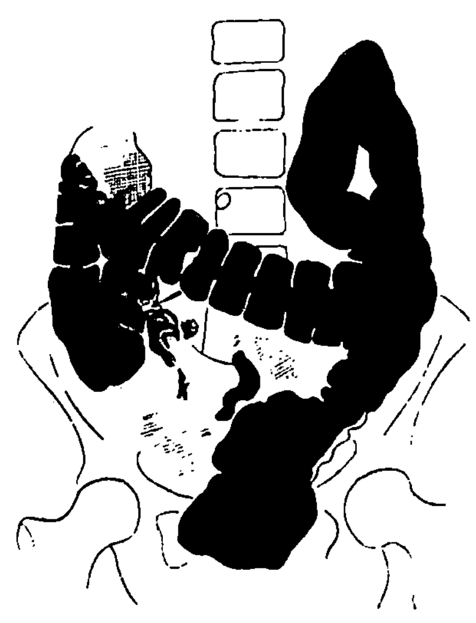

<table>
<tr>
<td>

Abb. 598. LANEsche Knickung. Unterste Dünndarmschlinge vor ihrer Einmündung ins Coecum durch entzündliche Bride nach oben gezogen und abgeknickt (Operationsbefund). Einlaufbild. Unterste abgeknickte Dünndarmschlinge retrograd gefüllt infolge Insuffizienz der *Valv. Bauhini.*

</td>
<td>

Abb. 599. Derselbe Patient. Nach teilweiser Entleerung des Einlaufs. Die unterste Dünndarmschlinge hat sich infolge der Abknickung nicht völlig entleert. Ihr Ende ist wieder nach oben verzogen.

</td>
</tr>
</table>

Coecum an einen mehr oder weniger senkrecht in das kleine Becken absteigenden, in $^1/_5$ einen mehr queren Verlauf nahm. Wir können mit Rücksicht darauf keine Ursache zu einer Abknickung erblicken, wenigstens nicht einer solchen, die als Hindernis wirken könnte.

Als differentialdiagnostische Merkmale zwischen Dünndarmstenose und Enteroptose hat SCHWARZ angegeben:

1. Dauer der Stagnation: Bei Enteroptose höchstens 10—12, bei Stenose 24, 48, 72 Stunden.

2. Lagerung der Schlingen: Bei Enteroptose in Knäueln, bei Stenose dagegen geben sie lange, quer über das Abdominalfeld hängende Schattenstreifen.

3. Dimension des Darmlumens: Bei Enteroptose keine Verbreiterung der Schlingen, bei Stenose bis zu Kolonbreite.

4. Abnormer Inhalt: Bei Stenose, im Gegensatz zur Enteroptose, Gasansammlungen im Dünndarm.

Spasmus des Sphincter ileocolicus. HERZ ist der Ansicht, daß „der Sphincter ileocolicus beinahe in gleichem Grade den Durchgang des Darminhaltes vom Ileum in das Coecum hindert, wie der Pylorus den Durchgang vom Magen in das Duodenum.

Ebenso wie der Pylorus erschlafft der Sphincter ileocolicus, sobald eine peristaltische Welle ihn erreicht, wenn nicht durch irgendeinen Grund, z. B. die Anwesenheit einer Entzündung in dieser Gegend, die Erschlaffung gehemmt wird." Wir hätten also die Möglichkeit einer Stauung im Dünndarmende infolge Krampfzustandes des Sphincter ileocolicus.

In diesem Zusammenhange müssen wir auch der *kongenitalen Ileocöcalenge* MAYOS erwähnen, die zwar nach ihrem Entdecker ein seltenes Vorkommnis ist. Ihre operative Therapie besteht in Dehnung der Stenose.

Mit diesen vier möglichen Ursachen der Dünndarmstagnation vor dem Coecum: der Abknickung, der Stenose, der spastischen Kontraktion des Sphincter ileocolicus und der Atonie sind aber noch nicht alle Fälle erklärt, wo wir im Röntgenbild ungewöhnlich lange einen Schatten in den untersten Dünndarmschlingen sehen.

Insuffizienz der Ileocöcalklappe. Das Ileum bildet bei seiner Einmündung ins Coecum mit dessen Wand Falten oder Lippen, welche einen Abschluß des Dickdarms gegen den Dünndarm hin bewirken und das Zurückfließen des Inhaltes verhindern. Demselben Zweck, sowie der Regulierung des Zuflusses ins Coecum, dient ein starker ringförmiger Muskel, der Sphincter ileocolicus, der sich nach H. WEISS rhythmisch schließt und öffnet.

Die praktische Bedeutung der Insuffizienz der BAUHINSCHEN Klappe liegt in den klinischen Störungen, welche sie möglicherweise bedingen kann. GROEDEL glaubt, daß bei Patienten, die klinisch das Bild der chronischen Perityphlitis zeigen, der Dickdarminhalt besonders leicht in den Dünndarm zurückfließe. „Hierin wird wohl", so schließt er weiter, „für viele Fälle die Ursache jahrzehntelanger Beschwerden zu suchen sein. Zugleich glaube ich, daß die meisten Krankheitsbilder, die in den letzten Jahren unter verschiedenen Namen (wie Coecum mobile, Typhlatonie usw.) beschrieben worden sind, sich ohne weiteres in die Krankheitsgruppe der chronischen Perityphlitis einreihen lassen und endgültig wieder verschwinden können." HERZ fand durch anatomische Untersuchungen die Insuffizienz der Klappe meist bedingt durch Veränderungen der Schleimhaut des Anfangsteiles des Kolon. Die klinischen Symptome deckten sich zum großen Teile mit denen der chronischen Dickdarmaffektionen. Ferner hat CRÄMER die Ansicht vertreten, daß, wenn starke katarrhalische Prozesse sich im Coecum etablieren und dasselbe bei dauernder Stagnation des Inhaltes durch Gase stark aufgetrieben wird, ein Übertritt solcher Massen in das Ileum stattfinden könne. „Bedenkt man, daß der Dünndarm gegen solchen zersetzten Coecuminhalt äußerst empfindlich ist, so wird man sich nicht wundern dürfen, wenn Kolikerscheinungen, schwere Übelkeit, Brechreiz und andere lästige Symptome sich einstellen". Als schlagendsten Beweis für das Vorkommen der Klappeninsuffizienz führt CRÄMER Fälle an, wo nach Ölklistieren das Öl in den Dünndarm, ja selbst in den Magen gelangte.

Wieweit die Annahme von „Dünndarmschmerzen" und anderen Symptomen als Folge dieses Zustandes berechtigt ist, werden erst weitere Beobachtungsreihen dartun müssen. Der günstige Verlauf von Fällen nach Ileokolostomie, wo weder ein Sphincter noch Ventilverschluß den Übertritt von Inhalt in das Ileum verhindert, ohne daß deshalb klinische Erscheinungen (Dünndarmschmerzen) entstehen, warnt uns jedenfalls vor zu weitgehender Verallgemeinerung. Auch müssen weitere anatomische Untersuchungen entscheiden, ob nicht die primäre Insuffizienz zu häufig ist, um als pathologisch betrachtet werden zu können.

Experimentell wurde die Frage der Undichtigkeit der Klappen durch von GENERSICH (nach DIETLEN), M. HERZ, STIERLIN geprüft. HERZ teilt die Fälle in drei Gruppen. Die erste umfaßt diejenigen, wo die BAUHINSCHE Klappe auch bei hohem Druck den Verschluß gewährleistet, bei der zweiten ist bis 400 mm, bei der dritten bis 200 mm Wasserdruck die Funktion erhalten. Nach unseren Versuchen gehört die Mehrzahl der letzten Gruppe an. Ferner fanden wir einzelne Menschen mit primärer Insuffizienz bei niedrigerem Druck. Diese kann durch starkes Aufblähen fast immer erzielt werden. Doch hat diese Tatsache nur beschränkte praktische Bedeutung, indem zweifellos der Druck im Coecum während der Verdauung nur geringe Höhe erreichen kann. Klinisch kommen unserer Ansicht nach nur diejenigen Fälle in Betracht, wo zur experimentellen Erzeugung derselben Druckwerte nicht über etwa 300 mm genügen würden. Bei höheren ist die Dehnung und Spannung des Coecum so stark, wie sie physiologischerweise wohl nicht vorkommen. Auch ergaben Beobachtungen mit Cöcalfisteln nichts, was die Annahme eines so hohen Druckes in diesem Darmabschnitt rechtfertigen könnte.

Das einzige zuverlässige Mittel, um am Lebenden eine Insuffizienz der BAUHIN-schen Klappe nachzuweisen, ist das Röntgenverfahren (CASE, SINGER und HOLZ-KNECHT, GROEDEL). Es stehen uns hierzu zwei Verfahren zu Gebot, die Untersuchung mittels Mahlzeit und diejenige mittels Einlauf. Bei Anwendung der ersteren schließen wir aus der Anwesenheit ausgedehnter Schatten in Dünndarmpartien zu einer Zeit, wo diese normalerweise leer gefunden werden (12 Stunden) auf das Vorhandensein eines Hindernisses oder auf Insuffizienz der BAUHINschen Klappe (GROEDEL). Der im Coecum angesammelte Chymus ist dann retrograd befördert worden.

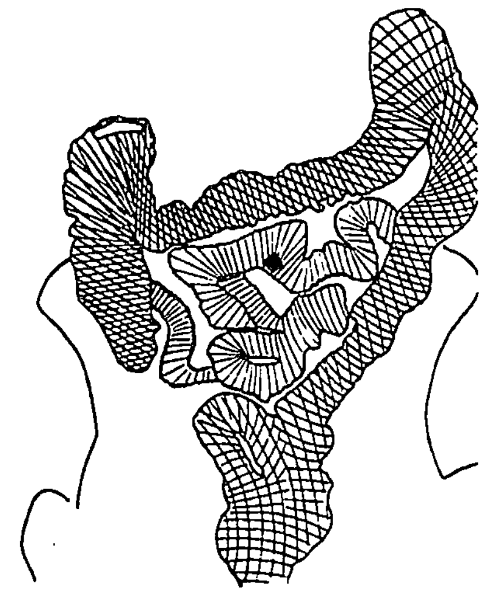

Abb. 600. Insuffizienz der BAUHINschen Klappe. Bariumeinlauf von 1 l. (Nach GROEDEL.)

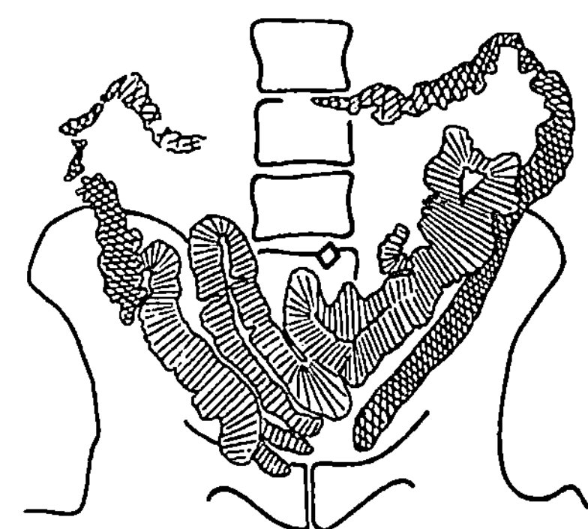

Abb. 601. Derselbe Patient, nach Entleerung des Einlaufes. Persistierende Dünndarmschatten. (Nach GROEDEL.)

Während mittels der Bariummahlzeit die Differentialdiagnose zwischen Stenose und Insuffizienz meist nicht zu stellen ist, gelingt dies, worauf besonders GROEDEL hinwies, sehr leicht bei Benutzung des Klysmas. Findet man nach Applikation desselben gefüllte Dünndarmschlingen, so ist damit letztere bewiesen. GROEDEL benützt 1 Liter Einlaufflüssigkeit mit 300 g Bariumsulfat und 300 g Bolus alba für Erwachsene. Der Druck soll nicht über 50 cm betragen (DIETLEN). Mit Recht warnt GROEDEL vor größeren Mengen, weil durch Dehnung des Coecum-Ascendens Klappeninsuffizienz entstehen kann. Da sehr häufig die gefüllten Dünndarmschlingen durch den Dickdarm verdeckt werden, empfiehlt es sich, nachdem die erste Röntgenuntersuchung gemacht ist, den *Einlauf durch Defäkation teilweise entleeren* zu lassen, um dann sogleich eine *zweite Beobachtung* anzuschließen (GROEDEL).

Abb. 600 stellt eine Aufnahme unmittelbar nach Bariumeinlauf dar. Man sieht den normalen Dickdarm sowie retrograd gefüllte Ileumschlingen.

Abb. 601: Derselbe Fall, Aufnahme nach Defäkation. Dickdarm größtenteils geleert, Ileumfüllung hat noch zugenommen.

Bei der Untersuchung mittels Kontrastmahlzeit zeigt oft mancher Fall keine Insuffizienz, der nach Einlauf ausgedehnte Dünndarmfüllung aufweist. Dies ist leicht erklärlich, indem letzterer, auch bei Beschränkung auf einen Liter, eine stärkere Rückstauung gegen das Coecum und eine größere Dehnung desselben bedingen kann, als die physiologische Peristaltik. Diese Überlegungen scheinen uns den praktischen Wert des röntgenologischen Nachweises dieses Krankheitszustandes mittels Klysma wesentlich zu beschränken; denn von klinischem Interesse sind hier nur die Verhältnisse während der Verdauung.

Wann und wie oft findet man nun im Röntgenbild die Insuffizienz der Ileocöcalklappe?

GROEDEL teilt eine Reihe von Fällen mit, wo klinisch das Bild der chronischen Perityphlitis bestand, die Röntgenuntersuchung aber den sicheren Nachweis einer Undichtigkeit der Valvula Bauhini ergab. Er schließt deshalb das Bestehen wirklicher perityphlitischer Veränderungen nicht aus, im Gegenteil ist er geneigt, in diesen die mechanische Ursache der Erscheinung zu sehen. Namentlich scheint dies für appendektomierte Fälle zuzutreffen. Demgegenüber möchten wir bemerken, daß unter den zahlreichen Fällen der Art, welche wir röntgenologisch mittels Kontrastmahlzeit untersucht haben, sich bei normaler Entleerung des Magens nur einzelne fanden, wo die unteren Dünndarmschlingen eine um mehrere (bis zu vier) Stunden verlängerte Füllung zeigten. Wir geben zu, daß dieselbe durch eine Insuffizienz der Klappe bedingt sein konnte. Eine retrograde Füllung größerer Dünndarmabschnitte während längerer Zeit war aber nie nachweisbar.

Eine Insuffizienz der BAUHINschen Klappe kann schließlich auch durch katarrhalische Affektionen des Coecum verursacht werden und — dies ist besonders bemerkenswert —

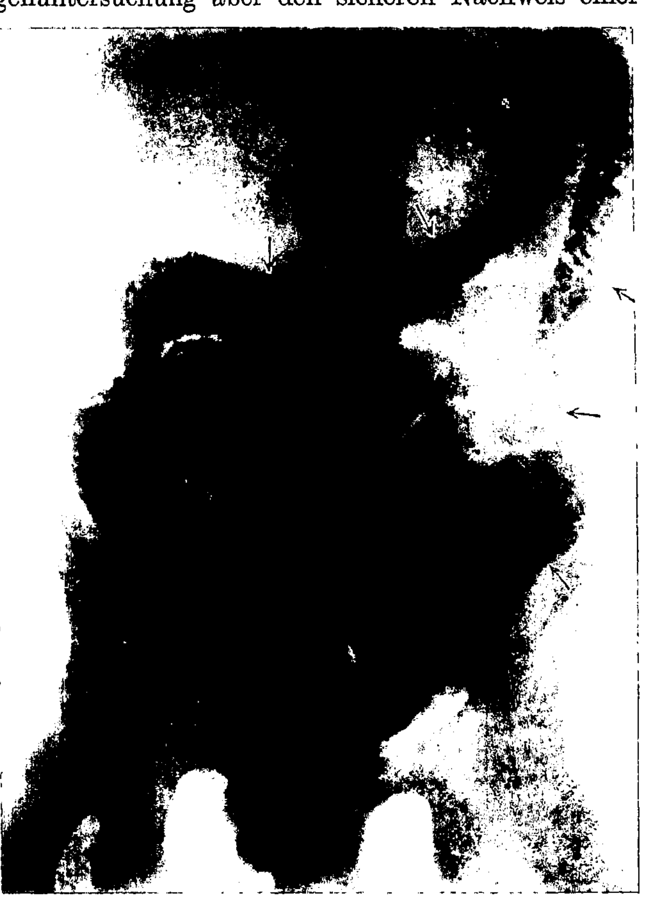

Abb. 602. Colitis ulcerosa mit Insuffizienz der Valvula *Bauhini* und infolgedessen retrograder Dünndarmfüllung. Laparotomie: Wandung des Dickdarms verdickt, injiziert. Cöcostomie.

durch Prozesse, welche das Ostium ileocoecale zu einem starren Ring verwandeln, also vor allem *Tumoren und Ileocöcaltuberkulose, und durch die Colitis ulcerosa non tuberculosa.* „Bei Insuffizienz der Valvula Bauhini z. B. durch tuberkulöse Veränderungen, sowie bei stenosierenden Prozessen, namentlich im Anfangsteil des Kolon, kommt es oft zu charakteristischer Gasfüllung der untersten Darmschlingen" (STIERLIN).

Abb. 602 stellt ein Einlaufbild von einem Falle von Colitis ulcerosa dar, wo die retrograde Füllung der letzten Ileumschlingen gut zu sehen ist.

Insuffizienz kommt, wie DIETLEN betont, nicht nur bei anatomisch-entzündlichen und destruktiven Läsionen der Klappe vor, sondern noch viel häufiger bei anderen, weniger ernsten, oft nur *funktionellen Zuständen.* Sie wird namentlich bei Obstipation beobachtet. SCHWARZ sieht in ihr „eine Folge der durch sie bedingten abnormen Druckverhältnisse in der ileocöcalen Partie des Darmrohres". Aus der rein funktionellen Schließschwäche kann eine anatomische werden dadurch, daß die ins Ileumende eindringenden Kotmassen daselbst eine entzündliche Reizung und narbige Schrumpfung der Klappen bewirken (HERZ). Gegen die einfache Druckgenese spricht die Tatsache, daß bei Dickdarmstenosen mit Rückstauung, wo doch die höchsten Druckwerte im Coecum erreicht werden, die Undichtigkeit gewöhnlich nicht vorhanden ist.

Bei Untersuchung mittels Kontrastmahlzeit haben wir bei Obstipation nur ausnahmsweise ein längeres Verweilen des Schattens in den unteren Dünndarmschlingen beobachtet. Eine eigentliche Stauung kam aber nicht vor.

Über die *Häufigkeit* der röntgenologisch nachweisbaren Ileocöcalklappeninsuffizienz gibt uns die Angabe von CASE eine Vorstellung, daß er sie unter 1500 Einläufen 250 mal fand. Daraus, sowie aus der Sichtung unseres bisher untersuchten Materials läßt sich der Schluß ziehen, daß ihr Nachweis mittels Klysma im Röntgenbild kein pathognomonisches Zeichen darstellt.

Dagegen bildet sie eine wertvolle Stütze bei klinischem Verdacht auf Veränderung der Ileocöcalklappe durch Entzündung oder Tumor. Sie findet sich aber auch oft ohne solche Veränderungen und ist dann nach KELLOGG bei der Operation daran zu erkennen, daß man sie durch Zug am Ileum leicht ausstülpen kann. Ob sie in solchen Fällen durch Übertritt von Kot in den Dünndarm zu klinischen Störungen vom Bilde der chronischen Appendicitis Anlaß geben kann, wissen wir noch nicht.

F. Ulcus pepticum jejuni.

Eine der unangenehmsten Komplikationen nach operativen Eingriffen wegen Ulcus ventriculi oder duodeni stellt das sog. Ulcus pepticum jejuni dar. Ohne auf die zahlreichen Kontroversen über seine Entstehungsursachen und Häufigkeit einzugehen, die heute noch keinen Abschluß gefunden zu haben scheinen, sei darauf hingewiesen, daß abgesehen von konstitutionellen Ursachen allgemeiner Natur zwei Momente für sein Zustandekommen von größter Bedeutung sind, und zwar die Indikationsstellung und die technische Ausführung des Eingriffes. Es ist z. B. bekannt, daß so gut wie nie ein peptisches Geschwür nach Gastroenterostomie wegen Pylorusstenose oder Carcinoma ventriculi auftritt, andererseits auch, daß es bei Gastroenterostomie mit kurzer Schleife und Magenresektion insbesondere nach BILLROTH I nur selten beobachtet wird.

Das peptische Geschwür kann sich schon kurze Zeit nach dem Eingriff entwickeln. Doch kann es auch erst nach Jahren auftreten. DENK stellte es in einem Sechstel seiner Fälle erst nach 4 Jahren fest.

In der Mehrzahl der Fälle entsteht es entweder in der Nahtstelle selbst oder unmittelbar daneben. Seine Größe ist verschieden; Ausmaße bis zu Talergröße sind mitgeteilt worden. Verwachsungen mit der vorderen Bauchwand oder auch Perforation in das Colon transversum (Magenkolonfistel) können vorkommen.

Das klinische Krankheitsbild ist meist nicht klar. Die Beschwerden der Kranken sind nicht immer eindeutig. Verdauungsbeschwerden, Abmagerung und meist starke Druckempfindlichkeit, besonders bei Verwachsungen mit der vorderen Bauchwand sind die hervorstechendsten Symptome. Es ist wichtig, immer daran zu denken, wenn nach Anlegung einer Gastroenterostomie wegen eines Geschwürs erneut hartnäckige Beschwerden auftreten.

Mit Rücksicht auf die Schwierigkeiten der klinischen Diagnose ist es verständlich, daß man das Röntgenverfahren zur Sicherstellung der Krankheit zu Hilfe zieht. Einer der ersten, der mit dieser Methode ein Ulcus pepticum jejuni einwandfrei darstellte und diagnostizierte, war ZOLLSCHAN. Es gelang ihm in drei Fällen, die Nische im Anfangsteil des Jejunum sichtbar zu machen. Gleichzeitig fand sich 6 Stunden nach Einnahme der Kontrastmahlzeit ein Magenrest.

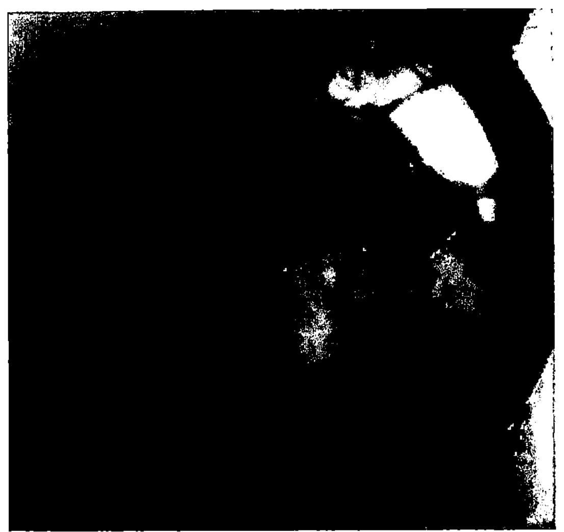

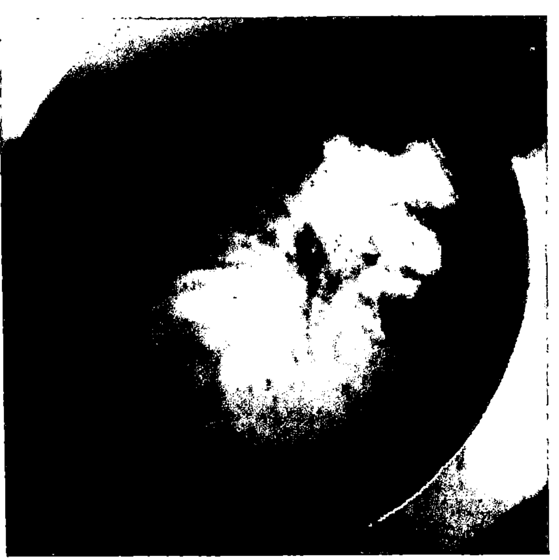

Abb. 603. Ulcus pepticum jejuni (Ballonkompression). Aufnahme im Stehen.

Abb. 604. Derselbe Patient. Aufnahme im Liegen.

Der röntgenologische Nachweis des Divertikels gelingt indessen ohne Anwendung besonderer Untersuchungstechnik nur ausnahmsweise; meist ist es infolge Überlagerung durch den Magenschatten nicht sichtbar. So erklärt es sich, daß bisher eine sichere Diagnose nur in seltenen, durch glücklichen Zufall begünstigten Fällen möglich war, und daß das einzige röntgenologische Symptom, dem man gewisse Bedeutung beimaß, die bei der Durchleuchtung festgestellte Druckempfindlichkeit in der Zone des vermeintlichen Geschwürs bildete.

Zur Darstellung der Nische eines Ulcus pepticum jejuni bedienen wir uns nun seit einiger Zeit mit großem Vorteil unseres Ballongurtkompressoriums. Dasselbe wird unter Schirmkontrolle im Bereiche der Gastroenterostomiestelle angebracht und fixiert. Durch progressive Aufblähung schiebt es nun einerseits den unteren Teil des Magens empor und ermöglicht andererseits eine Reliefdarstellung des operierten Gebietes, so daß nicht nur eine etwa vorhandene Nische, sondern auch die sie begleitende pathologische Faltenbildung des Magens und Jejunum sehr schön zur Darstellung gelangt.

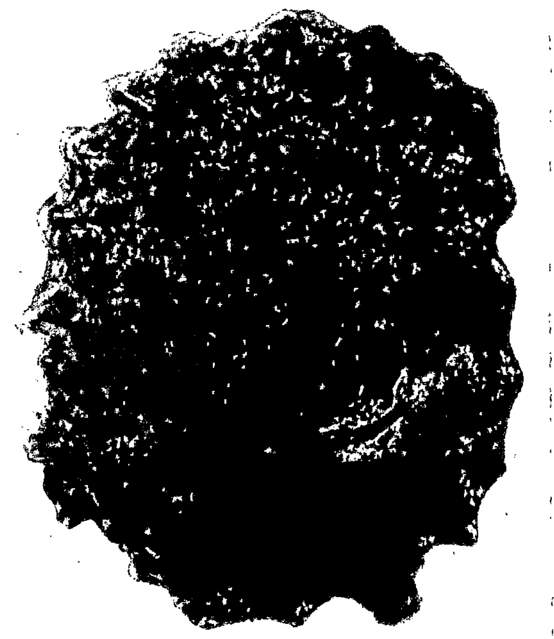

Abb. 605. Derselbe Fall. Resektionsapparat.

Abb. 603 und 604 stellen zwei mit dieser Methode hergestellte Bilder dar. Man sieht wie durch Emporrücken des Magens das zu untersuchende Gebiet sich frei projiziert. Eine große Nische und die auf sie konvergierende Fältelung des Magens sind leicht zu erkennen. Der Vergleich der Aufnahmen mit dem Operationspräparat (Abb. 605) läßt ohne Schwierigkeit die genaue Wiedergabe der Röntgenbilder erkennen.

Einen weiteren in mancher Hinsicht lehrreichen und typischen Fall stellen Abb. 606 und 607 dar. Sie betreffen einen 29jährigen Metzger und Schenkkellner, der seit 1917 magenleidend war und 1922 wegen Magenausgangsgeschwüres auswärts gastroenterostomiert wurde. Ein Jahr Wohlbefinden. Seit Mai 1923 erneut Beschwerden. Dezember in der Klinik. Laparotomie wegen Ulcus pepticum jejuni. Magenkörper geschwürsfrei. Callöses Geschwür an der Stelle der Gastroenterostomie, die durchschnitten wird. Verschluß des Magenloches. Resektion der Schlinge mit dem Dünndarmloch. Seit-zu-Seit-Endanastomose des Dünndarmes. Resektion des gefährdeten Querdickdarmes in 10 cm Ausdehnung, End-zu-Endvereinigung.

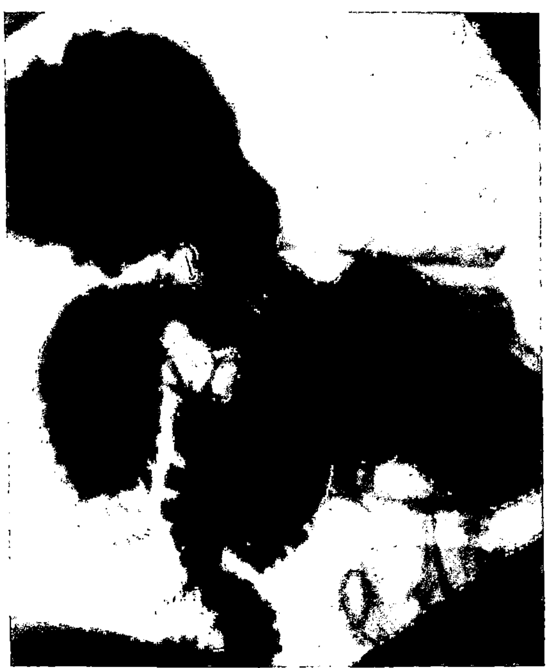

Abb. 606. Gastroenterostomia retrocolica post. und antecolica mit BRAUNscher Anastomose. Ulcus pepticum jejuni (Nische = Pfeil) an der Gastroenterostomiestelle. (Seitenverkehrt.)

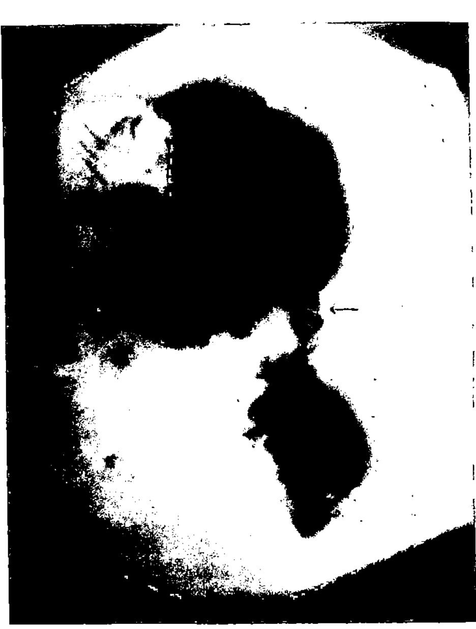

Abb. 607. Derselbe Patient nach Resektion des Magens und der Gastroenterostomieschlingen (BILLROTH II).

Sehr gute Erholung. Seit Mitte Juni 1925 wieder Magenbeschwerden. Klinische Diagnose: Ulcus pylori recidivum.

26. 6. 25 plötzlich Perforationszeichen. Sofortige Laparotomie. Perforiertes callöses Geschwür am Magenausgang. Übernähung. Vordere Gastroenterostomie und BRAUNsche Anastomose. Seit September 1925 erneute Beschwerden. Klinische Diagnose: Ulcus pepticum jejuni.

Röntgenbild (Abb. 606): Der Magen ist schräg gelagert, in seiner Mitte eingeschnürt und deformiert. Im mittleren Abschnitt der großen Kurvatur sieht man Gastroenterostomieschlingen. Sie sind deutlich erweitert, prall gefüllt und laufen oben im Magen zusammen. An dieser Stelle erkennt man einen rundlichen, intensiven Schatten, der bei der Durchleuchtung sich als äußerst druckschmerzhaft erwies und als Ulcus pepticum jejuni mit Nischenbildung gedeutet wurde. In der Umgebung der Nische erkennt man die pathologisch veränderte Schleimhautfaltung. Zu- und Abführungsschlinge gehen an der Stelle der BRAUNschen Anastomose ineinander über. Ihre pralle, ungleichmäßige Füllung erklärt sich durch die ausgedehnten perigastritischen Verwachsungen, die auch bei der Operation gefunden wurden.

26. 1. 26 erneute Operation. Ausgedehnte Verwachsungen des Magens, penetrierendes Ulcus pepticum jejuni, das in die vordere Bauchwand durchgebrochen ist. Resektion des Magens mit der vorderen Gastroenterostomie und der BRAUNschen Anastomose. Seitdem guter Verlauf.

Abb. 607 zeigt uns den Zustand nach Resektion nach BILLROTH II des Magens und der Gastroenterostomieschlingen.

G. Tumoren des Dünndarmes.

Primäre Tumoren des Dünndarmes sind im allgemeinen selten. Von gutartigen Geschwülsten sind die häufigst beobachteten Fibrome, Myome, Adenomyome, Hämangiome und Schleimhautpolypen. Maligne Tumoren sind ebenfalls nicht besonders häufig. Nach HINTZE treffen $3^0/_0$ aller Darmcarcinome auf den Dünndarm.

Die klinische Diagnose ist beim Fehlen eines palpablen Tumors nicht leicht. Aber auch trotz fühlbarer Geschwulst ist die Feststellung ihrer Zugehörigkeit oft nicht möglich. Wenn die Neubildungen an Größe zunehmen, können sie zur Stenosierung des Darmlumens führen. Schmerzen und Erbrechen sind dann begleitende Symptome. Das Krankheitsbild wird dadurch eindeutiger. Röntgenologische Beobachtungen liegen vereinzelt vor (FREUD, SCHWARZ). Die Befunde bieten als solche nichts Charakteristisches. Verlegung des Rohres durch die Tumormassen führt zum Bilde der Dünndarmstenose.

Während primäre maligne Geschwülste hier verhältnismäßig selten sind, wird das Übergreifen von solchen benachbarter Organe auf den Dünndarm häufiger beobachtet (Carcinome des Pankreas, des Magens, des Kolon usw.). Sie führen dann häufig zur Stenosierung des betreffenden Abschnittes und sekundärer Erweiterung oberhalb davon.

VIII. Die Röntgenuntersuchung des Dickdarmes.

1. Der normale Dickdarm.

a) Anatomische Vorbemerkungen.

Der Dickdarm stellt ein in seiner Breite wechselndes Rohr von durchschnittlich 1,5 m Länge dar. Seine Weite ist in den einzelnen Abschnitten unterschiedlich, am Anfangsteil größer und gegen den Mastdarm zu abnehmend. Man teilt ihn in Coecum, Colon ascendens, transversum, descendens, S romanum und Rectum ein. Seine Umbiegungen im rechten und linken Hypochondrium bezeichnet man als Flexura hepatica bzw. lienalis. Die S-förmige Krümmung in seinem unteren Abschnitt vor dem Übergang in das Rectum als Flexura sigmoidea. Zum Unterschied vom Dünndarm besitzt der Dickdarm (Abb. 608) keine glatte Oberfläche, sondern weist Einschnürungen und Ausbuchtungen auf (Haustra coli); sowohl die Längs- wie die Ringmuskulatur findet im Dickdarm eine andere Anordnung als im Dünndarm. Die erstere ist gebildet durch drei in gleichen Abständen der Länge nach verlaufenden sog. Tänien. Es sind dies 8 mm breite, glatte und glänzende Bänder, die sich über den ganzen Dickdarm erstrecken und durch die Haustren nicht vorgewölbt werden.

Man unterscheidet eine Taenia libera, mesocolica und omentalis. Sie verursachen die charakteristische Haustrenbildung des ganzen Kolon.

Entsprechend den Einbuchtungen und Einschnürungen sieht man am aufgeschnittenen Darm an der Schleimhautoberfläche halbmondförmige Querfaltenbildungen, die man als Plicae semilunaris bezeichnet. Im übrigen ist der Dickdarm von einer glatten Schleimhautoberfläche ausgekleidet, Zotten fehlen.

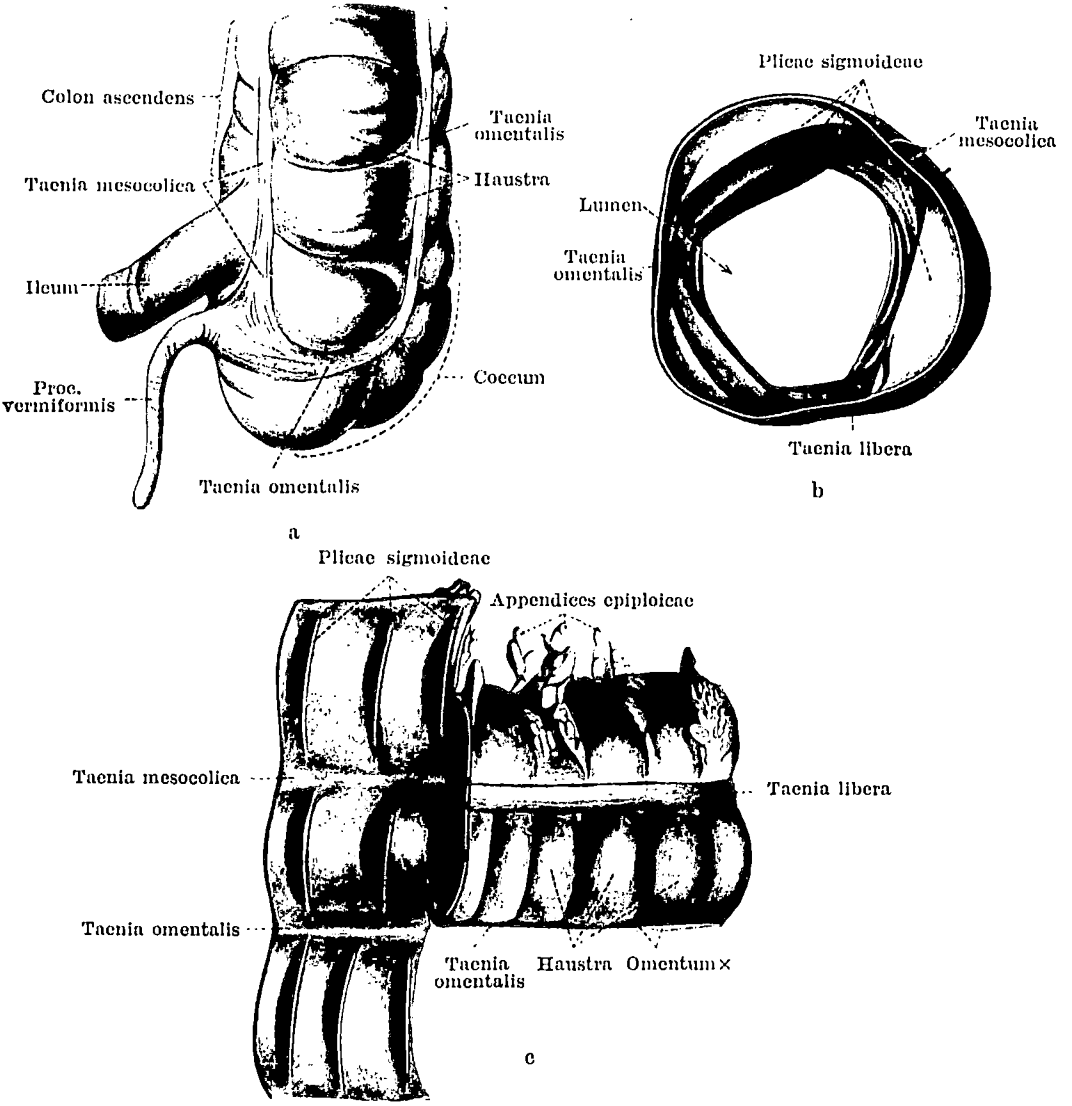

Abb. 608 a—c. Der Dickdarm von außen und innen. (Nach SOBOTTA.)

Die einzelnen Abschnitte des Dickdarmes sind auch unter sich wieder in bezug auf Form, Lage und Aufbau in gewissem Maße unterschiedlich. Als Coecum (Abb. 609) wird der Teil des Colon ascend. bezeichnet, der sich unterhalb der Einmündungsstelle des Ileum befindet. Es ist etwa 7 cm lang, von kugeliger Gestalt und stellt den weitesten Abschnitt des Dickdarmes dar. An der Einmündungsstelle des Dünndarmes finden sich zwei lippenförmige Schleimhautfalten (Labium superius und inferius valvulae Bauhini, Abb. 609 b). Von diesen gehen quergestellte halbmondförmige Falten aus, sowohl nach vorne wie hinten, die den Plicae semilunaris ähneln (Phrenula valvulae coli). Nach unten und medial sitzt der Processus vermiformis (Appendix). Er ist von wechselnder Länge, durchschnittlich 8—10 cm, leicht gekrümmt oder geschlängelt und besitzt ein eigenes Aufhängeband, das sog. Mesenteriolum. Am

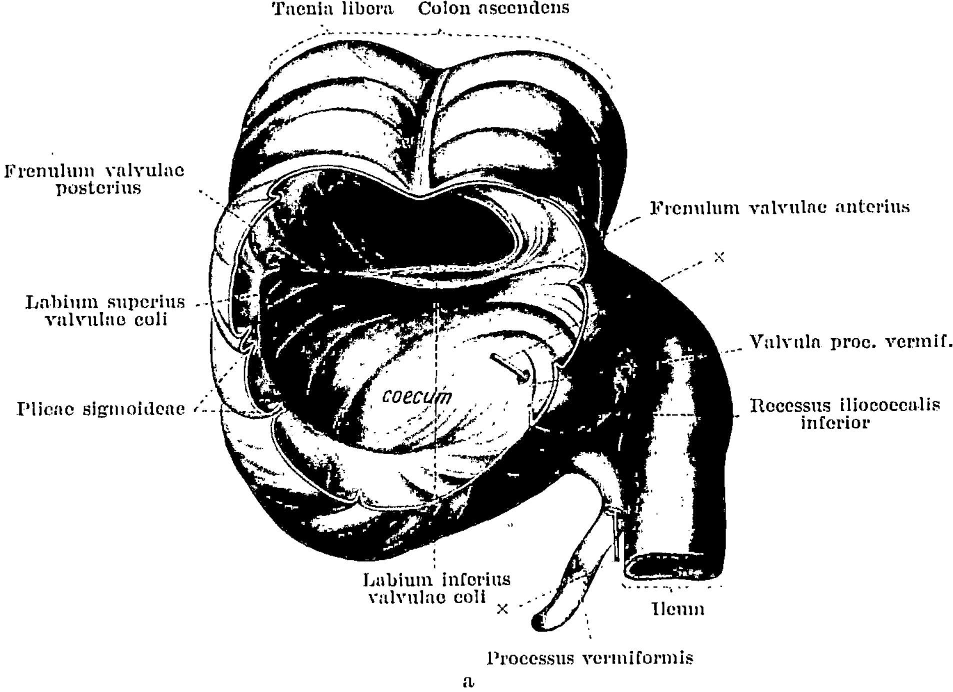

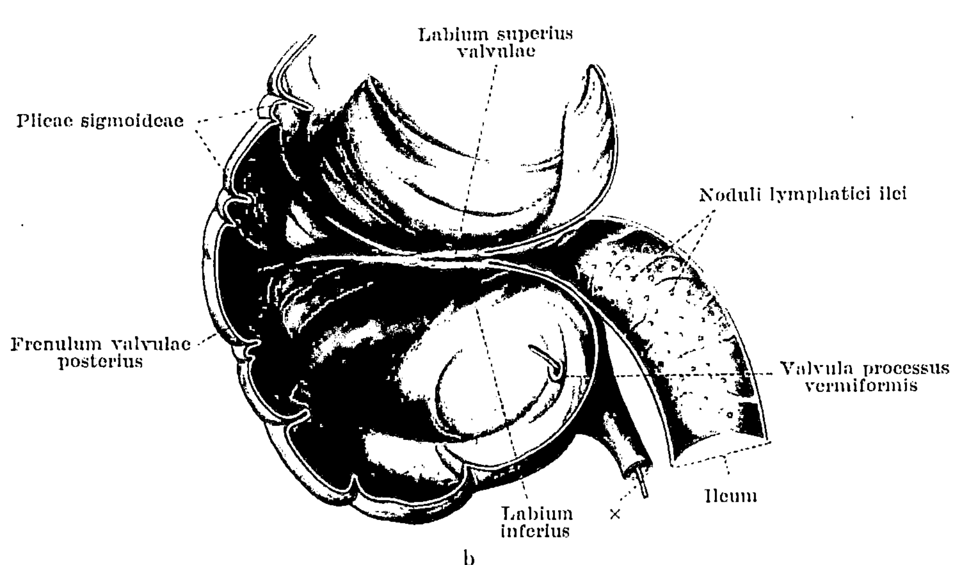

Abb. 609 a und b. Coecum. (Nach SOBOTTA.)

aufgeschnittenen Organ erkennt man an seiner Basis ein in der Größe und Form wechselndes klappenartiges Gebilde (Valvula processus vermiformis).

Das Coecum setzt sich nach oben in das Colon ascendens fort. Dieses besitzt nur ein ganz kurzes Mesocolon, mit dem es an der hinteren Bauchwand fixiert ist. An den übrigen Darmflächen ist es von Serosa überzogen. Es verläuft senkrecht nach oben vor dem Musculus transversus, quadratus lumborum und dem Psoas bis in die Höhe des unteren rechten Nierenpoles, wo es in die Flexura coli hepatica übergeht.

Das Colon transversum besitzt allseits einen Peritonealüberzug. Es zieht von der rechten Flexur unter leichtem nach unten gerichteten konvexem Bogen nach links oben zur Flexura lienalis an die Unterfläche des Zwerchfells. Die linke Flexur liegt für gewöhnlich höher als die rechte, krümmt sich nach hinten zu und bildet oft mit dem absteigenden Schenkel des Kolon einen spitzen Winkel.

Das Colon descendens reicht von der Flexura lienalis bis zur linken Articulatio sacroiliaca.. Es ist länger und schmaler und liegt weiter lateral als das Colon ascendens.

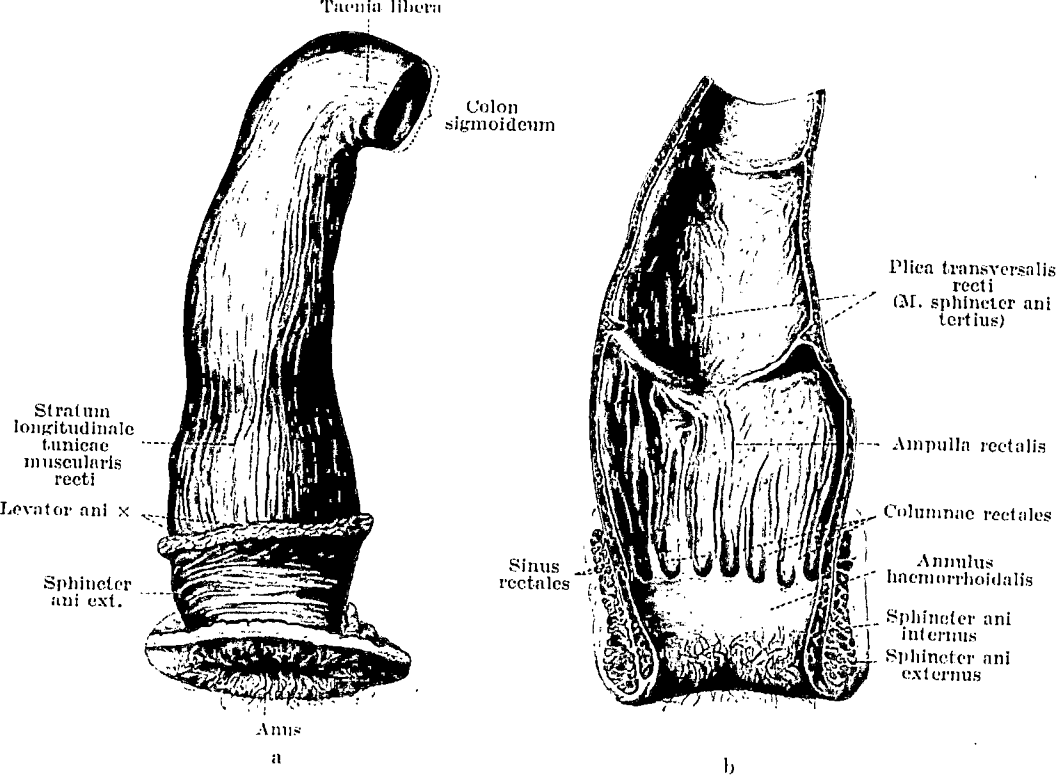

Abb. 610 a und b. Rectum. (Nach SOBOTTA.)

Nach rückwärts ist es mit einem kurzen Mesocolon an der Bauchwand angeheftet. Im übrigen hat es überall Serosaüberzug.

Das Colon sigmoideum bildet eine Schleife, an der man einen Kolon- und einen Rectumschenkel unterscheidet. Das S romanum zeichnet sich vor allen anderen Abschnitten durch ein außerordentlich langes und freibewegliches Mesocolon aus (Mesosigmoideum). Seine Länge beträgt durchschnittlich 45 cm, in extremen Fällen 16—67 cm. Dank seines großen Mesenteriums ist eine ausgiebige Beweglichkeit gewährleistet.

Das Rectum (Abb. 610 a und b) befindet sich dicht unterhalb des Promontoriums und stellt die Fortsetzung des Sigmoids dar. Es bildet einen großen zylindrischen Kanal mit glatter Außenfläche. Die Innenseite ist von einer glatten Schleimhautfläche ausgekleidet. Im unteren Abschnitt oberhalb der Ampulle findet sich eine Verdichtung der Ringmuskulatur zum Musculus sphincter ani tertius. Anal davon erweitert sich der Mastdarm zur Ampulla recti.

Unsere bisherigen Ausführungen beziehen sich auf den „normalen Dickdarm". Jedoch möchten wir hier bereits betonen, daß von dieser Norm Abweichungen in

der Form und Lage vorkommen, die uns eine genaue Abgrenzung des Normal-
zustand von pathologischen Verhältnissen manchmal schwer machen. Es fragt sich
nun, in welchem Maße den zahlreichen „Varietäten" eine pathogene Bedeutung
zukommt. BROSCH, der diese wohl am eingehendsten studiert hat, ist der
Überzeugung, daß die Mehrzahl der Menschen keinen normalen Dickdarm besitze,
was, beiläufig bemerkt, als Stütze der bekannten METSCHNIKOFFschen Theorie von
der Schädlichkeit des Dickdarms angeführt werden könnte. Wenn wir also im folgenden
das Röntgenbild des „normalen" Dickdarms beschreiben werden, so können wir gerade-
sowenig wie der Anatom und Kliniker eine scharfe Grenze gegen das Pathologische
ziehen.

b) Der normale Dickdarm im Röntgenbild.

Das Charakteristische am Röntgenbild des Dickdarms sind die *haustralen Einziehungen*. Dieselben sind in mehr oder weniger gleichmäßigen Abständen angeordnet
und können das Lumen bis auf ein Drittel und weniger verengern. Sie sind
bedingt durch die Plicae semilunares. Man ist gewohnt, diese als anatomisch fixierte,
ins Darmlumen vorspringende Falten zu betrachten. Nun haben aber gerade die
Untersuchung mit Röntgenstrahlen, sowie die mittels des experimentellen Bauch-
fensters (KATSCH und BORCHERS) und STIERLINs Beobachtungen an einem großen
Coecumprolaps ein so eigentümlich wechselndes Spiel der Haustren dargetan,
daß, wie v. BERGMANN sich ausdrückt, die Haustren des Querkolon als etwas rein
Funktionelles, die Plicae semilunares als nichts topisch Fixiertes betrachtet werden
müssen. Sie entstehen einfach dadurch, daß durch die relativ zu kurzen Tänien
der Ringmuskelschlauch gerafft wird. So bilden sich die Falten, welche wir als
haustrale Einziehungen im Röntgenbild erkennen. Hierüber werden wir im funktionellen Teil mehr berichten.

Bezüglich der Form der einzelnen Abschnitte ist zu sagen, daß Coecum
und Colon ascendens häufig etwas breiter und die Einziehungen häufig weniger
tief sind als im übrigen Dickdarm. Das Coecum setzt sich nicht selten durch
eine besonders tiefe haustrale Einschnürung deutlich vom Colon ascendens ab.
In manchen Fällen aber fehlt sie, so daß eine deutliche Abgrenzung nicht zu
erkennen ist. Man findet häufig den Ausdruck „Coecum-Ascendens" für diesen
Darmteil. Seine Breite ist abhängig vom Füllungszustand, die Konturen sind
in der Regel scharf. Jedoch können oft zackige Begrenzungslinien beobachtet
werden, die durch vorhandene Kotmassen bedingt sind. Als Unterscheidungsmerkmal
gegenüber anatomischen Veränderungen weisen sie Inkonstanz auf. Je nach der Länge
des Mesocolon ascendens findet man eine mehr oder minder ausgeprägte Verschieblichkeit bei Lagewechsel und Palpation.

In der Höhe des rechten Rippenbogens findet sich die Flexura hepatica. Sie
enthält bei Untersuchung im Stehen eine Gasblase und bietet eine horizontale
Begrenzungslinie. Höhe und Form sind Schwankungen unterworfen. Der Verlauf
kann ein bogenförmiger oder ein winkliger sein. Manchmal liegen Colon ascendens
und transversum parallel nebeneinander. Gelegentlich sieht man auch einen
N-förmigen Verlauf mit teilweiser Überlagerung der verschiedenen Segmente. Bei
der Palpation vor dem Schirm gelingt es meist, die einzelnen Schenkel voneinander
zu trennen.

Im Colon transversum sind gewöhnlich die Haustren am kräftigsten und regel-
mäßigsten ausgeprägt. Man hat die Form desselben passend mit der eines Feigen-
kranzes verglichen. Der Durchmesser der scheibenförmigen Gebilde ist hier in der
Tat gewöhnlich beträchtlich, oft um ein Mehrfaches größer als ihre Dicke.

Der Querdarm verläuft schleifenförmig mit nach unten gerichtetem konvexen Bogen. Nach SCHWARZ kann dadurch Steigbügel-, Girlanden- oder spitzwinklige Form bedingt sein. Die erstere ist nach BROSCH die häufigste. Die Lage

des Transversum kann stark wechseln. Es ist dies verursacht durch Kontraktionszustände der Längsmuskulatur, die sog. großen Pendelbewegungen nach RIEDER. Ein weiterer Grund dafür liegt in seinem Verlauf entlang der großen Kurvatur des Magens. Bei einem Tiefertreten desselben infolge Füllung folgt auch eine Abwärtsbewegung des Colon transversum. Nur bei abnorm kurzem Mesocolon vermag es der Magensenkung nicht zu folgen.

Die Flexura lienalis reicht nach oben bis unmittelbar unter das Zwerchfell. Sie enthält meist Gasansammlung, so daß eine genaue Trennung der Magen- und Kolonblase unter Umständen schwer werden kann. Bei Kontrastfüllung eines der Organe ist die Unterscheidung leichter. Der Verlauf der beiden, die Flexur bildenden Schenkel ist häufig verschieden. Von vorne betrachtet können sie sich überlagern, bei seitlicher Untersuchung erkennt man einen leicht nach hinten bogenförmigen Verlauf. Mannigfaltige Krümmungen des Darmrohres werden gelegentlich angetroffen.

Im Colon descendens haben die Haustren oft längliche Form. Ihre Einziehungen sind im allgemeinen weniger tief als im Querdarm. Die Form des unteren Teiles der Flexura sigmoidea, des Colon pelvinum, ist im Röntgenbild oft schwierig zu erkennen. Am häufigsten läßt sich noch die durch ihre größere Weite gekennzeichnete Ampulle unterscheiden.

Der Grund, warum das Colon pelvinum oft nicht als deutlich begrenzter Schatten, sondern als ein unregelmäßig gestalteter, bis handtellergroßer Komplex im Röntgenbild erscheint, liegt in dem eigentümlichen Verlauf der Schlingen. Sie liegen in ganz ver

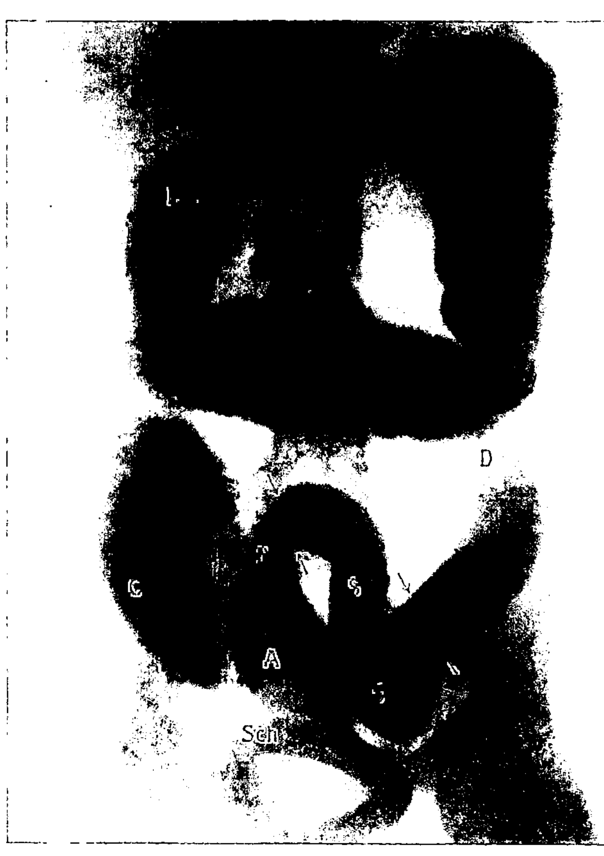

Abb. 611. Normaler Dickdarm. Bariumeinlauf. C Coecum, T Colon transv., D Col. descend., S Col. sigmoid., R Rectum, A Ampulla recti, Pfeile = Grenzen des Sigma, F. h. Flex. hepat., F. l. Flex. lien., Sch. Irrigationsschlauch.

schiedenen Ebenen dicht beieinander und wechseln überdies infolge ihres langen Mesenteriums sehr leicht ihre Lage. Eine weitere Schwierigkeit entsteht dann, wenn sich Coecum und Flexur in ihrer Projektion überlagern. Der Entscheid der Frage: Handelt es sich im gegebenen Falle um ein abnorm weites, tief gelegenes Coecum oder um das Colon pelvinum, ist gelegentlich nur durch die *Palpation vor dem Röntgenschirm* rasch und sicher zu erbringen. Es gelingt dabei, beide Gebilde zu trennen. Dasselbe Manöver ist übrigens auch in Fällen von Dünndarmsenkung ins kleine Becken bei Enteroptose zu empfehlen. Die einzelnen Schlingen lassen sich voneinander trennen und gesondert zur Darstellung bringen. Ein weiteres Mittel zur Differenzierung der einzelnen Schatten besteht in der Feststellung ihrer einsetzenden Füllung.

Was hier über die Form des Dickdarms erwähnt wurde, gilt bei Darstellung desselben mittels der Kontrastmahlzeit. Das Einlaufbild (Abb. 611) weicht nicht unwesentlich hiervon ab. Abgesehen von der größeren Weite, zeigt auch die Haustren-

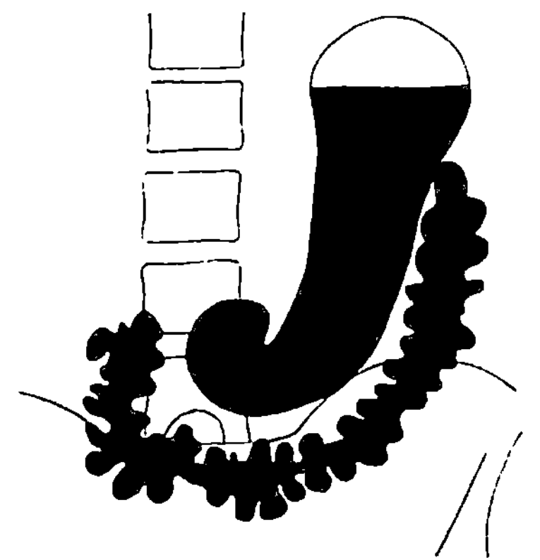

Abb. 612. Lagebeziehung von Magen und Colon transversum im Stehen.

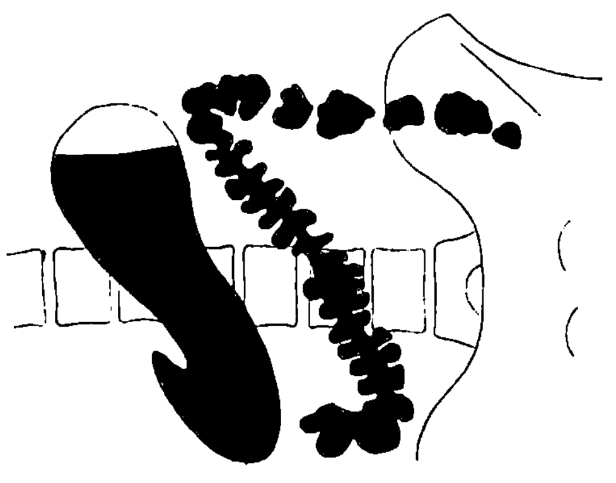

Abb. 613. Derselbe Patient. Aufnahme in rechter Seitenlage. Korrespondierende Verlagerung von Magen und Colon transversum.

zeichnung einen anderen Charakter. Sie kann, namentlich im distalen Abschnitt von der Flexura lienalis an, ganz fehlen. Da wo sie vorhanden ist, sind die Ein-

ziehungen schmal, mehr oder weniger parallelrandig, gelegentlich ganz durchgehend. Auch in Fällen, die wir klinisch noch als durchaus normal bezeichnen müssen, ist nicht selten der distale Kolonabschnitt beträchtlich enger als der proximale. In höherem Grade macht sich nach SINGER und HOLZKNECHT dieser Unterschied bei der hypertonischen Obstipation geltend.

Die *Lage* des Dickdarms wechselt, wie bereits bemerkt, physiologischerweise in weiten Grenzen. Am konstantesten in dieser Beziehung sind die Flexura lienalis (1. Lenden- bis 12. Brustwirbelhöhe) und die Ampulla recti; am wechselvollsten entsprechend ihrem langen Mesenterium das Colon transversum und die Flexura sigmoidea. Als normale Verhältnisse kann man etwa folgende bezeichnen: Das Coecum liegt auf der rechten Beckenschaufel. Dessen Fundus reicht nicht ganz zur Linea innominata. Das Colon ascendens steigt etwa bis zur Höhe des rechten Rippenrandes. Von da richtet sich das Transversum in

Abb. 614. Dickdarmaufnahme nach Bariumeinlauf. Col. transv. (T) bis über den Nabel reichend. Zeigt Bogenstellung. R Rectum, G Genu recto-romanum, S Sigma, D Col. descend., C Coecum.

nach unten konvex bogenförmigem Verlauf nach links und oben zur Flexura lienalis, die um mehrere Wirbel höher liegt als die Flexura hepatica. Seine Richtung ist also nicht, wie früher angenommen wurde, quer, sondern schräg. Die Lage des Colon descendens unterliegt infolge der topographischen Konstanz der Flexura lienalis nur geringen Schwankungen. Sein auf der linken Darmbeinschaufel gelegener Abschnitt wird auch als Colon iliacum bezeichnet. Am Eingang ins kleine Becken geht das Colon descendens in die Flexura sigmoidea oder das Colon pelvinum über, welches sich in mehreren Windungen im kleinen Becken nach hinten zu der vor dem Sacrum gelegenen Ampulla recti wendet.

Die Schwankungen in der Lage des normalen Dickdarms sind bedingt durch wechselnde Länge und verschiedene Höhe größerer oder kleinerer Abschnitte desselben, durch die leichtesten Grade von Ptosis und Elongatio coli. So kann der Fundus coeci einerseits bis zur Linea innominata, andererseits bis wenige Zentimeter unterhalb der Crista iliaca reichen. Ebenso groß sind die Höhendifferenzen der Flexura hepatica, die sich noch im Bereiche des Physiologischen bewegen. Bei hochliegender Flexura hepatica kann sich die Richtung des Colon transversum stark der horizontalen nähern. Seine wechselnde relative Länge bedingt wiederum eine große Variabilität der Lage. Wenn beide Flexuren hoch hinaufreichen, hängt ein langes Colon transversum girlandenförmig bis unter Nabelhöhe herunter und vereinigt sich in der Flexura lienalis in spitzem Winkel mit dem Colon descendens. Dabei ist zu bemerken, daß die Lage des Querdarmes anatomisch nicht fixiert ist.

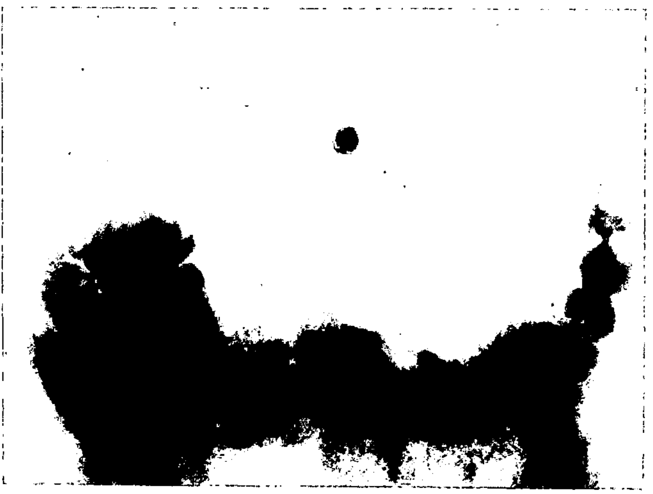

Abb. 615. Derselbe Patient. Aufnahme 24 Stunden nach Bariummahlzeit. Colon transversum stark ptotisch.

Durch Kontraktion der Längsmuskulatur kann er sich um mehrere Wirbelhöhen heben, sich gleichsam zwischen den beiden Flexuren in wenig gebogenem Verlauf strecken. Liegt die Flexura hepatica beträchtlich tiefer, etwa am unteren Rippenbogen, so steigt das Colon transversum steil gegen die Flexura lienalis an. Eine ziemlich große Variabilität bezüglich Länge und Lage besitzt ferner das Sigmoid. In funktioneller Hinsicht haben nur die extremen Grade dieser Lagevarianten, die wir in den folgenden Kapiteln besprechen werden, *praktische Bedeutung*. Geringere Schwankungen beeinträchtigen die Funktion kaum.

Der Dickdarm kann durch Ausdehnung benachbarter Organe (z. B. Tumoren) eine charakteristische Verlagerung erfahren. In den Bereich des Physiologischen aber gehört jene, welche durch den Magen bedingt wird. Ist dieser gefüllt, so wird häufig der Querdarm nach dem Becken zu verschoben. Die rechte Flexur wird durch diese Belastung nur sehr wenig beeinflußt, hochgradig dagegen und außerordentlich häufig die Flexura lienalis. Der Magen vermag diese oft zu komprimieren, so daß ihr Gipfel im Röntgenbild überhaupt nicht sichtbar wird. Auch den Lagewechsel des Organs in verschiedenen Körperstellungen macht das Colon transversum mit, und zwar um so mehr, je kürzer sein Mesocolon ist (Abb. 612 und 613).

Die Lage des Dickdarms, namentlich des Colon transversum im Röntgenbild kann bei ein und derselben Person unter sonst genau gleichen Umständen nach

Kontrastmahlzeit und nach Kontrasteinlauf sehr verschieden sein. Bei Verabreichung des letzteren sehen wir gelegentlich das Colon transversum um mehrere Wirbelhöhen höher gelegen, offenbar infolge Kontraktion der Längsmuskelschichten. Ein weiteres Moment, welches sein Emporrücken bedingen kann, ist seine Bogenstellung, die als Folge des erhöhten Innendruckes, namentlich bei großen Klysmen (2 Liter), eintritt. Das Einlaufbild, welches unter unphysiologischen Verhältnissen gewonnen wird, kann uns also über die normale Lage des Querdarms täuschen. Abb. 614 stellt ein mittels Bariumeinlauf hergestelltes Dickdarmbild dar. Das Colon transversum ist leicht nach oben durchgebogen und erreicht die Höhe des 3. Lendenwirbels. Abb. 615 stammt von derselben Patientin. Die Füllung wurde aber mittels Kontrastmahlzeit erreicht. Das Colon transversum hängt bis zum Eingang des kleinen Beckens herunter.

Noch ein Wort über die *Füllung* des Dickdarms. Diese bildet durchaus nicht immer eine zusammenhängende Säule, sondern es können leere Partien zwischen gefüllten auftreten — wohl namentlich als Folge großer Kolonbewegungen. Auffallend lang halten Coecum und Ascendens den Schatten. Das Descendens wird häufig leer gefunden, wie auch die Anatomen (ROITH, BROSCH) angeben, daß „bei der überwiegenden Mehrzahl der Leichen das Descendens leer und kontrahiert" gefunden werde. Dagegen bleibt die Füllung des Colon pelvinum und der Ampulle als „Globus pelvicus" oft lange sichtbar. BROSCH hält dieses häufig im Röntgenbild sich äußernde Verhalten des Sigma allerdings nicht mehr für normal, indem nach seiner Ansicht die zunehmende Enge und Muskelkraft des Kolon darauf hindeute, daß das Sigmoideum „von Natur aus kein Magazinierungsraum" sein könne.

Besondere Berücksichtigung verdienen noch die *Darmgase.* Normalerweise finden sie sich meist nur in den Flexuren in größerer Menge angesammelt. Sie können aber auch fast völlig fehlen.

2. Normale Motilität des Dickdarmes.

Die motorische Funktion des Dickdarms ist vor nicht allzu langer Zeit zum Gegenstand wissenschaftlicher Forschung gemacht worden. In den Jahren 1900 bis 1904 machten STARLING und BAYLISS, sowie ELLIOT und BARCLAY-SMITH die ersten genauen experimentellen Untersuchungen an Tieren mit eröffneter Bauchhöhle. CANNON gebührt das Verdienst, das Röntgenverfahren mittels Wismutmahlzeit bei Tieren (Katzen) zuerst angewendet zu haben. LANGLEY und MAGNUS bedienten sich für ihre Versuche des herausgenommenen, in RINGERsche Lösung gebrachten Kaninchendarmes. Bei den Tieren wurden dabei 4 Arten von peristaltischen Bewegungen am Dickdarm festgestellt:

1. Abwärtsschreitende Wellen.

2. Antiperistaltische oder rückläufige, die auf den proximalen Abschnitt beschränkt bleiben.

3. Pendelbewegungen, ähnlich wie beim Dünndarm, d. h. rhythmische Kontraktionen der Längs- und Ringmuskulatur.

4. Tonische Kontraktionen in der distalen Kolonhälfte.

RIEDER hat als erster die Wismutröntgenmethode zur Erforschung der motorischen Vorgänge des menschlichen Magendarmkanals angewendet. Mit seiner Arbeit: „Beiträge zur Topographie des Magendarmkanals beim lebenden Menschen nebst Untersuchungen über den zeitlichen Ablauf der Verdauung" hat er die physiologische Grundlage beim Menschen geschaffen. Von dieser Arbeit angeregt wurde das Gebiet durch andere, so namentlich v. BERGMANN, GROEDEL, HERTZ, HOLZKNECHT, SCHWARZ, STIERLIN weiter ausgebaut.

a) Große Kolonbewegungen. Den ersten wichtigen Fortschritt bildete die Entdeckung der „*großen Kolonbewegungen*" durch HOLZKNECHT im Jahre 1909, wonach das Fortschreiten des Darminhaltes vom Coecum zum Rectum innerhalb 24 Stunden in drei bis vier wenige Sekunden dauernden, ruckweisen Schüben sich vollziehe, während in der Zwischenzeit völlige Ruhe herrscht. SCHWARZ hat dann die Ansicht ausgesprochen, daß diese Art Kolonbewegungen wohl meist an den Defäkationsakt gebunden seien. SCHWARZ, v. BERGMANN und LENZ machten die Beobachtung, daß sie durch Einläufe willkürlich hervorgerufen werden können. Durch Serienaufnahmen mit kurzzeitigen Intervallen bewies sodann RIEDER, daß diese „Sturmwellen" auch beim normalen Menschen und unabhängig vom Defäkationsakte vorkommen, und zwar können sie in zwei Richtungen, analwärts und oralwärts, verlaufen. Sie sind unmittelbar zu vergleichen den schon lange am Dünndarm bekannten Rollbewegungen (v. BRAAM-HOUCKGEEST). Ihr Nachweis auf dem Fluoreszenzschirm gelingt unter physiologischen Bedingungen selten. Es liegen dabei nur vereinzelte Beobachtungen vor, so von HOLZKNECHT, SCHWARZ, RIEDER, CHAOUL, PISCHL und PORGES. Dagegen lassen sich im Röntgenbild die *Spuren* derselben oft leicht erkennen in Form langer, streifenförmiger Schatten.

b) Defäkationsbewegungen. Mit den eben beschriebenen sind vielleicht die *Defäkationsbewegungen* (MAGNUS) identisch; sie bilden wahrscheinlich tonische Kontraktionen sämtlicher Muskelschichten des Darmes, die nach RIEDER sich auf Rectum und distales Kolon beschränken, nach HERTZ auch den proximalen Abschnitt betreffen. Jedenfalls können sich nach Applikation eines Reizeinlaufes bei der darauffolgenden Defäkation auch Coecum und Ascendens kontrahieren (v. BERGMANN und LENZ, FRITZSCHE und STIERLIN).

c) Antiperistaltik. Durch die Röntgenuntersuchung wurde die sog. *Antiperistaltik* als eine regelmäßige Bewegungsform des menschlichen Dickdarms erkannt. Die Arbeiten von ROITH, STIERLIN, BOEHM, BLOCH machten auf das Vorkommen eines *retrograden Kottransportes* aufmerksam. SCHWARZ, sowie v. BERGMANN und LENZ konnten durch Applikation von Reizeinläufen nach beiden Richtungen *wechselnde Inhaltsverschiebungen im proximalen Kolon* willkürlich auslösen und auf dem Fluorescenzschirm beobachten. Sie fanden, daß „die motorische Aktion des Dickdarms in raschem Tempo verläuft, gefolgt von Ruhepausen. Zwischen großen, vielleicht stundenlangen Ruhepausen erscheinen Bewegungszyklen, die von relativ kurzen Intervallen nur unterbrochen sind und den (beschriebenen) rhythmischen Verlauf zeigen" (v. BERGMANN und LENZ). Dieser Vorgang wird als *Mischmechanismus* bezeichnet, der „ein Hin- und Herwogen der Ingesta bewirkt und damit für den Inhalt geeignete Resorptionsbedingungen setzt und die Nachverdauung begünstigt". STIERLIN hat gemeinsam mit FRITZSCHE bei Durchleuchtungen an Affen nach Applikation eines Kontrast-Klysmas den retrograden schubweisen Transport im proximalen Abschnitt des Dickdarmes beobachtet und konstatieren können, daß er durch Kontraktion größerer Strecken bedingt war und mit solcher Energie erfolgte, daß das *Coecum* unter dem Andrang des rückläufigen Inhaltes sich ballonförmig ausdehnte. Auch im Sigma und Rectum sind solche Inhaltsverschiebungen beobachtet worden (ROITH, RIEDER); doch scheinen sie hier nicht so ausgiebig und häufig zu sein.

Praktische Bedeutung hat die sog. *Antiperistaltik* besonders für den *Chirurgen*. Bei allen Operationen, wo ein größerer oder kleinerer Abschnitt des Dickdarmes ausgeschaltet wird, muß er damit rechnen, daß sich derselbe retrograd füllt, und da die Vis a tergo hier fehlt, zu einem Orte der Ansammlung alter Kotmassen wird. Die *Rückstauung in einseitig ausgeschalteten Abschnitten* wurde auch röntgenologisch nachgewiesen (DE QUERVAIN, STIERLIN, ALBRECHT).

ROITH beobachtete das Verhalten von Kotfisteln im Coecum und Ascendens, in der Mitte des Transversum und im Bereich der Flexura sigmoidea. Dabei ergab sich, daß bei ersteren die Ausscheidung 2—4 Stunden nach der Nahrungsaufnahme begann und 10—16 Stunden kontinuierlich dauerte, während sie bei letzteren täglich 1—2, höchstens dreimal während kurzer Zeit stattfand, in der Zwischenzeit aber nicht. Nach Anlegung einer Ileotransversostomie im proximalen Abschnitt des Querdarmes erfolgte Rückstauung ins Coecum, dagegen nicht, wenn die Anastomose im distalen Teil angelegt wurde. Roith schließt daraus, daß zwischen der Flexura coli hepatica und der Mitte des Transversum eine Zone liege, in der sich die Peristaltik ändere. Das proximale Segment reagiert auf den mechanischen Reiz doppelt: durch eine anoral und oral gerichtete Peristaltik; im distalen wird vorwiegend eine analwärts verlaufende ausgelöst.

d) **Kleine Pendelbewegungen** (Stülpbewegungen und Haustrenfließen, peristaltische Bewegungen). Als eine dritte Form sind die sog. *kleinen Pendelbewegungen* zu bezeichnen, die zuerst von Schwarz auf dem Leuchtschirm beobachtet wurden. Sie entsprechen den schon von Cannon auf dieselbe Weise an Tieren und den von v. Braam-Houckgeest am Kaninchen gesehenen *Ein- und Ausstülpbewegungen*. Beim Menschen sind sie nur mittels rasch und oft wiederholter Leuchtschirmpausen oder kinematographisch nachweisbar. Bei einmaliger kurzer Beobachtung scheinen die Dickdarmkonturen unbeweglich.

Von Bergmann und Katsch unterscheiden die *Stülpbewegungen* von dem *Haustrenfließen* (Katsch und Borchers). Die ersteren entsprechen den von Schwarz und Kaestle beschriebenen unregelmäßigen Stülp- und Einziehbewegungen. Sie bedingen die *polymorphe Haustration.* „An dem isomorph haustrierten Kolon dagegen fließen scheinbar die Haustren, die gleich groß nebeneinander angeordnet sind, auf der Taenia libera in einer Richtung die ganze Länge des Colon transversum entlang." Von Bergmann und Katsch glauben, daß diese am Kaninchen gemachten Beobachtungen auch auf den Menschen zutreffen. „Das Haustrenfließen kann zum Kottransport beitragen", und es ist vielleicht darin der peristaltische Modus zu sehen, durch welchen kleine Inhaltsverschiebungen im Kolon, wie sie stets beobachtet werden, zustande kommen. Fritzsche und Stierlin haben durch Schirmbeobachtung an einem Affen mit umgeschaltetem Dickdarmstück das Vorhandensein analwärts gerichteter Wellen am distalen Abschnitt erwiesen. Vielleicht sind dieselben identisch mit dem Haustrenfließen beim Kaninchen. Jedenfalls ist der Effekt derselbe.

e) **Große Pendelbewegungen.** Neben diesen „kleinen Pendelbewegungen" werden noch solche beobachtet, welche den von Nothnagel, Bayliss und Starling beschriebenen Kontraktionen größerer Kolonstrecken ohne beträchtliche Inhaltsverschiebung entsprechen. Sie wurden von Ludwig als Pendelbewegungen bezeichnet, von Rieder auf Grund röntgenologischer Beobachtungen, im Gegensatz zu den kleinen, als *große Pendelbewegungen* folgendermaßen charakterisiert: „Das Hin- und Herwogen des Darminhalts, besonders gegen Ende der Dickdarmverdauung, führt zu mächtigen Verschiebungen des Darmes, namentlich des Transversum und des Sigmoideum in der Längsachse."

Beim *normal arbeitenden Dickdarm* sind also gegenwärtig bekannt:

1. Die großen, rasch ablaufenden Inhaltsverschiebungen in beiden Richtungen, die sog. *großen Kolonbewegungen.*

2. Die *Defäkationsbewegungen*, vielleicht identisch mit den großen, wahrscheinlich tonischen Kontraktionen sämtlicher Muskelschichten des Darmes.

3. Die *antiperistaltischen Bewegungen*, die zu retrograder Inhaltsverschiebung im proximalen Kolon führen. Sie wechseln mit anterograden und bewirken ein Hin- und Herwogen der Ingesta (Mischbewegungen).

4. Die *kleinen Pendelbewegungen*, die Misch-, Knet- und Auswalzbewegungen.

5. Die *großen Pendelbewegungen*, konzentrische Kontraktionen der Längs- und Ringmuskulatur in der Ausdehnung von einigen Zentimetern, die nicht zu Inhaltsverschiebungen in einer Richtung, jedoch zu Lageveränderungen ganzer Kolonabschnitte führen.

Nachdem wir hier die verschiedenen bekannten physiologischen Bewegungsformen des menschlichen Dickdarms kurz beschrieben haben, wollen wir uns über seine motorische *Leistung*, über den *zeitlichen Ablauf seiner Inhaltsverschiebung* orientieren.

RIEDER machte in zwei Normalfällen sofort nach Einnahme der Wismutmahlzeit die 1. Aufnahme, weitere in halbstündigen, dann von der 35. ab in stündlichen Intervallen. 33 Stunden post coenam erfolgte die letzte. Die 1. Nahrung wurde etwa 4 Stunden post coenam genommen; weitere zu den gewohnten Zeiten. Die Verdauung war 33 Stunden post coenam noch nicht beendet. Das Coecum begann sich nach $3^{1}/_{2}$ Stunden zu füllen, die Flexura sigmoidea zwischen der 9. und 24. Stunde.

Nach HERTZ erscheint der Schatten im Coecum nach etwa $4^{1}/_{2}$, an der Flexura hepatica nach etwa $6^{1}/_{2}$, an der Flexura lienalis nach etwa 9, am Beginn der Flexura sigmoidea nach etwa 11 Stunden. Schwankungen um 1 bis 2 Stunden bei den zwei ersten Zahlen sind noch durchaus im Bereich des Physiologischen. In den zwei Normalfällen RIEDERs wurde die Flexura sigmoidea im einen nach 9 Stunden, im anderen nach 24 Stunden erreicht.

Bezüglich der Schnelligkeit, mit der die einzelnen Abschnitte des Dickdarms vom Schatten passiert werden, läßt sich etwa folgendes sagen: Nach den Untersuchungen ROITHs an einer großen Zahl von Leichen enthalten Coecum und Ascendens mehr als zweimal soviel Kot als die gleiche Strecke Colon transversum und $3^{1}/_{2}$ mal soviel wie ein gleich langes Stück Colon descendens. Schon daraus ergab sich, daß jene *funktionell eine Sonderstellung* einnehmen und eine Art *Reservoir* für den aus dem Dünndarm austretenden Chymus bilden, das seinen Inhalt von allen anderen Abschnitten am längsten zurückbehält. In ihm findet nach HERTZ und ROSENHEIM die beträchtlichste Resorption statt; dort vollzieht sich größtenteils die Eindickung von $90^0/_0$ Wassergehalt des Chymus im untersten Ileumende zu den etwa $75^0/_0$ in den ausgeschiedenen Faeces. Die funktionelle Sonderstellung des Coecum und Colon ascendens ist namentlich durch die zahlreichen *Röntgenuntersuchungen* der letzten Jahre erkannt worden (STIERLIN). Man sieht sehr oft diese Teile noch stundenlang gefüllt, nachdem das Transversum sich bereits entleert hat.

Dank seiner größeren Weite, dem längeren Aufenthalt und der alternierenden Verschiebung seines Inhaltes „ist der obere Dickdarmabschnitt nicht ein einfacher Magazinierungsraum, sondern auch ein Mischapparat, eine Art sekundärer Magen mit bedeutender Resorbierfähigkeit" (BROSCH). Der Ausdruck *Cellulosemagen* bezeichnet noch die besondere Art seiner Verdauungstätigkeit.

Im Gegensatz hierzu wird das Descendens meist ziemlich rasch vom Schatten passiert, weshalb es von ELLIOT und BARCLAY-SMITH als „transmitting segment", von BROSCH etwas drastisch als eine Art Rohrpost bezeichnet wird. Im S romanum, namentlich der Pars pelvina und der Ampulle, verweilt er meist wieder stundenlang. Unmittelbar nach erfolgter Defäkation findet man gewöhnlich die Flexura sigmoidea, oft auch das Colon descendens ganz oder größtenteils geleert.

3. Der pathologisch veränderte Dickdarm.

A. Lageanomalien des Dickdarmes.

a) Koloptose.

Als kongenitale, jedoch äußerst seltene Lageanomalie des Kolon ist der Situs inversus zu bezeichnen. Er läßt sich wohl durch keine andere Methode so rasch und sicher diagnostizieren wie durch die Röntgenmethode.

Die Erkennung ist leicht. Man sieht nur ein Spiegelbild des normalen Zustandes.

Außerordentlich häufig dagegen begegnen wir einer *allgemeinen oder partiellen Senkung des Dickdarms*, als Teilerscheinung der sog. Enteroptose. Sie ist fast immer vergesellschaftet mit einer solchen der übrigen Baucheingeweide (Leber, Milz usw., GLENARDsche Krankheit). Meistens handelt es sich um einen angeborenen Zustand. Ohne Zweifel kann diese Krankheit auch eine erworbene sein, so vor allem bei rasch abmagernden Patienten, wo die Aufhängebänder im Abdomen gelockert und fettärmer werden oder auch bei Erschlaffung und Dehnung der Bauchdecken nach Gravidität, hochgradigem Ascites, großen Tumoren usw. In den meisten Fällen liegt aber zweifellos ein Vitium primae formationis vor. Es handelt sich dabei um Leute mit einem schmalen, langgestreckten Thorax, der in seinem unteren Bereiche eingezogen ist. Infolge dieser ungünstigen räumlichen Verhältnisse werden die Organe des Oberbauches (Leber, Milz, Magen, Dickdarm) nach unten abgedrängt. Das hervorstechendste Merkmal der Koloptose ist das Tiefertreten des Colon transversum, die *Transversoptose*. Dasselbe hängt nicht selten bis ins kleine Becken hinab, und man hat im Röntgenbild in den hochgradigsten Fällen den Eindruck, daß es in

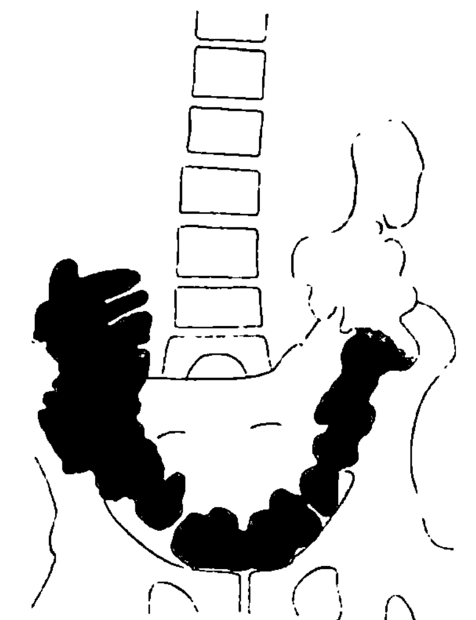

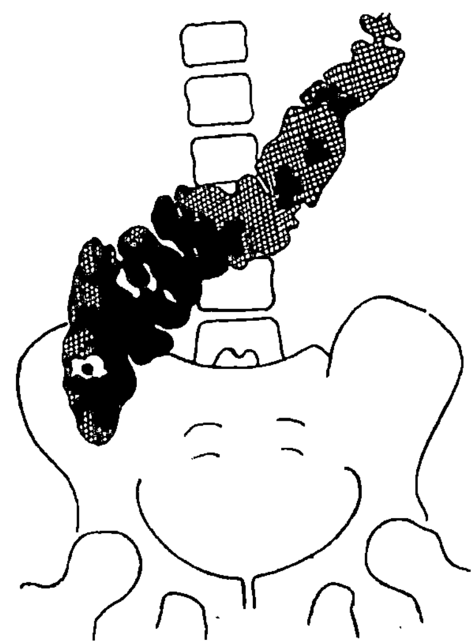

Abb. 616. Koloptose. Das Transversum reicht bis zum Schambein herab. Aufnahme nach 48 Stunden.

Abb. 617. Kolon ohne Flexura hepatica.

seinem tiefsten Abschnitt dem Schambein direkt aufliegt (vgl. Abb. 616, Aufnahme 48 Stunden nach Bariummahlzeit).

Mit hochgradiger Transversoptose ist auch ein *Tiefstand der Flexuren* verbunden. Die rechte kann bis zum Niveau der Crista iliaca herabsinken, ja sogar vollständig verschwinden, so daß das Coecum fast ohne Biegung in den Querdarm übergeht (Abb. 617). Viel weniger nimmt die linke an der Senkung teil. Sehr häufig ist sie nicht sichtbar, und der tiefe Beginn des Transversumschattens führt dann leicht zur falschen Annahme einer hochgradigen Senkung der Flexur (Abb. 618). Oft ist aber die wirkliche Höhe derselben bei genauem Zusehen durch eine Gasansammlung markiert (vgl. Abb. 616).

Gelegentlich kommt es vor, daß bei Verabreichung des Kontrastmittels per os nur die tieferen Abschnitte des Colon transversum gefüllt sind. Wenn die Flexuren noch Schattenreste enthalten, so kann das Bild einer Girlande entstehen, die an beiden Enden durch Bindfaden aufgehängt ist.

Es sei hier betont, daß eine Transversoptose auch *bei normal hochgelegenen Flexuren* vorkommt. Abb. 619 stellt einen solchen Fall dar.

Der gesenkte Querdarm kann verschiedene Formen annehmen. In Abb. 620 sehen wir eine *U-*, in Abb. 621 eine *V-Form*. Bei der betreffenden Patientin bestand außerdem eine hochgradige Hepatoptose, die zu zeitweiligen Kompressions-beschwerden führte, weswegen eine operative Hepatofixation vorgenommen wurde.

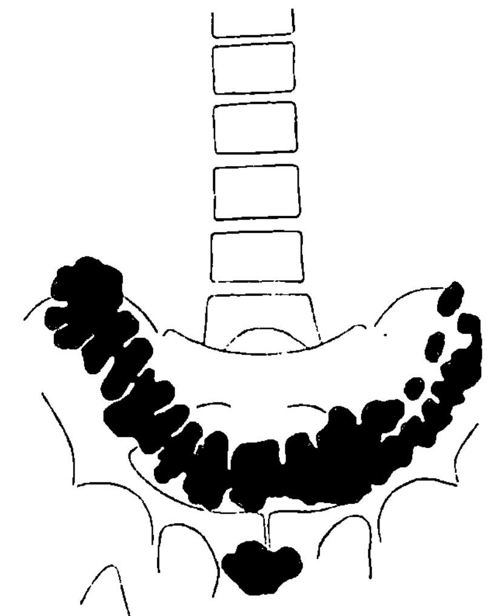

Abb. 618. Koloptose. Scheinbarer Tiefstand der Flexura lienalis infolge fehlender Füllung.

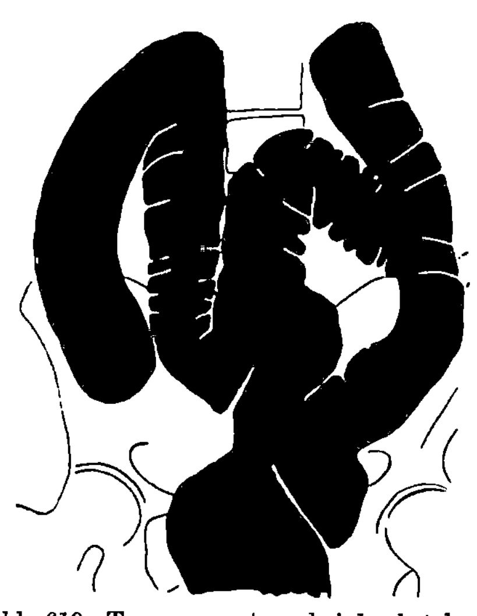

Abb. 619. Transversoptose bei hochstehenden Flexuren. Hochgradige Obstipation. Einlaufbild.

Nach BROSCH ist die *Steigbügelform* die häufigste. Dabei bilden sich an den Flexuren spitze Winkel, scheinbar Duplikaturen (vgl. Abb. 615).

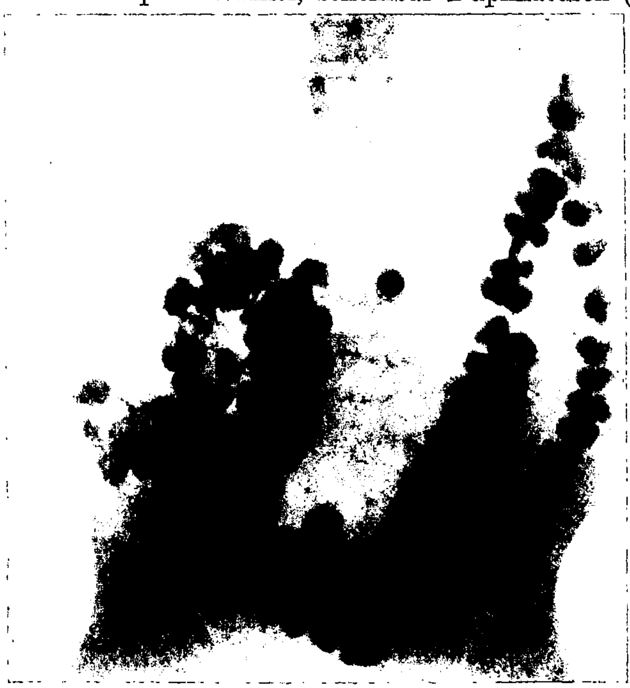

Abb. 620. U-förmige Koloptose. Obstipation mit diffuser Hypomotilität (Kolostase), Aufnahme nach 30 Stunden.

Bei der Beurteilung der Lage des Transversum aus dem Röntgenbild muß man sich vor zwei Irrtümern hüten. Erstens kann eine bestehende Ptose im Einlaufbild unter Umständen verschwinden, wie der Vergleich der Abb. 614 und 615 es zeigt.

Ein weiteres Moment, welches, wie aus dem Vergleich der Abb. 622 und 623 hervorgeht, einen starken Wechsel bedingen kann, sind die RIEDERschen großen Pendelbewegungen.

Schon bei der Beschreibung des normalen *Kolon* haben wir die enge Wechselbeziehung zwischen dessen Lage und derjenigen des Magens erwähnt. Diese Beziehung bleibt in der Regel auch bei der Enteroptose bestehen; d. h. das Colon transversum verläuft gewöhnlich auch bei einem tiefstehenden, stark gedehnten Magen längs dessen großer Kurvatur oder in geringem Abstand parallel derselben. Abb. 624 stellt einen annähernd normalen, Abb. 625 einen Senkmagen dar. In beiden Fällen ist die Lagebeziehung dieselbe. Schon SIMMONDS fand, gestützt auf Untersuchungen an einem großen Leichenmaterial, daß im allgemeinen jede Gastroptose auch von einer Koloptose begleitet sei. Doch betont er, daß diese sehr oft viel ausgeprägter sei als jene. Dies ist später durch Röntgenuntersuchungen bestätigt worden. Wir sehen z. B. in Abb. 626 einen stierhornförmigen normal gelagerten Magen und einen bis zum Becken reichenden ptotischen Querdarm, welcher 10 cm weit von der großen Kurvatur entfernt liegt. GROEDEL und SCHENK haben sodann nachgewiesen, „daß beim pathologischen Magen und Darm der Füllungszustand für die Formgestaltung noch weit mehr ausschlaggebend ist als unter normalen Verhältnissen. Der Dickdarm wird bei gefülltem Magen hier besonders stark verlängert" .... Auf eine seltene Ausnahme macht SCHWARZ aufmerksam: „Entwickelt sich bei einem Menschen mit abnorm kurzem Dickdarmgekröse eine Dilatation des Magens, dann kann oben das Transversum nicht folgen. Der Magen sinkt über dasselbe hinab, kreuzt es so, daß er vorne und das Querkolon hinten zu liegen kommt."

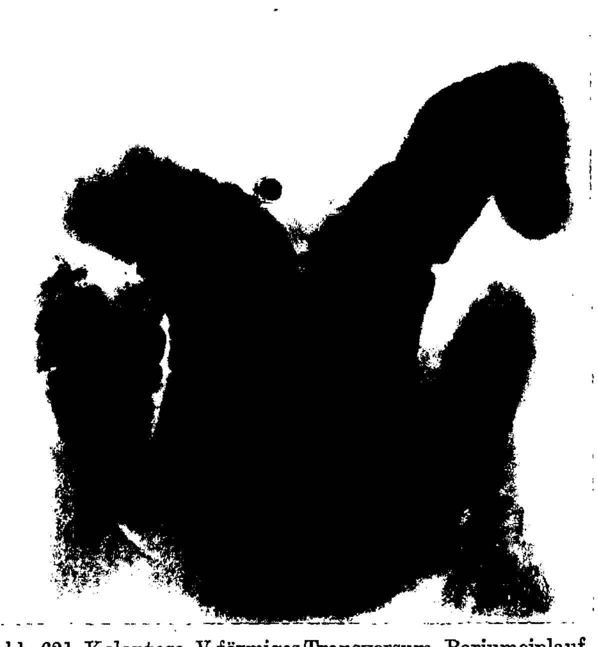

Abb. 621. Koloptose. V-förmiges Transversum. Bariumeinlauf.

Die Frage nach der Ursache der Koloptose hat auch ein gewisses praktisches Interesse. GLENARD hat bekanntlich in der *Gastroptose eine Sekundärerscheinung*

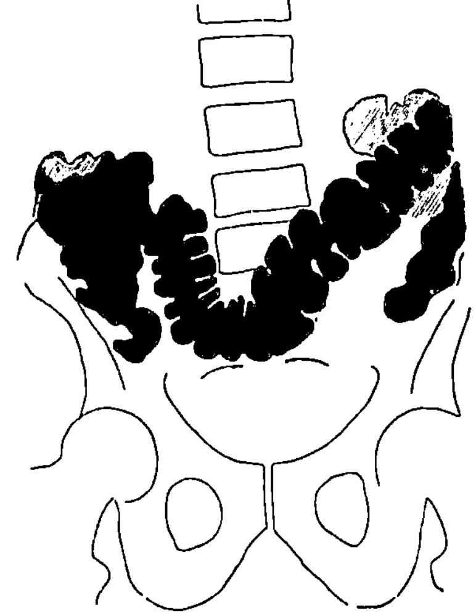

Abb. 622. Ptotisches Colon transversum in V-Form.

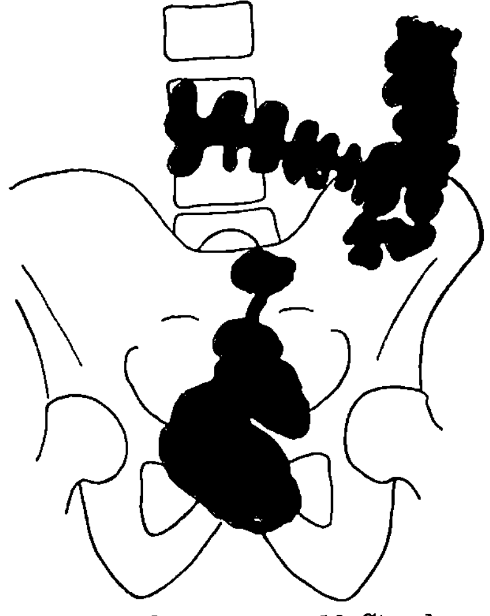

Abb. 623. Derselbe Patient, 12 Stunden später. Colon transv. höher getreten, gestreckt infolge Pendelbewegung.

der Koloptose gesehen. Dagegen zogen GROEDEL und SCHENK aus ihren Röntgenbefunden mit Recht den Schluß, „daß Darm und Magen durch die nämlichen Momente in Form und Lage beeinflußt werden und sich selbst stets in einer gewissen Kongruenz erhalten".

Die topographische Darstellung des Dickdarmes gehört zu den leichtesten Aufgaben der Röntgendiagnostik. Wie groß ist ihr praktischer Wert zu veranschlagen? Bekanntlich erklärte GLENARD die Obstipation der Enteroptotiker dadurch, daß an

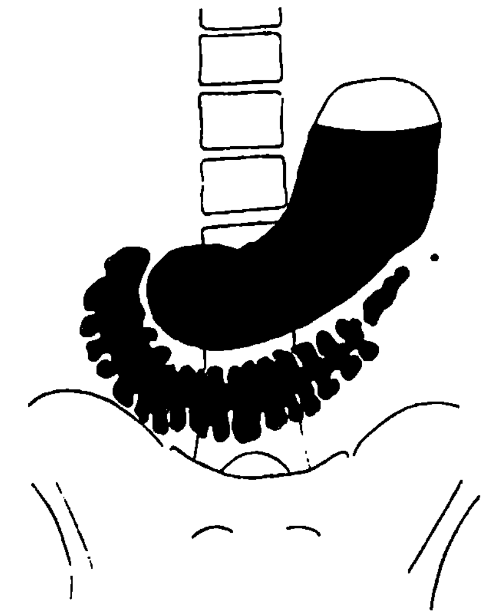

Abb. 624. Normale Lagebeziehung des Kolon
zum Magen.

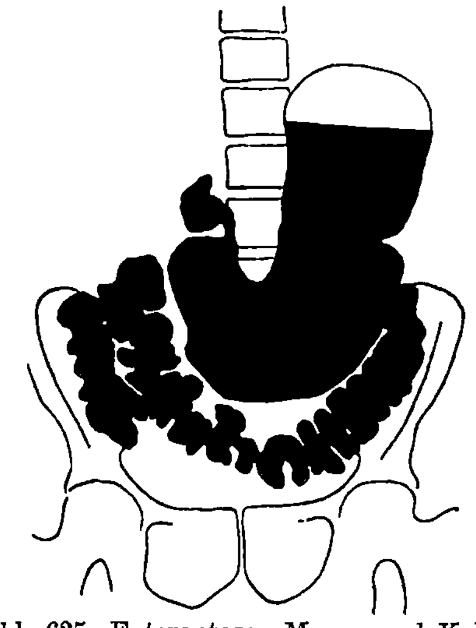

Abb. 625. Enteroptose. Magen und Kolon
gleichmäßig gesenkt.

der Flexura hepatica und lienalis infolge des tief herabgesunkenen Querkolon eine Abknickung entstehe, die ein mechanisches Hindernis bedinge. Nach diesem Autor hätte man also damit die Ursache mancher Fälle von Obstipation gefunden. EWALD, LEICHTENSTERN, STILLER u. a. haben die Unrichtigkeit der GLENARDschen

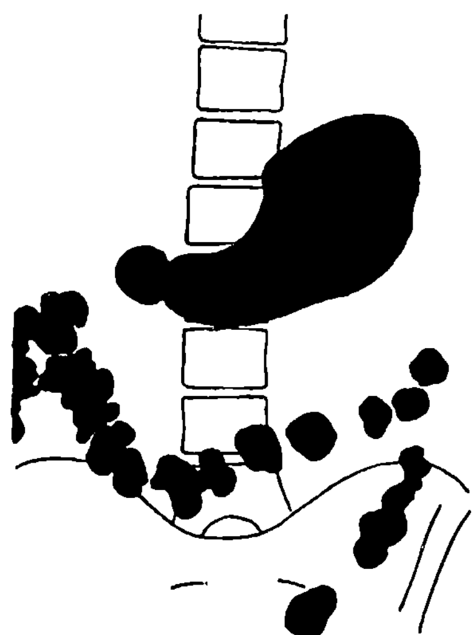

Abb. 626. Normal gelagerter Magen,
ptotisches Colon transversum.

Theorie erwiesen. Nach STILLER bildet die Atonie als Teilerscheinung der asthenischen Konstitutionskrankheit den Grund dazu. Die *Röntgenuntersuchung* beweist, daß sehr häufig in einem gesenkten Transversum eine Stagnation seines Inhaltes um 24, 48 und mehr Stunden stattfindet, was dessen Darstellbarkeit sehr erleichtert. Ob Atonie, ein Hindernis an der Flexura lienalis oder aboral gelegene spastische Zustände hierfür verantwortlich zu machen sind, läßt sich nicht immer entscheiden. Jedenfalls aber spielt die linke Flexur häufig die Rolle eines mechanischen Hindernisses, worauf RIEDER schon in seinen frühesten Arbeiten über die Röntgenuntersuchung des Magendarmkanals hinwies. Schon physiologischerweise dient sie, wie oben bemerkt, als Bremsvorrichtung für die Kotpassage (ROITH). Bei Enteroptose kann sich dieser Einfluß in übertriebener Weise geltend machen.

Ein eindrucksvolles Beispiel dafür ist Abb. 627. Man erkennt einen fast haustrenlosen Querdarm, der bei normaler Höhenlage der Flexur eine V-Form aufweist. Der tiefste Punkt desselben reicht bis in das kleine Becken. Der zu- und abführende Schenkel der hochstehenden Flexura lienalis überlagert sich, so daß eine Trennung der beiden bei sagittaler Aufnahme nicht möglich ist. Die seitliche Durchleuchtung zeigte, daß der Verlauf der beiden Schenkel nach Art einer doppelläufigen Flinte unter Bildung eines ganz spitzen

Winkels erfolgt. Es handelt sich demnach um eine Koloptose mit starker Atonie des Dickdarmes, hochgradiger Transversoptose und spitzwinkliger Abknickung im Bereich der Flexura lienalis. Klinisch bestand schwere Obstipation.

Durch Ansammlung von Gasen im zuführenden Schenkel und Dilatation desselben kann der abführende komprimiert werden. Es entsteht so eine Art *„pneumatischer Ventilstenose"*, wie sie Abb. 628 (nach BROSCH) darstellt. Abb. 629 ist ein entsprechendes Röntgenbild. Die beiden Schenkel der linken Flexur verlaufen in einer Länge von 5 Wirbelhöhen parallel nebeneinander und decken sich in der Projektion. Der zuführende ist, wie man bei genauer Betrachtung sieht, durch Gase stärker gedehnt, während der abführende sich beträchtlich enger darstellt. Bei frontaler Durchleuchtung sieht man sie nahe aneinander parallel verlaufen.

Klinisch äußert sich die Störung oft in Blähungen und Schmerzen im linken Hypochondrium, sog. Seitenstechen, die nach Windabgang plötzlich verschwinden können.

Die Stagnation kann zu ernsten Störungen, zu förmlichen *Okklusionskrisen* Anlaß geben, wenn die Knickung durch Verwachsungen der Schenkel verschärft und fixiert ist (BRAUN, RIEDEL, PAYR). In solchen Fällen verlaufen diese auf einer längeren Strecke aneinandergelagert (Doppelflinte nach RIEDEL) (Abb. 627). Weiteres über die PAYRsche Krankheit enthält das betreffende Spezialkapitel.

Wenn man einerseits der unkomplizierten Koloptose nicht mehr die pathogene Bedeutung im Sinne GLENARDs beimißt, so weiß man andererseits, daß, wenn sie durch entzündliche Verwachsungen fixiert ist, schwere Verdauungsstörungen die Folge sein können (BERARD, PATEL, TUFFIER, BURCKHARDT). Dies ist leicht verständlich, wenn man die physiologischen Lageschwankungen des Colon transversum bedenkt, die

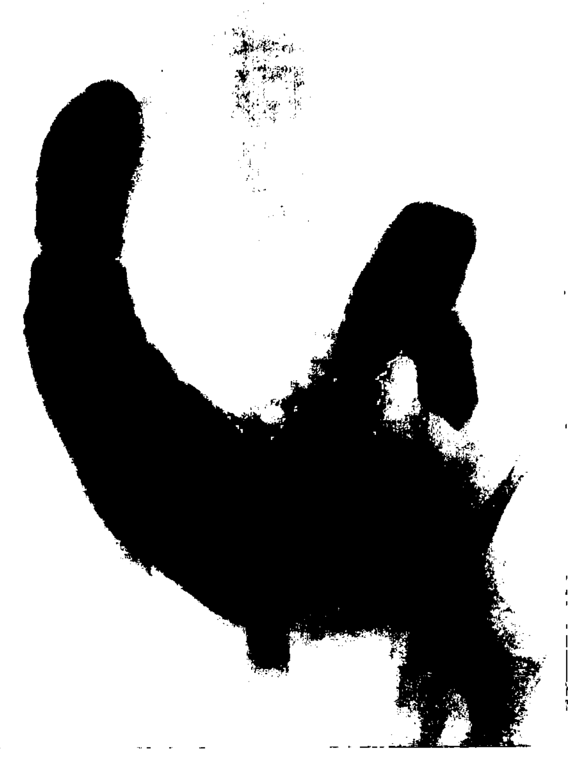

Abb. 627. Koloptose.
(Seitenverkehrt.)

durch die großen Pendelbewegungen bedingt sind. Die Fixation namentlich der tiefsten Abschnitte dieses Darmteiles läßt sich nur röntgenologisch sicher nachweisen, und zwar am besten mittels des von HOLZKNECHT empfohlenen Baucheinziehens während der radioskopischen Untersuchung. Eine Adhäsion des Querdarmes verrät sich bei dieser Untersuchungsmethode sicher durch Ausbleiben oder wenigstens Herabsetzung der sonst ausgiebigen Verschiebung nach oben. Besonders zu empfehlen ist die Modifikation nach CHILAIDITI. Dieser läßt den Patienten nach einer tiefen Inspiration vollständig ausatmen, hierauf bei geschlossener Glottis eine forcierte *thorakale* Einatmung, also ohne Betätigung des Zwerchfells und der Bauchmuskeln machen. Bei dieser Bewegung hebt und verbreitert sich der Thorax. Da die Lunge infolge verhinderten Luftzutrittes sich nicht dementsprechend entfalten kann, wird das schon hochstehende Zwerchfell noch höher gesogen, wodurch die Baucheingeweide nachrücken. Durch diese Methode mit „eingezogenem" Bauche erhielt

Chilaiditi Hebungen der Flexuren, speziell der F. hepatica, um 10—20 cm, des Colon transversum um 8—20 cm, des Coecum und Ascendens um 3—13 cm, des Descendens und Sigmoids um 3—10 cm. Ein wichtiges Hilfsmittel zur Erkennung von Verwachsungen oder Anomalien der Flexura hepatica, wie sie bei Koloptose nicht selten

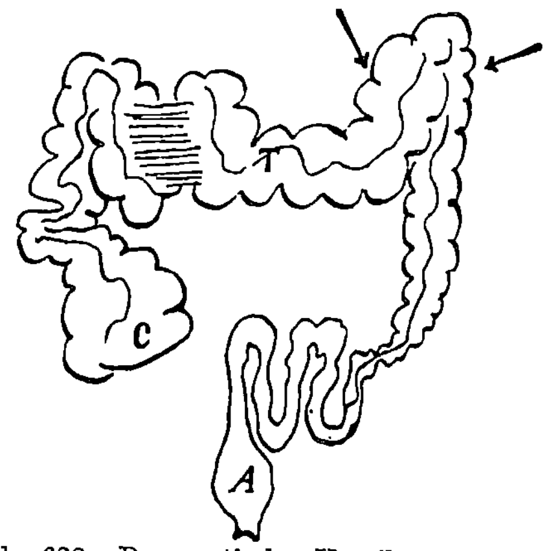

Abb. 628. Pneumatische Ventilstenose an der Flexura lienalis. (Nach Brosch.)

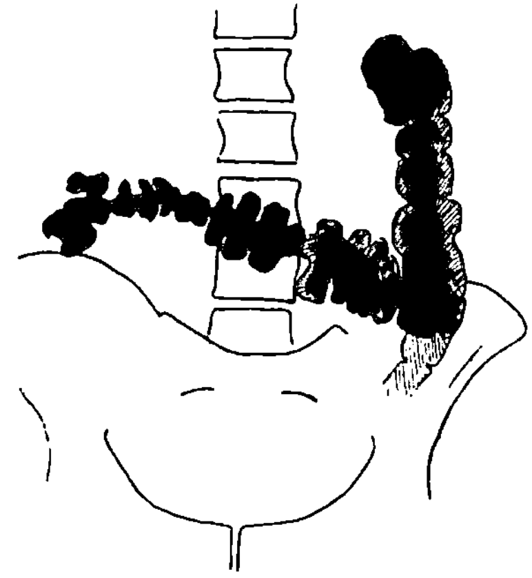

Abb. 629. Pneumatische Ventilstenose der Flexura lienalis durch scharfe Abknickung und parallelen Verlauf ihrer Schenkel.

sind, bildet die Röntgenpalpation. Es kommt nämlich gelegentlich eine zweimalige Abknickung des Anfangsteiles des Querdarmes in der Art vor, daß Schlingen dreifach aneinander liegen. Wenn die drei Rohre nicht durch entzündliche Adhäsionen verlötet sind, so lassen sie sich trennen und auf dem Schirm einzeln erkennen.

Abb. 630. Hochgradige Ptose des Kolon. (Nach Borgbjärg und Fischer.)

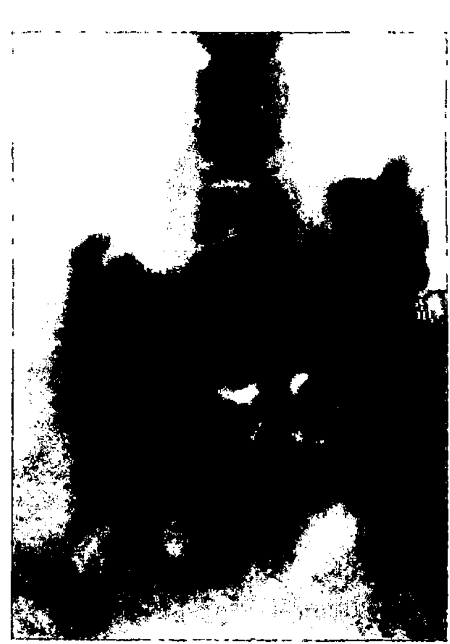

Abb. 631. Derselbe Patient nach Anlegung einer gutsitzenden Leibbinde. Das Colon transversum ist in normale Lage gehoben. (Nach Borgbjärg und Fischer.)

Zur Kontrolle des anatomischen Effektes mechanotherapeutischer Maßnahmen bei Enteroptose eignet sich nur das Röntgenverfahren. Diese Methode ist wie keine andere imstande, die Frage zu entscheiden, wie weit die vielfach empfohlenen und verwendeten Leibbinden ihrem Zwecke entsprechen, nämlich die Eingeweide empor zu heben und in normaler Lage zu halten. BORGBJÄRG und FISCHER haben solche Untersuchungen angestellt und sind in Übereinstimmung mit ENRIQUEZ zu dem Resultat gelangt, daß *die gebräuchlichen Bandagen fast keine Wirkung auf die Senkung ausüben.* Zweckmäßiger scheinen dagegen solche, die nach dem Vorschlag ENRIQUEZ mit einem *pneumatischen Kissen* versehen sind, welches auf den Unterbauch drückt.

Abb. 630 stellt ein stark ptotisches Colon transversum dar, Abb. 631 dasselbe Transversum, doch mit Pelottenbauchbinde. Es ist um 7 cm höher gerückt.

Der Arzt sollte heutzutage, wo sich das Röntgenverfahren allgemein eingebürgert hat, bei Verordnung von Bauchbinden nie versäumen, ihren unmittelbaren Effekt damit zu kontrollieren.

b) Kongenitale Länge- und Lageanomalien einzelner Dickdarmabschnitte.

α) Coecum und Colon ascendens.

Das Röntgenverfahren hat uns im Verein mit neueren anatomischen Untersuchungen gelehrt, daß abnorme Länge einzelner Dickdarmabschnitte und Schlingenbildung nicht so seltene Vorkommnisse sind, als man früher glaubte. Damit hat sich auch die Ansicht über ihre pathogene Bedeutung wesentlich geändert. Diese

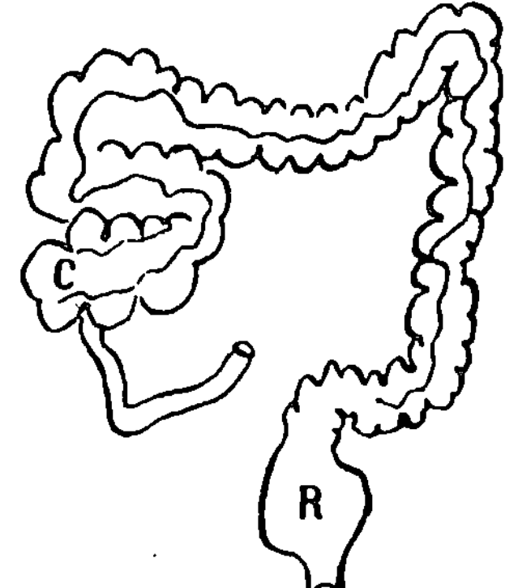

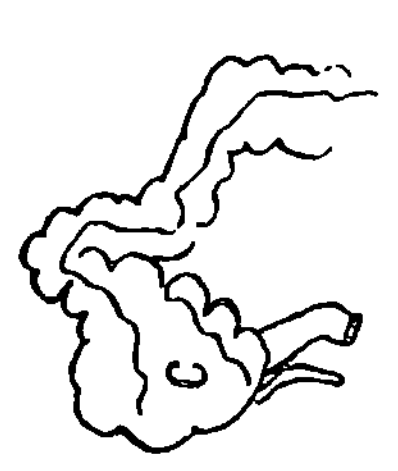

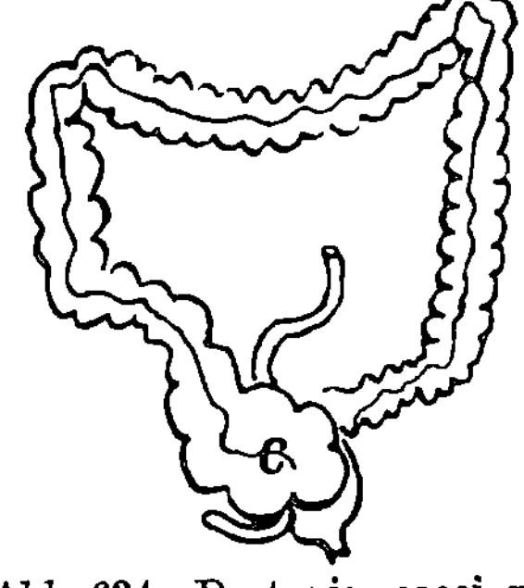

Abb. 632. Dystopia coeci superior congenita. (Nach BROSCH.)	Abb. 633. Colon ascendens mit dilatiertem Coecum (Typhlatonie) von der rechten Seite her gesehen. (Nach BROSCH.)	Abb. 634. Dystopia coeci pelvica. Das dilatierte Coecum liegt im kleinen Becken. (Nach BROSCH.)

Untersuchungsart besitzt den großen Vorteil, daß sie solche topographische Anomalien des Kolon schon intra vitam mit Sicherheit entdeckt und uns gleichzeitig gestattet, ihren Einfluß auf die Motilität und das Befinden des Patienten zu studieren. Auf diesem Wege sind wir zu der Überzeugung gelangt, daß Verlängerungen und Schlingenbildungen einzelner Abschnitte, oft weder die Motilität wesentlich beeinträchtigen, noch klinische Erscheinungen machen doch für solche Störungen eine Disposition bedingen. Ihre häufigste Komplikation bildet die Obstipation.

BROSCH macht u. a. darauf aufmerksam, daß das Coecum nicht selten mit einem sehr kurzen Mesocoecum viel höher liegt als normal, so daß man an seiner Stelle in der Fossa iliaca das durch ein sehr kurzes Mesenterium fixierte Ileum findet. Das Colon ascendens kann dann eine medialwärts gerichtete Schlinge bilden (Abb. 632 nach BROSCH). Diese *Dystopia coeci superior congenita* (BROSCH) oder *kongenitale Ascendensverkürzung* (SCHWARZ), die das Anfangsstadium bzw. den leichtesten Grad der Linkslage des Dickdarms darstellt, bildet nach unserem Material keine große Seltenheit, wenn man, wie SCHWARZ es tut, schon Fälle dazu rechnet, wo das Coecum in der Höhe der Spina iliaca anterior liegt.

Außer der Abknickung des Ascendens mit Konvexität nach innen kommt nach BROSCH bei älteren Personen häufig eine solche mit nach hinten gerichteter Spitze vor, die bis zur Parallelstellung des zu- und abführenden Teiles ausgebildet sein kann. Die „rechtsseitige Lumbalflexur" kann so ein Hindernis für die Kotpassage bilden und zur Dilatation des Coecum, zur sog. *Typhlatonie* mit ihrem der chronischen Appendicitis ähnlichen klinischen Symptomenkomplex führen (vgl. Abb. 633).

Besondere Bedeutung kommt auch der unter dem Namen *Coecum mobile* bekannten Anomalie zu. Wir wollen nicht auf die ganze Debatte eingehen, welche die Frage nach der Pathogenität dieses Zustandes bei Chirurgen und Internen erregt hat, sondern uns hier darauf beschränken, die anatomisch und röntgenologisch festgelegten *Tatsachen* kurz zu erwähnen. WANDEL fand unter 295 Sektionen in Basel 28 mal und unter 345 Sektionen in Kiel 38 mal Coecum und Colon ascendens in seinem untersten Abschnitt frei beweglich, also in etwa $10^0/_0$, und zwar in einer Ausdehnung, wie sie Knickungen, Torsionen und Verlagerungen gestattet. Schon CURSCHMANN machte darauf aufmerksam, daß absolute und scheinbare Vergrößerung,

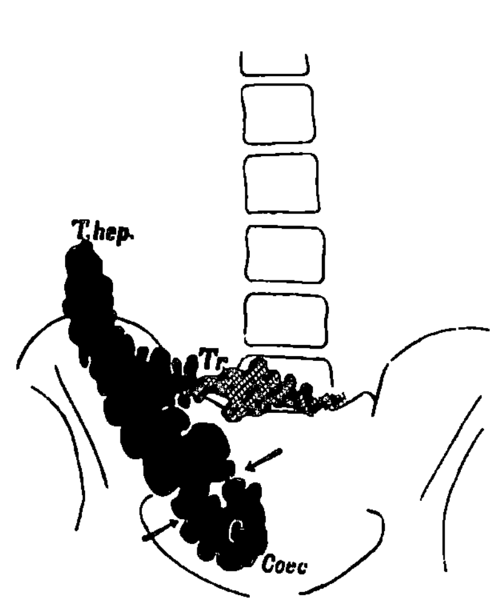

Abb. 635. Dystopia coeci pelvica: Coecum vollständig im kleinen Becken.

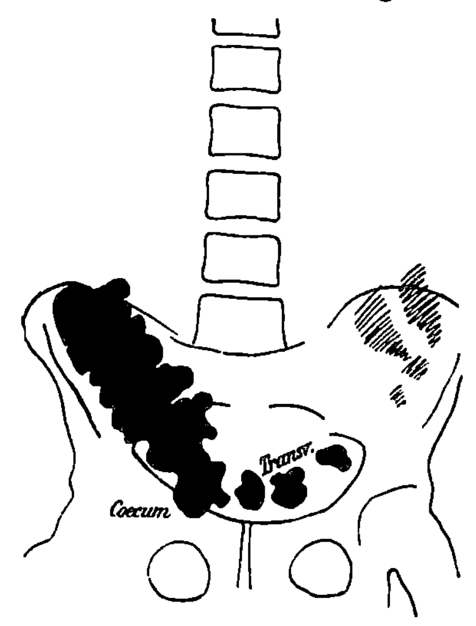

Abb. 636. Coecum und Flexura hepatica abnorm tief. Enteroptose.

Umknickungen, Umbiegungen und habituelle Umlagerungen bei den meisten Individuen im Leben ohne jede Folge und Bedeutung sind und lediglich einen zufälligen Befund auf dem Sektionstisch bilden. Nach BROSCH wird das Coecum mobile mit seinem langen Mesenterium gar nicht so selten statt in der rechten Fossa iliaca im kleinen Becken angetroffen (Abb. 634).

Mit diesen Erfahrungen der Anatomen und Kliniker stimmen die Beobachtungen überein, welche bezüglich der Lage dieses Darmteiles mittels der *Röntgenmethode* gemacht worden sind. In unserem großen Material sind diejenigen Fälle, wo es bis unter die Linea innominata reicht, ziemlich häufig, und diejenigen, wo das ganze Coecum und ein Teil des Colon ascendens im kleinen Becken gefunden wurden, keine allzugroße Seltenheit. Ersteres reicht zum Beispiel in Abb. 635, einer Aufnahme 8 Stunden nach Bariummahlzeit, bis fast zur Symphyse. Die Grenze zwischen ihm und Ascendens ist, wie häufig, auch hier durch eine tiefe Einschnürung markiert. Die beiden Schenkel der Flexura hepatica liegen auf einer Strecke von 8 cm dicht aneinander.

Das abnorm lange und tiefe Coecum ist oft eine Teilerscheinung einer allgemeinen Enteroptose. Wir finden dann auch eine Koloptose und Belastungsektasie des Magens damit kombiniert, wie z. B. in Abb. 636.

Es kommt aber auch nicht selten als rein lokale Anomalie vor bei normal oder annähernd normal gelagertem Magen und Transversum.

Zur Bestimmung der Beweglichkeit des Coecum empfiehlt SCHWARZ folgendes Verfahren, das auch von uns in einer Reihe von Fällen geübt wurde: Patient wird einmal im Stehen, das andere Mal in linker Seitenlage durchleuchtet. Hierauf werden die orthodiagraphisch gewonnenen Bilder miteinander verglichen. Ein normales Coecum verschiebt sich bei dem Lagewechsel um 1—3 cm nach innen und meist auch einige Zentimeter kranialwärts, ein abnorm mobiles dagegen um Handbreite und mehr, selbst bis zur Mittellinie und darüber.

Geringe Unterschiede deuten auf entzündliche Verwachsungen, da ein langes Coecum stets auch ein langes Mesenterium besitzt und deshalb besonders stark verschieblich sein sollte.

Wir werden in einem späteren Kapitel die Anomalien des Coecum noch berücksichtigen. Hier sei nur bemerkt, *daß seiner abnormen Länge und Beweglichkeit (Coecum mobile) ohne komplizierende Momente keine pathogene Bedeutung zukommt. In hochgradiger Ausbildung bedingen sie jedoch eine Disposition zu pathologischen Funktionsstörungen dieses Dickdarmabschnittes.*

β) Colon transversum.

Wir haben bereits bei Besprechung der Enteroptose die große Variabilität in der Lage des Colon transversum kennen gelernt, die zum Teil die direkte Folge einer abnormen Länge dieses Darmabschnittes ist. Nach GROEDEL ist das röntgenologische Charakteristikum der Senkung nicht ein einfaches Tieferrücken der Girlande, sondern die Schlingen- oder Winkelbildung des Querkolon. FLEINER vermutet die Ursache derselben in einem Zusammenschieben der beiden Flexuren durch starkes Schnüren, während SIMMONDS an eine kongenitale, durch Stagnation später erhöhte Verlängerung des Querdarms denkt.

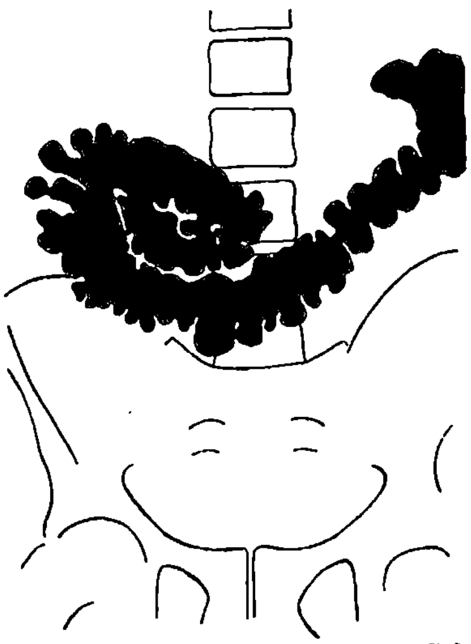

Außer diesen Fällen, wo die Winkel- und Schlingenbildung des Transversum Teilerscheinung einer allgemeinen Enteroptose ist, kommen, allerdings seltener, solche vor, wo sie mehr oder weniger als selbständige Anomalie auftritt, gegenüber der die Ptose, wenn sie gleichzeitig vorhanden, nur schwach ausgesprochen ist. Es handelt sich dann um einen lokalen kongenitalen Zustand (Abb. 637).

Von großem praktischem Nutzen ist das Röntgenverfahren. Zur Erkennung der Verlagerung des Kolon, welche mit einer kongenitalen Zwerchfellhernie verbunden ist, ist es unentbehrlich.

Abb. 637. Schlingenbildung des Colon transversum. Coecum mit Anfangsteil des Transversum verwachsen, Appendix durch Verwachsungen abgeknickt.

In Anbetracht seiner Seltenheit soll der nächste, durch WÄLLI publizierte Fall etwas ausführlicher besprochen werden.

Ein 24jähriger Mann wird wegen unbestimmter Magenbeschwerden in die Klinik eingeliefert. Keine früheren Krankheiten.

Der Beginn des jetzigen Leidens soll nach Angaben des Patienten schon mehrere Jahre zurückliegen. Seit 12 Monaten leidet er anfallsweise an 1—2 Stunden nach dem Essen auftretenden Schmerzen eigener Art. Er hat dabei das Gefühl, als ob sich der Magen drehe und zusammenziehe. Gleichzeitig klagt er über Kopfschmerzen, Schwindel, Appetitlosigkeit und Mattigkeit.

Der Mann ist von schwächlichem Körperbau; sein Ernährungszustand ist mangelhaft. Die klinische Untersuchung ergibt, mit Ausnahme einer leichten Druckempfindlichkeit des Epigastrium, nichts Abnormes.

Röntgenuntersuchung nach *Kontrastmahlzeit* (Abb. 638): Ungewöhnlich verlaufendes Colon transversum: in seiner Mitte in der Höhe des Schwertfortsatzes hoch hinaufgezogen, gleichsam aufgehängt, so daß der zuführende und der abführende Schenkel einen spitzen Winkel bilden.

Bei der später nach einem *Einlauf* gemachten Aufnahme (Abb. 639) sieht man den Schatten des Querdarmes von derselben median hochgelegenen Stelle beginnen und in mehreren Windungen nach dem Becken verlaufen. Über jenen höchsten Punkt ist die Füllungsmasse nicht vorgedrungen.

Diese beiden Bilder ließen eine kongenitale Lageanomalie des Kolon mit Fixation desselben am Zwerchfell annehmen. Für diese Diagnose war vor allem das Fehlen einer Flexura lienalis und der Ersatz derselben durch eine ebenso hohe, aber median gelegene Knickung ausschlaggebend, da erstere bekanntlich den konstantesten Fixpunkt des ganzen Dickdarms bildet. Ihr Fehlen ist unter allen Umständen pathologisch.

Über ihre Ursache geben uns die Aufnahmen keinen sicheren Aufschluß. An eine Hernia diaphragmatica und Fixation des Kolon im Bruchsacke mußte man denken. Doch ließ sich diese Vermutung nicht verifizieren, da der Darmschatten nicht über die Zwerchfellkuppe emporreichte. Was aber aus dem Klysmenbild noch deutlich hervorging, war das Vorhandensein einer Ventilstenose an der Abknickungsstelle, wie wir sie bei manchen Fällen von entzündlicher Stenose der Flexura lienalis (BRAUN, PAYR), sowie von Stenose des S romanum z. B. bei Carcinom (HAENISCH, SCHWARZ) beobachten. Während das per os genommene Kontrastmittel die Stelle anstandslos passiert, macht der Einlauf an derselben Halt, obwohl er, dank seiner flüssigen Beschaffenheit, eher zum Passieren verengter Stellen geeignet erscheint. Offenbar macht sich in diesem Verhalten eine Art Spornbildung geltend, entstanden durch die einander anliegenden Dickdarmschlingen.

Die *Operation* brachte die Bestätigung der Röntgendiagnose: Bei Eröffnung des Bauches zwischen Nabel und Schwertfortsatz sieht man zwei Schenkel des Colon transversum in der Mitte nebeneinander liegen. Vor der Leber zieht eine Bauchfelltasche unter der rechten Hälfte des Sternum und den Rippenknorpeln nach oben. Der vordere Ansatz des Diaphragma zeigt eine 6 cm breite Lücke, durch welche der Sack längs der vorderen Thoraxwand nach oben gelangt. Links vom Proc. xiphoideus befindet sich eine zweite engere, symmetrisch zur ersten gelegene Aussackung des Peritoneum. Der Dickdarm geht nicht in die Bruchpforte hinein, sondern nur das Netz. Ersterer zeigt an der Knickungsstelle eine kleine Einschnürung. 10 cm

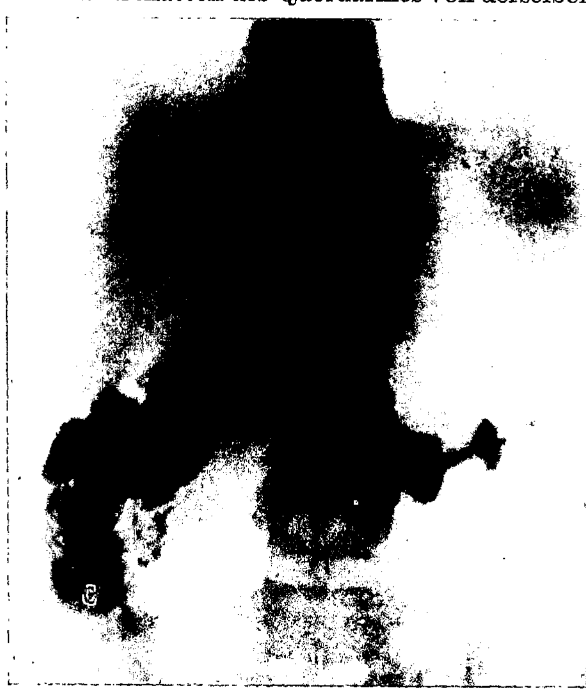

Abb. 638. Kongenitale Zwerchfellhernie mit Fixierung des Colon transversum in derselben. Aufnahme nach 24 Stunden. H Hernie, C Coecum, T Col. transv. — Operiert.

unterhalb davon findet sich eine dünne, bandförmige, bis aufs Mesenterium reichende Verbindung zwischen den beiden Schenkeln, von denen der aufsteigende, zuführende etwas breiter als der abführende ist. Eine Flexura lienalis fehlt.

Die Operation ergab also eine kongenitale Anomalie des Zwerchfells, eine Hernie durch das Foramen Morgagni, oder die LARREYsche Lücke, wie sie u. a. LUSCHKA beschrieb; außerdem eine abnorme Fixation des Colon transversum vor der Bruchpforte.

Epikrise. Anamnese und Status ergaben keine Anhaltspunkte für die richtige Diagnose. Erst das Röntgenverfahren deckte die Ursachen der Beschwerden auf, und zwar in einer durchaus sinnfälligen Weise.

Einen parallelen Fall zum eben beschriebenen stellt folgende Bilderserie dar.

In Abb. 640, einer Aufnahme nach 24 Stunden, sieht man in den linken unteren Brustraum hineinragend mit Kontrastbrei gefüllte Darmteile, deren Schatten bis zum 4. Intercostalraume reicht und in Höhe der 12. Rippe eine deutliche Einschnürung aufweist. Das Herz ist leicht nach rechts verdrängt. Das linke Zwerchfell ist nicht sichtbar. Daran, daß es sich nach dem erhobenen Befunde

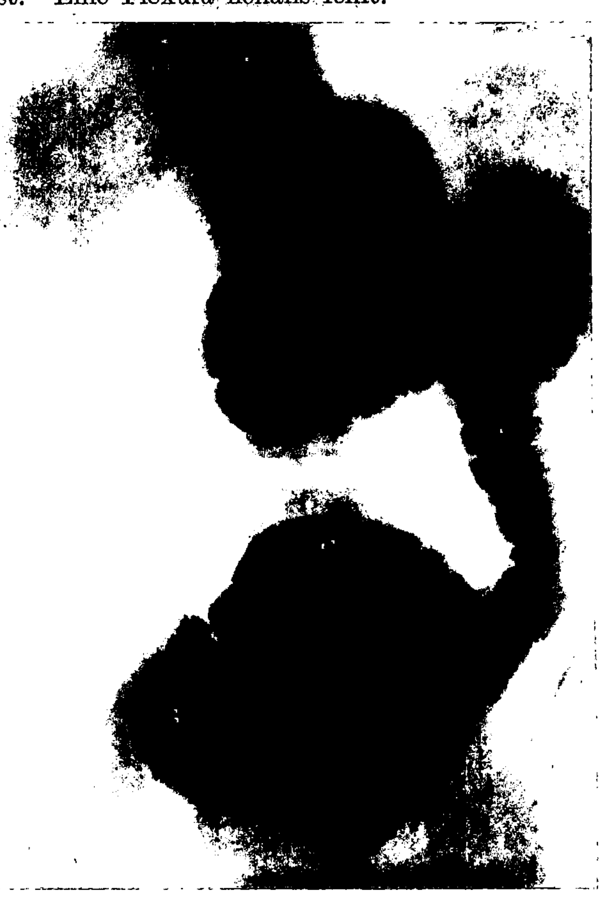

Abb. 639. Derselbe Fall. Bariumeinlauf. H Hernie, T Col. transv., D Col. descend., S Sigma.

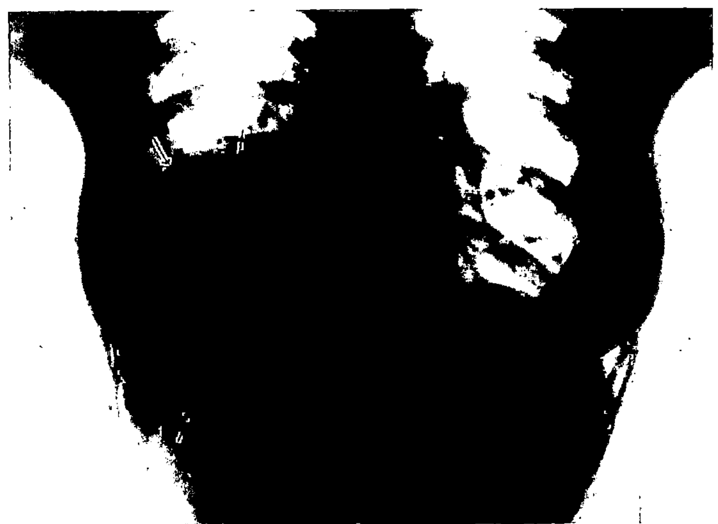

Abb. 640. Hernia diaphragmatica sinistra mit Verlagerung des Dickdarmes und Magens in den Brustraum. (Seitenverkehrt.)

um eine Hernia diaphragmatica handelt, deren Bruchpforte in Höhe der eben beschriebenen Einschnürung sich befindet, kann kein Zweifel bestehen.

Ebenfalls läßt sich leicht an der Haustrenbildung des sich im Bauchraum an-
schließenden Verlängerungsstückes erkennen, daß der im Bruchsacke befindliche
Darmteil dem Kolon, und zwar dem Transversum angehört.

Abb. 641. Dasselbe bei gleichzeitiger Füllung des
Magens. M Magen, D Darm, Pfeile = Bruchpforte.

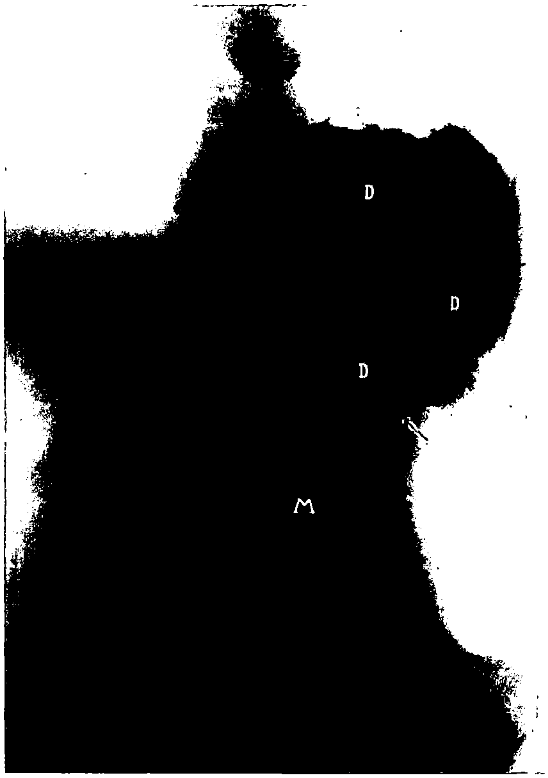

Abb. 642. Dasselbe.

Eine weitere Aufnahme nach Kontrastfüllung des Magens (Abb. 641) zeigt
diesen verlagert und zum Teil im Brustraum. An deren Bruchring ist er deutlich
angeschnürt.

Abb. 642 veranschaulicht wiederum dieselben Verhältnisse.

γ) Das Colon descendens

zeigt unserer Erfahrung nach am seltensten Schlingenbildung. Immerhin wird sie
auch hier gelegentlich beobachtet. Bei einem Kranken, der an chronischer Obstipation litt, fanden wir bei der Röntgenuntersuchung (Abb. 643) unterhalb der
Flexura lienalis eine Schlingenbildung von deutlicher N-Form.

Daß diese ein Hindernis bildete, durch das die Verstopfung verursacht war,
erklärte sich schon bei der Vornahme der Durchleuchtung während des Einlaufes.
Die Kontrastmasse füllte das Colon descendens bis zur Flexur und stagnierte eine
Zeitlang in diesem Bereiche. Nur unter Zuhilfenahme von Effleurage gelang es, die
übrigen Abschnitte zu füllen. Bei der Palpation vor dem Schirm konnte man die
verschiedenen Schlingenanteile gut voneinander trennen und so das Vorhandensein
von Verwachsungen hier ausschließen.

δ) Flexura sigmoidea.

Die Länge dieses Kolonabschnittes variiert innerhalb weiter Grenzen und kann nicht selten das Doppelte, ja sogar Drei- bis Vierfache des Normalen erreichen. Die höheren Grade, welche nicht oft gefunden werden, faßt man unter der Bezeichnung *Makrosigmoideum* zusammen. KIENBÖCK spricht von Sigma elongatum mobile. Dieser Zustand läßt sich durch kein Verfahren so sicher und klar nachweisen, wie durch die Röntgenmethode, und zwar eignet sich hierzu ausschließlich der Kontrasteinlauf. Durch die Kontrastmahlzeit erhält man meist keine brauchbaren Bilder. Der Röntgennachweis dieser Anomalie hat einen großen praktischen Wert, da dieselbe oft Anlaß zu schweren klinischen Störungen gibt. Außer hartnäckiger, schwerster Obstipation sind

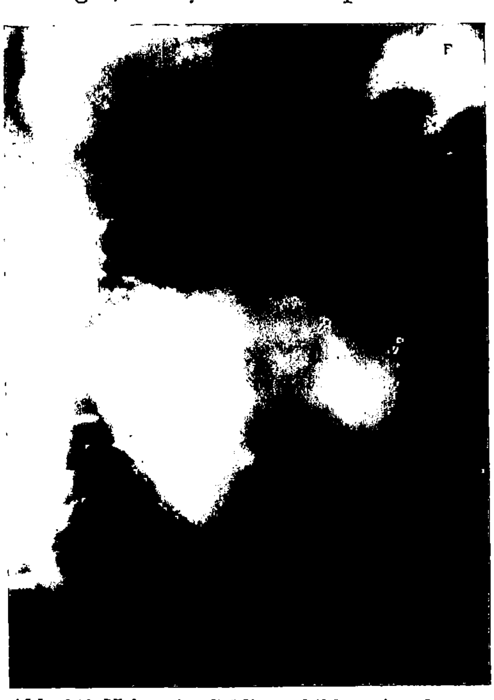

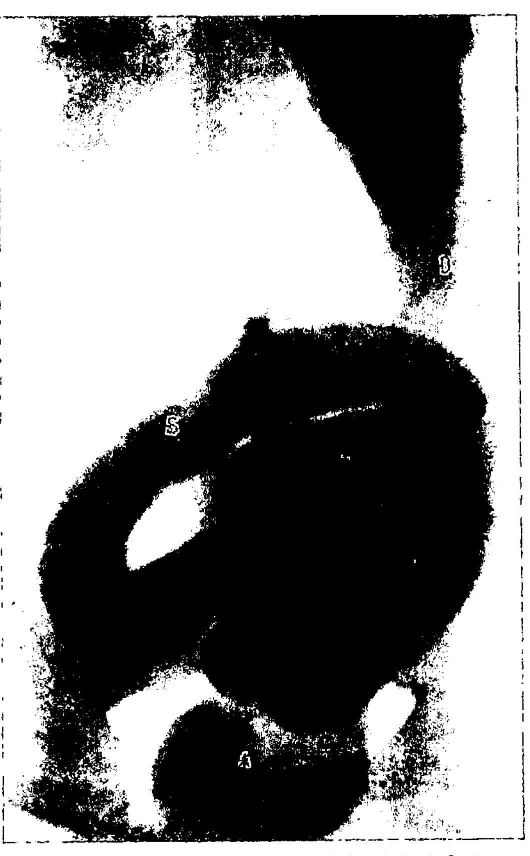

Abb. 643. N-förmige Schlingenbildung im oberen Abschnitt des Colon descendens. Gasansammlung an der Flexura lienalis. F Flexura lienalis. Pfeile = Schlingenbildung. A Ascendens, T Transversum.

Abb. 644. Makrosigma. Bariumeinlauf. D Col. desc., S Sigma, G Genu rectoromanum, A Ampulla recti. — Operiert.

anhaltende Abdominalbeschwerden und allgemeines Übelbefinden häufige Begleiterscheinungen. Durch partielle oder totale Torsion kommt es gelegentlich zu anfallsweisen Schmerzen. In anderen Fällen bedingt es keine krankhaften Erscheinungen, aber es schafft die Disposition zu solchen.

Abb. 644 stellt einen reinen Fall von Makrosigmoideum dar. Das S romanum reicht bis zum 3. Lendenwirbel und bildet eine mächtige, von links oben nach rechts unten verlaufende Schlinge. Patientin litt seit ihrer Kindheit an hartnäckiger Obstipation, die in den letzten Jahren noch schwerer wurde.

In einem Fall von SCHWARZ bewirkte ein abnorm langes und bewegliches Sigma dadurch, daß es nach außen vom Descendens zu liegen kam, eine Verdrehung

(Volvulus) des Darmes an dieser Übergangsstelle, derzufolge ein beträchtliches Passagehindernis zustande kam, das auch retrograd mittels des Einlaufes nachgewiesen
werden konnte.

c) Verlagerung des Dickdarmes.

Die Erkenntnis der diagnostischen Bedeutung der Kolonverlagerung ist schon
alt. Man beschränkte sich jedoch zuerst fast ausschließlich darauf, aus ihr nur
auf Vergrößerungen und Neubildungen von *Niere* und *Milz* zu schließen. Eine
erhebliche Verschiebung des Kolon nach vorn und unten charakterisierte die Niere,
ihr Fehlen die Milz als Ausgangspunkt des Tumors. Über die Lage des Dickdarmes
suchte man sich durch Aufblähung per rectum und Perkussion zu orientieren. Wer

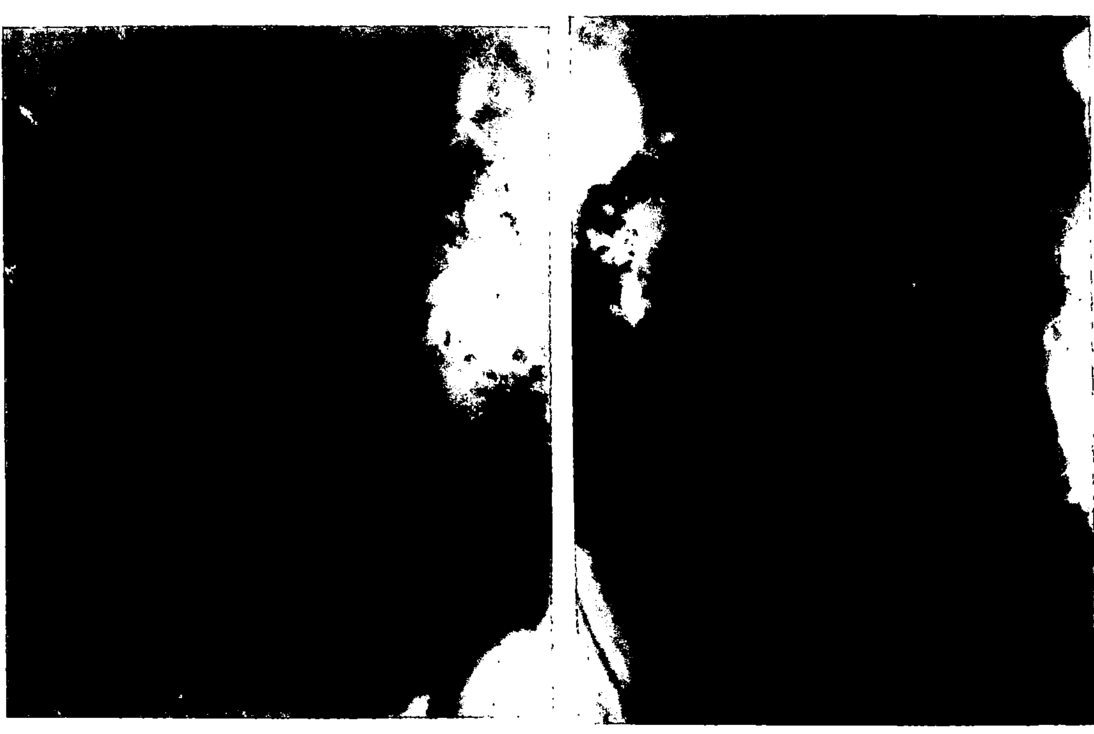

Abb. 645. Verdrängung des Kolon bei Gravidität (7. Monat.)   Abb. 646. Verdrängung des Kolon bei Gravidität (9. Monat).

jedoch diese Untersuchung schon öfter ausgeführt hat, weiß, daß sie, abgesehen von
ihrer Umständlichkeit nichts weniger als unfehlbar ist. Der tympanitische Darm-
schall ist nicht immer von demjenigen eines ptotischen Magens zu unterscheiden.

Von diesen Nachteilen ist das Röntgenverfahren frei. Leicht und unfehlbar gelingt
die Darstellung des verlagerten Organs in ganzer Ausdehnung.

Auf die diagnostischen Möglichkeiten dieser Methode und ihre Verwertung
hat als erster STIERLIN aufmerksam gemacht. Ihm verdanken wir es, daß wir
heute aus im Bilde festgestellten typischen Verdrängungserscheinungen des Dickdarmes wertvolle Rückschlüsse ziehen können auf die eigentliche Krankheit und
daß wir die ausgelösten Symptome richtig zu deuten vermögen.

Die Bedeutung solcher Zustände liegt also in ihrer Verwertbarkeit zur Erkennung
der verlagernden Neubildungen. Wie man in der RIEDERschen Methode ein Mittel
besitzt, den Verdauungstraktus auf indirekte Weise durch Sichtbarmachung seines
Inhaltes dem Auge zugänglich zu machen, so bietet uns dasselbe Verfahren ein
Mittel, in gewissen Fällen pathologische Vergrößerungen und Geschwülste von Ab-
dominalorganen sowie Abszeßansammlungen indirekt nachzuweisen.

Wir haben dieses Prinzip schon für Magen und Dünndarm nutzbar zu machen gelernt. Für den Dickdarm gestattet es die größte praktische Ausbeute, weil

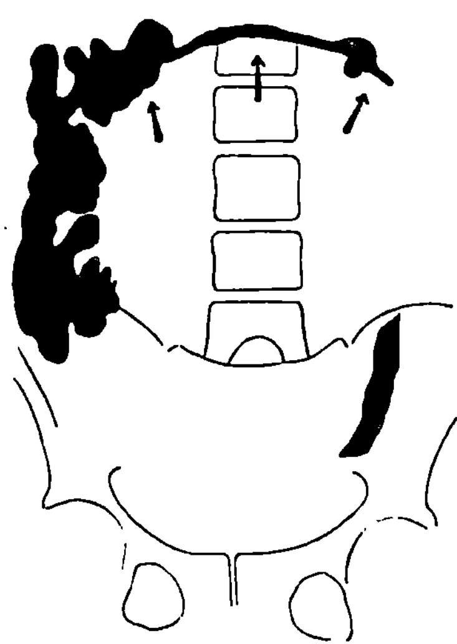

Abb. 647. Kolonverdrängung durch großes Uterusmyom. Das Colon transversum verläuft quer in der Höhe des 1. Lendenwirbels und ist zu einem schmalen Streifen komprimiert.
Aufnahme 8 Stunden nach Bariummahlzeit.

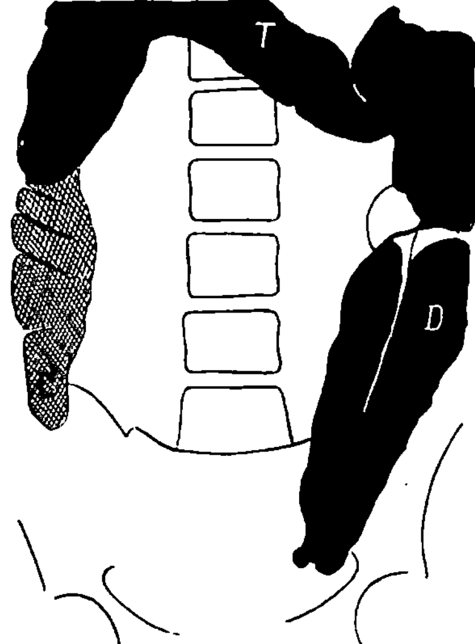

Abb. 648. Derselbe Fall. Einlaufbild. Das verdrängte Kolon umrahmt ein ausgedehntes schattenfreies Mittelfeld.

derselbe das ganze Abdomen gleichsam kranzartig einrahmt, in seiner Lage eine große Konstanz aufweist und stets in ganzer Länge leicht sichtbar zu machen ist.

Die Verdrängung der einzelnen Darmabschnitte erfolgt jeweils nach Sitz und Ausdehnung des raumbeengenden Prozesses. So werden wir z. B. bei einem Tumor des Beckens Verlagerungen nach oben, bei Geschwülsten des Oberbauches solche nach unten oder nach den Seiten erwarten können. Entwickeln sich Geschwülste im Retroperitoneum, so wirkt der Druck meist nach vorne bzw. nach den Seiten. Es kommt dann zu bestimmten klinischen Symptomen, von denen in erster Linie Obstipation, Blähungen, Koliken usw. zu nennen sind.

Schon physiologischerweise können wir solche Erscheinungen bei der zunehmenden Gravidität beobachten. Durch den wachsenden graviden Uterus kommt es leicht zu Verlagerung nach oben. Der Darm wird emporgehoben und auseinandergezogen. Die Winkel der Flexuren sind dabei abgeflacht und verlaufen bogenförmig. Auf bestimmte Abschnitte kann eine Kompression stattfinden, die sich entweder durch mangelhafte

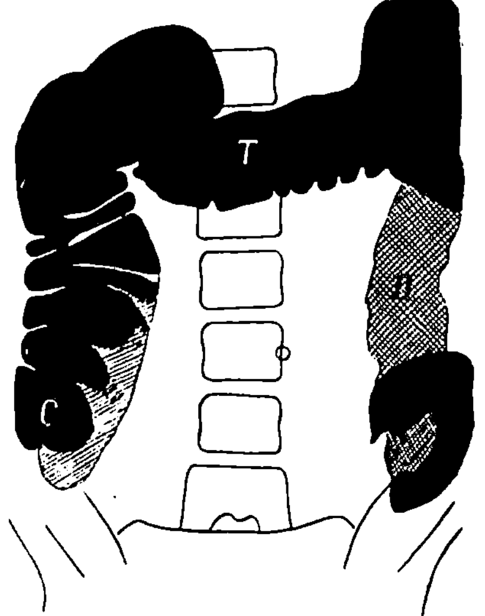

Abb. 649. Verdrängung des Kolon nach oben durch ein 24 : 18 cm messendes linksseitiges Ovarialkystom.

Füllung der betroffenen Schlinge oder durch eine Erweiterung des Lumens oberhalb davon kundgibt. Besonders gegen Ende der Schwangerschaft können diese Verhältnisse sehr ausgeprägt sein und erklären ohne weiteres die häufigen Obstipationsbeschwerden, wie sie nicht selten während der Schwangerschaft angetroffen werden.

Abb. 645 stellt eine Aufnahme bei einer im siebenten Monat graviden Frau dar, 24 Stunden nach Einnahme des Breies. Im unteren Abschnitte des Bauches erkennt man deutlich die Frucht. Der Darm umgrenzt bogenförmig den Uterus mit stumpfer Winkelbildung an der Flexura hepatica. Das Coecum-Ascendens ist nach oben und außen abgedrängt, das Transversum nach oben. Die Flexura lienalis und die obere Hälfte des Descendens weisen keine Kontrast-, sondern Luftfüllung auf. Der distale Abschnitt des Kolon ist stark gefüllt und nach links verlagert. Überall unregelmäßige Haustrenbildung.

Ähnliche Verhältnisse sehen wir in Abb. 646, einer Aufnahme bei einer Frau im neunten Schwangerschaftsmonat, 24 Stunden nach Einnahme des Kontrastbreies.

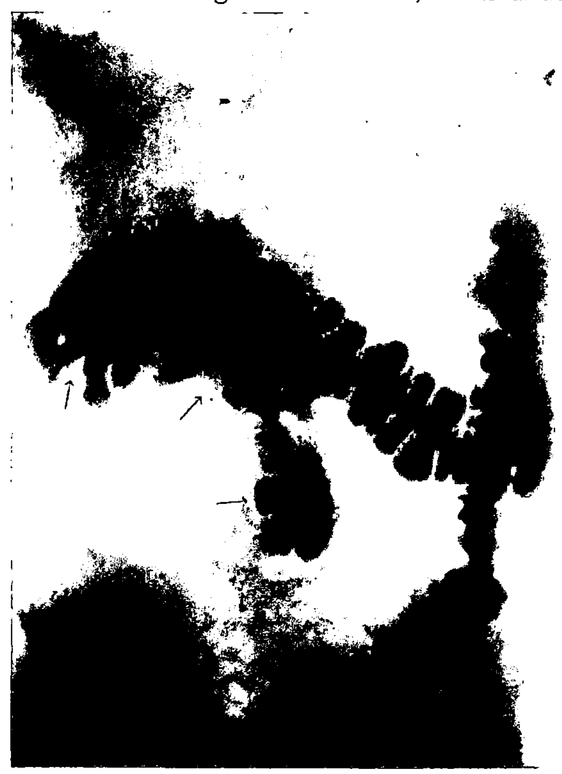

Abb. 650. Verdrängung des Coecum und Colon ascendens bei tuberkulösem Senkungsabsceß.

Es ist leicht verständlich, daß auch andere raumbeengende Prozesse des Unterbauches, z. B. große Uterus- oder Ovarialgeschwülste zu ähnlichen Symptomen führen können.

Der Dickdarm wird eben durch den aus dem kleinen Becken ins Abdomen heraufwachsenden Prozeß nach oben geschoben. Dies trifft namentlich zu für das Colon transversum. Ebenfalls kann der Tumor hier auch Kompression einzelner Abschnitte bewirken, namentlich solcher, die am Ausweichen durch ihre Unterlage verhindert sind. Man wird deshalb in solchen Fällen das Colon pelvinum im Röntgenbild oft überhaupt nicht zu sehen bekommen. Aber auch das Transversum wird gelegentlich nur durch einen schmalen Streifen dargestellt, namentlich wenn ein gefüllter Magen sich seinem Ausweichen nach oben entgegenstellt.

In Abb. 647, einer Aufnahme 8 Stunden nach Bariummahlzeit, haben wir solche Verhältnisse. Es handelte sich um ein mächtiges Myoma uteri, welches den größten Teil der Bauchhöhle ausfüllte. Der das Colon transversum darstellende schmale Streifen liegt in der Höhe des 1. Lendenwirbels. Auffallend ist, daß trotz der beträchtlichen Kompression bereits in der Flexura sigmoidea Kontrastschatten sichtbar sind, daß also die Motilität nicht wesentlich beeinträchtigt wurde.

Abb. 648 ist ein Einlaufbild von derselben Patientin. Das Transversum ist unter dem Druck des Einlaufes entfaltet, liegt in der Höhe des 12. Brustwirbels. Sigma und Rectum sind wieder nicht sichtbar. Auch aus diesem Bild läßt sich die Verdrängung durch einen von unten emporwachsenden Tumor deutlich herauslesen.

Abb. 649 zeigt die Verlagerung nach oben durch ein 24:18 cm messendes linksseitiges Ovarialkystom. Das Coecum steht in Höhe der Darmbeinschaufel, das Transversum in Höhe des 12. Brustwirbels.

Analoge Erscheinungen wie bei den erwähnten Neubildungen können gelegentlich auch durch einen Dünndarmileus zustande kommen. Die mit Luft geblähten Schlingen drängen den Dickdarm sowohl nach oben wie nach den Seiten zu ab.

Neubildungen und retroperitoneale Abscesse auf der rechten Beckenschaufel bewirken eine Verschiebung des Coecum und Colon ascendens medianwärts und nach vorn oben. Dieses Röntgensymptom hat, wie auch SCHWARZ bemerkt, einen großen differentialdiagnostischen Wert in Fällen mit unklarem Palpationsbefund in der rechten Unterbauchgegend, namentlich zur Unterscheidung eines tuberkulösen Senkungsabscesses, der sich in der Scheide des Ileopsoas ausbreitet, von einem subakuten perityphlitischen, einer Adnexerkrankung oder Ileocöcaltuberkulose. Durch ersteren wird der Peritonealansatz des Coecum-Ascendens samt letzterem medianwärts geschoben, während ein intraperitonealer perityphlitischer Absceß dies nicht vermag. Die Ileocöcaltuberkulose äußert sich im Röntgenbild durch einen Schattenausfall im Bereich des kranken Darmabschnittes.

Zur Darstellung des verlagerten Coecum-Ascendens bedient man sich am besten der Kontrastmahlzeit und macht eine Aufnahme nach 8 Stunden, eventuell später noch eine zweite. Gewöhnlich kommt man aber mit einer aus. Auch mittels Kontrasteinlaufes erhält man gute Bilder.

22 jähriges Dienstmädchen, das vor 9 Jahren an Appendicitis operiert wurde. Seit 2 Monaten Schmerzen im Rücken, die ins Kreuz ausstrahlen. Stuhlverstopfung. Bei der Untersuchung findet man im rechten Unterbauch einen faustgroßen, nach hinten sich erstreckenden Tumor, der druckschmerzhaft und mit den Bauchdecken nicht verwachsen ist. Dornfortsätze der Lendenwirbelsäule sehr druckempfindlich. Punktion des Tumors ergab reichlich dünnflüssigen Eiter.

Röntgenbild. Aufnahme 24 Stunden nach Einnahme der Kontrastmahlzeit (Abb. 650) zeigt bei vollständiger Füllung des ganzen Dickdarmes eine hochgradige Verdrängung des Coecum und Colon ascendens nach der Mittellinie zu. Dieses ist gleichzeitig nach oben abgedrängt. Auch die Flexura hepatica steht höher als normal.

Eine Röntgenaufnahme der Wirbelsäule ergab eine Spondylitis tuberculosa des 1. Lendenwirbels.

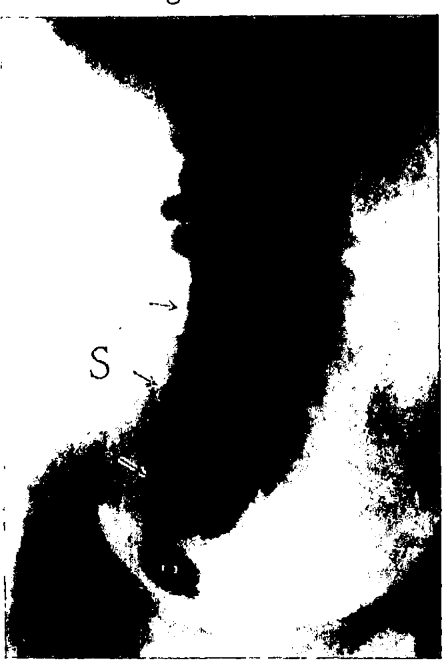

Abb. 651. Verlagerung des Coecum-Ascendens durch iliacalen Senkungsabsceß. Beginnende Spondylitis des XI. B. W. Nach Entleerung des Abscesses durch Punktion Rückkehr des Kolon in normale Lage. Aufnahme nach 9 Stunden. S Senkungsabsceß. D Dünndarm, C Coecum, A Col. ascend.

In vorgerückteren Stadien wird nicht nur das Coecum, sondern auch das Colon ascendens medianwärts verdrängt, und zwar bis zur Mittellinie.

24 jähriger Mann. Beginnende Spondylitis des 11. Brustwirbels, entdeckt durch den Nachweis eines Senkungsabscesses, der Coecum und Colon ascendens in typischer Weise medianwärts verdrängte und durch Punktion verifiziert wurde (Abb. 651). Denselben Fall, doch nach Entfernung der Eiteransammlung durch Punktion stellt Abb. 652 dar. Man findet jetzt wieder normale Verhältnisse.

Zum Vergleich ein Fall von Tuberkulose des Coecum und Colon ascendens: In Abb. 653 findet man einen typischen Ausfall, jedoch keine Verschiebung des Schattens.

Während in den beiden vorigen Fällen die Bariummahlzeit verwendet wurde, sind im folgenden die Verhältnisse nach Kontrasteinlauf dargestellt.

Abb. 654 betrifft eine 40jährige Frau, bei der eine alte Spondylitis des 12. Brust-
und 1. Lendenwirbels ohne Dislokation und typische Symptome bestand. Rechts-

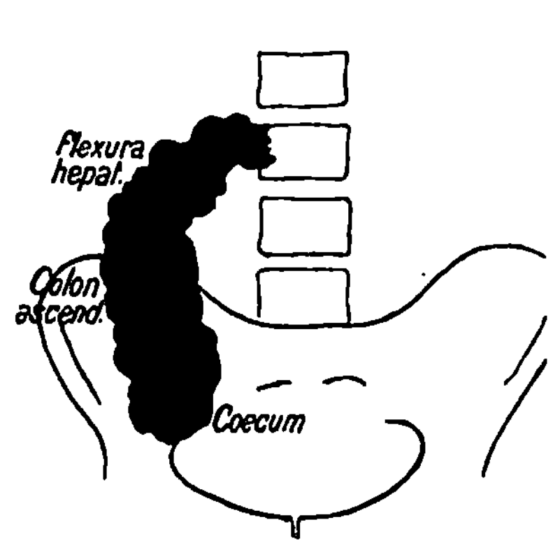

Abb. 652. Derselbe Patient, doch nach Entfernung
des Abscesses durch Punktion. Der vorher ver-
schobene Dickdarmabschnitt hat jetzt die normale
Lage angenommen.

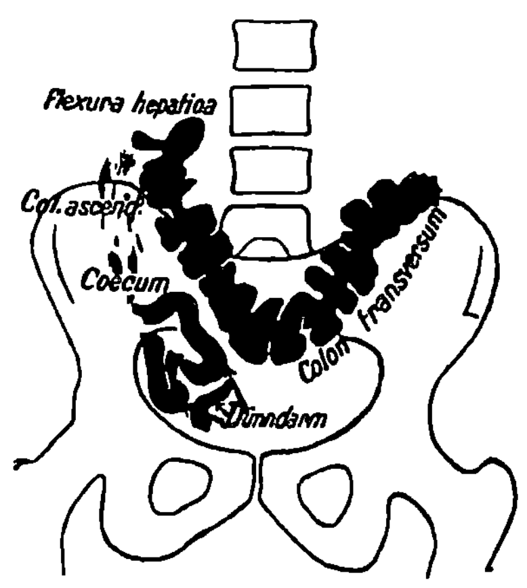

Abb. 653. Tuberkulose des Coecum und Colon
ascendens (operativ verifiziert). Der erkrankte
Dickdarmabschnitt zeigt den typischen
Schattenausfall.

seitiger Senkungsabsceß mit Verdrängung des Coecum und Colon ascendens median-
und abwärts. Durch Punktion verifiziert.

In ähnlicher Weise wie ein Senkungsabsceß können auch Tumoren der rechten
Beckenschaufel wirken.

Abb. 655: 61jährige Frau. Carcinom
der Vagina mit Beckenmetastasen. Coecum

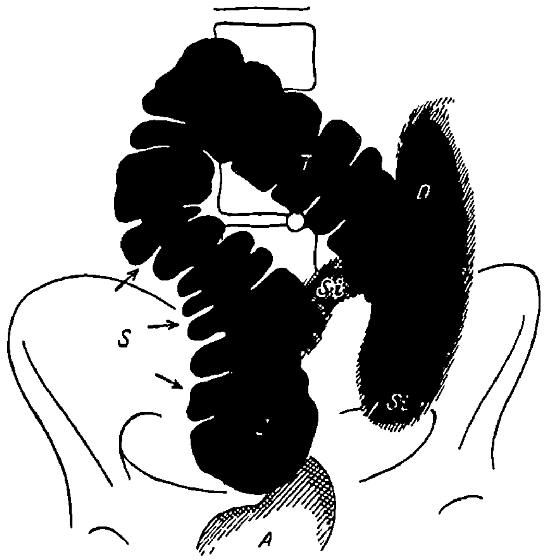

Abb. 654. Verdrängung des Coecum-Col. ascend.
durch iliacalen Senkungsabsceß. Alte Spondylitis
des XII. B. W. und I. L. W. Bariumeinlauf.
S Senkungsabsceß, C Coecum, T Col. transv., D Col.
descend., Si Sigma, A Ampulla recti. Punktion.

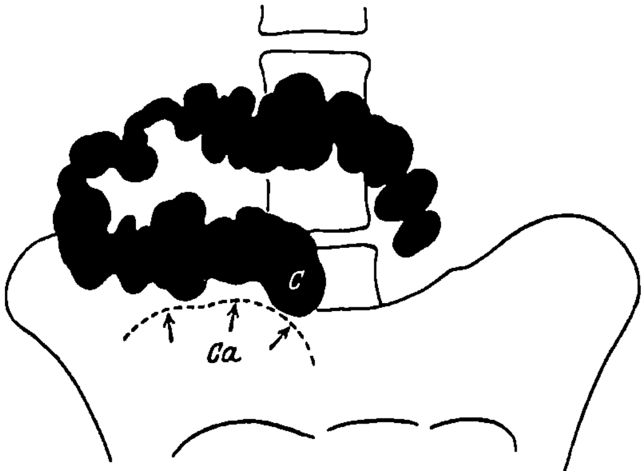

Abb. 655. Verlagerung des Coecum-Col. ascend.
durch Beckenmetastasen eines Carcinoms der
Vagina. Aufnahme nach 60 Stunden.
Ca Carcinom, C Coecum, T Col. transv.

und Colon ascendens durch den Tumor nach oben und medianwärts verlagert. Aufnahme 60 Stunden nach Bariummahlzeit.

Wir haben erwähnt, wie bei Koloptose die Flexura hepatica oft eine starke
Senkung zeigt. Ferner lernten wir Fälle kennen, wo dieselbe kaum ausgebildet war,
indem das Ascendens fast in gestrecktem Verlaufe ins Transversum überging.
Ihre Lage ist also derartigen Schwankungen unterworfen, daß man die Diagnose

Verlagerung durch Leber oder Niere nur gestützt auf ganz bestimmte Anhaltspunkte stellen darf.

Die abnorm bewegliche und die vergrößerte (Tumoren, Hydronephrose) Niere kann die rechte Flexur in typischer Weise eindellen oder vorstülpen und zeitweise komprimieren.

Abb. 656 zeigt diese Veränderung in einem Falle von rechtsseitiger Wanderniere. 51jähriger nervöser Mann, der seit dem 18. Lebensjahr an beständigen Verdauungsstörungen unbestimmter Art leidet, verbunden mit Schwindel und Kopfschmerz. Seit einem halben Jahr rasch auftretende und heftige Schmerzen in der rechten Bauchgegend, namentlich beim Stehen und Gehen, die im Liegen dagegen aufhören. Man fühlt den unteren Pol der rechten Niere dicht über der Spina iliaca.

Aus dem *Röntgenbild* ist das Auftreten von Erscheinungen partieller Okklusion und das sofortige Verschwinden derselben beim Hinlegen des Patienten durchaus

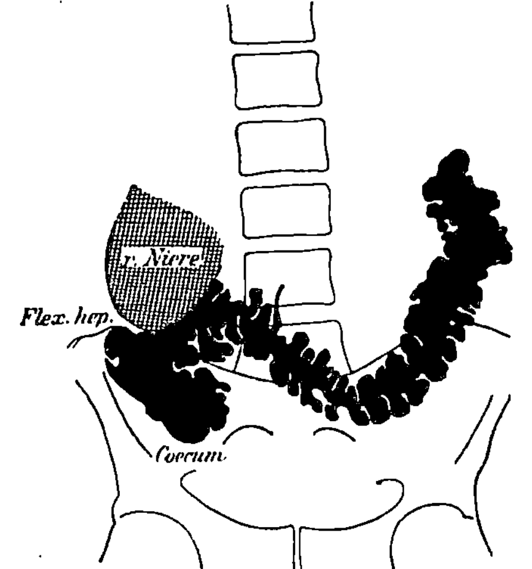

Abb. 656. Kompression der Flexura hepatica durch Wanderniere. Klinisch: Leichte Okklusionskrisen.

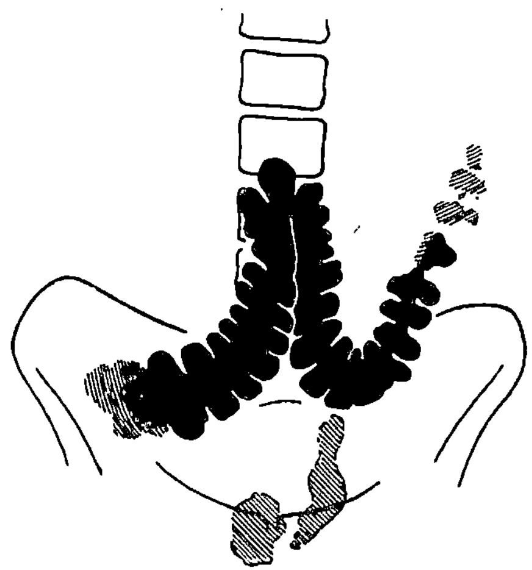

Abb. 657. Verdrängung des Kolon durch rechtsseitige Hydronephrose (H). Das Colon transversum bildet eine mediane Schlinge, die bis zum dritten Lendenwirbel reicht. Flexura lienalis vorhanden. Aufnahme 24 Std. p. c.

verständlich. Zweifellos spielt dabei dessen außerordentlich labiles Nervensystem eine Rolle, das schon auf die geringsten ungewöhnlichen Reize lebhaft reagiert.

Die Bedeutung der Wanderniere für die Ätiologie der Obstipation wird von Ebstein so hoch eingeschätzt, daß er in sehr vielen Fällen von Koprostase eine dauernde Heilung ohne chirurgische Fixierung des ektatischen Organes für völlig ausgeschlossen hält. Wir können aus unserem Röntgenbilde leicht verstehen, daß die hier auf rein mechanische Weise ausgeübte Kompression ein Hindernis für die Kotpassage sein kann. Wie oft dies tatsächlich vorkommt, und ob nicht die Obstipation in solchen Fällen häufiger einen reflektorischen Ursprung hat, das zu beurteilen sind wir leider noch nicht in der Lage.

Abb. 657 zeigt eine typische Kolonverdrängung durch rechtsseitige Hydronephrose. Sie stammt von einem 23jährigen Herrn, der an zeitweise auftretenden Ileuserscheinungen litt. Man hat den Eindruck, als sei die Flexura hepatica durch eine Neubildung in der Nierengegend nach abwärts und medianwärts gedrängt worden. Das zeitweise Auftreten von Ileuserscheinungen ließ vermuten, daß die Geschwulst

Lage oder Volumen wechsle. Die *Operation* ergab das Vorhandensein einer Hydronephrose. Dieselbe hatte von Zeit zu Zeit ganz enorme Ausdehnung angenommen und dabei das Kolon komprimiert.

Eine hochgradige Verlagerung durch rechtsseitigen Nierentumor stellt Abb. 658

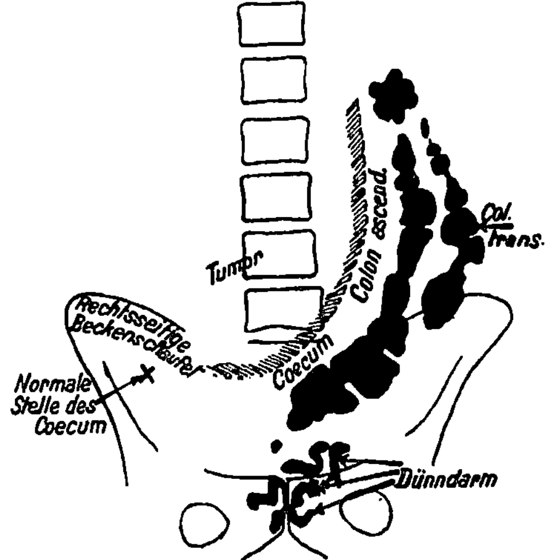

Abb. 658. Mächtiges Sarkom der rechten Niere. Aufnahme 8½ Stunden nach Ba-Mahlzeit. Unterste Dünndarmschlingen, tief ins kleine Becken verdrängt, sichtbar. Coecum und Colon ascendens weit über die Mittellinie hinaus nach links verschoben. — Operation.

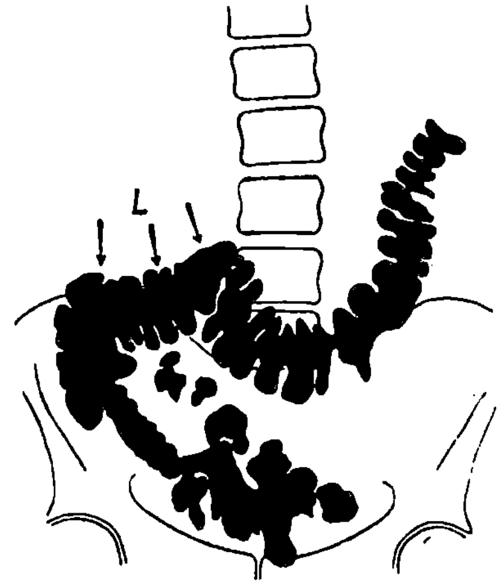

Abb. 659. Verdrängung der Flexura hepatica durch hypertrophisch-cirrhotische Leber. (Operativ verifiziert.)

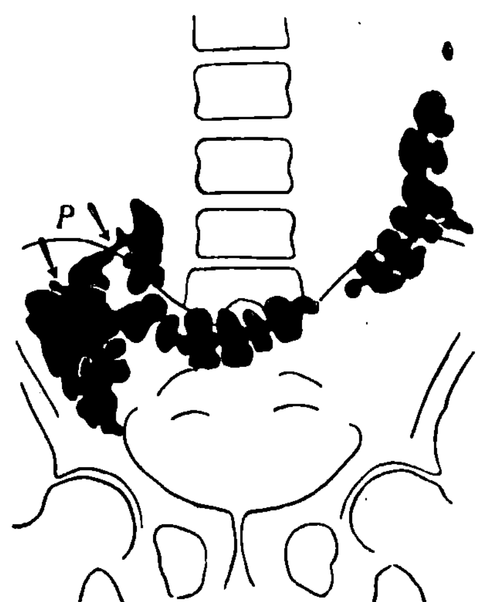

Abb. 660. Einbuchtung der Flexura hepatica durch ein Paraganglion. (Operiert.)

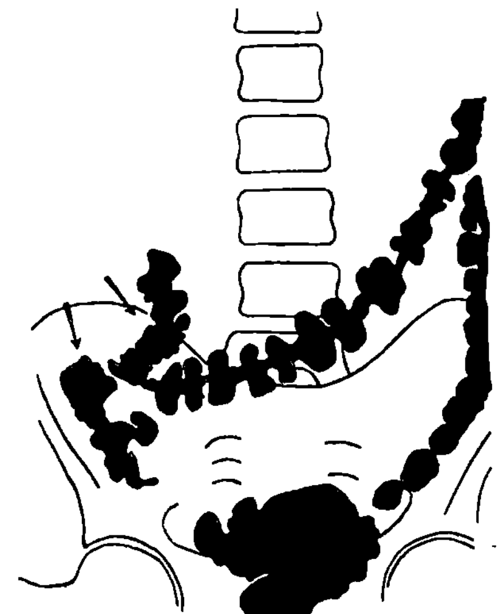

Abb. 661. Derselbe Patient. Aufnahme nach 24 Stunden. Die Einbuchtung der Flexura hepatica ist noch deutlicher.

dar; sie betrifft eine 57jährige Frau mit mächtigem Sarkom der rechten Niere. Operativ verifiziert.

Außer der Niere kann auch die Leber durch Senkung und Vergrößerung auf die Flexura hepatica und das Colon transversum einen Druck ausüben und dieselben verdrängen (Abb. 659). Es kann dabei gelegentlich sogar zu Kompression und leichter Behinderung der Kotpassage kommen. Gewöhnlich jedoch fehlen besondere Störungen.

Endlich noch einen seltenen Fall, der uns zeigt, wie auch geringgradige, aber in typischer Weise in verschiedenen Aufnahmen gleich bleibende Verlagerungen diagnostisch verwertbar sind.

In Abb. 660, einer Aufnahme nach 9 Stunden, fällt auf, daß die Flexura hepatica wie schräg abgeschnitten ist. In Abb. 661, einer solchen nach 24 Stunden, hat sich der Befund kaum merklich verändert. Man hat aus dem Röntgenbild den Eindruck, daß ein Tumor von außen gegen die rechte Darmbiegung andrängt und sie eindellt. Die *Operation* ergab ein Paraganglion der Flexura hepatica. Der betreffende Kolonabschnitt wurde reseziert.

Noch typischer als für rechtsseitige ist die Darmverlagerung für linksseitige Nierentumoren, weil das Colon descendens und die Flexura lienalis in ihrer Lage besonders konstant sind und ferner weil sich der Magen an der Verdrängung meist beteiligt.

Abb. 662 betrifft eine 35 jährige Frau mit Tuberkulose der tumorartig vergrößerten linksseitigen Niere. Die Region des palpierten Tumors wurde durch einen auf der Haut fixierten Drahtring umgrenzt. Der absteigende und Querdarm ebenso wie der Magen in seinem mittleren Teile sind stark nach rechts verdrängt.

Bei tieferliegenden Nierentumoren kann die Verlagerung sich auf das Colon descendens beschränken. Dasselbe kommt dann hinter das Transversum zu liegen, das es in charakteristischer Weise kreuzt.

Abb. 663 ist hierzu ein Beispiel. Die Pause ist nach einer uns von Herrn Dr. PAUL EISEN in Milwaukee freundlichst zur Verfügung gestellten Kopie hergestellt. Es handelt sich um eine linksseitige *Nierencyste*, die 8 Liter Flüssigkeit enthielt.

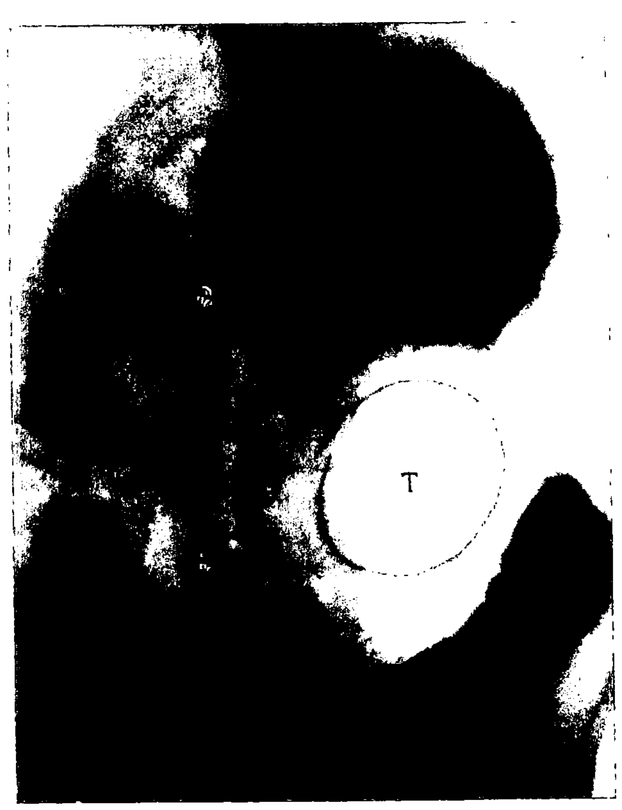

Abb. 662. Dickdarmverlagerung durch linksseitigen tuberkulösen Nierentumor. C Coecum, D Colon descendens, T palpabler Tumor, S Sigma, M Magen.

Zur Differentialdiagnose zwischen Nieren- und Milzgeschwulst ist der Umstand von Wichtigkeit, daß erstere das Kolon gewöhnlich vor sich herschiebt, während letztere sich vor dasselbe legt und es nicht oder nur unerheblich verlagert. Besonders charakteristisch für diese ist das Konstantbleiben der Flexura lienalis, wie aus Abb. 664 zu ersehen ist. Es handelte sich um einen 50 jährigen Mann mit einer 13 Pfund schweren Bantimilz ohne gleichzeitige Vergrößerung der Leber.

Wenn wir die verschiedenen Arten von Neubildungen überblicken, für die das Röntgenverfahren charakteristische Verdrängungsbilder liefert, so wird daraus der große diagnostische Wert der Methode ersichtlich. Indessen darf man nicht vergessen, daß wir mit derselben nie das kranke Organ, den Tumor selbst darzustellen vermögen, sondern stets nur dessen Lage, Ausdehnung und Ursprungsgegend. Wir haben also hier ein diagnostisches Hilfsmittel, das aber nur in Verbindung mit den übrigen klinischen Symptomen seinen vollen Wert besitzt. Wie jene, wird es gelegentlich auch versagen, da eine Kolonverlagerung fehlen kann.

Findet man sie aber, so ist es außerordentlich wünschenswert festzustellen, in welchen Beziehungen die verdrängende Ursache, d. h. der Tumor zu den verdrängten Kolonabschnitten steht. Die Beschaffenheit der Darmkonturen einerseits, die Konstanz des Defektes bei Aufnahmen in verschiedenen Lagen, Stenosierung durch Kompression werden uns wertvolle Hinweise für die Qualitätsdiagnose der Ursache geben. So führen Tumoren, die auf den Dickdarm selbst übergegriffen

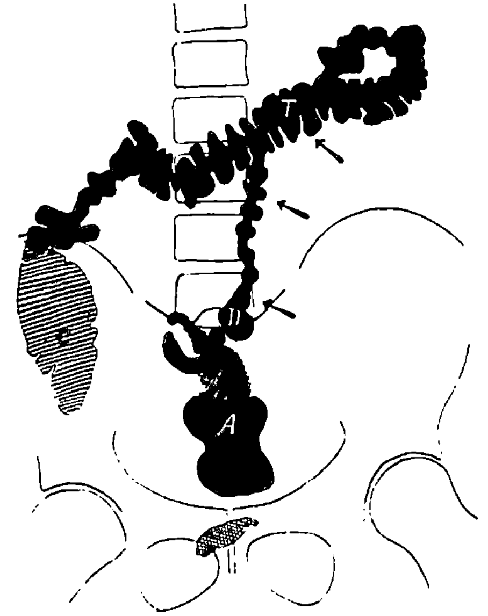
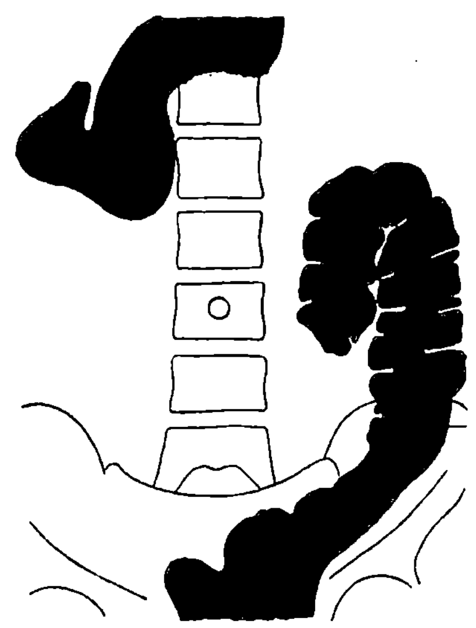

Abb. 663. Verdrängung des Colon descendens durch einen großen linksseitigen cystischen Nierentumor. Kreuzung des Colon transversum von hinten durch das verlagerte Colon descendens. C Coecum, T Transversum, D Descendens, A Ampulla recti. Nach einem Röntgenbild von P. EISEN-Milwaukee.

Abb 664. [Verdrängung des Magens durch einen 13 Pfund schweren Milztumor bei erhaltener Lage der Flexura lienalis.

haben, zu unregelmäßigen und zackigen Begrenzungslinien desselben von konstantem Charakter. Normale Haustrenbildung fehlt so gut wie immer. Finden wir ring- oder taillenförmige Einengung von konstantem Charakter, so spricht dies ebenfalls für eine unmittelbare Mitbeteiligung des Darmes. In zweifelhaften Fällen kann die Untersuchung in der entlastenden Körperstellung Klärung bringen. Wenn [Beziehungen des Tumors zu dem Kolon vorhanden sind, so folgt der betreffende Darmabschnitt der Geschwulst bei Lagewechsel. Wichtige Aufschlüsse bringen bei zweifelhaftem Befund Durchleuchtung und Palpation vor dem Schirm.

B. Abnorme Weite des Dickdarmes.

a) Erweiterung des ganzen Dickdarmes.

HIRSCHSPRUNG beschrieb im Jahre 1886 das nach ihm benannte Krankheitsbild, das er als Megasigmoideum congenitum bezeichnete. Von verschiedenen Seiten wurden darauf ähnliche Befunde mitgeteilt, die auch andere Abschnitte des Dickdarmes betrafen. Von 169 Fällen, die NEUGEBAUER im Jahre 1913 zusammenstellte, betrafen 74 die Sigmoidschlinge allein, 32 das ganze Kolon, 13 mal gesellte sich das Rectum hinzu. Bei 32 Patienten war das Sigma zusammen mit anderen Dickdarmabschnitten befallen, bei 18 von ihnen waren die Flexuren nicht mitbeteiligt.

Die anatomische Grundlage der HIRSCHSPRUNGschen Krankheit besteht in einer abnormen Erweiterung und Verlängerung des ganzen Kolon oder der distalen Hälfte des Sigmoid und des Rectum. Die Dilatation kann so hochgradig sein, daß der Darm wie ein mächtiger Sack den ganzen Bauchraum einnimmt. Er kann dabei bis auf das Zehnfache seines ursprünglichen Durchmessers erweitert, seine Wand bis zu Fingerdicke verstärkt und außerdem verlängert sein. Auffallenderweise findet man das Coecum im Gegensatz zu einer Darm-

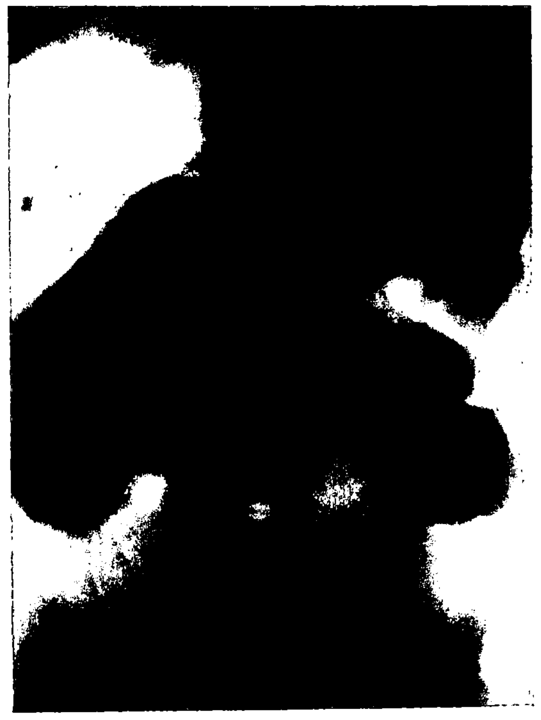

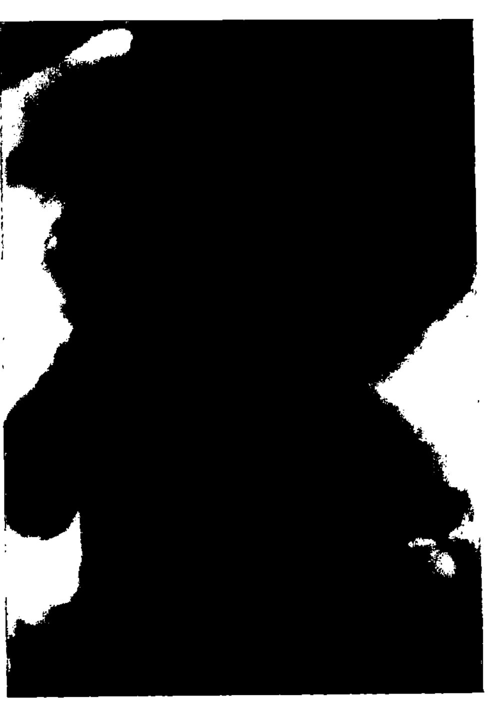

Abb. 665. HIRSCHSPRUNGsche Krankheit. (Einlaufbild.)

Abb. 666. Derselbe Fall.

erweiterung, die sich im Anschluß an Stenosen entwickelt, meist nicht oder nur wenig gebläht. Die eigentliche Ursache des Megakolon ist uns nicht bekannt. Ob das Leiden ein angeborenes und idiopathisches (Megacolon congenitum) ist oder ob andere Entstehungsmomente eine Rolle spielen, wissen wir nicht. Auf der einen Seite wurden vielfach kongenitale Lageveränderungen und Verlängerungen nachgewiesen. Auf der anderen Seite fand man aber auch besondere mechanische und dynamische Bedingungen vor, so Ventilverschluß, Klappenmechanismus usw. Unter Würdigung aller dieser mitgeteilten Befunderhebungen kommt KAUSCH in bezug auf die Ätiologie der Erkrankung zu folgendem Schluß: *„Es muß eine angeborene Anlage vorhanden sein, die nicht nur in langer Flexur, sondern auch in Erweiterung und Hypertrophie der Wand besteht. Hierzu gesellt sich in den meisten Fällen ein erworbenes Passagehindernis, ein Ventilverschluß, der durch die Erweiterung bedingt ist. Der Grund, warum die Hypertrophie der Wand, die bei der gewöhnlichen Stenose bestehende so außerordentlich übertrifft, dürfte vielleicht in der Entwicklung des Leidens in frühester Jugend in der* *die Darmmuskulatur offenbar eine besondere Fähigkeit zur Hypertrophie besitzt, zu suchen sein.“*

Klinisch dokumentiert sich das Leiden dadurch, daß es langsam entsteht. Mit der Zeit entwickelt sich eine stetig zunehmende Stuhlverstopfung, die durch keine medikamentösen Mittel zu beheben ist. Schließlich entsteht das Bild der chronischen Stenose. Der Leib ist stark aufgetrieben, und zwar in einem Ausmaße wie das bei gewöhnlichen Strikturen nicht zu sehen ist. Man fühlt durch die vorgetriebenen Bauchdecken hindurch die stark geblähten Schlingen. Erbrechen tritt nur selten auf oder nur bei ausgesprochenen Okklusionserscheinungen. Koterbrechen kommt nicht vor. Kolikartige Schmerzen fehlen dabei, regelmäßig sind Abmagerung und schlechtes Aussehen. Temporäre Besserungen wie Verschlechterungen(Ileussymptome) mit Intoxikationen, Konvulsionen, Somnolenz werden oft beobachtet.

Die Diagnose ist an Hand dieser eindeutigen klinischen Symptome und insbesondere auch durch die Anamnese, die meist auf die früheste Kindheit zurückgeht, unschwer zu stellen. Das Rektoskop kann uns zwar eine Erweiterung der distalen Dickdarmabschnitte erkennen lassen. Sind aber größere Abschnitte betroffen, so läßt es uns für die Erkennung der Ausdehnung im Stich. Weit bessere Möglichkeiten liefert uns das Röntgenbild. Es läßt uns auf das genaueste die Verhältnisse überblicken. Aus ihm ersehen wir auf den ersten Blick, ob es sich um eine *diffuse Erweiterung* des ganzen Dickdarmes oder eventuell nur um ein *Megasigmoideum* handelt.

Abb. 667. Megakolon (HIRSCHSPRUNGsche Krankheit).
S Sigma, T Col. transv., D Col. descend., C Coecum.

Das Verfahren ist jedoch, wenn man sich der Kontrastmahlzeit bedient, vollkommen unbrauchbar. Weit wertvollere Dienste leistet die Untersuchung mit Bariumeinlauf. In Anbetracht des stark vergrößerten Dickdarmvolumens muß man 3—5 Liter Einlaufflüssigkeit bereit halten. Langsames Einfließenlassen unter geringem Druck ist zu empfehlen, um dem Patienten Beschwerden zu ersparen und eine möglichst gleichmäßige Verteilung der Kontrastflüssigkeit zu erreichen. Dieselbe umhüllt, wie es HOLZKNECHT bei der Untersuchung Obstipierter angab, die im Kolon zurückgebliebenen Kotmassen, so daß auch wenn vorherige Entleerung nur teilweise möglich war, doch deutliche, vollständige Bilder entstehen.

Die röntgenologischen Symptome der HIRSCHSPRUNGschen Krankheit sind äußerst charakteristisch. Kontrolliert man schon während der Verabreichung des Klysmas am Röntgenschirm, so sieht man, daß sich zuerst die unteren Abschnitte des Dickdarmes prall füllen, während die oberen zunächst noch leer sind. Bei weiterer Verabfolgung des Einlaufes, nach etwa 2—3 Liter, kommen auch die proximalen Kolonpartien zur Darstellung. Das Sigmoideum romanum wird immer breiter und erscheint geschlängelt. Die einzelnen Darmanteile können sich dabei überlagern, so daß man sie im Röntgenschirmbild nicht mehr isoliert verfolgen kann. Das S romanum nimmt oft die ganze untere Hälfte des Abdomens ein. In der oberen ist das mächtig erweiterte Colon transversum zu sehen. Seine Breite erreicht jedoch nicht die abnormen Dimensionen der unteren Abschnitte. Eine Füllung des Coecum gelingt im allgemeinen nur selten vollständig, wenn man nicht übermäßig große Mengen Flüssigkeit verwendet. Im Gegensatz zu einem normalen Bild ist die Haustrenbildung eine sehr geringe oder sie fehlt unter Umständen ganz. Die wahllos durcheinanderliegenden Schlingen füllen den ganzen Bauchraum aus, so daß man ihre Richtung im Einzelnen nicht genau verfolgen kann.

Abb. 665 und 666 zeigen uns diese Verhältnisse. Die Füllung wurde mit $2^1/_2$ Liter Kontrastflüssigkeit erreicht.

Abb. 667 zeigt das Röntgenbild eines Falles von Megakolon, das mittels Einlaufes von 3000 g Stärkebrei mit 160 g Bariumsulfat gewonnen wurde. 9jähriges, anämisches Mädchen. Seit seiner Geburt ist das Kind verstopft. Meist ist nur unter Anwendung von Klistieren Stuhl zu erzeugen. Wenn dieser ausnahmsweise spontan entleert wird, so sind es kleine, steinharte Knollen, denen oft eine Art Sand beigemischt ist. Oft ist der Bauch stark aufgetrieben. Man kann dann bisweilen sehen, wie sich die Därme aufbäumen. Patientin empfindet unterdessen heftige kolikartige Schmerzen. Nach Windabgang Besserung. Oft Aufstoßen, Erbrechen, viel Kopfschmerz. Patientin fühlt sich müde und abgeschlagen. Im Urin etwas Eiweiß. Nie Diarrhöe.

Die Diagnose war hier klinisch leicht zu stellen, doch erst durch das Röntgenbild wurden Grad und Ausdehnung der Veränderung klargelegt.

b) Abnorme Weite einzelner Dickdarmabschnitte.

In einem Teil der Fälle von HIRSCHSPRUNGschem Symptomenkomplex findet man nicht das ganze Kolon, sondern nur das S romanum (Megasigma), oder die distale Hälfte des Sigma und das Rectum abnorm erweitert. Die Dilatation kann so hochgradig sein, daß die Flexur wie ein mächtiger Sack fast den ganzen Raum des Abdomens einnimmt (Abb. 668). Die Anomalie scheint kongenitalen Ursprungs zu sein. Ihre klinischen Symptome sind dieselben wie die des Megakolon: Hochgradigste (wochenlange) Stuhlretention und Auftreibung des Leibes.

Der Röntgennachweis des Megasigma gelingt auch nur durch *Kontrasteinlauf*.

Ein 13jähriges Mädchen litt seit der Geburt an zunehmender Verstopfung und Auftreibung des Leibes. Seit einem Jahr hat es beständig Durchfälle, und zwar handelt es sich um die sog. falsche Diarrhöe mit dem typischen Aussehen des Stuhles (Mischung von wasserdünnem Stuhl mit Schleim und kleinen harten Kotbröckelchen). Auf Seifenwassereinlauf von 1 Liter entleert sich eine kolossale Menge Stuhl (mehrere Nachttöpfe voll), der größtenteils aus steinharten Ballen besteht.

Abb. 669 ist das Röntgenbild dieses Falles. Man sieht darin das stark erweiterte, mehrfach gewundene S romanum sich vom Becken bis zum Colon transversum erheben.

Ein Jahr später wurde eine neue Röntgenaufnahme bei der Patientin gemacht. Dabei ergab sich der bemerkenswerte Befund, daß die Dilatation sich auch auf das Colon transversum ausgedehnt hatte. Entsprechend hatten auch die klinischen Erscheinungen an Schwere zugenommen.

Megacoecum, Typhlatonie. Die abnorme Größe des Coecum hat als pathogenes Moment schon seit einem Vierteljahrhundert die Aufmerksamkeit der Kliniker auf sich gezogen. Man fand, daß diese Anomalie einen Symptomenkomplex bedingen könne, wie er ähnlich bei Appendicitis gefunden wird. Dabei machte man sich über ihre Ursachen verschiedene Vorstellungen: Die einen sehen in der übertriebenen Weite einen vorübergehenden Zustand,

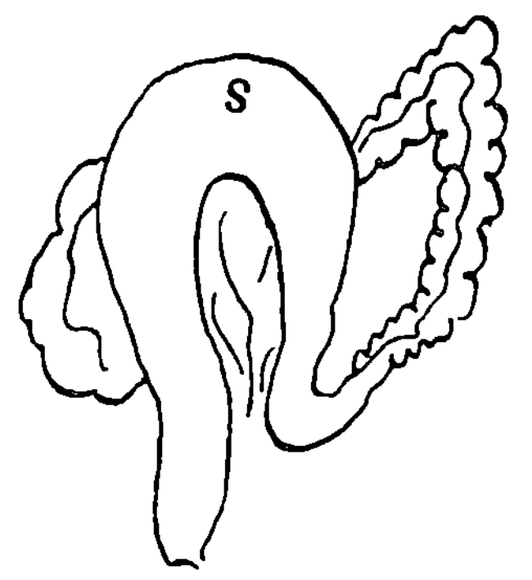

Abb. 668. Dilatatio recto-sigmoidea. (Nach Brosch.)

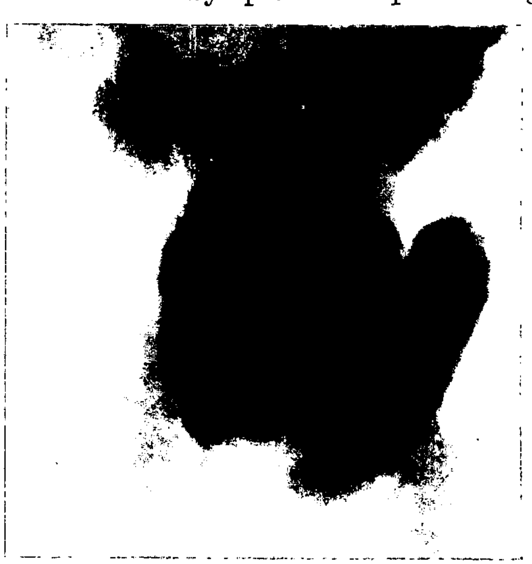

Abb. 669. Megasigma (S). D Col. descend., T Col. transvers.

bedingt durch rückwirkende Stagnation im Kolon (Boudin caecal), die anderen machen eine angeborene oder erworbene, auf das Coecum beschränkte Muskelschwäche (Typhlatonie) für die Dilatation verantwortlich, wieder andere rechnen mit einem primären Zustand (Megacoecum). Wahrscheinlich können alle diese Momente Ursachen dafür sein. Jedenfalls ist das Coecum durch seine an und für sich weiteren Dimensionen und geringere Wanddicke im Vergleich zu den übrigen Dickdarmabschnitten zu sekundärer Dilatation besonders disponiert. Wie oft es schon bei der Geburt abnorme Größe zeigt, wie oft diese sich erst im Laufe des extrauterinen Lebens infolge einer dauernden Überdehnung seiner schwachen Wandung durch stagnierenden Kot entwickelt, darüber haben wir, in Ermangelung systematischer Untersuchungen dieser Verhältnisse, noch kein Urteil.

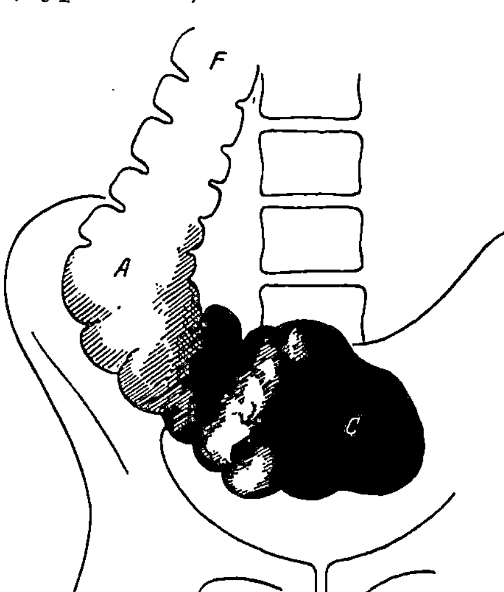

Abb. 670. Megacoecum (C). Aufnahme nach 8 Stunden, A Col. ascend., F Flex. hepat. — Operiert.

Eine Erklärung für das Auftreten der isolierten Coecumblähung haben die Versuche von Anschütz und Greyers gegeben. Sie haben gezeigt, daß die Beschaffenheit des Coecum selbst daran schuld ist, daß sich bei Luftblähung im Dickdarm dieser Teil stärker dehnt als die übrigen Abschnitte. An Hand ihres Versuches, bei dem sie an die Mündungen eines T-Rohres zwei verschieden große Gummiballons von gleicher Wanddicke anbrachten, konnten sie experimentell zeigen, daß bei gleichem Druck im Rohr der größere Ballon sich rascher ausdehnt und dann zerplatzt, noch bevor der kleinere einen nennenswerten Umfang erreicht hat. Sie kommen dadurch zu dem Analogieschluß, daß das von Haus aus breitere Coecum zu stärkerer Auftreibung disponiert ist. Auch in der von uns häufig beobachteten Tatsache, daß während einer Rektoskopielufteinfüllung in den Mastdarm die Kranken oft unmittelbar über Schmerzen im Coecum klagen, spricht dafür, daß sich dort Luft am raschesten und ausgiebigsten ansammelt. Das erscheint uns auch ganz natürlich; denn dieser Kolonabschnitt stellt ja das geschlossene Ende. des ganzen Kanals vor. Wir wissen weiter, daß er schon normalerweise immer Luft enthält (Gärungsprozesse) und dadurch also immer unter größerem Druck steht. Eine gewisse Prädisposition zur sekundären Erweiterung besteht also von Hause aus. Eine krankhafte Steigerung des Innendruckes führt notwendigerweise mit der Zeit zu einer sekundären Darmerweiterung, die sich in erster Linie im Coecum auswirkt.

Die Dimensionen des Coecum können bei Megacoecum sehr erhebliche sein. Sein Durchmesser erreicht gelegentlich mehr als das Doppelte des normalen. Meist liegt ein solches tief unten im kleinen Becken und besitzt ein sehr langes Mesocoecum. Seine Wandung ist bisweilen außerordentlich dünn und durchscheinend, namentlich bei chlorotischen Mädchen und Frauen mit Neigung zu Enteroptose. In anderen Fällen fühlt sie sich, im Gegensatz zu den gewöhnlichen Vorstellungen über Atonie, eher verdickt an.

Ein Megacoecum kann völlig unbemerkt bleiben und nur als zufälliger Operationsoder Röntgenbefund entdeckt werden. Es kann aber auch sich in dem Symptomenkomplex äußern, der in den letzten Jahren unter den Namen *Typhlatonie, Typhlektasie, Coecum mobile* wieder beschrieben wurde.

Die röntgenologische Darstellung gelingt am besten durch eine Aufnahme nach 8 Stunden, weil zu der Zeit das Coecum fast regelmäßig mit Kontrastkot gefüllt ist. Oft ist noch die unterste Ileumschlinge sichtbar, da die Dünndarmentleerung in solchen Fällen sich bisweilen um einige Stunden verspätet.

Als Beispiel sei folgender Fall erwähnt: 17jähriges Mädchen, von jeher obstipiert. 4—7 Tage ohne Stuhl, dann wieder zeitweise täglich Stuhlgang. Oft Schmerzen in der Blinddarmgegend, die mit Vorliebe nach dem Essen auftreten. In letzter Zeit plötzlich entstehende, heftige, $1/4$ Stunde dauernde „Koliken" in derselben Gegend, verbunden mit Brechreiz. Man fühlt zeitweise das etwas druckempfindliche, gurrende, geblähte Coecum.

Abb. 670, Aufnahme nach 8 Stunden: Das Coecum ist als mächtiger Sack in der Tiefe des kleinen Beckens sichtbar und enthält den größten Teil des Kontrastkotes. Auch das Colon ascendens ist weit, doch vorwiegend mit Gasen gefüllt.

C. Funktionelle Störungen der Dickdarmmotilität.

Die Störungen der Dickdarmmotilität lassen sich theoretisch in solche mit und ohne anatomische Grundlage einteilen. Zur ersteren Gruppe sind diejenigen Fälle zu zählen, wo infolge entzündlicher Prozesse des Peritoneum oder makroskopisch wahrnehmbarer pathologischer Veränderungen der Wandung die Funktion beeinträchtigt ist. Es kommen hier namentlich in Betracht perityphlitische, pericholecystitische, periproktitische Prozesse, insofern sie zu Adhäsionen und Briden führen, ferner Tumoren und ulceröse Prozesse des Kolon selbst. Die zweite Gruppe wird gebildet von Fällen, wo kein auffallender organischer Befund erhoben wird. Hierher gehören die große Gruppe der chronischen Obstipation im engeren Sinne, sowie die funktionellen Diarrhöen. Praktisch lassen sich diese Motilitätsstörungen nicht so scharf von denjenigen scheiden, wo anatomische Ursachen als alleiniges oder doch mitwirkendes Moment in Betracht kommen; denn einerseits sind wir über die pathogene Dignität mancher solcher Zustände, wie perikolitische Briden, Adhäsionen, Abknickungen usw. noch zu wenig orientiert, um im Einzelfall immer entscheiden zu können, ob und wie weit sie die Motilität beeinflussen können, und andererseits findet man sie

nicht selten bei der Autopsie in vivo in Fällen, wo klinisch und röntgenologisch
eine rein funktionelle Störung angenommen wurde. Wir behalten hier aus didaktischen
Gründen die bereits erwähnte geläufige Einteilung bei, ohne jedoch zu vergessen,
daß dieser Betrachtungsweise die Schwächen jedes Schematismus anhaften. Die
Motilitätsstörungen des Dickdarms sind uns indessen nicht nur in ihrer Ätiologie,
sondern auch in ihrem Wesen noch vielfach unklar. Zwar hat die Röntgenuntersuchung
uns in dieses Gebiet einen Einblick gestattet, wie er durch keine andere klinische
Methode bisher möglich war. Allein sie hat unsere Erwartung, mit ihrer Hilfe die
Funktion des Organs in klarer Weise erkennen zu können, nicht erfüllt. Wir möchten
im Gegenteil behaupten, daß ihr größtes Verdienst bisher darin bestand, uns auf
die Kompliziertheit seiner Bewegungen und ihrer Störungen aufmerksam zu machen.

Wir haben im physiologischen Teil die bisher beobachteten normalen Bewegungsarten des Dickdarms aufgezählt und beschrieben. Es sind, wie wir hier kurz
resümieren möchten: 1. die großen Kolonbewegungen (HOLZKNECHT), 2. die kleinen
Pendelbewegungen (Mischbewegungen nach SCHWARZ), 3. die großen Pendelbewegungen (RIEDER), 4. abwärtslaufende Kontraktionsringe, durch experimentelle
Beobachtungen am Affen nachgewiesen (FRITSCHE und STIERLIN), entsprechend dem
Haustrenfließen am Kaninchendarm (KATSCH und BORCHERS). Die kleinen Pendelbewegungen können einen retrograden Kottransport über kleine Strecken, die großen
Kolonbewegungen einen solchen über größere Strecken verursachen (sog. Anti-
peristaltik).

In Anbetracht der Kompliziertheit der Vorgänge ist die große Variabilität
ihrer pathologischen Störungen leicht verständlich. Relativ am einfachsten sind die
Fälle, wo es sich um eine Verstärkung oder Abschwächung der sämtlichen Bewegungsarten handelt, welche man in ihrem Zusammenwirken als Peristaltik
bezeichnet. Wesentlich komplizierter ist die Beurteilung, wenn nur einzelne Bewegungsformen verändert *(Dissoziation)*, oder die einzelnen Abschnitte des Dickdarms in verschiedener Weise beteiligt sind. Eine weitere Schwierigkeit erwächst
aus dem Wechsel des Tonus und der Peristaltik zu verschiedenen Zeiten der Untersuchung bei ein und demselben Menschen.

Was uns das Röntgenverfahren in jedem Falle mit Sicherheit verrät, das ist
die Art der Fortbewegung des Koloninhaltes und dessen Verteilung und Vorrücken.
Die Peristaltik des Kolon selbst ist zwar auf dem Schirm indirekt durch das Medium
seines Kontrastinhaltes auch darstellbar. Doch erfolgen die großen Kolonbewegungen,
wie HOLZKNECHT gezeigt hat, so selten und gehen die Konturveränderungen des Organs
so langsam vor sich, daß auch Änderungen im Typus nur schwierig und mehr zufällig wahrgenommen werden können. So sind wir denn gewöhnlich zur Beurteilung
eines solchen Falles auf Augenblicksbilder angewiesen, wie wir sie uns am
klarsten durch Serienaufnahmen verschaffen. Lange, schmale Schattenstreifen,
namentlich im Transversum, deuten auf eine abgelaufene große Kolonbewegung,
Veränderung der haustralen Konturzeichnung auf stattgehabte kleine Pendelbewegungen. Doch bleiben wir über die Intensität und Schnelligkeit dieser
letzteren im Ungewissen, da wir nicht bestimmen können, wie oft sich innerhalb
des Zeitintervalles zwischen zwei Aufnahmen die Ein- und Ausstülpung wiederholt
haben. Über die abwärtslaufenden Kontraktionsringe (peristaltische Wellen) erfahren
wir gar nichts.

Als Zustandsbilder können jedoch die Aufnahmen Auskunft geben über den
Tonus. Dauernde ungewöhnliche Enge des Dickdarmrohres deutet, wenn keine
anatomische Wandveränderung in Frage kommt, auf Vermehrung desselben, abnorme
Weite bei möglichem Ausschluß eines tiefliegenden Hindernisses, sowie einer kongenitalen Anomalie, auf Verminderung.

Einige Worte noch über die Röntgendiagnose des *Kolospasmus*. Damit ist vielfach Mißbrauch getrieben worden. Man hat vorübergehende Kontraktionen oft als

Spasmus bezeichnet und demselben so ein viel breiteres Feld eingeräumt, als ihm eigentlich zukommt. Um einen solchen annehmen zu können, muß eine dauernde Verengerung oder Aufhebung des Lumens in mehreren Aufnahmen nachgewiesen werden, die in der Regel keine Stenoseerscheinungen macht und in späteren Aufnahmen zeitweise verschwindet, oft schon am folgenden Tage.

Das Auftreten dieses Zustandes in nur *einem* Bilde kann einfach die Folge geringer oder fehlender Füllung sein. Die hypertonische Strecke kennzeichnet sich oft auf der Röntgenaufnahme außer durch ihre Enge durch das Fehlen der Haustrenzeichnung. Sie stellt dann ein schmales mehr oder weniger parallelrandiges Band dar. Dieser Befund scheint nach unserer Erfahrung für einen Krampfzustand ganz besonders charakteristisch. Sein Fehlen schließt ihn jedoch nicht aus.

Zur Prüfung des Kolontonus eignet sich besonders der Kontrasteinlauf (1 Liter). Die Schmalheit eines Abschnittes des Dickdarmschattens spricht für Spasmus, weil bei dieser Art der Füllung normalerweise alle Teile desselben sich ungefähr gleichmäßig entfalten. Man sollte indessen die Diagnose nie auf eine einmalige Untersuchung gründen, sondern dieselbe stets wiederholen. Auch die Beobachtung nach Verabreichung einer Kontrastmahlzeit kann unter Umständen wertvolle Dienste leisten. Die leichteren Grade von Kolospasmus werden nämlich durch das Klysma aufgehoben, so daß das Bild normal erscheint. Sehr schmales Lumen eines größeren Abschnittes ist stets auf sekundären Krampfzustand bei Colitis ulcerosa oder Tuberkulose verdächtig. Die fehlende Entfaltbarkeit durch Einlauf spricht für anatomische und gegen rein funktionelle Erkrankung.

Die verschiedenen Motilitätsstörungen des Dickdarms lassen sich am besten in zwei Gruppen besprechen, wovon die erste die Fälle mit verlangsamtem, die zweite diejenige mit beschleunigtem Kottransport umfaßt.

a) Die chronische Obstipation.

In Anbetracht der Unmöglichkeit, in jedem Falle von Obstipation den Typus der peristaltischen Störung zu erkennen, scheint es uns geraten, als *Einteilungsprinzip* nicht die Form der Kolonbewegungen, sondern die *Art der Inhaltsbeförderung* zu wählen. Diese können wir im Röntgenbild klar und sicher erkennen. Erst dann, wenn wir durch weitere Forschungen besser unterrichtet sein werden, wird vielleicht eine dem Ursprung der Störung sich enger anschließende Einteilung durchführbar sein.

Wenn wir die verschiedene Art der Stuhlbeförderung bei den Fällen von Obstipation betrachten, so lassen sich letztere in zwei große Gruppen teilen. Die erste Gruppe umfaßt diejenigen Fälle, wo die Hypomotilität sich auf das ganze Kolon oder mindestens auf seine ganze distale Hälfte erstreckt. Wir sprechen in diesem Falle von *diffuser Hypomotilität*. Die zweite Gruppe betrifft die Fälle, bei denen sie sich vorwiegend auf einzelne Abschnitte (Ascendens, Transversum, Colon pelvinum) beschränkt, wo wir es also mit einer *circumscripten Hypomotilität* zu tun haben.

α) Obstipationsformen mit diffuser Kolostase.

Diese Form entspricht zum Teil derjenigen, die man nach dem Vorgange FLEINERs als *atonische* bezeichnete. Man verband damit die Vorstellung eines infolge seiner Schlaffheit abnorm weiten, sich schwach kontrahierenden Kolon. Das Röntgenverfahren hat nun gezeigt, daß es allerdings Fälle gibt, für welche diese Vorstellung das Richtige trifft, daß sie aber durchaus nicht häufig sind. Insofern als die abnorme Weite des Darmes nicht funktionell, sondern anatomisch fixiert ist, darf man unter Atonie hier nicht eine bloße Innervationsstörung verstehen. Die ausgesprochensten Fälle dieser Art bilden Übergangsstufen zu dem eigentlichen Megakolon. Nach

Hertz sind Heredität, Senium, Chlorose, Kachexie, Fieber, Fettsucht, Überdehnung die hauptsächlichsten Ursachen für die Darmschwäche. Ein Beispiel dieser Art ist in Abb. 671—673 dargestellt.

55jähriger Mann von ordentlichem Ernährungszustand. Bis vor 6 Jahren häufig verstopft, seither beständig Diarrhöe, sechs und mehr ganz dünne, schleimhaltige

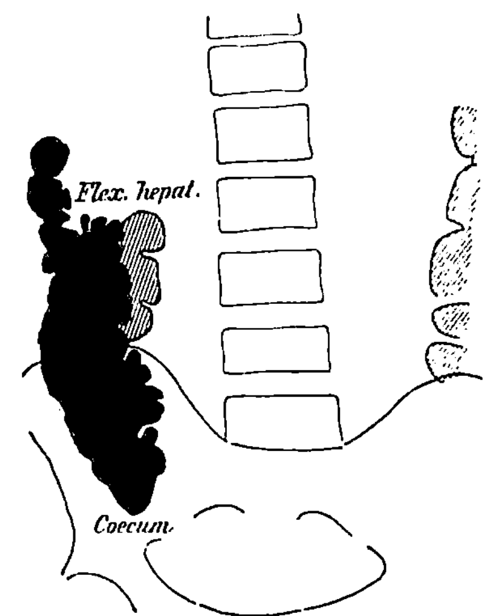

Abb. 671. Diffus hypokinetisch-hypotonische Obstipation. Nach 25 Stunden.

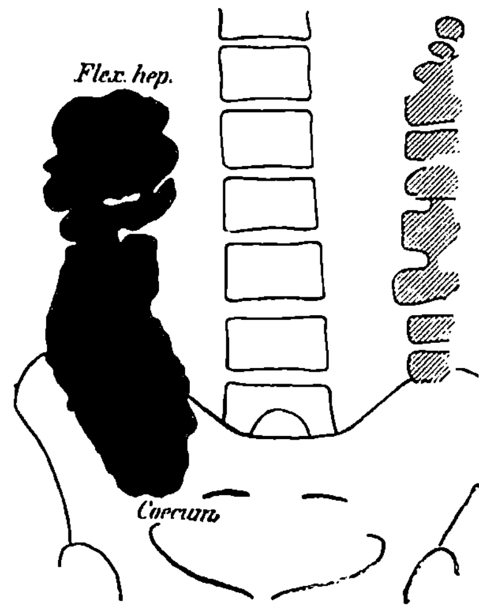

Abb. 672. Derselbe Patient. Nach 48 Stunden.

Stühle pro Tag, denen Bauchschmerz rechts vorangeht. Patient ist infolge des Leidens arbeitsunfähig. Lange ärztliche Behandlung als hartnäckiger Darmkatarrh mit Opium und Adstringentien.

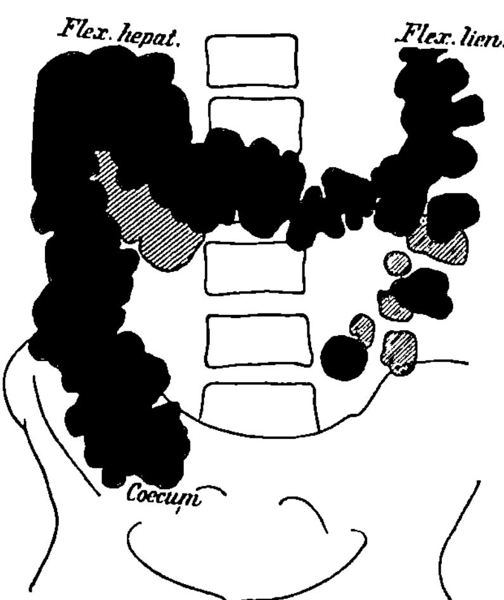

Abb. 673. Derselbe Patient. Aufnahme nach 72 Stunden.

Leib etwas aufgetrieben, nicht druckempfindlich. Rektoromanoskopie: katarrhalische Reizung der Schleimhaut. Stuhl außer Schleimgehalt nichts Abnormes.

Röntgenuntersuchung (12 Stunden nach großem Reinigungseinlauf). Nach 24 Stunden (Abb. 671) finden wir Coecum und Colon ascendens mit Kontrastkot gefüllt, ziemlich weit, mit nur seichten, ganz unregelmäßigen Einziehungen. In der ebenfalls weiten Flexura hepatica und im Descendens sind reichlich Gase vorhanden.

Nach 48 Stunden (Abb. 672) ist der gefüllte Darmabschnitt bedeutend weiter geworden, und die haustralen Einziehungen sind, wenigstens proximalwärts, fast ganz verstrichen. Das distale Schattenende ist am selben Ort geblieben. Die Ausweitung des Coecum-Ascendens ist eine Folge des Nachfüllens mit gewöhnlicher, nicht schattengebender Speise und Vermischung derselben mit dem Kontrastinhalt. Innerhalb von 24 Stunden hat also keine Vorwärtsbewegung des Kotes stattgefunden.

Nach 72 Stunden (Abb. 673) ist das untere Ende des kontinuierlichen Schattens bis zur Flexura lienalis vorgerückt. Drei rundliche Knollen sind im Descendens zu sehen. Das ganze Kolon ist, soweit sichtbar, ungewöhnlich breit und zeigt auffallend seichte und unregelmäßige Einziehungen.

Weitere Aufnahmen in Abständen von 24 Stunden ließen eine sehr langsame, ungefähr gleichmäßige Fortbewegung des Schattens analwärts erkennen.

Wir haben hier einen Fall von allgemein verlangsamtem Transport in einem abnorm weiten, schlaffen Kolon vor uns. Die Schwäche der Bewegungen ist aus

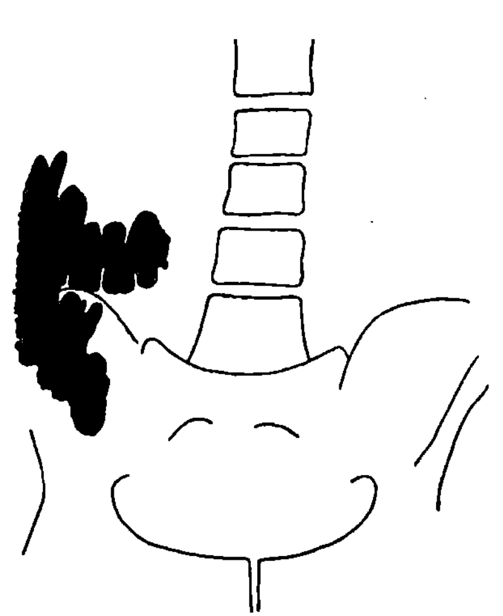

Abb. 674. Diffus hypokinetisch-normotonische Obstipation. Aufnahme nach 24 Stunden.

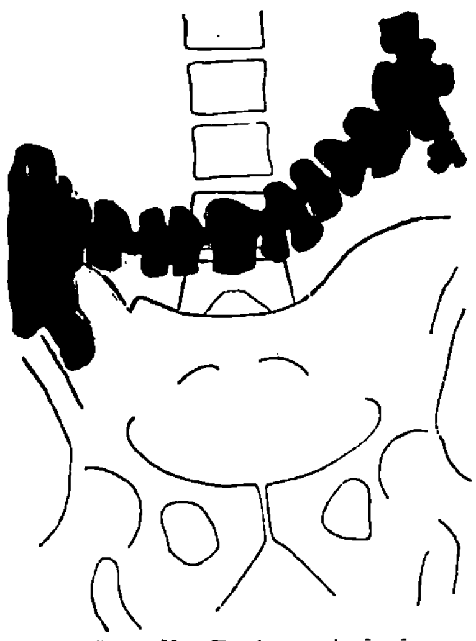

Abb. 675. Derselbe Patient. Aufnahme nach 48 Stunden.

der geringen Tiefe der haustralen Einschnürungen ersichtlich. Man hat den Eindruck, daß die kontraktionsschwache, hypotonische Wand dem Druck des zunehmenden Inhalts nicht mehr gewachsen war und, weil es ihr auch an der Kraft fehlte, denselben auszustoßen, wie ein Sack passiv gedehnt wurde. Nach dem Röntgenbefund kann es keinem Zweifel unterliegen, daß die Diarrhöen hier sog. falsche Diarrhöen waren, d. h. bedingt durch eine katarrhalische Reizung der unteren Kolonabschnitte durch die harten stagnierenden Kotmassen. Die Obstipation ist also das Primäre, die Diarrhöe erst sekundär durch sie hervorgerufen und der Ausdruck einer sterkoralen Kolitis.

Durch eine *Probelaparotomie* wurde die Abwesenheit anderer nicht funktioneller Momente erwiesen. Man fand den ganzen Dickdarm gleichmäßig weit und schlaff, also ein Megakolon ohne irgendwelche sonstigen pathologischen Veränderungen.

Ein Beispiel derjenigen Form der diffusen Hypomotilität, wo der Dickdarm bei einer allgemeinen Abschwächung seiner Bewegungen normale Lichtungsbreite zeigt, ist folgendes:

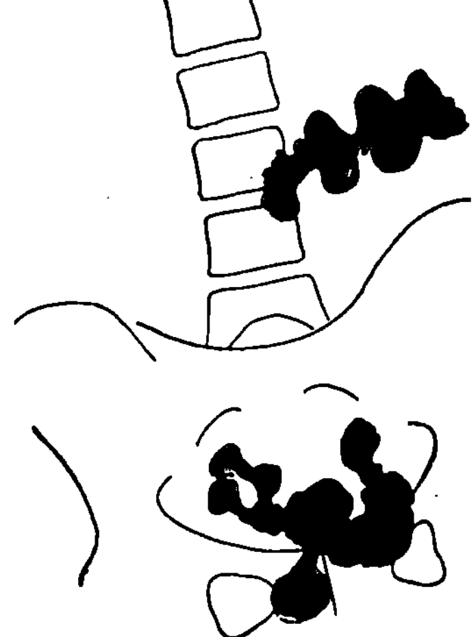

Abb. 676. Derselbe Patient. Aufnahme nach 72 Stunden.

45jährige Frau von gesundem, kräftigem Aussehen. Seit ihrer Jugend zur Obstipation geneigt. Nie stärkere Beschwerden. In Zeiten von Depression und Aufregung konnte die Verstopfung bis 6 Tage dauern.

Nach 24 Stunden (Abb. 674) sieht man den Kontrastschatten etwa handbreit distalwärts der Flexura hepatica. Nach 48 Stunden (Abb. 675) ist er bis in den Anfangsteil des Colon descendens vorgerückt. Das rosenkranzförmige Transversum ist von normaler Weite. Nach 72 Stunden (Abb. 676) Rest im distalen Querdarm und ausgedehnte Füllung des S romanum und Rectum. Nach 96 Stunden noch Spuren in der Flexura sigmoidea.

Es gibt nun auch Fälle von Hypomotilität des ganzen Kolon, wo dieses ungewöhnlich eng erscheint, so daß man von einer *Hypertonie* sprechen kann. Unserer Erfahrung nach sind es besonders nervöse Individuen, bei denen diese Form beobachtet wird.

30jähriges Fräulein von nervöser Konstitution. Seit 1½ Jahren, im Anschluß an heftige Gemütsbewegung, stark konstipiert. In letzter Zeit nahm sie massenhaft Holzkohle ein, um Entleerung herbeizuführen, gleichzeitig Einläufe. Schmerzen im Leib, namentlich in Magen- und Blinddarmgegend, oft kolikartig. Temperaturen bis 37,5. Stuhl sehr hart, oft von Schleim eingehüllt. Bisweilen kurz dauernde Diarrhöen. Allgemeinbefinden stark beeinträchtigt. Bei der wegen Verdacht auf Appendicitis ausgeführten *Laparotomie* fand man einen normalen Blinddarm.

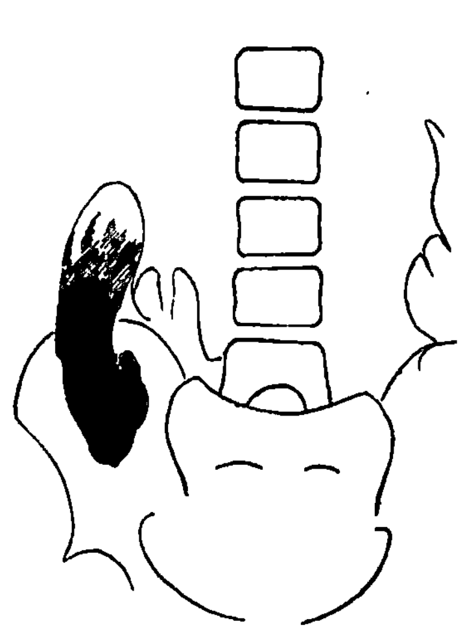
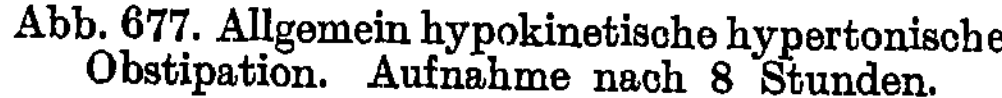

Abb. 677. Allgemein hypokinetische hypertonische Obstipation. Aufnahme nach 8 Stunden.

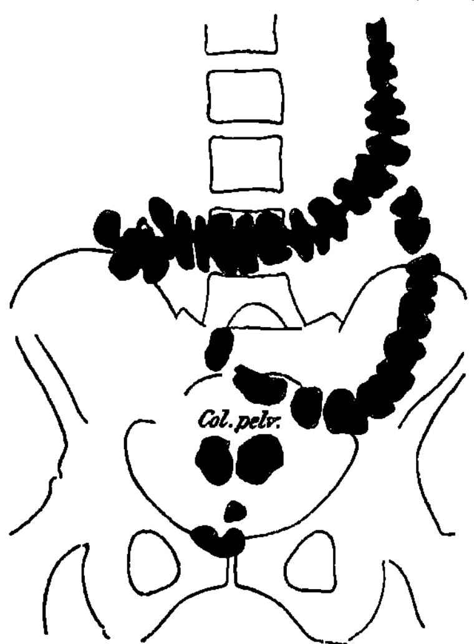

Abb. 678. Derselbe Patient. Aufnahme nach 80 Stunden.

Röntgenuntersuchung. Nach 8 Stunden (Abb. 677) enthalten Coecum und Ascendens den gesamten Kontrastinhalt. Nach 24 Stunden ist außerdem der Anfangsteil des Transversum gefüllt. Weiter unten nur kleine Kontrastspuren. Nach 80 Stunden (Abb. 678) ist fast das ganze Kolon als ziemlich schmaler, tief haustrierter, kontinuierlicher Schatten sichtbar.

Wir haben hier eine *hypertonische (spastische) Obstipation mit diffuser Hypokinese, verbunden mit Hypotonie (Atonie) des Coecum-Ascendens* vor uns, einen jener Fälle, die zur *Verwechslung mit Appendicitis* Anlaß geben können.

Während bei den bisher besprochenen Beobachtungen von Hypomotilität das ganze Kolon beteiligt ist, scheint sie in anderen mehr oder weniger ausschließlich auf den distalen Abschnitt beschränkt zu sein. Man hat dann den Eindruck, daß, wenn auch im proximalen Teil Verlangsamung des Transportes und Stagnation bestehen mag, dieselben als Folgen der Bewegungsstörungen im aboralen Segment betrachtet werden müssen. Wenn vor der Röntgenuntersuchung eine gründliche Entleerung stattgefunden hat, sieht man häufig das Kontrastmittel in annähernd normalem Zeitintervall die Flexura lienalis erreichen. Erst von dort an rückt es abnorm langsam vorwärts.

Schwarz hat diese Gruppe mit dem Namen *hypokinetische Obstipation* belegt und folgendermaßen charakterisiert: Verringerung der peristaltischen Aktion in der distalen Kolonhälfte, Ausbleiben der physiologischen Zertrennung der Kotsäule, verspätetes Eindringen dieser letzteren in den Enddarm, mangelhafte Bildung des Globus pelvicus, fragmentäre Entleerung (Boas). Als häufiges Syndrom Elongatio coli.

Wir schließen uns dieser Definition an, wobei wir betonen, daß sie über die die Obstipation verursachenden eigenartigen Bewegungsstörungen selbst nichts präjudiziert. Der Bariumschatten erreicht die Flexura sigmoidea oft erst nach mehrmals 24 Stunden. Gewöhnlich unterbleibt eine massige Ansammlung im Colon pelvinum und der Ampulle. Die Stuhlentleerung kann bisweilen sogar täglich oder jeden zweiten Tag erfolgen, doch ist sie unvollständig und spärlich.

Jüngeres Fräulein, das seit Jahren an Verstopfung litt, wozu sich seit einem halben Jahr oft anfallsweise Schmerzen in der rechten unteren Bauchgegend gesellten, verbunden mit Brechreiz. Leichte Druckempfindlichkeit der Appendixgegend.

Aufnahme nach 8 Stunden (Abb. 679): Coecum-Ascendens gefüllt.

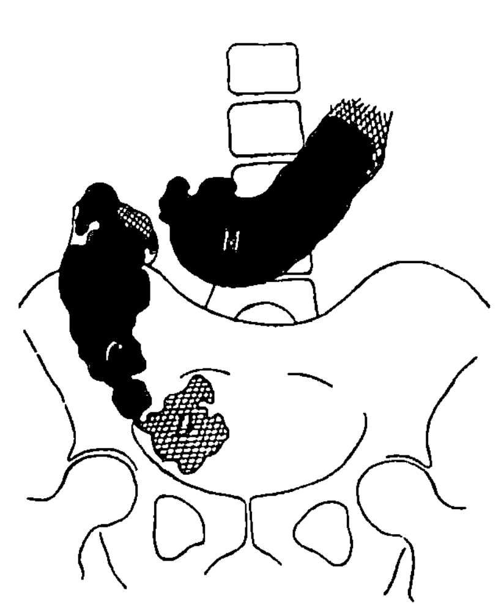

Abb. 679. Diffuse Hypomotilität des Kolon mit vorwiegender Beteiligung der distalen Hälfte. Aufnahme nach 8 Stunden. D Dünndarm, C Coecum, M Magen.

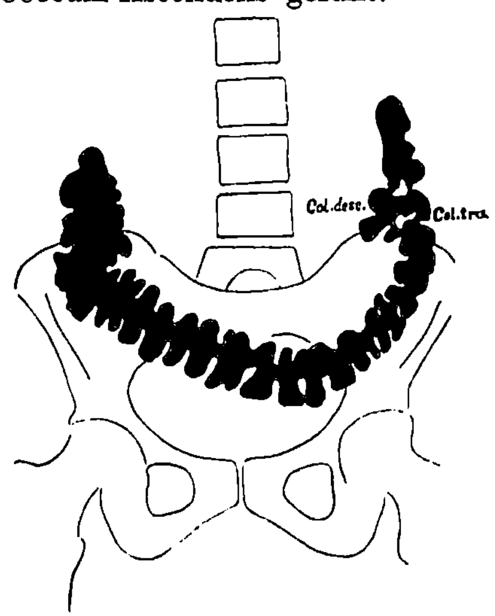

Abb. 680. Derselbe Patient. Aufnahme nach 24 Stunden. Stagnation im Transversum.

Nach 24 Stunden (Abb. 680) zeigt sich das ganze Transversum, welches auch in diesem Falle stark ptotisch ist, mit Kontrastkot gefüllt. Derselbe reicht bis zum Anfang des Colon iliacum. Nach 48 Stunden (Abb. 681) ist der ganze Dickdarm sichtbar, und zwar fast kontinuierlich. Das Transversum hat seine Lage etwas verändert, ist höher getreten und vom Coecum-Ascendens abgerückt. Die Ampulla recti beherbergt einen kleinen Kontrastknollen. Ein „Globus pelvicus" (Schwarz) ist nicht vorhanden.

Nach 96 Stunden (Abb. 682) befinden sich in der distalen Kolonhälfte noch Kontrastreste sowie Gas.

Bei der wegen Verdacht auf Blinddarmentzündung ausgeführten *Laparotomie* war die Appendix leicht verdickt, frei, ohne frisch entzündliche Veränderungen.

Bei den Fällen *diffuser Hypomotilität der distalen Kolonhälfte* fällt vielfach eine abnorme Enge dieses Abschnittes auf (Hypertonie). Der Kontrastkot bildet eine Reihe kleiner Ballen, oder er erscheint im Röntgenbild als ein schmaler, durch haustrale Einschnürungen segmentierter Streifen (vgl. Abb. 683).

Die Tonusdifferenz im oralen und aboralen Darmteil kommt in Abb. 684 besonders deutlich zum Ausdruck. Die Weite des Descendens beträgt hier etwa ein Drittel derjenigen des Transversum. Das medianwärtsgelegene Descendens enthält nicht eine kontinuierliche Säule, sondern einzelne kleine Kotballen. Die Aufnahme wurde 72 Stunden p. c. gemacht. In der Krankengeschichte steht das nervöse Moment im Vordergrund.

Es handelte sich um eine 33jährige Frau, die von jeher obstipiert war, seit etwa zwei Jahren hartnäckig. 8—10 Tage ohne Stuhl. Regelmäßig Abführmittel und Einläufe. Oft Schmerzen im Bauch, namentlich links. Starker Wechsel der Beschwerden. Aufregung verschlimmert. Starke Nervosität, sehr schlechter Schlaf. Kolon in seinem ganzen Verlauf etwas druckempfindlich.

Hypertonie der distalen Abschnitte (Rectum, Sigma, eventuell auch Descendens,verbunden

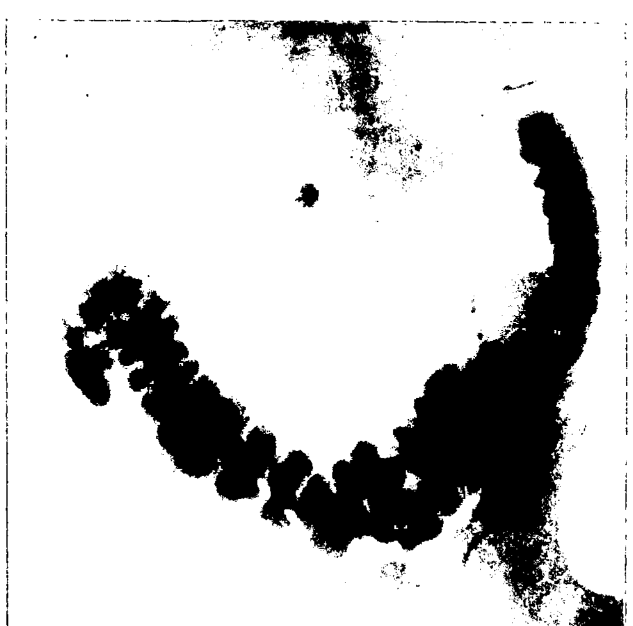

Abb. 681. Derselbe Patient. Obstipation mit diffuser Kolostase. Aufnahme nach 48 Stunden. S Sigma, D Col. descend., T Col. transv.

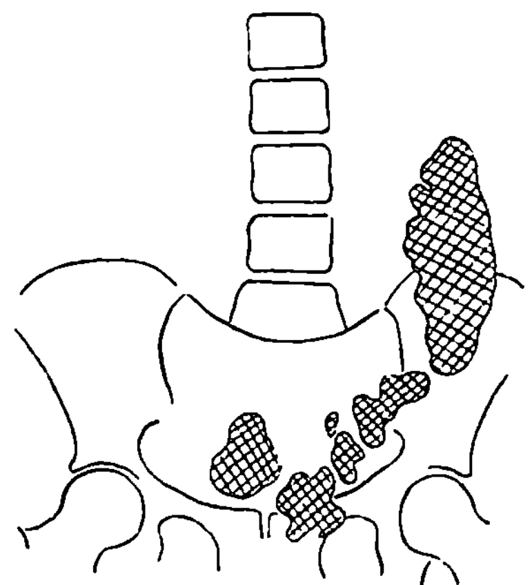

Abb. 682. Derselbe Patient. Aufnahme nach 96 Stunden. Gas und Kontrastreste im distalen Kolon.

mit Hypermotilität und normalem oder herabgesetztem Tonus der proximalen) ist nach SINGER und HOLZKNECHT das charakteristische Merkmal der meisten Fälle *spastischer Obstipation*. Die Annahme dieser Tonusdifferenz stützt sich auf die Beobachtung, daß solche Patienten, nachdem sie einen Bariumeinlauf erhalten haben, auf dem Schirm normale Breite, im oberen, ungewöhnliche Enge im unteren Kolonsegment zeigten. Diese Kombination ist nach MATHIEU bei manchen Fällen von *Colitis mucomembranacea* vorhanden.

Als eine Variante sind Fälle zu erwähnen, wo der Kontrastschatten nach 24 Stunden die Flexura sigmoidea zwar schon erreicht hat, dann abnorm lange im Darm, namentlich dessen distalem spastischen Teil zurückgehalten wird. Auch hier besteht die Tendenz zur Bildung kontinuierlicher Schatten. In der Krankengeschichte spielt die *Nervosität* eine Rolle.

26jähriger Kaufmann. Nervös. Seit 10 Jahren, im Anschluß an eine schwere Angina Verstopfung, die in den letzten Jahren oft über eine Woche lang dauerte und mit teilweise plötzlich auftretenden, kolikartigen, links lokalisierten Schmerzen verbunden war. Zuerst traten die Anfälle nur alle paar Monate, später häufiger auf. Sie dauerten bis eine Woche lang. Gelegentlich Temperatursteigerung. Darmentleerung schmerzhaft, nachher keine Befriedigung. Stuhl sehr hart, oft von langen, weißen *Schleimfetzen* bedeckt, die für Würmer gehalten wurden.

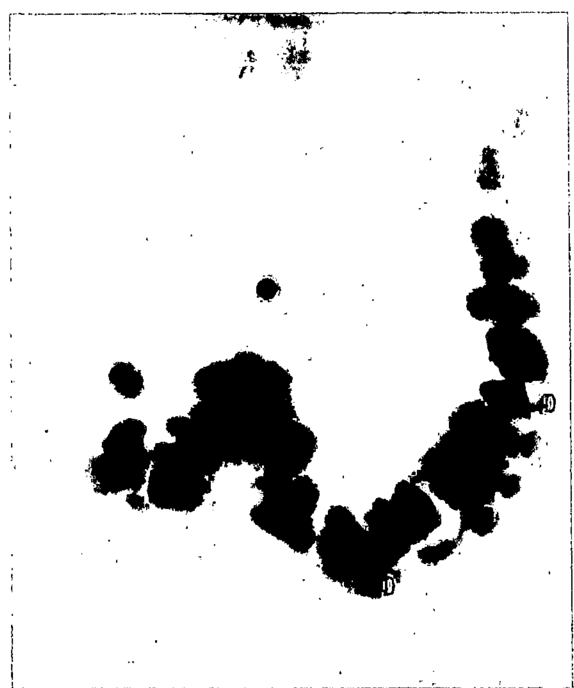

Abb. 683. Diffuse Kolostase. Hochgradige Transversoptose. Hypertonie des distalen Kolonabschnittes. Aufnahme nach 48 Stunden. T Col. transvers., D Colon descend.

Abb. 685, Aufnahme nach 24 Stunden: Der ganze Dickdarm ist schattiert. Sein distaler Abschnitt zeigt sehr unregelmäßige, rasch wechselnde haustrale Einziehungen. Colon pelvinum S-förmig kontrahiert.

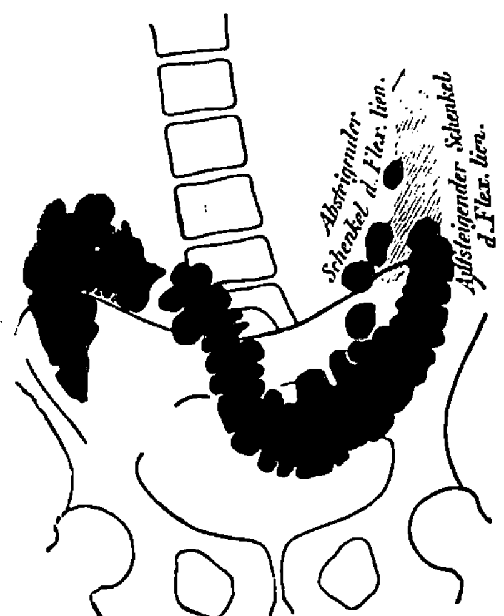

Abb. 684. Hypertonie der distalen Kolonhälfte. Weite des Col. descend. ⅓ von derjenigen des Col. transv.

Abb. 686, Aufnahme nach 48 Stunden: Coecum und Ascendens leer, übrige Abschnitte in ganzer Ausdehnung schattiert. Im unteren Teil ist die Kontinuität

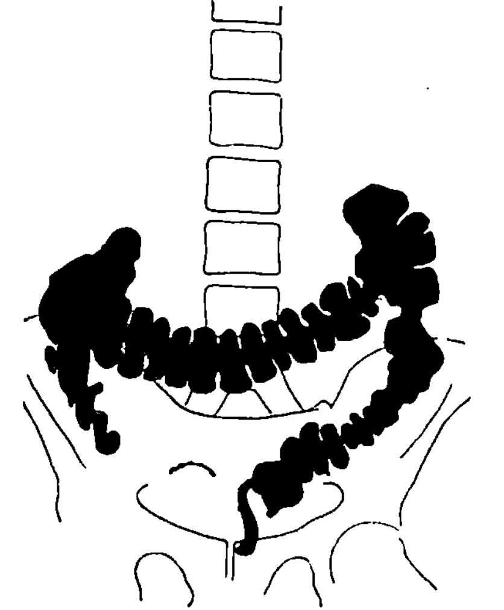

Abb. 685. Colitis muco-membranacea. Aufnahme nach 24 Stunden.

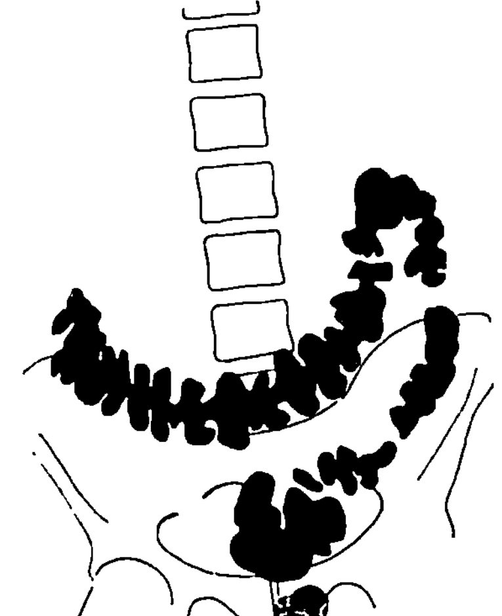

Abb. 686. Derselbe Patient. Aufnahme nach 48 Stunden.

stellenweise unterbrochen. Die Einziehungen sind sehr unregelmäßig. Im Sigmoideum und in der Ampulla recti größere Kotansammlung.

Das Gemeinsame aller Fälle der Obstipationsgruppe a) ist also die diffuse Hypo-motilität. Der Transport ist entweder im ganzen Kolon oder vorwiegend in dessen distaler (hypertonischer) Hälfte verzögert.

Die Zerteilung der Kotsäule bleibt oft aus (Fehlen großer Kolonbewegungen). Infolge-dessen Tendenz zur kontinuierlichen Füllung.

Bezüglich seiner Weite verhält sich der Dickdarm verschieden. Er ist entweder abnorm breit (Hypotonie, selten), oder normal, oder endlich in seinen distalen Abschnitten eng (Hypertonie, häufig).

β) Obstipationsformen mit vorwiegend circumscripter Kolostase.

Im Gegensatz zur vorigen Gruppe ist der Transport bei dieser Form *in einzelnen Abschnitten des Kolon* auffallend verzögert. Wir legen also auch hier nicht die Art der Bewegungsstörung selbst als Einheitsprinzip zugrunde, sondern das rein lokale Moment der Kotansammlung, welches sich in einwandfreier Weise im Röntgen-bild kund gibt.

1. Obstipation vom Ascendenstypus.

„Das Charakteristische dieser Obstipationsform ist das ungewöhnlich lange Verharren des Inhaltes im Anfangsteil des Dickdarmes. Wir sehen bei diesen Fällen den Bariumschatten zur normalen Zeit oder etwas verspätet im Coecum auftreten, das Ascendens langsam füllen und an der Flexura hepatica oder etwas distalwärts, im Anfangsteil des Querkolon, Halt machen. Bis zu dieser Stelle bleibt der Dickdarm 24, in den ausgesprochensten Fällen dieser Art 48 Stunden und länger gefüllt. Unterdessen beginnen sich vom distalen Schattenende kleine Teile zu lösen, die meist isoliert analwärts wandern, und zwar in normal raschem oder langsameren Tempo, in selteneren Fällen auch beschleunigt (vgl. Abb. 687).

Das Coecum-Ascendens verhält sich hier ähnlich wie ein Magen, der lange gefüllt bleibt, während-dem er sukzessive kleine Portionen seines Inhaltes an den Darm ab-gibt. Die lange Stagnation im Coecum-Ascendens ist nicht ohne Einfluß auf die Motilität der tieferen Abschnitte. Wenn im An-fangsteil des Kolon aus dem Kote infolge seines langen Verharrens zu

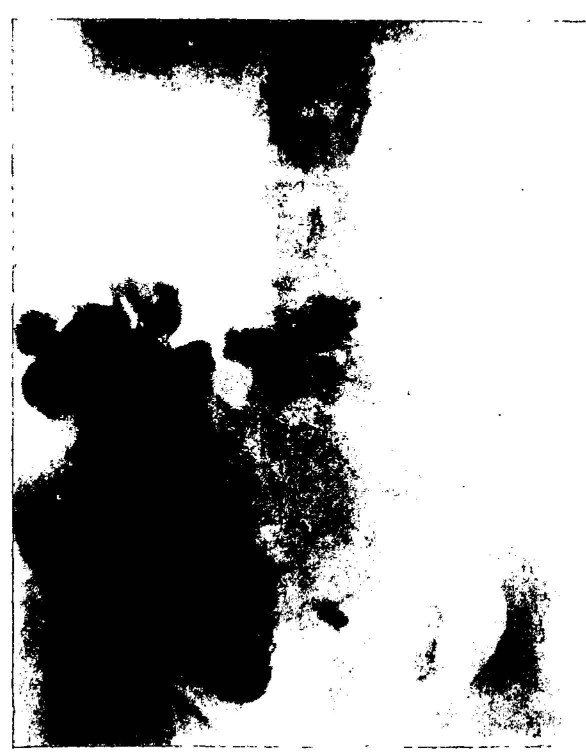

Abb. 687. Obstipation vom Ascendenstypus. Aufnahme nach 24 Stunden. C Coecum, F Flex. hepat.

reichlich Wasser sowie solche Stoffe resorbiert wurden, die in ihren Spaltungs-produkten peristaltikanregend wirken, so kann dadurch die Motilität auch des distalen Kolon herabgesetzt werden" (STIERLIN). Nach SCHMIDT und LOHRISCH bildet ja die vermehrte Resorption den Hauptfaktor in der Ätiologie der chronischen Obstipation. Nun sind in der Tat im Coecum-Ascendens, wo der Inhalt sich noch halbflüssig befindet, bei längerer Stagnation die besten Bedingungen für eine ausgiebige Resorption vorhanden. Wenn er sich dann auch im Colon pelvinum und der Ampulla recti ansammelt, so ist er doch weniger geeignet, den Defäkationsreiz auszulösen. Was STIERLIN als Obstipation vom Ascendenstypus beschrieb,

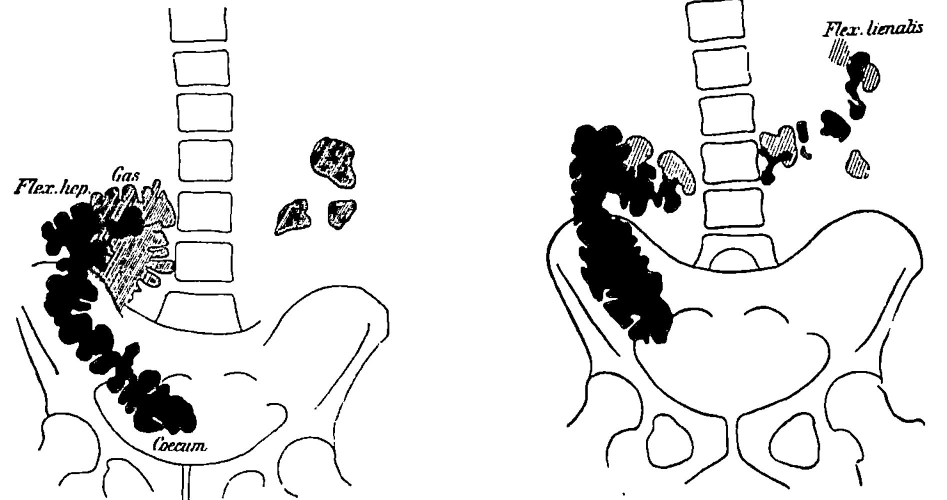

Abb. 688. Obstipation vom Ascendenstypus. Aufnahme nach 25 Stunden. Der Schatten reicht bis zum Anfangsteil des Col. transv.

Abb. 689. Dieselbe Patientin. Aufnahme nach 34 Stunden.

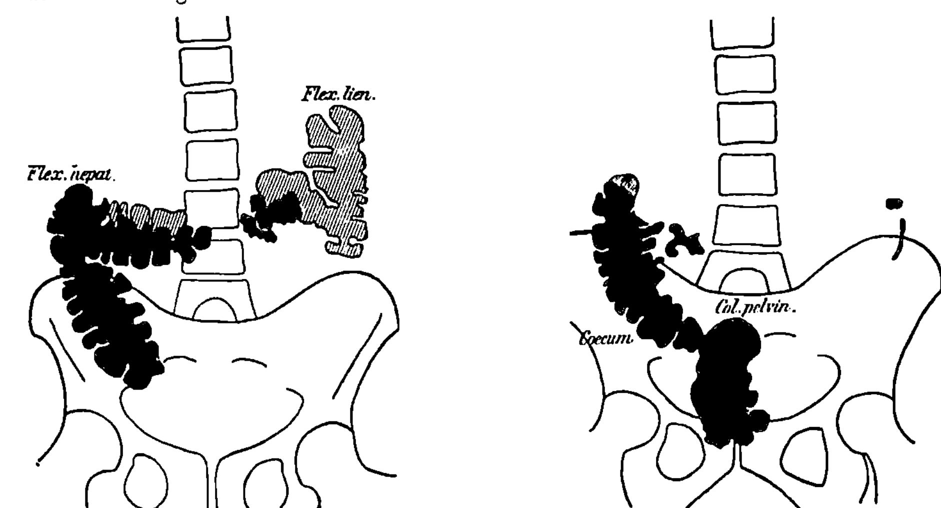

Abb. 690. Dieselbe Patientin. Aufnahme nach 48 Stunden.

Abb. 691. Dieselbe Patientin. Aufnahme nach 72 Stunden.

bezeichnet SCHWARZ als dyskinetische Obstipation, „die röntgenologisch charakterisiert ist durch eine Koordinationsstörung in dem Ablauf der Kolonbewegungen, eine Hyperfunktion des Transversum und Descendens".

20jährige Frau, von Kind auf Neigung zu Obstipation, die in den letzten Jahren zunahm. Vor 6 Monaten Geburt mit folgender Parametritis. Seither beständig an Abführmittel und Klysmen gebunden. Schmerzen namentlich in der Magengegend, bisweilen kolikartig, Besserung nach Windabgang.

Abb. 688, Aufnahme nach 25 Stunden: Coecum und Colon ascendens enthalten die ganze Kontrastmasse. In der Gegend der Flexura hepatica und lienalis Gasansammlung.

Abb. 689, Aufnahme nach 34 Stunden: Fast sämtlicher Kontrastkot noch im Coecum und Ascendens. Ersteres ist aus dem kleinen Becken emporgestiegen.

Die distale Grenze des kontinuierlichen Schattens befindet sich an derselben Stelle wie im vorigen Bild, nämlich etwa zwischen 1. und 2. Viertel des Transversum. In dessen aboralen Abschnitten vereinzelte ganz unregelmäßig geformte kleine Klumpen und Gaskomplexe.

Abb. 690, Aufnahme nach 48 Stunden: Inhalt um einige Zentimeter vorgerückt. Im distalen Querdarm haben sich die kleinen Schatteninseln etwas retrograd verschoben und zu einer größeren zusammengeballt. Große Gasblase an der Flexura lienalis.

Abb. 691, Aufnahme nach 72 Stunden: Coecum-Ascendens und Colon pelvinum weisen allein Füllung auf. In letzterem ist eine massige Ansammlung zustande gekommen.

Wir haben es hier mit einem Falle zu tun, wo der Kontrastkot abnorm lange im Anfangsteil des Dickdarmes angesammelt bleibt und nur kleine Portionen abgibt, die vereinzelt, in verlangsamtem Tempo, abwärts wandern, um sich in den terminalen Abschnitten massig anzusammeln (Globus pelvicus nach Schwarz).

Das Coecum-Ascendens bietet in bezug auf Form und Größe bei der Obstipation vom Ascendenstypus eine ziemliche Vielfältigkeit. Bald bildet es einen weiten, schlaffen Sack, bald zeigt es tiefe haustrale Einschnürungen, oft reicht es nicht bis zur Linea innominata, in anderen Fällen bis tief ins kleine Becken. Man kann im allgemeinen von *hypotonischen* (atonischen) und *hypertonischen* (spastischen) Formen sprechen. Im übrigen Kolon fallen drei Befunde besonders auf:

1. Das Fehlen langer kontinuierlicher Kotketten (fragmentäre Kolonfüllung).

2. Die Tendenz, schattenfreie Strecken zwischen vereinzelten kleinkalibrigen Inseln bestehen zu lassen, wobei in den Lücken kein Gas sichtbar ist (hypertonische Zustände).

3. Das häufige Vorkommen eines ausgedehnten Schattens im Colon pelvinum und der Ampulle (Globus pelvicus).

Die Ursachen der Stagnation im Anfangsteil des Dickdarmes hat Stierlin in zwei Gruppen geteilt:

1. Peristaltik und Tonus des Coecum-Ascendens sind pathologisch verändert (Atonie, Hypertonie).

2. An oder jenseits der Flexura hepatica besteht ein Hindernis funktioneller (Spasmus) oder organischer Natur (entzündliche Briden und Verwachsungen).

Meistens sind Ursachen dieser beiden Gruppen kombiniert vorhanden. Einzelne Fälle können jedoch unter Umständen zu verschiedenen Zeiten einen verschiedenen Funktionszustand aufweisen und so bald mehr dem spastischen, bald mehr dem atonischen Typus entsprechen.

Die Fälle von Obstipation vom Ascendenstypus lassen sich demnach folgendermaßen klassifizieren:

A. Funktionell bedingte: a) hypotonische Form, b) hypotonisch-hypertonische Form, c) hypertonische Form.

B. Organisch bedingte.

A. Funktionell bedingte Formen der Obstipation vom Ascendenstypus.

a) Hypotonische Form der Obstipation vom Ascendenstypus.

Das Coecum-Ascendens ist weit, schwach haustriert, das übrige Kolon nicht ungewöhnlich eng (spastisch).

17jähriges nervöses Mädchen, das von jeher obstipiert war. Bisweilen 4—7 Tage ohne Stuhl, dann wieder zeitweise regelmäßige Entleerungen. Oft Schmerzen in der

Blinddarmgegend, die mit Vorliebe nach dem Essen auftreten. In letzter Zeit plötzlich und heftig einsetzende, $^1/_4$ Stunde dauernde Koliken in derselben Gegend, verbunden mit Brechreiz, Druckempfindlichkeit und Gurren. — Bei der *Operation*

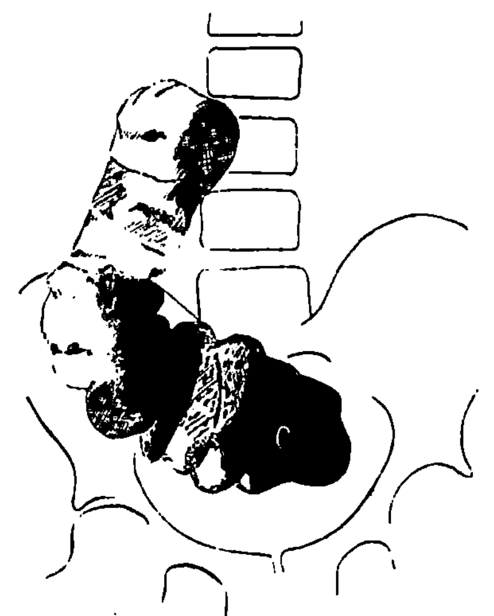
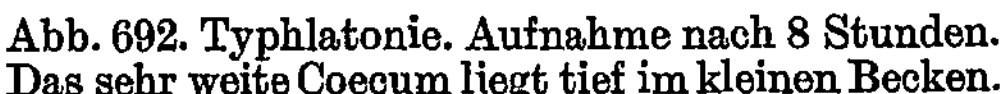

Abb. 692. Typhlatonie. Aufnahme nach 8 Stunden. Das sehr weite Coecum liegt tief im kleinen Becken.

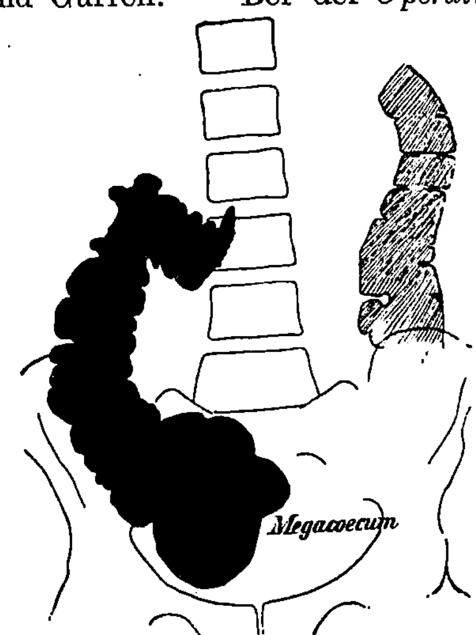

Abb. 693. Dieselbe Patientin. Aufnahme nach 24 Stunden.

fand man das sehr große Coecum tief im kleinen Becken samt dem Colon ascendens sehr beweglich. Appendix normal, enthält Kot (Rückstauung).

Abb. 692, Aufnahme nach 8 Stunden: Das Coecum ist als mächtiger Sack in der Tiefe des kleinen Beckens sichtbar und enthält den größten Teil des Kontrastmittels. Auch das Ascendens ist breit, doch vorwiegend mit Gasen gefüllt.

Abb. 693, Aufnahme nach 24 Stunden. Fast aller Inhalt stagniert in dem noch weiter gewordenen Coecum und Ascendens. Descendens durch Gase dilatiert.

In diesem Falle imponiert besonders die abnorme Weite des Coecum, und es liegt auf der Hand, sie mit der lokalen Stauung und den klinischen Symptomen in ursächliche Beziehung zu setzen.

b) Hypotonisch-hypertonische Form der Obstipation vom Ascendenstypus.

Das Coecum-Ascendens ist weit, schwach haustriert (hypotonisch), das übrige Kolon, besonders die linke Hälfte des Transversum, abnorm eng (hypertonisch, bzw. spastisch), seine Füllung fragmentiert. Diese Form ist die häufigste.

Abb. 694 stammt von einem 30 jährigen Herrn mit chronischer Obstipation und Beschwerden, die als Appendicitis chronica gedeutet wurden. *Operation:* Normaler Wurmfortsatz, sehr großes Coecum.

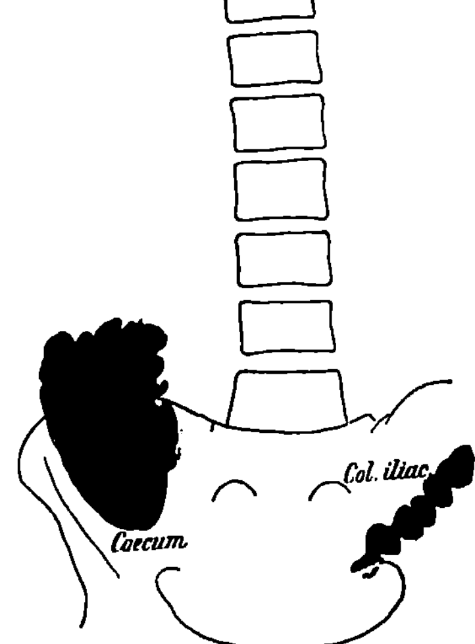

Abb. 694. Weites, hypotonisches Coecum-Ascendens, enges Colon iliacum. Obstipation und appendicitis-ähnliche Beschwerden. Aufnahme nach 24 Stunden.

Das Coecum kann trotz seiner übertriebenen Ausdehnung wie im vorigen Fall in normaler Höhe stehen. Öfter liegt es jedoch tief im kleinen Becken:

29 jähriger Herr. Vor zwei Jahren Anfall von Erbrechen, Schmerzen in der Blinddarmgegend und Windverhaltung; daran anschließend hartnäckige Verstopfung.

Alle 3—4 Tage harter Stuhl. Die Anfälle wiederholten sich alle paar Monate, waren gelegentlich von kurzen Diarrhöen begleitet und dauerten etwa 12 Stunden. In der

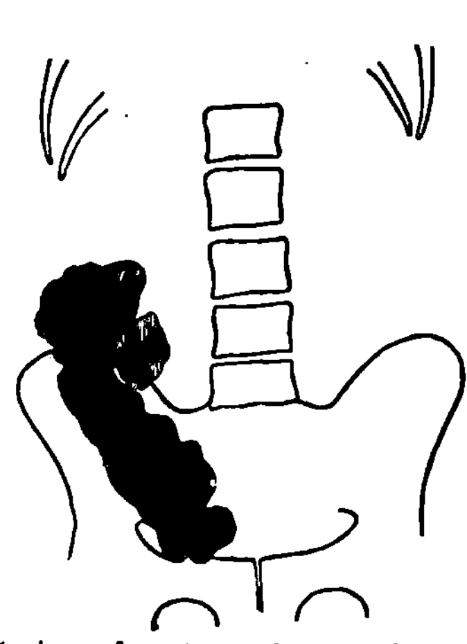

Abb. 695. Ascendensstagnation. Aufnahme nach 20 Stunden. Coecum-Ascendens hypotonisch, tiefliegend. Typische Schattenabschlußlinie im Transversum.

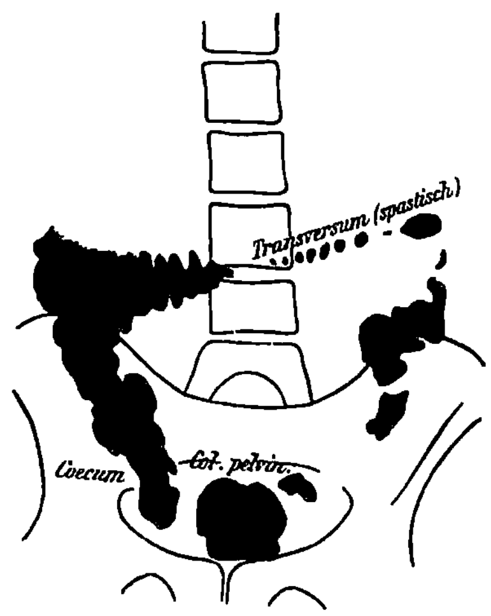

Abb. 696. Derselbe Patient. Nach 25 Stunden. Coecum-Ascendens gefüllt. Transversum spastisch. Globus pelvicus.

Zwischenzeit oft leichtere Koliken im linken Hypochondrium, Gefühl von Aufgetriebensein, Tympanie, Nicotin wurde nicht vertragen.

Abb. 695, Aufnahme nach 20 Stunden, zeigt ein weites, tiefliegendes Coecum-Ascendens mit nur seichten haustralen Einziehungen. Der Schatten sowie die Gasaufhellung setzen im Anfangsteil des Transversum scharf ab.

Abb. 696, Aufnahme nach 24 Stunden (an einem anderen Tage) stellt ein etwas fortgerückteres Stadium der Verdauung dar. Proximale Kolonhälfte stark gefüllt. Die distalen $^2/_3$ des Querdarmes sind als punktierte Linie zu erkennen. Sie sind spastisch kontrahiert. Im Descendens sind unregelmäßige, zerrissene Schatteninseln sichtbar, im Enddarm ein Globus pelvicus.

Laparotomie: Leichte Verwachsungen der Appendixspitze, großes Coecum-Ascendens. Sonst normale anatomische Verhältnisse.

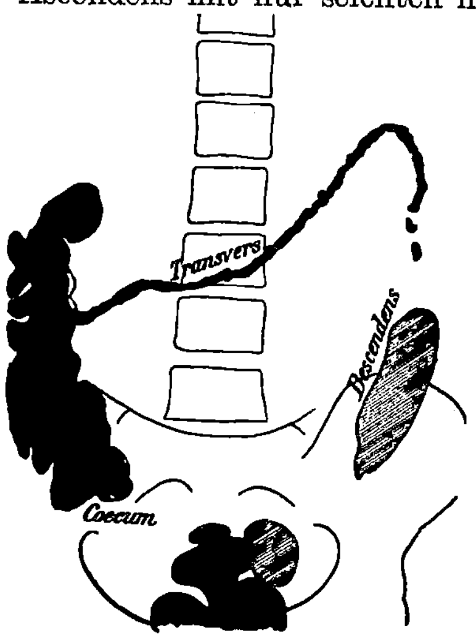

Abb. 697. Ascendensstagnation. Coecum-Ascendens hypotonisch, Transversum hypertonisch.

Wir beobachten in diesem Fall einerseits eine abnorm lange Retention im erweiterten Anfangsabschnitt des Kolon; andererseits einen fragmentierten, doch normal raschen Transport des übrigen Teiles, so daß sich nach 24 Stunden bereits ein Globus pelvicus gebildet hat. Im Transversum Anzeichen von Krampfzuständen, womit das klinische Bild im Einklang steht.

Nicht immer zeigt das spastisch kontrahierte Segment fragmentierte, kleinballige Füllung oder völligen Füllungsausfall. Bisweilen erscheint es als bleistiftdünnes, kontinuierliches Band, wie in folgendem Fall.

22jährige Krankenschwester. Hartnäckige Obstipation und „appendizitische" Beschwerden mit Kolikattacken.

Laparotomie: Appendix normal. Stark dilatierter aufsteigender Darm. Leichte perikolitische Verwachsungen und eine einschnürende Bride etwas distal der Flexura hepatica.

Abb. 697, Aufnahme nach 25 Stunden: Breites Coecum-Ascendens. Davon ausgehend ein dünner bandartiger Schatten, der dem spastischen Transversum und oberen Descendens entspricht. Unteres Descendens, wie aus der Gasaufhellung zu schließen, normal weit, doch ohne Einziehungen. Ausgedehnter Globus pelvicus.

Typhlatonie, Typhlektasie, Coecum mobile.

Im *klinischen Bild* der Obstipation vom Ascendenstypus von den Formen a und b kann ein Symptomenkomplex im Vordergrund stehen, wie er bei chronischer Appendicitis gefunden wird: also kolikartige Attacken, oft von kürzen, profusen Diarrhöen gefolgt, und im Intervall zeitweise leiser, dumpfer Schmerz meist in der rechten unteren Bauchgegend, nicht selten aber unter dem Einfluß spastischer Zustände von größerer Ausdehnung an anderen Stellen. Die Temperatur bleibt meist normal. Das Allgemeinbefinden ist bisweilen stark beeinträchtigt.

Bezüglich des physikalischen Befundes ist zu erwähnen: Coecum bisweilen ballonartig gedehnt, namentlich während der Anfälle. Keine, oder nur geringe défense musculaire.

Dies ist in kurzen Zügen das klinische Bild, welches sich mit den Begriffen Coecum mobile, Typhlatonie, Typhlektasie usw. verbindet.

Die Diagnose läßt sich in manchen Fällen durch die *Röntgenuntersuchung* sehr erleichtern. Die beiden Faktoren, auf welche es dabei ankommt, sind: *1. Abnorme Weite des Coecum, eventuell auch des Ascendens. 2. Kotstagnation in diesem Kolonabschnitt.* Beide sind in einwandfreier Weise im Bilde sichtbar. Ein weiteres Moment, die abnorme Beweglichkeit des Coecum (Coecum mobile), kann ebenfalls röntgenologisch festgestellt werden; doch kommt demselben, wie Stierlin nachgewiesen hat, nur ausnahmsweise, in extremen Graden, eine pathogene Bedeutung zu.

Die röntgenologische Erkennung der Typhlatonie ist aber nicht durchwegs so einfach, da dieselbe nicht immer einen Dauerzustand darstellt, sondern oft nur periodenweise auftritt. Man findet in solchen Fällen nur während der Schmerzperioden den typischen Befund. Im Intervall kann sogar die Stagnation verschwinden. Meist ist allerdings dauernd eine Obstipation leichteren oder schwereren Grades vorhanden. Ihre Intensität steht aber durchaus nicht immer in direktem Verhältnis zur Intensität der klinischen Erscheinungen.

Man hat durch die Schirmbeobachtung einen tieferen Einblick in die Pathogenese dieser Zustände gewonnen, so daß es wohl heute als Tatsache gelten kann, daß Überdehnung und krampfartige Kontraktionen des prall gefüllten Coecum-Ascendens die Grundlage bilden für den erwähnten klinischen Symptomenkomplex.

Es gibt nun gelegentlich Fälle, wo im Röntgenbild die für diese Art der Motilitätsstörung charakteristische Schattenverteilung zu sehen ist, ohne daß die Patienten auf Befragen über Obstipation klagen. Es wäre aber ein Irrtum, wenn man daraus schließen wollte, daß der von Stierlin beschriebene Symptomenkomplex nicht pathognomonisch sei. Wir glauben im Gegenteil, daß wir dem Röntgenbild, das uns in klarster Weise eine Stauung im Coecum-Ascendens verrät, mehr Glauben zu schenken berechtigt sind, als dem Patienten, der aus einer alle zwei Tage erfolgenden Defäkation den Schluß zieht, daß sein Darm normal funktioniere. Wir kennen ja schon klinisch eine Art von Verstopfung, wo trotz beträchtlicher Retention sogar täglich Stuhlgang erfolgen kann. Das Pathologische liegt in der Unvollständigkeit der Entleerung (fragmentäre Stuhlentleerung — Boas).

Die hypotonisch-hypertonische Ascendensstagnation kann sich klinisch auch als Colitis mucomembranacea äußern. In solchen Fällen kommt oft der Kontrast zwischen schlaffem Coecum-Ascendens und spastischem Transversum oder Descendens besonders stark zum Ausdruck, wenn man die Untersuchung zur Zeit des Anfalles macht. In der Zwischenzeit beobachtet man an Stelle des Krampfes nur leichte Hypertonie, eventuell gar ein normal weites Kolon.

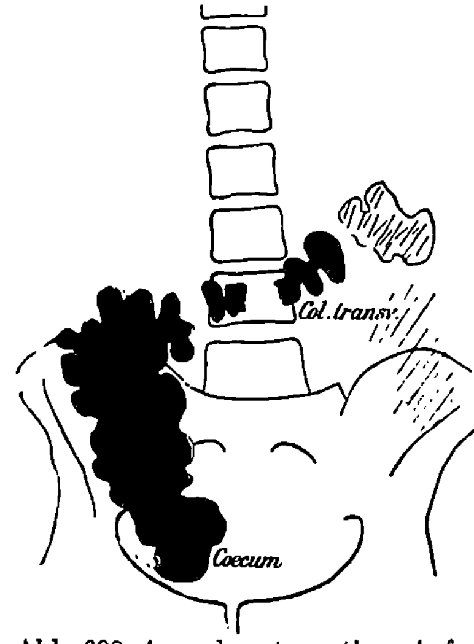

Abb. 698. Ascendensstagnation. Aufnahme nach 24 Stunden. Coecum-Ascendens weit, hypotonisch. Fragmentierte Füllung des übrigen Kolon. Colitis mucomembranacea.

33jährige Frau, die von Geburt an verstopft war und seit Jahren nur noch vermittels Abführmitteln und Klysmen sich helfen konnte. Im Stuhl regelmäßig Schleim, zum Teil in Fetzen und Bändern *(Colitis mucomembranacea)*. Viel Leibschmerzen, namentlich rechts, oft anfallsweise. Transversum und Descendens dann als empfindlicher Strang, Coecum gebläht, palpierbar. Da man Appendicitis chronica vermutete, wurde die Patientin *laparotomiert*. Man fand den Anfangsteil des Dickdarmes tief gesenkt, sehr weit, gebläht, mit JAKSONschen schleierartigen Überzügen. Blinddarm normal.

Abb. 698, Aufnahme nach 24 Stunden, zeigt das Coecum im kleinen Becken, die Flexura hepatica fast bis zur Crista iliaca gesunken. Enteroptose. Der Kontrastschatten entspricht fast vollständig dem gedehnten Darmabschnitt. Er schneidet im Anfangsteil des Transversum ab. Weiter distalwärts sind nur zwei kleine Flecke sichtbar. Flexura lienalis und Descendens gashaltig.

c) Hypertonische Formen der Obstipation vom Ascendenstypus.

Coecum-Ascendens, sowie in wechselnder Ausdehnung das übrige Kolon abnorm eng, tief haustriert oder mit kleinkalibriger, fragmentierter Füllung.

30 Jahre alte Frau. Seit 9 Jahren zunehmende Verstopfung. Stetiger Gebrauch von Abführmitteln. Stuhl besteht aus sehr harten kleinen Knollen. Schmerzen in der rechten Bauchgegend, oft anfallsweise. Nervöse Konstitution.

Abb. 699 zeigt den weitaus größten Teil des Kontrastsinhaltes im Coecum-Ascendens, das eng ist und tiefe Einziehungen aufweist. Im Anfangsteil des Transversum, an typischer Stelle, setzt die Gasaufhellung der Flexura hepatica mit scharfer Linie ab. Von da an sehen wir in ungefähr gleichen Abständen kleine rundliche Schatteninselchen.

Bei der *Probelaparotomie* fand man die Appendix normal, Coecum und Ascendens weit, letzteres mit einem Netzzipfel verwachsen und Zeichen chronischer Entzündung in Form feiner, zum Teil sternförmiger perikolitischer Narbenstränge, nach deren Durchschneidung sich das Organ entfaltete.

In diesem Beispiel fällt der hypertonische Zustand des ganzen Dickdarmes auf. Trotzdem haben kleine Teile des Kontrastkotes schon nach 24 Stunden das Colon pelvinum erreicht. Der gleichzeitige Befund perikolitischer Briden läßt an einen ätiologischen Zusammenhang derselben mit der hypertonischen Motilitätsstörung denken.

Sehr ausgesprochen fanden wir die hypertonische Form der Obstipation vom Ascendenstypus bei *Tabes:*

54jährige Frau mit tabetischen Krisen. Seit Jahren sehr hartnäckige Verstopfung. Kot hart, namentlich in letzter Zeit, wo die Schmerzkrisen alle Tage auftreten. Belladonnapillen lindern dieselben, verstärken aber die Stuhlverhaltung.

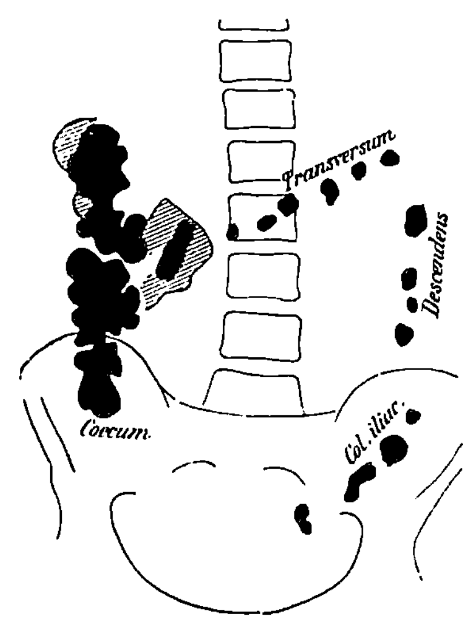

Abb. 699. Hypertonische Ascendensstagnation. Aufnahme nach 24 Stunden.

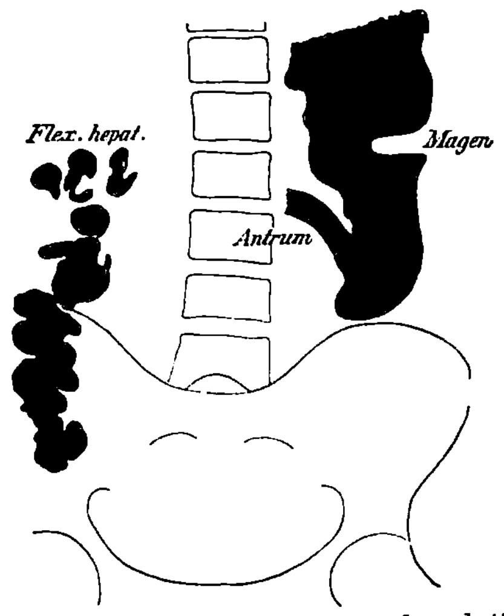

Abb. 700. Hypertonische Ascendensobstipation bei Tabes dorsalis.

Abb. 700, Aufnahme 24 Stunden nach Einnahme einer ersten, einige Minuten nach Einnahme einer zweiten Bariummahlzeit. Magen und Coecum-Ascendens hypertonisch.

Dieser Zustand kann hier als Spasmus bezeichnet werden; denn er ist von solcher Intensität, daß sogar im Anfangsteil des Dickdarms, wo der Inhalt noch halbflüssig ist, die Füllung schon eine kleinkalibrige, fragmentierte ist. Über die Flexura hepatica ist noch kein Schatten vorgerückt. Weitere Aufnahmen bewiesen, daß auch das Transversum sich an der Hypertonie beteiligte.

B. Mechanisch bedingte Formen der Obstipation vom Ascendenstypus.

Verwachsungen in der Gegend der Flexura hepatica und des aufsteigenden Darmes, die zu Einschnürungen oder Abknickungen führen, können das röntgenologische und klinische Bild der Obstipation vom Ascendenstypus bedingen. In manchen Fällen ist es jedoch nicht möglich zu entscheiden, welcher ätiologische Anteil an der Funktionsstörung des Kolon den vorhandenen Verwachsungen zukommt (Einschnürung, mechanische und reflektorische Hemmung der Peristaltik).

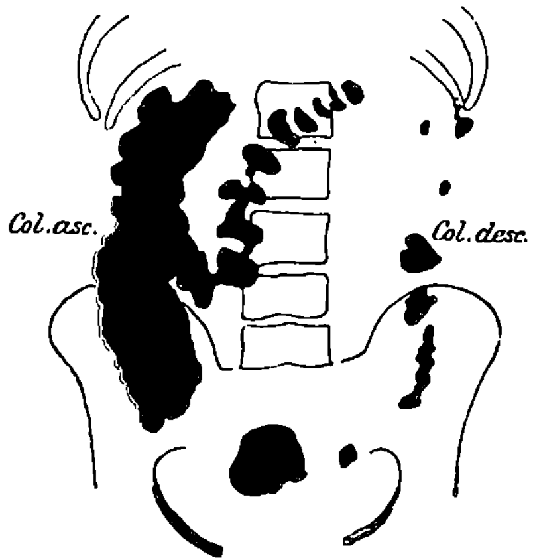

Abb. 701. Obstipation vom Ascendenstypus. Vor 8 Jahren Appendektomie Aufnahme nach 48 Stunden. Operation: Perikolitische Verwachsungen an der Flex. hep. und am Coecum Ascendens. Resektion des Coecum Ascendens und Transversum bis zum 2. Drittel.

26jähriges Mädchen. Hochgradig verstopft. Trotz Gebrauches von Abführmitteln oft 10 Tage ohne Stuhl. Häufiges Spannen und Reißen in der Blinddarmgegend. Bisweilen Temperaturen bis 38°. Allgemeinbefinden stark beeinträchtigt.

Vor 8 Jahren Laparotomie wegen vermeintlicher Blinddarmentzündung. Die Appendix erwies sich als so gut wie normal, wurde aber trotzdem entfernt.

Abb. 701, Aufnahme nach 48 Stunden, zeigt ein sehr weites, kaum haustrierte Coecum-Ascendens mit hochgelegener Flexura hepatica. Der erste Teil de

Transversum liegt dem Ascendens auf langer Strecke an. Im übrigen Kolon ganz unregelmäßige, kleinkalibrige, fragmentierte Füllung. Kleiner Globus pelvicus.

Operation. In der Umgebung des stark gedehnten Anfangsteiles des Dickdarmes sowie der Flexura hepatica narbige, strangförmige Verwachsungen, die zum Teil vom Kolon zur Unterfläche der Leber und zum Peritoneum parietale führen, ohne aber eigentliche Stenosen zu verursachen. Resektion bis zur Grenze des 1. und 2. Drittels des Transversum und Ileotransversostomie. — Befund ein Jahr später: Obstipation geheilt. 40 Pfund Gewichtszunahme.

2. Dyschezie.

Unter diesem Namen beschrieb HERTZ eine Form der Motilitätsstörung, wo der Kot das Colon pelvinum in normaler oder sogar ungewöhnlich kurzer Zeit erreicht, die Defäkation aber unvollständig oder verzögert ist. Sie entspricht im wesentlichen der schon früher von STRAUSS beschriebenen *proktogenen Obstipation.* HERTZ benützte zu ihrem Nachweis die *Röntgenuntersuchung.* Es gelang ihm, zu zeigen, wie der Kontrastschatten ohne Verspätung den unteren Darmabschnitt erreicht, sich dort allmählich stark vergrößert und, trotz endlich erfolgtem Stuhlgang, eine Reihe von Tagen bestehen bleibt. *Obstipierte dieser Art können sogar täglich Stuhl haben; die Entleerung ist dabei unvollständig.* Dieses Verhalten bezeichnet FIELD als *kumulative Obstipation,* BOAS als *fragmentierte Stuhlentleerung.* Oft gelingt es nur mittels eines Klysmas, völlige Reinigung zu erzielen. Das S romanum kann in schweren Fällen von Dyschezie stark ausgeweitet sein. Partielle Dilatationen des Rectum und der distalen Sigmoidealhälfte (vgl. Abb. 705), oder isolierte des Sigma sind nach BROSCH sogar häufig. Man beobachtet dabei Haustrenschwund bei muskelkräftiger Darmwand und relativ kurzem Gekröse. Über die Breitendimensionen wird man nur mittels eines Einlaufbildes orientiert. Bei Einnahme per os erhält man keine guten Übersichtsbilder. HERTZ betont, daß bei Dyschezie das *Rectum stets Stuhl enthalte.* Zur Diagnose ist also die Digitaluntersuchung unentbehrlich.

Die *klinischen und ätiologischen* Eigentümlichkeiten der genannten Obstipationsform wurden schon vor der Röntgenära von STRAUSS beschrieben. Dieser machte speziell darauf aufmerksam, daß sie in vielen Fällen psychogen, d. h. durch systematische Ignorierung des Stuhldranges entstehe. Als charakteristisch bezeichnete er „den Befund mehrerer größerer harter Kotknollen im Rectum ohne gleichzeitige Anwesenheit des prädefäkatorischen Stuhldranges". Er unterschied zwischen den Fällen von Proktostase, die im wesentlichen auf *Anästhesie des Rectum* zurückzuführen sind, und solchen, bei welchen sie durch Schwäche des extraintestinalen Muskelapparates bedingt ist.

Die häufigste Ursache der Dyschezie liegt also in einer Schwäche des Defäkationsaktes. Es darf indessen nicht vergessen werden, bei der Untersuchung auch auf mechanische Hindernisse zu achten, die den Austritt der Faeces hemmen können. Als solche sind zu erwähnen: Sphincterspasmus, organische Strikturen, Abknickung und Krampf am Genu rectoromanum (vgl. Abb. 702), Kompression des Rectum von außen.

Die Proktostase kann ähnlich der Obstipation vom Ascendenstypus durch Hinzutreten entzündlicher Prozesse zu Beschwerden führen, welche, wie auch KAREWSKY bemerkt, mit denen der chronischen Appendicitis Ähnlichkeit haben. Beim Hinzutreten von Myxorrhöe entsteht das Krankheitsbild der Colitis mucomembranacea. Zur *Obstipatio dolorosa* gehören also ein Teil der Fälle vom Ascendenstypus und von Dyschezie, außerdem natürlich solche, wo eine wirkliche Appendicitis mit Verstopfung kombiniert ist.

Zur *Röntgenuntersuchung* ist folgendes zu bemerken. Wenn man den Kontrastschatten in annähernd normalem Tempo den Dickdarm durchwandern, dann allmählich sich unten massig ansammeln und dort ungewöhnlich lang verharren sieht, so ist die Diagnose Dyschezie auf der Hand liegend (Abb. 703). Anders, wenn schon in höhergelegenen Abschnitten Verzögerung des Transportes zu konstatieren ist. In diesem Falle kann es sich entweder um eine primäre Funktionsstörung auch dort handeln,

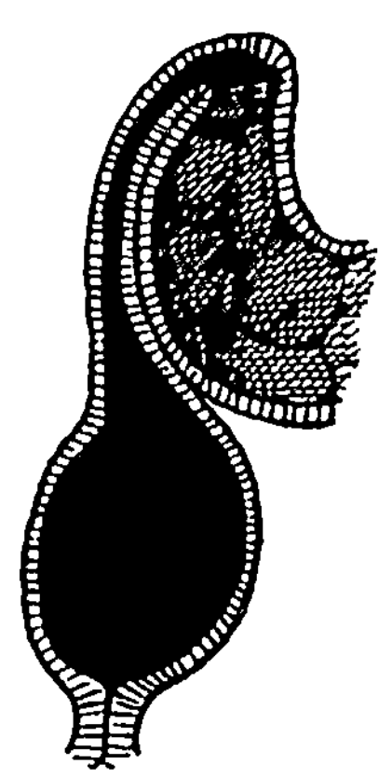

Abb. 702. Hindernis durch Abknickung am Genu recto-romanum. (Nach HERTZ.)

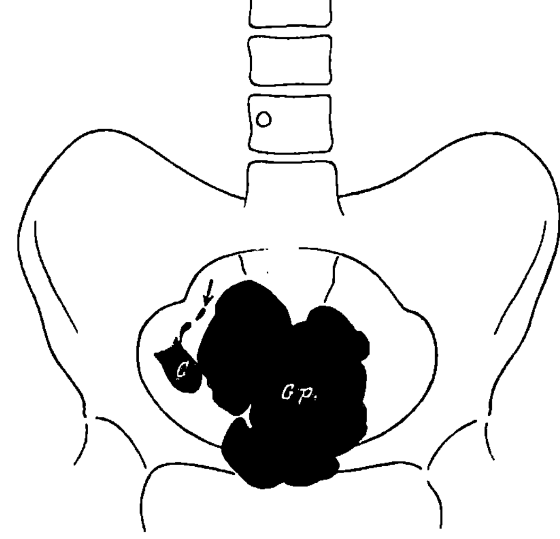

Abb. 703. Proktogene Obstipation. Appendix sichtbar. Aufnahme nach 48 Stunden. C Coecum, Pfeil = Appendix, G. p. Globus pelvicus.

oder aber die Hypomotilität daselbst ist nur eine Folge der Rückstauung vom Colon pelvinum her. Der Entscheid ist nur dadurch möglich, daß man nach vorheriger gründlicher Entleerung durch Einlauf die Röntgenuntersuchung wiederholt.

31 Jahre alte Frau mit leicht hysterisch-psychopathischer Konstitution. Seit 9—10 Jahren schwer obstipiert. Oft 10—14 Tage ohne Stuhl. Derselbe bildet

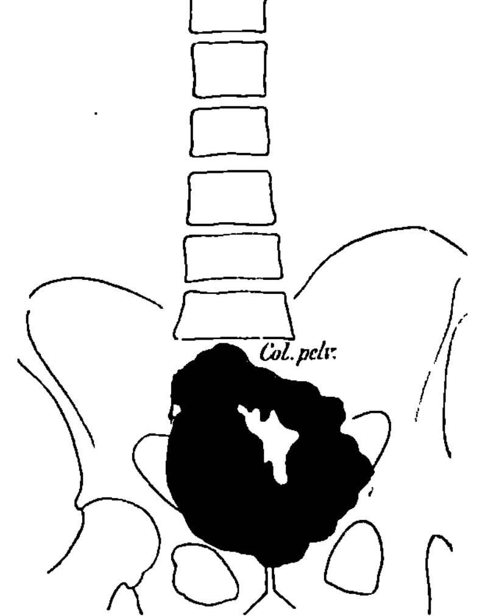

Abb. 704. Dyschezie. Aufnahme 24 Stunden nach Bariummahlzeit. Sigma und Rectum enthalten alles Barium.

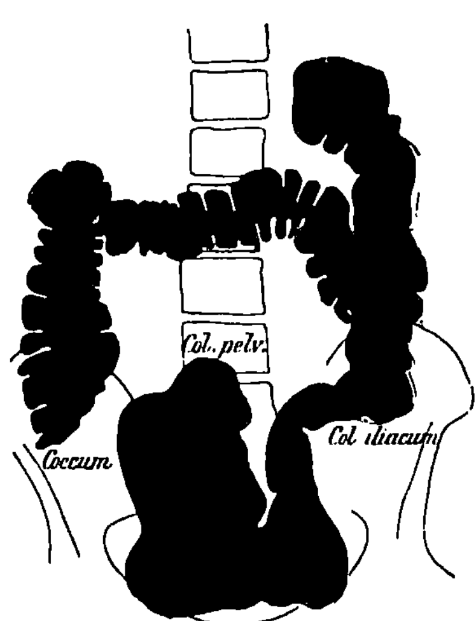

Abb. 705. Derselbe Patient. Aufnahme nach Bariumeinlauf. Die ungewöhnliche Weite des S romanum ist erst hier zu sehen.

steinharte kleine Knollen. Bisweilen einen Tag lang profuse Diarrhöen. Öfters Blutspuren und Schleimfetzen. Die Intensität der Verstopfung wechselt.

Leichte Druckempfindlichkeit des Kolon, namentlich des Coecum-Ascendens. Hämorrhoiden. Ampulle mit Kot gefüllt. Rektoromanoskopie: Rectum und Sigma weit, ihre Schleimhaut etwas katarrhalisch.

Röntgenuntersuchung. Nach 5 Stunden Coecum-Ascendens sowie Sigma schattiert. Nach 24 Stunden (Abb. 704) ist nur im S romanum und der Ampulla recti ein ausgedehnter Schatten zu sehen. Nach 72 Stunden ist er etwas kleiner geworden.

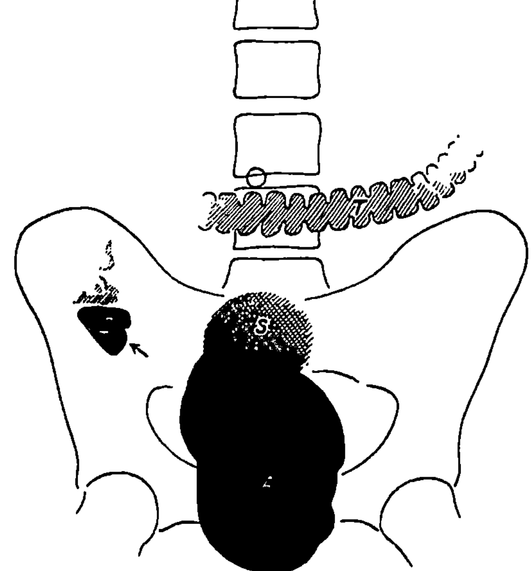

Abb. 706. Proktogene Obstipation (Dyschezie). Fast sämtlicher Kontrastkot im unteren Sigma (S) und der Ampulla recti (A). Aufnahme nach 48 Stunden. C Coecum, Pfeil = Appendix, T Transversum.

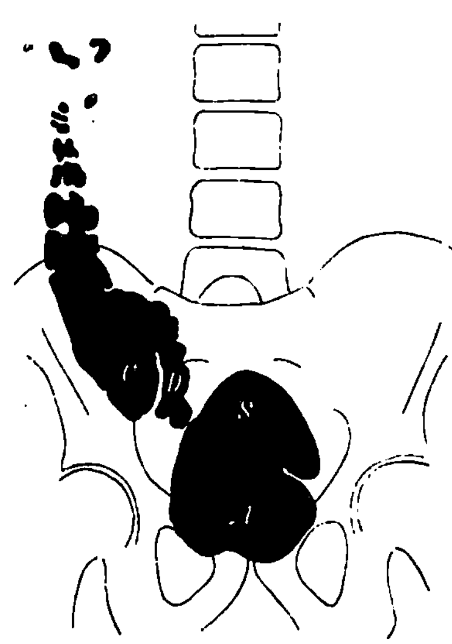

Abb. 707. Obstipation vom Ascendenstypus kombiniert mit Dyschezie. Aufnahme nach 7½ Stunden. Probelaparotomie: Pericöcale Briden. D Dünndarm, C Coecum, S Sigma, A Ampulla recti.

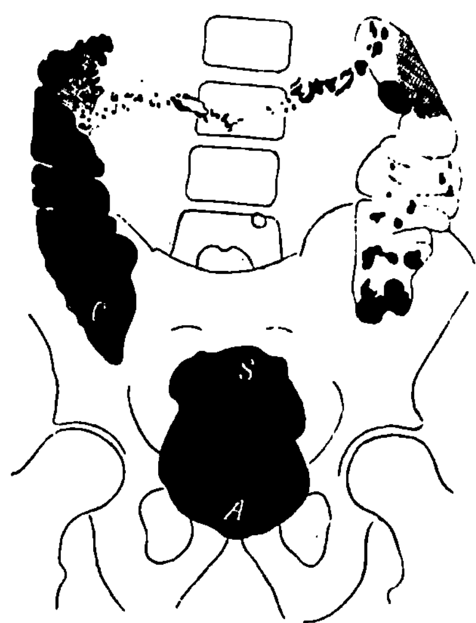

Abb. 708. Derselbe Patient. Aufnahme nach 12 Stunden. Ansammlung im Anfangs- und Endteil des Dickdarms.

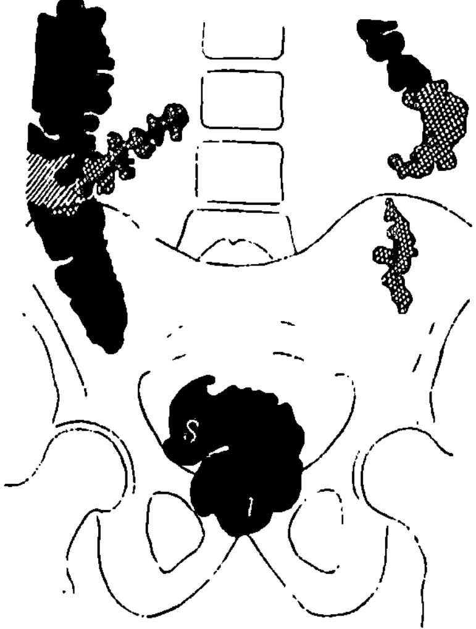

Abb. 709. Derselbe Patient. Aufnahme nach 30 Stunden.

Abb. 705, eine Aufnahme nach Bariumeinlauf, zeigt die wirkliche Weite und Länge des Colon pelvinum.

Im folgenden Fall betrifft die Dilatation die untere Hälfte des Sigma und die Ampulla recti.

Ein Mann mittleren Alters, leidet seit Jahren an hartnäckiger Obstipation.
Röntgenuntersuchung. Bei der Durchleuchtung nach 24 Stunden findet man im ganzen Dickdarm Schattenreste. Im terminalen Darm bereits eine kleinere Schattenansammlung.

Abb. 706, Aufnahme nach 48 Stunden: Ausgedehnter Globus pelvicus, der vom 5. Lendenwirbel bis unter die Symphyse reicht. Er entspricht dem Colon pelvinum und der Ampulla recti. Der übrige Dickdarm ist leer bis auf das Coecum, das noch einen deutlichen Rest aufweist. Von ihm ausgehend sieht man sehr schön den nach oben verlaufenden Wurmfortsatz.

In diesem typischen Falle von Dyschezie erreichte also der Kontrastschatten innerhalb der ersten 24 Stunden das Colon pelvinum. Nach 48 Stunden bildete er den Globus pelvicus, der nach weiteren 49 Stunden trotz vorheriger Stuhlentleerung noch vorhanden war.

Die Dyschezie findet sich ziemlich oft mit Ascendens-Stagnation *kombiniert.* Wir sahen schon in den beiden eben erwähnten Fällen als Nebenbefund einen erheblichen Schattenrest im Coecum. Viel ausgesprochener ist aber diese Kombination in folgendem Falle.

24jähriger Mann. Chronische Obstipation.

Vor 2 Jahren im Anfall appendektomiert. Seit 2 Monaten wieder Druck und leichte Schmerzen in der Blinddarmgegend, einige Tage verbunden mit Durchfall und Brechreiz. Ileocöcalgegend druckempfindlich.

Röntgenuntersuchung. Abb. 707, Aufnahme nach $7^1/_2$ Stunden: Man sieht eben noch das unterste Dünndarmende. Coecum und Ascendens schattiert. Gegen die Flexura hepatica zu lösen sich von dem großen Schatten einzelne kleine Inseln los. Von dort ab ist der Darm vollständig leer. Im Colon pelvinum und der Ampulle ist ein ausgedehnter, kompakter Schatten vorhanden (Globus pelvicus).

Abb. 708, Aufnahme nach 12 Stunden: Coecum-Ascendens mit Kontrastinhalt gefüllt. Im Transversum feine, reihenförmig angeordnete Flecken. Descendens durch Gase gedehnt. Ausgedehnter Globus pelvicus. Fragmentäre Stuhlentleerung.

Abb. 709, Aufnahme nach 30 Stunden: Annähernd dieselbe Schattenanordnung, nur in etwas geringerer Ausdehnung.

Laparotomie. Coecum durch zwei entzündliche Briden am Peritoneum parietale adhärent. Sonst normale Verhältnisse.

Dieser Fall stellt also eine Kombination von Dyschezie mit Ascendensstagnation dar. Der Schatten erreicht das S romanum schon nach $7^1/_2$ Stunden, also etwas schneller als normal, und zwar ohne auf seinem Weg von der Flexura hepatica bis dahin Spuren zu hinterlassen. Ja er bildet zu dieser Zeit schon einen ausgedehnten Globus pelvicus. In allen Aufnahmen sind nur Coecum-Ascendens und Colon pelvinum sichtbar, die übrigen Darmabschnitte fast schattenfrei. Im Transversum Spuren großer Kolonbewegungen.

Daß sich zur Coecum-Ascendens-Stagnation leicht eine Dyschezie gesellt, ist verständlich, wenn man die Folgen bedenkt, welche erstere auf die Zusammensetzung des Kotes ausübt. Die abnorm ausgiebige Resorption peristaltikerregender Stoffe und Wasser muß zu einer Herabsetzung des Defäkationsreizes führen.

3. Transversostase.

Wer schon eine größere Zahl von Fällen chronischer Obstipation röntgenologisch untersucht hat, dem muß es aufgefallen sein, wie oft er ein ptotisches Colon transversum während mehrerer Aufnahmen gefüllt fand. Das Coecum-Ascendens ist schon leer, im Descendens sind höchstens vereinzelte kleine Kontrastballen sichtbar, im Colon pelvinum und der Ampulle bildet sich ein Globus pelvicus und verschwindet wieder — und immer noch sehen wir die kontinuierliche Schattengirlande des Querdarmes. Man hat bisweilen den Eindruck, als ob dies durch ein Hindernis an der Flexura lienalis bedingt wäre und erinnert sich der Theorie GLENARDs, der in der Abknickung des Kolon an den Umbiegungsstellen die Ursache der Stuhlverstopfung bei Enteroptose erblickte. Wenn auch diese Theorie in ihrer Verallgemeinerung nicht mehr anerkannt werden kann, so hat doch gerade das Röntgenverfahren darauf aufmerksam gemacht, daß man in dieser Frage das Kind nicht mit dem Bade ausschütten darf. Es ist ja bekannt, daß die Flexura lienalis schon physiologischerweise als Bremsvorrichtung dient. Sie kann diesen Einfluß in übertriebener Weise geltend machen, wenn das zuführende Transversum stark ptotisch ist. BRAUN wies nach, daß sie bei spitzwinkligem Verlauf und Verwachsung ihrer Schenkel zu einer Art Spornbildung führen könne, wodurch ein Ventilmechanismus entstehe. PAYR beschrieb als typisches Krankheitsbild einen Symptomenkomplex, der durch ein Passagehindernis an der linken Flexur bedingt ist. Er unterscheidet, ausgehend von den Autopsiebefunden ROITHs, den proximal von diesem Darmteil gelegenen, mehr resorptiv tätigen, und den distalen, fast ausschließlich motorisch funktionierenden Kolonabschnitt. Den ersteren fand ROITH stets viel stärker mit Kot gefüllt als den letzteren. Durch Verwachsungen der beiden aneinander liegenden Schenkel der Flexura lienalis kann es, wie besonders PAYR nachwies, zu so erheblicher Einengung kommen, daß das klinische Bild der Darmokklusion entsteht. Wir werden darauf in einem späteren Kapitel zurückkommen.

Die Fälle, wo die klinischen und röntgenologischen Zeichen eines Passagehindernisses an dieser Stelle bestehen (im linken Hypochondrium lokalisierte Schmerzattacken, längeres Verharren des unteren Schattenendes vor der Flexur, zunehmende Dehnung des Transversum), sind indessen viel seltener, als diejenigen, wo einfach ein längeres Verharren des Kontrastmittels im Querdarm ohne Stenoseerscheinungen beobachtet wird. Es ist namentlich auffallend, daß trotz einer über mehr als 24 Stunden sich erstreckenden Kotstagnation im Transversum sich letzteres nicht, oder lange nicht in dem Maße, dehnt, als man es beim Vorhandensein eines Passagehindernisses erwarten würde. Was ferner auffällt, ist die fast regelmäßig vorhandene Kontinuität des Schattens. Während unter physiologischen Verhältnissen und bei den beiden vorher besprochenen Obstipationsformen gerade im Querdarm sich die großen Kolonbewegungen durch ausgedehnte Schattendehiszenzen im Röntgenbilde kundgeben, scheint für diesen Typus das lange Ausbleiben oder die Schwäche derselben charakteristisch zu sein. Es mag diese funktionelle Anomalie mit der meist vorhandenen Senkung zusammenhängen.

Das Verhalten des distalen Kolonabschnittes ist folgendes: Meist wird es von einzelnen kleinkalibrigen Ballen in langsamem oder normalem Tempo durchwandert. Zu einer Ansammlung kommt es nur im Colon pelvinum und der Ampulle. Dieselbe erreicht gewöhnlich keine größere Ausdehnung und wird oft zu einer Zeit entleert, wo das Transversum noch gefüllt ist. Wir haben also ein ganz ähnliches Verhalten, wie bei der Obstipation vom Ascendenstypus: Stagnation in einem Abschnitt (hier Coecum-Ascendens, dort Transversum) und sukzessive Abgabe kleiner Portionen von diesem Reservoir, die vereinzelt abwärts wandern. Man könnte also auch hier von einer *dyskinetischen Obstipation* sprechen, indem eben eine Koordinationsstörung der Peristaltik die eigentümliche Kotverteilung bedingt.

Zu dieser Gruppe gehören gewisse *spastische Obstipationsformen*, wo der Krampf resp. die *Hypertonie das distale Kolon* betrifft. MATHIEU bezeichnet sehr anschaulich das Descendens als einen ausgedehnten Sphincter, der gewöhnlich leer sei und nur kurz vor der Defäkation sich fülle. Damit erklärt er die häufige Stagnation im

Querdarm. Wir dürfen uns aber nicht vorstellen, daß solche spastische Abschnitte allein durch ihre Kontraktion den Kot einfach festhalten und so wie eine organische Stenose ein Hindernis bilden. Wir konstatieren wohl im Röntgenbild eine auffallende Verengerung, die aber den Transport nicht zu verlangsamen braucht.

51jährige Frau. Hysterika. Seit 30 Jahren „magenleidend". Seit frühester Jugend obstipiert. Hin und wieder kurze Diarrhöen, verbunden mit Brechen und starken Kolikschmerzen in der mittleren und unteren Bauchregion.

Abb. 710, Aufnahme nach 48 Stunden: Der Kontrastkot befindet sich ausschließlich in dem tief herabhängenden Transversum.

Abb. 711, Aufnahme nach 72 Stunden: Querdarm in kaum veränderter Lage, Coecum und Ascendens haben sich retrograd wieder gefüllt.

In den weiteren Aufnahmen dieser Serie sah man, wie das Descendens ziemlich rasch passiert wurde, ohne daß es im Sigma zu längerer Ansammlung kam.

Die *Probelaparotomie* ergab außer einer hochgradigen Ptose nichts Abnormes.

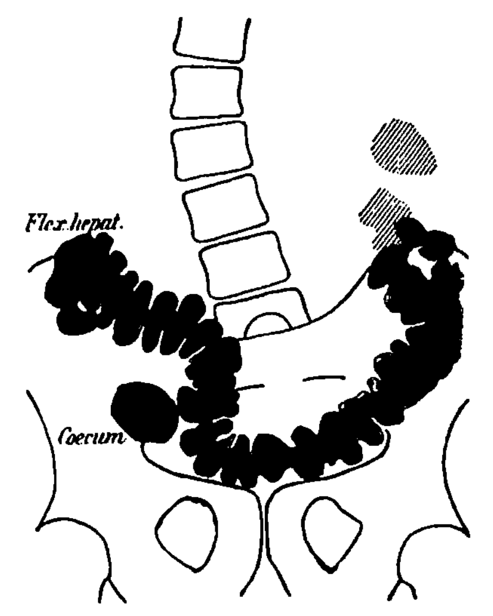

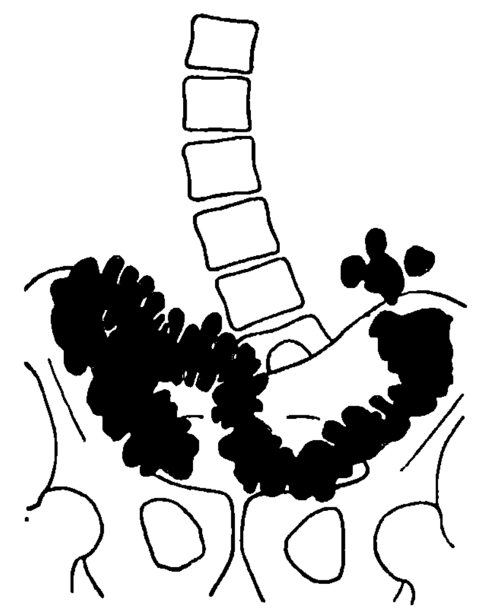

Abb. 710. Transversostase. Hochgradige Transversoptose. Aufnahme nach 48 Stunden.

Abb. 711. Derselbe Patient. Aufnahme nach 72 Stunden. Retrograder Schub.

Charakteristisch für die Transversostase bei Ptose ist die kontinuierliche Füllung dieses Kolonabschnittes. Die großen Bewegungen fehlen oder sind so schwach, daß sie lange zu keiner Zerteilung der Kotsäule führen. Im folgenden Falle sehen wir z. B. während 48 Stunden einen fast unveränderten, kontinuierlichen Transversumschatten.

40jährige Frau, seit 10 Jahren hartnäckig obstipiert. Oft eine Woche und länger ohne Stuhl. Vor 6 Monaten traten krampfartige Schmerzen in der unteren Bauchregion auf, die zunächst 3 Tage dauerten und dann sich in der Blinddarmgegend, bisweilen auch links, lokalisierten; sie kamen meist tagsüber, waren vom Essen unabhängig und hielten stundenlang an. In der Zwischenzeit nur unangenehmes Druckgefühl. Nach dem Schmerzanfall setzte die Periode 5 Monate lang aus.

Abb. 712, Aufnahme 48 Stunden nach Bariummahlzeit, zeigt uns ein stark ptotisches Transversum, in dem aller Kontrastkot angesammelt ist. Das Kolon hat normale Weite und Konturen.

In der Aufnahme nach 72 Stunden sehen wir im Descendens und in der Ampulla recti vereinzelte kleine Knollen. Der größte Teil des Inhaltes ist noch im Querdarm. Seit der Einnahme der Riedermahlzeit ist kein Stuhl erfolgt.

Bei der *Laparotomie* fand man den vorderen Abschnitt des Wurmfortsatzes mit dem Ileumende verwachsen. Appendektomie.

In diesem Fall steht die lange Stagnation im ptotischen Transversum im Vordergrund. Wohl erreicht zwischen 24 und 48 Stunden eine kleine Portion von Kontrastkot das Colon pelvinum, allein dies ändert nichts am Gesamtbild.

Die Stase des Transversum ist nicht an eine Ptose desselben gebunden. Sie kommt auch in dem normal hochgelegenen Querdarm vor, bei gleichzeitigem Spasmus des Descendens. Hierher gehört ein Teil der Fälle von Colitis muco-membranacea, wie z. B. folgender:

31 jähriger Neurastheniker, seit 1½ Jahren „arbeitsunfähig". Seit 10 Jahren hochgradig verstopft.

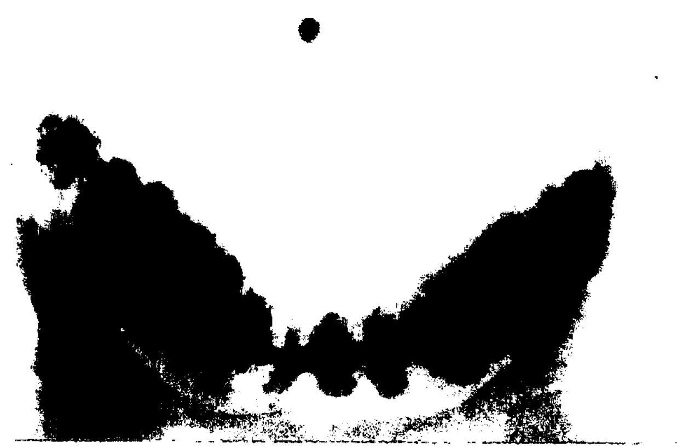

Abb. 712. Transversostase bei hochgradiger Transversoptose. Chronische Appendicitis. Aufnahme nach 48 Stunden. — Operiert.

Beständiger Gebrauch von Abführmitteln. Klistiere und Einläufe sind wirkungslos. Oft leichtere Schmerzen und unangenehmes Druckgefühl im Bauch, besonders rechts, die nach erfolgter Entleerung nicht verschwinden. Stuhl sehr hart, meist kleinkalibrig, immer zu wenig, oft mit Schleim und Blutspuren bedeckt. Dyspeptisch-nervöse Allgemeinstörungen.

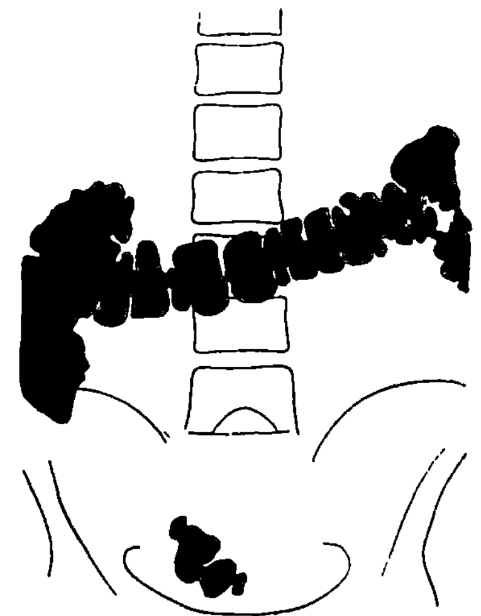

Abb. 713. Transversostase. Colitis mucomembranacea. Aufnahme nach 24 Stunden.

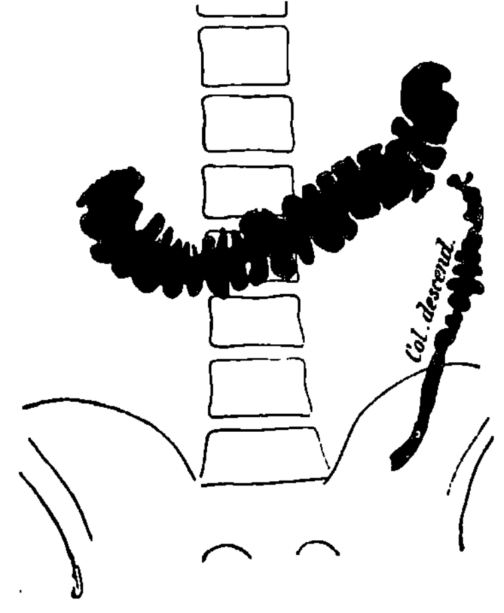

Abb. 714. Derselbe Patient. Nach 48 Stunden Descendens spastisch kontrahiert (Corde colique).

Abb. 713, Aufnahme nach 24 Stunden. Proximaler Dickdarm gefüllt, distaler bis auf kleine Kontrastknollen im Colon pelvinum leer. — Spärlicher Stuhlgang.

Abb. 714, Aufnahme nach 48 Stunden. Transversum voll, Descendens bleistiftförmig kontrahiert (corde colique). Nach 96 Stunden noch Reste im Transversum.

Bezüglich der klinischen Symptomatologie ist zu bemerken, daß in Fällen von wirklichem Passagehindernis an der Flexura lienalis im Sinne einer chronischen

Stenose Schmerzen in der Gegend des Nabels und linken Rippenbogens, die nach Gasabgang oft verschwinden, vorhanden sind. Aber auch die rein funktionelle Form dieser Obstipation kann bisweilen Beschwerden machen, und zwar sind leichte Schmerzen in der Gegend des Coecum infolge Überdehnung desselben durch Rückstauung nicht so selten. Chronische Appendicitis ist dann nicht immer leicht auszuschließen, da, wie wir sahen, die Obstipation vom Transversumtypus gleichzeitig vorkommen kann.

4. Die „atonische" und „spastische" Obstipation im Röntgenbild.

Nachdem wir die verschiedenen mehr oder weniger scharf charakterisierten Formen der Obstipation besprochen haben, wollen wir sie mit den beiden seinerzeit von FLEINER aufgestellten Haupttypen, der sog. *atonischen und spastischen* vergleichen und uns fragen, *ob und wie weit das Röntgenverfahren die Begriffe Spasmus und Atonie zu stützen vermochte.*

Bezüglich der letzteren im Sinne einer allgemeinen Erweiterung und abgeschwächten Funktion des Kolon haben wir gezeigt, daß solche Fälle zwar vorkommen, doch nicht häufig sind.

Das Vorkommen des ersteren ist schon klinisch erwiesen. Wir erinnern nur an den spastischen Ileus und die Bleikolik. Aber auch röntgenologisch konnte er wiederholt festgestellt werden (Fälle von SCHÜTZ, GROEDEL, BOEHM, STIERLIN u. a.). STIERLIN hat in mehreren Fällen von Obstipation vom Ascendenstypus darauf aufmerksam gemacht, daß der Kontrastschatten, ja auch die Gasaufhellung *im Anfangsteil des Transversum* scharf abschneidet. Er war der Ansicht, daß es sich hier um den Anfang einer krampfartig kontrahierten Darmstrecke handelt. Besonders scheint auch das *Descendens* zu ähnlichen Zuständen disponiert zu sein. Einen solchen Fall, bei dem klinisch die Symptome der Colitis mucomembranacea bestanden, hat STIERLIN ebenfalls mitgeteilt. Hierher gehört auch die von SINGER und HOLZKNECHT beschriebene *Hypertonie des distalen Darmabschnittes.* Sie ist als Vorstufe eigentlicher Spasmen zu betrachten. Noch andere Lokalisationen sind gelegentlich am Schirmbild beobachtet worden. Ferner hat man mittels dieser Methode das öftere *gleichzeitige Bestehen von Hyper- und Hypotonie* in verschiedenen Segmenten, z. B. Hypertonie des distalen und Hypotonie des proximalen Kolon, namentlich des Coecum-Ascendens, beobachtet. STRAUSS unterscheidet, gestützt auf klinische, röntgenologische und proktosigmoidoskopische Beobachtungen, und namentlich mit Rücksicht auf die Diätbehandlung, *die erethische von der asthenischen Obstipation.* Da hypertonische Zustände bei den verschiedenen Formen gefunden werden, vielleicht noch am häufigsten beim Ascendenstyp, und da dieselben oft einem großen Wechsel unterworfen sind, so läßt sich die „spastische Obstipation" nicht in *eine* topisch charakterisierte Gruppe einreihen.

5. Therapie der chronischen Obstipation im Lichte des Röntgenbildes.

Überblicken wir die röntgenologischen Merkmale der verschiedenen Obstipationsformen, so regt sich in uns die Frage nach ihrer *praktisch-therapeutischen Verwertbarkeit.* Haben wir mit diesen lokal- und funktionsdiagnostischen Unterscheidungen auch für die Behandlung exaktere Indikationen gefunden?

Wir wollen nacheinander kurz die in Frage kommenden diätetischen, physikalischen, psychotherapeutischen, pharmakologischen und chirurgischen Maßnahmen im Lichte der Röntgenuntersuchung betrachten.

a) Diätetische Therapie. Nach STRAUSS haben bei dem *proktosigmoidealen Typus* die diätetischen Maßnahmen nur wenig Aussicht auf Erfolg. Wirksamer sind hier die physikalischen Methoden.

Bei cöcaler Stauung widerrät STRAUSS eindringlich die Benützung einer zellulosereichen Diät, unter Berücksichtigung der Tatsache, daß langandauernde Anwendung dieser Kost bei Obstipation vom Ascendenstypus zu starken entzündlichen Reizungen im Anfangsteil des Kolon in Form von schmerzhaften und den Patienten schwächenden Diarrhöen führte.

b) Physikalische Therapie. Klysmen bilden für den proktosigmoidealen Typus der Obstipation oft die einzig wirksame Therapie, während Abführmittel die Beschwerden noch vermehren. Die Ascendensformen sowie die Transversostase verhalten sich im allgemeinen umgekehrt. Bei ihnen können außer Laxativa nur große Einläufe (1—$^1/_2$ Liter) eine gründliche Darmentleerung bewirken.

c) Psychotherapie. Nervöse Momente spielen in den Krankengeschichten chronisch Obstipierter bekanntermaßen eine große Rolle. Auf heftige Erregungen, deprimierende Erlebnisse, häuslichen Gram reagieren namentlich labile Frauen oft mit hartnäckigster Obstipation. Bei solchen Patienten bildet die Darmfunktion oft eine Art Affektbarometer. Hebung der seelischen Spannkraft durch psychische Beeinflussung, vor allem aber durch möglichst vollständigen Milieuwechsel und Ablenkung durch körperliche Beschäftigung können hier oft mehr wirken, als alle medikamentösen und physikalischen Maßnahmen. Im *Röntgenbilde* finden wir einen Anhaltspunkt für den nervösen Ursprung der Obstipation im Vorhandensein *spastischer* Darmabschnitte, die oft (nicht immer) korrespondieren mit einer palpablen Corde colique. In ähnlichem Sinne spricht auch ein starker Wechsel im Darmbilde bezüglich Weite und Motilität. Die Aufnahme kann diese Ätiologie auch in solchen Fällen verraten, wo sie klinisch nicht offenkundig sich äußert.

Ein wichtiges Gebiet für die Psychotherapie ist auch die proktosigmoideale Obstipation (STRAUSS). Da sie vielfach durch die Nichtbeachtung des „Call of defecation" entsteht, so muß die Kausaltherapie in der Erziehung zur regelmäßigen Befolgung des Defäkationsdranges bestehen.

d) Pharmakotherapie. In pharmakologischer Hinsicht ist zu bemerken, daß uns die Röntgenbefunde bei der Obstipation eine exaktere Indikation für die Anwendung verschiedener Abführmittel ermöglicht, indem ja, ebenfalls durch dieses Verfahren, die Angriffspunkte derselben im Dickdarm festgestellt wurden. So hat STIERLIN schon vor Jahren, ausgehend von den Versuchen MAGNUS' an Tieren, für das *Sennainfus* eine besonders starke Wirkung auf das Coecum-Ascendens gefunden, derzufolge der Aufenthalt des Chymus in diesem Abschnitt außerordentlich verkürzt wird. MEYER-BETZ und GEBHARDT haben dann noch andere Medikamente in ihrer Wirkung auf den Darm studiert. Für die eben erwähnte Form der Motilitätsstörung käme also pharmakotherapeutisch Senna in Betracht. Daß da, wo die Schirmbeobachtung eine reine Dyschezie aufdeckt, Abführmittel kontraindiziert sind, wurde bereits bemerkt.

Auch *Pilocarpin* und *Atropin* prüfte STIERLIN bezüglich ihres Effektes. BOEHM, MASSINI, namentlich KATSCH haben dann darüber eingehendere Untersuchungen angestellt. Bei spastischer Obstipation bewirkte Atropin (3 mal täglich 0,001 oder 0,0005) Erweiterung, Pilocarpin bei atonischer dagegen Verengerung des Kolon. Die hypertonische Form der Ascendensstagnation sowie der sigmoidealen Obstipation (STRAUSS) scheinen für Atropin und Belladonna besonders in Betracht zu kommen. Empfehlenswert ist für diese Typen das von PAL in die Therapie eingeführte *Papaverin.* Man verabreicht es am besten in Pillenform (2—3 mal täglich 0,03 Papaverinum hydrochloricum). Dadurch, daß es nur die pathologisch gereizte, hypertrophische glatte Muskulatur des Kolon zur Erschlaffung bringt, entspricht es in Fällen spastischer Obstipation den Anforderungen einer kausalen Therapie. Kontraindiziert sind hier dagegen reizende Abführmittel, welche den bereits pathologisch gesteigerten Kontraktionszustand noch erhöhen würden.

e) Chirurgische Therapie. Bekanntlich ist die chirurgische *Behandlung* der chronischen Obstipation in den letzten Jahren ein aktuelles Thema geworden. Speziell an der Basler Klinik wurde diese Frage eingehender studiert, nachdem dort ein größeres Material gesammelt worden war. Wir wollen hier dieses Gebiet nur streifen, insofern als die Röntgenuntersuchung bei der Indikationsstellung maßgebend war und nachträglich zur Kontrolle der Operationsresultate herangezogen wurde.

Beim *Coecum mobile* wurde von WILMS die *Cöcopexie* ausgeführt in der Absicht, die Exkursionen des abnorm beweglichen Darmteiles unmöglich zu machen und damit den schmerzerregenden Zug desselben an seinem Mesenterium zu beseitigen. Die *Schirmbeobachtung* wies bei dieser Krankheit eine abnorm lange Stagnation des Kotes im Anfangsteil des Dickdarmes nach. Diese lokale Retention, die meist mit allgemeiner Obstipation verbunden war, rückte in den Vordergrund der Pathogenese. Sie führte einerseits zu krampfartigen Kontraktionen dieses Kolonabschnittes, andererseits zu einem katarrhalischen Zustand der Schleimhaut, zur Typhlitis. STIERLIN wies dann ferner nach, daß die Stauung sich meist nicht auf das Coecum beschränke, sondern das ganze Ascendens, ja oft noch eine Strecke des Transversum betreffe. Auch war ersteres oft nicht abnorm groß und tiefliegend. Seine Mobilität wurde kaum mehr berücksichtigt. So stellte STIERLIN den Begriff der *Obstipation vom Ascendenstypus* auf, auf den schon früher einzelne Autoren, gestützt auf klinische Beobachtungen, hingewiesen hatten. Da man nur den Ursprung der Verstopfung und Beschwerden in einem topisch genau umschriebenen Darmsegment vor sich sah, lag es nahe, für die schwersten Fälle dieser Art, die schon lange vergeblich mit diätetischen und mit internen Mitteln behandelt worden waren, und in ihrem Allgemeinbefinden schwer gelitten hatten, die Quelle des Übels operativ auszuschalten. So wurde in einigen Fällen von WILMS und DE QUERVAIN die *Ileotransversostomie* ausgeführt. Schon früher war von LANE und von FRANKE die *Ileosigmoidostomie* als Heilmittel schwerer Fälle chronischer Obstipation angewendet und empfohlen worden. Die Beobachtung, die man auch röntgenologisch bestätigen konnte, daß eine *Rückstauung* des Kotes in den ausgeschalteten Abschnitt stattfinde, die zu erneuten Beschwerden Anlaß gab, führte zu einer eingreifenden Modifikation der Methode: zur *primären Resektion des Coecum-Ascendens* unter Einpflanzung des Ileum in den Anfangsteil des Transversum. DE QUERVAIN beschränkte sich auf die operative Behandlung *schwerster Fälle vom Ascendenstypus*, die durch das Röntgenverfahren sicher erkannt worden waren. LANE dagegen ging bis zur *Resektion fast des ganzen Kolon* in der Annahme, daß es in toto für die Obstipation verantwortlich zu machen sei. Über seine günstigen Resultate hatte STIERLIN seinerzeit berichtet.

Wir stimmen darin mit KAREWSKY völlig überein, daß die für Ascendensstagnation als charakteristisch beschriebenen Aktinogramme nicht gegen Beeinflußbarkeit der Stuhlverstopfung durch konservative Maßnahmen sprechen, sowie daß es geraten ist, in allen Fällen sich durch eine eingehende Anamnese davon zu überzeugen, ob, wie die Patienten oft angeben, wirklich alle Mittel gewissenhaft angewendet und als unwirksam befunden worden sind. Ferner bemerken wir, daß wir Fälle, wo sich in der Umgebung des proximalen Kolon, sowie namentlich der Flexura hepatica Adhäsionen und Briden finden, auch zum Ascendenstyp rechnen, sofern sie den typischen aktinographischen Befund zeigen. Findet man bei der Operation einen einschnürenden Strang, welcher zur Erklärung der Retention genügt, so wird man selbstverständlich sich vorerst mit der Durchtrennung desselben begnügen. KAREWSKI hat von den 15 Fällen, bei denen er wegen der Konsequenzen chronischer Stuhlverstopfung operierte, sich 11 mal „mit dem geringfügigsten Eingriff, nämlich der Lösung von Verwachsungen, eventuell mit nachfolgender Fixierung der verlagerten Darmteile in normaler Position" begnügt. Nur bei multiplen Stenosierungen durch Abknickungen rät er zur Ileosigmoidostomie. Wenn er aber die Kolonresektion ausschließlich für maligne Destruktion der Darmschleimhaut reservieren will, da er in der retrograden Kotstagnation im ausgeschalteten Abschnitt nur einen „extremen Fall" sieht, der sich doch nur „ganz ausnahmsweise" ereigne, so stimmt das mit unseren eigenen Erfahrungen nicht überein. Danach ist die Rückstauung durchaus nicht selten. Sie läßt sich röntgenologisch leicht nachweisen, wie wir in einem späteren Kapitel zeigen werden. In drei unserer Fälle verursachte diese Komplikation so lästige klinische Erscheinungen, daß nachträglich noch zur Resektion geschritten werden mußte.

b) Die nervösen Diarrhöen.

TROUSSEAU hat unter diesem Namen ein Krankheitsbild beschrieben, wo beim Fehlen aller Anzeichen einer organischen Läsion der Darmwand unter dem Einfluß nervöser Impulse plötzlich Diarrhöen einsetzen. BOAS betont besonders ihr explosives Auftreten und ihr schnelles Aufhören, das von einer Periode normaler Verdauung gefolgt ist. Klinisch ist also der jähe Wechsel der Erscheinungen, der meist

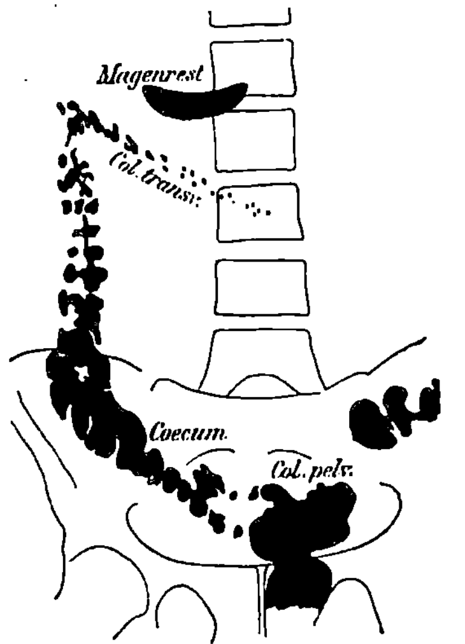

Abb. 715. Spastische Diarrhöe. Aufnahme nach 6 Stunden.

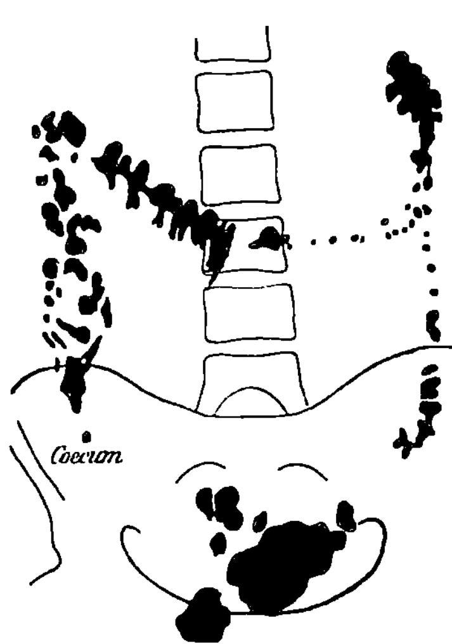

Abb. 716. Derselbe Patient. Aufnahme nach 24 Stunden.

bald nach der Nahrungsaufnahme, ferner im Anschluß an Erregungen, selten nachts auftretende lebhafte Stuhldrang (ENGELHARDT, EWALD, PAYR) und das Schwinden sämtlicher Beschwerden nach erfolgter Entleerung charakteristisch. Oft besteht eine allgemeine nervöse Konstitution. Sie kann aber, wie AD. SCHMIDT bemerkt, auch fehlen und „ganz in dem ‚schwachen Darm' aufgehen, wie bei gewissen Neurosen des Herzens, des Magens und der Genitalorgane". Nach NOTHNAGEL gesellt sich oft zu der psychisch oder reflektorisch gesteigerten Peristaltik eine seröse Transsudation ins Lumen. Als Prototyp dieses Leidens ist die *Angstdiarrhöe* zu nennen. Sie kommt nach URY dadurch zustande, daß der von ihr Befallene „in den Darm hinein schwitzt". AD. SCHMIDT ist der Ansicht, daß „bei sorgfältiger Diagnostik das Heer der nervösen Diarrhöen auf ein sehr kleines Häuflein zusammenschmilzt".

30jährige nervöse Frau. Seit Jahren leicht verstopft. Vor einem Jahr begannen Schmerzen in der Blinddarmgegend, die sich anfallsweise wiederholten. Seit sechs Monaten intermittierend 5—8 Stühle pro Tag. Das Auftreten dieses Zustandes fiel in eine Zeit, während der Patientin aufregende Familiendifferenzen durchmachte und schloß sich unmittelbar an solche Erregungen an.

Abb. 715, Aufnahme nach 6 Stunden: Der größte Teil des Kolon ist in spastischem Zustand sichtbar. Die Flexura sigmoidea zeigt bereits einen tiefen Schatten.

Abb. 716, Aufnahme nach 24 Stunden: Ähnlicher Befund, nur hat sich das Coecum-Ascendens etwas aufgehellt.

Abb. 717, Aufnahme an einem anderen Tage nach 8 Stunden unter Atropinwirkung (4 mal 0,01 Belladonna pro die). Coecum-Ascendens von normaler Weite. Die spastischen Einziehungen sind verschwunden. Das untere Schattenende ist an der Flexura hepatica. Appendix sichtbar.

Entsprechend dieser ausgesprochenen funktionellen Wirkung gab Patientin auch an, daß sie an jenem Tag normalen Stuhl und zum erstenmal seit Monaten keine Schmerzen gehabt habe.

Abb. 718, Aufnahme nach 5½ Stunden unter Atropinwirkung, doch an einem späteren Tag. Beim Vergleich mit Abb. 716 konstatiert man: Der Darm ist weiter, seine Füllung kontinuierlich, seine Motilität dagegen nicht wesentlich verändert. Die Schmerzen waren wieder verschwunden.

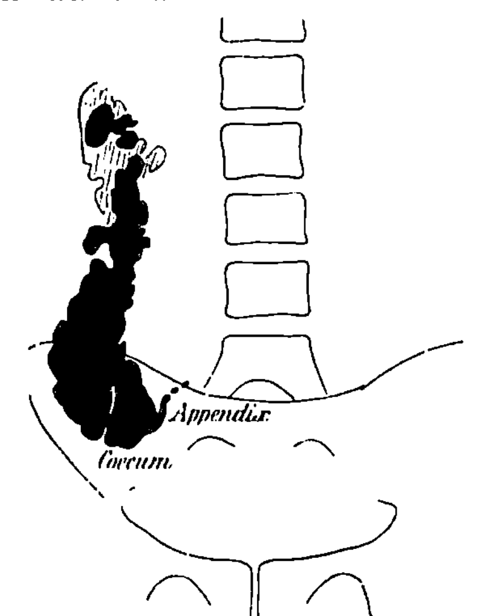

Abb. 717. Derselbe Pat., unter Atropinwirkung, nach 8 Stunden. Herabsetzung von Tonus und Motilität. Appendix sichtbar.

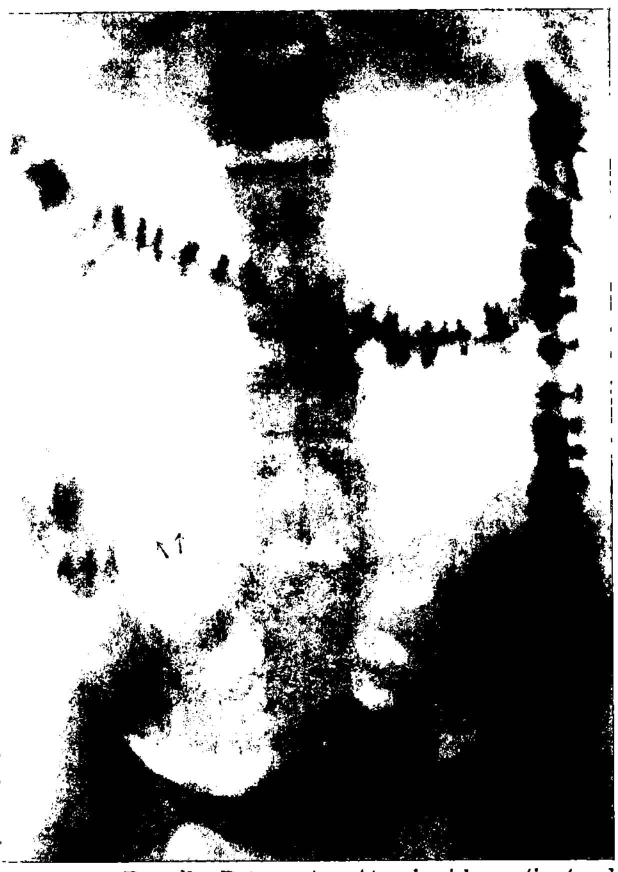

Abb. 718. Derselbe Pat., unter Atropinwirkung (je 4 mal 0,01 Belladonna am Vortag, sowie am Untersuchungstag). Appendix sichtbar (Pfeil).

Bei der *Operation* fand man eine chronische Blinddarmentzündung. — Appendektomie.

Neun Monate nach der Operation. Schmerzen seit der Operation verschwunden, desgleichen die starken Diarrhöen, die nur unter Einfluß von Gemütserregungen hie und da wiederkehren.

Der Fall zeigt, wie bei einer disponierten Frau von einer Appendicitis aus reflektorisch Diarrhöen hervorgerufen werden können, und daß nach Entfernung des Wurmfortsatzes die Diarrhöen zwar zurückgehen, die reflektorische Erregbarkeit des Kolon aber noch lange Zeit gesteigert bleiben kann.

Der Fall mahnt uns auch, uns nicht zu rasch mit der bequemen Diagnose nervöse Dyspepsie zu begnügen, sondern stets nach einer anatomischen Ursache zu suchen.

Wir haben also röntgenologisch folgendes Verhalten: Hypermotilität und Hypertonie des Kolon, erstere im abnorm raschen Auftreten des Sigmaschattens erkennbar, letztere in der hochgradigen Schmalheit des Schattens sowie der Atropinreaktion. Tendenz zur Bildung kontinuierlicher, enger Schattenketten über größere Strecken.

Der *therapeutischen Wirkung des Atropins* (Beseitigung der Schmerzen) entspricht die konstante, im Röntgenbilde sichtbare Herabsetzung des Dickdarmtonus. Weniger regelmäßig ist die Beseitigung der Hypermotilität, die sich klinisch im Aufhören der Diarrhöen äußert. Das Atropin kann auch *diagnostisch* verwendet werden, indem eine ausgesprochene Erweiterung des Lumens unter seinem Einfluß die Störung als eine solche spastischer Natur kennzeichnet.

Das motorische Verhalten des Dickdarms war sehr ähnlich bei einigen Fällen von Colitis chronica mucosa, bei der bekanntlich nervöse Momente ätiologisch auch oft eine Rolle spielen. Die Bilder erinnern uns ferner an gewisse Fälle spastischer Obstipation, die sich wesentlich nur durch verlangsamte Motilität unterscheiden.

D. Chronisch entzündliche und ulceröse Prozesse am Dickdarm.

a) Colitis chronica mucosa et membranacea.

Man versteht darunter jenes Darmleiden, das sich durch heftige kolikartige Schmerzanfälle auszeichnet bei gleichzeitiger Abstoßung von Membranen oder röhrenförmigen Gebilden. Diese bestehen, wie die histologische Untersuchung zeigt, vorwiegend aus Schleim.

NOTHNAGEL sprach seinerzeit die Ansicht aus, daß die unter dem Namen Enteritis membranacea zusammengefaßten Krankheitsbilder zum Teil auf entzündlich katarrhalischer, zum Teil auf nervöser Grundlage beruhen, und unterschied demgemäß eine Colitis mucosa von einer Colica mucosa. Letztere wurde von EWALD als Myxoneurosis intestini bezeichnet. Dagegen machen BOAS und ELSNER darauf aufmerksam, daß auch den meisten Fällen von Myxorrhöe ein dauernder katarrhalischer Prozeß zugrunde liegt. Damit stehen sie in Übereinstimmung mit den französischen Autoren, die in der Bezeichnung Colite mucomembraneuse ebenfalls das entzündliche Moment in den Vordergrund stellen.

AD. SCHMIDT nimmt einen ähnlichen Standpunkt ein: „Wer die Fälle sog. membranöser Kolitis über längere Zeiträume verfolgt, findet bei ihnen auch in den Zwischenzeiten der attackenartigen Exazerbationen fast regelmäßig Störungen der Darmtätigkeit und Schleimabgänge mit dem Stuhl, der zwar häufig verstopft, gelegentlich aber doch auch wie bei der akuten Kolitis durchfällig ist . . . . Schleimbeimengungen zum Stuhl müssen aber unter allen Umständen als das Zeichen eines Katarrhs, einer Reizung der oberflächlichen Epithelschicht angesehen werden . . . . Unregelmäßigkeiten der Stuhlentleerung mit Neigung zur Verstopfung, kolikartige Schmerzen und nervöse Zustände gehören ebenfalls sowohl zum Symptomenbild der chronischen Kolitis, wie zu dem der Myxorrhöe; eine klinische Grenze zwischen beiden Zuständen läßt sich also nicht konstruieren." Für die Fälle mit nervös bedingten, anfallsweisen Verschlimmerungen schlägt AD. SCHMIDT die Bezeichnung „nervöser Katarrh" vor. Als disponierende Momente sind, abgesehen von allgemein konstitutionellen, namentlich zu nennen: Obstipation, Enteroptose, weibliche Adnexerkrankungen, Nierensteine, Wanderniere; daher das Vorwiegen des Leidens beim weiblichen Geschlecht.

Die Colitis mucosa et membranacea bildet also einen Übergang von den im vorigen Kapitel besprochenen funktionellen Störungen zu den entzündlichen Prozessen am Dickdarm, welche mit den ulcerösen den Gegenstand dieses Kapitels ausmachen.

In den *röntgenologischen* Merkmalen finden wir eine Bestätigung derjenigen Auffassung, welche die beiden Krankheitsbegriffe für wesensverwandt erklärt. Schon Mathieu und Westfalen haben auf ihre engen Beziehungen zur spastischen Obstipation hingewiesen. Die bis jetzt allerdings recht spärlichen Schirmuntersuchungen haben nun gezeigt, daß allen Fällen dieser drei Zustände eine typische Motilitätsstörung des Kolon mehr oder weniger gemeinsam ist: die *Hypertonie*. Dieselbe kann sich bis zum eigentlichen Krampf steigern und sich dann klinisch in einem Schmerzanfall äußern, wobei häufig der kontrahierte Darm als druckempfindlicher Strang durchzufühlen ist. Außerhalb der Krisen sowie in klinisch leichteren Formen ist die Hypertonie nur röntgenologisch sicher nachzuweisen. Holzknecht und Singer haben, wie schon im vorigen Kapitel erwähnt, gestützt auf ihre irrigoradioskopischen Beobachtungen, als Ursache der spastischen Obstipation die Hypertonie der distalen Abschnitte bezeichnet. Diese fanden auch wir oft bei der Colitis chronica mucosa et membranacea. Dabei ist aber, entsprechend dem klinischen Bilde, ein starker Wechsel in der Intensität und Ausdehnung der Kontraktion bei ein und demselben Individuum oft auffallend. Zum Unterschied dazu zeigen sich oft Coecum und Colon ascendens ausgesprochen gedehnt (boudin caecal) und noch gefüllt, während die übrigen Teile sich schon größtenteils geleert haben. Es kommen so gelegentlich Bilder zustande, wie man sie bei der Obstipation vom Ascendenstypus sieht.

Der einzige wesentliche Unterschied der spastischen Obstipation von der Colitis chronica mucosa et membranacea bei der Röntgenuntersuchung liegt im Verhalten der Motilität: Bei ersterer rückt der Kontrastschatten, entsprechend der im klinischen Bild vorherrschenden Stuhlretention, abnorm langsam, bei letzterer dagegen zur Zeit der bestehenden Diarrhöen abnorm rasch vor. Mit anderen Worten, *wir haben Hypertonie mit Hypo- und mit Hypermotilität.* Diese Beobachtungen werfen ein interessantes Licht auf das Wesen der sog. Darmspasmen überhaupt. Die Fälle von chronischer Kolitis, wo Verstopfung und Diarrhöen miteinander abwechseln, liefern klinisch und röntgenologisch die besten Beweise für die innige Verwandtschaft der spastischen Obstipation mit der Colitis chronica mucosa et membranacea.

Wir lassen zunächst zwei Fälle von C. m. folgen, bei denen klinisch Stuhlretention vorherrschte.

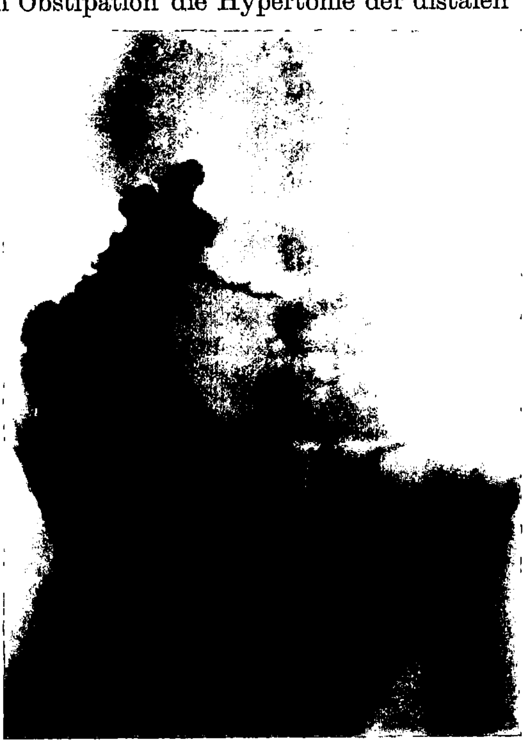

Abb. 719. Colitis chronica mucosa. Stagnation im Coecum-Ascendens.

34jährige Patientin, seit 2—3 Jahren unbestimmte Beschwerden von seiten des Darmes. Mehrere Tage dauernde Stuhlverhaltung mit Durchfällen wechselnd. Öfters Schleimabgang. Ausgesprochene Nervosität.

Wir sehen auf dem Röntgenbilde 24 Stunden nach Verabreichung der Kontrastmahlzeit (Abb. 719) ein stark gefülltes und erweitertes Coecum-Ascendens. Das Transversum ist nur als fadenförmiger, leicht unregelmäßiger, stellenweise unterbrochener Schatten erkennbar. Es verläuft in normaler Höhe. Das Descendens und das S romanum zeigen eine kontinuierliche Füllung; sie sind schmal und es fehlt die haustrale Segmentierung (Hypertonie).

Es handelt sich hier um Hypertonie des distalen Kolonabschnittes mit Hypomotilität und Stagnation im proximalen. Nach 48 Stunden zeigte das Coecum noch ausgiebige Füllung.

30 jährige Frau. Nervöser Habitus. Rechtsseitige Wanderniere. Seit 3—4 Jahren unbestimmte Abdominalbeschwerden, die vom Arzte als psychogener Natur gedeutet wurden. *Stuhl* tagelang *angehalten*, mit wechselndem *Schleimgehalt*. Seit einigen Monaten Zunahme der Leibschmerzen wechselnder Lokalisation, namentlich beim Liegen, auch nachts oft anfallsweise auftretend. Häufiger Stuhldrang.

Von der aufgenommenen *Röntgenserie* sei nur das Bild nach 24 Stunden hier wiedergegeben (Abb. 720). Wir sehen im Coecum-Ascendens und in der Ampulle stärkere Schattenansammlungen. Das *übrige Kolon* ist *auffallend schmal*. Im Transversum ist die haustrale Segmentation noch deutlich ausgeprägt. Dagegen fehlt

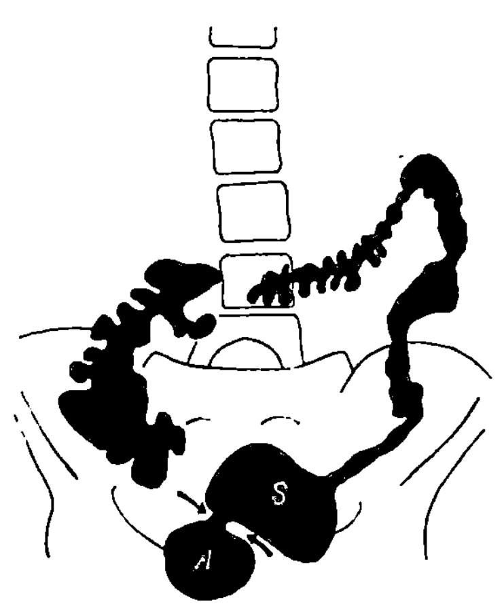

Abb. 720. Colitis mucosa. Aufnahme nach 24 Stunden. Distales Kolon mit Ausnahme des Sigma spastisch kontrahiert. Ganzes Kolon als kontinuierlicher Schatten sichtbar. Hypomotilität. Pfeile = Spast. kontrahiertes Genu recto-roman.

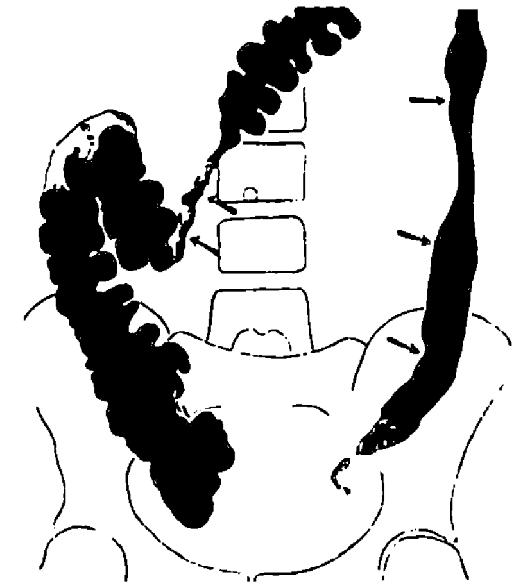

Abb. 721. Spastische Kolitis leichteren Grades. Aufnahme nach 24 Stunden. Stagnation im Coecum-Ascendens. Hypertonie mit Haustrenlosigkeit des Colon descendens.

dieselbe im ganzen Verlauf des Descendens und Pelvinum. Dieser Abschnitt erscheint als ein gewundenes, schmales, mehr-weniger parallelrandiges Band: Er ist stark kontrahiert und erinnert an den Ausspruch MATTHIEUS, der den absteigenden Darm als einen ausgedehnten Sphincter bezeichnete, sowie an GLÉNARDS Corde colique.

Einen ähnlichen Fall, bei dem jedoch die Hypertonie weniger stark zum Ausdruck kommt, stellt Abb. 721 dar, eine 40 jährige, moderne, sehr labile Schriftstellerin betreffend, die durch übermäßigen Kaffee- und Tabakgenuß und lange Nachtarbeit ihr Nervensystem geschädigt hatte. Die Aufnahme wurde 24 Stunden nach der Kontrastmahlzeit gemacht. Es besteht einerseits hochgradige Retention in dem bis tief ins kleine Becken reichenden Coecum-Ascendens. Im Anfangsteil des Transversum ist eine Strecke spastisch verengt. Andererseits ist das Descendens haustrenlos, hypertonisch.

Bei folgendem Fall besteht röntgenologisch außer Hypertonie noch Hypermotilität, klinisch abwechselnd *Stuhlverhaltung und Diarrhöe.*

33 jähriges Mädchen. Seit 4 Monaten oft Bauchgrimmen und „Magenweh", bald Durchfall, bald Verstopfung. Schleim im Stuhl. Krampfartige, plötzlich auftretende Schmerzen in der linken Lendengegend.

Abb. 722, Aufnahme nach 8 Stunden, zeigt die distale Kolonhälfte stark hypertonisch. Im Sigma bereits ein Schatten. Es besteht also Hypermotilität.

Die krampfartigen, linksseitigen Schmerzen finden ihre Erklärung in der spastischen Kontraktion des Descendens, die Diarrhöen in der Hypermotilität. Eine Untersuchung zur Zeit bestehender Obstipation würde zweifellos Hypomotilität ergeben haben.

Die spastische muköse Kolitis tritt, wie AD. SCHMIDT hervorhebt, häufig auf der Grundlage anderer Abdominalaffektionen auf, die als disponierende Momente bezeichnet werden. In folgendem Fall ist die Tuberkulose als solches aufzufassen:

17jähriges Mädchen. In früheren Jahren machte sie „drei Blinddarmentzündungen" durch. Vor zwei Jahren Appendektomie, wobei man vergrößerte Drüsen im Mesenterium fand (Tuberkulose?). Bald darauf Schmerzen im Leib, subfebrile Temperatur, Durchfälle und die Lokalerscheinungen einer linksseitigen Ileosakraltuberkulose. Diese Symptome bestehen bis heute.

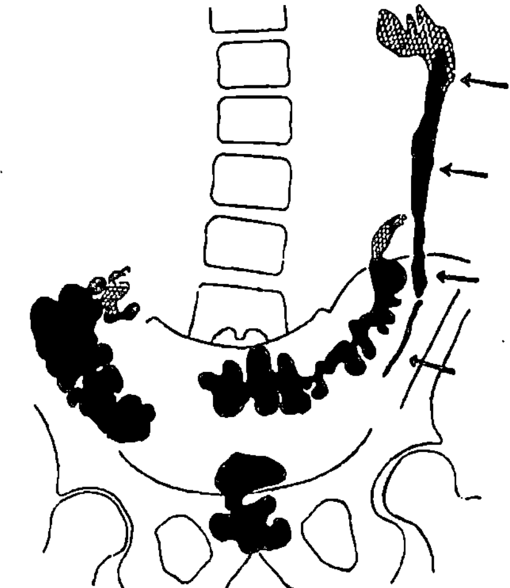

Abb. 722. Colitis chronica mucosa. Aufnahme nach 8 Stunden. Distale Kolonhälfte, namentlich Colon descendens hypertonisch. Hypermotilität.

Röntgenuntersuchung. Abb. 723, Aufnahme nach 24 Stunden, läßt einen tiefen Ba-Schatten im kleinen Becken erkennen; außerdem kleine Reste im übrigen Kolon. Das Descendens ist in ganzer Ausdehnung als *schmales, haustrenloses,* schwach gewundenes Band zu erkennen. Es ist also kontrahiert. Auch hier haben wir Hypermotilität trotz hochgradiger, funktioneller Stenose, eine Kombination, die für gewisse Formen von Kolospasmus charakteristisch ist.

Das röntgenologische Verhalten der Colitis mucomembranacea kann demjenigen der Obstipation vom Ascendenstypus sowie der Transversostase entsprechen. Das gemeinsame Merkmal ist die Hypertonie, bzw. der Spasmus des distalen Kolonabschnittes (vgl. Abb. 714).

Bei der *Röntgenuntersuchung* unserer Fälle bedienten wir uns der Bariummahlzeit, da diese Methode die Funktion des Organs am getreuesten wiedergibt. *Hypertonie und Spasmus* verraten sich durch abnorme, in Grad und Ausdehnung wechselnde *Schmalheit eines Kolonabschnittes während mehrerer Aufnahmen* beim Fehlen von Stenoseerscheinungen. Beweisend ist vor allem die *Haustrenlosigkeit* der kontrahierten Darmstrecke.

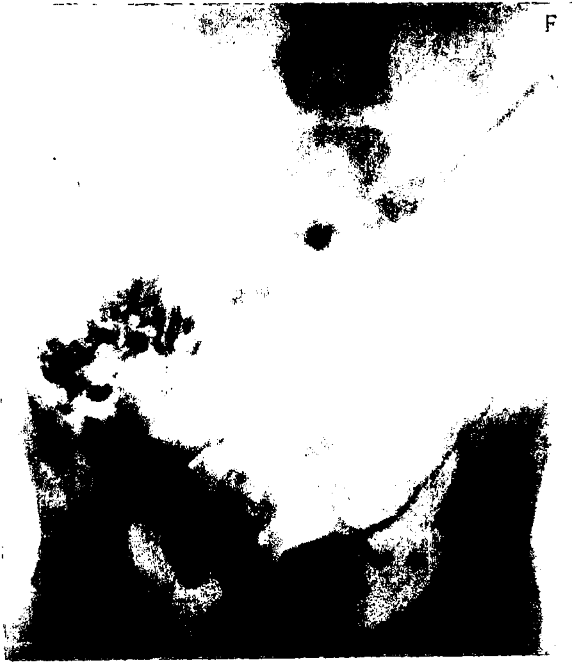

Abb. 723. Colitis mucosa (spastica). Linke Kolonhälfte spastisch kontrahiert. Aufnahme nach 24 Stunden. C Coecum, F Flexura lienalis. — Früher appendektomiert.

Auch das Kontrastklysma ist von Wert zur Diagnose der Kolitis. Schwarz hat gezeigt, daß die Irrigoskopie einen recht charakteristischen Befund ergibt: „Sigma und Descendens, eventuell auch Transversum bilden ein gestrecktes (nicht geschlängeltes), ungewöhnlich enges Rohr ohne Haustrenzeichnung. Der Einlauf vollzieht sich mit abnormer Schnelligkeit und Leichtigkeit." In drei Fällen sah Schwarz „sofort nach dem Einlauf in den abnorm engen Darmpartien hochgradige und ausgedehnte antiperistaltische und normoperistaltische, rasch wandernde Kontraktionen ablaufen" (Abb. 724).

Welche neuen Gesichtspunkte bezüglich Pathogenese und Therapie der Colitis chronica mucosa et membranacea hat uns das Röntgenverfahren eröffnet? Wir wollen bescheiden bekennen, daß ihr Hauptverdienst darin besteht, *das* unserem Auge in klarer und einfacher Weise sichtbar gemacht zu haben, was der erfahrene Kliniker durch sorgfältige Untersuchungen sich schon längst angeeignet hatte. Wenn z. B. Boas auf palpatorischem Wege den Kolospasmus bei Obstipation, chronischen

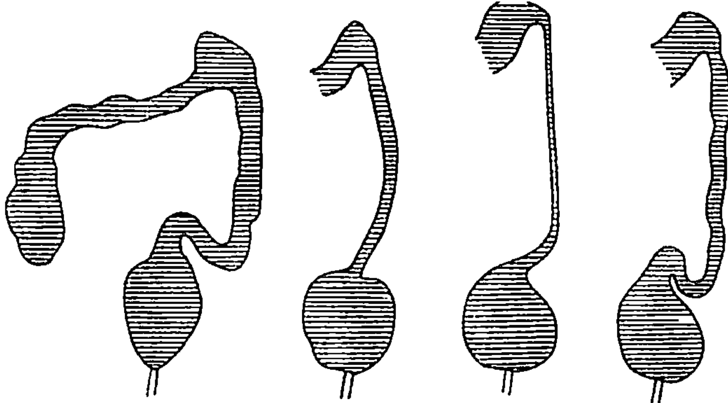

Abb. 724. Kontraktionsphänomene am Colon descendens und Sigmoideum bei chronisch-katarrhalischer Kolitis. (Nach Schwarz.)

Diarrhöen, chronischem Dickdarmkatarrh, bei völlig Darmgesunden, aber leicht Erregbaren fand, hat er damit schon vor Jahren ziemlich genau das ausgesprochen, was wir auf unseren Aufnahmen heute zu sehen bekommen. Klinische Erfahrung und Röntgenbefund stimmen also darin überein, daß diesen verschiedenen Krankheitsbildern *eine* Störung zugrunde liegt: Die *Übererregbarkeit des Dickdarms.* Sie kann rein *psychischer* oder *reflektorischer* Natur sein (nervöse Diarrhöe, reine spastische Obstipation), oder durch einen *katarrhalischen* Zustand der Schleimhaut hervorgerufen werden (Colitis chronica mucosa), oder endlich — und dieser Fall trifft wohl am häufigsten zu — aus einer Kombination dieser Ursachen resultieren (Colitis chronica mucosa et membranacea). Der *röntgenologisch* nachweisbare Ausdruck dieser Übererregbarkeit sind die *Hypertonie* resp. der *Spasmus* des Kolon und die abnormen peristaltischen Bewegungsphänomene.

Einen spezifischen Vorteil des Röntgen-Verfahrens dürfen wir aber hervorheben, nämlich ihre Einfachheit, sowie die Möglichkeit, mittels desselben Ausdehnung und Intensität der Kontraktionsstörung sicher zu erkennen, und zwar auch leichtere Grade, die der klinischen Untersuchung entgehen. Damit ist auch die *therapeutische Indikationsstellung* erleichtert, namentlich durch die Möglichkeit, die Wirkung direkt zu verfolgen. Da wo die Aufnahme ein typisch hypertonisches Kolon zeigt, werden wir reizende Mittel per os und Einlauf vermeiden, dagegen versuchsweise von Atropin, eventuell in Kombination mit blanden Einläufen, Gebrauch machen.

b) Appendicitis und Perityphlitis.

Die Versuche, die Appendicitis in den Bereich der Röntgendiagnostik zu ziehen, sind verhältnismäßig noch neu und die Ansichten von denen, die sich mit dieser Frage beschäftigt haben, zur Zeit noch sehr verschieden.

Es frägt sich in erster Linie, ob sich der normale Wurmfortsatz röntgenologisch darstellen läßt, und ob sein Skiagramm bei pathologischen Veränderungen charakteristische Merkmale aufweist.

Von den meisten Röntgenologen wurde früher eine auf einer Aufnahme sichtbare Appendix als seltener, zufälliger Befund angesehen, dem kein besonderes Interesse zukomme. Die ersten derartigen Fälle wurden von SINGER und HOLZKNECHT mitgeteilt. Sie bemerkten aber dabei, daß die Sichtbarmachung „nur äußerst selten und nur unvollständig" gelinge. RIEDER äußerte sich hierüber auf dem Kongreß für innere Medizin 1912: „Die Untersuchung des erkrankten Wurmfortsatzes mit Hilfe des Röntgenverfahrens stößt insofern auf Schwierigkeiten, als derselbe nicht regelmäßig und meist nur durch Einläufe darstellbar ist." GROEDEL teilte mit, vor Jahren allerdings, daß er unter einer großen Anzahl von Menschen, die er untersuchte, den Blinddarm nur zweimal, und zwar bei Fällen chronischer Appendicitis, gesehen hatte. Dagegen berichtet CASE von 60 Beobachtungen, wo er ihn röntgenologisch sichtbar machen konnte. In 50 dieser Fälle fand man bei der Operation chronisch entzündliche Veränderungen. Gewisse englische und amerikanische Autoren gehen aber noch viel weiter. So behaupteten A. W. GEORGE und J. GERBER bereits 1913, daß es ihnen gelungen sei, bei etwa $70^0/_0$ sämtlicher untersuchter Patienten die Appendix, und zwar sowohl die normale wie die pathologische, darzustellen. GRIGORIEFF steht auf dem Standpunkt, daß die Füllung des Organs in allen Fällen gelingt, wo sein Lumen frei und seine Verbindung mit dem Coecum nicht unterbrochen ist. SCHWARZ kam, namentlich unter Berücksichtigung der Fälle von CASE, zu der Ansicht, daß wir die röntgenologisch nachgewiesene Appendixretention als ein Symptom für die Diagnose einer chronischen Entzündung verwerten können.

Wir sehen aus diesem Überblick, wie sehr die Meinungen über die röntgenologische Darstellbarkeit des Wurmfortsatzes und ihre diagnostische Bedeutung früher auseinandergingen.

Indessen scheinen die letzten Untersuchungen auf diesem Gebiete ergeben zu haben, daß systematische Versuche öfters die Sichtbarkeit ermöglichen. STROEM konnte in $80^0/_0$ seiner Fälle positive Bilder erhalten. Zu günstigen Ergebnissen kam auch ALWENS. Es gelang ihm in $23^0/_0$ von nicht appendicitisch verdächtigen Kranken die Darstellung des Wurmfortsatzes zu erreichen, bei chronischer Blinddarmentzündung sogar in $62^0/_0$. CAMBIES erzielte in $85-90^0/_0$ positive Resultate. ARNONE kommt an Hand seines großen Materials zu der Meinung, daß ein gesundes Organ gegenüber einem erkrankten sich viel seltener darstellen ließe. GOTTHEINER gibt an, daß man bei einiger Übung fast immer ($90^0/_0$) die Appendix schon bei gewöhnlicher Magendarmpassage sehen könne. Die neueren Erfahrungen von SCHWARZ und auch unsere eigenen decken sich damit. Die Sichtbarmachung ist im allgemeinen nur eine Frage der Technik und Geduld.

Was das rein Methodische anlangt, so hat man allgemein den früher innegehabten Standpunkt verlassen, daß die Darstellung des Wurmfortsatzes nur ein Zufallstreffer sei. Es ist daran festzuhalten, daß für das Gelingen gewisse Richtlinien eingehalten werden müssen, ähnlich wie bei der Röntgenuntersuchung des Duodenum oder des Magens. Es hat sich gezeigt, daß man mittels Bariumeinlaufs weit schlechtere Resultate erzielt als nach Verabreichung einer Mahlzeit (CASE, SCHWARZ, STIERLIN). Auch die früher von STIERLIN empfohlene, gründliche Entleerung des Kolon mittels Reinigungsklysma, die er als Grundbedingung aufstellt, führte oft nicht zum Ziele. In der letzten

Zeit ist von CAMBIES zur leichteren Füllung der Appendix der Gebrauch von gelöster Magnesia chlorica sowie des Mineralwassers von Chatel-Guyon empfohlen worden. Die Kontrastmahlzeit wurde mit Magnesialösung verdünnt. Inwieweit gerade dieses Mittel gegenüber den gebräuchlichen besondere Vorteile bieten sollte, ist uns nicht verständlich. Auch die damit von ihnen erzielten Ergebnisse (85—90%) sind nicht besser als die anderer Autoren, die sich mit dem gewöhnlichen Brei begnügten.

Wichtiger erscheint es uns, darauf zu achten, daß der Kranke vor der Untersuchung gründlich abgeführt ist.

Es kann nicht wundernehmen, daß trotz Anwendung aller technischer Hilfsmittel und trotz aller möglichen Körperlagen die Darstellung der Appendix nicht immer gelingt. Das hat oft seinen Grund darin, daß sie bereits Kot enthält.

Nach den Erfahrungen anderer Autoren und auch nach unseren eigenen liegt der günstigste Zeitpunkt zur Röntgenuntersuchung ungefähr zwischen 6 und 24 Stunden nach Einnahme der Kontrastspeise. In der Regel erscheint jedoch der Zeitpunkt nach 10—12 Stunden am vorteilhaftesten, weil das Coecum um diese Zeit prall gefüllt ist und auch die Dünndarmschlingen ihren Inhalt bereits entleert haben, so daß sie den Wurmfortsatz nicht überdecken.

Was die Lagerung des Kranken dabei anlangt, so ist zu sagen, daß eine für alle Fälle optimale Stellung nicht eingenommen werden kann. Die vorteilhafteste und beste ist diejenige, bei der sich die Appendix außerhalb des Coecumschattens projiziert. Man kann sie nur nach vorhergehender Durchleuchtung bestimmen. Mit Vorteil wird man sich dabei der Palpation bedienen. Es gelingt dadurch meist Coecum und Appendix voneinander zu trennen. STROEM erstrebt das gleiche Ziel durch Druck mittels eines Gurts, der mit einem Luffaschwamm armiert ist. Wir selber bedienen uns zum selben Zweck unseres Ballongurtkompressoriums. Nach Erzielung der günstigsten, am Schirmbild festgestellten Verhältnisse, wird die Aufnahme gemacht. BRIGGS betont, daß die Darstellung des Wurmfortsatzes gelegentlich dadurch erschwert ist, daß sich Coecum und Appendix im kleinen Becken befinden. Sie entziehen sich dadurch der Palpation. Nach seiner Meinung ist dieser Zustand in etwa 30% der Fälle vorzufinden. Um sie sich zugänglich zu machen, bläst er das Kolon vom Rectum aus mit Luft auf, nachdem einige Stunden vorher die Kontrastmahlzeit eingenommen war. Die sich füllende Ampulle soll das Coecum aus dem Becken herausdrängen und es der Betastung vor dem Schirm zugänglich machen. Eine gefüllte Harnblase soll das gleiche bewirken.

α) Der normale Wurmfortsatz im Röntgenbilde.

Die Appendix stellt anatomisch ein langgestrecktes, wurmartiges Organ mit verhältnismäßig enger Lichtung dar. Ihre Länge schwankt zwischen 6—30 cm, ihr Querschnitt zwischen 2 und 4,5 mm. Für gewöhnlich geht sie vom medialen und unteren Pol des Coecum ab. Je nach Abgangsstelle und Dimension kann sie in ihrem weiteren Verlauf verschieden angetroffen werden. Oft liegt sie im kleinen Becken zwischen Ileum und Coecum, oft verläuft sie horizontal oder bogenförmig nach der Mitte zu. Die häufigste Lage ist wohl die subcöcale, wo sie unmittelbar unter dem Coecum zum Vorschein kommt und sich dann in der rechten Fossa iliaca oder im kleinen Becken befindet. Manchmal ist sie nach oben geschlagen und kann dann einen schrägen Verlauf nach innen oder außen oben einnehmen. Ungewöhnlich ist dabei die Richtung nach außen. Ein nicht allzuseltener Befund ist eine retrocöcale und nach oben geschlagene Appendix. Bei entsprechender Länge kann man sie sogar hinter dem Colon ascendens gelegentlich vorfinden. Abgesehen von diesen Variationen in der Lage kann auch die Gestalt stark unterschiedlich sein. Gewöhnlich ist sie komma- oder S-förmig. Lange Wurmfortsätze weisen oft kleine Windungen auf. Die nach oben geschlagenen sind meist gerade gestreckt mit einer kleinen

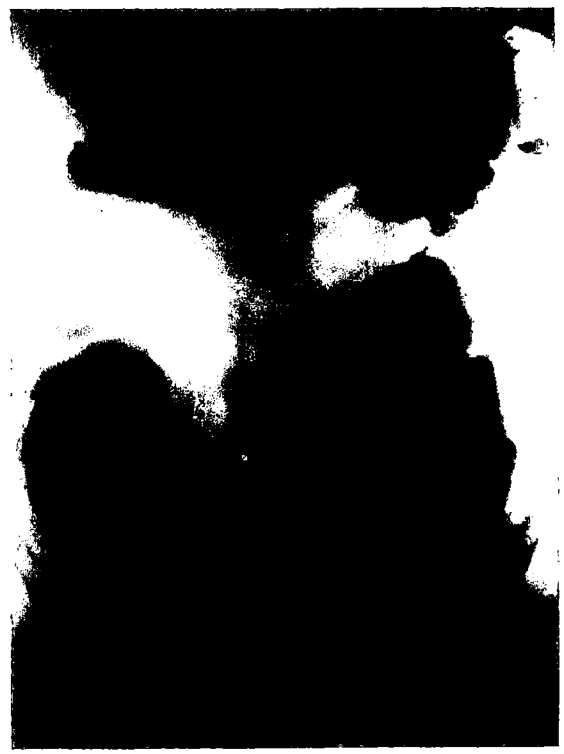

Abb. 725. Nach oben und innen geschlagene, an ihrer Spitze geringelte normale Appendix. (Einlaufbild.)

Abb. 726. Komaförmige Appendix. (Colitis mucosa.)

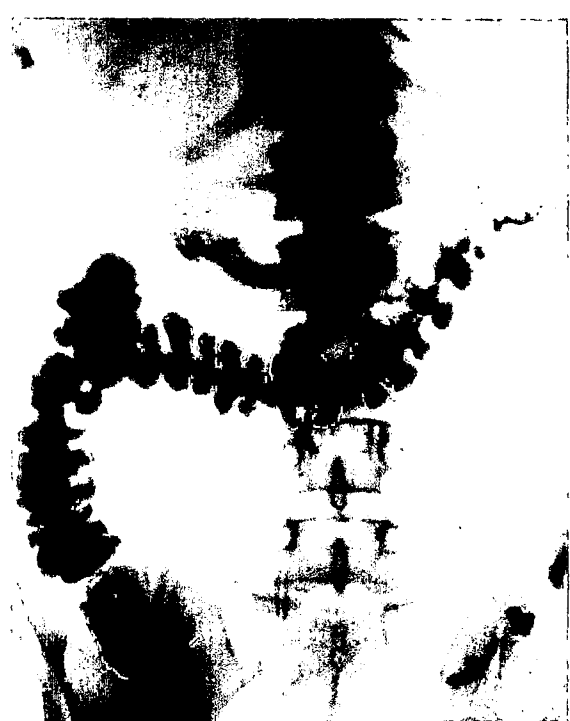

Abb. 727. Normale Appendix. Aufnahme nach 8 Stunden.

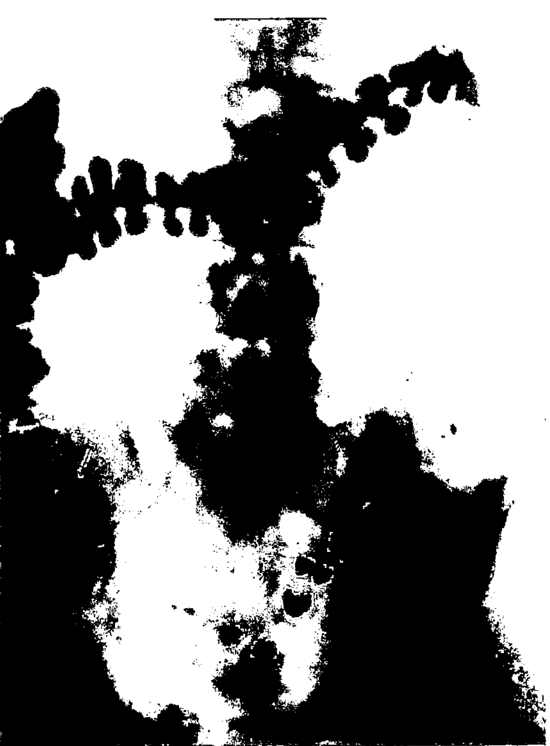

Abb. 728. Derselbe Patient. Aufnahme nach 12 Stunden.

Umbiegung am distalen Teil. Spiralige oder gewundene sind meist subcöcal gelegen.

Dem anatomischen Befunde entsprechend werden wir auch bei der Röntgenuntersuchung ein Bild vorfinden, das in bezug auf Form, Lage und Ausdehnung großen Schwankungen unterworfen ist. Von einem kurzen, schmalen, gerade gestreckten, vom Coecumschatten ausgehenden Anhängsel, das nach unten oder innen gerichtet ist, bis zu einem abnorm langen, mehrfach geschlängelten oder gar eingerollten oder abgeknickten bandartigen Gebilde, das sich entlang des Coecum oder medianwärts von diesem projiziert oder durch dieses überlagert ist, kommen alle Übergänge vor.

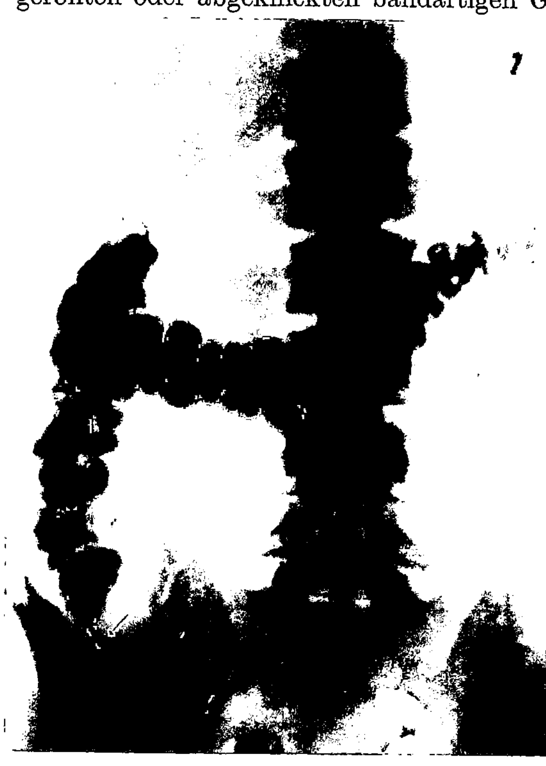

Abb. 729. Derselbe Pat. Aufnahme nach 24 Stunden. Appendix weist eine abnorme Länge auf.

Was nun die physiologischen Vorgänge anbelangt, so wissen wir, daß die Appendix peristaltische Bewegungen ausführt (BRIGGS). Sie füllt sich nicht nur rein mechanisch dadurch, daß der Inhalt des Coecum in das Organ hineinläuft, sondern durch Kontraktionen ihrer Wandung. Ab und zu zieht sich der proximale Teil des Wurmfortsatzes zusammen und es wird der Inhalt des Coecum in den Blinddarm hineingezwängt. Auch retrograde Füllung wird gelegentlich beobachtet (STROEM). Sowohl bei Serienaufnahmen wie bei mehreren Durchleuchtungen konnte STROEM Wellenbewegungen feststellen. Bei gleichzeitiger Palpation sah er schnelle Kontraktionen einzelner Abschnitte der Appendix, durch die das Kontrastmittel gegen den Darm zu getrieben wurde. Gelegentlich beobachtet man Einteilungen des Schattens in 2—3 oder auch mehrere Segmente. Die Entleerungszeit des Organs ist großen Schwankungen unterworfen. Für gewöhnlich entspricht sie der des Coecum, andere Male dauert sie viel länger. 12—24 Stunden sind noch im Bereich des Physiologischen. Es sind jedoch von verschiedenen Autoren mehrere Tage anhaltende Füllungen beobachtet worden. CASE hat eine Retention bis zu 10 Tagen gesehen, COHN bis zu 120 Stunden. Wir selbst konnten wiederholt solche von 4—5 Tagen beobachten. Derartig lange anhaltende Entleerungszeiten sind aber auf jeden Fall als krankhaft anzusehen.

Folgende Bilder mögen als Beispiele von Appendices dienen, die in bezug auf Lage, Form und Bewegungszuständen nichts Krankhaftes bieten und so das eben Gesagte erläutern.

Abb. 725: Vom unteren und inneren Pol der Cöcalbegrenzung sieht man den nach oben geschlagenen, in seinem Lumen ansehnlichen Appendix, der an seinem distalen Ende geringelt erscheint. Die Füllung des Wurmfortsatzes ist eine gleichmäßige.

In Abb. 726, einer Röntgenaufnahme eines nicht appendicitisverdächtigen Kranken 24 Stunden nach Einnahme des Breies, erkennt man die Appendix vom unteren Pol des Coecum ausgehend und kommaförmig nach der Mitte zu verlaufend.

Welche ungewöhnliche Länge und insbesondere auch welche Lageveränderungen während einer Verdauungsperiode das Organ annehmen kann, zeigen uns Abb. 727, 728, 729.

Abb. 727, 8 Stunden nach Einnahme des Breies aufgenommen, zeigt uns eine vom unteren Pol des Coecum ausgehende, nach außen bogenförmig verlaufende Appendix.

Abb. 730. Sehr langer Wurmfortsatz (etwa 10 cm). Aufnahme nach 8 Stunden. C Coecum. — Operiert.

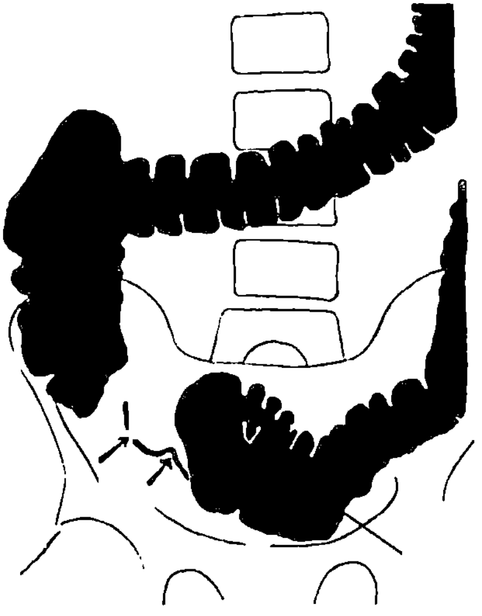

Abb. 731. Derselbe Patient. Appendix an zwei Stellen kontrahiert (Pfeile), mit seiner Spitze abwärts geschlagen. Aufnahme nach Bariumeinlauf.

In Abb. 728, einer Aufnahme nach 12 Stunden, ist ein weiteres Stück des Wurmfortsatzes sichtbar, so daß dieser jetzt doppelt so lang erscheint wie früher. Gleichzeitig bietet er einen ganz anderen Verlauf dar, ist S-förmig gekrümmt und mit dem distalen sichtbaren Abschnitt nach unten und innen gerichtet.

In Abb. 729, 24 Stunden p. c. haben sich wieder die Verhältnisse geändert. Der Blinddarm hat sich noch um ein kleines Stück weiter gefüllt, so daß er jetzt eine abnorme Länge aufweist. Er ist nicht mehr so gekrümmt wie auf den anderen Bildern und verläuft in leichtem Bogen mit der Spitze nach dem kleinen Becken zu gerichtet. Deutliche Segmentierung ist stellenweise sichtbar.

Einen ebenfalls ungewöhnlich langen Wurmfortsatz zeigt Abb. 730, eine Aufnahme nach 8 Stunden. Es bestand in diesem Falle eine Bridenstriktur an der Flexura sigmoidea.

Abb. 731, Aufnahme 24 Stunden p. c. und unmittelbar nach Kontrasteinlauf: Appendix noch sichtbar, weist eine doppelte Segmentierung auf. Ihre Füllung stammt von der Bariummahlzeit. Die Krümmung des Endabschnittes nach oben ist verschwunden.

Abb. 732, Aufnahme nach Entleerung des Einlaufes. Wieder sieht man den dreigeteilten Schatten, und zwar annähernd in derselben Lage wie im ersten Bild.

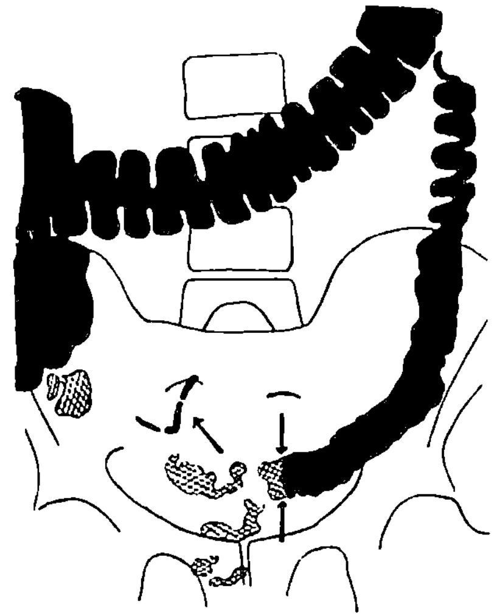

Abb. 732. Derselbe Patient nach teilweiser Entleerung des Einlaufes. Appendixspitze nach oben geschlagen.

Das Beispiel zeigt uns, wie die *Lage des Wurmfortsatzes von der Füllung des Kolon, hier namentlich der Flexura sigmoidea, abhängt.* Bemerkenswert ist seine Rückkehr in die frühere Lage, nachdem sich diese entleert hat.

Deutliche Kontraktionserscheinungen sind in Abb. 733 zu sehen. Sie stammt von einem Mann, der an inoperablem Carcinom der Flexura lienalis litt. Von dem

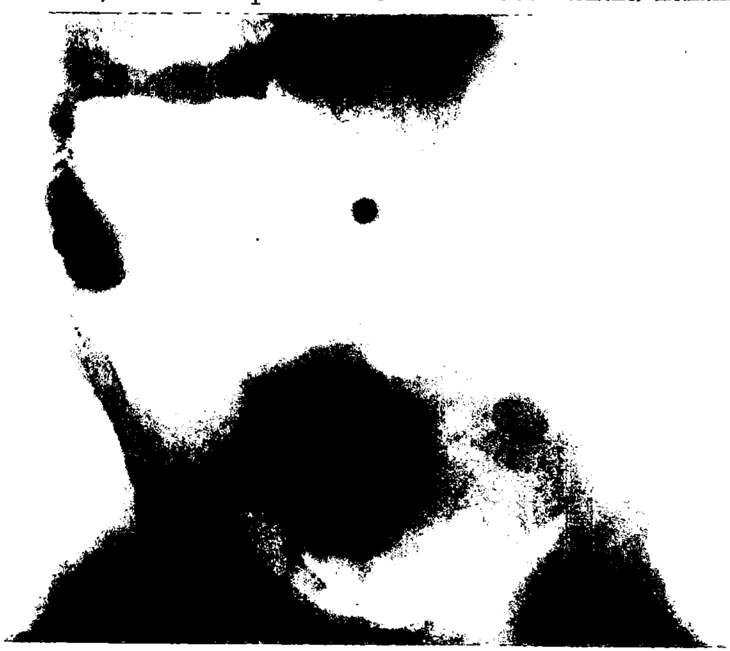

Abb. 733. Stenosierendes Carcinom der Flexura lienalis. Rückstauung ins Coecum und in den Wurmfortsatz. Derselbe ist gewunden und an mehreren Stellen ringförmig kontrahiert. — Operation.

Abb. 734. Segmentierte, dem Coecum anliegende Appendix. Aufnahme nach 24 Stunden. C Coecum.

ballonartig geblähten Coecum setzt sich ein hakenförmig gekrümmtes, dreimal unterbrochenes bandförmiges Gebilde nach innen und unten fort.

Abb. 734 zeigt einen dem Coecum in ganzer Ausdehnung anliegenden, durch mehrere Kontraktionen in der Kontinuität des Schattens unterbrochenen, langen, leicht gewundenen Blinddarm.

Es seien hier nur noch zwei spezielle Typen der Appendixlage besprochen, die bei der Röntgenuntersuchung gelegentlich charakteristische Befunde versprechen; es sind die von HOCHENEGG beschriebenen Typen I und II der zu Ileocöcalschmerz führenden *Dystopien.* Bei Typus I „erscheint die meist ziemlich lange *Appendix über*

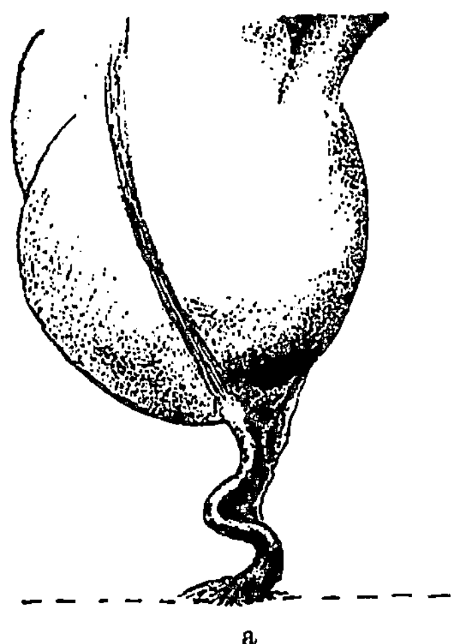
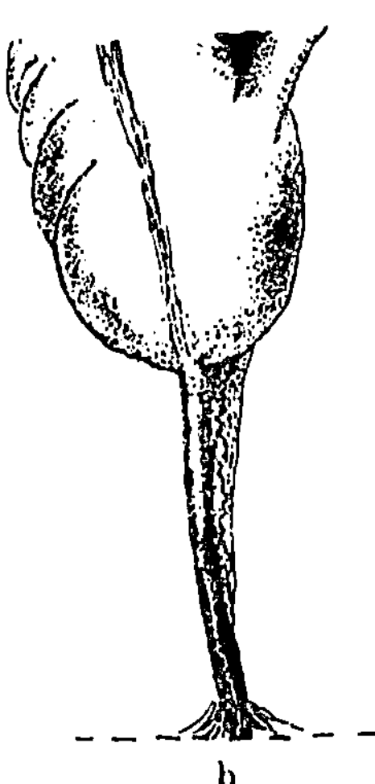

a   b

Abb. 735 a und b. Appendix an der Spitze durch Verwachsungen nach unten fixiert. a gewundener Verlauf der Appendix bei vollem Coecum, b gestreckter Verlauf der gedehnten Appendix bei leerem Coecum. (Nach HOCHENEGG.)

das Coecum hinaufgeschlagen und an demselben straff adhärent, so daß sie scheinbar einen integrierenden Bestandteil der Cöcalwand ausmacht ... Der Entstehungsmechanismus für die in diesem Falle oft unerträglichen Schmerzen ist klar. Bei Cöcalfüllung und dadurch bedingter Dehnung wird der fest anliegende Wurmfortsatz durch das Coecum gedehnt und gezerrt".

Wenn sich ein solcher Wurmfortsatz gelegentlich mit Kontrastkot füllt, so wird er erst nach Entleerung des Coecum sichtbar werden, da er sonst durch dessen Schatten verdeckt wird.

Als Typus II beschreibt HOCHENEGG einen steil gegen das Becken ziehenden, mit seinem stumpfen Ende an der seitlichen Beckenwand adhärenten Blinddarm. Solche Patienten sind beschwerdefrei bei vollem, schwerem, tiefliegendem Coecum, bekommen aber *Schmerzen nach der Entleerung,* wenn dieses kontrahiert und in die Höhe gerückt ist. Das Emporsteigen

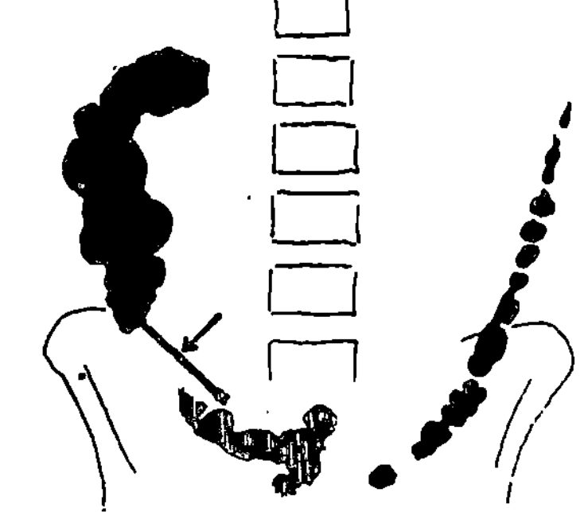

Abb. 736. Gestreckte Appendix. (Nach CASE.)

läßt sich röntgenologisch genau feststellen. Da es nicht bloß passiver, sondern auch aktiver Natur ist (Kontraktion in der Längsrichtung), so vermag dadurch ein erheblicher Zug an einem fixierten Wurmfortsatz ausgeübt zu werden. — Es seien hier die beiden entsprechenden Bilder aus der HOCHENEGGschen Publikation beigefügt (Abb. 735 a und b), gleichzeitig die Pause eines Röntgenogrammes von CASE (Abb. 736), welches genau die Verhältnisse zeigt, wie sie HOCHENEGG auf Grund operativer Erfahrung demonstriert.

β) Röntgenologische Symptomatologie des krankhaften Wurmfortsatzes.

Bei chronischer Appendicitis sowohl wie als Folgezustand nach einem akuten Anfall können sich am Blinddarm Zustände einstellen, die charakteristische Röntgenbilder ergeben. Am häufigsten entstehen dabei durch Schrumpfung oder Narbenbildung ausgelöste Stenosen. Bei distalem Sitz derselben und weitgehender Verlegung des Lumens erscheint das Organ kurz, weil sich die peripheren Anteile nicht füllen können. Bei proximal gelegener, nicht hochgradiger Enge erscheint der Anfangsteil des Wurmfortsatzes stellenweise eingeschnürt, das Ende dagegen meist erweitert.

Abb. 737, eine Aufnahme 8 Stunden nach Einnahme des Breies, erläutert das eben Gesagte und zeigt bei praller Füllung des Coecum und teilweiser des Colon transversum eine S-förmige Gestalt der Appendix, deren proximaler Abschnitt eingeengt, während der distale prall gefüllt ist und breit erscheint.

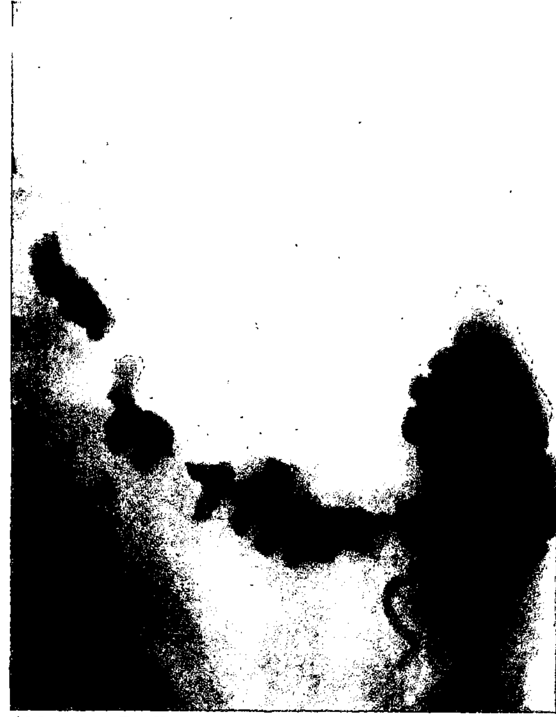

Abb. 737. Prall gefüllte S-förmige Appendix. Erweiterung des distalen Abschnittes bei Einengung des proximalen. (Bild seitenverkehrt.)

Selbstverständlich kann ein solcher Befund nur wertvoll sein, wenn er nicht nur bei einer Aufnahme angetroffen wird und auch in verschiedenen Lagen konstant bleibt, und insbesondere dann, wenn er mit einer verzögerten Entleerung des Wurmfortsatzes einhergeht. Besondere Vorsicht ist hier deswegen geboten, weil in manchen Fällen eine Kontraktion zu Bildern führt, die von dem beschriebenen schwer zu unterscheiden sind.

Ein viel häufigeres Ereignis ist die Fixation der Appendix nach vorausgegangenen Entzündungen. Sie führt zu Verlagerungen, Abknickungen, Streckungen usw. Ist der Wurm nach der lateralen Bauchwand zu adhärent, so ist dieses Symptom nach GOTTHEINER bezeichnend für bestehende Verwachsungen. Auch hier ist eine Diagnose nur dann sicher auszusprechen, wenn sowohl bei Lagewechsel als auch bei Palpation und Wiederholung der Untersuchung die Verhältnisse konstant bleiben.

Als Beispiel dazu sollen folgende Abb. 738—741 dienen. Sie stammen von einem sonst gesunden Manne, der seit einigen Monaten über Beschwerden klagt, die klinisch eine chronische Appendicitis annehmen lassen.

Abb. 738, eine Aufnahme 10 Stunden nach Einnahme der Kontrastmahlzeit, zeigt ein prall gefülltes Colon ascendens mit starker Haustrenbildung, während Transversum und Descendens noch nicht völlig entfaltet sind. Vom unteren Pol des Coecum abwärts ziehend und etwas medial gerichtet erkennt man die Appendix, die im mittleren Abschnitt einen deutlichen runden und dunkleren Schatten aufweist (Bariumkonkremente ?).

Abb. 739, eine Aufnahme in linker Seitenlage, zeigt die Konstanz des Befundes. Coecum und Colon ascendens sind etwas nach links getreten. Der Wurmfortsatz verläuft mit Ausnahme seines proximalen, jetzt etwas gekrümmten Anteiles in seiner distalen Hälfte ebenso gestreckt wie in obigem Bild.

Abb. 740, eine Aufnahme nach 24 Stunden, weist bei besserer Füllung des Transversum und teilweiser des Colon descendens eine geringere des Coecum auf. Die Appendix ist im großen ganzen von unveränderter Gestalt und Lage.

In Abb. 741, einer Aufnahme nach 36 Stunden, erscheint der distale Teil der Appendix entleert. Man erkennt aber noch immer den rundlichen Fleck im mittleren

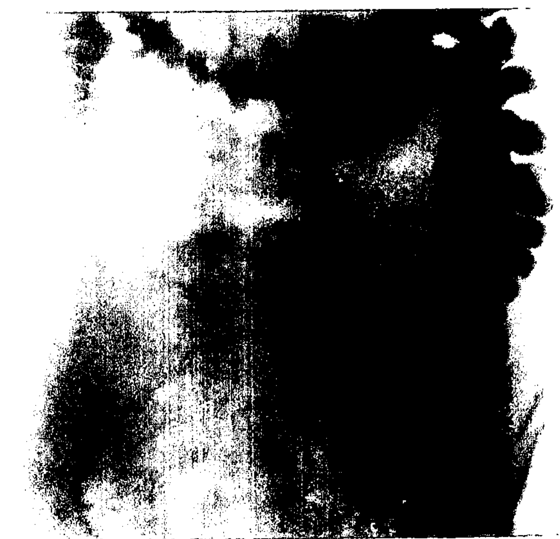

Abb. 738. Fixation der Appendix bei chronischer Appendicitis.
Aufnahme 10 Stunden nach Kontrastmahlzeit. (Bild seitenverkehrt.)

Abschnitt. Der proximale ist noch gefüllt. Eine wesentliche Änderung der Form und Lage des Organs gegenüber den früheren Aufnahmen ist nicht wahrzunehmen.

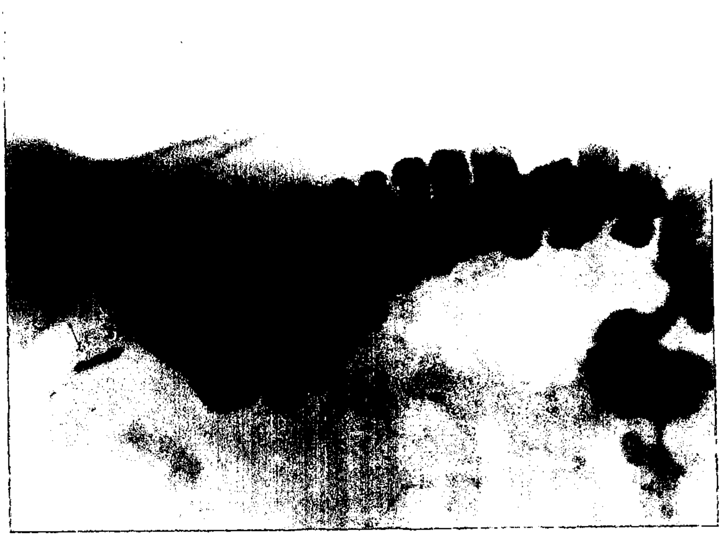

Abb. 739. Derselbe Patient. Aufnahme in linker Seitenlage.

Aus dieser Untersuchungsserie geht klar hervor, daß es sich hier um entzündliche Verwachsungen und Fixation des Blinddarmes handelt. Denn wir wissen aus Erfahrung, daß er sowohl bei Untersuchungen in verschiedenen Zeiten als bei solchen in verschiedenen Körperstellungen in normalem Zustand deutliche Unterschiede aufweist.

Gelegentlich kann bei chronischer Appendicitis der Wurmfortsatz mit der Cöcalwand selbst verwachsen sein. Seine Darstellung im Röntgenbilde ist dann kaum möglich, da er völlig überlagert wird. Die Schrumpfungsvorgänge des Coecum, die sich im Röntgenbild durch konstante Deformierungen seiner normalen Konturen kennzeichnen und die in der Regel hier selten fehlen, werden uns jedoch wertvolle Anhaltspunkte für die Diagnosenstellung liefern. Dafür folgendes Beispiel:

37jähriger Mann, früher nie krank gewesen. Seit einem Jahre dauernde Schmerzen im rechten Unterbauch, die sich im MAC BURNEYschen Punkte konzentrieren. Obstipation wechselnd mit Diarrhöen. Während der Verstopfungsphasen sind die Beschwerden stärker, nach ausgiebiger Entleerung vorübergehende Erleichterung. Diät und interne Behandlung ergebnislos.

Die *Röntgenuntersuchung* zeigt bei normalen Verhältnissen des Magens und Duodenum nach 8 Stunden die letzte Ileumschlinge noch gefüllt, sie ist breit und langgestreckt, im übrigen befindet sich der Kontrast hier im Coecum und Colon ascendens

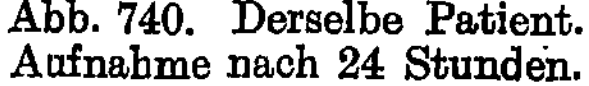

Abb. 740. Derselbe Patient.
Aufnahme nach 24 Stunden.

Abb. 741. Derselbe Patient.
Aufnahme nach 36 Stunden. (Bild seitenverkehrt.)

(Abb. 742). Ersteres ist in seinen Dimensionen auffallend klein, seine Konturen sind besonders an seinem unteren Pol und an seinem medianen Rand unregelmäßig, teilweise unscharf begrenzt.

Nach 9 Stunden (Abb. 743) enthält die letzte Ileumschlinge noch Spuren von Kontrastinhalt. Ascendens und Teile des Transversum sind gefüllt. Der untere Abschnitt des Coecum endet in einem spitzen Konus nach unten und weist an seinem medialen Rand eine deutliche Einziehung auf. Im großen und ganzen ist die Konfiguration dieses Abschnittes ähnlich wie bei der früheren Aufnahme.

Abb. 744, eine Aufnahme kurz nach der obigen in linker Seitenlage, zeigt geringe Beweglichkeit des Coecum, dessen mediale Konturen trotz Verschiedenheit der Zeit und Lage geringe Unterschiede gegenüber Abb. 742 u. 743 aufweisen.

Der Befund blieb immer konstant, auch bei weiteren Untersuchungen. Nachdem nun auch bei der Durchleuchtung vor dem Schirm eine starke Druckempfindlichkeit der Blinddarmgegend nachzuweisen war, wurde gemeinsam mit den klinischen Symptomen die Diagnose chronische Appendicitis gestellt.

Die *Operation* ergibt einen in seinen proximalen zwei Dritteln mit der medialen

Cöcalwand verwachsenen Wurmfortsatz, der chronisch entzündlich verdickt und in seinem Lumen stark eingeengt ist. Appendektomie, beschwerdefrei.

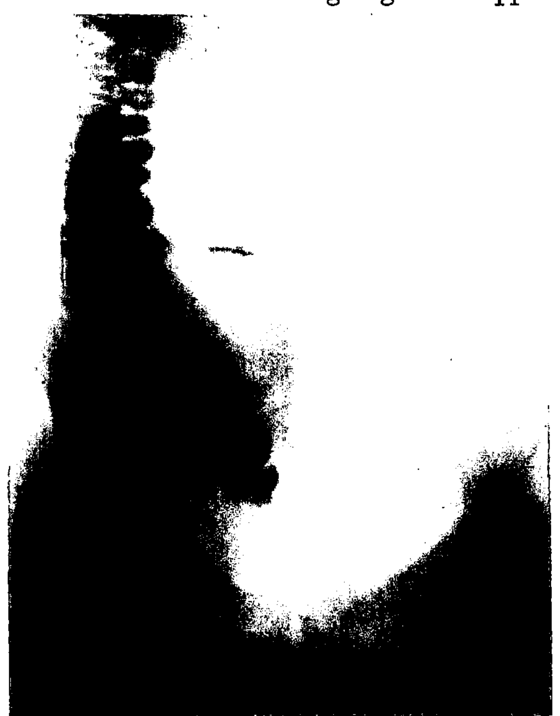

Abb. 742. Chronische Appendicitis. Fixation der Appendix mit der Cöcalwand. Narbige Schrumpfung im Bereiche des Coecum.

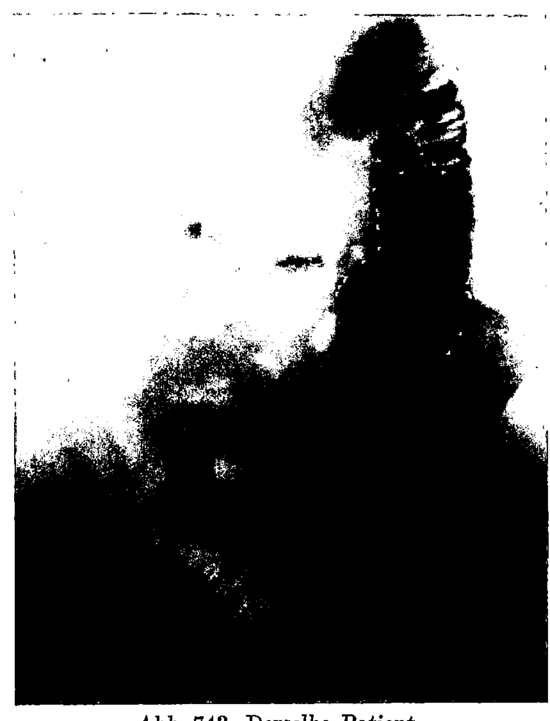

Abb. 743. Derselbe Patient. Aufnahme nach 9 Stunden. (Bild seitenverkehrt.)

SINGER und HOLZKNECHT haben als röntgenologisches Merkmal einer chronischen Appendicitis die Lokalisation des Druckschmerzes im Bereich des durch Kontrastmedien sichtbar gemachten Darmes angegeben.

Zu diesem Zwecke bedienen sie sich eines modifizierten Löffeldistinktors. „Indem man nun den Punktdistinktor unter dem ihm aufliegenden Schirm an verschiedenen Stellen eindrückt, ermittelt man im Zuge der gleichen Durchleuchtung auch die Zugehörigkeit der größeren druckempfindlichen Gebiete und zeichnet das Resultat in eine nachträglich angefertigte Pause des Schirmbildes auf eine dem Schirm angelegte Glasplatte ein.“

Abb. 744. Derselbe Patient. Aufnahme in linker Seitenlage. (Bild seitenverkehrt.)

Die beiden Autoren machen jedoch selbst auf die Grenzen ihrer Methode aufmerksam: „Eine Reihe von Interferenzen mit benachbarten Gebilden spielt in die

diagnostischen Erwägungen hinein.“ Als solche werden erwähnt entzündliche Genital-
affektionen bei Frauen, das gefüllte und kontrahierte Ileum, die Distensio coeci z. B.
bei spastischer Obstipation, Erkrankungen des Ureters, der Flexura sigmoidea, ferner
namentlich der entzündlich gereizte ileocöcale Lymphapparat (J. Roux). Da bei der
Methode hauptsächlich der Schmerz und seine Verlaufsrichtung maßgebend ist, so
kann sie im absolut freien Intervall nicht verwendet werden. Ihre Zuverlässigkeit
wird auch durch die bekannte Tatsache beschränkt, daß die Lokalisation eines
empfindlichen Punktes oft nicht möglich ist und nicht immer der Lage des entzündeten Wurmes entspricht.

Uns hat sich seit Jahren *die leise Perkussion mit einem Finger* bewährt. Sie hat
vor der gewöhnlichen Palpation mehrfache Vorteile. Sie schont den Patienten und
stellt ein viel feineres Schmerzreagens dar als der Druck, der sich nach hydrostatischen
Gesetzen auch bei vorsichtiger Ausübung stets *über größere Bezirke erstreckt* und außerdem die *Darmschlingen verdrängt*. Wenn diese nun in ihre frühere Lage zurückkehren,
so entspricht die Hautmarke nicht mehr der Position der Appendix. Diese letztere
Quelle des Irrtums schalten Singer und Holzknecht allerdings dadurch aus, daß
sie die ermittelte Zone nicht auf die Haut, sondern gleichzeitig mit dem Darmbild
auf den Schirm aufzeichnen. Die erstgenannten Fehlermöglichkeiten bleiben aber
auch bei ihrer Methode bestehen.

Ohne den Wert der Singer-Holzknechtschen Untersuchungstechnik beschränken
zu wollen, möchten wir folgende *Modifikation* empfehlen: *Bestimmung des Schmerzpunktes durch Fingerperkussion im Liegen 6—8 Stunden nach Kontrastmahlzeit,
Markierung desselben auf der Haut durch Metallmarke. Unmittelbar anschließend
daran Röntgenaufnahme in gleicher Stellung.* Es läßt sich dann in geeigneten Fällen
entscheiden, 1. ob der festgestellte Punkt dem Wurmfortsatz entsprechen kann,
2. wie derselbe gelagert ist.

Wir haben uns bis jetzt mit dem direkten topischen Nachweis des entzündlich
erkrankten Organs beschäftigt. Es gibt nun aber auch *indirekte* röntgenologisch
feststellbare Merkmale, denen ein gewisser diagnostischer Wert nicht abzusprechen
ist, wenn er auch unserer Ansicht nach von manchen Untersuchern bedeutend über-
schätzt wird. Sie haben alle das Moment der Motilitätsstörung gemeinsam. Von
diesem Gesichtspunkte aus können wir diese sekundären Symptome in zwei Gruppen
einteilen, 1. in solche, wo *durch entzündliche Briden und Abknickungen* in der Umgebung des Coecum eine *Stagnation des Darminhaltes* zustande kommt, 2. in rein
funktionelle, resp. *reflektorisch bedingte Störungen*.

Die letzteren bestehen in *hypertonischen und atonischen Zuständen des Kolon*,
die sich klinisch als *Obstipation* und *Diarrhöen*, oft verbunden mit *Schmerzen* wechselnder Lokalisation äußern. Diese Beobachtungen lassen uns bei jeder spastischen
Obstipation oder sog. nervösen Diarrhöe beim Fehlen genügender anderweitiger
Ursachen an die Möglichkeit einer bestehenden chronischen Appendicitis denken,
durch welche reflektorisch diese Zustände ausgelöst werden könnten.

Praktisch wichtiger sind die durch *perityphlitische* Veränderungen hervorgerufenen
Motilitätsstörungen. Von englischen und amerikanischen Chirurgen wird der Lane-
schen Knickung, einer Abknickung des Ileum kurz vor seinem Eintritt ins Coecum
infolge chronisch entzündlicher Stränge und Adhäsionen, eine besonders große diagnostische Bedeutung beigemessen. Als wirkliche Stagnation wollen George und
Gerber nur eine solche gelten lassen, wo das Kontrastmittel sich 24 Stunden und
länger nach der Mahlzeit noch im Dünndarm befindet. Dessen Endstück sieht
man in solchen Fällen gewöhnlich vom Coecum einige Zentimeter schräg nach oben
verlaufen und dann spitzwinklig nach unten abbiegen. Die Lanesche Knickung
wird aus der Konstanz dieses Befundes bei mehreren Aufnahmen, sowie aus der
Ileostasis diagnostiziert. Wir fügen hier aus der erwähnten Arbeit von George

und GERBER ein Bild bei, welches diese Verhältnisse demonstrieren soll (Abb. 745). Im übrigen verweisen wir auf das diesbezüglich in einem früheren Kapitel Gesagte.

Auch wir haben öfter bei chronischer Appendicitis eine Verzögerung der Dünndarmentleerung um einige Stunden gesehen. Als Beispiel dafür sei folgende Beobachtung wiedergegeben.

57 jähriger Kunstmaler gibt an, daß er seit einiger Zeit eine Spannung im Bereich des Unterbauchs verspüre. Es bestehen gleichzeitig unbestimmte Magenbeschwerden; Appetit mäßig, hier und da Übelkeit ohne Erbrechen. Stuhl regelmäßig und gut geformt.

Bei der klinischen Untersuchung ist der Leib ballonartig aufgetrieben. Cöcalgegend gebläht und druckempfindlich.

Röntgenuntersuchung mit Kontrastspeise. Magen und Duodenum zeigten normale Verhältnisse. Bei der Durchleuchtung nach 6 Stunden fiel die starke Füllung des Endteiles des Dünndarmes und die geringere des Coecum auf.

Nach 8 Stunden (Abb. 746) findet man noch Reste in den Ileumschlingen, besonders die letzte ist prall gefüllt, erweitert und weist

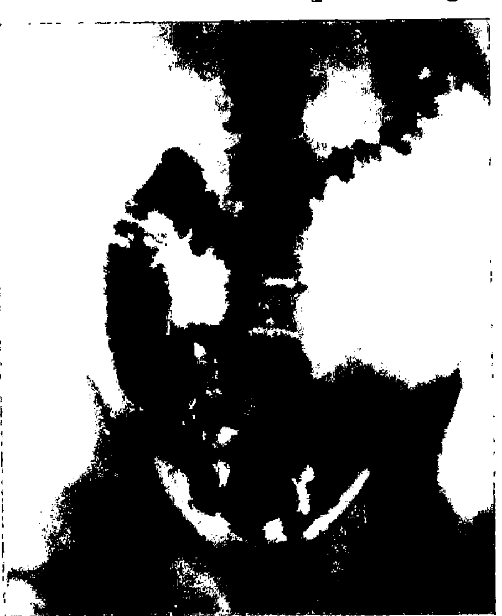

Abb. 745. LANEsche Knickung. Endschlinge des Ileum fixiert (A). Stauung in derselben nach 24 Stunden. Das distale Ende der Appendix (B) ist obliteriert. — Operative Bestätigung. (Nach GEORGE und GERBER.)

glatte Konturen auf. Das Coecum selber und der Anfang des Ascendens zeigen eine unregelmäßige und zackige Begrenzung.

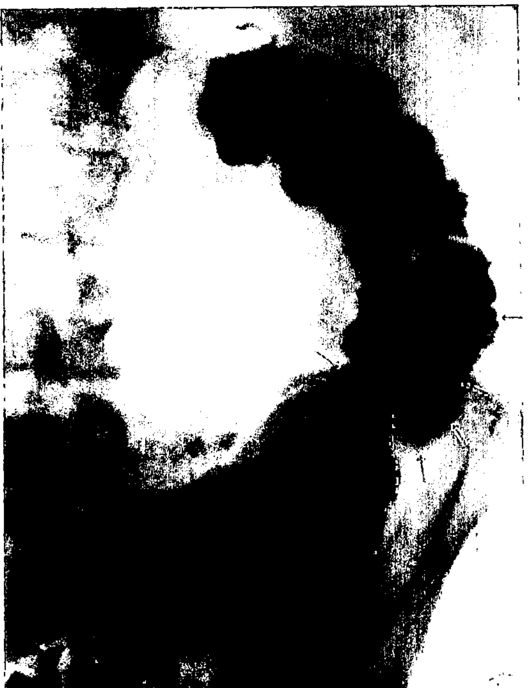

Abb. 746. Chronische Appendicitis und Perityphlitis. Stasen im Ileum. Aufnahme nach 8 Stunden. (Bild seitenverkehrt.)

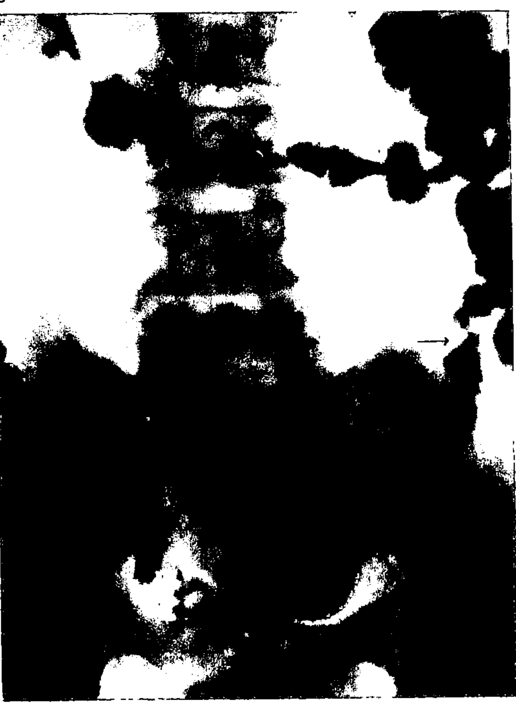

Abb. 747. Derselbe Patient nach 24 Stunden. (Bild seitenverkehrt.)

Nach 24 Stunden war das ganze Kolon gefüllt und es fanden sich noch Schattenstreifen im Bereiche der letzten Ileumschlinge (Abb. 747).

Es handelt sich also hier nach dem Röntgenbefund um eine Verzögerung der Dünndarmentleerung mit Stauung in den letzten Schlingen und narbigen Veränderungen im Bereiche des Coecum.

Die *Operation* ergab chronische Appendicitis mit Perityphlitis. Ausgedehnte Verwachsungen.

Größere Retentionen im Ileum nach 24 Stunden werden selten angetroffen. Wir konnten sie nur bei gleichzeitig bestehender Pylorusstenose, sowie in den wenigen Fällen von tiefer Dünndarmstenose auf tuberkulöser Basis beobachten. Wenn man bei Operationen und Sektionen gelegentlich hochgradige Dünndarmengen sieht, die ihrem Träger durchaus keine Beschwerden verursachten, so wird man mit der Diagnose mechanische Stase etwas vorsichtig.

Diese kann übrigens gelegentlich durch eine *Ileocöcalklappeninsuffizienz* und dadurch bedingte retrograde Füllung verursacht werden.

Auf einen dritten Erklärungsversuch bringen uns gewisse Beobachtungen von Chirurgen. HOCHENEGG fand bei Fällen von „*Appendix dolorosa*" als fast konstanten Palpationsbefund „eine *walzenförmige Resistenz in der Ileocöcalgegend, die nach ihrer Richtung meist von außen oben schief nach innen unten zu verfolgen ist.*" Durch seine Operationsbefunde überzeugte er sich davon, daß es sich dabei nicht um den entzündeten Wurmfortsatz, sondern um die *krampfhaft kontrahierte unterste Dünndarmschlinge* handelte. Auch wir konnten wiederholt ähnliches beobachten. HOCHENEGG erklärt sich die Erscheinung als *Reflexspasmus* vor einem abnorm empfindlichen Organ. Die *Ileostasis* wäre dann als dessen Wirkung zu betrachten. Versuche mit Atropin wären wohl geeignet, diese wichtige Frage zu entscheiden.

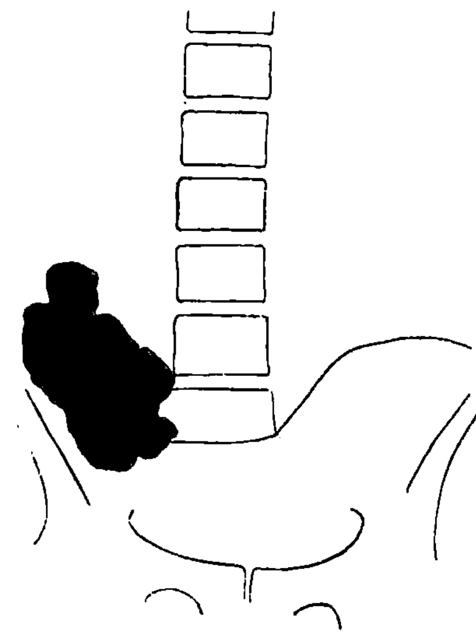

Abb. 748. Stauung im Coecum und proximalen Abschnitt des Ascendens infolge perityphlitischer Bride, welche sich quer über das Colon ascendens spannte und dasselbe einschnürte. Aufnahme nach 24 Stunden. — Operiert.

Endlich sind noch die *perityphlitischen Verwachsungen und Stränge* zu erwähnen, die durch Verengerung des Dickdarmlumens zu Kotstagnation verschiedenen Grades führen können. Nach TAVEL sind sie nicht immer Residuen einer abgelaufenen akuten Blinddarmentzündung, sondern, allerdings seltener, Folgezustände einer primären ulcerösen Typhlitis. Diese Verlötungen können die verschiedenste Lokalisation und Ausdehnung aufweisen. Nicht selten findet man eine entzündliche Bride von der Seite her mehr oder weniger quer über das Coecum und Ascendens gespannt und letzteres dadurch bis zur Aufhebung des Lumens stranguliert (TAVEL). Nach der Durchschneidung entfaltet sich das Kolon wieder zu normaler Ausdehnung. Solche Operationen gehören mitunter zu den einfachsten; denn durch einen einzigen Scherenschlag vermag man Obstipation und Schmerzen zu beseitigen, welche den Patienten monate- oder jahrelang gequält hatten. Mit diesen perikolitischen Verklebungen und ihren Beziehungen zur chronischen Obstipation haben sich besonders LANE und eine Reihe Chirurgen, wie JAKSON, TUTTLE, LEROQUE, DELATOUR beschäftigt. Aber auch Interne, wie EBSTEIN, MATHIEU, ROUX, DUVAL sehen in ihnen eine häufige Ursache von Kotstauung. ROUX zog auch das Röntgenverfahren zu ihrem Nachweis herbei. Als die drei Hauptsymptome bezeichnet er: Störungen der Darmentleerung, Schmerzen und Fieberreaktionen.

Ein älterer Mann litt seit Jahren an zunehmender Obstipation mit Schmerzen in der Blinddarmgegend, für welche anamnestisch und klinisch keine Ursache eruiert werden konnte. Die Röntgenuntersuchung (Abb. 748) ergab den auffallenden Befund, daß nach 24 Stunden der ganze Kontrastbrei im Coecum und Anfangsteil des Ascendens stagnierte.

Bei der *Laparotomie* fand sich ein derber fibröser Strang, der den aufsteigenden Dickdarm dreifingerbreit oberhalb des Coecum einschnürte und schräg nach dem Colon transversum zog, wo er sich inserierte. Die Durchtrennung desselben brachte Heilung.

Überblicken wir zum Schlusse dieses Kapitels die Hilfsmittel, welche uns die Röntgenuntersuchung zur Diagnostik der Appendicitis gebracht hat, so müssen wir gestehen, daß sie recht bescheidene sind. Erst die weiteren Erfahrungen werden lehren, ob sich die Methode einen dauernden Platz auch auf diesem Gebiete zu erringen vermag.

c) Die perikolitischen Verwachsungen an der Flexura hepatica.

Durch VIRCHOW wurde zuerst die Aufmerksamkeit auf das häufige Vorkommen von entzündlichen Verwachsungen an den beiden oberen Kolonflexuren gelenkt.

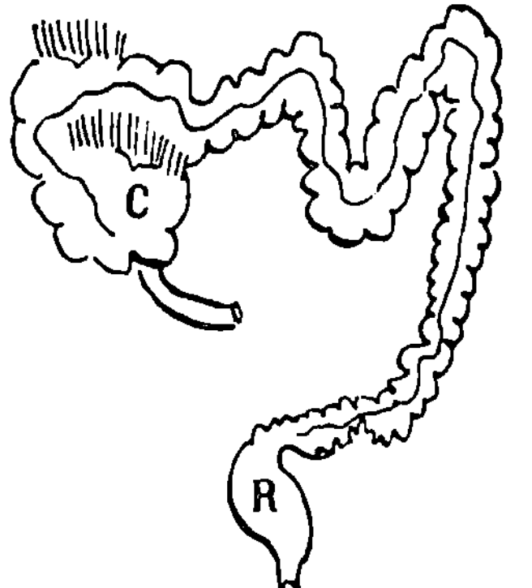

Abb. 749. Dystopia coeci superior acquisita. Lumbalflexur durch pericholecystitische Verwachsungen hochgezogen und an die Gallenblase fixiert. (Nach BROSCH.)

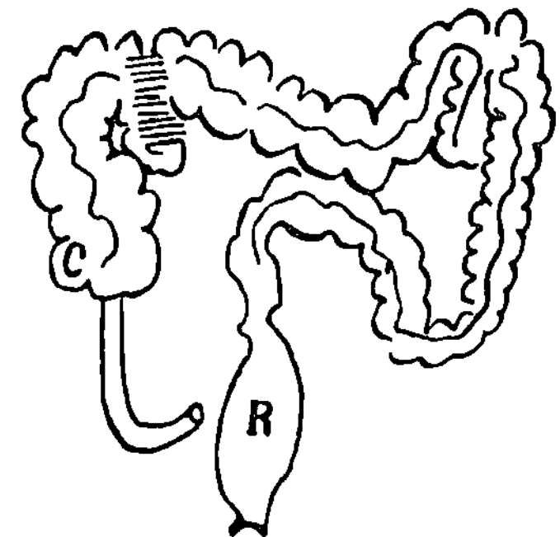

Abb. 750. Flexura transversa dextra fixata. (Nach BROSCH.)

An der rechten und in ihrer Nachbarschaft kommen dieselben hauptsächlich als Folge entzündlicher Prozesse der Gallenblase vor, viel weniger häufig nehmen sie ihren Ausgang von Magen- und Duodenalgeschwüren. An den Verklebungen können außer der Gallenblase und dem Kolon auch Leber, Pylorus und Omentum beteiligt sein. Nach VIRCHOW vermag sogar bloße Kotstauung solche Adhäsionen zu bilden, die als Folgen einer lokalisierten chronischen Peritonitis zu betrachten sind. *Pericholecystitische Prozesse, die auf die Flexur übergreifen*, sind, wie z. B. die autoptischen Befunde von PAVIOT und TRIPIER ergeben, *sehr häufige Vorkommnisse*. Dabei kommt es leicht zu spitzwinkliger Abknickung dieses Darmabschnittes. Schon bei der so häufigen Koloptose liegen ja seine Schenkel oft eine Strecke weit dicht aneinander. Durch eine hinzutretende Entzündung kommt es dann leicht zur Verklebung der einander zugewendeten Peritonealflächen und zu einer Art Spornbildung, ähnlich wie an der Flexura lienalis bei der PAYRschen Krankheit. Aber auch derbe Stränge werden angetroffen, die oft an der Gallenblase oder in ihrer unmittelbaren Umgebung inserieren. Die „bride pericolique" kann so verlaufen, daß der Anfangsteil des Transversum auf ihr reitet, oder, nach DE QUERVAINs Ausdruck, an derselben aufgehängt ist wie Wäsche am Seil. Genauer betrachtet betreffen die hier besprochenen Verwachsungen nicht immer die Flexur selbst, sondern oft das Ascendens,

sowie den Anfangsteil des Transversum. So kann nach BROSCH z. B. die rechte
Lumbalflexur (d. h. die physiologische Ausbiegung des aufsteigenden Darmes nach
hinten) durch schrumpfende Prozesse hochgezogen und an die Gallenblase fixiert sein
wie in Abb. 749. Ferner ist bei ptotischem Transversum dessen Anfangsabschnitt bisweilen als Duplikatur verlötet (Abb. 750). Vgl. hierzu die vielen Arbeiten über die
JAKSONschen Briden und Schleier. Die praktische Bedeutung dieser Veränderungen
liegt darin, daß sie durch Abknickung und Einschnürung des Kolon nicht selten
zu Kotstagnation mit ihren Folgezuständen: Obstipation und Schmerzen in der
rechten Bauchgegend führen. Sie können klinisch genau dieselben Erscheinungen
machen, wie die perityphlitischen Verklebungen. Oft werden die Beschwerden vorwiegend in die Blinddarmgegend verlegt, offenbar weil infolge der Rückstauung dieser
Teil des Kolon sich am meisten dehnt. Verwechslungen mit chronischer Appendicitis
sind deshalb häufig. Besonders leicht kommt es nach Operationen an der Gallenblase,

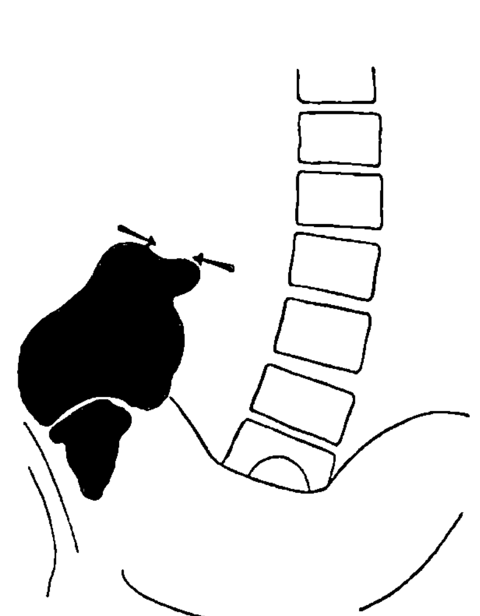
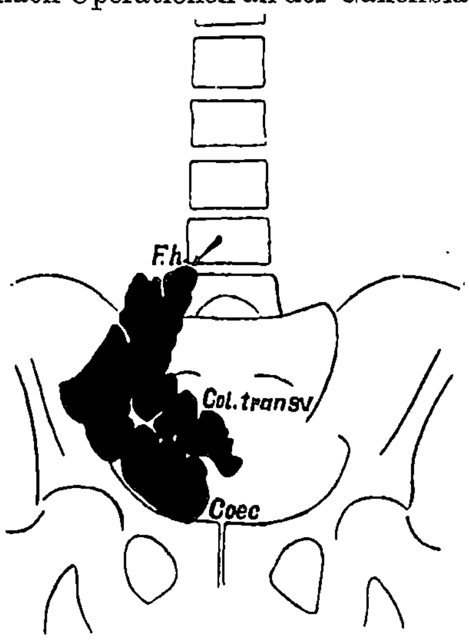

Abb. 751. Kotstagnation im Coecum-Ascendens infolge Strangulation des Kolon durch entzünd-liche Stränge an der Flexura hepatica nach Cholecystektomie. Aufnahme nach 24 Stunden. — Operation.	Abb. 752. Perikolitische strikturierende Verwach-sungen an der Flexura hepatica nach Cholecystitis. Flexura hepatica nach oben und innen verzogen und fixiert (Pfeil). Aufnahme nach 24 Stunden. — Operation.

namentlich wenn drainiert wurde, im Verlaufe der Rekonvaleszenz oder auch nach
vollendeter Heilung zur Bildung von Einschnürungen an der Flexur. Die Patienten
kommen dann ganz erschreckt zum Chirurgen, der sie operierte, und wollen
wissen, ob vielleicht noch Steine zurückgeblieben seien, oder ob sich wieder Eiter
angesammelt habe. Schon bei oberflächlicher Palpation läßt sich dann oft das
geblähte Coecum fühlen. Die *Röntgenuntersuchung* weist die typische Stauung in
diesem Abschnitt nach. Je nach dem Sitz der Einengung reicht der Schatten nur
bis zur Ausbiegungsstelle oder etwas weiter. In hochgradigen Fällen ist nach
24 Stunden das Coecum-Ascendens prall gefüllt, der übrige Dickdarm dagegen
fast vollkommen leer.

Bei einer 68jährigen Frau wurde wegen Gallensteinen die Cholecystektomie
ausgeführt. Schon 6 Wochen später stellten sich wieder anfallsweise Schmerzen
ein, die diesmal in die ganze rechte Bauchseite lokalisiert wurden, gleichzeitig hartnäckige Verstopfung. Die etwa 5 Monate nach der Operation ausgeführte *Röntgenuntersuchung* (Abb. 751) ergab, daß noch nach 24 Stunden sich der ganze Kontrastbrei rechts staute.

Die zweite *Operation* ergab eine Strangulation an der Flexura hepatica durch von dem Gallenblasenstumpf ausgehende entzündliche Narbenstränge. — Durchtrennung derselben. Heilung.

Außer der Kotretention wird bisweilen eine spitzwinklige Verziehung des Kolon nach oben und medial als besonders charakteristischer Befund beobachtet, so in folgendem Falle:

52jährige Frau. Vor einigen Jahren rechtsseitige Nephropexie bei Wanderniere sowie Cholecystektomie wegen Gallensteinen. Bald nachher trat beständiges leichtes Schmerzgefühl in der rechten Bauchseite auf und namentlich in letzter Zeit heftige Kolikattacken mit Windverhaltung und Erbrechen, bisweilen mit Durchfall. Sonst beständig *verstopft*. Allgemeinbefinden beeinträchtigt. Die Untersuchung ergibt ein etwas geblähtes, leicht druckempfindliches Coecum.

Röntgenuntersuchung. Nach 24 Stunden (Abb. 752) ist der ganze Kontrastschatten rechts konzentriert, und zwar reicht er bis zum Anfangsteil des Colon

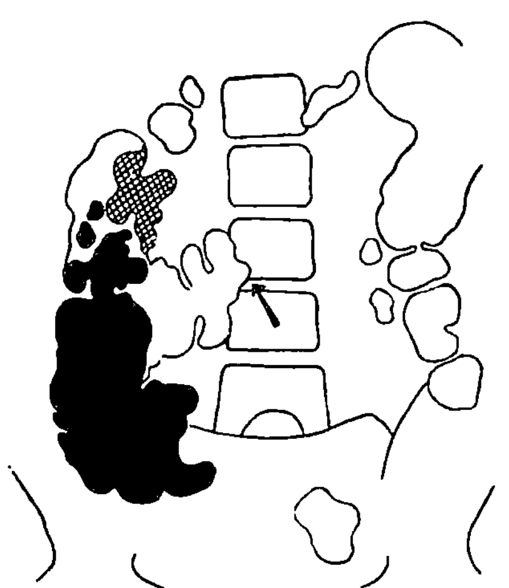 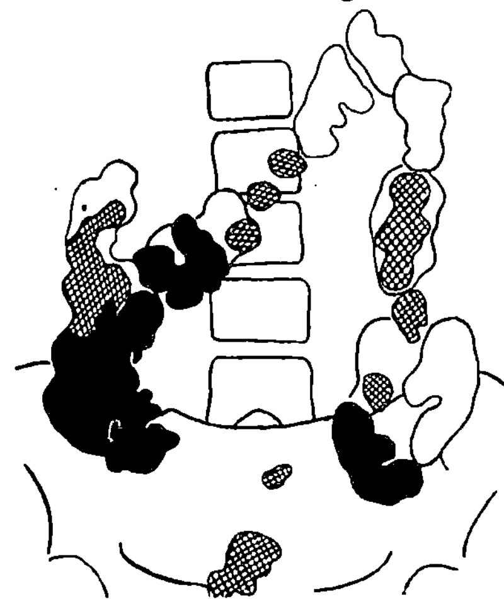

Abb. 753. Bridenabschnürung des Colon transversum nahe der Flexura hepatica. Kotstagnation im erweiterten Coecum-Ascendens. Gassperre vor dem Hindernis (Pfeil). Aufnahme nach 8 Stunden.

Abb. 754. Derselbe Patient. Aufnahme nach 49½ Stunden. Der größte Teil des Kontrastkotes befindet sich im Coecum-Ascendens.

transversum. Letzteres liegt dem Coecum unmittelbar an. Die Flexura hepatica ist nach dem 4. und 5. Lendenwirbel hin verzogen und dort fixiert; denn in allen Bildern der Serie, sowohl in denen im Liegen wie im Stehen aufgenommenen, blieb ihr Scheitel genau an derselben Stelle.

Zweifellos stammt die Verwachsung von dem früheren entzündlichen Prozeß und der postoperativen Narbenbildung her. Sie bildete ein beständiges Hindernis für die Passage und bewirkte so Obstipation mit Coecumblähung sowie zeitweise Okklusionserscheinungen. Operative Bestätigung.

Es gibt nun aber auch Fälle, in denen solche Veränderungen vorliegen, deren Ausgang von der Gallenblase nicht sicher nachzuweisen ist. Man hat dabei an abgelaufene Cholecystitis und Pericholecystitis zu denken, wo die Entzündungsprodukte bis auf die Verwachsungen bereits resorbiert worden sind. Dann kommen aber auch die bereits aufgezählten anderen ätiologischen Momente (Kotstagnation, Ulcus ventriculi, Ulcus duodeni) in Frage.

Daß gelegentlich eine lokalisierte Peritonealtuberkulose mit Bridenbildung die Ursache von schwerer Obstipation und appendicitisähnlichen Schmerzanfällen sein kann, zeigt der folgende Fall:

30*

Ein 24jähriges, blühend aussehendes Mädchen litt seit längerer Zeit an zunehmender Verstopfung, seit einem Jahr an kolikartigen Schmerzanfällen im rechten Unterbauch. Die Bauchdecken sind rechts etwas gespannt, die Blinddarmgegend ist leicht druckempfindlich. Verdacht auf Appendicitis. Es wird eine Röntgenserie hergestellt.

Nach 8 Stunden (Abb. 753) sieht man sämtliches Barium in dem weiten Coecum-Ascendens. Die Flexuren sind durch Gase entfaltet. Nach 24 Stunden hat sich das Bild nur wenig verändert. Nach $49^{1}/_{2}$ Stunden (Abb. 754) befindet sich noch der größte Teil des Schattens rechts. In allen Aufnahmen besteht am Anfangsteil des Colon transversum vor dem rechten Wirbelsäulenrande eine Grenze der Gasansammlung. Dieser Röntgenbefund, in Verbindung mit dem klinischen Bilde, führte uns zur Annahme eines Hindernisses im Anfangsteil des Querdarmes.

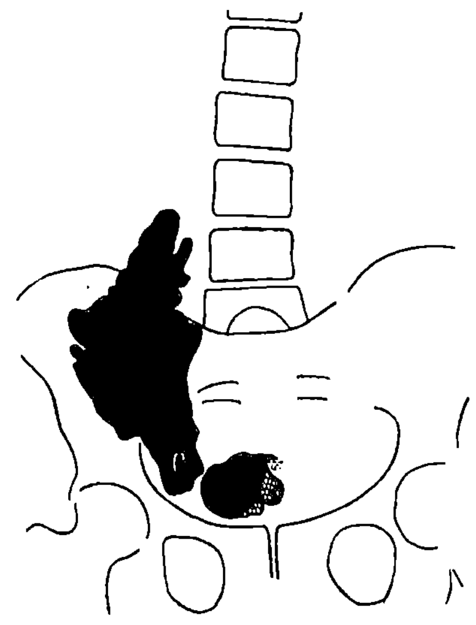

Abb. 755. Stauung in Coecum-Ascendens ohne anatomische Ursache bei einer Hysterica. Aufnahme nach 24 Stunden.

Bei der *Laparotomie* fand man eine rechts lokalisierte, in Abheilung begriffene *Peritonealtuberkulose*, die zu einer Bridenabschnürung des Kolon etwas distalwärts der Flexura hepatica geführt hatte.

Wenn wir an Hand der aufgeführten Beispiele den Wert des Röntgenbildes zur Diagnose perikolitischer Stränge kennen gelernt haben, so dürfen wir andererseits nicht verschweigen, daß derselbe Befund auch bei Abwesenheit jeder Verwachsung, also auf rein funktioneller Basis entstehen kann. Wir erinnern an die für die *Obstipation vom Ascendenstypus* als charakteristisch bezeichneten Bilder.

Selbst der Schattenabbruch im Anfangsteil des Transversum, wie wir ihn namentlich infolge Bridenabschnürung nach Pericholecystitis sehen, kann ohne anatomische Ursache infolge eines Spasmus allein bewirkt werden.

Abb. 755 z. B. stammt von einer 60jährigen, hysterischen Frau, die von Kindheit an an chronischer Obstipation litt, zu der sich unbestimmte Allgemeinsymptome, wie Völle- und Druckgefühl und zeitweise Schmerzen im Leib gesellten. Weder anamnestisch noch objektiv irgendwelche Zeichen einer entzündlichen Erkrankung der Gallenblase oder des Wurmfortsatzes. Vergleichen wir dieses Bild mit Abb. 751, so fällt eine große Übereinstimmung in der Schattenverteilung auf, obwohl in letzterem die Kotstagnation durch ein mechanisches Moment, in ersterer rein funktionell bedingt war.

Welche Mittel gibt uns die *Röntgenuntersuchung* an die Hand, um schon vor der Operation die für das therapeutische Handeln so wichtige Entscheidung zwischen den beiden Möglichkeiten zu treffen?

Die Trennung einer rein funktionellen Ascendensstagnation von einer durch anatomische Ursachen bedingten ist durch das Röntgenverfahren allein oft nicht zu erbringen. Wohl können wir in Fällen, wo eine fixierte, d. h. bei *verschiedenen Aufnahmen und Körperlagen oder bei der Schirmpalpation* konstant bleibende Verziehung der Flexur nachweisbar ist, auf narbige Veränderungen schließen. Allein diese Untersuchung läßt uns nur zu häufig im Stich, und auch wenn sie positiv ausfällt, haben wir damit noch nicht den Beweis erbracht, daß die Verwachsung allein an der Kotstagnation schuld ist und mit ihrer operativen Beseitigung diese behoben werden könne.

Solche Fälle erfordern zur ätiologischen Beurteilung und therapeutischen Indikationsstellung stets die *Mitberücksichtigung des klinischen Bildes*. Zunehmende, unerträgliche *Schmerzen*, namentlich solche von *kolikartigem Charakter*, lassen eine wirkliche Stenose annehmen, desgleichen andauernde *Unbeeinflußbarkeit des Leidens durch interne Therapie*. Es sei indessen betont, daß trotz sorgfältiger Mitberücksichtignug aller dieser klinischen Momente eine sichere Diagnose nicht immer möglich ist und erst die Autopsie in vivo die Ätiologie aufklärt. Man findet dabei gelegentlich eine gewöhnliche chronische Appendicitis. Es sei hier noch bemerkt, daß eine *Cholecystitis* nicht nur durch perikolitische Briden und Verwachsungen, sondern unter Umständen auch rein *reflektorisch* bzw. durch entzündliche Hemmung der Peristaltik zu ausgesprochenster *Kotstagnation im Anfangsteil des Dickdarms* führen kann, ja selbst zum klinischen Bilde des Ileus.

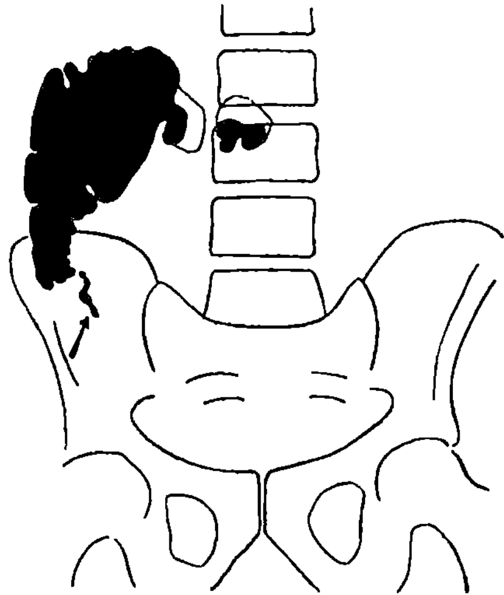

Es muß hier noch erwähnt werden, daß auch eine *tiefliegende Striktur* im Röntgenbild eine Schattenverteilung zustande bringen kann, wie wir sie bei der mechanischen und funktionellen Obstipation vom Ascendenstypus kennen gelernt haben. Dies beruht auf der bekannten Rückwirkung solcher Stenosen auf das Coecum. Die Kenntnis dieser Tatsache hat praktische Bedeutung, indem sie uns davor bewahren kann, gestützt auf einen scheinbar typischen Befund, z. B. einen malignen Kolontumor zu übersehen.

Abb. 756. Rückstauung ins Coecum-Ascendens bei stenosierendem Carcinom der Flexura sigmoidea. Das Röntgenbild entspricht genau demjenigen bei der Obstipation vom Ascendenstypus. Aufnahme nach 32 Stunden. — Operiert.

Abb. 756, Aufnahme nach 32 Stunden, betraf einen 65jährigen Mann mit Carcinom der Flexura sigmoidea. Der Kontrastkot ist in dem weiten Coecum-Ascendens angesammelt. Mit Ausnahme einer kleinen Schatteninsel im Transversum ist das übrige Kolon schattenfrei.

Die Differentialdiagnose ist meist mit Hilfe der Röntgenuntersuchung mit Kontrasteinlauf, sowie unter Berücksichtigung des klinischen Bildes mit Sicherheit zu stellen.

d) Die Payrsche Krankheit.

Wenn ein Patient zum Arzte kommt und angibt, daß er seit längerer Zeit an wechselnden, bisweilen plötzlich auftretenden *Schmerzen in der Gegend des Nabels und linken Rippenbogens* leide, die nach Windabgang plötzlich verschwinden können, daß er beständig verstopft sei und mit allen Mitteln keine dauernde Besserung erzielt habe, so denkt derselbe an irgendeinen stenosierenden Prozeß im Dickdarm, und zwar, mit Rücksicht auf die Lokalisation der Beschwerden, am ehesten an der Flexura lienalis. Er wird sich von dieser Annahme nicht abbringen lassen, wenn er bei der Palpation das *Coecum gebläht und etwas druckempfindlich* findet. Denn dieser Befund läßt sich sehr gut mit der bekannten Tatsache erklären, daß selbst tiefliegende Einengungen durch Rückstauung speziell auf diesen Kolonabschnitt dehnend wirken.

Über die mutmaßliche *Natur des Hindernisses* wird in erster Linie die *Anamnese* entscheiden. Handelt es sich um einen jüngeren Patienten, besteht das Leiden schon seit Jahren, ist keine stärkere Abmagerung eingetreten, ist vielleicht früher eine als akute lokalisierte Entzündung des Peritoneum aufzufassende Krankheit vorausgegangen, so läßt sich ein maligner Tumor mit Wahrscheinlichkeit ausschließen.

Liegen die Verhältnisse aber anders, so vergesse man nicht, daß gerade die linke Umbiegungsstelle einer der Lieblingssitze, des Dickdarmcarcinoms ist. Da sie der direkten Betastung nur schwer zugänglich ist, so kann eine daselbst gelegene Geschwulst besonders leicht übersehen werden.

Was nun den Sitz der Enge anlangt, so gibt es Fälle, wo er mit großer Wahrscheinlichkeit aus dem klinischen Bilde erkannt werden kann. Vielleicht noch häufiger kommen wir aber nicht über eine Vermutungsdiagnose hinaus; denn erstens können auch tiefer liegende Strikturen zu Schmerzen im linken Hypochondrium führen, welche dann meist auf stärkere Gasansammlungen daselbst zu beziehen sind, und zweitens können bei wirklich vorhandener Stenose der Flexur klinisch Erscheinungen im Vordergrund stehen, welche zuerst an Appendicitis oder Typhlitis denken lassen. Hier kann uns dann oft das Skiagramm Klarheit verschaffen.

Es kann hier nicht weiter auf diese Erwägungen eingegangen werden. Doch glaubten wir, sie kurz streifen zu müssen, um zu zeigen, wie der Röntgenbefund, mit dem wir uns etwas eingehender zu befassen haben, zu deuten ist.

An Aufnahmen sehen wir relativ häufig, namentlich bei Ptose des Transversum, dieses und das Colon descendens auf einer Strecke von 10 und mehr Zentimetern dicht aneinander verlaufen. Riedel hat die so gelagerten Schenkel anschaulich mit den *Läufen einer Doppelflinte* verglichen. Die aneinander liegenden Wände können miteinander *verkleben* und an ihrem Scheitel, wie es Braun beschrieb, eine Art *Sporn* bilden. Wenn nun vom Querdarm der Inhalt gegen die Flexur getrieben wird, so wirkt dieser wie eine Klappe und verhindert den freien Durchtritt. Solche fixierten spitzwinkligen Abknickungen, sowie auch Torsionen können das oben skizzierte klinische Krankheitsbild bedingen, welches zuerst eingehender von Payr studiert und nach ihm benannt wurde. Eine wichtige Rolle spielen als Hindernis oft Luftansammlungen *(Gassperre)*. Dies geht schon aus dem häufig plötzlichen Aufhören der Schmerzen nach Windabgang hervor. Der Verschluß kann in schweren Fällen zeitweise vollständig werden, wobei es zu eigentlichen *Okklusionskrisen* mit Darmsteifungen, heftigen Koliken, vorwiegend rechtsseitigem Meteorismus kommt.

Die *Röntgenuntersuchung* ergibt in ausgesprochenen Fällen zwei charakteristische Befunde. *1. Kontrastkot und Gase stagnieren bis zur Flexura lienalis im proximalen Kolon, bisweilen unter Erweiterung des letzteren. 2. Die Schenkel der Flexur liegen eine Strecke weit dicht aneinander, und zwar sowohl bei sagittaler, wie bei frontaler Durchleuchtung.*

Das erste der beiden Symptome finden wir in folgendem Falle klassisch ausgeprägt.

35jährige, chronisch obstipierte Frau. Seit etwa 5 Jahren oft plötzlich auftretende, mehr oder weniger heftige Koliken, die rechts im Bauche beginnen, in die obere Hälfte des Abdomens nach links ausstrahlen und 2—3 Stunden dauern. Nach Wind- und Stuhlabgang folgt Erleichterung. Der Schmerz kann so heftig sein, daß Patientin das Gefühl hat, „als werde sie mit Messern gestochen". Allgemeinbefinden beeinträchtigt.

Abb. 757, Aufnahme nach 24 Stunden, zeigt das ganze proximale Kolon bis zur Flexura lienalis gefüllt. Das Transversum ist zwischen mittlerem und distalem Drittel stark abgeknickt und verläuft im letzten Drittel senkrecht nach oben.

Abb. 758, Aufnahme nach 48 Stunden: Das distale Schattenende befindet sich noch an gleicher Stelle. Das Kolon ist breiter geworden; vor der linken und an der rechten Flexur haben sich Gase gesammelt. Die oben erwähnte Biegung des Querdarmes ist zu einem stumpfen Winkel abgeflacht.

Laparotomie. Appendix normal. Flexura lienalis spitzwinklig fixiert.

Bemerkenswert ist in diesem Falle noch die *Änderung der Lage des Transversum.* Sie ist die Folge von Kontraktionen der Längsmuskulatur und steht in ätiologischem

Zusammenhang mit der zunehmenden Erweiterung. *Besonders charakteristisch für Stauung im Querkolon durch ein mechanisches Hindernis ist eine mehr oder weniger*

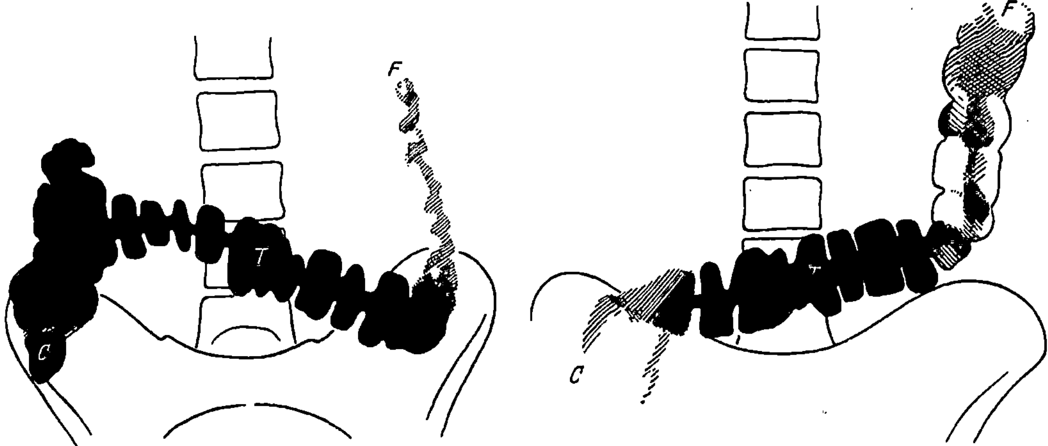

Abb. 757. Stenose an der Flex. lien. durch entzündliche Verwachsungen (PAYRsche Krankheit). Aufnahme nach 24 Stunden. C Coecum, T Col. transv., F Flex. lien. — Operiert.

Abb. 758. Derselbe Fall. Aufnahme nach 48 Stunden. C Coecum, T Col. transv., F Flex. lien.

ausgesprochene Bogenstellung desselben nach oben, wie wir sie z. B. in Abb. 759 angedeutet sehen, die von einem anderen Kranken mit Stenose an der Flexura lienalis stammt. In hochgradigen Fällen mit derartigen Okklusionskrisen ist dieses Symptom besonders deutlich. Am ausgesprochensten sahen wir es bei tiefsitzendem stenosierendem Dickdarmcarcinom.

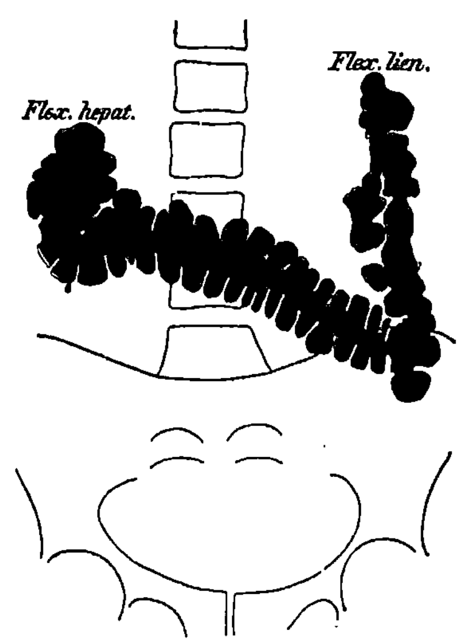

Abb. 759. PAYRsche Stenose an der Flexura lienalis. Aufnahme nach 72 Stunden. Andeutung von Bogenstellung des Transversum.

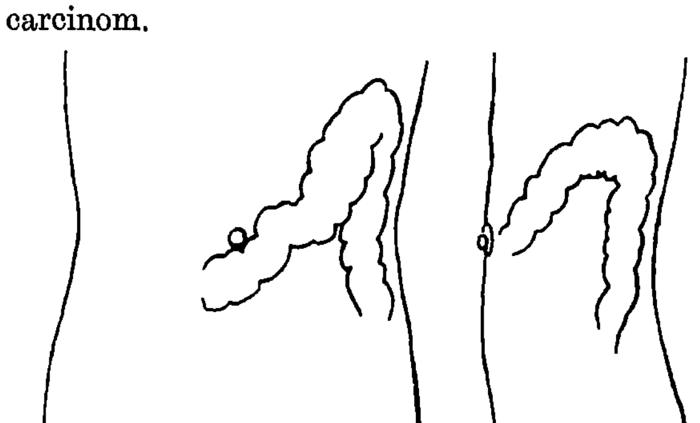

Abb. 760. Flexura lienalis von vorn und von der Seite gesehen. (Nach SCHWARZ.)

Was nun das zweite Röntgensyndrom der PAYRschen Krankheit anlangt, so ist dessen Nachweis oft nicht mit Sicherheit zu erbringen. Das doppelflintenartige Aneinanderliegen der Schenkel ist zwar im Bilde unschwer zu erkennen, wobei allerdings zu betonen ist, daß *in beiden Projektionsrichtungen durchleuchtet werden muß.* In den meisten Fällen, wo man nach der sagittalen Durchleuchtung eine spitzwinklige Abknickung und ausgedehntere Verwachsungen beider Darmteile anzunehmen geneigt wäre, erscheinen dieselben bei der frontalen Untersuchung getrennt und bilden in ihrem Verlauf einen Bogen (vgl. Abb. 760). Am besten läßt sich am Skiagramm die sog. *fixierte Koloptose* erkennen. Man sieht dabei häufig das Transversum von der Flexura hepatica schräg abwärts bis zum unteren Ende des Descendens ziehen, dort spitzwinklig umbiegen und sich mit letzterem als mehr oder weniger gemeinsamer Schatten senkrecht nach oben richten (Abb. 759). Nun kann aber ein Hindernis an der Flexura lienalis im Sinne Payrs zustande kommen, ohne daß ihre Schenkel in einer Länge von mehr als einigen Zentimetern verklebt wären. Solche wenig ausgedehnten Verlötungen lassen sich oft schlechterdings im Röntgenbild nicht direkt nachweisen, namentlich auch deshalb, weil der Scheitel der Flexura lienalis sich durch seinen häufigen Gasgehalt der Darstellung durch Kontrastinhalt entzieht.

e) Die entzündlichen Prozesse am S romanum.

„Bei der Sigmoiditis handelt es sich um eine selbständige, unabhängig von Erkrankungen anderer Darmteile oder ihrer Umgebung entstehende, nicht spezifische oder spezifische Affektion, welche, obwohl sie von der Innenfläche des Darmes ausgeht, doch die Schleimhaut nur wenig beteiligt, zu einer erheblichen Infiltration der Muskularis führt und häufig per continuitatem oder durch Ulceration auf die Umgebung der Flexur übergreift" (Ad. Schmidt).

Dieser Zustand ist eine häufige Begleiterscheinung einer Diverticulitis. Wir verstehen unter der letzteren jene Affektion, die mit Bildung von multiplen kleinen Aussackungen vor allem des S romanum einhergeht. Kotstauung (chronische Obstipation) führt in der Regel zu schweren, sekundären Entzündungserscheinungen, die sich auf die ganze Wand erstrecken können. Induration derselben, Perikolitis, ja sogar Ulceration und Perforation können die Folge sein.

Man war früher allgemein der Ansicht, daß Divertikel im Kolon eine ausnehmende Seltenheit seien. Doch ist in den letzten Jahren dieses Krankheitsbild von vielen Seiten beobachtet und beschrieben worden. Spriggs und Marxer geben an, es bei Tausend Darmuntersuchungen hundertmal beobachtet zu haben. Im Gegensatz zur Genese solcher Bildungen am Duodenum und Jejunum ist man allgemein der Ansicht, daß es sich hier um keinen angeborenen, sondern einen erworbenen Zustand handelt als Folge einer örtlichen Entzündung unbekannter Natur. Männer und Frauen werden ungefähr gleichmäßig befallen. Nach Kaufmann stellen sie kleine, kugelige oder höckerige, dünnwandige, unmittelbar unter der Serosa liegende, zuweilen aber auch noch von der verdünnten Längsmuskulatur überzogene, herniöse Ausstülpungen der Submucosa und Mucosa dar. Die Gefäßlücken, d. h. die Stellen, wo die von Bindegewebe und Fett umgebenen Blutgefäße durchtreten, sind für die Lokalisation in erster Linie bestimmend.

Für den Sitz einer Entzündung in der Flexura sigmoidea wird deren eigenartige Funktion wenigstens als Miturache verantwortlich gemacht (Strauss). Sie ist nach Rosenheim in mancher Beziehung ein selbständiger Abschnitt des Dickdarmes und durch die in ihr so häufig vorhandene Kotstauung zu umschriebenen Krankheitsprozessen besonders disponiert.

Während die klinischen Symptome sowohl der Diverticulitis, wie der Sigmoiditis im Anfangsstadium keine eindeutigen sind, pflegen sie im fortgeschritteneren ausgesprochene Erscheinungen hervorzurufen: Flatulenz, Unbehagen im Bauch, Stuhlunregelmäßigkeiten verbunden mit Schmerzen vor und nach der Defäkation, Gefühl unvollständiger Entleerung, Blutbeimengungen der Faeces, ja sogar reine Blutstühle, wie wir sie selbst einmal beobachten konnten, sind meist die Symptome dieser Krankheit. Bei der Palpation fühlt man oft im Bereich des linken Unterbauches, der Lage der Sigmoidschlinge entsprechend, eine Resistenz, in fortgeschrittenen Fällen unter Umständen einen druckempfindlichen Tumor. Die digitale Rectumuntersuchung führt bei dem meist hohen Sitz des Prozesses zu keinem positiven Ergebnis.

Zu einer sicheren Diagnose gehört die *Proktosigmoideoskopie.* Diesem Verfahren sind aber in verschiedener Hinsicht Grenzen gesetzt. Einmal verbieten peritoneale Reizung und Verdacht auf Absceß diese Untersuchungsmethode. Sodann läßt sich das Rohr oft nicht tief genug einführen. Die Länge der Flexur beträgt nach Curschmann 60—80 cm, andere Autoren (Budberg und Koch, Schreiber, Saillant) geben durchschnittlich Längen von 35—47 cm an. Nun läßt sich aber das Instrument bestenfalls 35 cm einschieben, schmerzhafter Spasmus und Strikturen setzen oft schon viel früher seinem weiteren Eindringen ein Hindernis entgegen. Man wird also nur in besonders günstigen Fällen sich die Grenze zwischen entzündeter und normaler Schleimhaut sichtbar machen können. Wenn dies aber nicht gelingt, so kann die Möglichkeit nicht sicher ausgeschlossen werden, daß die Sigmoiditis nur Teilerscheinung einer ausgedehnteren Kolitis ist. Was die Divertikel anlangt, so steht theoretisch nichts der Annahme entgegen, daß ihre Mündung ins Darmlumen durch das Proktoskop nachzuweisen sei. Einschlägige Beobachtungen fehlen jedoch. Dagegen wurde eine Reihe Fälle bekannt gegeben, wo sich bei der Operation oder Autopsie Taschenbildungen fanden, die dem direkten Nachweis entgangen waren. Offenbar waren sie höher gelegen als die Stelle, bis zu der das Rohr eingeführt wurde.

In Anbetracht der erwähnten Schwierigkeiten, welche sich oft der Diagnose entgegenstellen, lag der Gedanke nahe, die Röntgenmethode als Hilfsmittel heranzuziehen.

Als die Methode der Wahl ist die Untersuchung mittels Kontrasteinlaufs zu bezeichnen. Die funktionelle Prüfung mit der Bariummahlzeit führt deshalb oft zu keinem verwertbaren Resultat, weil bei Sigmoiditis häufig die Flexur von eingedicktem Inhalt gefüllt ist, und dann das für entzündete und indurierte Dickdarmabschnitte charakteristische Röntgensymptom: die circumscripte Hypermotilität, nicht zum Ausdruck kommt. Nur wenn der Kot in breiförmigem Zustand dorthin gelangt, ist sie ausgesprochen und kann dann diagnostisch verwertet werden. Dabei muß jedoch stets berücksichtigt werden, daß auch normalerweise das Sigma oft mehr oder weniger leer angetroffen wird namentlich unmittelbar und eine bis mehrere Stunden nach der Defäkation.

Die Untersuchung mit Kontrasteinlauf zerfällt in zwei prinzipiell und zeitlich getrennte Abschnitte: 1. unmittelbar nach Verabreichung des Kontrastklysmas, 2. nach teilweiser Entleerung desselben.

Für den röntgenologischen Nachweis der Diverticulitis ist die Anwendung des Verfahrens in getrennten Zeitabschnitten sehr vorteilhaft. Denn nach partieller Evakuation können die mit Bariumbrei gefüllten Ausstülpungen besser dargestellt werden. Eine gründliche vorherige Reinigung des ganzen Dickdarmes erscheint uns dazu notwendig.

Die grob-anatomischen Kennzeichen einer Sigmoiditis im vorgerückten Stadium sind: *Wandinduration, Ulceration, Lumenverengerung.* Wir haben also im Skiagramm dieselben Merkmale zu erwarten, wie bei der Colitis ulcerosa, d. h. ein stellenweise feinhöckerig konturiertes, haustrenloses, schmales Schattenband.

Spriggs und Marxer teilen neuerdings die röntgenologischen Symptome in die des prädivertikulären und des divertikulären Stadiums und in die der Entzündung des Darmes und seiner Umgebung ein. Das erstere charakterisiert sich durch eine Starrheit der Wand, die kontrahiert und fein gezähnelt erscheint, das zweite durch Taschenbildungen mit zurückbleibendem Inhalt in den Ausstülpungen, die sich als rundliche oder halbmondförmige Schattengebilde projizieren. Die dritte Phase, die meist mit Bildung von schmerzhaften Tumoren oder Stenosen einhergeht, liefert typische Bilder. Stäbchen oder zapfenförmige Fortsätze treten als Folge von Schwellung und Entzündung an Stelle der rundlichen Gebilde. Während im Bereich der Erkrankung das Darmrohr starr ist, herrscht in den benachbarten Partien gesteigerte Motilität.

Eine 38jährige Frau von gutem Ernährungszustand klagt über unregelmäßigen Stuhl, bald Durchfall, bald intensive Verstopfung und häufige Bauchschmerzen, welche während der Defäkation besonders stark sind. Diese Beschwerden bestehen seit 1½ Jahren.

Man fühlt per rectum in 5 cm Höhe zwei ringförmige, etwa 1 cm voneinander entfernte, scharfe Strikturen, die das Lumen auf Kleinfingerdicke einengen. Etwas gelbgrüner Eiter fließt zum After hinaus. Wassermann negativ.

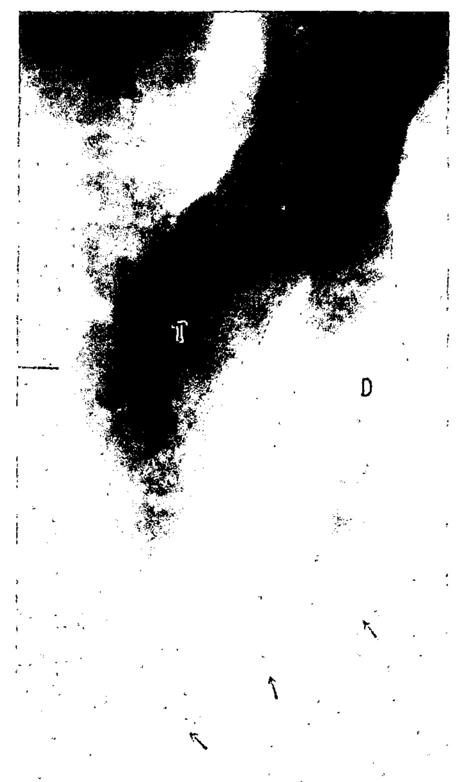

Abb. 761. Proktosigmoiditis tuberculosa. S romanum und Rectum sind in ein enges Rohr umgewandelt (Pfeile). D Col. descend., T transv. (Nach DE QUERVAIN.)

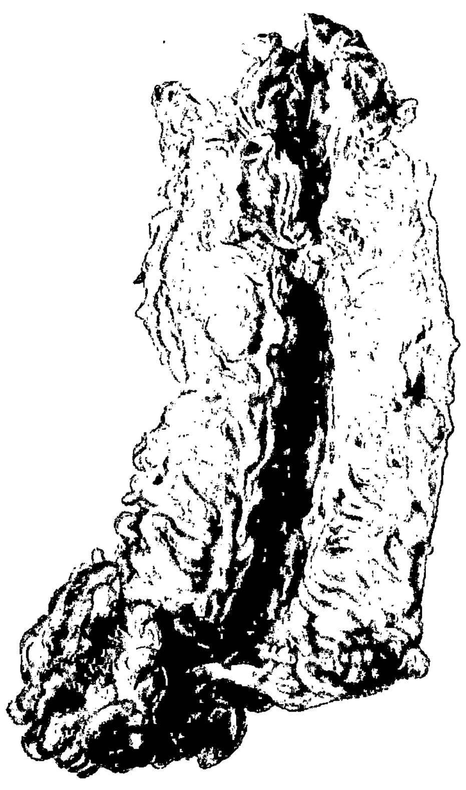

Abb. 762. Derselbe Fall. Resektionspräparat. Man sieht das verengte, von Narbengewebe umschlossene Lumen des S romanum.

Nach dem klinischen Befunde muß eine chronisch-entzündliche Veränderung im untersten Dickdarmabschnitt angenommen werden. Wie weit dieselbe nach oben reicht, ob sie operativ heilbar ist, vermag daraus nicht entschieden zu werden.

Röntgenuntersuchung. Die unmittelbar nach Kontrasteinlauf gemachte Aufnahme ist in Abb. 761 dargestellt. Man sieht das ganze Kolon bis zum Rectum als mehr oder weniger deutliches Band. Auf den ersten Blick fällt ein schmaler, geschwungener, annähernd parallelrandiger Streifen auf, der sich von der linken Beckenschaufel ins kleine Becken hinab erstreckt. Bei genauerem Zusehen sind seine Konturen, sowie auch stellenweise die Füllung selbst fein gekörnt. Wir vermissen an diesem, das S romanum darstellenden Schatten auch den gewöhnlich stark gewundenen Verlauf.

Es kann kein Zweifel darüber bestehen, daß wir es hier mit einer *chronischen Sigmoiditis* zu tun haben. Nur Carcinom könnte noch in Frage kommen. Auch dabei sehen wir oft die Flexura sigmoidea streckenweise in einen engen Kanal verwandelt. Doch stellt sich derselbe im Röntgenbild nicht als langes, parallelrandiges, sondern als kurzes, unregelmäßiges Gebilde dar, da das primäre Carcinom dieses Darmabschnittes nie so diffus infiltrierend auftritt.

Auf ein für Sigmoiditis besonders charakteristisches Merkmal möchten wir hier speziell noch aufmerksam machen: den *gestreckten Verlauf des Sigma.* Derselbe ist die Folge der narbigen Schrumpfung in der Längsrichtung.

Die *Operation* brachte die völlige Bestätigung unserer Diagnose. Es handelte sich um eine *tuberkulöse Proktosigmoiditis* mit derber Wandinfiltration. Die Spezifität des Prozesses konnten wir aus dem Röntgenbilde natürlich nicht erkennen, da auch eine gewöhnliche Entzündung das Sigma in genau derselben Weise indurieren, verengern und strecken kann; sie war aber klinisch festgestellt worden.

Die Operation wurde zweizeitig ausgeführt: Zuerst die Transversostomie, fünf Monate später die Resektion mit folgender Transversoanastomosierung. Heilung. — Abb. 762 stellt das Resektionspräparat dar.

Folgende zwei Beobachtungen zeigen wie die Diagnose durch das Röntgenbild mit absoluter Sicherheit gestellt werden kann, wo die klinische Untersuchung im Stiche läßt:

52jähriger Kaufmann, seit 5 Jahren Darmbeschwerden mit Unbehagen im Unterleib. Verstopfung abwechselnd mit Diarrhöen. Kolikartige Schmerzen bei der Defäkation, im Stuhl häufig Sanguis. Kur in Karlsbad vor einem Jahre. Seit der Zeit zunehmende Verschlechterung, häufigeres Auftreten der Anfälle. Vor 3 Monaten abundanter Blutverlust durch den Darm, Gewichtsabnahme, schlechtes Aussehen, so daß der Kranke glaubt, einen bösartigen Tumor besitzen zu müssen. Bei wiederholten Untersuchungen von anderer Seite während der letzten Jahre wurde der Zustand nicht erkannt.

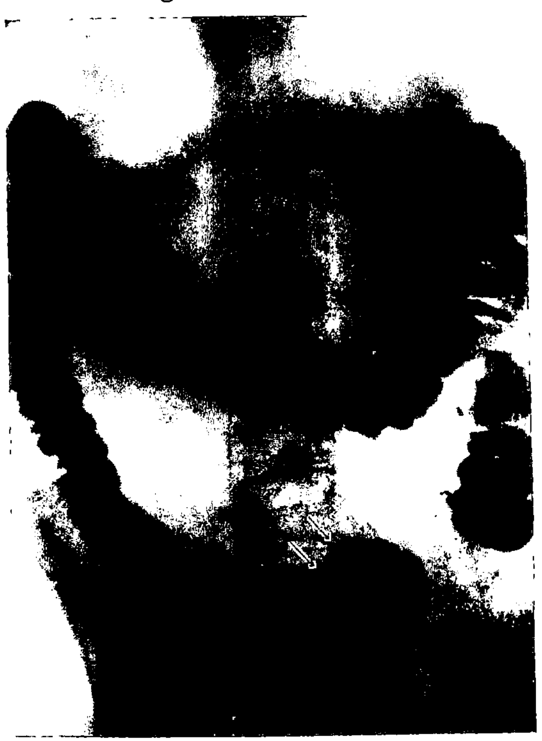

Abb. 763. Diverticulitis des Colon sigmoideum. (Bild seitenverkehrt.)

Man nahm ein nervöses Leiden an. Die Blutungen wurden auf Hämorrhoiden zurückgeführt.

Klinisch bestand starke Druckempfindlichkeit im Bereiche des Sigmoid. Die digitale Rectumuntersuchung und wiederholte Proktosigmoideoskopie führten zu keinem positiven Befund.

Die *Röntgenuntersuchung* (Abb. 763) nach Kontrasteinlauf zeigt im Anfangsteil des Sigma, das Darmrohr unregelmäßig begrenzt und eine Anzahl kleiner rundlicher, unter sich in der Größe wechselnde Schattengebilde an den Außenkonturen. Sie dehnen sich nach unten bis zum Übergang des Sigma in das Rectum aus.

An Hand dieses Befundes und der bestehenden klinischen Symptome wurde die Diagnose auf Diverticulitis gestellt.

Entsprechende Diät, häufige Einläufe mit physiologischer Kochsalzlösung und zwei in Abständen von 8 Wochen wiederholte Röntgenbestrahlungen führten zu dem Ergebnis, daß der Kranke seit 2 Jahren vollkommen beschwerdefrei ist.

Der jetzt 61 jährige Patient litt vor längerer Zeit an Lungenspitzenkatarrh und wurde vor drei Jahren wegen Appendicitis operiert. Seither fühlte er sich nie mehr völlig wohl und nahm an Gewicht langsam ab, in den letzten sechs Monaten um etwa 10 kg. Unbestimmte Schmerzempfindungen während der Verdauung und zunehmende Verstopfung.

Bei seinem Eintritt in die Klinik läßt sich an dem hochgradig abgemagerten Menschen außer einer zeitweiligen Druckempfindlichkeit in der Gegend des S romanum kein pathologischer Befund erheben.

Röntgenuntersuchung. Serienaufnahmen nach Bariummahlzeit ergeben nichts Abnormes. Kontrasteinlauf (Abb. 764): Dickdarm im ganzen normal gefüllt und entfaltet. Eine im Bilde etwa 12 cm lange Strecke im S romanum zeigt an beiden Rändern warzenartige Vorragungen, deren auf jeder Seite mehr oder weniger deutlich etwa 6—8 zu zählen sind.

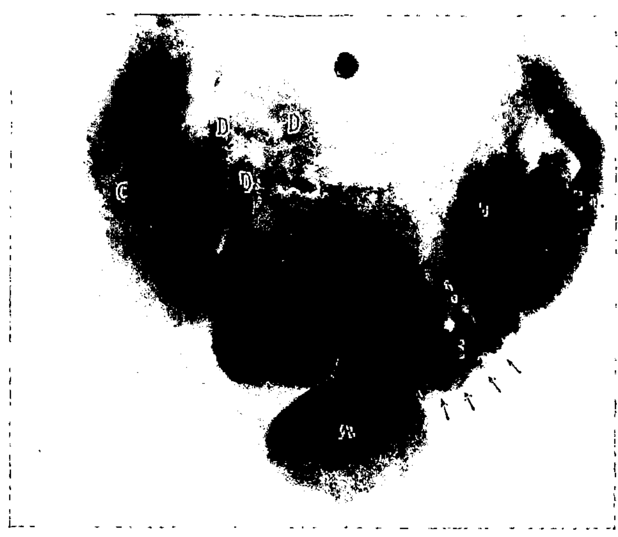

Abb. 764. Multiple Divertikel des S romanum (Pfeile). Bariumeinlauf. S Sigma, C. d. Col. desc., T Col. transv., C Coecum. — Operiert. (Nach DE QUERVAIN.)

Dieses Bild ist so charakteristisch, daß es sofort die Diagnose zu stellen erlaubt. Zur Bestätigung werden noch weitere Aufnahmen nach neuen Röntgenklysmen gemacht. Sie ergeben völlige Übereinstimmung des Befundes.

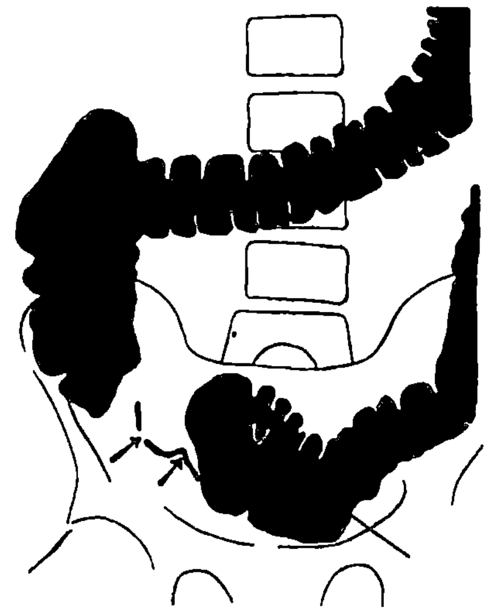

Abb. 765. Sigmoiditis. Einlaufbild. Am Kolon ist nichts Abnormes sichtbar. Appendix dargestellt (Pfeile).

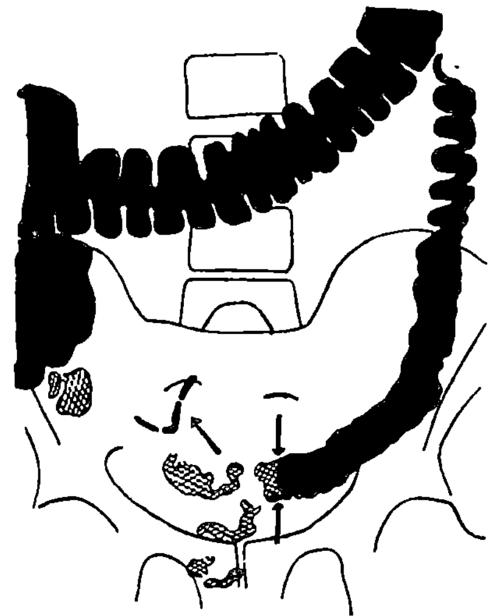

Abb. 766. Derselbe Pat. nach teilweiser Entleerung des Einlaufes. Im Anfangsteil des Sigma schneidet der Schatten ziemlich scharf ab (Pfeile rechts).

Die *Rektosigmoideoskopie* zeigt abnorm starke Schleimauflagerung und leichte Rötung der Mucosa. Eine Divertikelöffnung ist dagegen nirgends zu sehen. Über 18 cm hinauf läßt sich aber das Rohr nicht einführen. Es wird daraus geschlossen, daß der Prozeß weiter oben beginnen muß.

Operation. Das S romanum ist in der Ausdehnung von 16 cm zu beiden Seiten der vorderen äußeren Tänie von zahlreichen, zum Teil in die Appendices epiploicae hineingewachsenen, mit festen Kotbröckeln gefüllten Divertikeln von $^1/_2$—1 cm Länge besetzt. Zwischen den beiden Reihen größerer Ausstülpungen finden sich auf der Vorderfläche des S romanum eine Menge kleiner, warziger Vorragungen von 1—2 mm Durchmesser. Die Darmwand ist im Bereich der Erkrankung auf das Doppelte verdickt. Unterhalb des Colon pelvinum findet man wieder normale Verhältnisse.

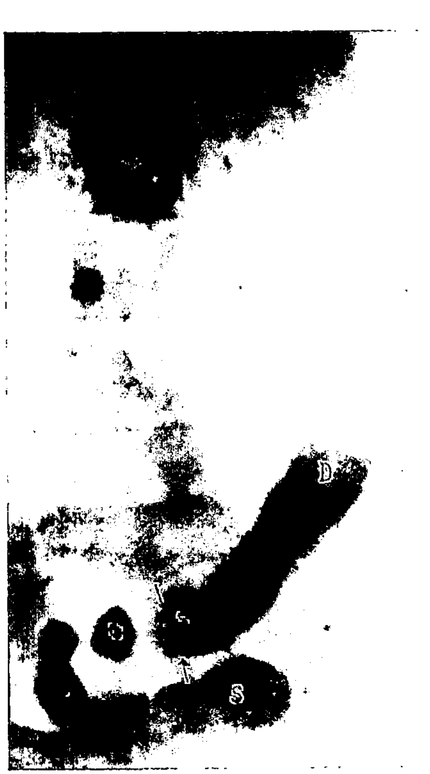

Abb. 767. Bridenabknickung des S romanum. Chronischer Ileus. Aufnahme nach 25 Stunden. S Sigma, Pfeile = Stenose, D Col. descend., C Genu recto-romanum. — Operiert.

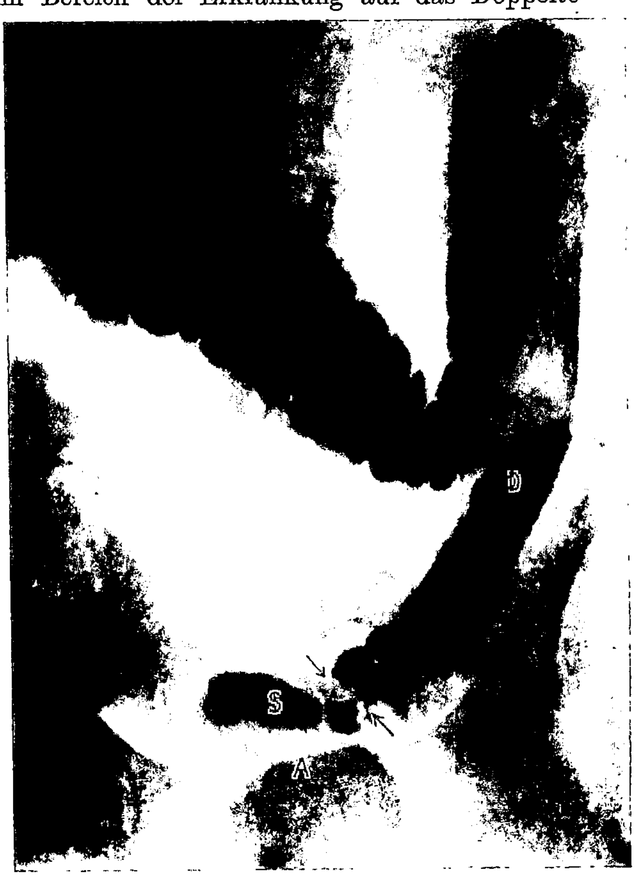

Abb. 768. Derselbe Patient. Bariumeinlauf. Pfeile = Stenose. A Ampulla recti, S Sigma, D Col. descend., T Col. transv.

Herstellung einer Anastomose zwischen Transversum und unterstem Teil des Sigma. Glatter Heilungsverlauf.

Epikrise. Klinisch wurde zuerst Ca. ventriculi in Erwägung gezogen. Nachdem der Chemismus bei wiederholter Untersuchung und auch das röntgenologische Verhalten des Magens normal gefunden worden war, lenkten die unbestimmten abdominalen Beschwerden die Aufmerksamkeit auf den Darm, und zwar wurde an Krebs im Bereich des S romanum oder, mit Rücksicht auf die frühere Spitzenaffektion, an eine Dickdarmtuberkulose gedacht. Das Ergebnis der funktionellen Prüfung mittels Kontrastmahlzeit sprach aber gegen diese Annahme. Ergänzend wurde noch eine Aufnahme nach Kontrasteinlauf gemacht. Diese ließ eine Anzahl Divertikel mit solcher Deutlichkeit erkennen, daß an der Diagnose kein Zweifel übrig blieb.

Wie schon im allgemeinen Teil ausgeführt wurde, hat die teilweise Entleerung des Röntgenklysmas den Wert einer *funktionellen Prüfung.* Die Verteilung des

Einlaufrestes im Dickdarm läßt nämlich auf die Art der Inhaltsverschiebung in seinen verschiedenen Abschnitten während des Defäkationsaktes einen Rückschluß zu. Eine Kolonstrecke mit entzündeter und indurierter Wand wird infolge circumscripter Hypermotilität gewöhnlich mehr oder weniger leer gefunden. Außerdem lassen sich Stenosen und Unebenheiten der Schleimhaut bisweilen durch einen feinen Kontrastrückstand erkennen, während im Bilde nach vollem Einlauf solche feineren Einzelheiten nicht zum Ausdruck kommen. Besonders eignet sich diese Methode zum Nachweis von Strikturen der Flexur, wie sie infolge Perisigmoiditis vorkommen. Wie bei einengenden Carcinomen, so kann man auch hier bisweilen beobachten, *daß sich nur der Kolonabschnitt unterhalb der Striktur entleert*, während der oberhalb befindliche den Brei zurückbehalten hat; so in folgendem von DE QUERVAIN mitgeteilten Beispiel.

Der 50jährige Mann machte vor $^1/_2$ Jahr eine akute Sigmoiditis durch. Jetzt fühlt man auf der linken Darmbeinschaufel einen etwa 15 cm langen, etwas druckempfindlichen Strang, der dem Sigma entsprechen muß. Man denkt an die Möglichkeit des Vorhandenseins von Divertikeln.

Röntgenuntersuchung: Weder die Bilder nach Einnahme der Kontrastmahlzeit noch das nach Röntgenklysma (Abb. 765) ergeben einen pathologischen Befund. Dagegen findet man nach teilweiser Entleerung des Einlaufes an zwei verschiedenen Tagen beidemal charakteristische Merkmale (Abb. 766). Das Kolon ist bis in den Anfangsteil des S romanum mit Inhalt kontinuierlich gefüllt. Dort setzt der Schatten mit ziemlich scharfer Grenze ab, wobei er vor dieser Stelle besondere Dichte aufweist. Unterhalb davon sieht man nur leichte, zum Teil streifenförmige Schattenspuren.

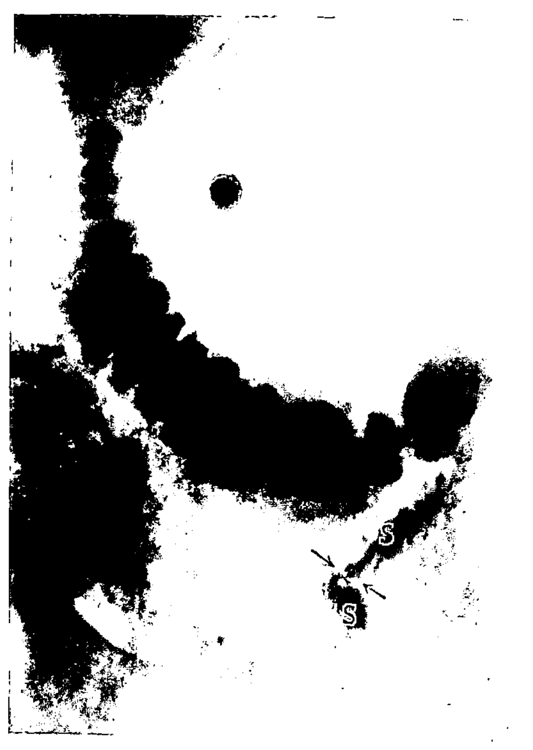

Abb. 769. Derselbe Pat. Nach Entfernung des Einlaufes. T Col. transv., S Sigma, Pfeile = Stenose.

Daraus ließ sich mit großer Wahrscheinlichkeit ein mechanisches Hindernis entweder in Form einer Narbenstenose oder einer perisigmoiditischen Einschnürung im Anfangsteil des Sigma annehmen. Die Leere dieses Darmteiles wäre möglicherweise mit der starren Beschaffenheit seiner Wandung zu erklären, welche den eingetretenen Kot rasch passieren ließ.

Die *Rektoskopie* läßt eine etwas steife Darmwand und starken Schleimbelag erkennen, aber bis 20 cm oberhalb des Anus keine Taschenöffnungen. Wenn nicht Divertikel weiter oben vorhanden sind, so würde es sich also um eine reine Sigmoiditis handeln. Der sichere Entscheid dieser Frage war uns nicht möglich.

Hat eine circumscripte Stenose im oberen Sigma ihren Sitz, so kann sie leicht der Palpation, auch der bimanuellen, entgehen. Das Röntgenverfahren ist dann das einzige Mittel, um sie sicher nachzuweisen.

Eine 58jährige Frau erkrankte vor zwei Wochen mit krampfartigen Schmerzen im Unterleib und Verstopfung. Schon seit einigen Monaten bestanden Stuhlunregelmäßigkeiten: bald Obstipation, bald Diarrhöe.

Das Abdomen ist gespannt, doch ist nirgends eine Resistenz noch Druckempfindlichkeit vorhanden. In den Faeces findet man spurweise Blut und viel Schleim.

Bei der *Rektoskopie* sieht man bis zur Höhe von 28 cm keine Ulcera.

Röntgenuntersuchung. Serienaufnahmen nach Bariummahlzeit. Nach 25 Stunden (Abb. 767) hat der Brei das Sigma erreicht. Zwischen diesem und dem Colon descendens ist die Schattenkontinuität unterbrochen.

Nach Einlauf (Abb. 768) sieht man wieder das Kolon kontinuierlich gefüllt. Der Sigmaschatten ist von diesem durch einen kontrastfreien Zwischenraum getrennt.

Nach teilweiser Entleerung des Einlaufes (Abb. 769) sind die Verhältnisse im großen und ganzen gleich geblieben. Nur ist an Stelle der vollständigen Leere zwischen Sigma und Descendens eine Einschnürung sichtbar. Bei Wiederholung der Untersuchung erhielten wir einen analogen Befund.

Daraus läßt sich die Diagnose: Stenose im unteren Ende des absteigenden Dickdarmes mit Sicherheit stellen. Das Bild 25 Stunden p. c. ist am wenigsten beweisend. Viel zuverlässiger sind die nach Klysma gewonnenen Eindrücke.

Die *Operation* ergab denn auch eine Abknickung zwischen S romanum und Descendens durch eine entzündliche Bride, welche zum linken Ovarium führte. Transversosigmoidostomie.

f) Circumscripte Dickdarmtuberkulose.

Als häufigste und klinisch wichtigste Form besprechen wir hier in erster Linie die

α) Ileocöcaltuberkulose.

85—90% aller Darmtuberkulosen lokalisieren sich an dieser Stelle. Sitz und Art der Erkrankung liefern ein äußerst charakteristisches Bild mit meist sehr eindeutigen Symptomen.

Wir unterscheiden nach KONRATH 2 Formen. Die eine nimmt ihren Ursprung von der Serosa des Ileocöcalperitoneum. Es bilden sich dort und in der Submucosa Tuberkel, die bis zu Erbsengröße erreichen können. Im weiteren Verlauf konfluieren diese Gebilde, um erst später dann durch zentrale Nekrosenbildung teilweise zu zerfallen. Gleichzeitig einher damit geht als Reaktion auf die Entzündung eine mächtige Bindegewebsentwicklung, aus der schließlich Tumoren, die unter Umständen bis zur Größe einer Mannsfaust auswachsen, entstehen können. Bei weiterem Fortschreiten des Leidens werden auch die übrigen Darmschichten in den Entzündungsbereich mit einbezogen. Durch flächenhafte und zirkuläre Ausbreitung sind oft größere Abschnitte befallen. In späteren Stadien kann die ganze Wand durchsetzt werden und eine Perforation der Mucosa die Folge sein. Regelmäßig finden sich auch andere Bezirke tuberkulös verändert. So beobachtet man häufig Geschwüre oder narbige Stenosen in anderen Kolonabschnitten, Mesenterialdrüsentuberkulose, von der aus gelegentlich die Ileocöcalgegend befallen werden kann. Die tumoröse Infiltration kann sich vom Coecum aus auf den Anfangsteil des Ascendens, selten weiter hinauf entwickeln.

Die andere Form nimmt ihren Ausgang von der Schleimhaut. Sie ergreift dann die übrigen Schichten des Darmrohres, um an der Muskulatur einen längeren Widerstand zu finden. Auch sie kann zu entzündlichen Tumoren führen. Narbige Stenose ist hier eine häufigere Folge. Ob nun der Prozeß von der Serosa oder der Mucosa ausgeht, der Endzustand ist in den meisten Fällen der gleiche. Es entwickelt sich infolge der besonderen Art der Reaktion durch fibroblastische Bindegewebsbildung eine große entzündliche Geschwulst. Geht die Tuberkulose von der Schleimhaut aus, so kommt es erfahrungsgemäß eher zu Geschwürsbildungen im Dünn- und Dickdarm mit geringerer proliferativer Bindegewebsneubildung. Daß dadurch gelegentlich eine Beeinträchtigung des Lumens bedingt sein kann, bedarf keiner weiteren Erklärung.

Ohne Unterschied des Geschlechtes ist das Lebensalter zwischen 20 und 40 Jahren bevorzugt.

Klinisch kann das Krankheitsbild sehr verschieden verlaufen. In manchen Fällen sind die subjektiven Beschwerden äußerst gering und nur eine fühlbare Geschwulst in der Ileocöcalgegend bietet die ersten Hinweise. Bei anderen Patienten wieder treten appendicitisartige Anfälle oder auch Ulcussymptome als hervorstechendste Krankheitszeichen auf. Mit der längeren Dauer des Leidens kann sich das Bild der chronischen Darmstenose hinzugesellen: Verstopfung wechselnd mit Durchfällen, Erbrechen, Schmerzen und Kollern im Leib können in verschiedenen Graden ausgeprägt sein und den Verdacht einer Ileocöcaltuberkulose näher bringen. Besonders Kolikanfälle pflegen fast immer vorhanden zu sein. In charakteristischer Weise treten sie meist 1—2 Stunden nach dem Essen auf, zu einer Zeit also, in der sich die Ingesta gegen das Coecum zu vorwärts schieben. Blut im Stuhl wird verhältnismäßig selten gefunden.

Das eindrucksvollste, objektive Symptom ist der nachweisbare Tumor. Man fühlt ihn in der rechten Fossa iliaca, entsprechend dem Verlauf des Coecum bzw. des Colon ascendens. Er ist wurstförmig, höckerig, hart und beweglich, meist nicht schmerzhaft und schwer zu umfassen. Durch fortschreitende Entzündungen kann er aber mit der Umgebung verbacken sein und so unverschieblich werden. Bei der unkomplizierten Form pflegt Fieber zu fehlen. Ist es vorhanden, so deutet es auf akute oder kalte Absceßbildungen. Eine gefürchtete Komplikation ist die Perforation in Nachbarorgane (Blase, Darm, Bauchdecken, Pleura). Der Verlauf des Leidens ist ein ausgesprochen chronischer und progressiver. Neigung zur Heilung besteht selten, meistens gehen die Kranken an der Ausbreitung ihrer Tuberkulose entweder in anderen Organen oder im Peritoneum zugrunde. Häufig ist die unmittelbare Todesursache in den Folgen der chronischen Darmstenose (Inanition) gegeben.

Nach dem Gesagten ist also die Diagnose der Ileocöcaltuberkulose leicht, wenn bei einem auf Tuberkulose Verdächtigen Zeichen langsam zunehmender Verlegung der Kolonpassage auftreten und sich auf der rechten Beckenschaufel ein mit dem Coecum verschieblicher Tumor fühlen läßt. In vielen Fällen liegen die Dinge jedoch nicht so einfach. Sowohl die Zeichen einer Verengerung wie die palpable Resistenz können fehlen, andererseits sind sie nicht immer so leicht zu deuten. Die kolikartigen, intermittierend auftretenden Schmerzen werden gelegentlich auf eine chronische Appendicitis bezogen, die Geschwulst, namentlich wenn sie mit der Umgebung verwachsen ist, auf eine gewöhnliche Perityphlitis. So kamen wiederholt Fälle typischer Ileocöcaltuberkulose zu uns, die einige Zeit vorher wegen Blinddarmentzündung operiert worden waren. Arzt und Operateur hatten das Leiden als akute Appendicitis aufgefaßt. Letzterer wurde erst durch einige haselnußgroße Drüsen im Mesenteriolum in seiner Diagnose stutzig. STIERLIN berichtet über einen Fall, wo er bei der Operation die tuberkulöse Natur des Prozesses erst erkannte, als er einzelne feinste, gestielte, fibröse Zöttchen an der Darmserosa fand, die als abgeheilte Tuberkelknötchen gedeutet werden mußten. Weiter kommen differentialdiagnostisch namentlich noch in Betracht entzündliche Adnextumoren, Senkungsabscesse, Typhlitis, Carcinom. So sind Fälle nicht selten, wo trotz sorgfältiger Abwägung der vorhandenen Symptome eine sichere Diagnose schlechterdings nicht gestellt werden kann. Hier zeigt sich die Röntgenuntersuchung als unentbehrlich.

Als Methode der Wahl muß die Untersuchung in verschiedenen Zeitintervallen nach der Kontrastmahlzeit bezeichnet werden. Am zweckmäßigsten sind die Zeiten nach 3, 5 und 8 Stunden. In manchen Fällen genügen zwei Aufnahmen nach 3 und 5 Stunden zur Diagnose.

Die Grundlage dieser Anordnung der Einzelbeobachtungen bilden die physiologischen Füllungszeiten des unteren Dünndarmendes und des Coecum. Wir wählen die Zeit so, daß unter normalen Verhältnissen der Bariumbrei die unteren Ileumabschnitte und das Coecum-Ascendens erreicht haben würde. Da nun aber die Passage auch beim Gesunden Schwankungen unterworfen ist, die mehrere Stunden betragen, so bleibt uns nichts anderes übrig, als den geeigneten Zeitpunkt durch mehrere Aufnahmen gleichsam zu ertappen. Dies gelingt regelmäßig mit der angegebenen Anordnung. Wir erhalten dann das charakteristische Bild, in dem zwischen den Schatten der untersten Dünndarmschlingen und des Colon transversum derjenige des Coecum (und Colon ascendens) fehlt.

Die Untersuchung mittels Kontrastklysma ist hier entbehrlich. Doch sei bemerkt, daß man auch mit dieser Methode zum Ziele kommen kann, wenn man nach einer ersten, unter den üblichen Bedingungen hergestellten Aufnahme eine zweite nach teilweiser Entleerung des Einlaufes macht. Die letztere zeigt dann in günstigen Fällen den groben Ausfall des Coecum-Ascendens-Schattens.

Um die röntgenologische Symptomatologie der Ileocöcaltuberkulose hat sich STIERLIN besonders verdient gemacht. Die von ihm beschriebenen charakteristischen Merkmale haben auch heute noch im großen ganzen volle Gültigkeit. Er wies darauf hin, daß die Ileocöcaltuberkulose so charakteristische Röntgenbilder liefert, daß, wer einmal solche gesehen hat, bei folgenden auf Anhieb die Diagnose stellen kann. Das von ihm beschriebene Hauptsymptom, das auch heute noch nach STIERLIN benannt wird, ist folgendes:

Während normalerweise der Anfangsteil des Dickdarms während einiger Stunden mit Kontrastinhalt gefüllt und als tiefer Schattenriß mit seinen haustralen Einziehungen deutlich zu erkennen ist, verhält sich der *tuberkulös erkrankte Kolonabschnitt* davon vollkommen verschieden. *Er ist und bleibt gleichsam ausgelöscht; er ist zu keiner Zeit der Untersuchung als voller Schatten sichtbar.* Man hat den Eindruck, daß, sobald der Bariumbrei beim Coecum anlangt, er dieses so *rasch durcheilt*, daß es nie Zeit hat, sich zu füllen. So kommt folgendes charakteristisches Bild zustande: *Die unterste Dünndarmschlinge ist noch mit Kontrastinhalt gefüllt, an Stelle des erkrankten Coecum (und Ascendens) ist eine Schattenlücke vorhanden, und jenseits derselben erscheint das Kolon wieder als normaler, voller Schattenriß.* Was also die für Ileocöcaltuberkulose charakteristische eigenartige Schattenverteilung im Skiagramm bedingt, ist eine sich auf die erkrankten Abschnitte erstreckende, *circumscripte Hypermotilität.* Die beschleunigte Passage ist sowohl vorhanden, wenn sich die Erkrankung als *geschwüriger Prozeß auf die Schleimhaut beschränkt*, als auch, wenn sie durch *schwielige Induration* den betreffenden Darmteil bereits zu einem *starrwandigen* Rohr verwandelt hat. Ihr Vorkommen bei ulcerativ erkranktem Kolon erklärt STIERLIN durch die infolge des Prozesses pathologisch gesteigerte Reizbarkeit des befallenen Kolonabschnittes, die Ursache zur Auslösung der am normalen Dickdarm als selten auftretend bekannten großen Kolonbewegungen ist. Daß der indurierte, in seiner Muskulatur stark geschädigte Darmteil ebenfalls eine raschere Inhaltspassage bedingt, ist nach STIERLIN als Wirkung des Fortfalles der normalen, die Passage hemmenden Kolonkontraktionen aufzufassen. Der erkrankte Darmabschnitt wirkt hier ähnlich wie der entmuskelte Darm (Versuche von MÜLLER und HESKY) oder wie die Zwischenschaltung eines Glasrohres (Versuche von STIERLIN), wo die Inhaltsbeförderung anstandslos vonstatten geht und keineswegs eine Inhaltsstauung oder eine Hypermotilität im Sinne von Spasmen zu beobachten sind.

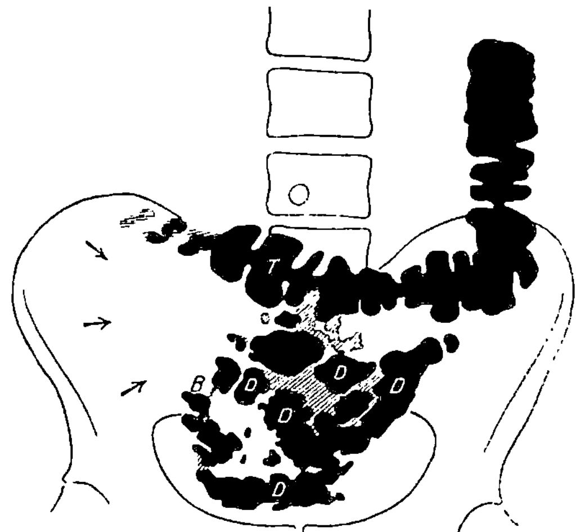

Abb. 770. Tuberkulose des Coecum und Colon ascendens.
Aufnahme nach 6 Stunden. Pfeile = tuberkulöses Kolon, D Dünndarm, B Stelle der BAUHINschen Klappe, T Col. transv. — Operiert.

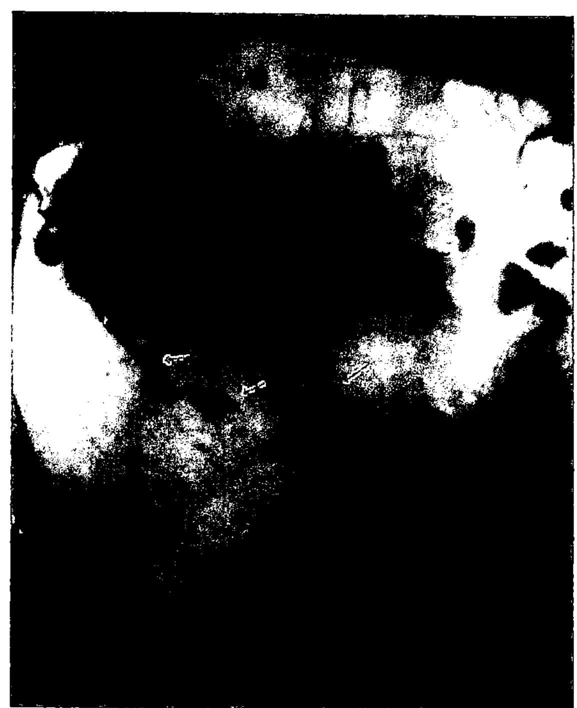

Abb. 771. Ileocöcaltuberkulose mit positivem Stierlin. Aufnahme nach 6 Stunden.

Die von STIERLIN für das Zustandekommen des Schattendefektes im Bereich der Erkrankung gegebene Erklärung ist in der letzten Zeit von FISCHER in ihrer Richtigkeit in Zweifel gezogen worden. In der Annahme, daß durch den Prozeß die Darmmuskulatur weitgehend geschädigt und daher nicht mehr kontraktionsfähig sei, glaubt er einen Widerspruch mit der von STIERLIN angenommenen Hypermotilität finden zu müssen. Er nimmt als Erklärung einen oral und aboral von dem befallenen Abschnitt vorhandenen Spasmus an. Nach FISCHER „liegt die Vorstellung nahe, daß unter dem Drucke der Peristaltik ein den Tumor oralwärts begrenzender Krampf plötzlich überwunden wird und der Inhalt durch die Stenose hindurchgespritzt wird". Diese Erklärung erscheint ihm am besten den physiologischen, pathologischen und dynamischen Gesetzen zu entsprechen.

Nach den oben angegebenen Erläuterungen STIERLINs scheint FISCHER dieselben mißverstanden zu haben, da ja gerade der Fortfall der Muskeltätigkeit des stark indurierten Darmabschnittes in den entsprechenden Fällen die beschleunigte Passage bedingt.

Was nun den Wert des STIERLINschen Symptoms anlangt, so muß betont werden, daß es für Ileocöcaltuberkulose keineswegs pathognomonisch ist. Einesteils wird es, wie STIERLIN selbst betonte, bei jeder ulcerös-indurativen Veränderung des Coecum angetroffen. Andererseits wird es in manchen Fällen von Ileocöcaltuberkulose vermißt. Beobachtungen mit negativem Stierlin sind in den letzten Jahren besonders von FLEISCHNER wiederholt mitgeteilt worden.

Der Ausfall des Symptoms dürfte nach unserer Meinung auf geringer Ausdehnung der ulcerösen Prozesse beruhen.

Typische Beispiele mit positivem STIERLINschen Symptom stellen folgende Beobachtungen dar:

Ein 29jähriger Mann leidet seit zwei Monaten an „Magenschmerzen", die $^1/_2$ Stunde nach dem Essen auftreten und einige Minuten dauern. Stuhl normal. Leichte Abmagerung. Auf der rechten Beckenschaufel ist ein derber, umschriebener, verschieblicher Tumor palpabel.

Abb. 770, eine Aufnahme 6 Stunden nach Einnahme der Bariummahlzeit zeigt den Magen leer. Der Inhalt im Dickdarm füllt das Transversum und reicht bis zur Flexura lienalis. Die untersten Ileumschlingen enthalten noch Kontrastbrei. Man vermißt dagegen den Coecum-Ascendens-Schatten. An seiner Stelle sind vereinzelte kleine Flecken sichtbar.

Das hervorstechendste Symptom ist das *Fehlen des Coecum-Ascendens-Schattens.* Zu einer Zeit, wo dieser Darmabschnitt gefüllt sein sollte, ist er leer und das Transversum schon gefüllt. Es ist, als ob der Kontrastinhalt ihn ohne jeden Zeitverlust übersprungen hätte.

Operation. Faustgroßer Cöcaltumor. Resektion des Coecum und Colon ascendens, Ileotransversostomie.

Präparat. Wand des Coecum stark verdickt, Lumen stark verengt, Schleimhaut in ganzer Ausdehnung geschwürig verändert. Histologisch: Tuberkulose.

43jähriger Mann. Beginn des Leidens vor 7 Jahren mit Schmerzen im Kreuz, die mit der Zeit erheblich zunahmen und sich in der Gegend des linken Unterbauches lokalisierten. Die Schmerzen treten anfallsweise oft fünf bis sechsmal am Tage auf. In der letzten Zeit vermehrte Durchfälle. Öfters Husten und Auswurf ohne besondere Störung des Appetites.

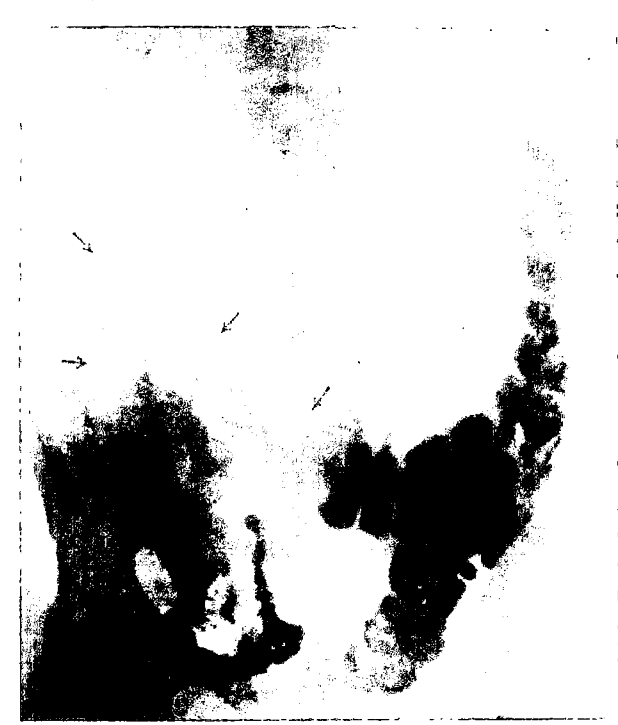

Abb. 772. Tuberkulose leichteren Grades im Coecum, Col. ascend. und Anfangsteil des Col. transv. Aufnahme nach 4½ Stunden. C Coecum, D Dünndarm, T Col. transv., S Sigma, Pfeile = kranker Darmabschnitt, Streifung. — Operiert.

Die *klinische Untersuchung* ergibt einen mittelgroßen Mann in leidlichem Ernährungszustand. Lungen o. B. Leib etwas aufgetrieben, weich. In der Ileocöcalgegend ist ein walzenförmiger Tumor zu tasten, der fest verwachsen zu sein scheint. Er ist nicht scharf begrenzt und druckempfindlich.

Röntgenbild (Abb. 771), eine Aufnahme nach 6 Stunden, zeigt das Colon transversum teilweise prall gefüllt, ebenso die untersten Dünndarmschlingen. Coecum-Ascendens nicht sichtbar. Statt dessen findet sich hier ein ausgedehnter Schattendefekt, in dem nur stellenweise dünne, unregelmäßige, z. T. streifige Kontrastspuren erkennbar sind.

Neben diesen eben beschriebenen Fällen, wo wir einen ausgesprochenen Schattendefekt im Bereiche des Erkrankungsherdes fanden, kennen wir solche, bei denen noch eine streifenförmige, fleckige Füllung zu sehen ist, die den Verlauf des Darmes andeutet. Dafür folgendes Beispiel:

46jährige Frau mit leichter Phthise und beginnender Larynxtuberkulose. Seit vier Monaten Diarrhöen, verbunden mit intermittierenden kolikartigen Schmerzen in der unteren Bauchgegend.

Status. Bauchdecken in toto etwas gespannt. Gegend über Symphyse und rechter Leiste druckempfindlich. Coecum und Colon ascendens nicht palpabel, keine abnorme Dämpfung. Diagnosis incerta.

Röntgenuntersuchung. Abb. 772, Aufnahme nach $4^{1}/_{2}$ Stunden. Grober Schattenausfall zwischen unterster Dünndarmschlinge und Mitte des Colon transversum. In der Zone des Schattendefektes Streifung und Marmorierung.

Operation. Serosa des Anfangsteiles des Kolon bis zum ersten Drittel des Transversum injiziert und stellenweise mit spinnwebartigen entzündlichen Auflagerungen bedeckt. Eine Anzahl bis zweimarkstückgroßer Stellen zeigt stärkere Rötung

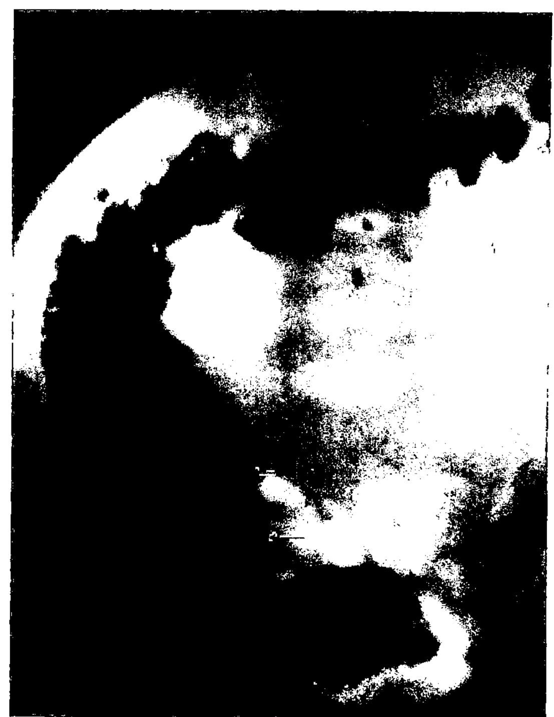

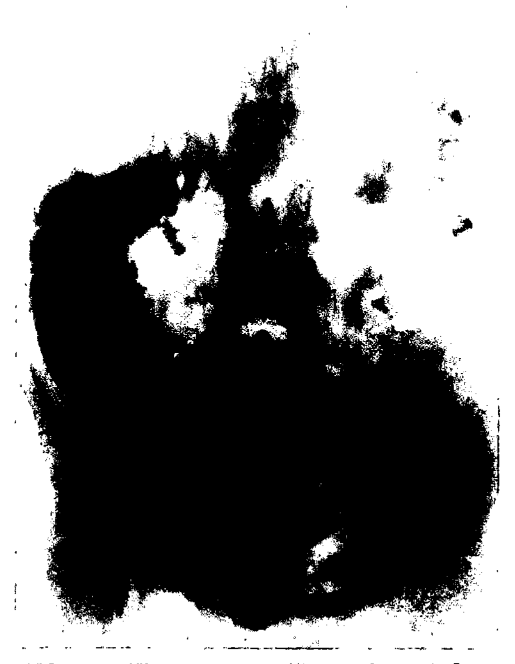

Abb. 773. Umschriebene Ileocöcaltuberkulose (negativer Stierlin). Aufnahme nach 10 Stunden.

Abb. 774. Umschriebene Ileocöcaltuberkulose. Aufnahme nach 8 Stunden.

und die Darmwand ist hier verdickt, infiltriert und läßt bisweilen eine Delle fühlen. Auf der Serosa einzelne Knötchen. Die mikroskopische Untersuchung exzidierter Knötchen ergibt Tuberkulose.

Neben diesen eben beschriebenen Beobachtungen, in denen das STIERLINSCHE Symptom mit so prägnanter Deutlichkeit und in so unverkennbarer Weise zum Ausdruck kommt, gibt es eine Anzahl anderer, wo es nicht so ausgeprägt ist, ja manche, wo es, wie bereits früher erwähnt, völlig fehlt. Das Leiden verrät sich dann im Röntgenbild durch umschriebene, kleinere, durch Schrumpfung oder narbige Prozesse bedingte Verzerrungen des Coecum und der Ileocöcalgegend, die mit Stauung in den letzten Dünndarmschlingen einhergehen.

13jähriges Mädchen. Seit etwa 14 Tagen vermehrte Leibschmerzen, die unabhängig vom Essen auftreten und schlechter Appetit. In den letzten Tagen lokalisierten sich die Beschwerden vorwiegend im rechten Unterbauch. Wegen Appendicitis Einweisung in die Klinik.

Gut ernährtes Kind, Bauch ziemlich stark aufgetrieben; diffuse leichte Druckempfindlichkeit des ganzen Abdomens, am stärksten in der rechten Unterbauchgegend. Bei der Palpation hört man Gurren und fühlt mehrere harte Knoten in der Blinddarmgegend.

Röntgenbild (Abb. 773): Eine Aufnahme 10 Stunden nach Einnahme der Bariummahlzeit, zeigt ein Tiefstehen der Flexura hepatica und einen fast in seiner ganzen Ausdehnung gefüllten Dickdarm. Das Coecum weist einen medialwärts gerichteten, spitzwinklig eingezogenen Schattendefekt am unteren Pol auf. Im oberen Teile des Defektes erkennt man die Einmündungsstelle des Ileum, dessen letzte prall gefüllte,

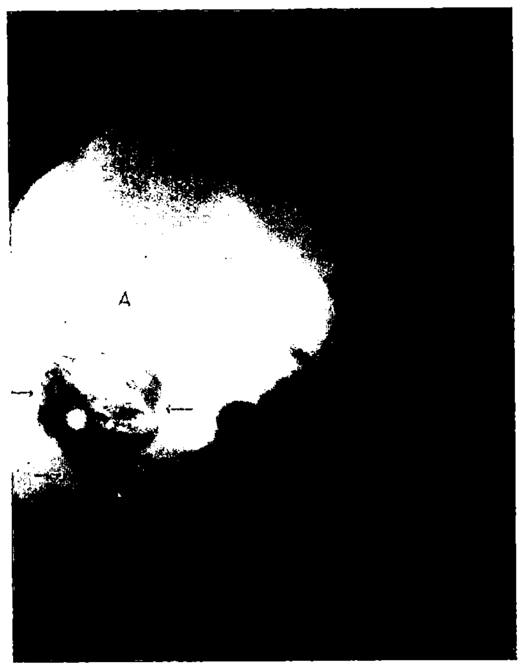

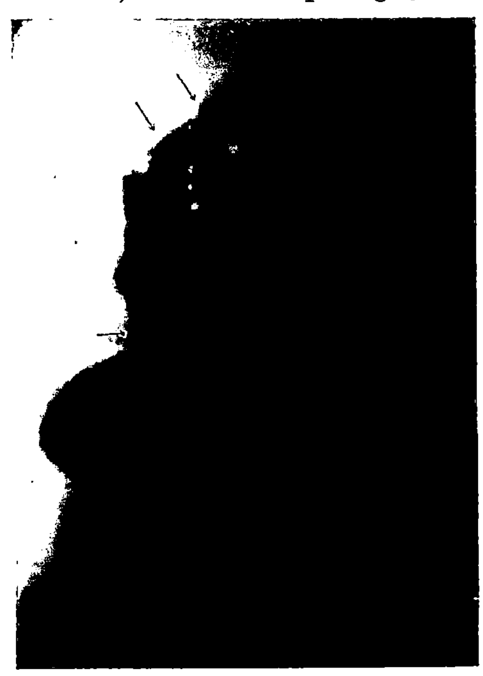

Abb. 775. Tuberkulose des Ileocoecum und Colon ascendens. Aufnahme nach 3 Stunden.

Abb. 776. Derselbe Fall. Aufnahme nach 6 Stunden.

erweiterte Schlinge deformiert, unregelmäßig und unscharf begrenzt ist und als sich verjüngendes Schattengebilde senkrecht nach oben zieht.

Es handelte sich hier, wie aus dem Operationsbefund hervorging, um eine verhältnismäßig umschriebene Tuberkulose der Ileocöcalgegend. Vielleicht erklärt sich daraus auch der negative Ausfall des STIERLINschen Symptoms.

Einen dem eben beschriebenen äußerst ähnlichen Befund zeigt uns Abb. 774. Sowohl klinisch wie röntgenologisch waren sich beide Krankheitsbilder ähnlich.

Als Beispiel einer ausgedehnten Ileocöcaltuberkulose, die aber trotzdem ein zum Teil negatives STIERLINsches Symptom aufweist, dient folgende Beobachtung:

35jährige Bäckersfrau, die wegen ihrer Beschwerden von der medizinischen in die chirurgische Klinik verlegt wurde.

Immer schleimige Durchfälle. Eines Tages entwickelt sich ein periproktitischer Absceß, der inzidiert wird. Bei der rectalen Untersuchung fühlt man 8 cm oberhalb des Sphincter ein trichterförmiges weites Geschwür. Rektoskopische Untersuchung ergibt einen chronischen Schleimhautkatarrh. Temperaturen zwischen 37,5 und 38. Blut im Stuhl ist nicht nachweisbar.

Röntgenuntersuchung. Abb. 775, eine Aufnahme drei Stunden nach Einnahme der Bariummahlzeit, zeigt den Magen noch teilweise mit Kontrastbrei gefüllt; Hauptmasse im unteren Ileum. Im Bereiche des Colon ascendens erkennt man trotz der geringen Kontrastfüllung und vermehrter Gasansammlung seinen genauen Verlauf. In seinem oberen Teil deutliche Haustrenbildung. Sein unterer, dem Coecum angehörender Pol, der fleckig marmoriert ist, zeigt, nach unten zu sich spitzwinklig verjüngend, gleichmäßige glatte Konturen. Zwischen Coecum und den unteren Ileumschlingen streifenförmige schmale Verbindungsschatten.

Abb. 776, eine Aufnahme desselben Patienten nach 6 Stunden, zeigt das Coecum prall gefüllt und von größeren Dimensionen als oben. Die Form ist dieselbe, nur die Schattendichtigkeit ist gegen die Abb. 775 vermehrt. Eine Marmorierung ist im cöcalen Abschnitt nicht mehr zu erkennen. Die höher gelegenen Partien des Colon ascendens sind fleckig marmoriert und teilweise mit Luft gefüllt (hier zum Teil positiver Stierlin). Der untere Dünndarm ist an einem großen Schattenkonvolut erkennbar. Die letzte Schlinge mündet mit einem horizontal verlaufenden, scharf begrenzten und mäßig breiten Schatten in den unteren Abschnitt des Coecum ein.

Unter zunehmender Verschlechterung des Allgemeinbefindens stirbt die Kranke an den Folgen einer allgemeinen Sepsis.

Sektionsbericht. Fortgeschrittene Ileocöcaltuberkulose, Tuberkulose des Colon ascendens und des Rectum mit Perforation zum Beckenbindegewebe. Tuberkulose beider Lungen.

Außer dem typischen groben Schattenausfall als Folge circumscripter Hypermotilität zeigt das Röntgenbild bei Ileocöcaltuberkulose noch eine Reihe feiner Merkmale, die dem kundigen Auge als etwas Abnormes auffallen. Sie sind allerdings durchaus nicht regelmäßig vorhanden. Ihr diagnostischer Wert ist deshalb nur ein relativer. Diese Stigmata, die sich durch charakteristische Zeichnungen im Bereich des groben Schattenausfalles äußern, sind folgende:

1. Glatte Konturierung. Statt der für den Dickdarm so typischen Konturzeichnung mit haustralen Einziehungen sehen wir bei dem indurierten Kolonabschnitt einen glatten eventuell mehrfach unterbrochenen Streifen ohne Haustrenzeichnung. Derselbe sieht bisweilen *wie ein zarter Beschlag auf einem gebogenen zylindrischen Rohre* aus. Der Befund kann gelegentlich so ausgesprochen sein, daß er auf den ersten Blick eine tiefgreifende Erkrankung der Dickdarmwand anzunehmen gestattet. Er kommt besonders an der Flexura hepatica infolge ihres häufigen starken Gasgehaltes zur Ausbildung. Der die Flexur bildende Teil des Ascendens, sowie der anschließende Teil des Transversum „sind durch Luftgehalt sehr hell und zeigen nur zarte, schmale, bogige Bariumschattenstreifen als Randkonturen und spärliche Innenstruktur" (KIENBÖCK). Für diese Bildung hat KIENBÖCK den Namen *Luftkeulenform* vorgeschlagen.

2. Streifung. Häufig sieht man im Bereiche des groben Schattenausfalles, entsprechend dem erkrankten Kolonabschnitt, feine langgezogene Streifen, welche als die Spuren der raschen Inhaltspassage zu betrachten sind.

3. Marmorierung. Dieser Befund, der für Colitis ulcerosa so typisch ist, wird bei Ileocöcaltuberkulose nur gelegentlich und an einzelnen Stellen beobachtet. Im Bereich des groben Schattenausfalles sieht man eine feine, an Marmorfiguren erinnernde, matte Zeichnung. Sie entsteht durch feine Niederschläge auf der geschwürig veränderten, unebenen Darmschleimhaut.

In folgendem Beispiel ist die glatte Konturierung und Luftkeulenform besonders deutlich:

16 jähriges Mädchen. Seit Jahren zeitweise unbestimmte Schmerzen im Bauch. Vor 2 Jahren Appendektomie. Appendix zeigte Verwachsungen, war etwas verdickt und leicht injiziert. Im Mesenteriolum einige haselnußgroße Drüsen. Sechs Monate später Darmblutung. Angeblich seit 14 Tagen Stechen in der rechten Nierengegend und Diarrhöe.

Status. Abgemagert, blaß. Abdomen nicht aufgetrieben, jedoch Bauchdecken in toto etwas gespannt, namentlich rechts. In der Blinddarmgegend ist eine Resistenz palpabel, die sich nicht abgrenzen läßt. Palpation mäßig empfindlich.

Röntgenuntersuchung. Die Aufnahme nach $4^1/_2$ Stunden (Abb. 777) zeigt ein Konvolut unterer Dünndarmschlingen, außerdem den typischen Schatten des Colon transversum, der quer von rechts unten nach links oben verläuft und an den haustralen Einschnürungen sicher zu erkennen ist. An der Stelle der Flexura hepatica befindet sich eine Gasansammlung. Die Außenkonturen des Coecum-Ascendens sind als *feiner, zum Teil unterbrochener, gebogener Streifen* sichtbar, ein massiver Füllungsschatten fehlt.

Eine Aufnahme nach 6 Stunden ist der vorigen sehr ähnlich, nur sind die Dünndarmschatten zu einem plumpen Komplex unterhalb der Coecumgegend zusammengeschoben.

Aus Abb. 777 läßt sich mit Sicherheit die Diagnose einer geschwürig-indurativen Wandveränderung des Coecum-Ascendens stellen. Wir haben die *circumscripte Hypermotilität* und die *glatte Konturierung* vor uns, sowie eine ungewöhnlich starke *Gasansammlung.*

Operationsbefund. Im Abdomen zahlreiche Verwachsungen, die zweifellos auf eine Peritonitis tuberculosa leichten Grades zu beziehen sind. *Coecum und Colon ascendens sind in ein starres Rohr verwandelt.* Disseminierte Knötchen auf der Serosa.

Streifenförmige Schattenzeichnung sehen wir in folgendem Falle stenosierender Ileocöcaltuberkulose:

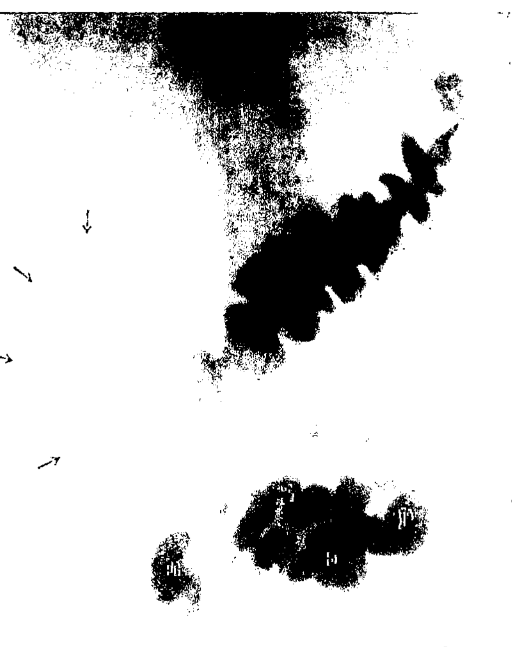

Abb. 777. Tuberkulose des Coecum und Colon ascendens. Aufnahme nach $4^1/_2$ Stunden. D Dünndarm, Pfeile = kranker Darmabschnitt (haustrenlose lineäre Konturierung), T Col. transv. — Operiert.

52 jährige, unverheiratete Frau. Seit 15—20 Jahren hartnäckige Verstopfung und häufige Magenschmerzen. Letztere sind seit 7—8 Jahren heftiger geworden. Sie treten meist gegen Abend plötzlich auf, sind kolikartig und steigern sich oft gegen Mitternacht in Zwischenräumen von einigen Minuten zu großer Heftigkeit. Wochenlange und monatelange Intermissionen. Vor einem Monat wurde Patientin während eines Anfalles unter der Diagnose Appendicitis operiert und die Appendix, die nach hinten oben geschlagen und verwachsen war, entfernt. Bald danach begannen die früheren Beschwerden von neuem.

Graziler Körperbau, herabgesetzter Ernährungszustand. Abendtemperatur bis 37,4. Coecum und Colon ascendens lassen sich leicht palpieren und unter den Fingern hin und her rollen, wobei Patientin leichte Druckempfindlichkeit angibt. Die Coecumwand scheint etwas derb. Diagnosis incerta.

Röntgenuntersuchung. Aufnahme nach $4^1/_2$ Stunden (Abb. 778). Man sieht die unterste Dünndarmschlinge bis zu ihrer Einmündung. Coecum und Colon ascendens fehlen im Schattenbild, resp. sind nur durch einige feine, unregelmäßige, längsverlaufende Streifen angedeutet. Dagegen ist das Transversum von seinem zweiten Drittel an mit aller Deutlichkeit sichtbar.

Nach 6 Stunden hatte sich das Bild nur insofern etwas verändert, als der Schatten des Dünndarmes bis auf einen kleinen Rest verschwunden, der des Transversum dagegen nur eine kurze Strecke vorgedrungen war. Die Gegend des Coecum-Ascendens ließ wieder nur eine unregelmäßige, streifenförmige Zeichnung erkennen.

Das Röntgenogramm beweist das Vorhandensein einer ulcerativ-indurativen Wandveränderung im Bereich des Coecum und Colon ascendens. Denn in beiden Bildern fehlt zu einer Zeit der tiefe Coecum-Ascendens-Schatten, wo er normalerweise regelmäßig vorhanden ist.

Ob es sich in diesem Fall um bloße Geschwürsbildung, oder schon um Wandinfiltration handelt, kann aus dem Röntgenbefund nicht entschieden werden.

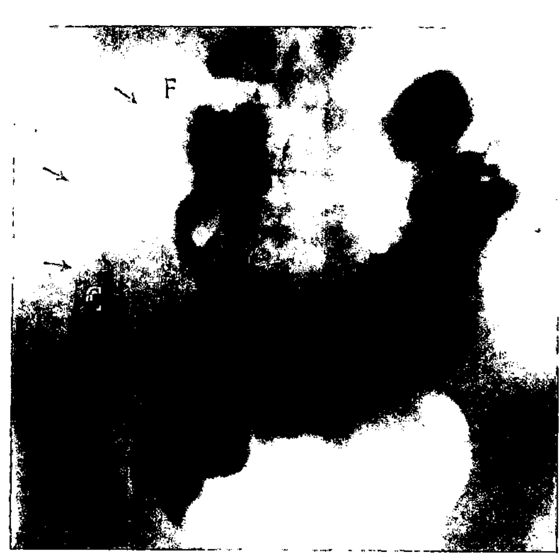

Abb. 778. Ileocöcaltuberkulose. Aufnahme nach 4½ Stunden. D Dünndarm, C Coecum (nicht sichtbar), T Col. transv., F Flex. hepat., M Magen. Pfeile = Erkrankter Darmabschnitt. — Operiert.

Operationsbefund. Coecum und Colon ascendens sind bis dicht an die Flexura hepatica in ein *starrwandiges Rohr* verwandelt. Ihr Serosaüberzug zeigt disseminierte Knötchen, die sich bei mikroskopischer Untersuchung als tuberkulöser Natur erweisen. — *Präparat:* Diffuse Wandverdickung von Coecum und Ascendens mit teilweiser narbiger Schrumpfung, die am Anfangsteil des Colon ascendens zu einer $4^1/_2$ *cm langen stenosierten Partie* geführt hat, wo der Kleinfinger eben noch passieren kann. Coecum und Valvula Bauhini sind normal weit. In der Schleimhaut des aufsteigenden Darmes mehrere typische tuberkulöse Ulcera.

Epikrise. Der Operationsbefund bestätigte also die Röntgendiagnose vollkommen. Die Schmerzanfälle müssen als Stenoseerscheinungen aufgefaßt werden. Es ist interessant zu sehen, daß trotzdem im Röntgenbild keine Anzeichen von Stauung nachweisbar sind, daß im Gegenteil das untere Schattenende relativ rasch die linke Flexur erreicht hat.

Wenn wir unsere Röntgenbilder von Ileocöcaltuberkulose überblicken, so fällt uns auf, daß in allen die Flexura hepatica tief steht, während die das Coecum markierende Einmündungsstelle des Ileum meist über der Linea innominata liegt. Das Coecum-Ascendens ist also auffallend kurz. KIENBÖCK hat hierauf besonders hingewiesen und folgenden Erklärungsversuch beigefügt: „Daß der Darm im Röntgenbild so eng und kurz erscheint, beruht offenbar auf einer transversalen und longitudinalen spastischen Zusammenziehung desselben infolge erhöhter Reizbarkeit der Schleimhaut.... Der Darm verträgt nicht die Ansammlung größerer Inhaltsmassen, zieht sich in jeder Richtung zusammen und nimmt stellenweise eine gewundene Form an; er windet sich anscheinend förmlich aus, so wie ein nasses Wäschestück von der Wäscherin ausgewunden und ausgewrungen wird.“

Dieser Erklärungsversuch kann natürlich nur für solche Fälle gelten, wo der erkrankte Darmabschnitt seine Kontraktilität noch besitzt. Besteht schon Wandinduration, so sind es die Schrumpfungsprozesse, welche die Verkürzung desselben verursachen. Dies ist wohl die Regel.

Wir haben bisher das Röntgenbild bei Ileocöcaltuberkulose nur mit Rücksicht auf den Dickdarm betrachtet. Nun zeigt aber nicht selten auch der *Dünndarm* einen auffallenden Befund. Die untersten Dünndarmschlingen, bisweilen nur die letzten 10—20 cm, lassen oft noch einen vollen Kontrastschatten erkennen, zu einer Zeit, wo sie unter normalen Verhältnissen schon leer sind. Außer dieser Retention fällt an ihnen bisweilen ihre größere Weite auf. Dieses Verhalten kann zweierlei Ursache haben:

1. Insuffizienz der Ileocöcalklappe. Diese Anomalie steht mit der grob-anatomischen Wandveränderung des Coecum im Zusammenhang. Durch narbige Schrumpfung und Verziehung ist die Klappe undicht geworden, es tritt Kontrastkot in den Dünndarm zurück. Beweisend sind hierfür besonders Gasblasen in den

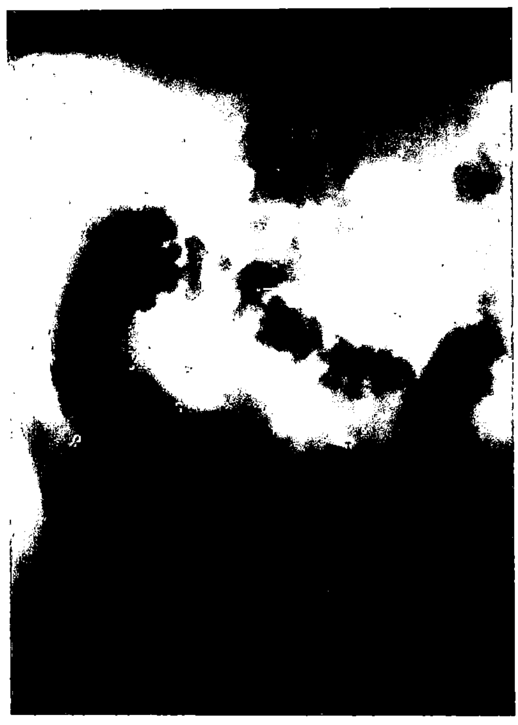

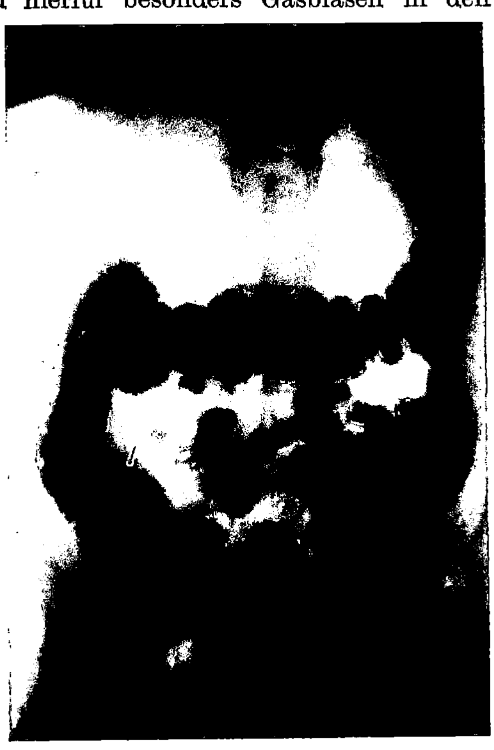

Abb. 779. Ileocöcaltuberkulose. Aufnahme nach 6 Stunden.

Abb. 780. Einlaufsbild desselben Patienten.

kontrasthaltigen Schlingen, da normalerweise das Ileum keine röntgenologisch nachweisbaren Gasmengen enthält.

2. Stenose der Ileocöcalklappe oder des untersten Dünndarmabschnittes. Diese ist ja bei Ileocöcaltuberkulose häufig und verursacht oft die ersten klinischen Erscheinungen in Form kolikartiger Schmerzattacken, welche den Patienten zum Arzt führen. Bei der Röntgenuntersuchung kann genau dasselbe Bild entstehen, wie bei der Klappeninsuffizienz; denn bei beiden Störungen bleiben die letzten Dünndarmschlingen abnorm lange gefüllt, das eine Mal infolge Stauung vor einem Passagehindernis, das andere Mal infolge rückläufiger Füllung vom Coecum aus. Immerhin lassen die Röntgenogramme der beiden Zustände oft gewisse Unterschiede erkennen. Bei der Stenose kommt es häufig zur Stauung in mehreren Dünndarmschlingen, die ein im kleinen Becken liegendes Konvolut bilden können, bei der Insuffizienz ist gewöhnlich nur die letzte Schlinge betroffen; bei Stenose findet man oft Erweiterung, bei der Insuffizienz dagegen nicht. Mit anderen Worten, *die Stauung erreicht bei der Stenose höhere Grade als bei der Insuffizienz.* Wir wollen aber nicht verschweigen, daß uns diese Unterscheidungsmerkmale oft genug im Stiche lassen und wir uns zur Diagnose mehr auf das klinische Stenosensymptom der kolikartigen Schmerzattacken stützen, sowie namentlich auf den Röntgenbefund nach Kontrasteinlauf. Ist hierbei Dünndarm sichtbar, so kann er sich nur retrograd aus dem Coecum gefüllt haben, die BAUHINsche Klappe muß also undicht sein. Man darf aber zur Prüfung auf Klappeninsuffizienz nicht zu große Einläufe verwenden, weil durch bloße mechanische Überdehnung des Coecum die vorher suffiziente Klappe insuffizient werden kann. Bei Erwachsenen empfiehlt es sich, nicht mehr als ein Liter zu nehmen. Es sei hier daran erinnert, daß Insuffizienz der BAUHINschen Klappe bei normalem wie durch pathologische Prozesse (Carcinom, Perityphlitis, Typhlitis) verändertem Coecum gelegentlich angetroffen wird.

Ein Beispiel dafür, daß die abnorm lange Füllung der letzten Ileumschlingen bei Ileocöcaltuberkulose nicht nur durch einen stenosierenden Prozeß bedingt sein muß, sondern auch durch Insuffizienz der Ileocöcalklappe hervorgerufen werden kann, liefern uns Abb. 779 u. 780. Es handelt sich um einen an Ileocöcaltuberkulose erkrankten und operierten jungen Mann.

Abb. 779, eine Aufnahme 6 Stunden nach Bariummahlzeit, zeigt einen Schattendefekt in der unteren Cöcalgegend von begrenzter Ausdehnung. Unterhalb davon erkennt man das prallgefüllte und gestaute Ileum, das in Form eines schmalen Fortsatzes in das Coecum einmündet. Bei wiederholter Untersuchung 2 Stunden später findet sich neben den immer erweiterten Ileumschlingen wiederum ein fadenförmiger Übergang des Ileum in das Coecum von konstanter Natur. Es handelte sich also hier zweifellos um eine Ileocöcaltuberkulose mit Einengung im Bereiche der Ileocöcalgegend.

Daß aber gleichzeitig auch eine Rückstauung infolge Insuffizienz der Valvula Bauhini beim Zustandekommen dieses Befundes eine Rolle spielt, zeigt Abb. 780, ein Einlaufsbild, wo man bei praller Füllung des ganzen Dickdarmes erkennen kann, daß das Klysma durch die insuffiziente Ileocöcalklappe bis in den Dünndarm weit hinauf vorgedrungen ist. Die letzten Schlingen sind prall gefüllt und weisen Gasgehalt auf.

Differentialdiagnose.

Wir haben bereits erwähnt, daß der Schattenausfall bei der Ileocöcaltuberkulose nur ein Ausdruck der grob-anatomischen Wandveränderung des Darmes und seiner dadurch veränderten Funktion ist. Er wird ebenso gut beim *Carcinom* (von der sehr seltenen Lues und Aktinomykose wollen wir ganz absehen) gefunden. Aus diesem Grunde *darf die exakte Röntgendiagnose keine spezifische Ätiologie involvieren* und muß lauten: Geschwürig-indurative Veränderung des Coecum (und Colon ascendens). In den meisten Fällen ist es leicht, unter Zuhilfenahme des klinischen Bildes und des Palpationsbefundes daraus auch die ätiologische Diagnose zu stellen. Reicht z. B. wie so häufig, der grobe Schattenausfall bis zur Flexura hepatica und ist rechts kein großer höckeriger Tumor zu fühlen, so spricht dies für Tuberkulose, da ein Carcinom von solcher Ausdehnung stets schon palpabel ist. Ein relativ begrenzter Schattenausfall dagegen in Verbindung mit einer bei der Betastung gut umschriebenen Geschwulst spricht für Carcinom. Dennoch kommen Fälle vor, wo die sichere Entscheidung nicht möglich ist.

Differentialdiagnostisch kommen noch *Neubildungen an der rechten Beckenschaufel*, sowie *retrocöcale Abscesse* in Betracht. Hier vermag das Röntgenverfahren stets einen sicheren Entscheid herbeizuführen. Diese Bildungen haben nämlich, wie wir im Kapitel „Verlagerung des Dickdarms" gezeigt haben, die charakteristische Eigenschaft, das Coecum-Ascendens medianwärts zu verdrängen. Während also bei Ileocöcaltuberkulose das Coecum überhaupt nicht zur Darstellung gelangt, ist es bei diesen Zuständen, als voller Schattenriß gegen die Mittellinie gerückt, in voller Deutlichkeit zu erkennen (Abb. 781).

Praktisch wichtig ist auch die Differentialdiagnose zwischen *chronischer, tumorbildender Appendicitis* und Ileocöcaltuberkulose. Klinisch ist sie bisweilen nicht sicher zu stellen.

Bei einem 18jährigen Mädchen, das wegen Tuberkulose der Halsdrüsen und

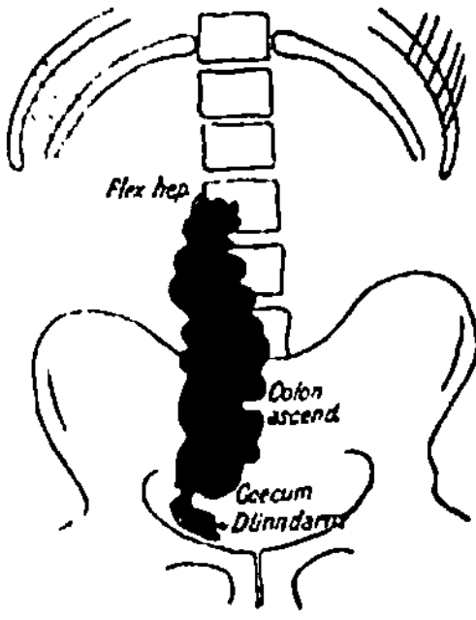

Abb. 781. 24jähriger Mann. Beginnende Spondylitis des XI BW, entdeckt durch den Nachweis eines Senkungsabscesses, der Coecum und Colon ascendens in typischer Weise medianwärts verdrängte und durch Punktion bestätigt wurde.

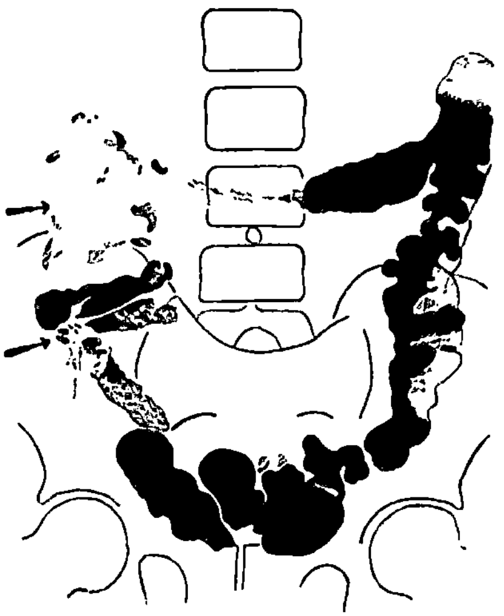

Abb. 782. Invaginatio ileocoecalis. Aufnahme nach 8 Stunden.

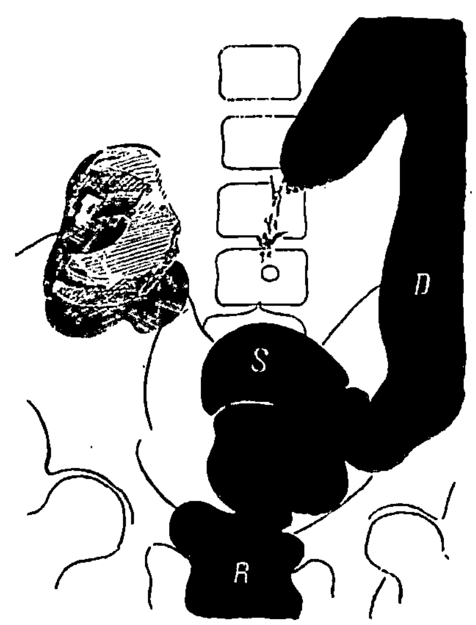

Abb. 783. Derselbe Patient. Einlaufaufnahme. D Colon descendens, S Sigma, R Rectum.

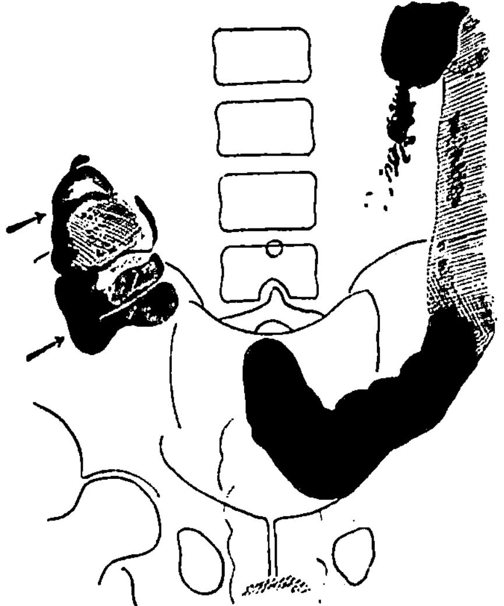

Abb. 784. Derselbe Patient. Einlaufrest.

des Fußes behandelt worden war, ist auf der rechten Beckenschaufel eine wenig druckempfindliche, walzenförmige Resistenz fühlbar, die klinisch als Cöcaltuberkulose gedeutet wurde. Zeitweise kolikartige Schmerzattacken in der rechten unteren Bauchgegend bei normaler Temperatur schienen auf beginnende Stenosierung zu deuten. Das *Röntgenbild* 5 und 8 Stunden nach Bariummahlzeit zeigte ein vollkommen normal gefülltes und geformtes Coecum-Ascendens. Die Röntgendiagnose lautete demnach: chronische Appendicitis. Sie fand Bestätigung durch die *Operation.*

Als große Seltenheit kann auch Kolon-*Invagination* differential-diagnostisch in Betracht kommen. Wenn das Coecum mit der Dünndarmeinmündung ins Kolon eingestülpt wird, so bildet der Anfangsteil des Dickdarms bis zum Colon transversum oder gar noch weiter ein dickwandiges Rohr mit aufgehobener oder völlig veränderter Peristaltik. Klinisch entsteht dann das Bild einer Infiltration und Verdickung der Kolonwand mit Stenosenerscheinungen, das mit Kolontuberkulose verwechselt werden kann. Im Röntgenbild (Abb. 782, 783, 784) fällt ein dem Anfangsteil des invaginierten Darmabschnittes entsprechender, sehr ausgedehnter leichter Schatten auf, der umrandet wird von dunkeln Streifen. Diese kommen wohl durch Füllung des Zwischenraumes zwischen den beiden Darmscheiden zustande. Vom distalen Abschnitt des invaginierten Darmes ist überhaupt kein Schatten sichtbar. Charakteristisch ist ferner die Einmündungsstelle des Ileum ins Coecum. Dieselbe liegt infolge der Verlagerung der Ileocöcalklappe viel höher als normal, währenddem sie bei Cöcaltuberkulose auf der rechten Beckenschaufel verharrt.

β) Circumscripte Tuberkulose der mittleren und unteren Dickdarmabschnitte.

Viel seltener als im aufsteigenden Dickdarmschenkel lokalisiert sich die Tuberkulose in einem der tieferen Abschnitte. Für die Erkennung der nicht stenosierenden Form im Röntgenbild gelten dieselben Merkmale wie für die Cöcaltuberkulose. Für die stenosierende Form ist dagegen die Stauung, eventuell mit Dilatation oberhalb des Hindernisses charakteristisch. Da über hochgradigen Einengungen der Darminhalt mehr

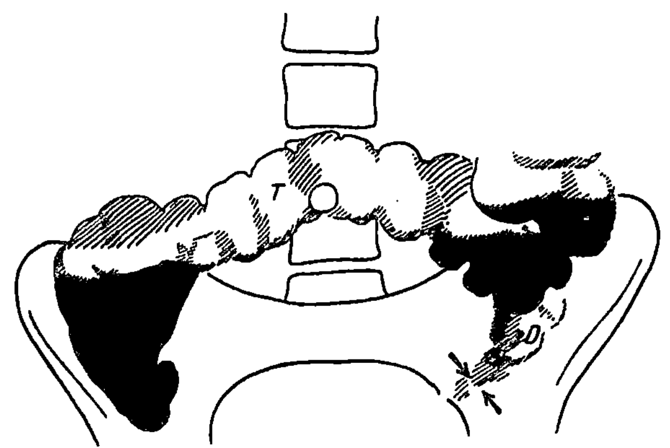

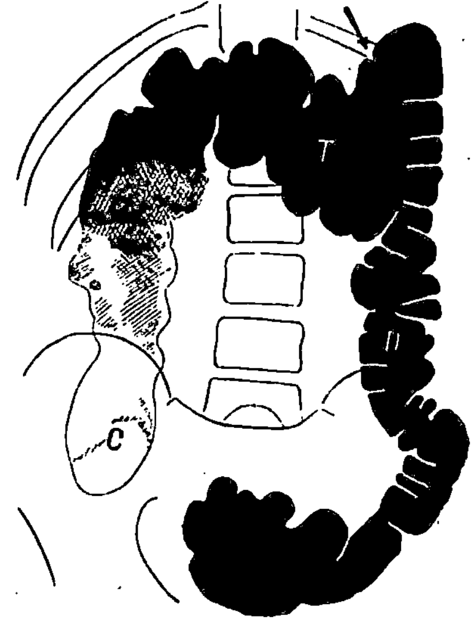

Abb. 785. Tuberkulöse Peritonitis mit Stenose im Beginn des Sigma, die für den Kleinfinger noch durchgängig war. Horizontale Niveaus des flüssigen Stuhles. Pfeile = Stenose, C Coecum, T Transv., D Descendens. Aufnahme von Dr. Ruppanner, Kreisspital Samaden.

Abb. 786. Stenosierender tuberkulöser Tumor der Flexura lienalis (Pfeil). Dilatation des Kolon über, normale Weite desselben unterhalb der Stenose. T Transversum, D Descendens, C Coecum.

oder weniger flüssig und durch faulige Zersetzung stark gashaltig zu sein pflegt, so sieht man bei Aufnahmen im Stehen horizontale, mit heller Zone überschichtete Kontrastniveaus (Abb. 785). Je tiefer aber der Sitz des Herdes ist, desto besser eignet sich zum Nachweis der Kontrasteinlauf an Stelle der Mahlzeit. Dies läßt sich auch von der stenosierenden Form sagen, wie man überhaupt für alle jenseits der Flexura hepatica gelegenen Dickdarmverlegungen stets den Kontrasteinlauf zur Untersuchung mitverwenden soll. Wir empfehlen besonders eine *Kombination* der beiden Methoden, und zwar so, daß zuerst das Kontrastmittel per os verabreicht wird, 24 Stunden, eventuell 48 Stunden später dann das Klysma, und zwar soll man dasselbe unter sehr geringem Druck und sehr langsam einfließen lassen, damit keine erhebliche Dilatation des Kolon und damit Aufhebung der Einengung erfolgt. Es kann so ein diagnostisch wertvoller Schattenunterschied zwischen dem oberhalb der Stenose erweiterten, unterhalb derselben normal weiten Kolon geschaffen werden.

Bei einem 20jährigen Mann, der mit den Erscheinungen eines chronischen Ileus in die Klinik gebracht worden war, wurde an dem stark dilatierten Transversum eine Kotfistel angelegt. Da sein Zustand ein systematisches Abtasten des Kolon nicht gestattete, mußte auf eine Lokalisation des Hindernisses verzichtet werden. Dieselbe gelang einige Tage später in exaktester Weise durch die Röntgenuntersuchung.

Röntgenuntersuchung. Anstatt per os, läßt man den Kontrastbrei durch die Kolonfistel einfließen. Einige Minuten später wird eine Aufnahme gemacht. Man sieht den Querdamm namentlich in seinem distalen Abschnitt stark erweitert. Gegen die Flexura lienalis schneidet der Schatten mit ziemlich scharfer Linie ab. Hierauf wird unter sehr geringem Druck dem in Knie-Ellenbogenlage befindlichen Patienten ein Röntgeneinlauf verabreicht. Die folgende Aufnahme (Abb. 786) schafft über den Sitz der Stenose völlige Klarheit. Das ganze distale Kolon ist in normaler Weite mit Kontrastinhalt gefüllt bis zur Flexura lienalis zu sehen. Dort grenzt es an das durch die Fistel gefüllte, mächtig erweiterte Colon transversum.

Diagnose. Stenose der Flexura lienalis.

Bei der *Operation* fand man einen auf die Flexura lienalis beschränkten, walnußgroßen, hochgradig stenosierenden tuberkulösen Tumor.

Nun hat man allerdings gewöhnlich keine Fistelöffnung zur Füllung des Kolon zur Verfügung. Man erhält aber durch Verabreichung des Kontrastmittels per os und nachherige Kombination mit dem Klysma ähnliche, wenn auch nicht so ausgesprochene Bilder, nur muß man mit dem Einlauf so lange zuwarten, bis sich die Kontrastmahlzeit vor dem Hindernis angesammelt hat.

Weiteres über die röntgenologische Untersuchungstechnik bei Dickdarmstenose ist im Kapitel Dickdarmkrebs zu finden. Dort wird auch das Verfahren von HAENISCH beschrieben, welches in Fällen, wo die Radiographie kein sicheres Resultat gibt (und sie sind bei der Dickdarmstenose nicht so selten), noch zum Ziele führt.

g) Colitis ulcerosa, Dysenterie, diffuse Dickdarmtuberkulose.

Das Gemeinsame dieser drei Krankheiten besteht in einer entzündlich-ulcerösen Veränderung der Schleimhaut des Dickdarms, welche auch auf Muskularis und Serosa übergreifen und dann zu einer schwartigen Verdickung und Induration des ganzen Darmrohres oder ausgedehnter Abschnitte desselben führen kann. Klinisch und pathologisch-anatomisch ist im einzelnen Falle oft nur durch die bakteriologische Untersuchung eine sichere Entscheidung möglich. Hier ist eine gemeinsame Besprechung der drei Leiden deshalb berechtigt, weil sie im Röntgenbild dieselben Merkmale aufweisen, welche an und für sich keine die Spezifität des pathologisch-anatomischen Prozesses involvierende Diagnose gestatten.

Bevor wir die Röntgensymptome dieser Kolitisformen besprechen, wollen wir kurz das seltene Krankheitsbild der *Colitis ulcerosa sive gravis* (Colitis chronica suppurativa nach AD. SCHMIDT) skizzieren. BOAS verdanken wir die Trennung desselben von der Dysenterie. Daß die Krankheit auch ohne Geschwürsbildung verlaufen kann, hat HELBER an einem Falle bewiesen und ROSENHEIM bestätigt, indem er gleichzeitig die Identität dieser von ihm Colitis gravis genannten Form mit der Colitis ulcerosa betonte.

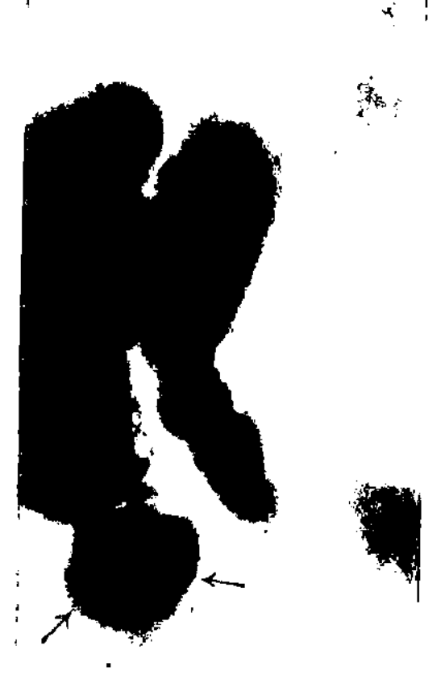

Abb. 787. Solitärulcus im Coecum (Pfeile). — Operiert.

Die Colitis ulcerosa betrifft oft jugendliche Individuen. Im Vordergrund des klinischen Bildes stehen die schweren Diarrhöen, die gewöhnlich nicht von Koliken begleitet sind. Mit dem Stuhl werden gewöhnlich Schleim, Eiter und Blut in wechselnder Menge entleert. Charakteristisch sind die häufigen Remissionen der Erscheinungen. Bakteriologisch findet man oft nur den Kolibacillus mit seinen Abarten, dagegen nie Amöben und Dysenteriebacillen. SCHMIDT schätzt den Prozentsatz der Heilungen auf höchstens 50%.

Was nun die *Diagnose* anlangt, so läßt sich aus den schweren chronischen Diarrhöen und namentlich dem Gehalt des Stuhles an Eiter und Blut eine schwere Erkrankung des Kolon annehmen. Eine sichere Lokalisation des Prozesses ist indessen aus dem klinischen Bilde kaum möglich.

Das charakteristische pathologisch-anatomische und klinische Merkmal der Colitis ulcerosa ist einerseits die Ulceration und starre Infiltration der Dickdarmwand, andererseits die schwere Diarrhöe. Diese beiden Symptome, das anatomische und funktionelle, lassen sich nun in der Tat in schönster Weise im Röntgenbilde nachweisen (STIERLIN). Wir lassen hier gleich denjenigen Fall folgen, der STIERLIN zum erstenmal diese Einsicht verschafft hat.

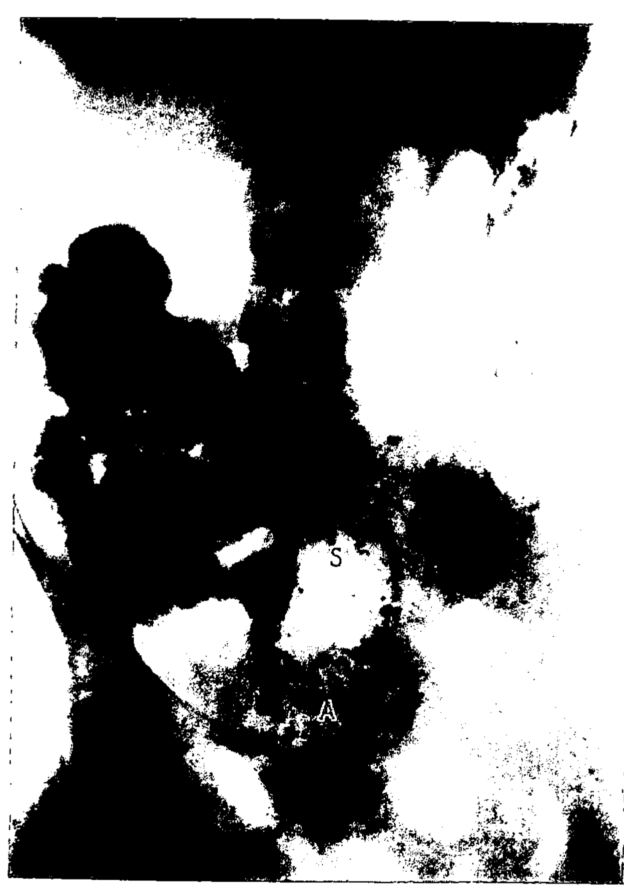

Abb. 788. Colitis ulcerosa des distalen Kolonabschnittes von der Mitte des Col. transv. an. Bismutmahlzeit und Bariumeinlauf. C Coecum, F Flexura hepat., T Transv., S Sigma, A Ampulla recti, D Dünndarm. — Operiert.

31jährige unverheiratete Patientin. Vor 14 Wochen Beginn der Erkrankung mit Fiebergefühl, Erbrechen und Diarrhöen. Der Stuhl enthielt zeitweise blutige Beimengungen. Abmagerung, Schwächegefühl. Seit 5 Wochen haben die Beschwerden bedeutende Verschlimmerung erfahren.

Stark abgemagerte Patientin. Temperatur bis 39, mit Remissionen. Pirquet und Widal negativ. Täglich werden unter Tenesmen dünne, jauchig stinkende, eiterhaltige Stühle entleert, aus denen bakteriologisch nur Kolibacillen gezüchtet werden. Abdomen leicht aufgetrieben, im Verlauf des Colon ascendens und descendens etwas druckempfindlich. Rektoskopisch ist etwa 8 cm über dem After ein leicht blutendes Geschwür sichtbar.

Diagnose. Dickdarmtuberkulose?

Röntgenuntersuchung. Abb. 787 ist eine Aufnahme 8 Stunden nach Kontrastmahlzeit. Zwischen letzterer und der Aufnahme war bereits kontrasthaltiger Stuhl entleert worden. Man sieht im Coecum und Ascendens und in der proximalen Hälfte des Transversum einen vollen Kontrastschatten. Im übrigen Kolon geringste Spuren davon (in der Zeichnung nicht angegeben). Auffallend ist aber, daß das *Descendens als ein gasgefüllter Schattenzylinder ohne die geringste Haustrenzeichnung* erscheint. In der Gegend des Fundus coeci ist ein runder, zweimarkstückgroßer Schatten mit hellem Zentrum sichtbar. Er entspricht, wie die

spätere Autopsie lehrte, einem *Solitärulcus*.

Einige Tage später erhielt Patientin ein Röntgenklysma, 4 Stunden danach eine Kontrastmahlzeit. Während der folgenden Stunden hatte sie mehrere dünne Stühle, die Wismut enthielten. 14 Stunden nach dem Kontrasteinlauf, 10 Stunden nach Bismutmahlzeit wurde eine Aufnahme (Abb. 788) gemacht: Unterste Dünndarmschlinge und Anfangsteil des Kolon bis zur Mitte des Transversum zeigen ein volles, normales Schattenbild. Von da ist im ganzen übrigen Dickdarm kein tiefer Schatten mehr sichtbar. Im distalen Transversum und im Descendens starke Gasansammlungen. Letzteres sieht aus wie eine mattmarmorierte Säule, die sich von der Flexura lienalis bis auf die Mitte der linken Beckenschaufel erstreckt. Anstatt der gewohnten Haustrenzeichnung lineäre, streifenförmige, annähernd parallelrandige Konturen, dazwischen eine ganz unregelmäßige, matte, fleckig streifige Zeichnung, die STIERLIN mit dem Wort „*Marmorierung*" charakterisierte.

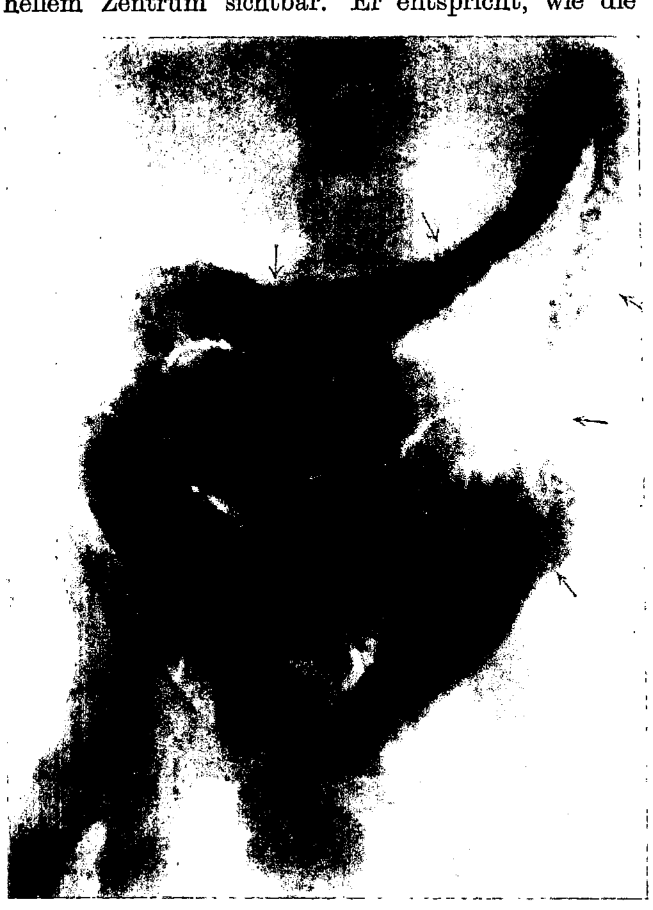

Abb. 789. Colitis ulcerosa mit Insuffizienz der Valvula *Bauhini* und infolgedessen retrograder Dünndarmfüllung. Kolonschatten ein auffallend schmales Band ohne Haustren. Laparotomie.

Diese Zeichnung tritt kontrastreich aus der Gasaufhellung hervor. Der Verlauf der Flexura sigmoidea ist durch zahlreiche kleine polymorphe Schattenflecken gekennzeichnet.

Dieses Röntgenbild ist so auffallend und charakteristisch, daß man daraus sofort eine plastische Vorstellung von dem Zustand des Dickdarms gewinnt.

Diagnose. Aus dem Fehlen des groben Schattenrisses im distalen Kolon trotz Füllung des proximalen und mehrmals erfolgter Kontrastbrei enthaltender Entleerung schließen wir auf eine Hyperirritabilität und Hypermotilität des ersteren. Die eigentümliche Form und Zeichnung des Descendens, die KIENBÖCK auch treffend marmorierten Luftzylinder nennt, erweckt in dem unbefangenen Beschauer die Vorstellung eines starrwandigen Rohres mit landkartenförmigen Höckern und Vertiefungen der Innenfläche. Die zahlreichen Schattenfleckchen im Sigma können Wandvertiefungen (Geschwürchen) entsprechen. Die Diagnose mußte also lauten: *Entzündlich-ulceröse Veränderungen in der distalen Kolonhälfte mit schwartiger Induration des Descendens.*

Die *Autopsie* brachte 3 Wochen später die volle Bestätigung: Dünndarm unverändert. Am Fundus coeci ein markstückgroßes, flaches, rundliches Ulcus mit glattem Grund und unterminierten Rändern. Serosa injiziert, Muskularis leicht verdickt. Ascendens und proximale Hälfte des Transversum sind normal. Ungefähr von der Mitte des Querdarmes an treten in der Schleimhaut flache, unregelmäßige Ulcera mit unterminierten Rändern auf, die bis 10-Pfennigstück-Größe erreichen. Gegen die Flexura lienalis sind die Veränderungen so hochgradig, daß stellenweise nur noch ganz kleine Schleimhautinselchen geblieben sind. Wand fibrös verdickt, am meisten am Descendens. Dieser Kolonabschnitt ist in seiner ganzen Länge durch perikolitische Adhäsionen mit der hinteren seitlichen Peritonealwand dicht verwachsen. Das ganze Descendens ist viel schmäler als der übrige Dickdarm. Mikroskopische Untersuchung und Impfung von Meerschweinchen ergeben keinen Anhaltspunkt für Tuberkulose.

Diagnose. Colitis chronica ulcerosa.

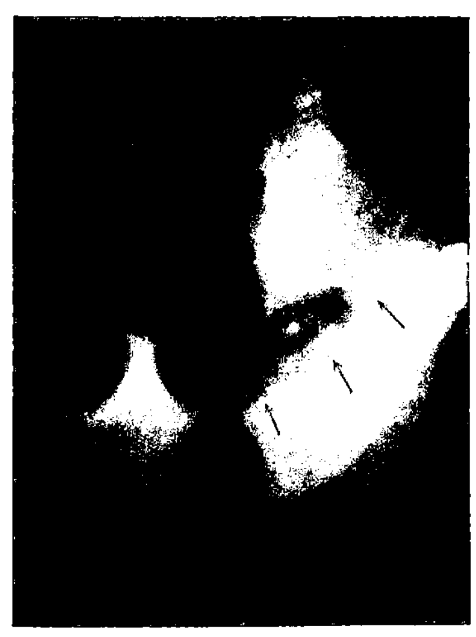

Abb. 790. Sigmoiditis chronica ulcerosa. Blendenaufnahme. Glatte Konturierung, abnorme Schmalheit, Marmorierung des Sigmaschattens.

Wir sehen, wie detailliert uns das Röntgenbild über die topographischen Verhältnisse Aufschluß gibt. Außer der glatten Konturierung und Marmorierung bildet die *Schmalheit des Kolonschattens*, die ein Ausdruck der *mangelhaften Entfaltbarkeit des Darmrohres* ist, ein zwar nicht regelmäßiges, aber, wenn vorhanden, sehr charakteristisches Zeichen der Colitis chronica ulcerosa und auch non ulcerosa gravis. In Abb. 789, einem Fall von Colitis chronica ulcerosa bei einem 30jährigen Manne, bei dem eine Kolostomie ausgeführt wurde, sehen wir ein solches Beispiel.

Am schönsten finden sich oft die Zeichen der Colitis chronica ulcerosa an der Flexura sigmoidea ausgeprägt (Abb. 790).

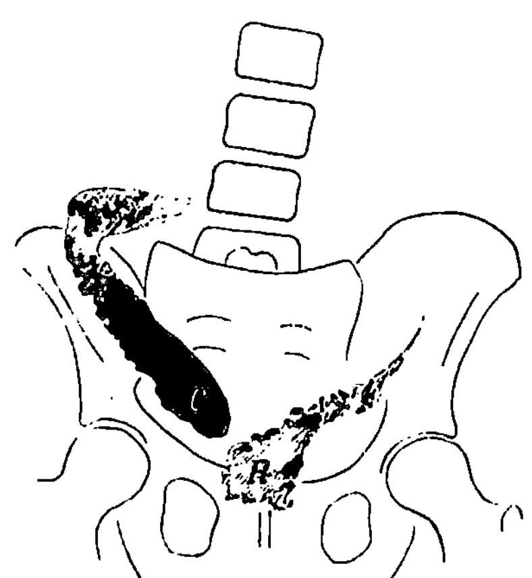

Abb. 791. Colitis ulcerosa. Aufnahme nach 24 Stunden. C Coecum, R Rectum.

Im folgenden Fall ist fast das ganze Kolon ulcerativ-indurativ verändert, Colon descendens und sigmoideum sind stark verengt.

35jährige Frau. Seit *8 Jahren* darmleidend. Beginn mit Diarrhöen und Bauchschmerzen angeblich im Anschluß an eine Fleischvergiftung. Nachdem dieser Zustand einige Wochen gedauert hatte, besserte er sich. Patientin hatte dann während 4 Jahren außer leichten Durchfällen keine Beschwerden. Dann traten wieder Kolikschmerzen auf, die plötzlich in der unteren Bauchregion begannen und sich nach links zogen, wobei Patientin das Gefühl hatte, als ob sich der Darm winde. Man konnte durch die Bauchdecken sehen, wie sich die Schlingen blähten und stellten. Nachdem die Koliken etwa eine Stunde gedauert hatten, entleerte sich ganz dünner Stuhl, worauf Erleichterung eintrat. In letzter Zeit hatte die Kranke jede Nacht etwa sechs dünne Stühle. Oft heftiger Drang, ohne daß Stuhlgang erfolgte. Zwischen Perioden von Diarrhöe hartnäckige Obstipation, wo Klistiere angewendet wurden. Patientin gibt nachträglich an, daß sie vor einigen Jahren links im Leib eine Geschwulst hatte, die sich zurückbildete, wobei Eiter durch den After abging.

Stark abgemagerte Frau. Mäßige Bauchdeckenspannung. Man fühlt das Colon descendens als Strang durch. Es ist an seinem unteren Verlauf etwas druckempfindlich. Rektoromanoskopie: Disseminierte, leicht blutende Ulcera in Ampulla recti und S romanum. Der Stuhl enthält viel Schleim mit Blutspuren.

Röntgenuntersuchung. Die Aufnahme nach 8 Stunden zeigt einen tiefen Schatten im Coecum-Ascendens. Der übrige Dickdarm ist zum Teil durch schleierartige Schattenspuren sichtbar. Nach 24 Stunden (Abb. 791) sieht man namentlich in der Gegend der Flexura sigmoidea ausgesprochene *Marmorierung.* Dieser Darmteil

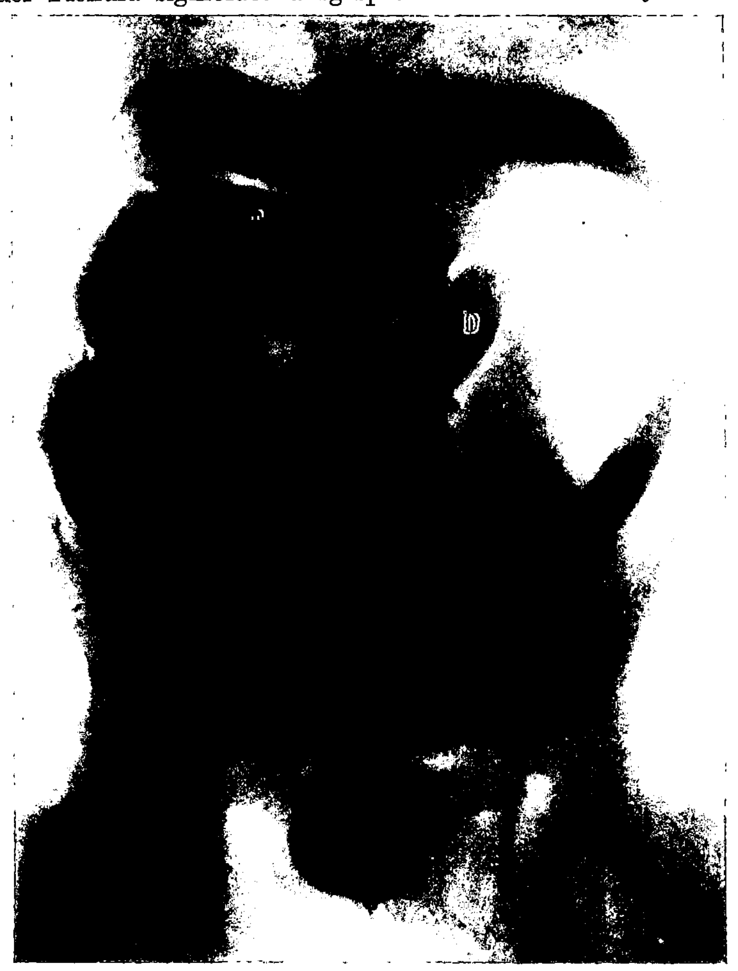

Abb. 792. Colitis ulcerosa chronica. Einlaufbild. Kolon durch ein parallelrandiges, haustrenloses Band dargestellt, das zum Teil Marmorierung aufweist. Infolge Insuffizienz der Valvula *Bauhini* hat sich der Dünndarm (D) retrograd gefüllt. — Autopsie.

ist auffallend *eng und ohne Haustren.* Ferner fällt an ihm der *gestreckte Verlauf* auf. Das S romanum bildet keine Schlinge, sondern die nur wenig nach außen gebogene kürzere Verbindung von Colon descendens mit Ampulle.

Wir haben also *Hypermotilität des Kolon* (mit Ausnahme des Coecum-Ascendens), *abnorme Enge, Haustrenlosigkeit, Marmorierung, Streckung des S romanum.*

Diagnose. Entzündlich-geschwürige Veränderung des Kolon mit Ausnahme des Coecum und Colon ascendens mit stärkster Ausbildung im Colon iliacum, das in ein starres Rohr verwandelt ist.

Obduktionsbefund. Coecum und Colon ascendens normal. *Von* der *Flexura hepatica an Ulcera,* die zum Teil konfluieren und landkartenartige Zeichnung bilden.

Von der Mitte des Transversum an wird die *Wand des Kolon* in zunehmendem Maße *schwartig verdickt.* Colon descendens und iliacum in der unteren Hälfte beträchtlich verengt, namentlich am Übergang ins Colon pelvinum. Schleimhaut des Colon descendens zwischen den Ulcera polypös gewuchert. Keine Anhaltspunkte für Tuberkulose. Der Obduktionsbefund steht mit dem Röntgenbefund im vollsten Einklang.

Bei einem dritten Fall von Colitis ulcerosa, den wir untersuchten, und der ebenfalls zur Sektion kam, war das ganze Kolon von der ulcerativ-indurativen Veränderung betroffen. Dementsprechend bestand auch eine allgemeine Hypermotilität, so daß in keinem Abschnitt des Darmes eine kompakte Schattenbildung zustande kam.

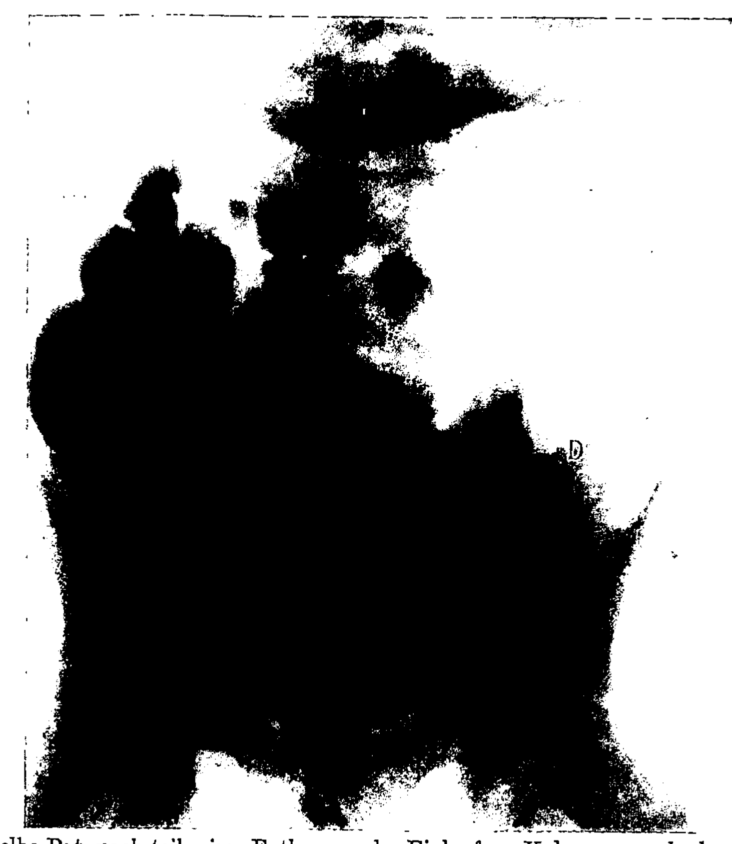

Abb. 793. Derselbe Pat. nach teilweiser Entleerung des Einlaufes. Kolon nur noch als glattkonturierter, feiner, gebogener Schattenstreif sichtbar   C Coecum, T Colon transversum, D Colon descendens.

Leider mußten wir hier mit Rücksicht auf den Patienten auf die Untersuchung mit Röntgenklysma verzichten.

Bei Colitis ulcerosa kommt es bisweilen zur *Insuffizienz der Valvula Bauhini,* dann nämlich, wenn auch das Coecum miterkrankt ist. Der Kontrasteinlauf füllt dann das Ileum retrograd auf weite Strecken. Da das erkrankte Kolon sich als schmales, haustrenloses Band darstellt, so kann es dem Dünndarm in seiner Form ähnlich sehen. Nach Entleerung des Dickdarms bleiben dann die ausgedehnten Dünndarmschatten zurück. Solche Bilder (Abb. 792 und 793) sind für Colitis ulcerosa sehr charakteristisch.

In folgendem Fall sehen wir eine Colitis ulcerosa tuberculosa, die sich auf das proximale *Kolon* erstreckt, im Ascendens zur Stenose, im Dünndarm zu Stauung geführt hat.

34jährige Frau. Seit zwei Monaten öfter plötzlich auftretende „Magenschmerzen" und beständig *Diarrhöen*.

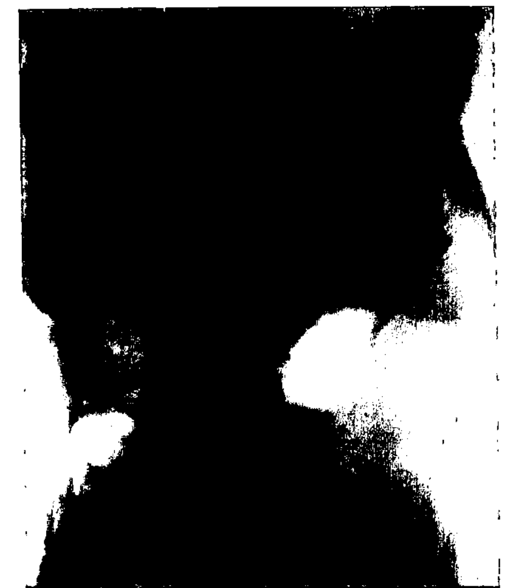

Abb. 794. Tuberkulose des Coecum, Col. ascend., Col. transv. Stenose im Col. ascend. Rückstauung im Dünndarm. Aufnahme nach 7 Stunden. Pfeil = Stenose.

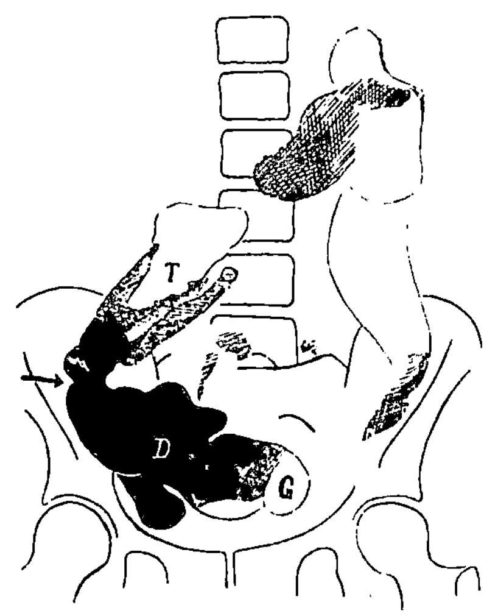

Abb. 795. Strichpause desselben Falles. T Transversum, Pfeil = Stenose, G Gas im Dünndarm, D Dünndarm.

Bei der Palpation fühlt man das Coecum gebläht, nicht druckempfindlich. Gurren und Plätschern. Lungen ohne Befund. Cystitis tuberculosa.

Röntgenuntersuchung. Abb. 794 und 795, Aufnahmen nach 7 Stunden: Einige erweiterte Dünndarmschlingen, Coecum und Ascendens sichtbar. Flexura hepatica auf der rechten Beckenschaufel. Ihr entspricht eine Einziehung des Schattens bis auf Fingerbreite. An Stelle des Anfangsteiles des Transversum verlaufen zwei längliche, schmale Schattenstreifen in der Richtung nach der Flexura lienalis. Sie heben sich von einer massigen, hellen Gasansammlung ab. Flexura lienalis und Colon descendens ebenfalls stark gashaltig. Abb. 796, Aufnahme nach 8 Stunden: Im kleinen Becken stark dilatierte, etwas gashaltige Dünndarmschlingen. Die Einziehung entsprechend der Flexura hepatica ist wieder deutlich sichtbar. Der Anfangsteil des Querdarmes ist becherartig geformt, mit geraden Konturen, ohne Haustren. Aus ihm quellen gleichsam große Gasmengen hervor. Flexura lienalis und Colon descendens durch Gase stark gedehnt, enthalten auch etwas Kontrastkot.

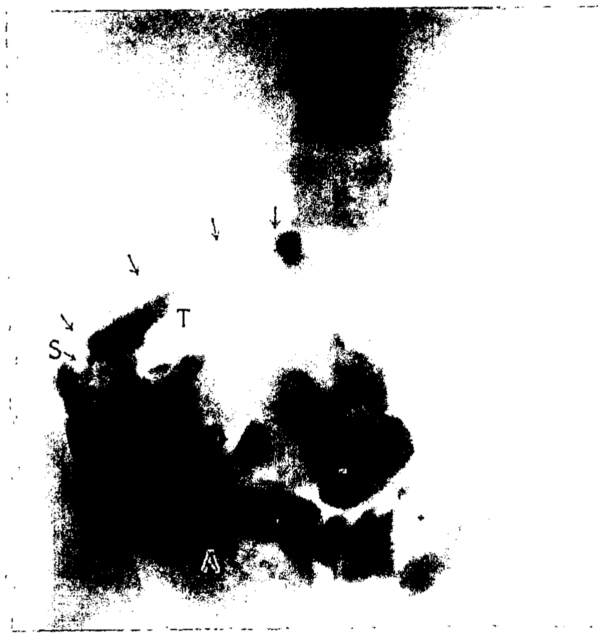

Abb. 796. Derselbe Pat. Aufnahme nach 8 Stunden. D Dünndarm, A Appendix, C Coecum, S Stenose, T Transversum. Pfeile = tuberkulöser Darm.

Diagnose. Stauung im unteren Dünndarm, offenbar infolge einer Stenose im

32*

Ascendens. Also *Stauungsinsuffizienz der Valvula ileocoecalis.* Daraus erklärt sich der Gasgehalt und die ungewöhnliche Weite des Dünndarms. Transversum im Anfangsteil starrwandig (streifenförmige Konturierung, unvollständige Füllung.) Sehr ausgeprägt ist in diesem Falle der durch die chronisch-entzündliche Erkrankung bedingte Schrumpfungsprozeß. Er kommt in der ganz außergewöhnlich tiefen Lage der Flexura hepatica und dem dadurch bedingten sehr steilen Anstieg des Transversum zum Ausdruck. Leider entzog sich die Patientin der Operation.

Eine Bilderserie von einer Patientin mit ausgedehnter Colitis ulcerosa tuberculosa verdanken wir der Heilstätte Thurgau, Schaffhausen.

Abb. 797, eine Aufnahme 8 Stunden nach Einnahme der Kontrastmahlzeit zeigt den Dickdarm fast in seinem ganzen Verlauf, die distalen Abschnitte des Colon

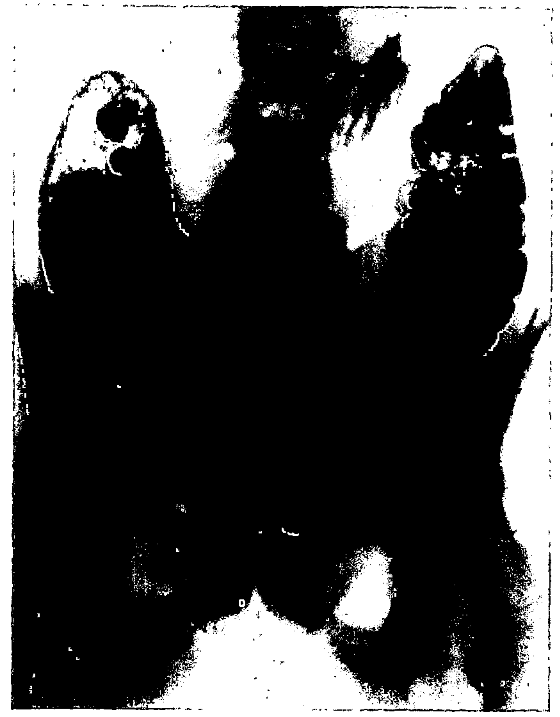

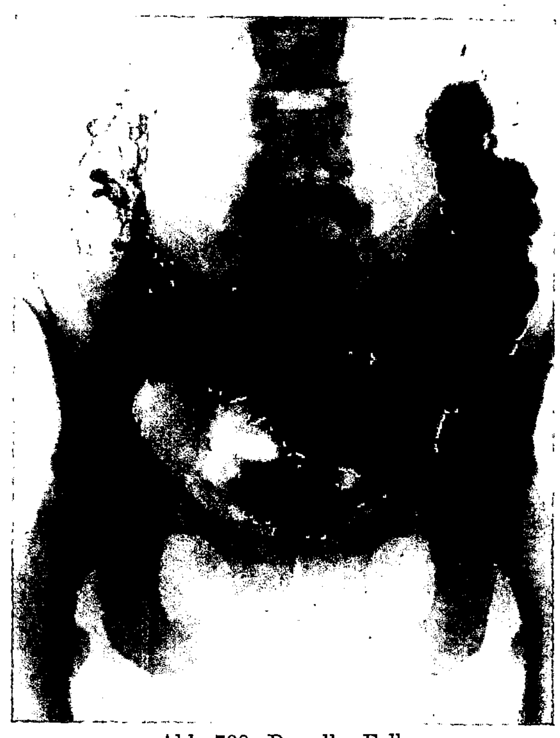

Abb. 797. Colitis ulcerosa tuberculosa. Abb. 798. Derselbe Fall.
Aufnahme nach 8 Stunden.   Aufnahme nach 24 Stunden.

descendens ausgenommen, mit Brei gefüllt. Im Magen noch Spuren von Kontrastflüssigkeit. Die Tatsache, daß der ganze Darm schon nach 8 Stunden gefüllt ist, und sich dabei noch ein kleiner Rest im Magen befindet, zeugt von einer ausgesprochenen Hypermotilität des Dünn- und Dickdarmes. An beiden Flexuren ausgeprägte Gasansammlung. Das Colon ascendens ist haustrenlos. Seine Schattendichte ist geringer als die der übrigen Dickdarmabschnitte. In seinem oberen Teil deutliche Marmorierung und Luftansammlung. Seine Wandung ist streifig begrenzt, Segmentierungen sind nirgends zu sehen. Das Transversum ist ptotisch und reicht fast in das kleine Becken hinein. Hier deutliche Haustrenzeichnung. Infolge der Luftansammlung ist der Schatten stellenweise weniger dicht. Dabei zeigen die Haustren, wie mit der Feder gezeichnet, scharfe Begrenzungslinien. Flexura lienalis und Colon descendens weisen ebenfalls Haustrenbildung und Luftansammlung auf. Die letzten Dünndarmschlingen sind noch sichtbar und enthalten Luft. Die letzte Ileumschlinge ist als breites, scharf konturiertes Schattenband, das ohne Verjüngung und ohne Segmentierung in das Coecum einmündet (Insuffizienz der Klappe) dargestellt.

Abb. 798, eine Aufnahme der gleichen Patientin nach 24 Stunden zeigt annähernd die gleichen Merkmale, die wir oben beschrieben haben. Der Magen und der ganze Dünndarm sind leer. Der Befund am Coecum-Ascendens und am Anfangsteil des Colon transversum ist hier noch ausgeprägter. Ersteres hat sich fast völlig entleert. Man erkennt es nur mehr an einer feinen fleckigen, teilweise streifigen Kontur. Sein Lumen erscheint durch die starke Gasansammlung aufgehellt und läßt nur stellenweise kleine Schatteninselchen erkennen. Auch der Anfangsteil des Colon transversum ist bedeutend weniger gefüllt als im ersten Bild. Er erscheint marmoriert, seine Begrenzungslinien sind unregelmäßig. Die Breite des Querdarmes ist geringer als normalerweise. Der übrige Dickdarm weist manchmal unregelmäßige, zackige Begrenzungslinien neben normaler Haustrenbildung auf. Das Sigma und dessen Übergang in das Rectum zeigen eine eigentümliche Füllung. Man sieht mehrere parallelstreifige Schattenbildungen ohne Einschnürungen der Wand.

Abb. 799 ist ein Einlaufsbild. Pralle Füllung des ganzen Dickdarmes und teilweiser des Dünndarmes infolge Klappeninsuffizienz. Die oben ausführlich beschriebenen Veränderungen sind, das Colon descendens miteinbegriffen, auch hier deutlich zu erkennen. Das glattwandige Darmrohr zeigt stellenweise geringe Schattendichte infolge starken Luftgehaltes; dazwischen unregelmäßige, dichtere Flecke (Niederschlag in ulcerösen Prozessen).

Nach dem vorliegenden Befunde handelt es sich also um einen ausgedehnten ulcerösen, tuberkulösen Prozeß im ganzen Dickdarm, im Sigma und teilweise sogar im Dünndarm. Die mitgeteilte Beobachtung ist deshalb lehrreich, weil man daraus sieht, wie sich der Röntgenbefund einmal nach Kontrastmahlzeit und das andere Mal nach Einlauf weitgehend ergänzen kann.

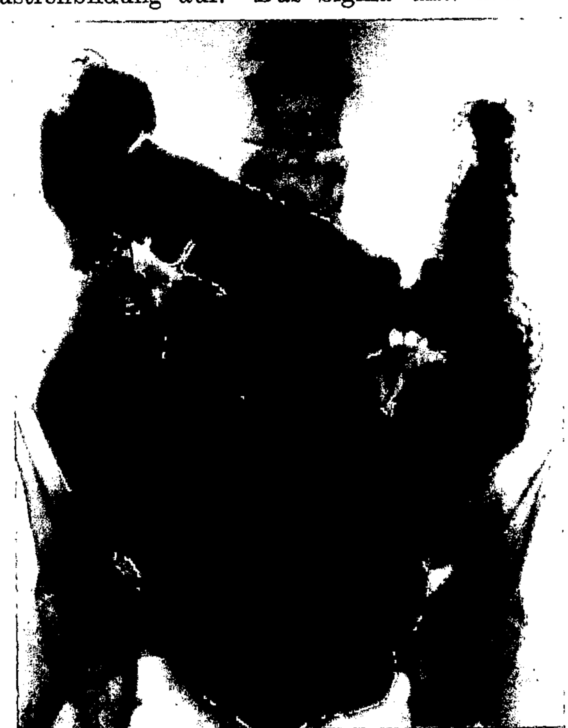

Abb. 799. Derselbe Fall (Kontrasteinlauf).
(Seitenverkehrt.)

Ähnlich erhielten auch Schwarz und Kienböck ihre charakteristischen Bilder, indem sie Aufnahmen unmittelbar nach Applikation eines Kontrasteinlaufes machten, also bei vollem Dickdarm. Auch so kam kein kompakter Darmschatten zustande, sondern derselbe bestand aus „dendritisch verzweigten helleren und dunkleren Stippchen und Streifchen, die ein geradezu plastisches Bild von dem Relief der Schleimhaut geben". Der kranke Darm war außerdem abnorm schmal und haustrenlos.

Kienböck hat nun, gestützt auf eigene Fälle, darauf hingewiesen, daß man aus den Bildern bis zu einem gewissen Grade die Schwere der Erkrankung ablesen kann. Wenn nämlich die Krankheit schon so weit vorgeschritten ist, daß sich bereits eine starre Induration der Wand gebildet hat, so bleibt das Darmrohr sowohl bei Verabreichung der Kontrastmahlzeit, wie des Kontrasteinlaufes ungefähr gleich weit; hat es aber seine Kontraktilität bewahrt, bestehen nur umschriebene Infiltrationsherde und einige wenige Geschwüre, so zieht es sich unter dem Reiz der Kontrastfüllung, sowie nach Entleerung des Klysmas zu einem „dünnen schwarzen Strang" zusammen. Dieser, der „Flechtbandform" von Schwarz entsprechend, zeigt sich aber bei genauer Betrachtung als aus „kleinen, welligen, feinen Schattenlinien zusammengesetzt, die miteinander zu eigentümlichen Schleier- und Wolkenfiguren verflochten sind". Es handelt sich also um dasselbe, was STIERLIN bei entleertem Darmrohr als *Marmorierung* bezeichnete.

Über die Häufigkeit und Natur der Geschwüre im einzelnen Falle gibt uns indessen das Röntgenbild keine Auskunft. Darmstrecken, in denen der chronisch-entzündliche Prozeß bereits zur Ausheilung gekommen ist, wo also keine frischen Geschwüre, sondern nur noch die schwartigen Wandverdickungen und Unebenheiten der Schleimhaut bestehen, ergeben ebensowohl den beschriebenen Röntgenbefund, wie solche, deren Schleimhaut von frischen Geschwüren bedeckt ist. Dasselbe ist auch von den Fällen ohne Geschwürsbildung zu sagen, die ROSENHEIM als Colitis gravis beschrieb.

Zusammenfassung der Röntgensymptome der Colitis ulcerosa.

Das kranke Kolon zeigt an Stelle des normalen vollen Schattens:

I. Bei Untersuchung mittels Kontrastmahlzeit entweder

A. *völligen Schattenausfall*, oder

B. *einen feingezeichneten Schatten* mit folgenden Eigenschaften:

1. Haustrenlosigkeit, 2. Marmorierung und Streifung, 3. Konturstreifen, 4. abnorme Schmalheit (nicht regelmäßig).

II. Bei Untersuchung mittels Kontrasteinlauf regelmäßig die sub B angegebene Schattenzeichnung, doch konzentrierter und ganz besonders mangelnde Entfaltbarkeit.

III. Bei Untersuchung mittels Kontrasteinlauf nach dessen Entleerung die sub B angegebene Schattenzeichnung.

Die *Untersuchung per Klysma* gibt nach unseren bisherigen Erfahrungen im allgemeinen klarere Resultate. Wir möchten sie deshalb in erster Linie empfehlen.

E. Der Dickdarmkrebs.

Allgemeiner Teil.

Von den Geschwülsten des Dickdarmes kommen für uns in erster Linie die bösartigen Tumoren, insbesondere die Carcinome in Betracht. Im großen ganzen ist hier dasselbe zu sagen wie bei den malignen Tumoren des Magens, die wir oben ausführlich besprochen haben. Sowohl in bezug auf das makroskopische, wie das histologische Verhalten bestehen weitgehende Analogien. Die häufigste Form des Dickdarmcarcinoms stellt der Cylinderepithelzellenkrebs dar, der entweder polypöse oder weiche Geschwulstmassen produziert. Sekundär kommt es dabei häufig zu zentralem Zerfall und zu schüsselförmiger Geschwürsbildung. Je nach der Beteiligung des Bindegewebes können sich daraus scirrhöse Formen entwickeln, welche das Lumen des Darmrohres zirkulär einengen. Neben den adenomatösen Carcinomen kommen weiche, polymorphzellige Krebse vor, die entweder vorwiegend medullären oder auch scirrhösen Charakter besitzen. Seltener werden gallertige Carcinome des Dickdarmes beobachtet, noch seltener sind die echten papillären Carcinome. Alle diese genannten Arten können sich in verschiedener Weise über die Darmwand ausbreiten. Meist handelt es sich um insuläre Carcinome, besonders wenn sie noch nicht weiter fortgeschritten sind. Bei größerer Ausdehnung können sie sich zirkulär über die ganze Rohrweite erstrecken. Alle Dickdarmcarcinome neigen zur Ulceration und führen früher oder später zur Einengung der Darmlichtung.

Die Stenosierung kann erfolgen entweder durch Verlegung des Lumens infolge hineinwuchernder Tumormassen oder durch Schrumpfung der Darmwand bei scirrhöser Form des Neoplasmas. Manchmal wird auch Invagination beobachtet.

Eine sekundäre Folge der Stenose ist die Hypertrophie und Ektasie des proximalen Darmabschnittes. Infiltration der Nachbarschaft (Blase, Dünndarm, andere Kolonabschnitte, Magen) und auch Perforation in die Umgebung sind häufige Erscheinungen.

Dickdarmcarcinome pflegen in den Anfangsstadien keine ausgeprägten und eindeutigen Symptome hervorzurufen. Auch das fortgeschrittene Leiden bietet oft wenig Charakteristisches. Das hat seinen Grund wohl darin, daß die subjektiven Beschwerden lange Zeit sehr geringe sind oder ganz fehlen. Die durch das Leiden ausgelösten Krankheitssymptome sind nach Sitz und Ausdehnung der Geschwulst verschieden. Ein regelmäßiges, schon im Anfange des Leidens vorhandenes Symptom ist der begleitende Dickdarmkatarrh. Er kennzeichnet sich durch vermehrte Schleimabsonderung, Beimengung von frischem Blut, durch Diarrhöen, die mit Verstopfung abwechseln. Vor allem beim tiefsitzenden Krebs stellen sich schon frühzeitig quälende Tenesmen ein. Diese sollen immer den Verdacht auf einen malignen Tumor nahe legen. Bei hochsitzenden Tumoren pflegen sie seltener angetroffen zu werden oder auch ganz zu fehlen. Da sich die Kranken dabei meist noch in einem verhältnismäßig guten Allgemeinzustand befinden, wird das Leiden in diesem Stadium nicht selten verkannt und ein gewöhnlicher chronischer Dickdarmkatarrh, manchmal sogar zufällig vorhandene Hämorrhoidalknoten als Ursache der Beschwerden angenommen. Kommt es im Verlaufe des Leidens zu einer Ulceration des Tumors, so werden die Symptome eindeutiger. Häufigerer und vermehrter Blut- und Schleimabgang, starke und schmerzhafte Tenesmen treten dann in den Vordergrund. Der Stuhlgang ist eitrig, jauchig und oft übelriechend. Gelegentlich, wenn auch seltener, treten profuse Blutungen auf. Reine Blutstühle sind das untrügliche Zeichen einer ulcerösen Krebserkrankung. Okkultes Blut wird fast regelmäßig bei jedem Dickdarmcarcinom gefunden. Der allgemeine Verfall, der oft relativ spät erst einsetzt, als dessen Ausdruck abnorme Blässe, Gewichtsabnahme, Schwund des Fettpolsters, Anhydrämie, Appetitlosigkeit zu betrachten sind, ist hier wie bei allen Krebserkrankungen pathognomonisch (Kachexie). Ist der Tumor ein umschriebener, d. h. nimmt er nur ein Segment der Darmcircumferenz ein, so ist mechanische Behinderung der Kotentleerung nicht zu erwarten. Erst wenn er bei weiterem Wachstum sich zirkulär in Form eines geschlossenen Ringes über die Darmwand ausbreitet, kommt es zur Behinderung der Passage, die dann oft das erste alarmierende Symptom für die Malignität der Ursache vorher mehr oder weniger ausgesprochener Sensationen von seiten des Verdauungskanales ist. Die Stenosenerscheinungen sind um so ausgeprägter, je höher der Sitz des Tumors ist. Auch der Grad der Verlegung kann verschieden sein. Es kann sich nur um eine relative Stenose handeln oder, in schweren Fällen, um einen vollkommenen Okklusionsileus. Wir finden dann alle klinischen Symptome, die wir beim Ileus anzutreffen gewohnt sind (Darmsteifung, Erbrechen, Schmerzhaftigkeit, gurrende Geräusche).

Ein häufiges Symptom der malignen Tumoren des Dickdarmes sind ausstrahlende Schmerzen gegen das Kreuzbein, gegen die Beckenschaufel oder auch gegen die vordere Bauchwand. Beim Rectumcarcinom und bei Sigmoidtumoren treten nicht selten ischiasartige Schmerzen auf. Besonders wenn diese doppelseitig sind und sich durch die gewöhnlichen Mittel nicht bekämpfen lassen, sind sie als ernsthaftes Zeichen zu deuten. Auch Blasentenesmen werden gelegentlich ausgelöst.

Das untrüglichste Zeichen einer Geschwulst im Bereiche des Dickdarmes ist der palpable Tumor. Bei Fehlen aller indirekten Symptome stellt die unmittelbare Betastung der Geschwulst, deren Möglichkeiten allerdings u. a. durch die topographische Lage der jeweils erkrankten Darmabschnitte begrenzt sind, oft das einzige und entscheidende Zeichen dar. Tumoren unter den Rippenbögen, im kleinen oder großen Becken sind der Betastung schlechthin unzugänglich. Leichter lassen sich schon Geschwülste der übrigen Dickdarmabschnitte nachweisen.

An Hand der erwähnten Symptome wird es wohl in vielen Fällen möglich sein, die Diagnose einer Geschwulst im Bereiche des Dickdarmes zu stellen. Gleichwohl kann sie sehr schwierig werden. Längere Remissionen erwecken den Eindruck einer funktionellen Störung oder einer rezidivierenden Entzündung. In zweifelhaften Fällen, in denen trotz negativer direkter Untersuchungsresultate doch ein begründeter Tumorverdacht besteht, wird sich der Chirurg zur Probelaparotomie entschließen. Bevor er jedoch lediglich der Diagnosenstellung wegen einen derartigen Eingriff unternimmt, wird man mittels Röntgenaufnahme versuchen, zu einer solchen zu kommen. Sie ist ja eine schonende Untersuchungsmethode und ermöglicht sowohl bei stenosierenden als bei nichtstenosierenden Carcinomen, die eine gewisse Ausdehnung erreicht haben, mit Sicherheit die Diagnose zu stellen und auch die Ausbreitung einer vorhandenen Geschwulst zu erkennen.

Nachdem RIEDER in seinen grundlegenden Arbeiten gezeigt hatte, wie es möglich sei, mittels der Wismutmahlzeit den Dickdarm in allen seinen Details sichtbar zu machen, war es eine der ersten Hoffnungen, welche man an diese Entdeckung knüpfte, daß es auch gelingen werde, mittels der neuen Methode in vielen Fällen die Diagnose des Dickdarmkrebses zu stellen, wo dies mit den bisherigen klinischen Mitteln nicht sicher gelingt. Zu dieser Hoffnung schien man a priori schon deshalb berechtigt, weil RIEDER selbst in einem Fall den Beweis erbracht hatte, daß ein stenosierendes Koloncarcinom sich in der Tat durch das Röntgenbild exakt lokalisieren lasse. Die folgenden Jahre brachten aber manchem, der die Methode praktisch fruchtbar machen wollte, Enttäuschungen.

Mit Recht wurde wiederholt von klinischer Seite auf alle diejenigen Fälle hingewiesen, wo die Methode versagt hatte und die Röntgendiagnose des Dickdarmkrebses als unzuverlässig bezeichnet.

Die Mißerfolge waren auch leicht zu erklären. Gerade das, was den Kliniker so oft irregeleitet hatte, das Fehlen von Stenoseerscheinungen im Anfangsstadium, machte auch die Erkennung des Krebses im Röntgenbilde illusorisch, basiert sie doch auf der sichtbaren Stauung der Kontrastmahlzeit vor dem stenosierenden Tumor. Besonders kleinlaut verhielten sich die Chirurgen. Wohl manchem, der sich die Röntgenuntersuchung zu eigen gemacht hatte, ist es gelegentlich passiert, daß er sich, wenn klinisch Verdacht auf Krebs bestand, durch einen deutlichen Defekt in der Schattensilhouette des Kolon zu einer falschen Diagnose verleiten ließ und erst vor dem geöffneten Bauch seinen Irrtum einsah. Aber auch in denjenigen Fällen, wo klinisch sichere Zeichen von Kotstagnation vorhanden waren, für welche daher die Röntgenmethode besonders geeignet erschien, mußte man bisweilen Täuschungen erleben. Man erwartete von der Röntgenuntersuchung die Lokalisation der Stenose, sah dann aber das untere Schattenende an einer Stelle verharren, die bei der Operation völlig normal gefunden wurde. Der Tumor saß beträchtlich tiefer.

Es ist verständlich, daß man durch solche Erfahrungen sich veranlaßt sah, Umschau nach einer besseren Methode zu halten. Schon RIEDER hatte neben der Wismutmahlzeit sich des von HILDEBRAND zuerst empfohlenen Wismuteinlaufes bedient, ohne allerdings damals schon scharfe Indikationen für seine Anwendung aufstellen zu können.

Man sagte sich, daß der den ganzen Dickdarm gleichmäßig füllende Einlauf ein Carcinom durch einen deutlichen Füllungsdefekt verraten werde. Bei einer Stenose erwartete man eventuell teilweise oder vollständiges Leerbleiben des darüber gelegenen Kolonabschnittes.

Auch hierbei ging es ähnlich wie mit der Wismutmahlzeit. Es gab Fälle, wo die Voraussetzung stimmte, doch auch solche · mit negativem Resultat trotz vorhandenen Tumors. Wenn der Füllungsdefekt vom Kolonschatten verdeckt wurde, so war er eben auf der Platte nicht sichtbar. Andererseits wurde die Stenose häufig anstandslos ohne eine Stauung zu veranlassen vom Einlauf passiert, noch leichter als von dem konsistenten Kontrastkot nach Wismutmahlzeit.

Da gab HAENISCH im Jahre 1911 ein Verfahren an, welches an Zuverlässigkeit die bisherigen übertraf: die *röntgenoskopische Beobachtung des Kontrasteinlaufes* in statu nascendi. Es besteht also darin, daß auf dem Röntgenschirm das Einfließen des Kontrasteinlaufes vom Beginn bis zur Füllung des Dickdarms beobachtet wird. Der prinzipielle Unterschied zwischen dieser Methode und den früheren ist klar: während bisher aus einem Füllungs*zustand* Schlüsse gezogen wurden, wird hier die Füllungs*bewegung* verfolgt. HAENISCH präzisiert seinen Standpunkt in der Wahl der Methode mit folgenden Worten: „Für die Röntgenuntersuchung des Dickdarms genügt zunächst die Wismutmahlzeit per os nicht. Es sind Einläufe erforderlich. Auch hier genügt die Röntgenographie keineswegs, die Hauptsache bleibt die Beobachtung auf dem Leuchtschirm, während des Einlaufes in liegender Stellung; wichtige Momente werden röntgenographiert". Aber auch dieser Methode sind Grenzen gesetzt, wie ihr Begründer selbst es ausspricht: „in zahlreichen Fällen kann die Röntgenuntersuchung die entscheidende Indikation für die Berechtigung einer Probelaparotomie abgeben. In *vereinzelten* Fällen ist eine wirkliche Frühdiagnose des Carcinoms möglich".

Wir nehmen in der Frage der Methode einen weniger exklusiven Standpunkt ein. Ausgehend von unserem Prinzip, das radiographische Verfahren, welches dem Praktiker am besten zugänglich ist, so viel als möglich für die Diagnose nutzbar zu machen, haben wir uns nach den Ursachen der Mißerfolge gefragt, um durch deren eventuelle Beseitigung die Methode zu verbessern. Wir glauben da hauptsächlich auf zwei Momente aufmerksam machen zu müssen, die wohl oft zu wenig berücksichtigt wurden: die gründliche Darmentleerung und die Aufnahme mehrerer Phasen bzw. die Wiederholung der Untersuchung.

a) Methodisches.

Die vorherige *gründliche Entleerung des Darmes* geschieht am besten durch Abführmittel und Reinigungseinläufe zugleich. Dies gilt namentlich für Fälle mit Kotstauung. Wir gehen dabei folgendermaßen vor: Patient erhält 24 Stunden vor der Untersuchung Ricinusöl und einen Seifenwassereinlauf, einen zweiten Reinigungseinlauf einige Stunden vor der Untersuchung. Wenn möglich wird schon einige Tage vorher eine cellulosearme, vorwiegend flüssige Diät innegehalten, um die Kotbildung möglichst zu beschränken.

Als *Kontrasteinlauf* empfehlenswert ist die von HOLZKNECHT angegebene Mischung: Einem ¹/₂ Liter kochenden Wassers wird eine Aufschwemmung von zwei Eßlöffel feinster Kartoffelstärke in ¹/₄ Liter Wasser kalt zugesetzt. Nach 5 Minuten langem Kochen Zufügung von in ¹/₂ Liter kalten Wassers aufgerührten 150 g Barium sulfuric. (für Röntgenzwecke) ohne weiteres Kochen. Die Mischung bedarf der Abkühlung nicht. Einfüllen in den Irrigator kurz vor dem Gebrauch.

Ebenfalls sehr zweckmäßig, wenn auch etwas teurer im Gebrauch, sind die in letzter Zeit von einzelnen Firmen gelieferten fertigen Präparate wie Cytobarium, Eubaryt, Roebaryt, Röntyum usw. Sie bieten den Vorteil einer rascheren Zubereitung.

Die *Größe des Einlaufes* soll *1¹/₂ Liter nicht übersteigen.* Gewöhnlich erreicht man schon mit 1 Liter eine Füllung des ganzen Dickdarms. Nach HAENISCH geht man nun folgendermaßen vor:

α) Radioskopische Untersuchungsmethode nach HAENISCH.

Der Patient liegt auf dem Rücken, und zwar auf dem Trochoskop. HAENISCH beschreibt nun den Gang der Untersuchung folgendermaßen: „Nachdem die Luft aus dem Irrigatorschlauch entfernt ist, wird dieser mit dem bereits eingeführten Darmrohr durch einen Glasansatz verbunden und das Zimmer verdunkelt. Nachdem die Augen sich hinreichend adaptiert haben, wird auf Kommando oder durch Fußschalter der Strom eingeschaltet und das Zeichen zum Einlaufenlassen gegeben. Die Konstruktion meines Trochoskops gestattet es mir, bei engster Blende dem fortschreitenden Schatten der Wismutsäule ständig zu folgen durch Bewegung der den Patienten tragenden Tischplatte. Trotzdem behalte ich eine Hand frei für Palpation oder Massage. Druck mit dem Leuchtschirm ist zu vermeiden, da hierdurch eine Kompression des Darmes gegen Skeletteile (Wirbelsäule, Beckenrand usw.) hervorgerufen werden kann. Man sieht zunächst, wie sich die Ampulle des Rectum füllt, wie dann das einlaufende Wismut die Schlinge des S romanum durchläuft, im Colon descendens bis unter das linke Zwerchfell emporsteigt, wie weiter das Querkolon, Ascendens und Coecum von der vordringenden Schattensäule gleichmäßig gezeichnet wird. Die bekannte Haustrumzeichnung fehlt zunächst, sie bildet sich erst nach geraumer Zeit aus. Normalerweise ist der ganze Dickdarm in wenigen Minuten bis zum Coecum gefüllt, wozu ein Liter in den meisten Fällen genügt. Man kann dann die Blende öffnen und den Befund durch eine Übersichtsmomentaufnahme fixieren.

Liegt nun eine Verengerung des Darmlumens vor, so beobachtet man meistens zunächst einen *Stillstand in dem Vordringen der Wismutsäule*, der je nach dem Grade der Stenosierung entweder ein vollständiger ist, oder längere oder kürzere Zeit anhält. Geht der Einlauf gar nicht weiter oder entspricht die beobachtete Stelle nicht den klinischen Symptomen, falls solche überhaupt auf eine bestimmte Lokalisation hinweisen, so wird man sich natürlich vergewissern, ob die Schlauchleitung auch sicher durchgängig ist.

Je nach der Natur der Verengerung ist dann der weitere Verlauf ein verschiedener. Es kann z. B. vorkommen, daß der *Schatten trichterförmig endigt und jede weitere Füllung des Darmes unmöglich ist.* In anderen Fällen *sendet der breit endende Wismutschatten einen fingerförmigen Fortsatz aus, der nach einer kurzen Strecke wieder normale Lumenweite annimmt*; nach einigem Zuwarten füllt sich dann langsam der ganze Dickdarm in normaler Weise bis auf die *ausgesparte Stelle.*

Zu einer *anderen Gruppe* scheinen dann jene Fälle zu gehören, bei denen man *nach mehr oder weniger langer Arretierung eine wesentlich dünnere Wismutsäule vordringen sieht*, die dann erst nach 10 oder womöglich 15 cm *wieder normale Weite annimmt.* Eine scharfe Abgrenzung bei den Übergängen des eingeengten Schattenabschnittes in die normal weiten Partien scheint hier zu fehlen.

Bemerkt man bei der Schirmbeobachtung irgendeine Störung des Einlaufes von der erwähnten Art, sei es nun eine Arretierung der Wismutsäule, oder eine Verengerung der Lumenweite, oder eine abnorme Schlingenbildung, so wird schnell eine *Momentaufnahme* des betreffenden Abschnittes gemacht und diese eventuell bei einer Veränderung des Bildes in einem späteren Stadium wiederholt. Ist die Untersuchung beendet, so *hebere ich den Wismuteinlauf möglichst rasch wieder aus.* Ich tue dies einerseits deshalb, weil bisweilen durch Eindickung und Verhärtung des Einlaufs dem Patienten nicht unwesentliche Beschwerden verursacht werden und andererseits um den eventuellen Grad einer Verengerung am Schirm noch einmal zu beobachten. So sah ich in zwei Fällen *bei einer Stenosierung in der Gegend des S romanum den unterhalb der Verengerung gelegenen Abschnitt des Colon sigmoideum und des Rectum sofort leer laufen, während der übrige Darm zunächst gefüllt blieb.* Nach einiger Zeit füllten sich die unteren Partien wieder von oben her und dasselbe Spiel wiederholte sich.

Ich brauche wohl kaum zu erwähnen, daß man während der oft langen Dauer der Durchleuchtung und Beobachtung die Röntgenröhre tunlichst oft ausschaltet, um Hautschädigungen zu vermeiden.

Ergibt die Durchleuchtung einen sicheren oder verdächtigen pathologischen Befund, der auch auf den angefertigten Röntgenogrammen seine Bestätigung findet, so habe ich es mir zur *absoluten Regel* gemacht, vor einer definitiven Beurteilung eine *Kontrolluntersuchung nach mehreren Tagen* nach abermaliger Abführung in ganz identischer Weise durchgeführt, zu verlangen. Erst wenn sich bei der zweiten Untersuchung der gleiche Befund erheben läßt, halte ich mich für berechtigt *mit aller Reserve eine vorsichtige Diagnose* zu stellen, bei der natürlich die *klinischen Symptome* aufs genaueste mit zu berücksichtigen sind. Durch diese Kontrolluntersuchung glaube ich einen großen Prozentsatz von Fehlerquellen vermeiden zu können".

Zur Differentialdiagnose zwischen Tumor und Stenose aus anderer Ursache, bemerkt HAENISCH folgendes:

„Für die Berechtigung, einen *Tumor* anzunehmen, muß meiner Erfahrung nach ein *kurzer, möglichst scharfer und vollständiger Füllungsdefekt* vorliegen oder wir müssen einen *fingerförmigen Fortsatz* aus dem normale Weite zeigenden Darmlumen heraustreten sehen. Längere Verengerungen des Darmschattens, besonders wenn die Verjüngung eine mehr allmähliche ist und womöglich eine Segmentierung mit der Zeit eintritt, sprechen für Verengerung durch Adhäsionen, Strangbildungen usw., wenn sie konstant sind, können einem Spasmus entsprechen, wenn sie sich auflösen."

Das Prinzip dieser Methode ist also, die verschiedenen Füllungsphasen des Dickdarmes und ihre Beeinflussung durch eine Stenose, bzw. einen Tumor direkt zu beobachten. Alle, welche sich mit dieser Untersuchung beschäftigt haben, sind darüber einig, daß sie als die vollkommenste Methode zur Röntgendiagnose des Dickdarm-

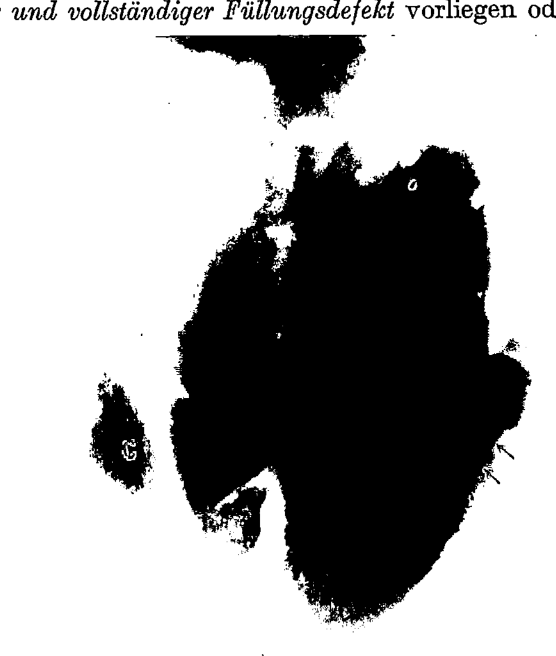

Abb. 800. Stenosierendes Carcinom zwischen Col. descend. und Sigma (Pfeile). Bariumeinlauf. Das stark dilatierte Col. transv. (T) hängt schlingenförmig ins kleine Becken hinunter, C Coecum. — Operiert.

krebses zu bezeichnen ist. Daß sie aber nicht die einzige Methode darstellt, die zu brauchbaren Resultaten führt, das haben uns unsere eigenen Erfahrungen vielfach gelehrt. Die Irrtümer, zu denen einzelne Einlaufsbilder oft Anlaß gegeben haben, hätten zum großen Teil vermieden werden können, wenn man sich nicht mit einer einzigen Aufnahme begnügt, sondern sich die Mühe genommen hätte, mehrere an verschiedenen Tagen zu machen. Dann würde man sich häufig davon überzeugt haben, daß ein Schattendefekt, den man als pathologisch betrachtet hatte, nur einen zufälligen Befund darstellte, der in einem zweiten Bilde verschwunden war. Besonders wichtig und unentbehrlich ist aber die *Fixierung verschiedener Phasen eines und desselben Einlaufes.* Namentlich verwerten wir die zuerst von HAENISCH beobachtete Tatsache, *daß nach Entleerung des Einlaufes* oft nur der unterhalb der Stenose gelegene Darmteil leer gefunden wird, während der darüber befindliche noch einen Füllungsschatten zeigt, der bis an den oberen Anfang der Stenose reicht (vgl. Abb. 800). Wahrscheinlich spielt hier ein umgekehrter Ventilmechanismus mit wie beim Einlaufhindernis. Der ins Lumen vorragende Tumor wirkt ähnlich wie ein Kugelventil, das die von unten eindringende Flüssigkeit durchläßt, sich aber dem Rückfluß als absolutes Hindernis in den Weg legt. Welche Art von Verschluß zustande kommt, ob für die Passage von unten oder von oben, hängt wohl außer von der Form und Lage des Tumors, von dem Kontraktionszustand des Kolon ober- und unterhalb desselben ab. Man kann durch einen eventuellen Rest nach Entleerung des Einlaufes eine Stenose oft besser zur Darstellung bringen als durch Ganzfüllung des Darmes

In einer Reihe von Fällen haben wir mit folgender Untersuchungsart eine sichere Diagnose stellen können, die jeweils durch die Operation bestätigt wurde.

β) Radiographische Untersuchungsmethode.

Nachdem Patient in gleicher Weise wie für die Untersuchung nach HAENISCH vorbereitet worden ist, legt er sich mit dem Bauch auf das Radioskop oder noch besser auf die darüber gelegte Bahre auf. Man läßt nun unter geringem Überdruck und unter beständigem Umrühren den Irrigatorinhalt bis etwa zur Hälfte einfließen, kontrolliert dabei die Füllung mittels Durchleuchtung und macht sofort eine 1. Aufnahme. Dann wird der Rest unter Kontrolle der Schirmbeobachtung eingelassen und unmittelbar nachher eine 2. Aufnahme angeschlossen. Nun fordert man den Patienten auf, einen Teil des Einlaufs in eine unterlegte Bettschüssel fließen zu lassen. Nachdem dies geschehen, folgt die 3. Aufnahme. Tritt während des Einlaufes intensiver Schmerz und Stuhldrang auf, wie dies besonders bei stärker stenosierenden Carcinomen des Sigma vorkommt, so wird der Einlauf unterbrochen und sogleich eine Aufnahme gemacht. Besteht eine geringgradige Stenose, so kann es vorkommen, daß sie im ersten Bild durch das Aufhören des Schattens an der betreffenden Stelle zum Ausdruck kommt. Bei zunehmender Füllung und Dehnung des Darmrohres kann sie sich ausweiten und dadurch die freie Inhaltspassage ermöglichen. Im 2. Bild ist sie dann unter Umständen nicht zu erkennen. Nach Entleerung eines Teils des Einlaufes kann sich die Stenose wieder geltend machen: es reicht dann der Schatten bis zu ihrer oberen Grenze, während unterhalb der Darm leer ist. Bei hochsitzendem Koloncarcinom erreicht oft erst der volle Einlauf die Stenose und Aufnahme 2 und 3 geben den diagnostischen Ausschlag.

Natürlich gilt auch für diese Art der Untersuchung die Forderung, *daß sie wiederholt werden muß*. Hierzu empfehlen wir, falls die erste keinen Anhaltspunkt gegeben hat, die *Kontrastmahlzeit*. Wir gehen dabei so vor, daß wir den Patienten 1—2 Tage lang mit Karlsbadersalz gelinde abführen und während der Zeit sich vorwiegend flüssig ernähren lassen unter Vermeidung cellulosereicher Nahrungsmittel. Am Vortage der Untersuchung werden zwei Reinigungseinläufe gegeben. Die letzten Bariumreste haben unterdessen Zeit, den Körper zu verlassen. Am Morgen Einnahme von 100 g Bariumsulfat mit 200 g Grießbrei. 1. Aufnahme nach 8—12, 2. Aufnahme nach 24, eventuell 3. Aufnahme nach 48 Stunden. Vor der letzten Aufnahme geben wir oft nochmals einen Kontrasteinlauf, um auf dem Bilde sowohl die Füllung oberhalb als auch die unterhalb der Stenose zu erhalten. Man kann dann bisweilen das verengte Darmstück in ganzer Länge als mehr oder weniger schattenfreie Zone zwischen den beiderseitigen Kontrastfüllungen sehen.

Diese *gleichzeitige Kombination von Kontrastmahlzeit mit -einlauf* gibt uns oft die klarsten Bilder, auch in Fällen, wo es sich um kleinste stenosierende Tumoren handelt.

In denjenigen Fällen, wo nach dem klinischen Bild der Sitz der Stenose in der oberen Dickdarmhälfte vermutet wird, empfehlen wir, die Untersuchung mit der Kontrastmahlzeit zu beginnen und mit dem Einlaufverfahren die Kontrolle zu machen; für die tiefsitzenden Carcinome dagegen gebührt entschieden dem Einlaufverfahren der Vorzug.

Wenn wir die ganze Untersuchung überblicken, so haben wir dazu sechs Aufnahmen und eine Reihe von Tagen gebraucht. Man kann nun allerdings die Zeit der Untersuchung dadurch wesentlich abkürzen, daß man auf die Beobachtung der Kontrastmahlzeit ganz verzichtet und die Kontrolle des ersten Befundes nur wieder mittels Klysma durchführt. In manchen Fällen ist auch der erste Befund so eindeutig, daß man zur Kontrolle mit einem Bild auskommen mag. Bestimmte Regeln lassen sich hierüber nicht aufstellen. Die spezielle Natur des einzelnen Falles sowie die Erfahrung des Untersuchers werden oft den Ausschlag geben. Jedenfalls gehört aber die Untersuchung des Dickdarmkrebses nicht zu den einfachsten Aufgaben des Röntgenologen. Planmäßiges Vorgehen ist hierzu ein unbedingtes Erfordernis. Dasselbe läßt sich folgendermaßen zusammenfassen:

I. Gründliche Darmreinigung mittels Einläufen.

II. Untersuchung mit *Bariumeinlauf* (in allen Fällen!).

Kategorie a): Nur ein Teil fließt ein, dann stoppt der Fluß, es treten Kolikschmerzen auf. 1. Aufnahme sofort, 2. nach einigen Minuten.

Kategorie b): Das ganze Klysma fließt ein: 1. Aufnahme sofort, 2. Aufnahme nach teilweiser Entleerung. Vor der 1. Aufnahme eventuell eine Aufnahme nach Einfließen der Hälfte der Kontrastflüssigkeit.

III. Wiederholung der Untersuchung an einem späteren Tage.

IV. Untersuchung mittels *Bariummahlzeit* (wenn Patient nicht bricht!). Aufnahme nach 8, 12, 24, 48 Stunden.

Man hat in neuester Zeit angefangen, die früher fast ausschließlich geübte Methode mittels *Kontrastmahlzeit* etwas stiefmütterlich zu behandeln. Es kommt allerdings nicht selten vor, daß ein noch relativ wenig stenosierendes Dickdarmcarcinom dieser Untersuchung entgeht, indem es eben nicht zur nachweisbaren Inhaltsstauung kommt, während der Einlauf in seinem Vordringen eine entschiedene Behinderung an dieser Stelle erfährt, worauf schon HAENISCH hinwies. SCHWARZ erklärt die Erscheinung aus einem *Ventilmechanismus*. Andererseits geben spastische Kontraktionen bei der Mahlzeit leichter zu Täuschungen Anlaß. Wenn zwar zum Nachweis von Stenosen die orale Verabreichung des Kontrastmittels nicht immer zuverlässige Resultate liefert, so möchten wir doch betonen, daß sie in anderer Hinsicht für die Tumordiagnose sichere, wertvolle Befunde ergibt. *Überall da, wo ein Carcinom die Darmwand in einer gewissen Ausdehnung ergriffen und induriert, und dieselbe eine starre Beschaffenheit angenommen hat, erscheint im Röntgenbild ein Schattenausfall. Der betreffende Darmteil, gleichgültig, ob er gleichzeitig erheblich verengt ist oder nicht, enthält zu keiner Zeit der Untersuchung hinreichend Kontrastinhalt, um einen vollen Schatten zu geben* (STIERLIN). Von dieser Regel würde nur der zufällige Befund eine Ausnahme bilden, wo am unteren Ende des erkrankten Darmstückes sich eine hochgradige Stenose befände, die zur Kotstagnation führte. Dann wäre aber durch diese letztere die Lokalisation gegeben. STIERLIN hat 1911 betont, daß dieses für Ileocöcaltuberkulose charakteristische Merkmal auch für Carcinom Geltung habe, ja sein erster Fall, bei dem die circumscripte Hypermotilität als pathologischer Befund auffiel, war ein Coecumcarcinom. Am ehesten kommt dieses Symptom zustande bei *in der proximalen Kolonhälfte gelegenen Tumoren*, weil dort der Schatten normalerweise ein gleichmäßiger ist. Im Sigma, wo er sich zwar häufig auch kontinuierlich darstellt, erschwert die eigenartige Topographie die Orientierung.

Der Schattenausfall kann sich aber auch im Anschluß an einen Kontrasteinlauf manifestieren. Ob dies regelmäßig der Fall ist, vermögen wir noch nicht zu entscheiden. Wie entsteht er nun beim Tumor?

Vielleicht kommt nur deshalb kein kräftiger Schatten zustande, weil das Lumen durch das Neoplasma so sehr verengt ist, daß die Kontrastfüllung für einen sichtbaren Schatten zu minimal ist. Wir halten diese Ansicht im allgemeinen für unrichtig, denn schon eine Kontrastsäule, die nicht mehr als Bleistiftdicke hat, genügt zur Erzeugung eines deutlichen Schattens. Wenn also im Röntgenbild kein solcher vorhanden ist, so bedeutet das entweder, daß das betreffende Darmstück leer, oder aber, daß sein Lumen durch Tumormassen ausgefüllt ist. Handelte es sich dabei um einen vollständig zirkulär ausgebreiteten Tumor, so müßte der klinische Ausdruck dieses Verschlusses ein Ileus sein. Die Röntgenaufnahme wäre in solchen Fällen natürlich illusorisch. Ein Tumor kann aber auch von einer oder von zwei Seiten derart ins Lumen vorspringen, daß dasselbe aufgehoben ist, ohne ein erhebliches Passagehindernis zu bilden. *Die Stenose ist dann bloß eine passive, bedingt durch das Aneinanderliegen der Wandungen.* Durch den eintretenden Kot werden sie auseinandergedrängt, lassen aber bei halbflüssigem Inhalt keine Ansammlung zu, weil sie infolge passiver Spannung die Tendenz haben, sich wieder aneinander zu legen (Abb. 801). So entsteht dann auch der typische Schattendefekt im Röntgenbild, der also durchaus nicht der Ausdruck einer klinischen Stenose zu sein braucht. Es ist hier nicht der Ort zu theoretischen Erörterungen. Tatsache ist, daß wir in dem Symptom des dem tumorerkrankten Dickdarmabschnitt entsprechenden Schattenausfalles ein wertvolles diagnostisches Hilfsmittel kennengelernt haben, um den Dickdarmkrebs schon in solchen Stadien zu erkennen, wo noch keine klinischen Stenoseerscheinungen vorhanden sind.

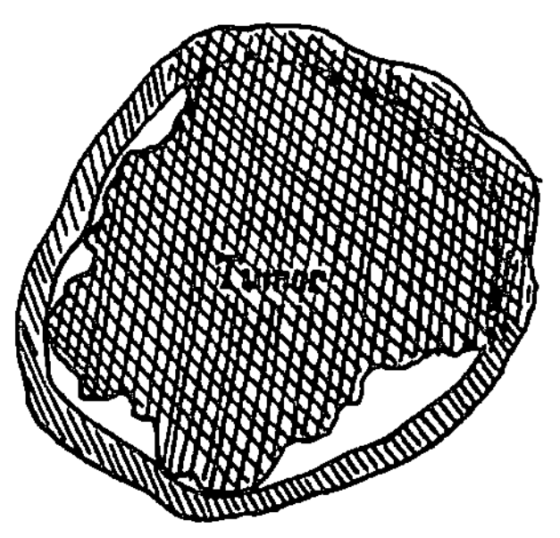

Abb. 801. Koloncarcinom, ins Lumen vorragend, darüber die noch unveränderte Darmwand dicht anliegend, Lichtung fast vollständig aufgehoben. Kotpassage noch frei.

Kombination von Kontrasteinlauf und Luftaufblähung.

In diesem Zusammenhang sei noch auf die von Fischer ausgearbeitete Untersuchungsmethode hingewiesen, die darin besteht, daß nach erfolgtem Kontrasteinlauf eine Luftaufblähung des Dickdarms angeschlossen wird. Die Vorbereitung des Kranken hierfür ist die gleiche wie bei dem gewöhnlichen Klysma. Sie erfordert aber in ihrer Durchführung größte Sorgfalt. Andernfalls kann es leicht dazu kommen, daß von Bariumbrei eingehüllte Scybala im Luftfeld des Darms tumorähnliche Bilder verursachen. Nach Verabfolgung des Kontrasteinlaufes unter Kontrolle vor dem Schirm wird die Luftfüllung durch den After angeschlossen. Die erforderliche Luftmenge wird durch ein doppeltes Gebläse mit zwischengeschaltetem Hahn, das mit einem Glasrohransatz versehen ist, der in das Rectum eingeführt wird, eingeblasen. Bei einem Liter Einlaufflüssigkeit pflegt Fischer 1 Liter Luft nachzuschicken. Im Röntgenbild sieht man dann bei entsprechender Lagerung des Kranken einen horizontalen Flüssigkeitsspiegel, der durch den Brei veranlaßt ist und darüber Aufhellungen, die durch die Luft bedingt sind. Es ist notwendig, um Aufschluß über die Verhältnisse der einzelnen Darmabschnitte zu erhalten, den Kranken in verschiedenen Körperlagen zu untersuchen, und zwar in der Regel bei horizontalem Strahlengang in rechter oder linker Seitenlage, manchmal auch im Stehen.

Da wir mit der Methode zu wenig Erfahrung besitzen, möchten wir darüber kein endgültiges Urteil abgeben. Ihre Anwendung mag in bestimmten Fällen, wo man mit der gewöhnlichen Untersuchung nicht zum Ziele gekommen ist, angezeigt erscheinen.

b) Röntgensymptome des Dickdarmkrebses.

α) Direkte Tumorsymptome.

1. Bei *stenosierendem* Krebs *mit Kotstauung* findet man mehr oder weniger ausgesprochene Unterbrechung des Darmschattens an der Stenose, sowohl bei

Verabreichung des Kontrastmittels per os wie durch Einlauf. Bisweilen geht von dem stumpfen Schattenende ein fingerförmiger Fortsatz aus in der Richtung der Stenose. Der eingeengte Darmabschnitt kann aber auch als grober Defekt zwischen den vollen Schatten des gesunden Darmes, besonders in der distalen Hälfte des Kolon imponieren.

2. *Krebs ohne Kotstauung* verursacht groben Schattenausfall entsprechend dem vom Tumor ergriffenen Darmabschnitt (STIERLIN); bisweilen feine Zeichnung durch Bariumniederschläge auf der zerklüfteten Tumoroberfläche. Diese Symptome gelten besonders für die proximale Hälfte des Kolon. Sie können bei kleinen Carcinomen gelegentlich fehlen oder doch nicht deutlich genug ausgesprochen sein, um die Diagnose zu ermöglichen.

3. Als weiteres Symptom, besonders bei Carcinomen des proximalen Dickdarmes, sei noch eine Verkürzung bzw. Hochziehung des vom Tumor befallenen Darmabschnittes erwähnt.

β) Indirekte Tumorsymptome.

Als indirektes Symptom ist zu nennen die *Erweiterung des Darmes über der carcinomatösen Stenose.* Diese ist indessen keineswegs regelmäßig. Im *Stadium der Kompensation* vermag die hypertrophische Muskulatur sich noch so kräftig zu kontrahieren, daß das Kolon durch den vermehrten Innendruck nicht dauernd erweitert wird. Klinisch haben wir es dann mit den Fällen von *chronischem Ileus* zu tun, wo der *Bauch noch ganz flach* sein kann und den Arzt oft über die Natur des Leidens täuscht. Die kolikartigen Schmerzattacken, welche das erste auffallende klinische Symptom der Dickdarmstenose zu sein pflegen, stehen dann in einem gewissen Widerspruch zu der nach dem Röntgenbild geringen oder sogar fehlenden Kotstauung. Offenbar besteht während der Kolikanfälle Stagnation vor dem Hindernis, die zur Zeit der Röntgenuntersuchung wieder verschwunden ist. Im Stadium der intermittierenden Stenosenerscheinungen kann also die Stagnation der Röntgenuntersuchung entgehen.

Auf ein weiteres Merkmal, die *Stenosenperistaltik*, hat SCHWARZ aufmerksam gemacht. Sie äußert sich auf dem Leuchtschirm durch ein Hin- und Herwiegen des flüssigen Inhaltes. Der Vorgang läßt sich gelegentlich auch durch Serienaufnahmen festhalten.

Es sei noch erwähnt, daß bei hochgradiger Enge mit den Erscheinungen des chronischen Ileus im weiten Kolonschatten *horizontale Kontrastniveaus* auftreten (SCHWARZ) als Ausdruck der Verflüssigung des Stuhles oberhalb des Verschlusses.

Ein gelegentlicher Befund bei Dickdarmstenosen mit Stauung ist die *Insuffizienz der* BAUHIN*schen Klappe*, sowie die *Sichtbarkeit der Appendix.*

Im Hinblick auf die Eigentümlichkeit des Röntgenbildes sowie die Untersuchungstechnik unterscheiden wir das proximal und das distal der Flexura lienalis gelegene Carcinom.

Spezieller Teil.

a) Der hohe Dickdarmkrebs.

Derselbe läßt sich sowohl mittels der *Bariummahlzeit* als auch mittels des *Kontrasteinlaufes* röntgenologisch meist sicher erkennen. Es empfiehlt sich, wenn klinisch ein hochsitzendes Koloncarcinom in Frage kommt, *beide Untersuchungsmethoden sukzessive anzuwenden.* Charakteristisch im Röntgenbild ist der Füllungsdefekt möglicherweise mit Stagnation in den oral davon gelegenen Abschnitten, d. h. im Coecum bzw. Dünndarm.

63jähriger Maurer, der früher nie krank war, bekam vor etwa $1^1/_2$ Jahren zum erstenmal Darmbeschwerden. Es bestanden schneidende Schmerzen im Bauch, die aber wieder verschwanden. Vor $^1/_2$ Jahr erneute Schmerzen in verstärktem Maße. Sie waren unabhängig vom Essen; kein Erbrechen, keine Stuhl- oder Windverhaltung. Blut im Stuhl. Gewichtsabnahme von etwa 10 Pfund.

Die klinische Untersuchung ergab einen äußerst abgemagerten mittelgroßen Mann. Im rechten Unterbauch fühlt man einen apfelgroßen derben Tumor, der verschieblich ist und auffallend oberflächlich zu liegen scheint.

Röntgenuntersuchung (Abb. 802), eine Aufnahme nach Kontrastklysma, zeigt den ganzen Dickdarm gefüllt. Coecum und Ascendens erscheinen gegen die Norm verkürzt, hochgezogen und weisen eine geringere Schattendichte auf. Das Coecum selbst ist deformiert, seine äußeren Umrisse sind durch eine feine, streifenförmige Zeichnung begrenzt. Sein Lumen ist aufgehellt mit Ausnahme des zentralen Anteiles, der als kleiner, rundlicher, fleckiger Schatten zu erkennen ist. Ileumschlingen nicht gefüllt. Der untere Pol des Coecum ist nach der Mitte zu gerichtet.

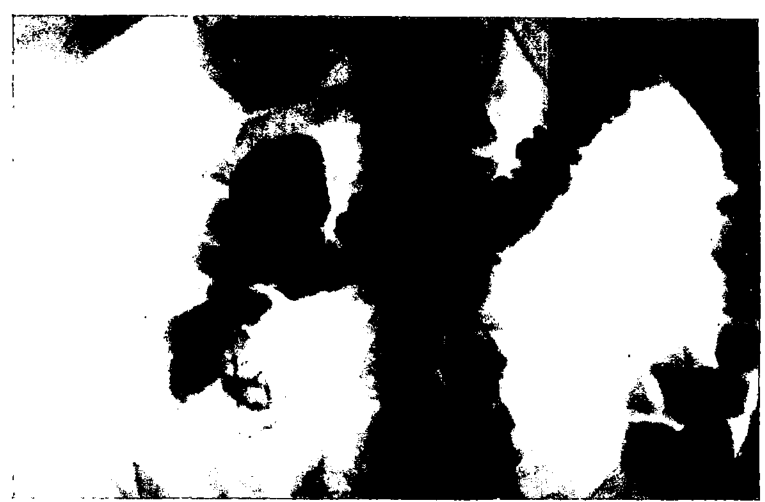

Abb. 802. Carcinom des Coecum.

Auch das proximale Ascendens weist eine unregelmäßige Füllung auf. Querdarm und Descendens zeigen nichts Krankhaftes. Wiederholte Untersuchungen ergeben die Konstanz dieses Befundes.

Bei der Palpation vor dem Schirm fühlt man im Bereich des Coecum einen großen, derben und beweglichen Tumor, der sich von diesem nicht abtrennen läßt.

Das gekürzte Coecum-Ascendens, der Füllungsdefekt, seine Höhenlage im Verein mit der Konstanz des Befundes und der Schirmpalpation zusammen mit dem klinischen Befund lassen keinen Zweifel daran, daß es sich um einen Tumor des Coecum handelt.

Bei der *Operation* fand sich der ganze untere Abschnitt des Coecum von einem großen, derben Tumor ausgefüllt, der sich weit bis an die Mittellinie erstreckte und ins retroperitoneale Gewebe vorschob. Ausgedehnte Infiltration der regionären Drüsen. Ileotransversostomie.

Cöcalcarcinome rufen in der Regel Stauung im Bereich des Ileum hervor. Sie ist bedingt durch Einengung der Einmündungsstelle infolge Übergreifens der Infiltration auf die Ileocöcalklappe oder durch Rückfluß des Dickdarminhaltes infolge Klappeninsuffizienz. Die Ileocöcalgegend selbst ist dabei meist in ein dickes Rohr umgewandelt, so daß trotz der Verengerung das Zurückfließen möglich ist.

45jähriger nervöser Mann, dessen Eltern an Lungentuberkulose gestorben sind. Früher nie ernstlich krank. Vor 1¹/₂ Jahren Leberschwellung. Im Anschluß daran traten zum erstenmal leicht ziehende Schmerzen im rechten Unterbauch auf, die aber nicht lange anhielten. Sie wurden von einem Arzt, in dessen Behandlung sich der Kranke begab, auf mangelndes Funktionieren der Gallenblase und der Bauchspeicheldrüse zurückgeführt. Vor etwa 6 Wochen bemerkte Patient dann selbst eine Geschwulst. Einweisung in die Klinik. In den letzten Tagen sollen die Beschwerden etwas häufiger aufgetreten sein, das Körpergewicht um ein unbedeutendes abgenommen haben. Der Stuhlgang war nie gestört. Ab und zu stellen sich nach der Nahrungsaufnahme Darmblähungen ein. Appetit ist sehr gut. Erbrechen ist

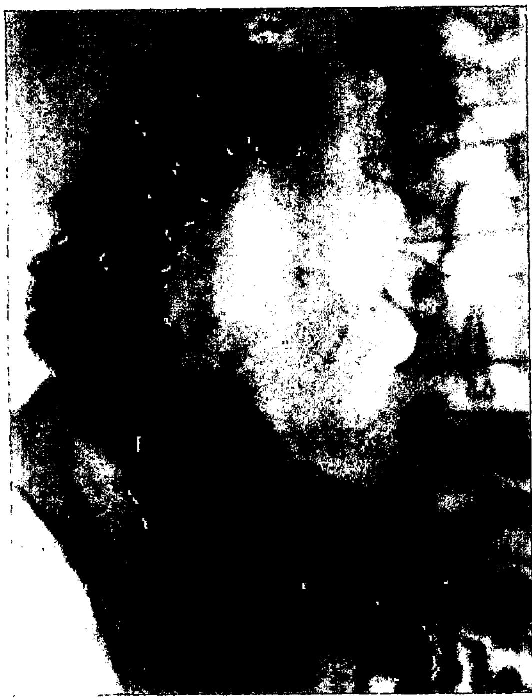

Abb. 803. Cöcalcarcinom.
Aufnahme nach 8 Stunden.

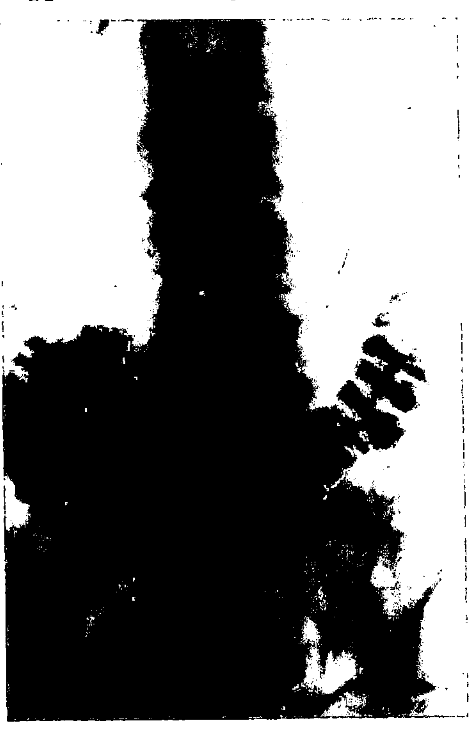

Abb. 804. Derselbe Patient.
Aufnahme nach 24 Stunden.

nie aufgetreten. Bei der Untersuchung ist der Leib etwas aufgetrieben. Ein Tumor ist jedoch nicht zu fühlen. Blutprobe im Stuhl +.

Röntgenuntersuchung. 8 Stunden nach Einnahme des Kontrastbreies (Abb. 803) sieht man Coecum und Colon ascendens, gleichzeitig auch die letzten Ileumschlingen noch gefüllt. Im Bereich der Ileocöcalgegend sind diese erweitert und zeigen im Gegensatz zu den anderen glatte Konturen; es fehlt jede Einschnürung oder Segmentierung.

Das Coecum selbst ist unregelmäßig und zackig begrenzt, liegt höher als normal; das ganze Ascendens erscheint abgeknickt.

Nach 24 Stunden ist der ganze Darm gefüllt, das Transversum spastisch kontrahiert. Man erkennt noch immer in der letzten Ileumschlinge spärliche Kontrastbreireste (Abb. 804).

In Berücksichtigung des Alters des Patienten, des klinischen und röntgenologischen Befundes lautet die *Röntgendiagnose:* Carcinom des Coecum-Ascendens mit Stenose oder Insuffizienz der Ileocöcalklappe.

Operationsbefund. Von der Ileocöcalklappe aus, das Coecum vollständig ausfüllend und weit auf den Mündungstrichter der Appendix übergreifend, findet sich ein über handtellergroßes, zentral zerfallendes Carcinom, das die ganze Darmwand durchsetzt. Im Colon ascendens einige den Schleimhautfalten aufsitzende erbsengroße Polypen. Ein weiterer walnußgroßer Tumor sitzt unter dem Haupttumor.

Dieser erweist sich histologisch als ein Adenocarcinom; der kleine Tumor als ein polypöses Adenom.

Daß klinisch intermittierende Stenoseerscheinungen bestehen können, ohne daß im Röntgenbild Zeichen erheblicher prästenotischer Stauung vorhanden sind, zeigt folgendes Beispiel:

Ein 66jähriger, großer, kräftig gebauter Mann wird uns von einem auswärtigen Spezialarzt zur Röntgenuntersuchung zugeschickt mit der Diagnose: Dyspraxia intermittens angiosclerotica intestinalis (ORTNER).

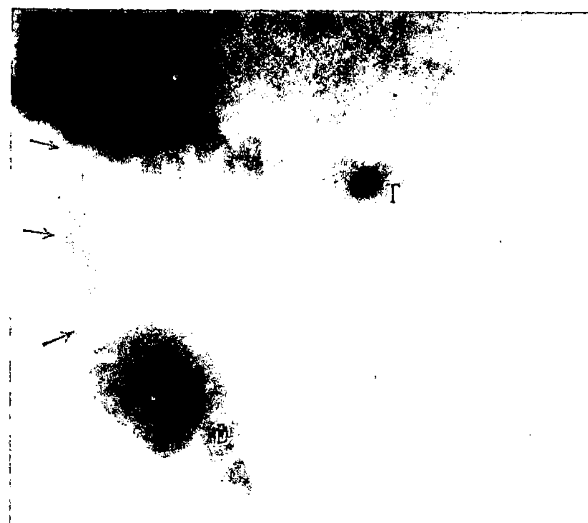

Abb. 805. Carcinom des Colon ascendens. Aufnahme nach 9 Stunden. C Coecum, Pfeile = Carcinom, T Col. transv., D Dünndarm.

Seit 1 Jahr treten nachts krampfartige, heftige Schmerzen in der Magengegend auf, ohne Brechreiz. Sie dauern etwa 5 Minuten, verschwinden für etwa 15 Minuten und treten dann wieder auf. Während mehrerer Monate war dann das Befinden wieder gut. Seit 1$^1/_2$ Monaten Verstopfung von 3—4 Tagen Dauer, dann sehr harter, schmerzhafter Stuhl. Dazwischen Tage mit starker Diarrhöe, wo Patient bis 10 mal innerhalb 12 Stunden den Abort aufsuchen muß. Gewichtsabnahme in einem Monat um 4 Kilo. In den letzten Wochen erfolgte täglich einmal Stuhlgang.

Bauch nirgends schmerzhaft. Spannung im Epigastrium und rechts etwas erhöht. Kein Tumor palpabel.

Röntgenuntersuchung. Nach 9 Stunden (Abb. 805) sehen wir noch das unterste Dünndarmende, den Fundus coeci. Dann folgt eine Schattenlücke, die nur Kontrastspuren aufweist. Ein tiefer Schatten tritt wieder auf in der Flexura hepatica und dem Anfangsteil des Colon transversum. Der übrige, größte Teil des Querdarmes ist leicht gefüllt.

An einem *späteren Tag* erhielten wir nach 8 Stunden fast dasselbe Bild. Wieder waren die unterste Dünndarmschlinge und

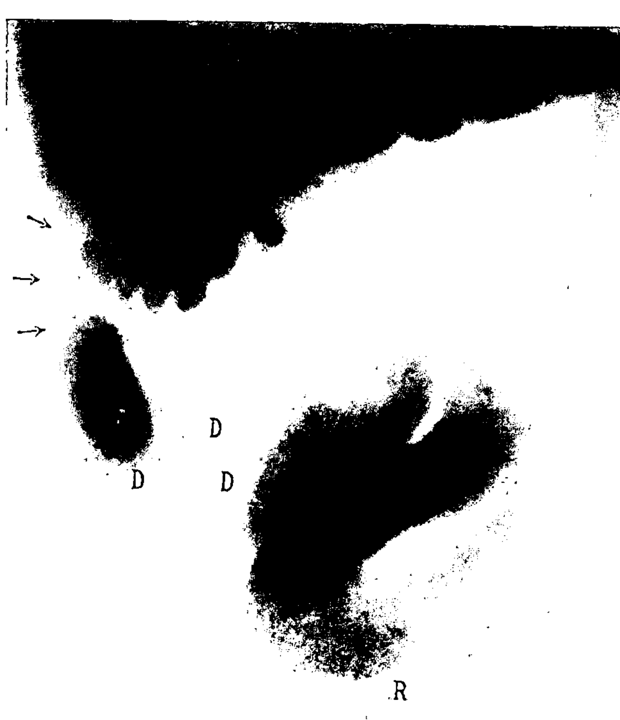

Abb. 806. Derselbe Pat. Bariumeinlauf. C Coecum, D Dünndarm, Pfeile = Carcinom, F. h. Flex. hepat., S Sigma, R Rectum, A Ampulla recti.

der Coecumfundus sichtbar, außerdem das ganze Transversum. Wieder bestand im Bereich des Colon ascendens eine Schattenlücke.

Aus dem Röntgenbefund ist mit aller Sicherheit das Bestehen einer *Wandveränderung im Gebiete des Ascendens* anzunehmen. Der Schattenausfall in diesem Abschnitt zwischen vollem Dünndarm und Coecum einerseits und Transversum andererseits ist mit einer normalen Beschaffenheit des Colon ascendens durchaus unvereinbar. Wir stellten in Anbetracht des Alters des Patienten sowie der ganzen Anamnese, gestützt auf unseren Röntgenbefund die Diagnose Carcinom des Colon ascendens und rieten zur Operation. Um die Zweifel des Hausarztes zu zerstreuen, wurde eine weitere Aufnahme gemacht, diesmal mittels *Kontrasteinlauf.* Der ganze Dickdarm mit Ausnahme des Colon ascendens, das denselben groben

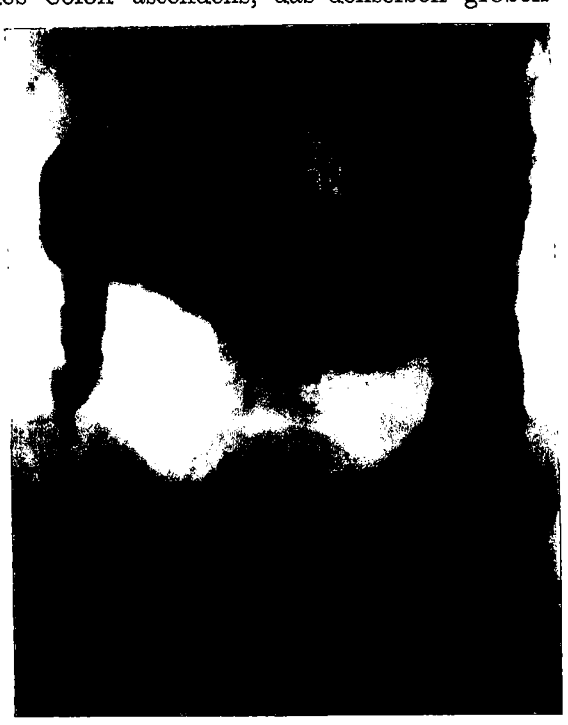

Schattenausfall zeigt wie unsere beiden früheren Aufnahmen, ist gefüllt. Die unterste Dünndarmschlinge enthält Kontrastinhalt. Also: Rückfluß infolge Insuffizienz der Valvula Bauhini (Abb. 806).

Der Patient konnte sich leider erst einige Monate später zur *Operation* entschließen. Man fand ein *das ganze Colon ascendens einnehmendes, das Coecum aber freilassendes inoperables Carcinom,* das zu dieser Zeit übrigens auch deutlich palpabel geworden war.

Einen ähnlichen Befund zeigt Abb. 807. Auch hier bestand ein Carcinom des Coecum-Ascendens. Das Röntgenbild nach Kontrasteinlauf zeigt pralle Füllung des Colon descendens und transversum. Der Schatten des Ascendens besitzt eine viel geringere Breite als die übrigen Darmabschnitte und weist in seinem unteren Teil einen völligen Schattenausfall auf. Die letzten Ileumschlingen sind teilweise erweitert und prall gefüllt (retrograde Füllung).

Abb. 807. Carcinom des Colon ascendens. (Einlaufbild.)

In folgendem Falle ist die durch das Carcinom verursachte Stenose so ausgesprochen, daß sie zu einer länger dauernden, auch im Röntgenbild deutlich sichtbaren *Kotstagnation* im Coecum führte.

Eine 40jährige Frau, die bereits jahrelang an Durchfällen gelitten hatte, erkrankte plötzlich an einer schweren Darmblutung. Diese wiederholte sich in leichterem Grade mehrmals im Verlauf der nächsten Wochen. Der Stuhl war durchfällig. Schmerzen bestanden nicht. Nach einigen Monaten besserte sich ihr Zustand. Etwa ein Jahr nach der Darmblutung traten heftige Schmerzen in der rechten unteren Bauchgegend auf, die sich bis heute in zunehmendem Grade öfters wiederholten. Abmagerung.

Bei der Untersuchung findet man die Bauchdecken etwas gespannt, die Gegend des Coecum mäßig druckempfindlich. Ein Tumor ist nicht palpabel. Temperatur normal.

Abb. 808, Aufnahme 10 Stunden nach der Kontrastmahlzeit zeigt den Dünndarm leer, dagegen im Coecum einen ausgedehnten Schatten. Von dessen distalem breiten

Ende gehen einzelne *fingerförmige Fortsätze* aus. Flexura hepatica gashaltig. Im Colon transversum, descendens und der Flexura sigmoidea kleine, unregelmäßige Schatteninseln aneinandergereiht.

Abb. 809, Aufnahme nach 52 Stunden: Im Coecum und S romanum ist noch Barium angesammelt. Im übrigen Dickdarm nur Gasgehalt.

Abb. 810, Aufnahme nach *Bariumeinlauf:* Der ganze Dickdarm bis auf das Colon ascendens ist mit Kontrastinhalt gefüllt. Im Bereich des letzteren *grober Schattenausfall,* wie in den beiden vorigen Bildern.

Diagnose. Schon aus den Aufnahmen nach Bariummahlzeit geht eindeutig hervor, daß die Dickdarmwand im Bereiche des Ascendens schwere pathologische Veränderungen aufweisen muß; denn wir haben in allen Bildern einen groben Schattenausfall entsprechend diesem Kolonabschnitt. Aus der langen Verweildauer des Kontrastbreies im Coecum ist auf das Vorhandensein einer Stenose zwischen

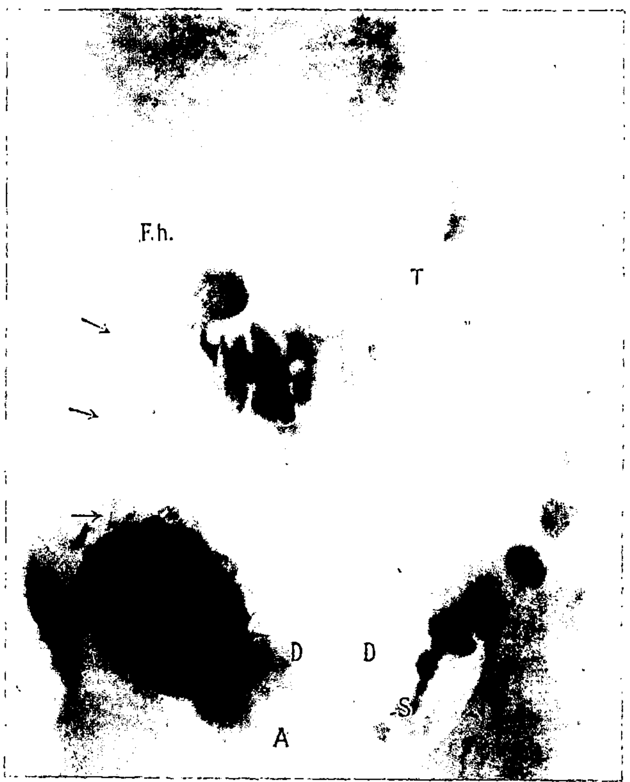

Abb. 808. Stenosierendes Carcinom des Col. ascend. Aufnahme nach 10 Stunden. D Dünndarm, C Coecum, Pfeile = Carcinom, F. h. Flex. hepat., T Col. transv., S Sigma, A Appendix. — Operiert.

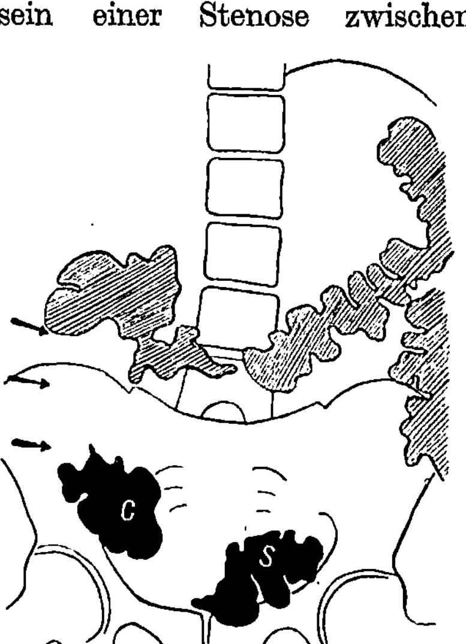

Abb. 809. Derselbe Pat. Aufnahme nach 52 Stunden. Stauung im Coecum (C). Colon transversum und descendens gashaltig. S Flexura sigmoidea.

diesem und dem Colon ascendens zu schließen. Dieselbe kommt auch zum Ausdruck in den kleinen Kontrastknollen, welche jenseits der Stenose abwärts wandern.

Daß das kleine Kaliber der Kotknollen unterhalb einer Stenose, wie es im Röntgenbild zum Ausdruck kommt, auf letztere zu beziehen ist, scheint zwar einleuchtend. Doch zeigt uns z. B. Abb. 809, daß es in tieferen Kolonabschnitten, namentlich im S romanum, wieder zur mäßigen Kotansammlung kommen kann. Währenddem also klinisch der kleinkalibrige Kot nicht als Stenosensymptom gelten darf, so wird er dagegen im Röntgenbild unterhalb einer Einengung gelegentlich beobachtet.

In schönster Übereinstimmung mit den Bildern nach *Bariummahlzeit* steht die Aufnahme nach *Kontrasteinlauf.*

Bei der *Operation* fand man ein stenosierendes Carcinom im Bereiche des Colon ascendens. Oberhalb des Coecum, an der Stelle, wo die straffere Fixation ansetzt, beginnt ein kleinfaustgroßer Tumor, der das Ascendens einnimmt, ohne dessen

Beweglichkeit zu vermindern. Der Tumor, der eine Ausdehnung von 6—8 cm besitzt und das *Darmlumen auf Bleistiftdicke einengt*, läßt das Coecum völlig frei. Seine Lokalisation entspricht der Stelle, die nach den Amerikanern für Carcinom besonders disponiert ist.

Wir lernten hier einige Fälle von Krebs im Anfangsteil des Dickdarmes kennen, die noch nicht zu hochgradiger Kotstauung geführt hatten. In allen erhielten wir in einer Aufnahme zwischen 8 und 10 Stunden nach Bariummahlzeit oder nach Einlauf ein durchaus charakteristisches Bild: *Der kranke Darmteil war durch einen groben Schattenausfall zu erkennen.* Mit diesen Bildern konnte unter Berücksichtigung der klinischen Daten die Diagnose Krebs im Coecum bzw. Colon ascendens gestellt werden.

An Stelle des völligen Schattenausfalls sieht man bisweilen im Bereich des Tumors einen feinen, haustrenlosen, geschwungenen Streifen, der bei typischer Ausprägung für Wandinfiltration fast pathognomonisch ist (Abb. 811 und 812).

In der *Beurteilung des Einlaufbildes* ist Vorsicht zu empfehlen.

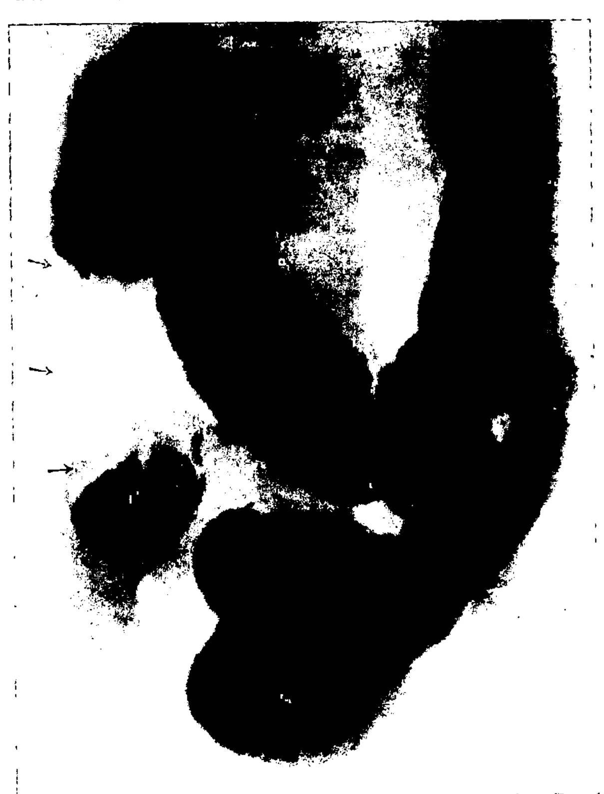

Abb. 810. Derselbe Pat. Nach Bariumeinlauf. A Ampulla recti, S Sigma, C Coecum, Pfeile = Carcinom.

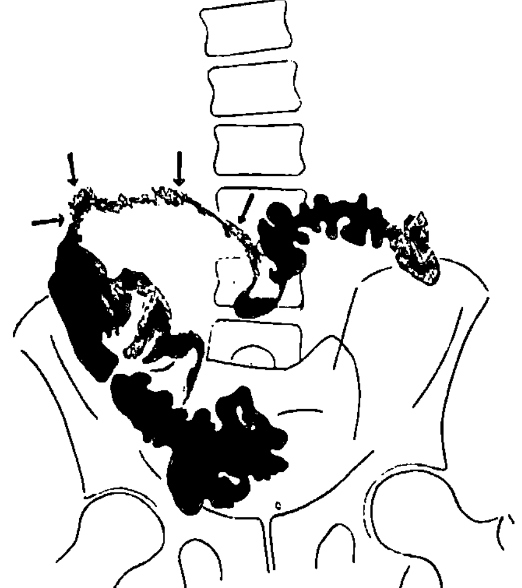

Abb. 811. Carcinom des Coecum, Colon ascendens und der ersten Hälfte des Colon transversum. Aufnahme nach 6 Stunden. Die Region des Tumors ist durch einen feinen, bogenförmigen Streifen gekennzeichnet (Pfeile). Kompression der rechten Hälfte des Transversum durch den Tumor. Resektion. Ileotransversostomia terminalis.

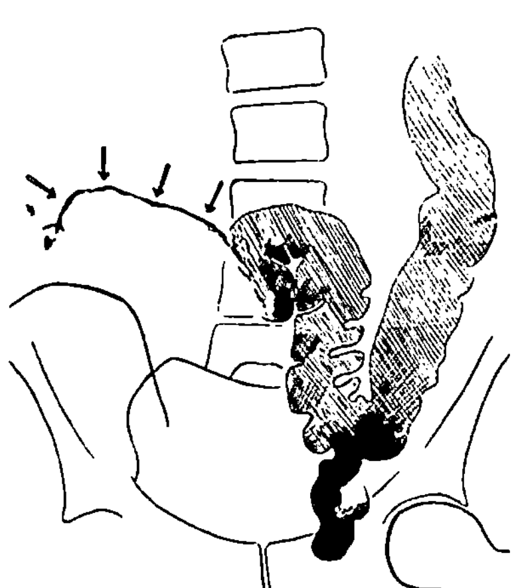

Abb. 812. Derselbe Pat. Aufnahme mittels Kontrasteinlaufes, nach teilweiser Entleerung desselben. Der bogenförmige, feine Streifen im Tumorgebiet ist noch deutlicher (Pfeile).

Wenn dasselbe an Stelle des Coecum-Ascendens einen teilweisen oder vollständigen Schattenausfall zeigt, so darf daraus nicht ohne weiteres auf Stenose oder Wandinfiltration geschlossen werden. Ein kleiner Einlauf von 1 Liter erreicht bisweilen das Coecum nicht vollständig, auch unter ganz normalen Verhältnissen. Wartet man aber einige Minuten und durchleuchtet dann wieder, so findet man oft infolge des rückläufigen Transportes ein volles Coecum.

In manchen Fällen wird man eine Füllung des Ascendensabschnittes des Colon dadurch erreichen können, daß man mittels Effleurage den Inhalt des Transversum proximalwärts massiert.

Noch besser schützt man sich dadurch vor Irrtum, daß man einen großen Einlauf von $1^1/_2$—2 Liter gibt und sofort bei eintretenden Kolikschmerzen und nach

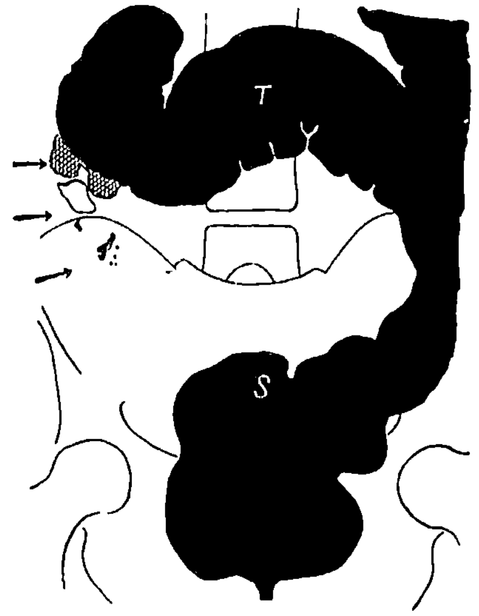

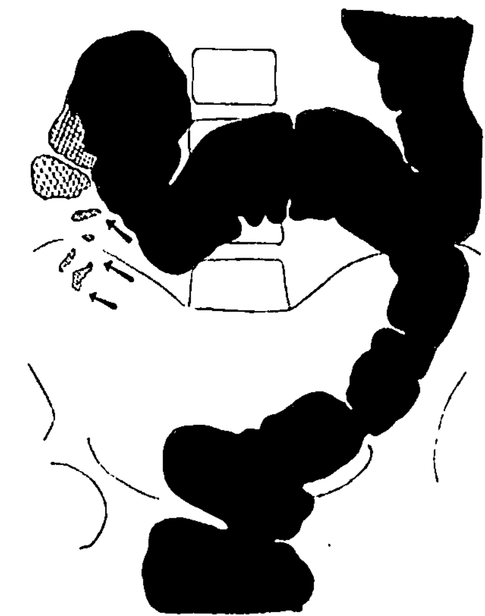

Abb. 813. Carcinom des Coecum-Ascendens. Einlaufbild, mit 2 Liter im Moment auftretender Kolikschmerzen aufgenommen. Schattendefekt im Coecum-Ascendens (Pfeile).

Abb. 814. Dieselbe Pat. Aufnahme nach Ablassen von $^1/_3$ des Einlaufes. Schattendefekt entsprechend dem Coecum-Ascendens.

Entleerung von etwa der Hälfte des Einlaufes je eine Aufnahme macht, wie im folgenden Falle:

Bei einer 63jährigen Frau stellten sich in den letzten Wochen Müdigkeit, Appetitlosigkeit, krampfartige Bauchschmerzen, Brechreiz und Diarrhöen ein. Sie hatte bis 8 dünne, schleimhaltige Stühle pro Tag.

Bei der Untersuchung findet man den Bauch etwas tympanitisch aufgetrieben und fühlt in der Mitte zwischen rechtem Rippenrand und Darmbeinschaufel einen faustgroßen, rundlichen, glatten, etwas druckempfindlichen Tumor. Hämoglobin 50%.

Röntgenuntersuchung. Nach Einlauf von 2 Liter wird im Moment beginnender Kolikschmerzen eine Aufnahme gemacht (Abb. 813). Das ganze Kolon bis auf das Coecum-Ascendens ist gefüllt. Das Transversum zeigt infolge erhöhten Innendruckes Bogenstellung, deren klinischer Ausdruck die Kolikschmerzen sind (FRITZSCHE und STIERLIN).

Abb. 814 ist eine Aufnahme nach Entleerung von etwa einem Drittel des Einlaufes. Die Füllungsverhältnisse sind gleich geblieben, nur ist der Transversumbogen weniger steil und hoch, das Kolon im ganzen weniger weit. Coecum und Colon ascendens enthalten nur spurweise Kontrastkot.

In einer *Serie von Aufnahmen nach Bariummahlzeit* war in allen Bildern das Coecum-Ascendens so gut wie leer. Dieser *konstante Schattenausfall bei Kontrast-*

einlauf und -mahlzeit in Verbindung mit dem klinischen Befund ließ uns mit aller Sicherheit die Diagnose: Tumor des Coecum ascendens stellen. Sie wurde durch die *Operation* vollkommen bestätigt, die ein faustgroßes Carcinom des Coecum ergab.

Die folgenden Fälle betreffen Carcinome im mittleren Kolonabschnitt.

73jähriger Schneidermeister, der seit 2 Jahren über wechselnde Schmerzen im Leib klagt. Der Bauch ist in der letzten Zeit immer aufgetrieben. Vor 3 Tagen plötzliche Erkrankung mit äußerst heftigen Schmerzen im Leib; Stuhl und Winde angehalten.

Die *klinische Untersuchung* ergibt einen großen, kräftig gebauten Mann. Bauch trommelartig aufgetrieben; kein fühlbarer Tumor.

Röntgenuntersuchung (Abb. 815): Eine Aufnahme nach Verabreichung eines Kontrastklysmas zeigt das Colon descendens und den distalen Abschnitt des Colon transversum gefüllt. Gegen seine Mitte zu verjüngt sich der Transversumschatten, um schließlich einen fast völligen Defekt aufzuweisen. Der proximale Kolonteil zeigt Luftinhalt, spärliche und unregelmäßige Schattenstreifungen. Die übrigen Abschnitte sind nicht zur Darstellung gekommen. Im Bereich des S romanum ebenfalls eine Unterbrechung der Schattenkonturen.

An Hand des klinischen Befundes (Ileuserscheinungen) und der Röntgensymptome wurde die Diagnose: stenosierendes Carcinom im Anfangsteil des Colon transversum, höchst wahrscheinlich mit Metastasenbildung im Bereich des Beckens (Schattendefekt im Bereich des Colon pelvinum) gestellt.

Die *Laparotomie* bestätigte den Röntgenbefund. Es ergab sich ein inoperables Carcinom des Querdarmes und ausgedehnte Metastasenbildung im Becken.

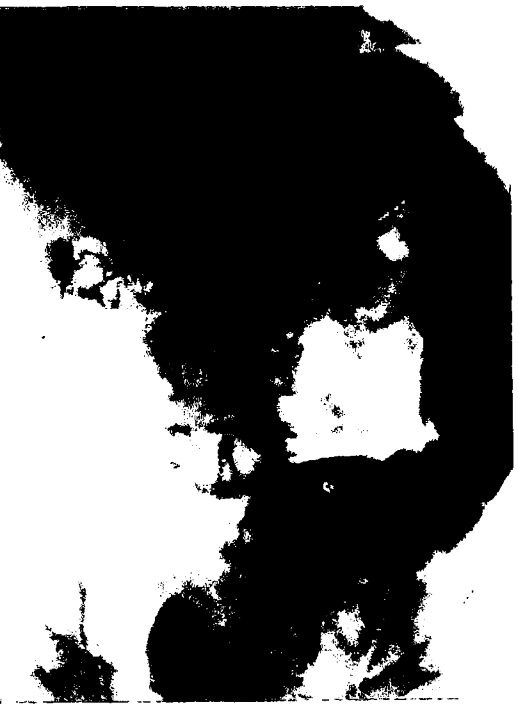

Abb. 815. Stenosierendes Carcinom des Colon transversum (Einlaufbild).

Epikrise. Besonders wertvoll erscheint das Ergebnis der Röntgenuntersuchung für die genaue Lokalisation des stenosierenden Tumors. Bei der klinischen Untersuchung war dieser infolge des ausgesprochenen Meteorismus nicht festzustellen. Erst die Röntgenuntersuchung brachte Klärung bezüglich Natur und Sitz der Erkrankung.

43jähriger Mann. Vor $^3/_4$ Jahren begannen Verdauungsstörungen: einige Stunden nach dem Essen unbehagliches Gefühl im Abdomen, Würgen, Gefühl von Aufgetriebensein. Der Schmerz konnte den ganzen Tag dauern. *Bisweilen heftigere Schmerzen, die sich von der Magengegend nach links zogen,* 1—2 Minuten *andauerten und sich verloren, wenn es in den Gedärmen zu kollern anfing.* Zunehmende Verstopfung (5—6 Tage), sehr harter Stuhl, dazwischen Diarrhöen und besonders zuletzt breiige, schleimige, angeblich blutige Entleerungen. In letzter Zeit Zunahme der Schmerzen, leichte Abmagerung. Nie Erbrechen.

Guter Ernährungszustand, Abdomen etwas vorgewölbt, links mäßig vermehrte Bauchdeckenspannung. *Kein Tumor palpabel.* Hämoglobin 55% nach SAHLI, Antitrypsinreaktion stark erhöht. Stuhl enthält Schleim, kein Blut.

Röntgenuntersuchung. 24 Stunden nach der Bariummahlzeit (Abb. 816) sehen wir ausgedehntere Schatten im Coecum, Colon transversum bis etwa an die Grenze zwischen mittlerem und letztem Drittel, sowie in der Flexura sigmoidea. *Von dem distalen Ende des vollen Schattens im Transversum geht ein langer, feiner, unregelmäßiger Fortsatz* gegen die Flexura lienalis.

Dieses Bild enthält an und für sich nichts Auffallendes. Aus dem genannten Schattenfortsatz auf eine Stenose zu schließen, wäre durchaus willkürlich.

Abb. 817, Aufnahme nach 32 Stunden: Ungefähr derselbe Befund wie vor 8 Stunden, nur ist der Schatten im Sigma verschwunden (Stuhlgang!). Wieder sieht man den schmalen Schattenfortsatz im distalen Transversum.

Abb. 818, Aufnahme nach 48 Stunden, zeigt wiederum den genannten Schattenfortsatz. Vor und hinter demselben ausgedehntere Füllung.

Diagnose. Aus der Konstanz des Schattenabbruches zwischen mittlerem und letztem Drittel des Colon transversum, sowie

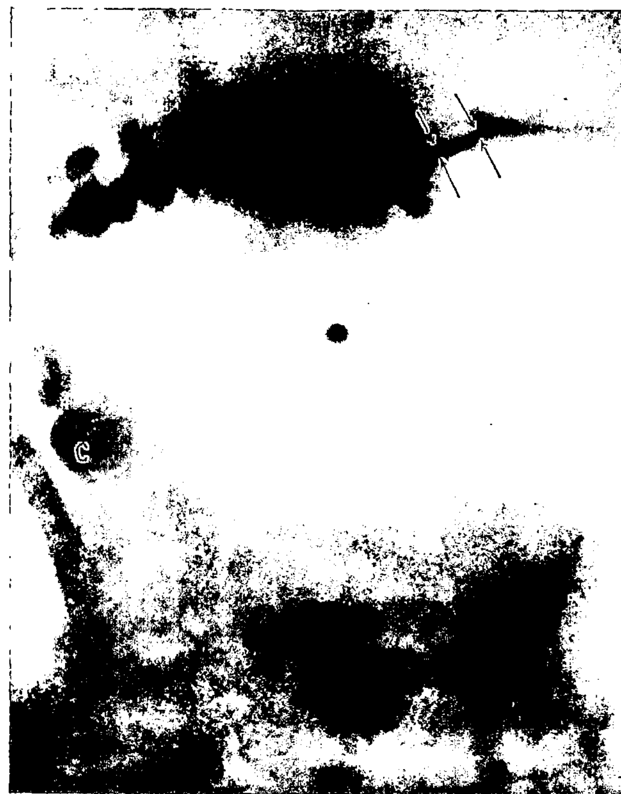

Abb. 816. Stenosierendes Carcinom im distalen Abschnitt des Colon transversum (Pfeile). Aufnahme nach 24 Stunden.

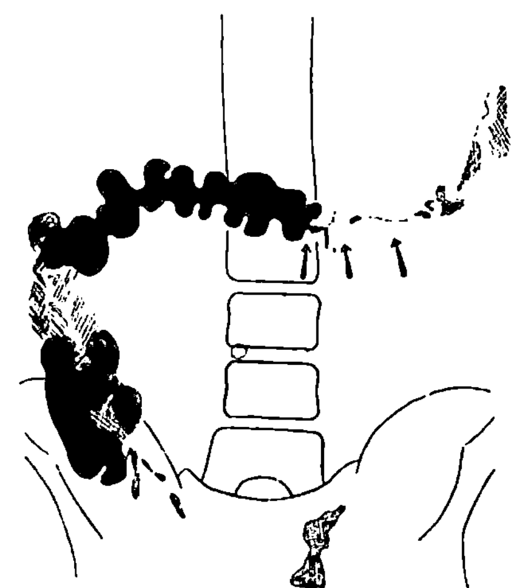

Abb. 817. Derselbe Pat. Aufnahme nach 32 Stunden. Unterbrechung des Transversumschattens vor der Stenose.

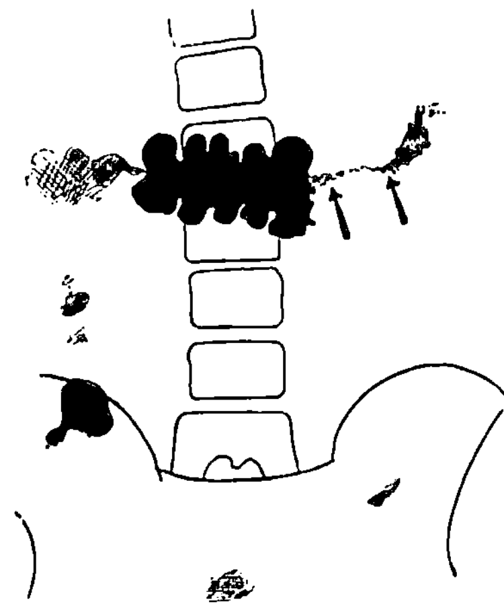

Abb. 818. Carcinom im distalen Abschnitt des Colon transversum. Schattenunterbruch bis auf einen dünnen Fortsatz (Pfeile). Aufnahme nach 48 Stunden.

eines feinen, fingerförmigen Fortsatzes in drei Aufnahmen innerhalb 24 Stunden, in Verbindung mit dem klinischen Bild (leichte Abmagerung, kolikartige Schmerzattacken, Aufgetriebensein, links etwas vermehrte Bauchdeckenspannung, allmähliche

Zunahme der Erscheinungen) stellten wir die Diagnose: Stenosierendes Carcinom im distalen Abschnitt des Colon transversum.

Operation. Im linken Drittel des Transversum fast faustgroßer, circumscripter Tumor von höckeriger Oberfläche, der *den Darm zirkulär umgibt.* Keine Verwachsungen mit der Umgebung. Das nach rechts vom Tumor gelegene Kolon ist stark erweitert, seine Wand hypertrophisch. Jenseits der Stenose hat der Darm normale Weite. Resektion eines 17 cm langen Stückes des Querdarmes. Appendikostomie. Der entfernte Tumor mißt in der Länge 7¹/₂ cm. Schleimhaut stellenweise ulceriert und zerfallen. *Das Lumen ist beträchtlich verengt.* Mikroskopisch: Carcinom.

Epikrise. Dieser Fall bietet besonderes Interesse, weil die Diagnose erst durch die Röntgenuntersuchung gestellt werden konnte. Hierzu waren aber mindestens drei Aufnahmen notwendig; denn *der Schwerpunkt des Röntgenbefundes liegt in seiner Konstanz.*

Nun wäre allerdings zu erwägen, ob der Schattenunterbruch am Colon transversum nicht auch durch einen lokalen, andauernden *Spasmus* verursacht sein könnte. Ein solcher kann ja gelegentlich so hochgradig sein, daß es sogar zum Bilde des Ileus kommt. Nach unseren Erfahrungen sind aber Spasmen gewöhnlich *nicht so scharf abgegrenzt und auch nicht so konstant.* Namentlich spricht aber in unserem Falle die *Anamnese* viel eher für Krebs.

Wie vorsichtig man trotz scheinbar sicherem röntgenologischem Stenosenbefund in der Diagnose sein muß, zeigt folgender Fall, den wir vergleichshalber hier kurz mitteilen.

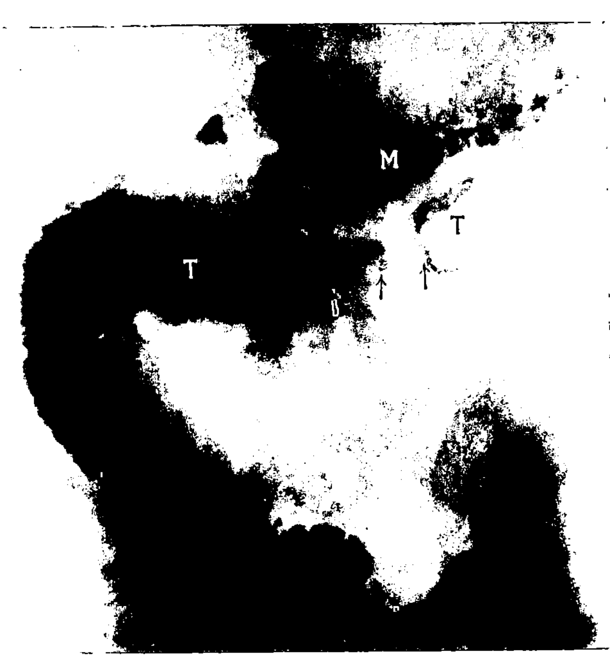

Abb. 819. Carcinoma ventriculi mit Beteiligung des Mesocolon, ohne Beteiligung des Colon transv. Trotzdem in letzterem Füllungsdefekt (Pfeile). Aufnahme nach 9 Stunden. M Magenrest, T Col. transv. — Operiert.

Ein 45jähriger Mann leidet seit zwei Jahren an häufigen Schmerzen im Epigastrium. Seit zwei Monaten kolikartige Schmerzanfälle in der rechten Bauchseite im Bereich des Querdarmes. Derselbe soll sich während der Anfälle vorwölben. Zunehmende Verstopfung. Körpergewichtsabnahme von 20 kg innerhalb eines Jahres.

Bei der Untersuchung findet man ein flaches Abdomen, im Epigastrium starke Muskelspannung, Druckempfindlichkeit und eine Resistenz. Im Mageninhalt HCl +, Milchsäure —, Stuhl hart, schwarz, Blutprobe +.

Die *Röntgenuntersuchung* ergibt unmittelbar nach Einnahme der Bariummahlzeit einen kleinen präpylorischen Füllungsdefekt, nach 9 Stunden (Abb. 819) einen kleinen Magenrest und etwa in der Mitte des Colon transversum einen groben Schattendefekt, der von einem dünnen Kontraststreifen durchzogen ist, sehr ähnlich den Bildern des vorigen Falles. Nach 12 und 24 Stunden blieb der Befund an dieser Stelle im wesentlichen derselbe, obwohl bereits die tieferen Kolonabschnitte Barium enthielten.

Diagnose (unter Berücksichtigung des klinischen Bildes): Carcinom des Magens und Colon transversum, primär von ersterem ausgehend und letzteres stenosierend.

Operation. Bewegliches Carcinom der Pars pylorica mit Beteiligung der kleinen und großen Kurvatur. Das dem Pylorus zunächstliegende Mesocolon ist stark infiltriert, das *Colon transversum* in seinem rechten Drittel pyloruswärts verzogen, doch selbst *frei vom Tumor.*

Epikrise. Sowohl das klinische Bild, wie namentlich der Röntgenbefund sprach für ein stenosierendes Carcinom des Transversum. Die Operation belehrte uns jedoch, daß der konstante ausgesprochene Füllungsdefekt im Röntgenbild nur *durch Zug am Mesocolon bedingt war.*

b) Der tiefe Dickdarmkrebs.

Im allgemeinen ist das Carcinom des *Rectum* klinisch am leichtesten zu diagnostizieren. Die typische Klage über Stuhldrang, bzw. dünnen, blutig schleimigen Stuhl wird jeden Arzt zur Digitaluntersuchung veranlassen. Zur Röntgenuntersuchung wird man nur greifen bei negativem Digitalbefund. Besondere diagnostische Schwierigkeiten können nämlich ganz hohe Rectumcarcinome bereiten, weil sie unter Umständen weder von unten noch von oben palpiert werden können, und weil bei ihnen der Stuhldrang meist nicht so ausgesprochen ist, wie bei den tieferen Formen. Auch die Krebse des *Sigma* lassen sich oft nicht durchfühlen, wenn sie tief im kleinen Becken sitzen, und, wie so häufig, ganz klein sind. Auch die rektosigmoideoskopische Untersuchung läßt oft im Stich, da man das Rohr oft nur bis zum Genu rectoromanum, bestenfalls bis zur Mitte des Sigma einführen kann. Jedenfalls bildet das Röntgenverfahren besonders für diese Abschnitte des Dickdarmes ein sehr wertvolles diagnostisches Hilfsmittel.

Die Untersuchung mit der Riedermahlzeit ist für die Diagnose des tiefsitzenden Dickdarmkrebses weniger geeignet. Sie sollte aber nicht unterschätzt werden, da sie uns wichtige Anhaltspunkte über den Sitz und die Ausdehnung des Tumors, sowie dessen Einfluß auf den ganzen Dickdarm geben kann, und ergänzt die Untersuchung mittels Kontrasteinlauf. In allen Fällen, wo die Riedermahlzeit noch genommen werden kann, kombinieren wir deshalb beide Methoden.

Als Untersuchungsmethode empfiehlt sich in erster Linie diejenige mittels *Kontrasteinlauf.* Sie kommt ausschließlich in Betracht, wenn bei Dickdarmstenose die Riedermahlzeit mit Rücksicht auf den Patienten nicht gegeben werden kann; also vor allem bei ausgesprochenem Ileus. Je nach dem Verhalten des Einlaufs zur Stenose können wir röntgenologisch zweierlei Arten von tiefen Dickdarmstenosen unterscheiden:

a) Der Einlauf überschreitet die Stenose nicht, sondern füllt nur den unterhalb derselben gelegenen Kolonabschnitt. Dabei fällt schon beim Einfließenlassen der Einlaufflüssigkeit auf, daß nur ein Teil der Masse eindringt. Der Versuch, durch Heben des Irrigators den Rest noch einfließen zu lassen, mißlingt, und es treten lebhafte Kolikschmerzen auf, die weitere Versuche vereiteln. In solchen Fällen besteht aber nicht immer ein absolutes Hindernis für die Kotentleerung aus den oberen Dickdarmabschnitten, sondern der Einlauf kann durch eine Art Ventilmechanismus an der Stelle der Stenose am Vordringen über dieselbe hinaus verhindert werden. Es ergibt sich daraus eine starke Überdehnung der distal vom Hindernis gelegenen Rectum- und Sigmapartien, verbunden mit Schmerz und Stuhldrang (SCHWARZ). Dieses Symptom ist bei der Untersuchung zu verwerten, indem sein Auftreten den Zeitpunkt angibt, wo eine Aufnahme angezeigt ist.

Hochsitzende Rectum- bzw. Sigmacarcinome, die, wie erwähnt, nicht immer digital gefühlt werden können, geben, wenn sie zu erheblicher Stenosierung geführt haben, im Röntgenbild oft einen klaren, typischen Befund. Der Bariumschatten schließt nach oben mit einer mehr oder minder unregelmäßigen Begrenzungslinie ab. Manchmal nimmt der prall gefüllte distale Abschnitt eine kugelige Konfiguration an. Durch

Überlagerung der strikturierten Stelle kann die eingeengte Partie des Dickdarms unsichtbar bleiben.

64jährige Frau, die unter Ileuserscheinungen in die Klinik eingeliefert wird, bietet anamnestisch und klinisch alle Zeichen eines Carcinoms.

Abb. 820, eine Aufnahme ohne irgendwelche Kontrastmittelverabreichung, zeigt das typische Bild eines tiefsitzenden Ileus. Sowohl im Bereich des Dick- wie Dünndarmes starke Luftblähung.

Abb. 821, eine Aufnahme nach Verabreichung des Kontrastklysmas zeigt eine prall gefüllte Ampulla recti, die nach oben zu eine glatte, bogenförmige Begrenzungslinie aufweist. Nur der linke Anteil zeigt eine etwas unregelmäßige Abschlußlinie. Im übrigen Teil des Dickdarms fehlt jede Kontrastfüllung. Bereits nach Verabreichung

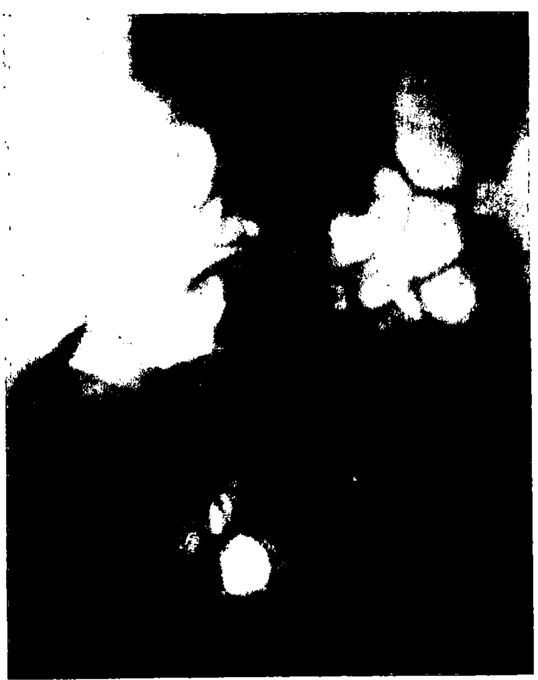

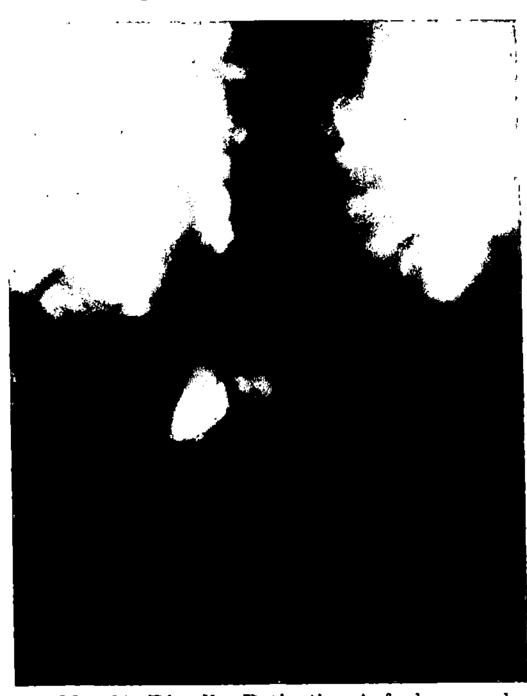

Abb. 820. Scirrhöses Carcinom des distalen Abschnittes der Flexura sigmoidea. Ileus.

Abb. 821. Dieselbe Patientin. Aufnahme nach 300 ccm Einlaufflüssigkeit.

von 300 ccm Einlaufflüssigkeit klagt die Kranke über starke, kolikartige Schmerzen. Ein Teil des Klysmas entleert sich sofort wieder spontan.

Diagnose. Ventilstenose durch stenosierendes Carcinom der Flexura sigmoidea.

Operation ergab ein strikturierendes, scirrhöses Carcinom im distalen Abschnitt des Sigma.

Abb. 822 zeigt ebenfalls ein tiefsitzendes Carcinom mit Ventilstenose. Man sieht auch hier die Ampulla recti zu einem großen, runden, ballonartigen Gebilde erweitert. Die Konturen sind gleichmäßig rund und nach oben abgeschlossen. Die stenosierte Stelle ist infolge Überlagerung durch die geblähte Darmschlinge nicht zu erkennen. Die proximalen Dickdarmabschnitte völlig leer.

Durch Auffüllung des distalen Kolon mit geringeren Kontrastmassen oder nach teilweiser Entleerung der Einlaufflüssigkeit wird es in der Regel gelingen, das stenosierte Segment des Darmes deutlicher sichtbar zu machen. Man erkennt dann bei noch genügender Füllung Unregelmäßigkeiten der Konturen und Schattenaussparungen im Bereich der Enge (Abb. 823).

b) Der Einlauf überschreitet das Hindernis. Letzteres bedingt einen Füllungs-defekt.

Eine 71jährige Frau leidet seit $^3/_4$ Jahren an Durchfällen, wobei breiige, mit kleinen Kotballen untermischte Stühle entleert werden. Leichte Schmerzen bei der Defäkation, mäßige Körpergewichtsabnahme. Die von einem Fachkollegen ausgeführte Romanoskopie ergab nichts Abnormes. — Das Abdomen ist flach, weich, nirgends druckempfindlich; nirgends ist ein Tumor palpabel. Hämoglobin nach SAHLI 55%. Der Stuhl enthält frische Blut- und Schleimbeimengungen. Es sind Hämorrhoiden vorhanden! Die klinische Wahrscheinlichkeitsdiagnose lautet: Maligner Darmtumor unbekannter Lokalisation.

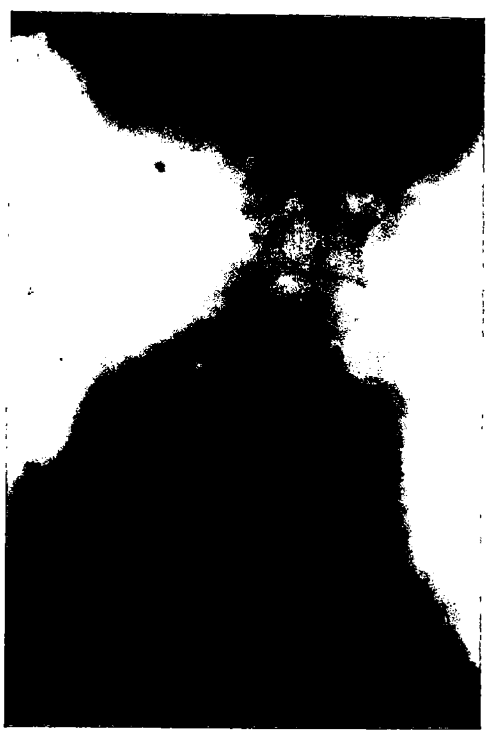

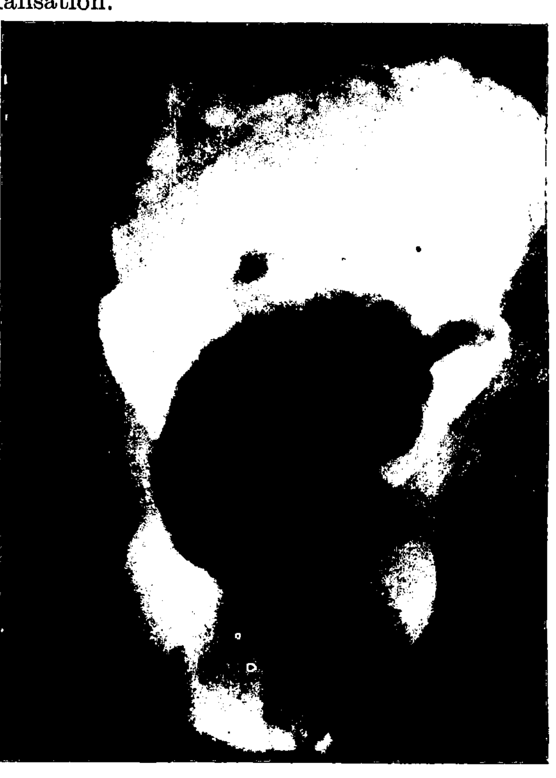

Abb. 822. Stenosierendes Carcinom der Flexura sigmoidea. Ventilverschluß. (Einlaufbild.)

Abb. 823. Stenosierendes Carcinom der Flexura sigmoidea (Einlaufbild).

Abb. 824, Aufnahme nach Bariumeinlauf: Der distale Kolonabschnitt ist gefüllt. Entsprechend dem Anfangsabschnitt der Flexura sigmoidea besteht eine ganz unregelmäßig geformte, zerklüftete Schattenaussparung. Bei Wiederholung der Untersuchung an einem späteren Tag erhält man ein analoges Bild.

Diagnose. Carcinom im Anfangsteil des S romanum.

Operation. Im oberen Abschnitt der Flexura sigmoidea besteht ein ziemlich derber, mit der Umgebung nicht verwachsener Tumor, über dem die Serosa narbig eingezogen ist.

Resektionspräparat. 5—6 cm großer papillärer, ins Lumen ragender, dem Füllungsdefekt im Röntgenbild entsprechender Tumor.

Epikrise. Das klinische Bild deutete auf einen malignen Darmtumor, enthielt aber keine Anhaltspunkte zur Lokalisation desselben. Die frischen Blutbeimengungen im Stuhl konnten von den Hämorrhoiden stammen. Einen Hinweis auf den Sitz des Tumors hätte uns vielleicht die Angabe der Patientin geben können, daß sie oft während der Defäkation Schmerz empfinde. Wir wissen aus Röntgenuntersuchungen, daß sich dabei nur die unteren Kolonabschnitte bis höchstens zur Flexura lienalis entleeren. Das rasche Passieren konsistenten Kotes an einer ulcerierten und leicht verengten Tumorstelle ist sehr geeignet, schmerzhafte Sensationen zu erzeugen.

Das Röntgenbild ließ über Natur und Sitz des Tumors keinen Zweifel bestehen. Die zerklüftete Schattenaussparung mußte als Carcinom gedeutet werden. Daß es kein zufälliger Befund sei, davon überzeugte uns die wiederholte Untersuchung. Diese Beobachtung zeigt besonders den Wert der Röntgenuntersuchung für die Diagnose des tiefen Dickdarmcarcinoms.

Folgende zwei Beobachtungen sollen zeigen, daß man sich durch eine anfänglich vollkommene Schattenunterbrechung nach Kontrasteinlauf nicht zu der Annahme einer hochgradigen, ja völligen Stenosierung verleiten lassen darf.

52jähriger Dienstmann machte einmal eine Rippenfellentzündung durch und leidet an epileptiformen Anfällen; sonst körperlich gesund. In den letzten Monaten angehaltener Stuhlgang, wechselnd mit Durchfällen. Vor 3 Wochen plötzliche Erkrankung mit heftigen Schmerzen im Bauch, die von krampfartigem Charakter waren. Völlige Stuhl- und Windverhaltung. Gewichtsabnahme in der letzten Zeit. Kein Erbrechen.

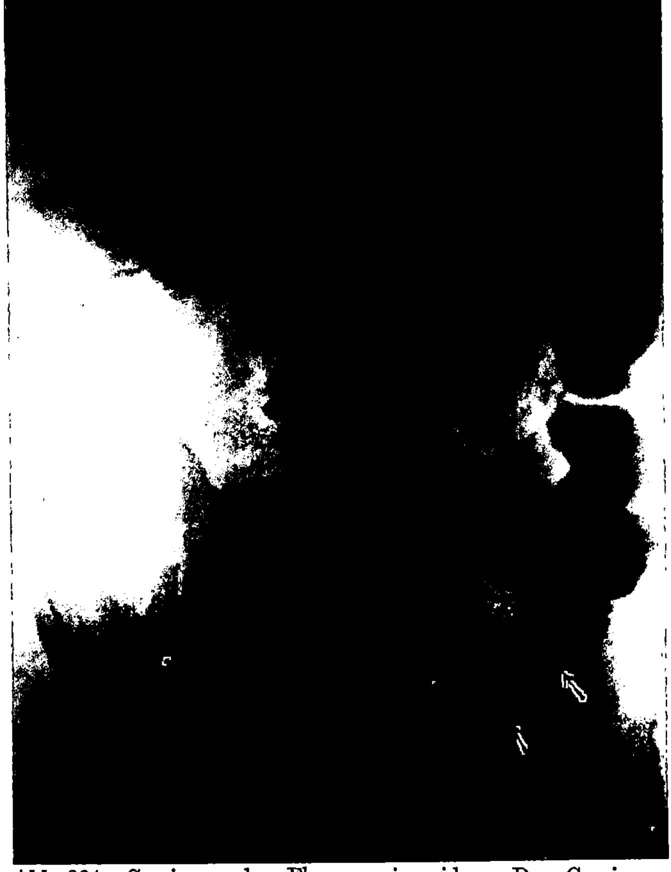

Abb. 824. Carcinom der Flexura sigmoidea. Das Carcinom ist durch Pfeile gekennzeichnet.

Klinische Untersuchung. Schlecht aussehender Mann in reduziertem Ernährungszustand. Leib weich, nicht aufgetrieben. Deutliches Gurren in der linken Unterbauchgegend.

Röntgenuntersuchung. Abb. 825, eine Aufnahme nach Kontrasteinlauf zeigt die distalen Kolonabschnitte, d. h. Ampulla recti und einen Teil des Colon sigmoideum prall gefüllt. Im Bereich des S romanum ausgedehnte unregelmäßige Defekte. Der Schatten schließt gegen das Colon descendens mit einer unregelmäßigen Begrenzungslinie ab. Dieser Befund hätte zur Annahme einer völligen Stenose des Dickdarms in diesem Bereich Anlaß geben können.

Klinisch bestanden jedoch keine ausgesprochenen Ileuserscheinungen. Eine weitere Röntgenaufnahme nach einigen Minuten (Abb. 825) klärte die Sachlage. Es zeigte sich dabei, daß der Kontrasteinlauf das Hindernis überwunden hatte, so daß die proximal vom Tumor gelegenen Abschnitte von Kontrastmassen gefüllt waren. Am Colon descendens fand sich im Bereich des Tumorsitzes, der gleichen Stelle entsprechend, wo man im ersten Bild die Schattenunterbrechung feststellen konnte, ein deutlicher umschriebener Defekt. Eine schmale, bandförmige Verbindung zwischen dem proximalen und distalen Teil des Tumorabschnittes war deutlich erkennbar (Abb. 826).

Bei der *Operation* fand sich ein umschriebenes, das Darmlumen teilweise strikturierendes Carcinom des Colon sigmoideum. Der Tumor wurde reseziert, die Kontinuität des Darmes durch Endanastomose wieder hergestellt.

43jähr. Kaufmann machte vor zwanzig Jahren in Afrika eine Austernvergiftung durch. Seitdem häufig Durchfälle. Seit etwa $2^1/_2$ Jahren stärkere Beschwerden, öfters Blut im Stuhl. Die Schmerzen treten unabhängig vom Essen auf, starke Darmgeräusche, Tenesmen, Verstopfungen wechselnd mit Durchfällen.

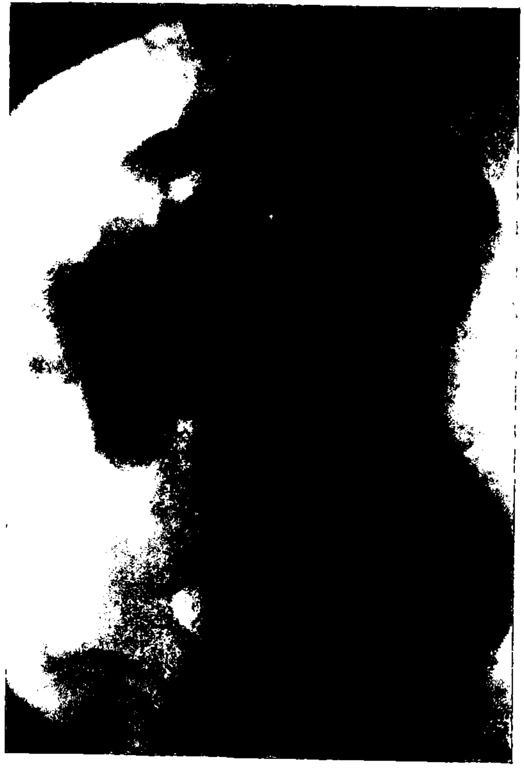
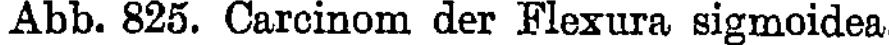

Abb. 825. Carcinom der Flexura sigmoidea.

Abb. 826. Derselbe Fall. Spätere Aufnahme.

Klinische Untersuchung. Kräftiger Mann in leidlichem Ernährungszustand. Leib weich, kein Tumor, keine Resistenz zu fühlen. Mehrfache Rektoskopie blieb negativ.

Röntgenuntersuchung. In Abb. 827, einer Aufnahme nach Kontrasteinlauf, findet man die distalen Kolonabschnitte, d. h. Rectum und Flexura sigmoidea bis zum Übergang in das Colon descendens völlig gefüllt. Vollkommene Schattenunterbrechung am Übergang in den absteigenden Dickdarm.

In Abb. 828, einer späteren Aufnahme, findet sich das ganze Colon descendens und transversum gefüllt. Nur am Übergang des Colon descendens in das Sigma erkennt man einen Schattendefekt, in dessen Bereich aber der Verlauf des Darmes noch angedeutet ist.

Bei der *Operation* fand sich ein faustgroßer Tumor im Bereich der Flexura sigmoidea, dessen Sitz vollkommen dem Schattendefekt entsprach. Der Tumor ist allseitig verbacken, Radikaloperation unmöglich. Anlegung eines Anus praeternaturalis. Unter zunehmendem Kräfteverfall stirbt der Kranke ein halbes Jahr darauf.

Wir haben bis jetzt nur unkomplizierte Carcinome im Bereich des Dickdarmes besprochen. Oben wurde bereits schon erwähnt, daß Beziehungen des Tumors zu Nachbarorganen, insbesondere in Form von Verwachsungen mit diesen oder Perforation in dieselben durchaus keine Seltenheit sind. Folgende Beobachtung stellt ein Beispiel eines in die Blase perforierten Carcinoms des S romanum dar:

Bei einem 58 jährigen abgemagerten Mann fühlt man in der linken Fossa iliaca eine Resistenz, die sich nach dem kleinen Becken zieht. Abgang von fleischwasserähnlicher, schleimhaltiger Flüssigkeit per rectum und Stuhl per urethram. Der rektoskopische Befund eines ulcerierten Infiltrates der Darmwand in 15 cm Höhe läßt über die Diagnose: tiefsitzendes, auf die Blase übergehendes Carcinom des Sigma keinen Zweifel.

Eine Aufnahme nach 24 Stunden (Abb. 829) zeigt das Coecum-Ascendens teils mit Bariumbrei, teils mit Gas, das Colon descendens bis zum Beginn des Sigma mit Kontrastkot gefüllt. Von hier aus entsendet der Kolonschatten feine, unregelmäßige Ausläufer medianwärts und bricht dann ab. Diese Stelle entspricht der Stenose, und es

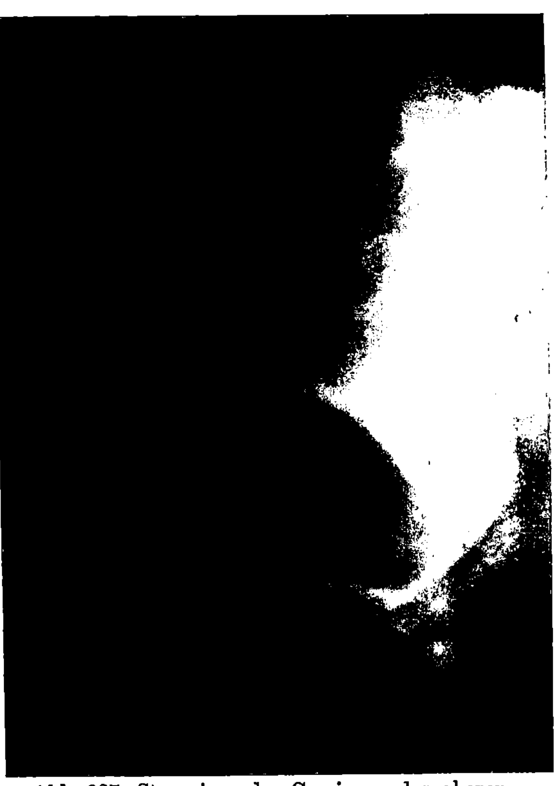

Abb. 827. Stenosierendes Carcinom des oberen Abschnittes der Flexura sigmoidea.

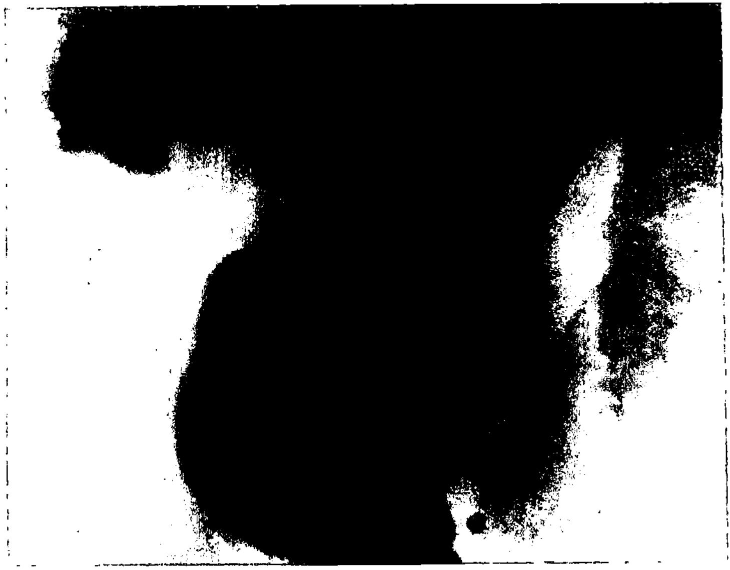

Abb. 828. Derselbe Fall.

liegt nahe, die Ausläufer als Perforationskanälchen, die ausgedehnten, helleren Schatten im kleinen Becken wenigstens teilweise als Kontrastinhalt der Blase zu deuten.

Bei der *Operation* fand man S romanum, Blase und untere Ileumschlinge zu einem den Eingang des kleinen Beckens fast ganz ausfüllenden Tumor verlötet.

Wir haben in oben mitgeteilten Beispielen das Verhalten des Kolon beim Ileus durch tiefsitzendes Dickdarmcarcinom im Stadium der Dekompensation kennen gelernt. Bevor dieser Zustand erreicht ist, sucht sich der Darm periodisch durch krampfartige Kontraktionen seines Inhaltes zu entledigen. Diese Versuche äußern sich klinisch durch Kolikschmerz und *„sichtbare Darmsteifung"*, im Röntgenbild durch *Bogenstellung des Transversum* (FRITZSCHE und STIERLIN), wie folgender Fall zeigt:

Eine 64jährige Frau leidet seit 2 Monaten in zunehmendem Maße an Druckgefühl im Bauche, Auftreibung, Windverhaltung, Abmagerung, Verstopfung.

Leib etwas aufgetrieben, rechts lauter tympanitischer Schall, kein Tumor palpabel. Rectale Untersuchung o. B.

Röntgenuntersuchung. Abb. 830, Aufnahme 24 Stunden nach Kontrastmahlzeit: Das Kolon ist bis zur Flexura lienalis gefüllt. Coecum, Colon ascendens und erste Hälfte des Colon transversum bilden einen mächtigen, nach oben konvexen Bogen. Derselbe geht links an dem Eingang ins kleine Becken spitzwinklig in die distale Hälfte des Transversum über, welche senkrecht bis zur Flexura lienalis aufsteigt und eine Reihe unregelmäßiger, länglicher Kotballen enthält. Dieser Abschnitt

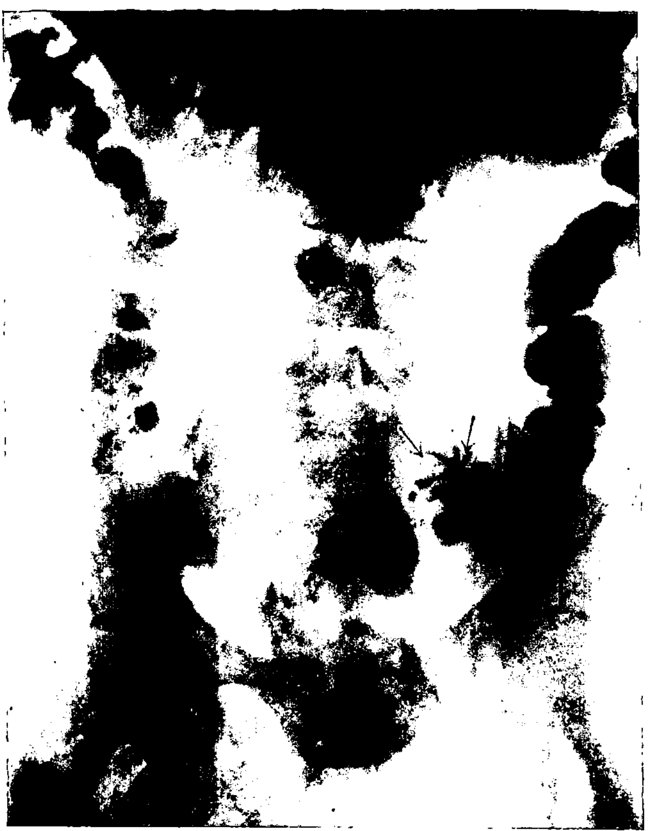

Abb. 829. Carcinom des S romanum, das in die Blase perforiert ist (Pfeile). Aufnahme nach 24 Stunden.

ist beträchtlich schmäler als der proximale. Das Colon descendens enthält einen größeren Kontrastkotballen, unterhalb dieses eine Gasansammlung, die bis zur Höhe der Crista iliaca reicht.

Abb. 831, Aufnahme nach 48 Stunden: Es fällt die mächtige Ausdehnung des Coecum auf, ferner die gänzlich veränderte Lage des Transversum. Dasselbe verläuft ungefähr quer und steigt dann schräg gegen die Flexura lienalis an. Der Schatten hört aber zwischen mittlerem und distalem Drittel auf. Die haustralen Einschnürungen sind bedeutend näher beisammen, das ganze Colon transversum ist viel kürzer als im vorigen Bild.

In Abb. 830 haben wir das physiologische Substrat desjenigen klinischen Symptomes vor Augen, das man *Darmsteifung* nennt. Das Kolon bäumt sich gleichsam auf unter dem Druck seines Inhaltes. Es ist bei Betrachtung dieses Bogens leicht verständlich, daß sich derselbe durch die Bauchwand plastisch hervorwölbt und als sog. Darmsteifung sichtbar wird. Die eigentümliche Form ist ein Ausdruck des erhöhten Inhaltsdruckes, oder, was mechanisch auf dasselbe herauskommt, der erhöhten Wandspannung. Daß letzteres zutrifft, geht deutlich daraus hervor, daß das Kolon trotzdem nicht erweitert erscheint. Die Bogenform ist also durch *Kon-*

traktion der Ringmuskulatur ent-standen. Es ist demnach, entsprechend dem klinischen Bild der attackenweise auftretenden Kolik-schmerzen verbunden mit sichtbarer Peristaltik, keine passive, sondern eine *aktive Darmsteifung.* Sie kommt offenbar zustande durch den Distensionsreiz. In einem auffallenden Gegensatz hierzu steht die Länge des Kolon, die zu einer ausgedehnten Schlingenbildung in der bekannten V-Form geführt hat. Wir schließen daraus, daß die Längsmuskulatur sich *nicht* an der zur Darmsteifung führenden Kontraktion beteiligt hat. Infolgedessen führte der durch die Zusammenziehung der Ringmusku-latur gesteigerte Innendruck zur Längsdehnung des Kolon. Diese ist es nun, welche den Kolikschmerz bedingt, wahrscheinlich durch Zug am Mesenterialansatz.

In Abb. 831 haben wir eine andere Phase vor uns. Die Darm-steifung ist verschwunden, das Kolon hat sich kolossal verkürzt infolge Kontraktion der Längs-muskelfasern. Dadurch ist eine

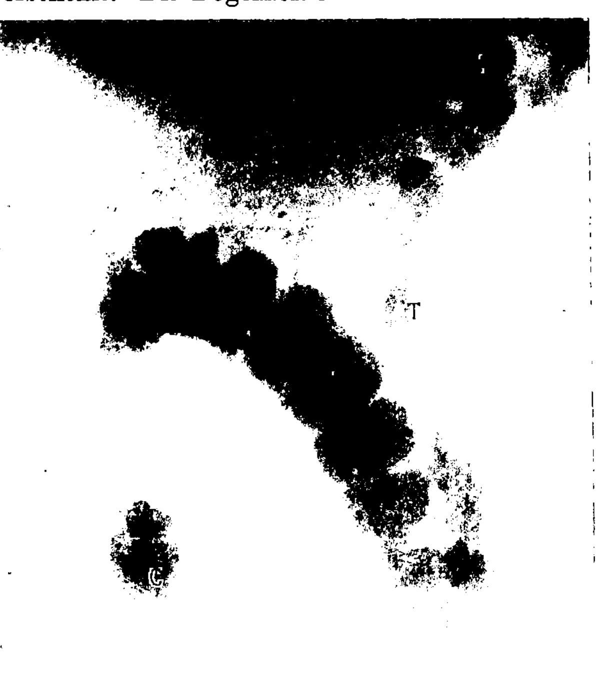

Abb. 830. Bogenstellung des Col. transv. bei Ileus infolge Rectumcarcinom. Aufnahme 24 Stunden nach Wismut-mahlzeit, während eines Anfalls von Kolikschmerz mit sichtbarer Darmsteifung. C Coecum, T Transv., F Flex. lien. — Operiert.

beträchtliche Verkleinerung (nicht Verengerung) des Lumens zustande gekommen. Kompensatorisch dehnt sich derjenige Kolonabschnitt aus, der schon primär am

weitesten ist und die dünnste Wand besitzt, also das Coecum. Eine Bogen-form kommt nicht mehr zustande, trotz des erhöhten Innendruckes, weil die gleichmäßige Wirkung der Längsmuskelschicht die Tendenz zur Streckung schafft. Wir haben damit einen interessanten Einblick getan in das Wesen der Darmsteifung ver-bunden mit Kolikschmerzen beim Ileus.

Wenn wir im Röntgenbild das Colon transversum mehr oder weniger nach oben konvex bogenförmig ver-laufen sehen, müssen wir a priori an eine unterhalb des Bogens gelegene Stenose denken. Es können ja aus-nahmsweise auch Adhäsionen die Ursache sein, doch ist hierbei gewöhnlich die Rundung weniger

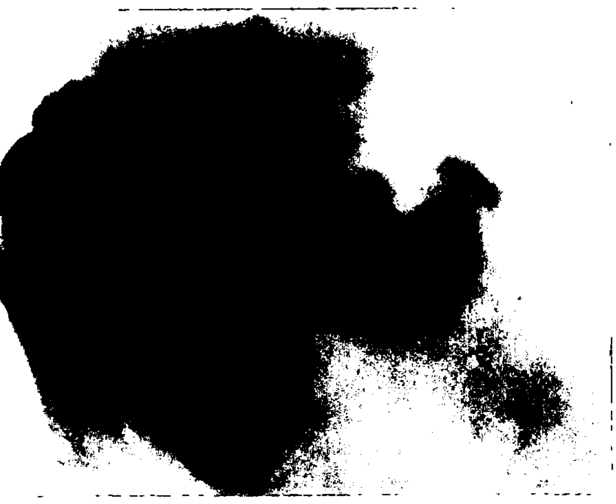

Abb. 831. Derselbe Pat. Aufnahme im schmerzfreien Intervall, 24 Stunden später. Starke Füllung und Deh-nung des Coecum und Col. ascend. Quere Lage des Transversum. Kontraktion der Längsmuskelschicht. C Coecum, T Transversum.

regelmäßig. Zu dem Bilde des Ileus gehören ferner *retrograde Schübe* und *Cöcal-blähung*, was wir beides hier in schönster Weise ausgesprochen finden.

Suchen wir nun auch noch den *Sitz der Stenose* aus den Röntgenbildern zu bestimmen, so ist hierfür hauptsächlich Abb. 830 geeignet. Wir sehen eine ausgedehnte *Gasaufhellung* bis zur Höhe der Crista iliaca reichen. Tiefer unten finden wir weder Gas noch Kontrastschatten. In Abb. 831 reicht der Schatten nur bis zur Flexura lienalis. Es hat ein retrograder Transport stattgefunden. Aus Abb. 830 geht deutlich hervor, daß die Stenose unterhalb der Höhe der Crista iliaca zu suchen ist. Eine genauere Lokalisation ist nicht sicher möglich. Doch ist die Gasansammlung im Colon descendens wahrscheinlich auf eine an ihrem unteren Ende befindliche hochgradige Stenose zu beziehen.

Bei nochmaliger Digitaluntersuchung erreicht man mit der Fingerspitze eben eine harte Resistenz.

Operationsbefund. An der Grenze zwischen Rectum und Sigma ein mit dem Kreuzbein verwachsenes Carcinom.

Sektionsbefund. Außer der operativ festgestellten Geschwulst *ein sekundärer, ebenfalls stenosierender Tumor* am Descendens etwas unterhalb der Crista iliaca.

Während sich das Kolon bei einer kurz bestehenden Verlegung durch das eben besprochene Verhalten der Darmsteifung auszeichnet, finden wir beim chronischen, längere Zeit bestehenden Verschluß den Zustand der Darmdilatation oberhalb der Enge. Dabei ist vor allem das Coecum-Ascendens als der von Haus aus weiteste Kolonabschnitt betroffen; ja es gibt Fälle von tiefsitzendem Darmverschluß, wo sich die Dilatation anfänglich nur auf diesen Abschnitt auswirkt, wie z. B. in dem in Abb. 832 dargestellten Fall, einen 60jährigen Mann mit Ileus infolge Rectumcarcinom betreffend.

Solche Bilder können zu Täuschungen Anlaß geben, so gut wie der entsprechende klinische Befund der Cöcalblähung mit lautem tympanitischen Schall in der rechten Lendengegend, indem man das Hindernis im Anfangs- anstatt im Endteil des Kolon sucht. In vorgerückteren Stadien der Dekompensation nimmt auch das Colon transversum an der Dilatation teil. Da die Dehnung nicht nur in querer, sondern auch in der Längsrichtung erfolgt, so kommt eine charakteristische lange V-Form des Colon transversum zustande, wie in folgendem Beispiel:

Eine 52jährige Frau leidet seit 1 Jahr an diffusen, intermittierenden Bauchschmerzen, Obstipation, Erbrechen, Abmagerung. Die Bauchdecken sind ziemlich gespannt, nirgends ist ein Tumor palpabel. Bisweilen ist deutliche Darmsteifung sichtbar, die von Kolikschmerz begleitet ist.

Diagnose. Ileus ex causa ignota.

Röntgenuntersuchung. Bariumeinlauf. Nur etwa $^3/_4$ Liter fließen ein. Dann stoppt der Fluß, während gleichzeitig Kolikschmerzen auftreten. Die in diesem Stadium gemachte Aufnahme (Abb. 833) zeigt die Flexura sigmoidea und das Colon descendens bis zur Höhe des Darmbeinkammes gefüllt. Der obere Abschnitt des Descendens ist durch Gase erweitert. Zwischen dem Bariumschatten und der Gasaufhellung befindet sich eine schmale, schattenfreie Zone. Coecum-Ascendens gebläht.

Einige Tage später wurde nach Bariummahlzeit eine Serie aufgenommen. Nach 6 Stunden (Abb. 834) sind Dünndarmschatten, zum Teil mit gerippten Konturen, sichtbar. Im Coecum-Ascendens und im Descendens ausgedehnte Gasansammlungen. Appendix mit Bariumkot gefüllt.

Nach 24 Stunden erscheint der Darm bis zur Flexura lienalis kontrasthaltig und stark gedehnt. Das Transversum hat die Form eines bis ins kleine Becken hinabreichenden V. Das Descendens ist bis zur linken Beckenschaufel wieder gasgefüllt, genau an der Stelle, wo die Aufhellung in der vorigen Aufnahme endigt. Die haustralen Einschnürungen sind verschwunden.

Nach 48 Stunden (Abb. 835) ist der aufsteigende Schenkel des Transversum noch länger geworden. Er reicht vom 12. Brustwirbel bis auf das Schambein und ist armdick dilatiert. Seine äußere Grenzlinie zeigt eine eigenartige, feine

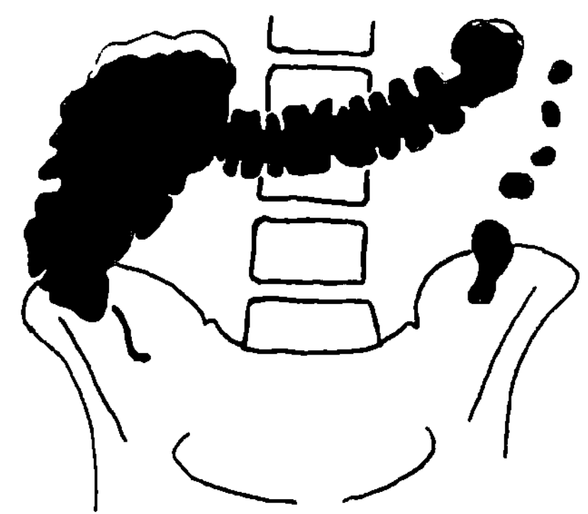

Abb. 832. Dilatation des Coecum und Colon ascendens bei Ileus infolge Rectumcarcinom. Normale Weite des Colon transversum und descendens. Appendix sichtbar.

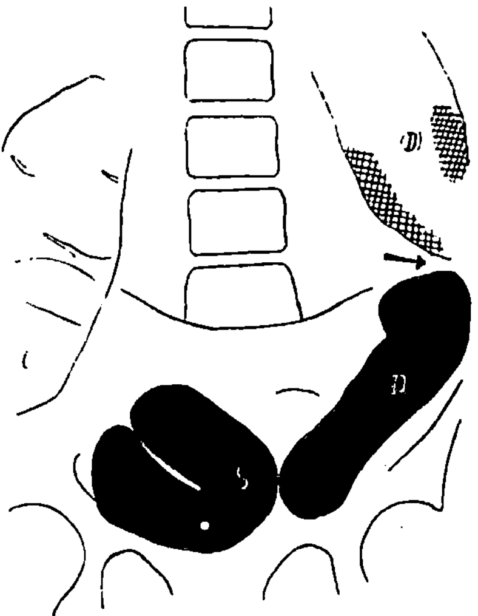

Abb. 833. Stenosierendes Carcinom des Colon descendens. Einlaufbild. Pralle Darmfüllung unterhalb des Hindernisses. Gasblähung oberhalb. Cöcalblähung. S Sigma, D Descendens, (D) Gasgeblähtes Descendens, C Gasgeblähtes Coecum.

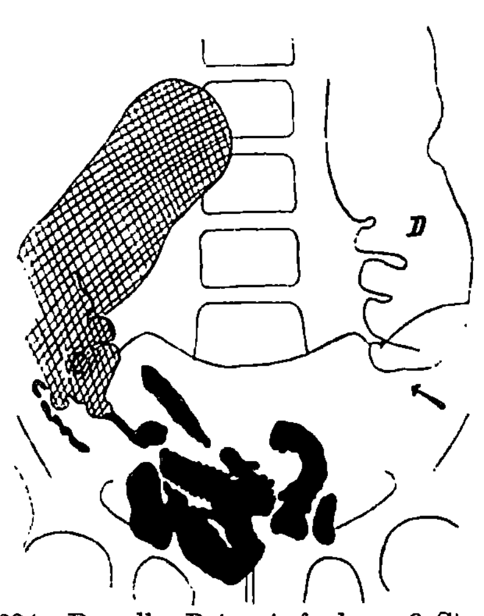

Abb. 834. Derselbe Pat. Aufnahme 6 Stunden nach Bariummahlzeit. Kontrastschatten im Dünndarm, Gasansammlung im Coecum-Ascendens (C) und Descendens (D). Appendix sichtbar. Pfeil = Stenose.

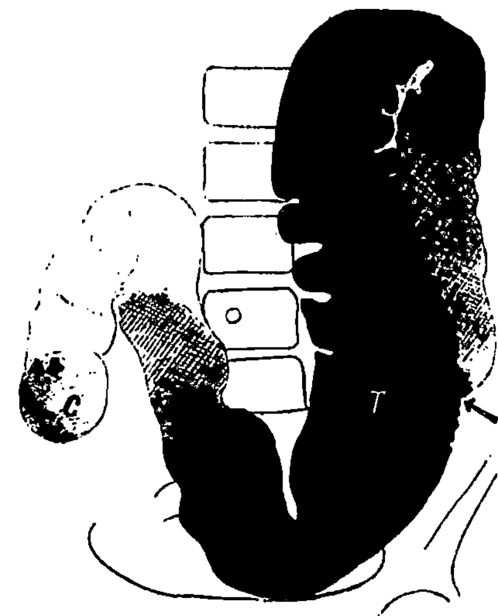

Abb. 835. Derselbe Pat. Stenosierendes Carcinom im untersten Abschnitt des Colon descendens, Ileus. T Colon transversum, D Colon descendens, Pfeil = Stenose. Lange V-Form des Transversum, sowie starke Querdehnung. Prästenotische Kot- und Gassperre. Aufnahme nach 48 Stunden.

Zähnung. Das Descendens ist nicht erheblich weiter als normal und bis zur linken Beckenschaufel mit Gas gefüllt.

Zusammenfassung des Röntgenbefundes. Das Steppen des Einlaufs bei gleichzeitigem Auftreten von Kolikschmerzen zusammen mit dem Bild spricht für ein absolutes Hindernis im Colon descendens etwas unterhalb der Crista. Damit steht die Unterbrechung des Gaskontrastschattens in allen Serienaufnahmen an derselben Stelle in vollem Einklang. Die lange V-Form des Colon transversum ist die Folge der Längsdehnung, desgleichen das Verstreichen der Haustren. Die gezähnte Kontur fassen wir als Ausdruck der Dekompensation auf, als diejenige Kontraktionsform, die der völligen Erschlaffung unmittelbar vorausgeht. Die Querdehnung betrifft die verschiedenen Kolonabschnitte nicht gleichmäßig, am meisten gedehnt ist der aufsteigende Schenkel des Transversum, während der über dem Hindernis gelegene Teil des Colon descendens kaum verändert erscheint.

Operation. Stenosierendes Carcinom im untersten Abschnitt des Colon descendens.

Aus den angeführten Beispielen ist zu ersehen, wie nützliche Dienste das Röntgenverfahren für die Diagnose des Dickdarmkrebses leisten kann. Zweifellos werden auch in Zukunft trotz Anwendung der systematischen Röntgenuntersuchung nach den beschriebenen Methoden kleine wandständige Koloncarcinome sich oft dem Nachweis entziehen. Andererseits steht aber auch fest, daß in vielen unklaren Fällen erst die Röntgenuntersuchung zur sicheren Diagnose führt.

F. Operationen am Dickdarm.

Im Gegensatz zu den Operationen am Magen gewinnen die am Dick- und Enddarm vorgenommenen Eingriffe für die röntgenologische Untersuchung und Kontrolle nur geringere Bedeutung. Während beim Magen sowohl die anatomischen wie funktionellen Verhältnisse nach dem Eingriff von größter Wichtigkeit für die Beurteilung des Zustandes bzw. des Erfolges nach der Operation sind, liegt dies

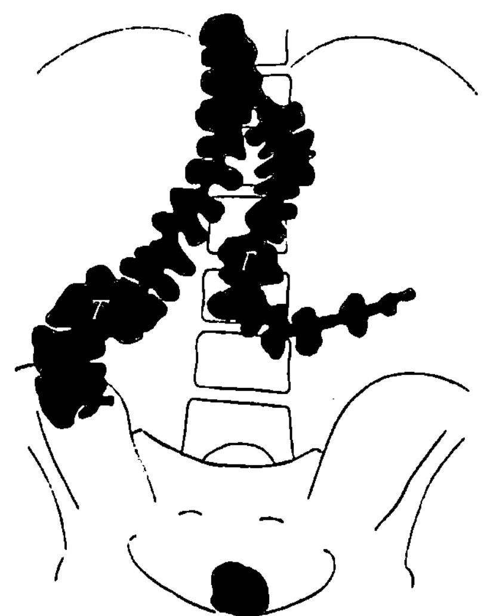
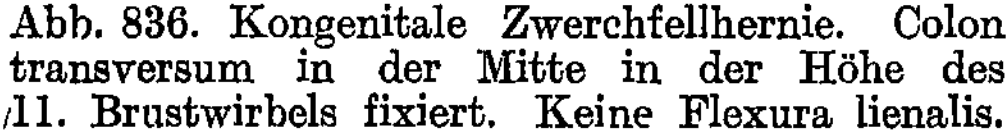

Abb. 836. Kongenitale Zwerchfellhernie. Colon transversum in der Mitte in der Höhe des 11. Brustwirbels fixiert. Keine Flexura lienalis.

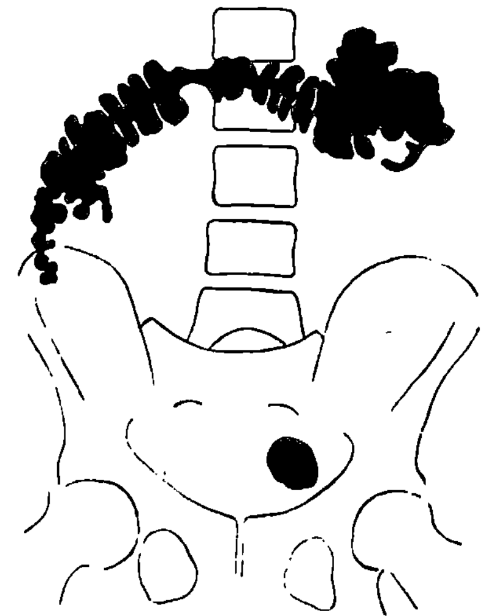

Abb. 837. Derselbe Pat., nach der Operation. Das Colon transversum hat wieder seine normale Lage.

beim Dickdarm meist einfacher, so daß eine Röntgenkontrolle nur selten für den Kranken in Betracht kommen dürfte. Treten nach Magenoperationen hartnäckige Beschwerden des Kranken auf und führt die rein klinische Untersuchung dabei nicht zur klaren Erkennung des Leidens, so verdanken wir erfahrungsgemäß dem Skiagramm sehr häufig die Diagnosenstellung. Der Verdacht eines Ulcus pepticum ist es dabei in erster Linie, welcher den Kranken dem Röntgenologen zuführt. Nach Darmoperationen sind die Beschwerden eindeutiger und die Krankheitsursache ist meist auch durch die rein klinische Untersuchung zu erkennen. Gleichwohl wird das Röntgenverfahren in manchen Fällen wertvolle Dienste leisten.

Es ist wie kein anderes geeignet, den Erfolg von Operationen am Magendarmkanal zu prüfen und dadurch wiederum die Indikationen zu präzisieren. In doppelter Weise vermag das Skiagramm den Status post operationem aufzuklären. Erstens in topographischer, zweitens in funktioneller Hinsicht.

Veränderungen der Lage und Lagebeziehung des Dickdarms zu Magen und Dünndarm, sowie Veränderungen seiner Weite, welche durch die Operation bezweckt wurden, werden sicher erkannt. Wir erinnern z. B. an die Operation der Zwerchfellhernie, nach welcher das Röntgenbild das Colon transversum in normaler Lage zeigte (Abb. 836 und 837), ferner an die Raffung des Coecum mobile atonicum (DELBET, BIRCHER, LANZ u. a.), deren Gelingen sich röntgenologisch durch eine annähernd normale Lage und Weite des Coecum manifestiert.

Bekanntlich ist gegen zu starke Knickung der Flexura hepatica und lienalis und die durch sie bedingten klinischen Störungen die operative Hebung des ganzen Querkolon empfohlen worden. ROVSING will dies durch Hochnähung des meist gleichzeitig gesunkenen Magens erreichen und mit dieser Operation in bezug auf die Obstipation gute Erfolge erzielt haben. Bei isolierter Ptose des Kolon wurde von einer Reihe Chirurgen die direkte Kolopexie, angeblich mit gutem Ergebnis ausgeführt. KLOSE ist der Ansicht, daß wir imstande seien, sämtlichen Organen ihre normale Lage zu geben. Gerade zur Nachprüfung solcher Eingriffe ist das Röntgenverfahren sehr zu empfehlen. Man wird dann vielleicht, ähnlich wie beim Magen, so auch beim Dickdarm, die Erfahrung machen, daß die Fixation manchmal entweder nicht anhält, oder daß trotz der Fixation, die Kolonfunktion nicht wesentlich beeinflußt — wenn nicht verschlechtert — worden ist.

Abb. 838. Obstipation vom Ascendenstypus. Vor 8 Jahren Appendektomie. Alte entzündliche Veränderungen in der Umgebung des Col. ascend. C Coecum, F Flex. hepat., T Col. transv., A Ampulla recti. Operation: Resektion des Coecum-Ascendens. Aufnahme nach 48 Stunden, *vor* der Operation.

Man kann aber nach Operationen am Dickdarm gelegentlich noch viel größere Überraschungen erleben in bezug auf dessen Tendenz ad restitutionem. Als Beispiel folgende Beobachtung:

Bei einem 25jährigen Mädchen wurde wegen schwerster Obstipation vom Ascendenstypus (Abb. 838) mit ausgedehnten peritonitischen Verwachsungen, nachdem vor 8 Jahren ohne Erfolg die wenig veränderte Appendix entfernt worden war, die Resektion des *sehr weiten Coecum und Colon ascendens samt der Flexura hepatica* vorgenommen; Ileotransversostomie. Der Erfolg war gut. Als etwa ein Jahr nach der Operation zur Feststellung der anatomischen Verhältnisse bei dem Mädchen wieder eine Röntgenuntersuchung vorgenommen wurde, erhielten wir zu unserem nicht geringen Erstaunen folgendes Bild: Abb. 839, Aufnahme 9 Stunden nach Bariummahlzeit, zeigt einen anscheinend *vollkommen normalen Schatten des Coecum-Ascendens samt der einmündenden Ileumschlinge.* Es bleibt hierfür keine andere Erklärung übrig, als daß sich der proximale Abschnitt des Colon transversum mit dem Resektionsstumpf und der Ileumschlinge nach und nach auf die rechte Beckenschaufel gesenkt und so gleichsam *ein neues Coecum-Ascendens gebildet hat.* Letzteres verhielt sich aber im Unterschied zu dem resezierten, funktionell normal. DE QUERVAIN bemerkt hierzu: „Die Sache ist übrigens begreiflich. Das Gewicht zieht bei schlaffer Aufhängung des rechten Transversumendes dasselbe nach unten, in die leere Beckenschaufel, und der Prozeß hört erst auf, wenn das Ende unten in der Fossa iliaca angekommen ist".

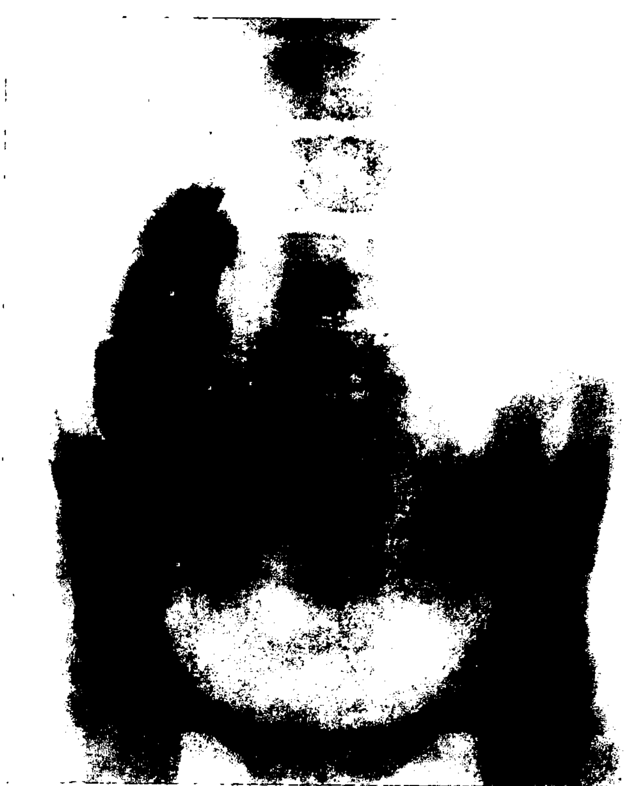

Abb. 839. Dieselbe Pat. Status ein Jahr nach Resektion des Coecum und Col. ascend. und Ileotransversostomie wegen schwerer Obstipation vom Ascendenstypus. Das Col. transvers. mit seinem Resektionsstumpf hat sich an die Stelle des früheren Coecum gesenkt, so daß sich annähernd physiologische Verhältnisse wieder hergestellt haben. Aufnahme nach 9 Stunden. T Resektionsstumpf des Transversum, D Dünndarmeinmündung.

Von großer Wichtigkeit ist die Röntgenuntersuchung zur *Prüfung des funktionellen Resultates* von Operationen am Dickdarm.

a) Dickdarmresektion.

Wenn zum Beispiel nach einer Darmresektion wegen malignen Tumors nach Monaten wieder Beschwerden auftreten, oder auch bloß Stuhlverhaltung einsetzt, so muß der Arzt in erster Linie an die Möglichkeit eines Rezidivs denken. Es kann sich aber auch bloß um funktionelle Störungen, vielleicht um postoperative Verwachsungen handeln. Endlich kommt eine benigne Stenose durch narbige Schrumpfung der Resektionsstelle in Betracht. Die praktisch-wichtige Frage: funktionelle oder organische Ursache? kann durch die Röntgenuntersuchung beantwortet werden, wie folgender Fall zeigt.

Bei einem 43jährigen Mann stellten sich Symptome ein, die den Verdacht auf malignen Darmtumor erregten. Die Röntgenuntersuchung mittels Serienaufnahmen (Abb. 840) führte zur Diagnose stenosierendes Carcinom des Colon transversum. Nach der Resektion eines 17 cm langen Darmstückes mit dem Tumor erfolgte Heilung.

Abb. 841 zeigt, daß der Querdarm anstandslos passiert wird. 8 Monate später wieder Eintritt des Patienten ins Krankenhaus. Er hatte sich nach der Operation vollkommen wohl gefühlt bis vor etwa 4 Wochen. Da traten wieder leichte krampfartige Schmerzen im oberen Abdomen und Obstipation auf mit öfteren gurrenden Darmgeräuschen und viel Winden. Guter Ernährungszustand. Abdomen weich, nirgends druckempfindlich, kein Palpationsbefund.

Röntgenuntersuchung. Eine Aufnahme 8 Stunden nach Bariummahlzeit zeigt das ganze Kolon bis zum Beginn des letzten Drittels des Transversum mit Kontrastinhalt kontinuierlich gefüllt. An dieser Stelle schneidet der Schatten mit ziemlich

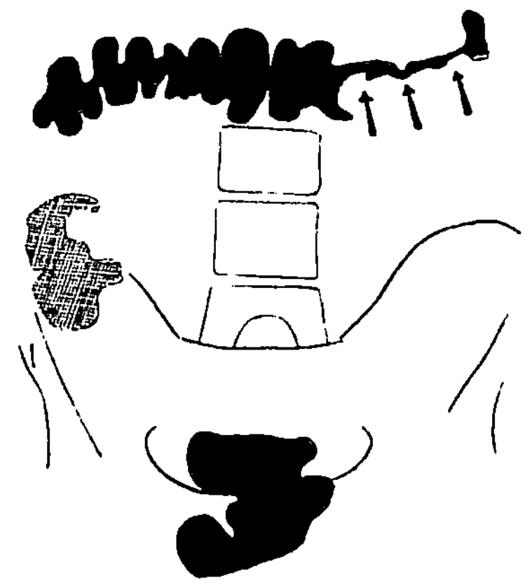

Abb. 840. Carcinom des Colon transversum (Pfeile). Aufnahme nach 24 Stunden, *vor* der Operation.

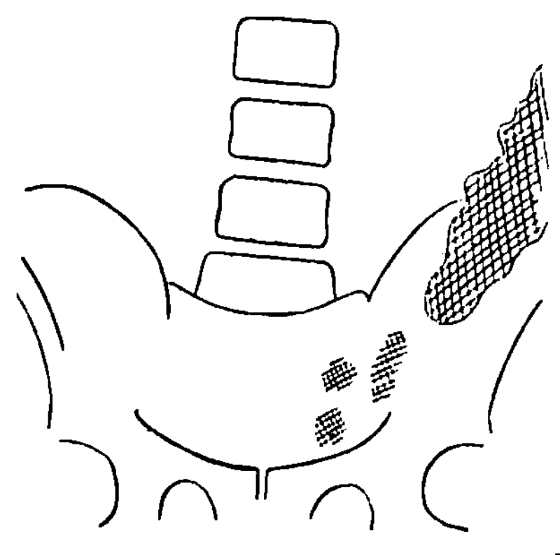

Abb. 841. Derselbe Pat., nach der Kolonresektion. 24 Stunden nach Bariummahlzeit. Kolon bis auf Restspuren im Descendens und Sigmoideum leer.

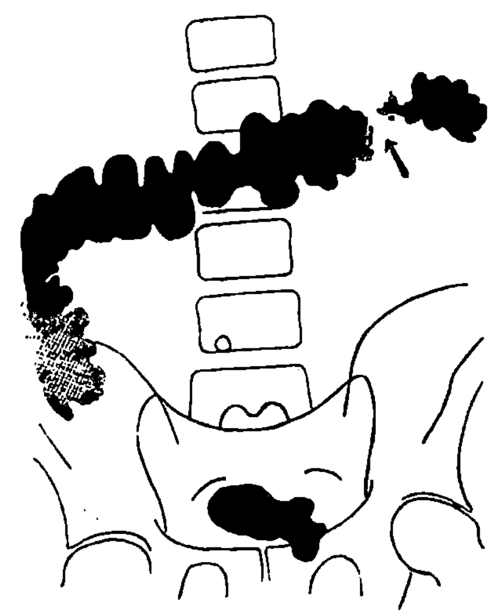

Abb. 842. Derselbe Pat., 8 Monate *nach* der Operation. Narbenstenose an der Resektionsstelle. (Pfeil.) Aufnahme nach 24 Stunden.

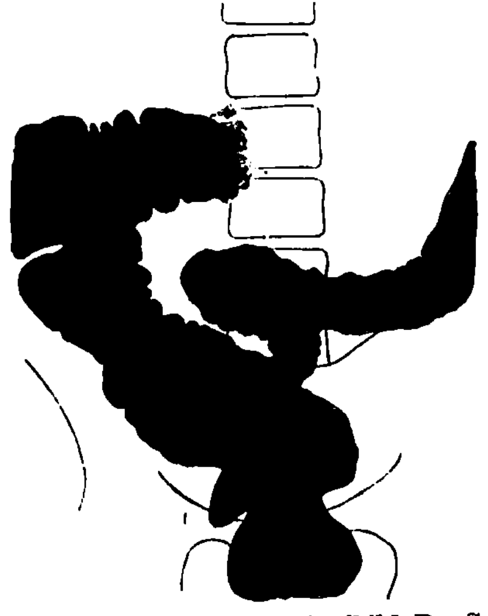

Abb. 843. Derselbe Pat., Einlaufbild. Der Schatten schneidet an der Stelle der Stenose ab.

scharfer Linie ab. Im Sigma ein Kontrastknollen. In Abb. 842, Aufnahme nach 24 Stunden, sehen wir ganz ähnliche Verhältnisse. An derselben Stelle setzt die Silhouette des Transversum scharf und breit ab. Es folgt dann eine Lücke, die distalwärts von einer beträchtlichen Schatteninsel begrenzt wird.

Abb. 843 stellt ein *Einlaufbild* dar. Das ganze Kolon, mit Ausnahme der distalen Hälfte des Transversum, ist mit dem Bariumeinlauf gefüllt. Der Schatten des Transversum setzt etwa in der Mitte ab.

Unsere *Diagnose* lautete: Carcinomrezidiv oder Narbenstenose an der Resektionsstelle des Colon transversum und wurde durch die *Operation* bestätigt: Im linken

Drittel des Colon transversum Narbenstenose, kein Carcinom. Resektion eines 8 cm langen Darmstückes. Kolosigmoidostomie. Ileostomie. Heilung.

b) Dickdarmausschaltung.

In den letzten Jahren haben die Indikationen und Methoden der *partiellen Dickdarmausschaltung* das besondere Interesse der Chirurgen erregt. So haben GIORDANO und HAWKINS bei Colitis ulcerosa zuerst die Ileosigmoidostomie ausgeführt, MOULLIN als erster die Ileokolostomie mit Verschluß des peripheren Ileumstumpfes bei schwerer Colitis mucomembranacea, worauf diese Operation namentlich von LANE aufgenommen und geübt wurde. Die Ergebnisse waren anfänglich günstige, bei weiterer Beobachtung stellten sich aber häufig Mißstände heraus, die hauptsächlich auf die *Kotrückstauung* zu beziehen waren. Dasselbe ist zu sagen von der Ileotransversostomie, wie sie, gestützt auf unsere Röntgenbefunde bei schweren Fällen der Obstipation vom Ascendenstypus zuerst von WILMS, dann von DE QUERVAIN ausgeführt wurde. Auch der von HOFMEISTER aus derselben Indikation empfohlenen Cöcotransversostomie haftet, wie wir uns in zwei Fällen überzeugen konnten, dieser Nachteil an. Für jede der drei Operationen sei ein Beispiel angeführt.

α) Ileosigmoidostomie.

Eine 50jährige Frau kam in die Klinik mit der Klage über zeitweilige *Schmerzen in der rechten Bauchgegend*. Wegen schwerer Colitis mucomembranacea war bei ihr vor 9 Jahren eine Ileosigmoidostomie mit Verschluß des peripheren Ileumstumpfes gemacht worden. Wegen erfolgter Rückstauung ins Coecum mußte später noch das Coecum und Colon ascendens reseziert werden.

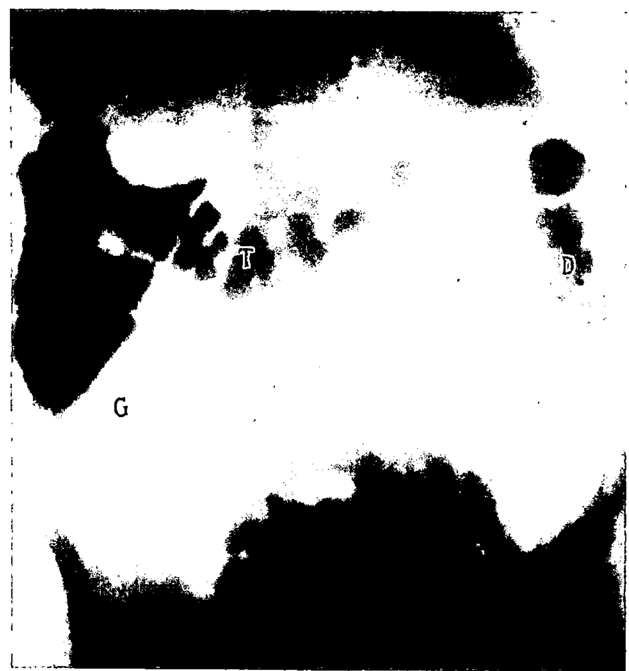

Abb. 844. Status 9 Jahre nach Ileosigmoidostomie (Durchtrennung und Einpflanzung des unteren Ileumendes ins Sigma) mit nachträglicher *Resektion des Coecum und Col. ascendens*. Aufnahme nach 24 Stunden. Der Resektionsstumpf des Transversums hat sich an die Stelle des früheren Coecum gesenkt. T. a. ascendierendes Transv., G Gas, D Col. descend., A Enteroanastomose.

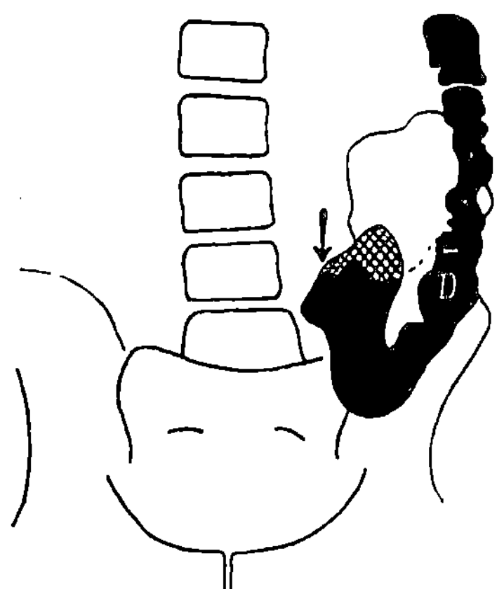

Abb. 845. Status nach Ileosigmoidostomie. Kotrückstauung bis zur Flexura lienalis. D Descendens. Pfeil = Enteroanastomose.

Die Röntgenuntersuchung ergab nun folgendes überraschendes Resultat:

Abb. 844, Aufnahme 20 Stunden nach Bariummahlzeit, zeigt einen tiefen Schatten in einem neugebildeten Colon ascendens, an den sich im Coecum eine ausgedehnte Gasaufhellung anschließt. Auch im Transversum beträchtlicher Kontrastinhalt. Wie in dem oben mitgeteilten Fall, hat sich also auch hier der Resektionsstumpf des Colon transversum in die rechte Beckenschaufel gesenkt, so daß man glaubte, ein neugebildetes Coecum vor sich zu haben. In dasselbe hat nun von der Anastomosenstelle im Sigma ein *rückläufiger Transport durch das ganze Kolon* stattgefunden. Damit waren auch die Schmerzen auf der rechten Bauchseite erklärt.

Nicht immer staut sich indessen der Kot so weit zurück. Bisweilen bildet die Flexura lienalis eine Grenze, wie wir dies auch bei der radioskopischen Beobachtung des einfließenden Einlaufes eine Zeitlang sehen können. Dann bildet das Colon descendens eine Art Receptaculum für den durch die Anastomose einfließenden Darminhalt und sorgt auch gleichzeitig für die Eindickung (DE QUERVAIN). Dadurch erklärt sich, daß in solchen Fällen die anfänglichen Diarrhöen aufhören und geordneten Stuhlverhältnissen Platz machen können.

Abb. 845 zeigt diese Verhältnisse. Ileosigmoidostomie wegen schwerer Colitis mucomembranacea. Der Kot staut sich von der Anastomosenstelle bis zur Flexura lienalis zurück.

β) Ileotransversostomie.

Bei einem 32jährigen Mädchen wurde wegen schwerer Obstipation vom Ascendenstypus, wo nach 24 Stunden noch fast der gesamte Inhalt im Coecum-Ascendens stagnierte (Abb. 846), die Ileotransversostomie ausgeführt. Die Obstipation

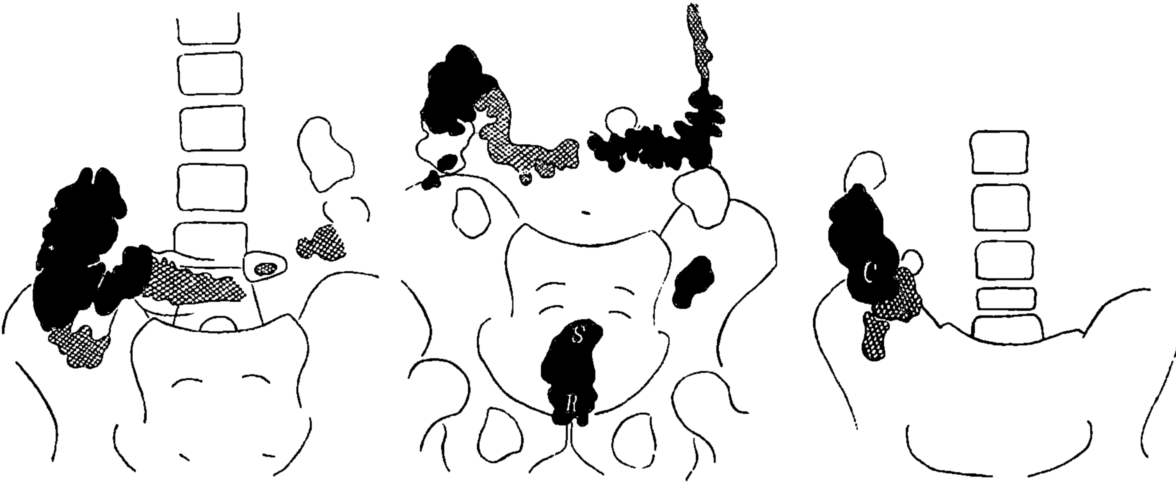

Abb. 846. Schwere Obstipation vom Ascendenstypus mit appendicitischen Erscheinungen. Aufnahme 24 Stunden nach Wismutmahlzeit, *vor* der Operation. Fast sämtlicher Kot stagniert im Coecum-Ascendens.

Abb. 847. Dieselbe Pat. 1 Monat nach einseitiger Ausschaltung des Coecum-Ascendens durch Ileotransversostomie. Leichte Rückstauung in dem ausgeschalteten Abschnitt. Tiefer Schatten im S romanum.

Abb. 848. Dieselbe Pat. Status nach Ileotransversostomie wegen schwerer Obstipation vom Ascendenstypus. Kotrückstauung ins Coecum-Ascendens. C Coecum. Aufnahme nach 24 Stunden.

verschwand. Abb. 847 stellt ebenfalls eine Aufnahme nach 24 Stunden, doch *einen Monat nach der Operation*, dar. Man bemerkt im S romanum schon einen ausgedehnten Schatten. In das ausgeschaltete Coecum-Ascendens hat eine leichte Rückstauung stattgefunden. Bald traten in zunehmendem Maße Schmerzen in der rechten Bauchseite auf.

Als die Patientin zwei Jahre nach der Operation deswegen in die Klinik kam, fühlte man in der Blinddarmgegend einen harten Kottumor. Nach Entleerung des

Darms durch Abführmittel und Einläufe erhielt Patientin eine Bariummahlzeit. Abb. 848 zeigt die Aufnahme nach 24 Stunden. In dem weiten Coecum-Ascendens hat sich der Kontrastkot, durch *retrograden Transport* von der Anastomosenstelle her angesammelt. Eine zweite Beobachtung glich dieser in jeder Beziehung. Die Resektion des Coecum-Ascendens brachte Heilung.

γ) Cöcotransversostomie (nach HOFMEISTER).

Dieses Verfahren hat vor der Ileotransversostomie den Vorteil, daß hierbei die BAUHINsche Klappe erhalten bleibt, aber den Nachteil unsicherer Nahtverhältnisse (DE QUERVAIN). Daß in bezug auf Kotrückstauung beiden Methoden derselbe Nachteil anhaftet, zeigt folgendes Beispiel.

Bei einem 18jährigen Manne stellte sich ohne nachweisbare Ursache hartnäckigste Verstopfung ein, die durch Abführmittel und Einläufe kaum beeinflußbar war.

Röntgenuntersuchung. Abb. 849, Aufnahme *vor* der Operation: 8 Stunden p. c. Im kleinen Becken einige erweiterte Dünndarmschlingen, ferner der proximale Abschnitt des Dickdarms bis fast zur Flexura lienalis sichtbar. Abb. 850 und 851 sind Aufnahmen nach 24 und 48 Stunden.

Noch 120 Stunden nach der Bariummahlzeit sieht man im Coecum einen tiefen Schatten, desgleichen im untersten Kolonabschnitt (Abb. 852).

Bei der *Operation* fand man außer chronisch entzündlichen, leichteren Veränderungen der Appendix und einem sehr langen Dickdarm nichts Abnormes. Es wurde die Appendektomie sowie die Cöcotransversostomie nach HOFMEISTER ausgeführt.

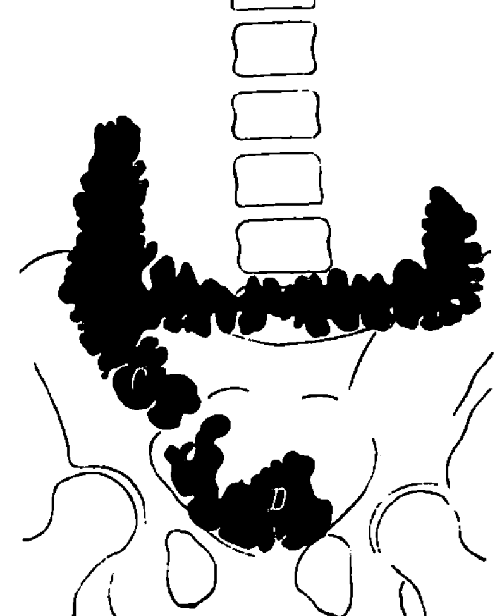

Abb. 849. Obstipatio gravis. Appendicitis chronica. Aufnahme nach 8 Stunden. *Vor* der Operation. D Dünndarm, C Coecum.

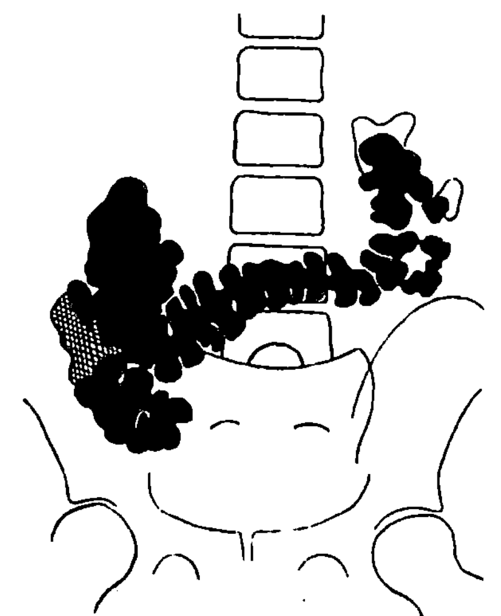

Abb. 850. Derselbe Pat. Aufnahme nach 24 Stunden. Die Füllung betrifft noch fast ausschließlich das proximale Kolon.

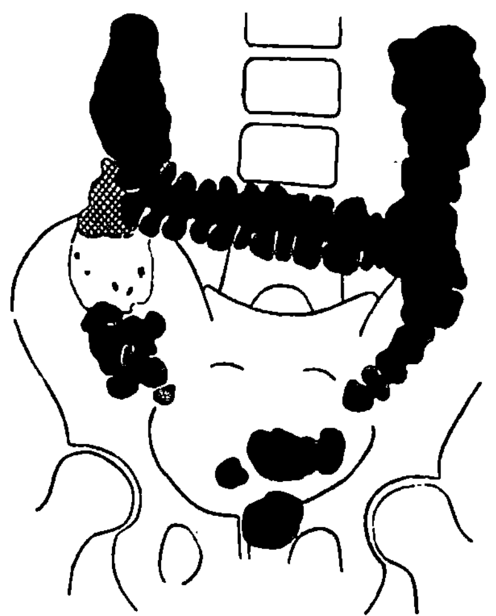

Abb. 851. Derselbe Pat. Aufnahme nach 48 Stunden. Der ganze Dickdarm ist durch Kontrastfüllung sichtbar.

Abb. 853, Aufnahme nach 8 Stunden, 6 Wochen *nach* der Operation: Auf der rechten Beckenschaufel, handbreit höher als im vorigen Bilde, ein Schatten, den man ohne weiteres als das Coecum ansprechen würde. Das proximale Kolon ist wieder fast bis zur Flexura lienalis mit Barium gefüllt. Die Einmündungsstelle des Dünndarmes ist in dem Winkel zwischen Colon transversum und dem Pseudo-coecum sichtbar. Der Dünndarm enthält weniger Kontrastinhalt als zur selben Zeit

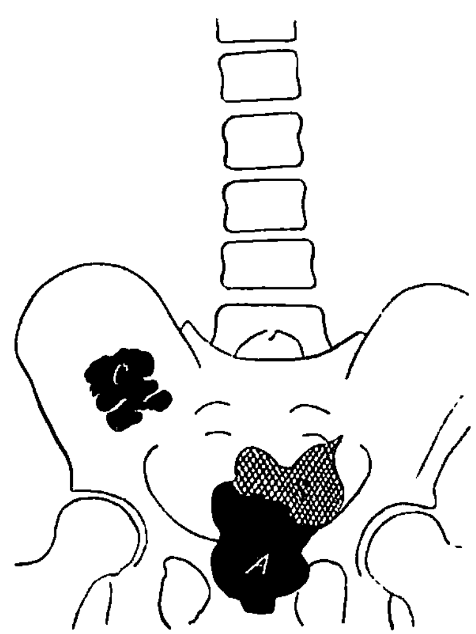

Abb. 852. Derselbe Pat.
Aufnahme nach 120 Stunden.
C Coecum, S Sigma, A Ampulla recti.

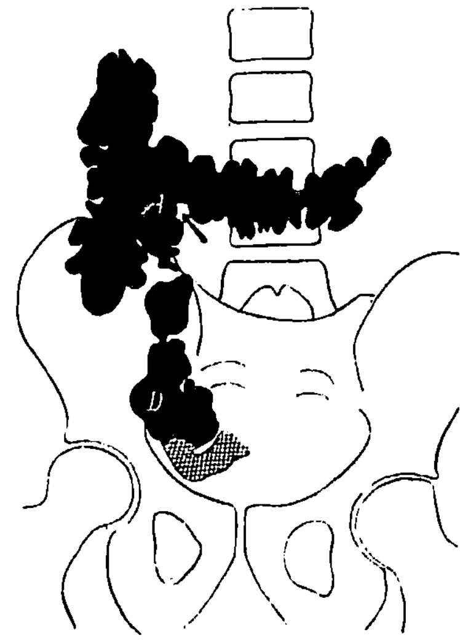

Abb. 853. Derselbe Pat., 8 Stunden nach Barium-mahlzeit. *6 Wochen nach der Operation.* D Dünn-darm, A Enteroanastomose. Pfeil = Einmündung des Dünndarms in den Dickdarm.

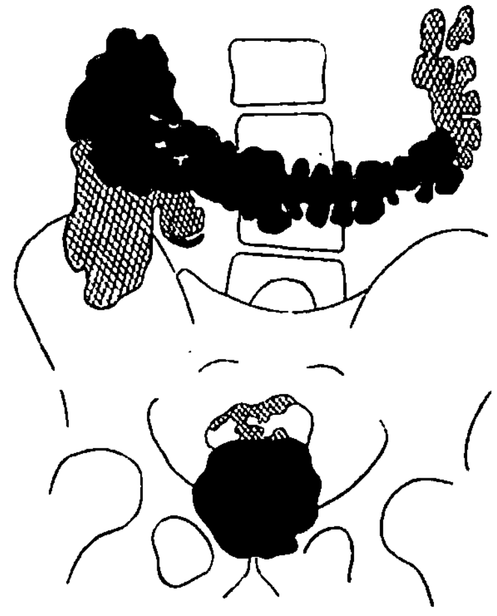

Abb. 854. Derselbe Pat., nach der Operation, 24 Stunden nach Bariummahlzeit. Das Coecum-Ascendens enthält Gas und Schattenspuren. Die Einmündungsstelle des Dünndarms ist sichtbar. Es hat sich bereits ein Globus pelvicus gebildet.

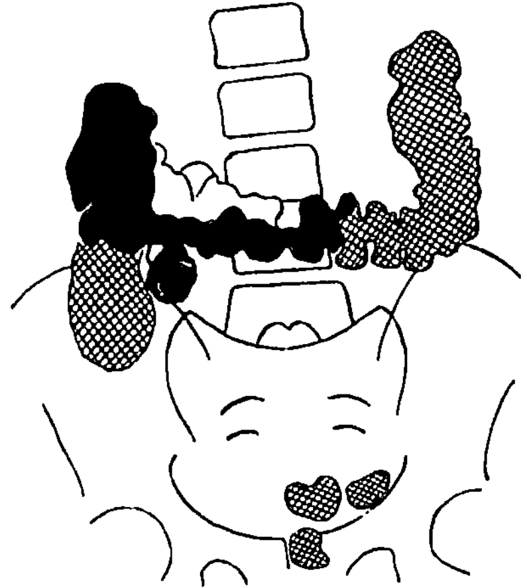

Abb. 855. Derselbe Pat., nach der Operation. Aufnahme nach 48 Stunden. Bariumreste im proximalen Kolon.

vor der Operation. Der Schatten entspricht fast ganz der untersten Schlinge. Nach 24 Stunden (Abb. 854) hat sich bereits ein Globus pelvicus gebildet, nach 48 Stunden (Abb. 855) sind im proximalen Kolon noch Bariumreste vorhanden.

Die Röntgenuntersuchung zeigt also: 1. daß sich der Dünndarm ohne Hindernis (in normaler Zeit) entleert, 2. daß eine Rückstauung in die ausgeschaltete Flexura hepatica stattfindet, 3. daß trotzdem die Funktion des Kolon nach der Operation erheblich gebessert ist. Entsprechend diesem funktionellen Ergebnis war auch der klinische Erfolg der Operation ein guter.

Daß die HOFMEISTERsche Anastomose (Cöcotransversostomie) durch Rückstauung und Retention des Kotes in der Flexura hepatica jedoch gelegentlich schwere Störungen verursachen kann, lehrte uns folgende Beobachtung:

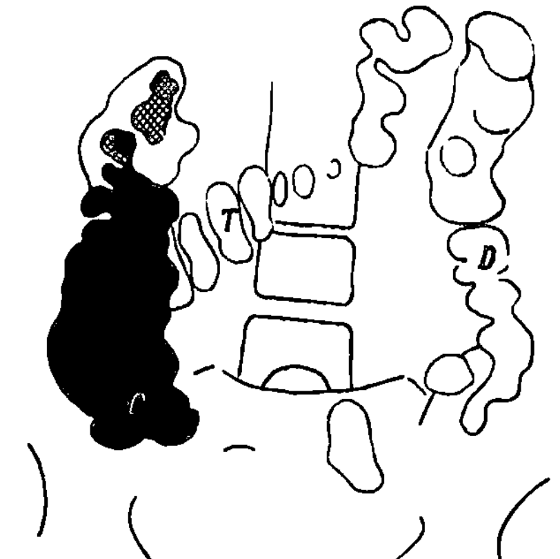

Abb. 856. Koprostase im Coecum-Ascendens durch Bridenstenose im Anfangsteil des Transversum. Aufnahme nach 24 Stunden.

Bei einem 24jährigen Mädchen, das seit zwei Jahren an zunehmender Obstipation, seit einem Jahr an anfallsweisen Schmerzen in der Blinddarmgegend leidet, zeigt das Röntgenbild 24 Stunden nach Kontrastmahlzeit folgenden Befund (Abb. 856). Der Inhalt stagniert im Coecum und Ascendens. Das übrige Kolon enthält Gase. Nach $49^1/_2$ Stunden befindet sich noch der größte Teil des Kontrastmittels im Coecum-Ascendens. Der Röntgenbefund ließ uns, zusammen mit dem klinischen, ein Hindernis in der Nähe der Flexura hepatica annehmen.

Die *Operation* bestätigte unsere Vermutung: Es handelte sich um eine in Abheilung begriffene lokalisierte Peritonealtuberkulose, die zu perikolitischen Verwachsungen in der Umgebung des Colon ascendens und zu einer Brideneinschnürung an der betreffenden Stelle geführt hatte. Es wurde die Cöcotransversostomie nach HOFMEISTER ausgeführt und so die Flexura hepatica samt dem Hindernis ausgeschaltet. Da sich die

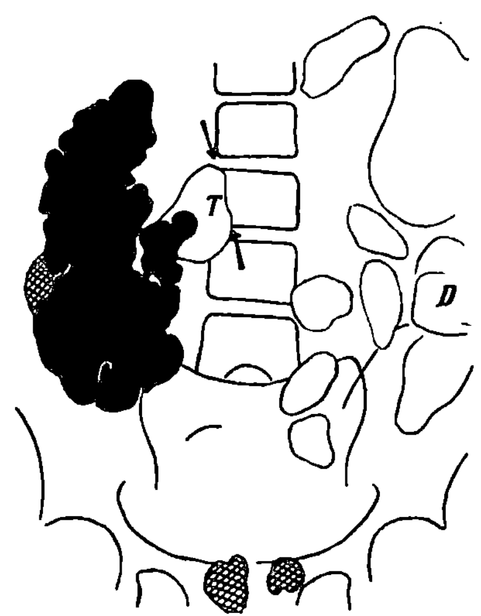

Abb. 857. Derselbe Pat. 3 Wochen nach Cöcotransversostomie. Aufnahme nach 9 Stunden. Stagnation in dem dilatierten Coecum-Ascendens. C Coecum, T Transversum, D Descendens.

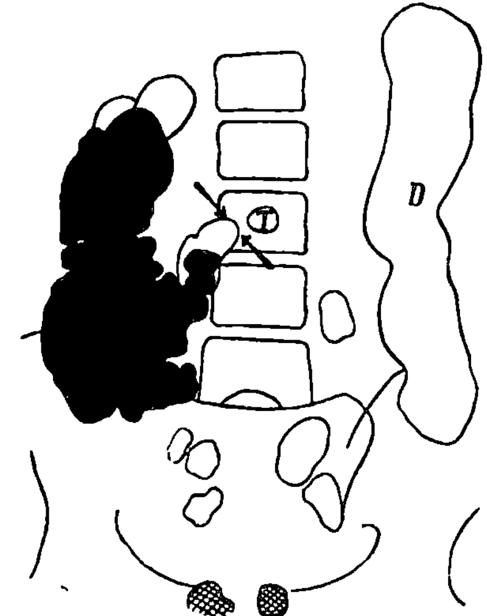

Abb. 858. Derselbe Pat., nach Cöcotransversostomie. Stagnation im Coecum-Ascendens nach 24 Stunden.

Schmerzanfälle und die Verstopfung wieder einstellten, erneute Röntgenuntersuchung:

Nach 9 Stunden (Abb. 857) stagniert der gesamte Kontrastbrei in dem stark dilatierten Coecum-Ascendens. Eine Gasansammlung im Anfangsteil des Transversum bildet den Abschluß nach links. Im Colon descendens starke Gasansammlung.

Nach 24 Stunden (Abb. 858) kaum verändertes Bild. Der Gasabschluß im Anfangsteil des Transversum besteht weiter.

In Anbetracht der Klarheit dieses Befundes und der unerträglichen Beschwerden wurde nochmals operiert und die Resektion des ausgeschalteten Coecum-Ascendens mit Ileotransversostomie vorgenommen. — Heilung.

Alle übrigen, sehr zahlreichen und oft ausgeführten operativen Eingriffe am Dick- und Mastdarm haben röntgenologisch nur selten besonderes Interesse. Wir sehen daher ab, sie im Rahmen dieses Buches theoretisch näher zu erörtern.

Anhang.
Das Schleimhautrelief des Magens im Röntgenbilde.

Bis vor kurzem benutzte man zur Röntgendiagnostik des Magens ausschließlich die pralle Füllung mit Kontrastbrei. Sie liefert einen Ausguß des Organs, wodurch die Konturen, der peristaltische Bewegungsablauf, sowie Form und Lage des Gesamtorganes sichtbar gemacht werden. Die Röntgenologie des Magendarmtraktus hat mit dieser Methode Fortschritte gezeitigt, wie sie kaum ein anderes Gebiet der Pathologie zu verzeichnen hat.

Es bedarf jedoch keiner Unterstreichung, daß das bisher geübte Verfahren trotz alledem Unvollkommenheiten birgt, die seinen diagnostischen Möglichkeiten eine Grenze setzen. Einblick in die Beschaffenheit der Innenwand des Organes zu erhalten und den Nachweis sich hier abspielender, krankhafter Prozesse zu erbringen, blieb uns verwehrt.

Der Wert röntgenologischer Durchdringung des Verdauungskanales liegt auf zwei Gebieten. Einmal ermöglicht sie das Studium der Funktion des normalen Organs. Sie greift damit unterstützend und neuernd in die Forschungsergebnisse von Anatomie und Physiologie ein. Als zweites liefert sie sichtbare Ausdrucksformen krankhafter Organveränderungen. Dieser doppelten Aufgabe müssen sich neue Perspektiven eröffnen, wenn es gelingt, das *Innenrelief* des Verdauungskanales bzw. des Magens *regelmäßig und in seiner ganzen Ausdehnung sichtbar zu machen.*

Der Weg, den der Röntgenologe hier zu beschreiten hat, ist, aus der Erkenntnis seiner Notwendigkeit, verschiedentlich zu bahnen versucht worden. Für die Tatsachen, die er von seiner Forschung zu erwarten hat, haben anatomische und anatomisch-pathologische Arbeiten, insbesondere die vorzügliche Studie FORSSELLs (1913) grundlegende Anhaltspunkte geschaffen. Das Gebiet der Fragestellungen hat sich seitdem durch weitere Forschertätigkeit (ASCHOFF, BAUER, ORATOR, ELZE, FORSSELL, THORELL u. a.) erweitert und ist vor allem präzisiert worden. Zwei maßgebende Gesichtspunkte umfassen den Leitgedanken der genannten Arbeiten, die Bedeutung des Innenreliefs für die normale Funktion des Organes und für die Genese pathologischer Vorgänge. Insbesondere letztere war es, die das Wesen der Magenstraße zur Diskussion stellte; das Problem der Gastritis und ihrer Zusammenhänge mit der Ulcus- und Carcinomerkrankung des Magens (KONJETZNY, HAUSER) rückte zwangsläufig die Vorgänge in und auf der Schleimhaut in den Vordergrund, insbesondere auch des röntgenologischen Interesses.

Von röntgenologischer Darstellung der Schleimhautfalten erfahren wir zuerst im Jahre 1912. VON ELISCHER berichtet über streifige Zeichnung im Magenkörper, die sich ihm darbot, als er versuchte, mit kleinen Kontrastmengen die anatomische Form des Magens im Skiagramm festzuhalten. Diesem Befund maß er jedoch augenscheinlich keine besondere Bedeutung bei. Später sind dann die Versuche, diesmal mit eindeutiger Fragestellung verschiedentlich wiederholt worden (EISLER und LENK,

RENDICH, BAASTRUP, BERG, GUTZEIT, BAUERMEISTER, HILPERT, BAENSCH u. a.). Die
für die Darstellung des Reliefs angewandten Methoden sind sich im Prinzip gleich.
Sie beruhen auf Verabreichung ganz geringer, mehr oder weniger konsistenter Mengen
von Kontrastbrei. BERG hat versucht, durch Kompression ein Reliefbild zu bekommen.
Jedoch entsprachen die von ihm gewonnenen Bilder nur kleinen Ausschnitten des
Magens, die für systematisches Studium des Normalen nicht in Frage kommen.

Die Ergebnisse mit den erwähnten Methoden sind selten reproduzierbar; die
Bilder nicht eindeutig auszuwerten. Der Versuch, aus ihnen das normale Relief in
seinen Einzelheiten zu rekonstruieren, mußte fehlschlagen.

Zum Teil sind die röntgenologischen Schleimhautbefunde an Hand der durch
die Gastroskopie erhobenen kontrolliert worden. Diesen Arbeiten verdanken wir
denn auch wertvolle Angaben bezüglich pathologischer Zustandsbilder (GUTZEIT).

Neueren Datums sind die Versuche, durch Anwendung flüssiger Kontrastmittel
in Form kolloidaler Lösungen das Faltenwerk sichtbar zu machen. Aus der Arbeit
von BLÜHBAUM, FRIK und KALKBRENNER geht hervor, daß das von ihnen angewandte
Thoriumdioxydhydrosol im Magen infolge der als Schutz wirkenden Magensäfte
nicht zur Geltung kommt. Es findet die notwendige Ausflockung des Sols nicht statt.
Damit entfällt die Verwertbarkeit für die Magendiagnostik.

Von den Autoren werden die Schwierigkeiten betont, die *in erster Linie* einer
exakten Methode der Reliefdarstellung des Magens entgegenstehen. Daneben ist
die Deutung erhaltener Bilder keineswegs einfach. Es fehlt die grundlegende Voraussetzung, der Vergleich mit Beobachtungen am lebenden Organ. Den Untersuchungsergebnissen der Anatomen und Pathologen darf man hier mit einer gewissen Zurück-
haltung begegnen. Sie haben ihre Befunde am toten oder überlebenden Magen erhoben.
Damit sind für die Beurteilung des funktionstüchtigen Organes eine Reihe Fehlerquellen von selbst gegeben.

Immerhin wird es gut sein, auf die einschlägigen anatomischen Arbeiten, die
uns eine Fülle wertvoller Beobachtungen gebracht haben, einzugehen. Als erster
hat WALDEYER sich mit dem Verlauf der Schleimhautfalten, insbesondere der Magenstraße, beschäftigt. Nach ihm verlaufen 2—4 Falten („auch wohl mehr") entlang
der kleinen Kurvatur von der Kardia bis zum Pylorus einander parallel in der Richtung
der Kurvatur, also im großen und ganzen in der Längsrichtung. Sie zeigen untereinander wenig oder gar keine Verbindung. „Jedoch kann man öfter die Straße
an der kleinen Kurvatur ganz faltenlos finden." An der Vorder- und Hinterwand
und der großen Kurvatur „liegen die großen bekannten Schleimhautfalten fast ganz
und gar regellos. Durch zahlreiche Brücken verbunden, erwecken sie den Eindruck
eines „*Netzwerkes*".

Diese Beobachtungen werden u. a. von FORSSELL bestätigt und in funktioneller
Hinsicht gedeutet. Er betont, daß man mit demselben Recht, mit dem man die
Magenstraße als eine Anordnung für das Erleichtern der Passage der Nahrung zu
dem Quermagen betrachtet, die Faltenbildung der großen Kurvatur als eine „Reten-
tionseinrichtung, eine Sperre, welche die Ingesta in der oberen Magenabteilung zurück-
hält" ansehen könne. Auch die Längsfalten könnten jedoch das Lumen absperren.
Sie seien nicht immer so gestellt, daß ihre Ränder gegeneinander gestützt zwischen
den Falten freie Rinnen lassen, sondern die Falten könnten fingerförmig ineinander-
greifen. Er fährt fort: „In dem Gebiet des Faltennetzwerkes der großen Kurvatur
war die gegenseitige Stellung der Falten einsartig. Die Falten griffen in situ ineinander hinein, derart eine Zusammenfügung der gegeneinander gerichteten Schleimhautflächen bildend". In gewissen Kontraktionszuständen sollen sowohl die Längsfalten der kleinen wie die Netzfalten der großen Kurvatur dazu beitragen, das Magenlumen zu verengern, ohne daß die *Netzfalten wesentlich mehr als die Längsfalten die
Passage der Ingesta hindern*. ELZE und FORSSELL stimmen darin überein, daß bei
stärker dilatierten Mägen eine ausgeprägte Straßenbildung an der kleinen Kurvatur

nicht sichtbar sei. Die Magenstraße wäre also lediglich ein Zustand der Schleimhaut am kontrahierten Magen (ELZE). Sie käme mehr durch das Freilassen des Lumens an der kleinen Kurvatur als durch Rinnenbildung zwischen den Längsfalten zustande (FORSSELL).

Nach WALDEYER setzen sich die Längsfalten der kleinen Kurvatur bis zum Pylorus fort. Für das Gebiet des Faltennetzes der großen Kurvatur gibt er keine untere Grenze an.

Aus den vorliegenden anatomischen Untersuchungen geht hervor, daß das Schleimhautrelief des Magens sich zusammensetzt aus Längsfalten, hauptsächlich im Bereich der kleinen Kurvatur und aus einem Faltennetzwerk, das das Gebiet der großen Kurvatur und der Frontalwände einnimmt.

Wir wiesen oben bereits darauf hin, daß eine Übertragung dieser Befunde auf die Verhältnisse beim Lebenden nicht ohne weiteres statthaft ist. Ist es unmöglich, aus der Form am Leichenmagen, dem sog. „überlebenden Magen" auf die wirkliche Form des Magens Schlüsse zu ziehen (ELZE), dann muß das ebensosehr Geltung haben, wenn es sich um einen Teil des Organs mit selbständiger Muskelbewegung handelt, dessen Form außerdem nach FORSSELL von dem hydrodynamischen Einfluß der zu- oder abfließenden Flüssigkeitsmengen in der Submucosa reguliert werden soll. Von den Veränderungen, denen die Schleimhautoberfläche des Magens nach dessen Entfernung aus dem Organismus unterworfen ist, kann man sich leicht überzeugen, wenn man z. B. ein frisches Resektionspräparat kurze Zeit an der Luft liegen läßt. Die anfangs fast ausschließlich längsgefaltete Schleimhaut schrumpft sehr rasch zusammen. Es entsteht auf ihr ein unregelmäßiges Gewirr von nach allen Richtungen verlaufenden Falten. Wir haben es hier wohl mit einer Erscheinung zu tun, die mit der postmortalen Faltenbildung ASCHOFFS wesensgleich sein dürfte (vgl. Abb. 859). Sie ist in den Abschnitten der großen Kurvatur am stärksten. Die Ursachen für die Bildung dieses Faltennetzwerkes dürften neben der regellosen Kontraktion der ihres Haltes (infolge der Zerstörung des geschlossenen Muskelschlauches) beraubten Muscularis mucosae (ASCHOFF), auch in der Veränderung des Gewebsturgors zu suchen sein. Wir sind weder im einzelnen über die Art noch über die Ursachen derartiger Veränderungen am Magen und den Zeitpunkt ihres Eintrittes genügend unterrichtet.

Wie schwierig es ist, aus dem aus anatomischen Untersuchungen erhaltenen Material sichere Schlüsse zu ziehen für den Zustand des funktionstüchtigen Organes, geht aus dem Ausspruch ASCHOFFS hervor: „Durch ergänzendes Studium der Histologie, der Anatomie, der Physiologie und der Röntgenologie des Magens muß es doch endlich gelingen, den Aufbau des tätigen Magens klarzulegen."

Unsere Untersuchungen gingen infolgedessen in erster Linie davon aus, durch Röntgenbeobachtung Einblick in die *normale Struktur des Innenreliefs des lebenden Organs* zu erhalten.

Mit einer Technik, die sich uns nach Erprobung verschiedenster Methoden bewährte, ist es uns gelungen, das uns gesteckte Ziel zu erreichen.

Wir verabreichen dem zu Untersuchenden vor dem Leuchtschirm zwei Eßlöffel einer gut suspendierten Barium-Traganthmischung und schließen daran die Untersuchung in Bauchlage unter Anwendung der Kompression größerer Magenabschnitte an. Das verwendete Kontrastmittel hat folgende Zusammensetzung:

Rp. Barium sulf. 600,0
  Tragacanthae   3,0—5,0
  Spiritus 90% 10,0
  Amylium acet. gtt. VIII.
  Aqua   800,0.

Diese Mischung wird nach ihrer Fertigstellung durch ein feines Tuchsieb gedreht, so daß man eine sahnige Flüssigkeit erhält, die auf der Schleimhaut einen absolut homogenen Überzug abgibt.

Schon durch die Lagerung des Patienten mit dem Bauch auf das horizontal gestellte Radioskop erzielt man eine bessere Verteilung des Kontrastmittels im Magen und vermeidet eine Ansammlung in dessen unteren Abschnitten. Wir komprimieren dann mit dem von uns angegebenen Ballongurtkompressorium (vgl. S. 107) unter Schirmkontrolle (Abb. 860) soweit, bis wir das Faltenrelief genügend deutlich zur Darstellung gebracht haben. Hierauf folgt Aufnahme. Zur Darstellung der unteren Magenpartie und des Duodenum lassen wir wie bei der gewöhnlichen Duodenal-

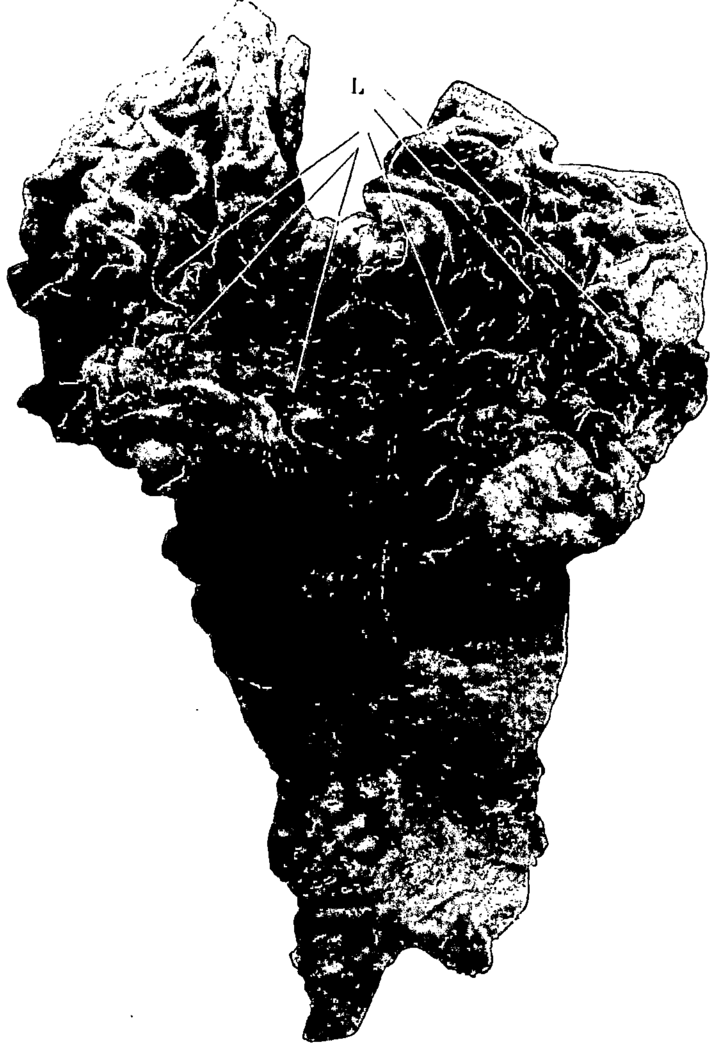

Abb. 859. Postmortale Faltenbildung. L zusammengeschrumpfte Längsfalten. (Nach ASCHOFF.)

methode halbrechte Bauchseitenlage einnehmen. Wir verhindern auf diese Weise, daß die Wirbelsäule störend in das darzustellende Gebiet zu liegen kommt.

Bei einer großen Anzahl magengesunder, mit dieser Technik untersuchter Menschen zeigte sich mit aller Deutlichkeit, *daß in der Gestaltung des Mageninnenreliefs eine Gesetzmäßigkeit* zu beobachten ist. Diese bezieht sich in erster Linie auf *Richtung, Lage* zur vertikalen Magenachse und *Verlauf* der Falten. Das vorzüglichste Merkmal sind die *Längsfalten*. Sie verlaufen — im Fundus beginnend — parallel zueinander und etwa in der Längsachse des Magens meist in mäßiger *Schlängelung* nach unten. Sie bilden Schleifen, deren Schenkel von der Vorderwand nach der

Hinterwand ziehen und deren Umbiegungsstellen an der großen Kurvatur liegen,
um so höher, je näher die Längsfalten an diese heranrücken (Abb. 861 und 862). Zahl,

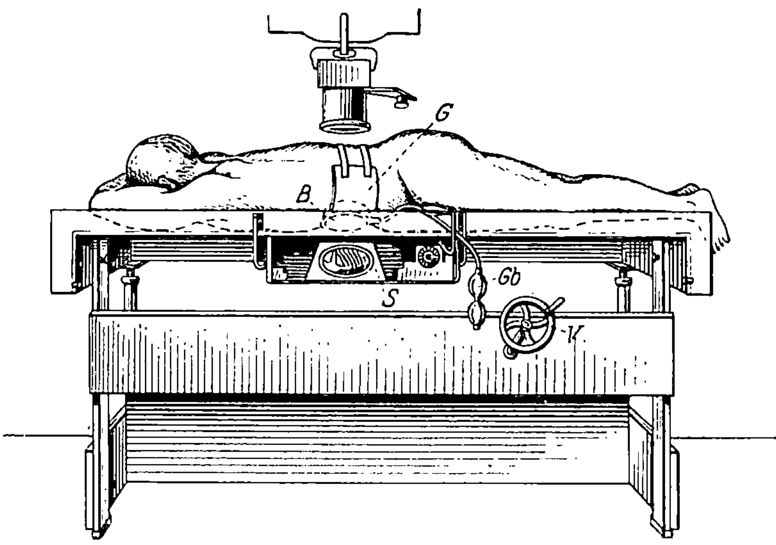

Abb. 860. Untersuchung des Patienten in Bauchlage mit Ballongurtkompressorium (Untersuchungstisch
nach CHAOUL). G Gurt, B Ballonkompressorium, Gb Gebläse, S Schirm bzw. Kassettenraum,
V Verstellvorrichtung zur Neigung des Tisches.

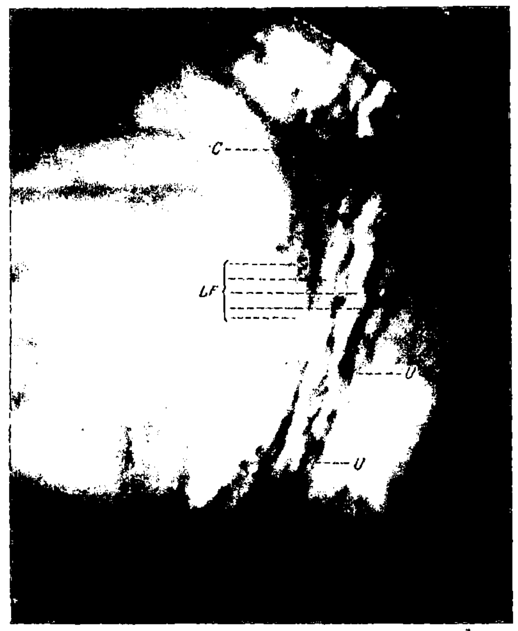

Abb. 861. Schleimhautrelief eines normalen
Magens (oberer und mittlerer Abschnitt).
C Einmündung des Oesophagus, LF geschlängelte
Längsfalten, U Umbiegungsstellen.

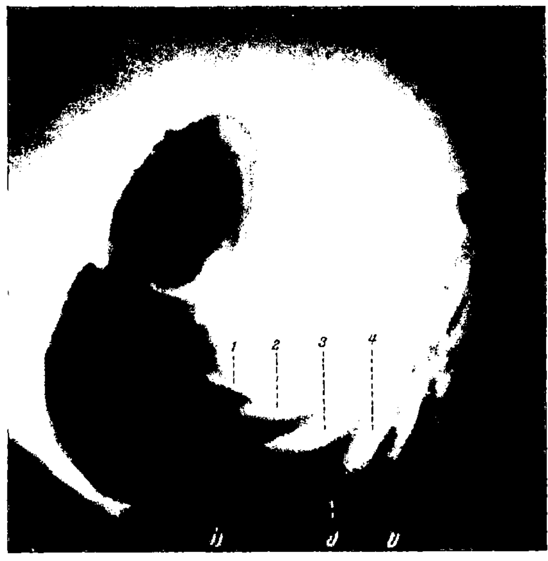

Abb. 862. Derselbe Magen (unterer Magenabschnitt
mit Pars pylorica und Duodenum).
1 und 2 innere, 3 und 4 äußere Falten der kleinen
Kurvatur (Grenzfalten). U Umbiegungsstellen.

Höhe und Breite der Falten differieren bei den einzelnen Individuen in gewissen
Grenzen (*individueller Typ*).

Die Falten der kleinen Kurvatur haben besonders *gestreckten Verlauf*. Zwei derselben (*die äußeren*) ziehen dabei von der kleinen Kurvatur quer über die Frontalwände zur großen und grenzen das Korpus gegen den Canalis egestorius zu deutlich

ab (*Grenzfalte,* vgl. Abb. 862 und 863). Die zwei anderen (die *inneren*) verlaufen von der kleinen Kurvatur durch den Kanal, um erst in Nähe des Pylorus an der großen Kurvatur in diesen umzubiegen [(Abb. 863) cf. BAENSCH]. Diese Verhältnisse hat bereits ELZE am anatomischen Präparate wohl erkannt. Nach ihm ist es ganz „typisch, daß von den vier die Magenstraße bildenden Falten im nur mäßig kontrahierten Organ, wie es etwa dem Nüchternzustand beim Lebenden entspricht, die beiden lateralen auf das Corpus ventriculi beschränkt sind und nicht in den Kanal eintreten, sondern etwa an der Grenze beider Abschnitte aus ihrer bisherigen Richtung gegen die große Kurvatur abbiegen".

Den Namen *Grenzfalte* halten wir hier deswegen für angebracht, weil diese den Magen sehr deutlich in seine zwei Abschnitte, den „Digestionssack" und den „Entleerungskanal", trennt. Da wo sie von der kleinen Kurvatur abbiegt, hört auch die

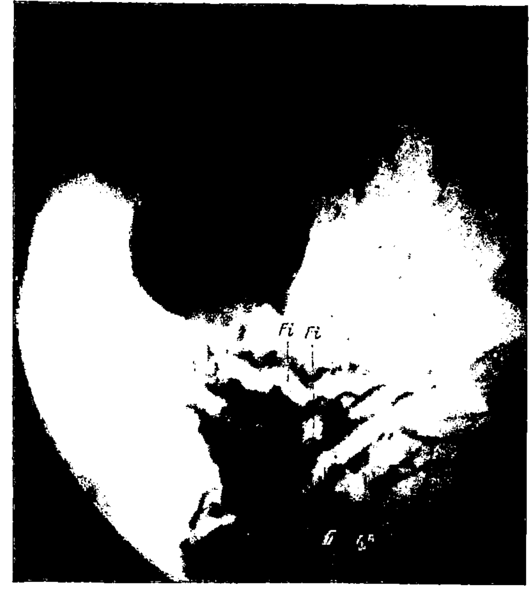

Abb. 863. Antrumrelief. Fi innere Falter der kleinen Kurvatur (Antrumfalten), GF Grenzfalte.

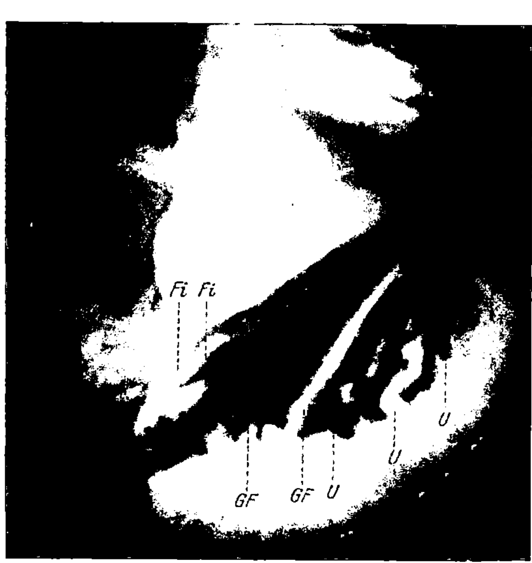

Abb. 864. Reliefbild des unteren und mittleren Magenabschnittes. GF äußere Falten der kleinen Kurvatur (Grenzfalten), Fi innere Falten der kleinen Kurvatur, U Umbiegungsstellen.

Magenstraße auf. Sie findet sich demnach nur in dem Abschnitt der dem Digestionssack entspricht. Im Entleerungskanal finden wir *allein* die von der kleinen Kurvatur kommenden bis zum Pylorus verlaufenden *Längsfalten* (Abb. 864).

Die stärkste *Schlängelung* weisen die Falten im Fornix und nahe der großen Kurvatur, wo sie auch am dichtesten nebeneinanderliegen, auf. Hier sieht man meist auch mehr oder weniger deutlich einzelne kurze Querfalten, besser gesagt *Anastomosen.* Diese verbinden die Längsfalten untereinander und sind verhältnismäßig selten im Korpus und den tieferen Magenabschnitten *so gut wie nie im Entleerungskanal zu finden.*

. Wir unterscheiden demnach drei verschiedene Arten von Falten: die „*primären*", das sind die Längsfalten, die „*sekundären*", die durch Schlängelung der Längsfalten entstehen und die „*Faltenanastomosen*". Für den eigentlichen Charakter der Schleimhaut, „der Facies ventriculi", sind nur die Primärfalten von wesentlicher Bedeutung.

Die *Zähnelung* an der großen Kurvatur kommt unseres Erachtens dadurch zustande, daß auf manchen Bildern die Umbiegungsstellen der Längsfalten an der großen Kurvatur deutlicher in der Bildebene sich abheben, ganz besonders in Fällen, wo die Verlaufsrichtung der Falten nicht in Richtung der Magenachse, sondern in einem Winkel zu ihr liegt (Abb. 864). Das sieht man am häufigsten beim quergestellten Magen. Zum anderen Teil dürfte auch eine abnorme, jedoch nicht immer pathologische Schlängelung die Ursache der genannten Zähnelung sein. Keinesfalls sollte man aus ihr allein auf eine krankhafte Hypertrophie der Schleimhaut schließen.

In unseren Normalserien haben wir das „Faltennetz" früherer Untersucher nicht feststellen können. Wir möchten annehmen, daß es sich bei den angeführten Präparaten um postmortale Veränderungen handelt. Es erscheint uns dies nicht nur nach unseren Erfahrungen am resezierten Organ (s. o.), sondern auch nach den von ASCHOFF mitgeteilten Beobachtungen, denen wir die Abb. 865 entnehmen, als das Wahrscheinliche. ASCHOFFs Material entstammt von plötzlich aus voller Gesundheit heraus Verstorbenen. Die Sektion wurde sofort oder innerhalb 1—2 Stunden nach dem Tode vorgenommen. Postmortale Veränderungen lassen sich hier am ehesten ausschließen. Die ASCHOFFschen Bilder zeigen in jeder Weise mit unseren röntgenologischen sehr bemerkenswerte Übereinstimmungen, unbeschadet der Tatsache, daß die anatomische Form des Magens gegenüber der röntgenologischen in bestimmten Einzelheiten differiert.

Sind nun die Längsfalten des Magens, die wir stets so regelmäßig darstellen konnten, konstante Gebilde? FORSSELL verneint das: „Die Schleimhaut des Digestionssackes ist ein plastisches Organ, welches einen selbständigen Bewegungsmechanismus hat. Durch die Autoplastik wird das Schleimhautrelief nach den Bedürfnissen der Digestion modelliert. Es gibt weder im Magen noch im Darm des Menschen irgendwelche permanente Schleimhautfalten. Das Schleimhautreliefbild, welches wir im Röntgenbild oder am anatomischen Präparat beobachten, ist nicht ein konstantes anatomisches Gebilde, sondern repräsentiert eine Phase der plastischen Bewegung der Schleimhaut". Auf Grund unserer Serienbefunde können wir diese Auffassung FORSSELLs nicht teilen. Wir glauben vielmehr, daß es sich bei *den Längsfalten des Magens wohl um konstante Gebilde handelt.* Und gerade dieser Konstanz müssen wir für die Feststellung pathologischer Reliefveränderungen große Bedeutung beimessen. Wir haben, wie aus Abb. 866—869 hervorgeht, bei ein und demselben Individuum zu verschiedenen Zeiten in verschiedenen Füllungsgraden und mit verschiedener Kompression in Verlauf, Richtung und Lage der Falten stets dasselbe Verhalten gefunden. Derartige Beispiele ließen sich beliebig vermehren; mit Rücksicht auf das ohnehin schon reichliche Bildermaterial glauben wir jedoch von weiteren entsprechenden Abbildungen Abstand nehmen zu können.

Wenn nun die Falten bei wechselnden Untersuchungsbedingungen sich immer gleichartig darstellen lassen, kann man nicht annehmen, daß es sich bei unseren

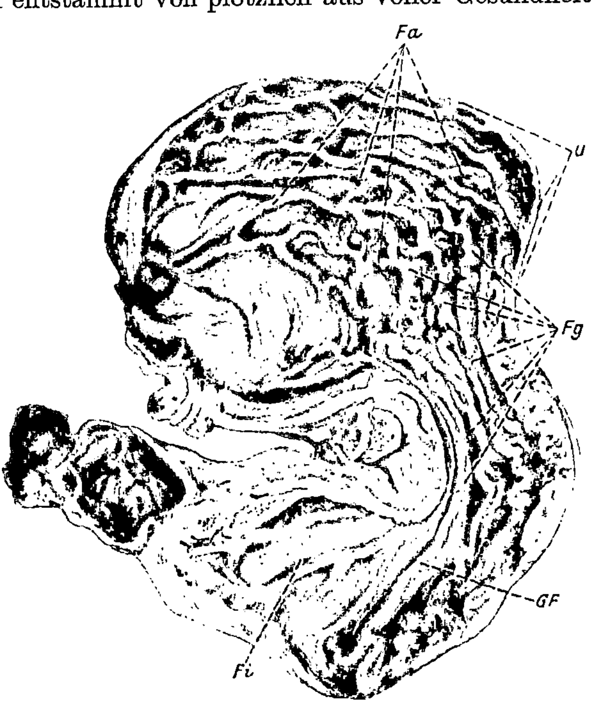

Abb. 865. Frontalwand des Magens. GF äußere Falte der kleinen Kurvatur, Fi innere Falte der kleinen Kurvatur, FG Falten der Frontalwände und der großen Kurvatur, U Umbiegungsstellen, FA Faltenanastomosen. (Nach ASCHOFF).

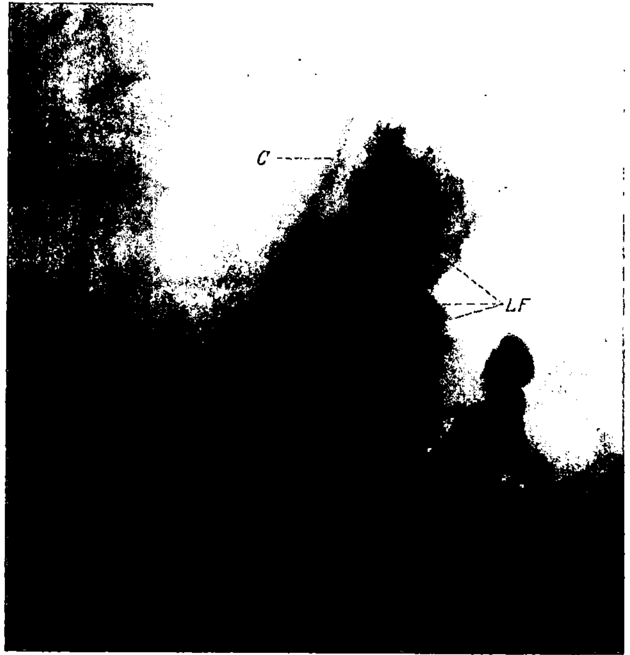
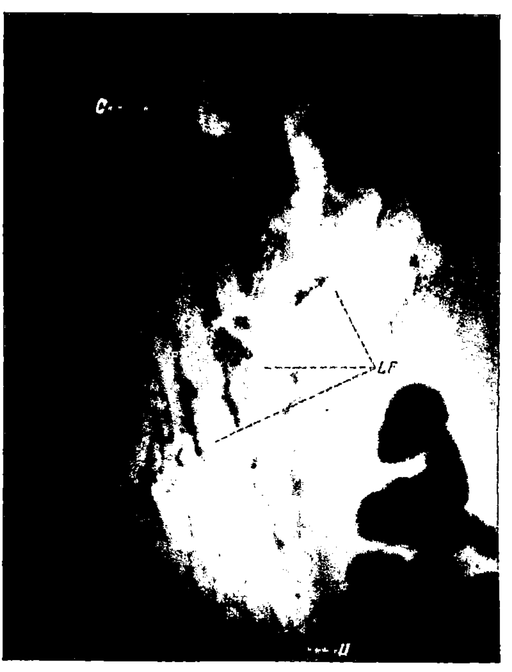

Abb. 866. Reliefbild des Magens: (Magen um Vertikalachse gedreht). C Cardia, U Umbiegungsstellen, LF Längsfalten.

Abb. 867. Derselbe Magen einige Minuten später aufgenommen mit verminderter Füllung. Stärkere Kompression. Faltencharakter absolut identisch mit Bild 866. Signatur wie dort.

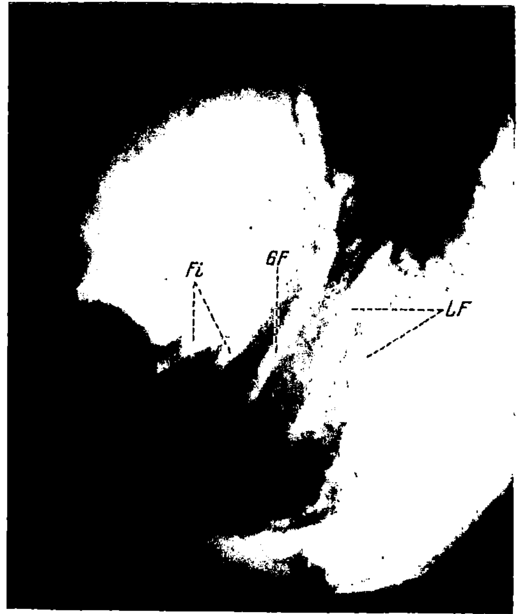
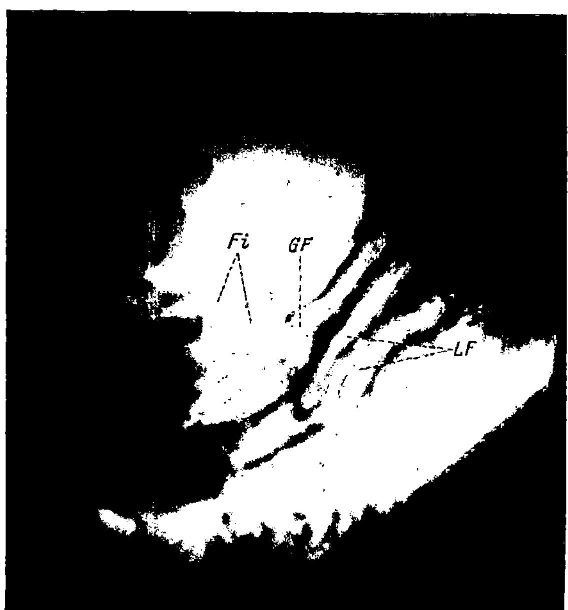

Abb. 868.   Abb. 869.

Abb. 868 und 869. Reliefbilder eines Längsmagens zu verschiedener Zeit mit verschiedener Füllung und verschiedener Kompression aufgenommen. Charakter der Fältelung in beiden Bildern der gleiche. Fi innere Falten der kleinen Kurvatur, LF Längsfalten, GF Grenzfalte.

Befunden um Zufallsprodukte handelt, daß wir stets das gleiche Stadium der „Schleimhautplastik" festgehalten hätten. Die von FORSSELL beschriebene „Autoplastik" der Schleimhaut dürfte nach unserer Auffassung im normalen Organ *mit einer absoluten Gesetzmäßigkeit vor sich gehen.* In der Möglichkeit wiederholter, zeitlich getrennter Beobachtungen bei veränderten, äußeren Bedingungen (Füllung, Kompression) haben wir für die Entscheidung dieser Frage ein allen anatomischen und experimentellen Untersuchungen überlegenes Mittel.

Wir müssen uns fragen, welches die anatomischen Gründe dieser Gleichmäßigkeit [Permanenz (FORSSELL)] sind, d. h. wie weit die Längsfalten anatomisch (strukturell) präformierte Gebilde darstellen. BAUER hat sich dahin ausgesprochen, daß für das Zustandekommen der Magenstraße eine bestimmte Verlaufsanordnung der Fibrae obliquae verantwortlich zu machen sei. Für die übrigen Magenabschnitte fehlen ähnliche Untersuchungen. Es erscheint naheliegend, die Anordnung der Schleimhautfalten mit ihrer Funktion, der Verteilung

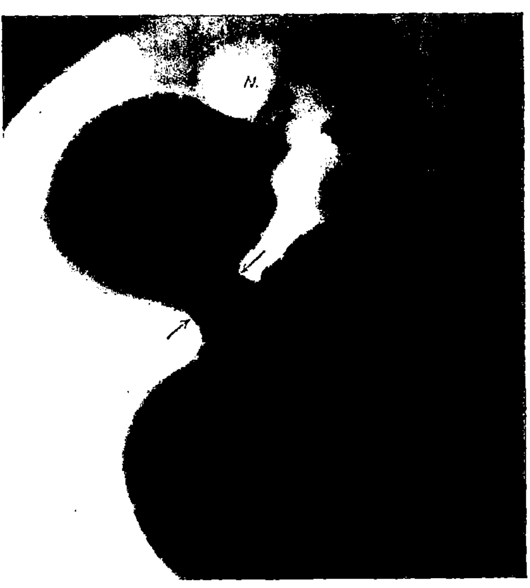
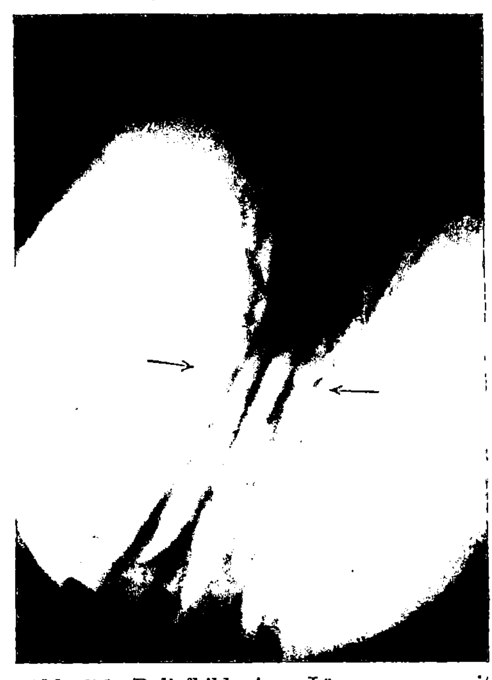

Abb. 870. Richtungsänderung der Falten des Kanalis infolge Kontraktion. Deutliche Konvergenz im Zustand der Kontraktion. Stenoseperistaltik bei Ulcus ad pylori (N). Pfeile = Kanaliskontraktion.

Abb. 871. Reliefbild eines Längsmagens mit Isthmusbildung. Pfeile = Isthmus.

und Beförderung der Ingesta, in Beziehung zu setzen. Als Ursache für den immer wiederkehrenden Formentyp nehmen wir eine *bestimmte, durch den geschlossenen Muskelschlauch des Magens dirigierte Kontraktionsrichtung der Muscularis mucosae* an. Demnach sind für uns die Längsfalten *funktionell konstante Gebilde.*

Eine vorübergehende Richtungsänderung im Verlauf der Falten kann durch umschriebene Kontraktion des Organs statthaben. Hierbei wirkt sich die für die eigentliche Gestaltung des Reliefs bedeutungslose *Muscularis propriae* aus. Sehr eindrucksvoll zeigt z. B. die Abb. 870 den Einfluß der Zusammenziehung des Kanalgebietes auf die dort verlaufenden Falten. Hierher gehört auch die Richtungsänderung beim Vorhandensein des *Isthmus.* Manchmal konvergieren nämlich die Primärfalten im normalen Magen etwas unterhalb der Korpusmitte derart, daß ihr Abstand voneinander vom Fornix nach hier zu ab- und nach dem Kanalis wieder zunimmt (Abb. 871). Dieses Verhalten konnten wir nur in einer beschränkten Anzahl der untersuchten Mägen beobachten.

Verlagerungen oder Richtungsänderungen der Achse des Magens führen zu einer gleichsinnigen Verschiebung im Verlauf des primären Faltensystems. In Abb. 866 und 867 z. B. sehen wir die Falten die Torsion des Magens um seine vertikale Achse mitmachen.

Eigenbewegungen der einzelnen Falten des Reliefs, wie FORSSELL sie an den Falten des Fornix in einer seiner Beobachtungen vor dem Leuchtschirm festgestellt hat, können wir an Hand unserer Serienaufnahmen bestätigen. Sie sind kenntlich am Wechsel der Schlängelung, wobei indes die Eigenart der Längsfalten erhalten bleibt. Im Hinblick auf die Abhängigkeit des Faltenreliefs vom Funktionszustande der Muscularis mucosae muß diese Eigenbewegung auch grundsätzlich zugegeben werden. Ihre röntgenologische Beobachtung stößt aber auf große Schwierigkeiten.

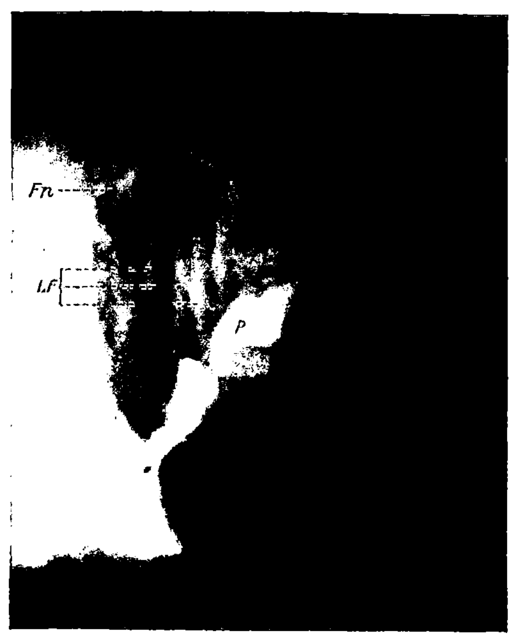

Abb. 872. Reliefbild des normalen Duodenum. LF Längsfalten an der kleinen Kurvaturseite, Fn Faltennetz im Gebiet der großen Kurvatur, P Pylorus.

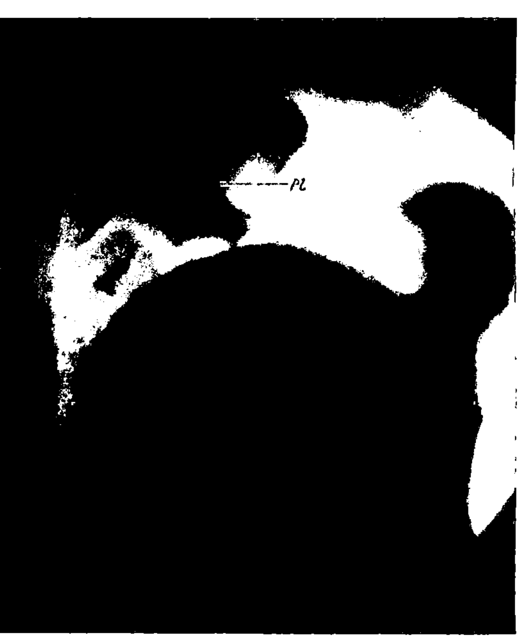

Abb. 873. Bulbus duodeni in der Aufsicht von der pyloralen Fläche gesehen.

Wir sind mit unseren Serienaufnahmen nur in der Lage, Zustandsbilder zu geben, aber nicht die Bewegung als solche zu verfolgen.

Hier sei einer Schleimhautformation gedacht, die die Pathologen als „Etat mamelonné" bezeichnen und die auch röntgenologisch als *Ausdrucksform pathologischer Vorgänge* auf der Schleimhaut beobachtet worden sein soll (BERG). Nach FORSSELL kommt der Etat mamelonné dadurch zustande, daß die Schleimhautfurchen zwischen den Areolae gastricae beim kontrahierten Magen sich vertiefen. Diese treten infolgedessen deutlicher hervor. Hiernach ist dann der „Status mamillaris" ein physiologischer Zustand, den die Schleimhaut annimmt, um sich der Volumverminderung des Organs anzupassen.

Wir konnten den Etat mamelonné in keinem Fall beobachten, können also weder über sein Vorkommen noch seine funktionelle Bedeutung bisher etwas aussagen.

Das Faltenrelief der Schleimhaut des Duodenum zeigt mit dem des Magens weitgehende Ähnlichkeit. Wir können hier ebenfalls Längsfalten erkennen, die an der kleinen Kurvatur mehr gestreckten, an der Seite der großen Kurvatur allerdings ungleich stärker geschlängelten Verlauf nehmen als am Magen (Abb. 872).

In Fällen, wo der Bulbus von vorne nach hinten, also mehr im Sinne der sagittalen Körperachse verläuft, gelingt es durch Kompression seine dem Pförtner zugekehrte Fläche darzustellen. Abb. 873 zeigt ein solches Bild. Man sieht den Bulbus in der Aufsicht von der pyloralen Fläche. Ein helles, kreisrundes Feld bezeichnet die Stelle der Pyloruslichtung (Pl), auf die die Falten des Bulbus sternförmig zulaufen.

Bevor wir nun die Befunde vom normalen Innenrelief des Magens auf pathologische Vorgänge übertragen, haben wir noch den gastroenterostomierten Magen zu berücksichtigen. Die Abb. 874 ist von einer gut funktionierenden Gastroenterostomie, 3 Wochen nach der Operation, gewonnen.

Wir sehen das Reliefbild im Magen bis weit über die Gastroenterostomiestelle hinaus deformiert. Die Falten sind zum Teil unterbrochen, zum Teil aus ihrer Richtung herausgedrängt. In die Anastomosenöffnung biegen die sonst in der vertikalen Magenachse verlaufenden Falten der großen Kurvatur ab und verlaufen parallel nebeneinander in die Anastomosenschenkel, also in der Austreibungsrichtung der Ingesta. Dabei scheint die Schleimhaut des Dünndarms eine Strecke weit im Sinne der Längsfalten des Magens umgeformt. FORSSELL bezeichnet das Verhalten der Falten an der Gastroenterostomiestelle nach einer Arbeit seines Schülers H. HELMER als einen „varikiierenden Schließungsmechanismus".

Ursache für die regellose Deformierung der Längsfalten in der Umgebung der Anastomosenöffnung dürften im Anschluß an die Operation entstandene Schrumpfungsvorgänge sein. In der Gastroenterostomieöffnung und in den Anastomosenschenkeln aber folgen die Längsfalten der funktionellen Umstellung, zu der das Organ gezwungen ist. Diese Tatsache spricht auch für unsere

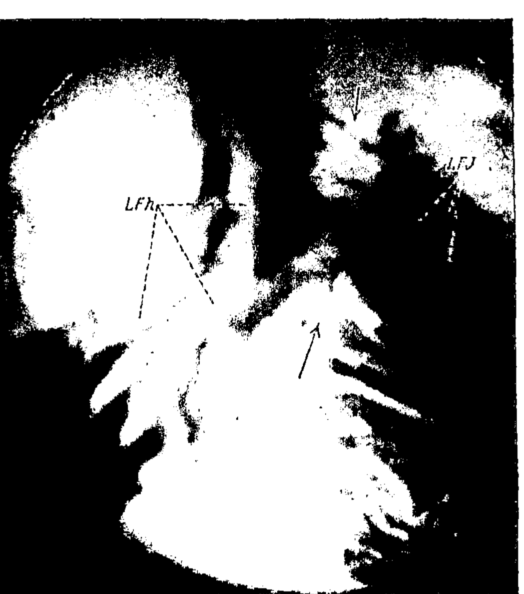

Abb. 874. Reliefbild einer gut funktionierenden Gastroenterostomie (3 Wochen nach der Operation). Pfeile = Anastomosenstelle, LFJ Längsfalten im Jejunumschenkel, LFh hypertrophische Längsfalten des Magens.

Auffassung, daß die Schleimhautfalten Folge einer gesetzmäßigen nach bestimmter Richtung hinzielende Kontraktion der Muscularis mucosae sind.

Die genaue Kenntnis des normalen Schleimhautreliefs ist unbedingt notwendig, wenn wir uns mit pathologischen Vorgängen an der Mageninnenwand beschäftigen wollen. Wir sind uns von vornherein darüber klar, daß vorerst auf dem Röntgenbild nur solche Reliefveränderungen zur Geltung kommen können, die makroskopisch wohl erkennbare Niveauveränderungen machen. Diese können sowohl an umschriebener Stelle auftreten, als auch die Schleimhaut in ihrer Gesamtheit in Mitleidenschaft ziehen. Im allgemeinen darf man sagen, daß ein zartes Schleimhautrelief mit feinen dichtstehenden Falten keinen pathologischen Befund darstellt. *Als sichere pathologische Merkmale* dahingegen sind nach unseren bisherigen Befunden anzusprechen:

1. abnorme Breite der Falten;
2. ausgesprochen vermehrte Schlängelung;

3. Abnorme Flachheit, die bis zum stellenweisen Schwund des Reliefcharakters führen kann;

4. Gestreckter Verlauf (Fehlen jeglicher Schlängelung);

5. rundliche, scharf begrenzte Aufhellungen im Gebiet der Frontalwände;

6. Kontinuitätsunterbrechungen als Zeichen einer Wandinfiltration;

7. abnorme Richtungsänderung;

8. Granulierung der Schleimhautoberfläche als Zeichen pathologischer Schleimvermehrung.

Sie umfassen Reliefsymptome der Schleimhauthypertrophie und -atrophie, der Gastritis, des Carcinoms und des Ulcus.

Die *Hypertrophie,* wie sie uns als Begleiterscheinung des Ulcus entgegentritt, ist in Abb. 875 wiedergegeben. Bei ihr steht die abnorme Breite der Längsfalten, die

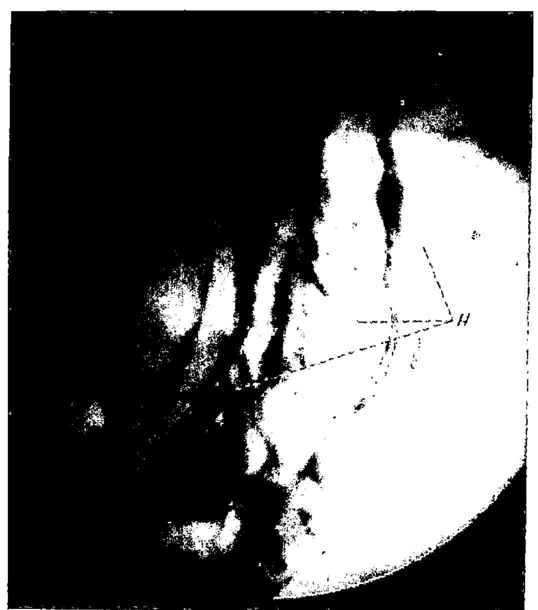

Abb. 875. Reliefbild eines Ulcusmagens. Sehr ausgeprägte Verbreiterung der Längsfalten (H). Keine vermehrte Schlängelung.

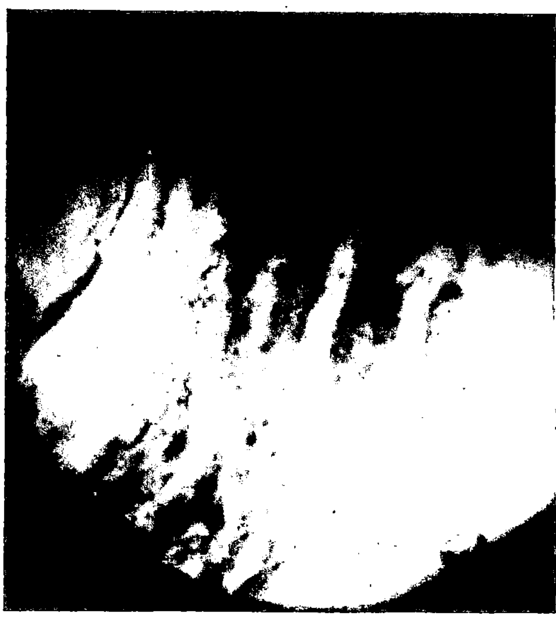

Abb. 876. Reliefbild einer Schleimhautatrophie bei benigner Pylorusstenose. Stellenweise Reliefcharakter aufgehoben. Falten verlaufen, soweit sichtbar, gestreckt, gegenüber der Norm nicht verschmälert. Granulierung der Schleimhautoberfläche als Zeichen pathologisch vermehrter Schleimsekretion.

das zwei- bis dreifache der Norm betragen kann, im Vordergrund. Oft ist sie die einzige pathologische Reliefveränderung bei der Ulcushypertrophie. Die Schlängelung ist nicht wesentlich stärker als im Normalen. In manchen Bildern ist sie sogar eher schwächer; die Falten sind mehr oder weniger starr.

Im Gegensatz dazu steht die *Schleimhautatrophie* (Abb. 876). Das hier wiedergegebene Bild stammt von einem Patienten mit benigner Pylorusstenose. Der Magen war ektatisch. Auf den ersten Blick fällt auf, daß das Reliefbild ein flaches verschwommenes Aussehen hat. Stellenweise ist der Reliefcharakter überhaupt verloren gegangen. Die Längsfalten sind nicht mehr überall deutlich zu erkennen. Sie sind außerordentlich flach, jedoch nicht wesentlich schmäler als im normalen Bild und verlaufen, soweit erkennbar, gestreckt ohne jegliche Schlängelung.

Daneben sehen wir über das ganze Bild verstreut zahlreiche kleine Kontrastflecke, die der Schleimhaut das Aussehen *einer granulierten Fläche geben.* Wie wir uns an Resektionspräparaten überzeugen konnten, entstehen diese Granulierungen, die wir auch bei Carcinommägen fanden, nicht etwa durch Vertiefungen in der Schleimhaut, sondern durch Schleimkügelchen, die mit Kontrastbrei vermengt sind. *Die*

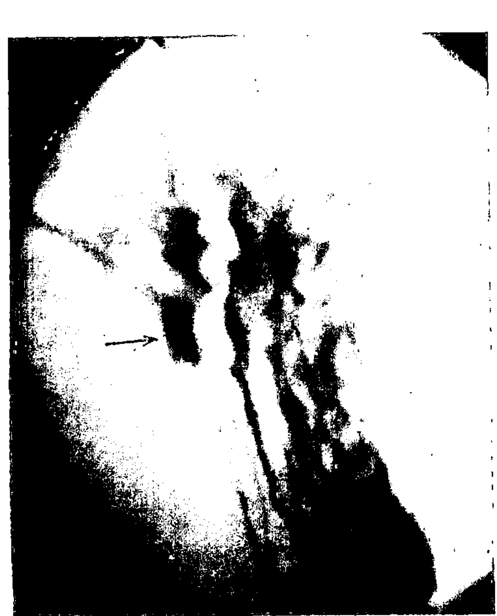

Abb. 877. Schleimhautreliefbild einer Gastritis hypertrophicans. Vermehrte Schlängelung; Aussparungen neben den Faltenaufhellungen. Vermehrte Anastomosenfältelung. Pfeil = Kardia.

Abb. 878. Schleimhautreliefbild eines Carcinommagens. Hypertrophische neben atrophischen Falten.

Granulierung deutet also auf *vermehrten Schleimgehalt* und ist als Symptom eines *Katarrhs* zu werten. Im normalen Bild kam sie uns nicht zu Gesicht.

Diesen beiden Formen pathologischer Reliefveränderung, die Folgeerscheinungen einer anderen Magenerkrankung sind, steht die Krankheit der Schleimhaut sui generis gegenüber, die eigentliche *Gastritis*.

Gutzeit hat die direkte röntgenologische Symptomatologie der *Gastritis hypertrophicans*, wie folgt, beschrieben: „Die normalen Schleimhautbilder lassen nur Längs- und Querfalten erkennen, während bei hypertrophischer Gastritis ungleich runde oder ovale Aufhellungen im Schleimhautschatten neben Faltenaussparungen sichtbar sind (kernige Aufhellungen). Dieser Befund ist so konstant, daß gastroskopisch stets eine hypertrophische Gastritis gefunden wurde. Den Aussparungen im Röntgenbild entsprechen Höckerungen und Unebenheiten der Schleimhaut".

Diese Beschreibung der Gastritis hypertrophicans können wir im großen

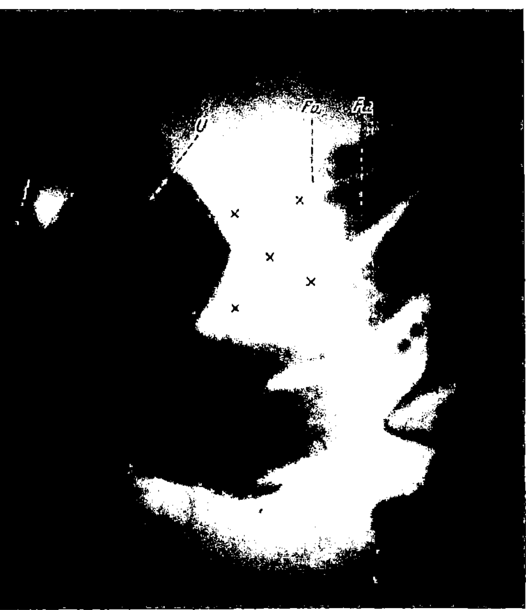

Abb. 879. Carcinom des Antrumteiles der kleinen Kurvatur (Reliefbild). U Tumorulcus, × Infiltration, Fa Faltenabbruch.

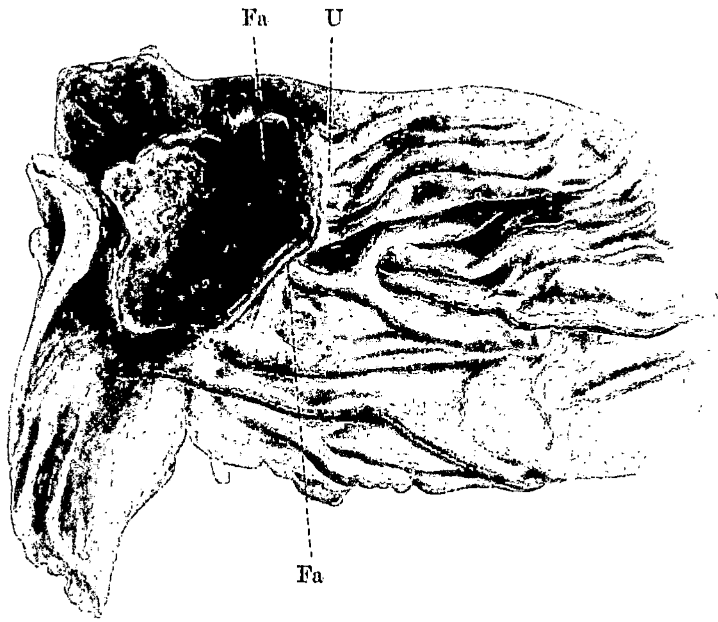

Abb. 880. Resektionspräparat (etwa 1½ Std. nach Entnahme gezeichnet).

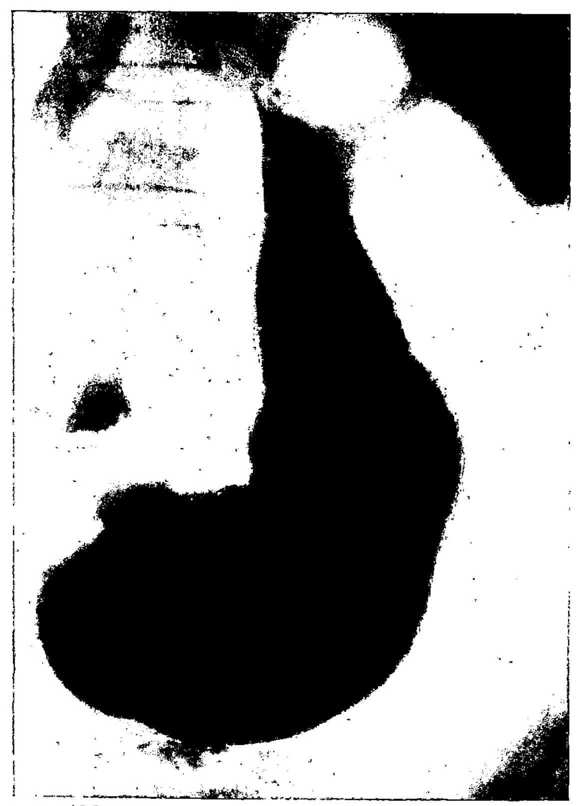

Abb. 881. Derselbe Magen bei gewöhnlicher
Kontrastfüllung.　Pfeile = tumorverdächtige Stelle.

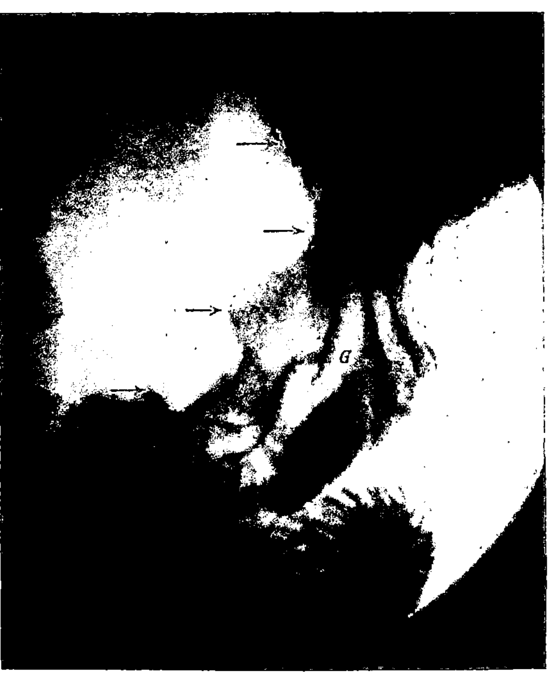

Abb. 882. Walnußgroßes Carcinom zwischen mittlerem
und unterem Drittel der kleinen Kurvatur (Reliefbild).　Pfeile = Tumor, G Grenzfalte, zugleich laterale
Grenze der Tumorinfiltration.

und ganzen für unsere Befunde übernehmen. In der Abb. 877, die von einem magenleidenden Potator stammt, bei dem außer der Schleimhautveränderung kein pathologischer Magenbefund erhoben wurde, sehen wir deutlich vermehrte Schlängelung der Längsfalten. Auffallend ist die ausgesprochene _sekundäre Fältelung und die Bildung von Faltenanastomosen in der Gegend der Frontalwände und der großen Kurvatur. Daneben sind *ungleich große, rundliche, scharf begrenzte Aufhellungen zu erkennen.* Im Gesamtbild erscheinen die Längsfalten manchmal wie zerrissen.

Die „*Gastritis atrophicans*" haben wir bisher in keinem Fall als isolierten Befund erheben können. Wenn wir eine Schleimhautatrophie beobachteten, so war sie stets mit irgendeinem anderen organischen Leiden vergesellschaftet (benigne Pylorusstenose, vgl. Abb. 876, Carcinom, vgl. Abb. 878). Bei der Beschreibung der Atrophie

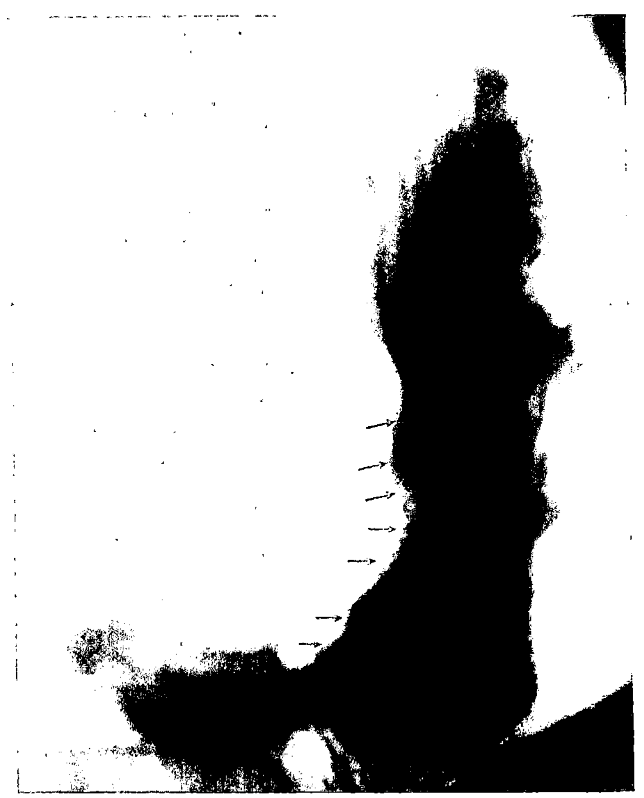

Abb. 883. Derselbe Magen bei gewöhnlicher Kontrastfüllung. Pfeile = unscharfe Begrenzung der kleinen Kurvatur (Tumor).

hoben wir bereits hervor, daß ein pathologisch vermehrter Schleimgehalt auffiel, der auf einen Katarrh der Schleimhaut zu beziehen ist.

Ein Unterschied im Bild der Atrophie bei Pylorusstenose zu der beim Carcinom (Abb. 878) besteht, abgesehen von graduellen Abweichungen, insofern, als beim Carcinom neben den atrophischen Bezirken normale und unter Umständen hypertrophische Falten vorhanden sind.

Interessante und aufschlußreiche Reliefbefunde ließen sich bei den beiden wichtigsten Erkrankungen des Magens, dem Ulcus und insbesondere dem Carcinom erheben.

Für das *Carcinom* typische Merkmale sind in den Abb. 879, 882, 884, 886 und 887, 888 wiedergegeben.

In Abb. 879, dem Reliefbild des Magens Abb. 881, sehen wir die Schleimhautfalten im mittleren Magenabschnitt in normaler Anordnung und Verlaufsrichtung.

Höhe und Breite der einzelnen Falten bieten keine wesentliche Abweichung von der Norm. In Nähe des Angulus sind die Falten plötzlich unterbrochen. Kurz vor ihrem Aufhören divergieren sie in mäßigem Grade. Nur die ganz lateralen, an der großen Kurvatur gelegenen setzen sich wie im normalen Bilde fort. Unterhalb des Faltenabbruches findet sich eine etwa pflaumengroße Schattenaussparung. Die Deutung lautete: Carcinom des Antrumteiles der kleinen Kurvatur bis zum Pylorus reichend und die große Kurvatur freilassend (operabel).

Die Operation, durch die das in Abb. 880 wiedergegebene, frisch nach der Entnahme gezeichnete Resektionspräparat gewonnen wurde, bestätigte die Röntgendiagnose in vollem Umfang. Es handelte sich um ein von der Hinterwand ausgehendes, über die kleine Kurvatur nach der Vorderwand übergreifendes Adenocarcinom. In seinem Zentrum fand sich ein etwa kirschgroßer Krater, dessen Ränder wulstig aufgeworfen waren. Nach dem Pylorus zu war die Magenwand bis dicht in dessen Nähe derb infiltriert und absolut faltenlos.

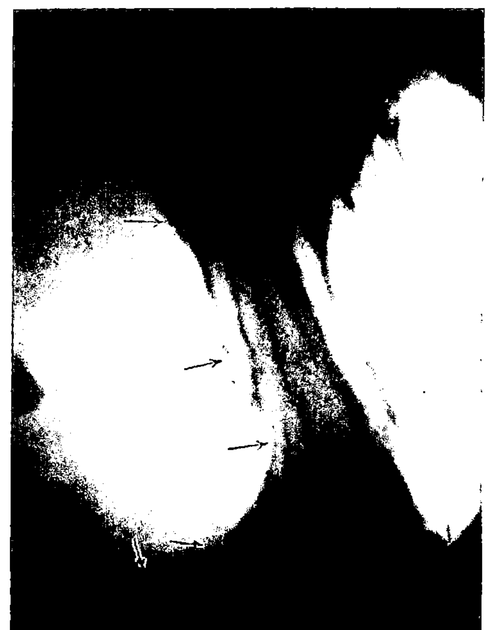

Abb. 884. Carcinomatöser Defekt an der kleinen Kurvatur. Pfeile = Tumorgrenze.

Den beschriebenen ähnliche Verhältnisse sehen wir in Abb. 882. Die Falten des Korpus zeigen keine Abweichung von der Norm. Von den Falten der kleinen Kurvatur hat nur die Grenzfalte normalen Verlauf. Etwas oberhalb der Stelle, wo sie von der kleinen Kurvatur abbiegt, hören deren innere Falten auf. Hier zeigt sie unscharfe Begrenzung, die etwas unterhalb in eine rundliche leicht fleckige Aufhellung von etwa Walnußgröße übergeht. Es handelt sich nach dem Bilde um ein etwa walnußgroßes, an seiner Oberfläche leicht ulceriertes Carcinom an der Grenze zwischen mittlerem und unterem Drittel der kleinen Kurvatur. Kardiawärts reicht die Infiltration etwas über den Angulus hinaus. Die Frontalwände sind nur dicht an der kleinen Kurvatur infiltriert; im übrigen sind sie ebenso wie die große Kurvatur frei (Abb. 883 ist derselbe Magen bei gewöhnlicher Kontrastfüllung).

Die Operation bestätigte diesen Befund und zeigte mit der röntgenologischen Lokalisation vollkommene Übereinstimmung.

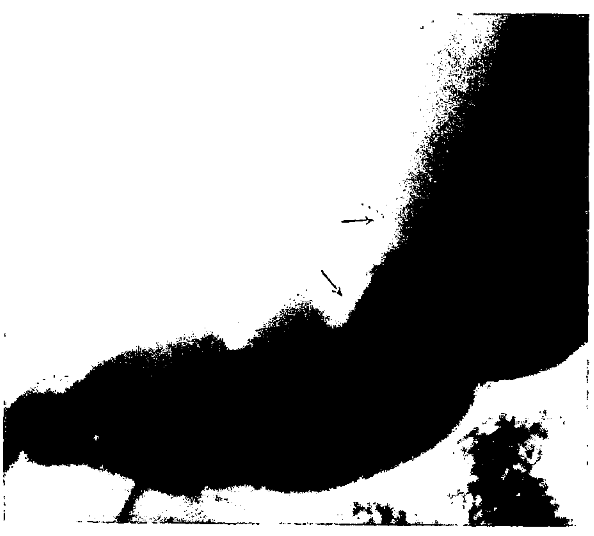

Abb. 885. Carcinommagen bei gewöhnlicher Kontrastfüllung. Pfeile = unscharfe Begrenzung der kleinen Kurvatur (Tumor).

Weitere Beispiele des Verhaltens des Schleimhautreliefs bei Carcinom sind in den Abb. 884, 885—887, 888, 889 niedergelegt.

In Abb. 884 ist ein Defekt an der kleinen Kurvatur zu erkennen. Etwa zwischen oberem und mittlerem Drittel hören die inneren Falten der kleinen Kurvatur auf, eine kurze Strecke später auch die äußeren. Hier ist eine deutliche Knickung vorhanden. In Höhe dieser erscheint die nächste Falte des Korpus wie verdrängt. Der eigentliche Tumor sitzt unterhalb der Knickung und reicht distalwärts etwas über den Angulus hinaus; kardiawärts ist die kleine Kurvatur bis zum Unterbruch ihrer Falten infiltriert. Die Ausdehnung des Tumors beschränkt sich auf die kleine Kurvatur und die allernächste Nachbarschaft der Frontalwände.

Sehr eindrucksvoll sind die beiden folgenden Beobachtungen. Abb. 885 ist das Bild eines Magens nach gewöhnlicher Kontrastfüllung. Etwas oberhalb der Mitte der kleinen Kurvatur findet sich eine etwa pflaumengroße Schattenaussparung mit unscharfer Begrenzung. Im übrigen sind die Konturen unverändert. Nach dem Bild

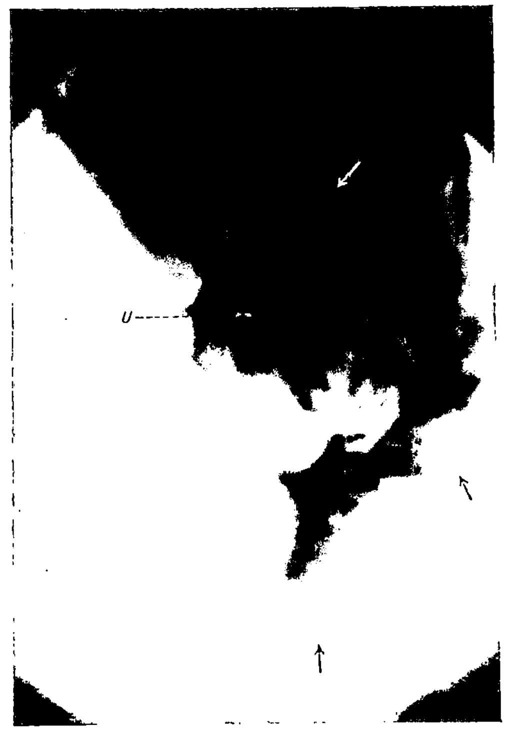

Abb. 886. Reliefbild desselben Magens. Der Tumor reicht von Magenmitte bis zur Cardia und zur großen Kurvatur (Pfeile). U Tumorulcus.

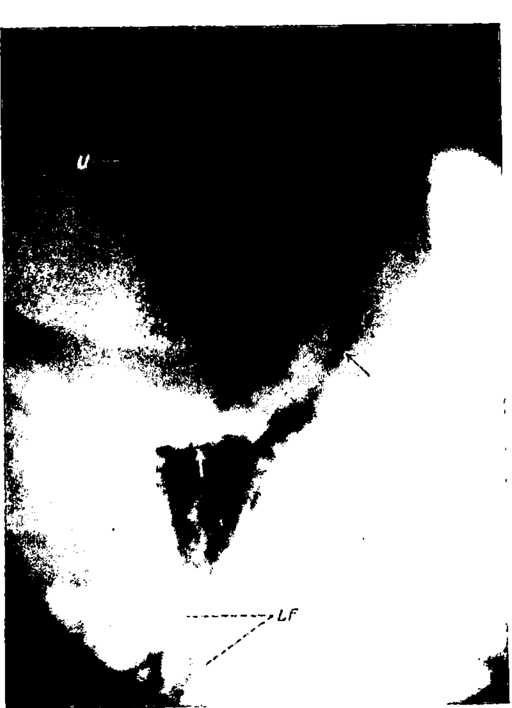

Abb. 887. Derselbe Magen. Reliefbild. Beginn der Falten am unteren Rand des Tumors. Pfeile = Tumorgebiet, U Tumorulcus, LF Längsfalten.

würde man annehmen können, daß die Schattenaussparung auch Sitz und Ausdehnung des Tumors wiedergäbe. Die Schleimhautaufnahme (Abb. 886) belehrt jedoch eines Besseren. Wir sehen einen großen Defekt, der von der Mitte der kleinen Kurvatur nach oben bis zur Kardia, nach lateral bis dicht an die große Kurvatur heranreicht. Falten sind in diesem Bereich überhaupt nicht vorhanden; statt dessen findet sich ein großer unhomogener Schattenfleck (Tumorulcus). Erst unterhalb der Magenmitte (unterer Tumorrand) setzen flache Falten an, die nach den distalen Magenabschnitten sich fortsetzen (Abb. 887).

Es wurde die Diagnose gestellt: großes inoperables Carcinom der kleinen Kurvatur, das von der Magenmitte bis zur Cardia reicht und die Frontalwände bis zur großen Kurvatur infiltriert. Die Probelaparotomie bestätigte die Deutung.

Bei der zweiten Beobachtung handelt es sich um einen Patienten, bei dem von anderer Seite bereits ein Ulcus am Duodenum festgestellt worden war. Zugleich war der Verdacht auf Korpuscarcinom ausgesprochen. Wir konnten sowohl das Ulcus am Duodenum bestätigen als den Verdacht des Carcinoms zur absoluten Sicherheit erheben. Es handelt sich nach dem Reliefbild (Abb. 888) um ein großes

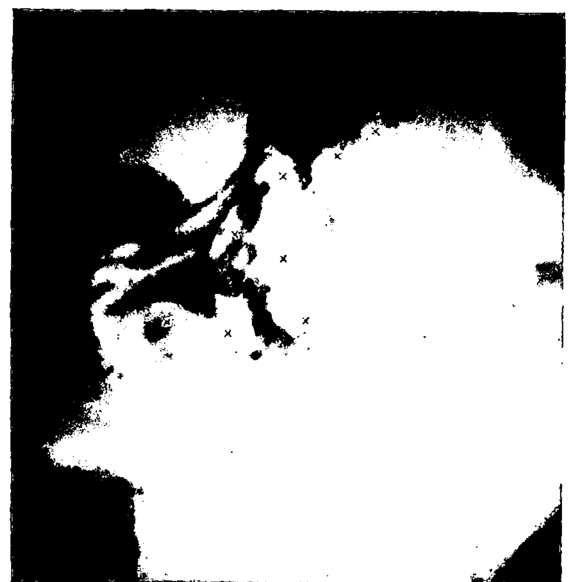

Abb. 888. Reliefbild eines Magens mit großem Carcinom an der großen Kurvatur. × Tumor.

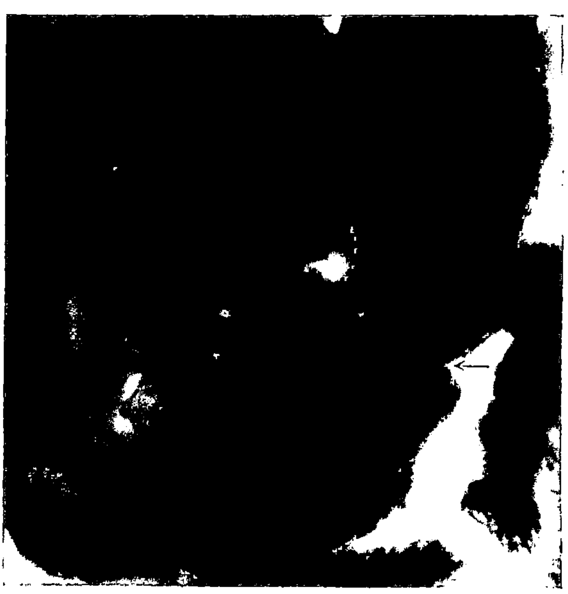

Abb. 889. Derselbe Magen mit gewöhnlicher Kontrastfüllung. Pfeil = Carcinomverdächtige Stelle.

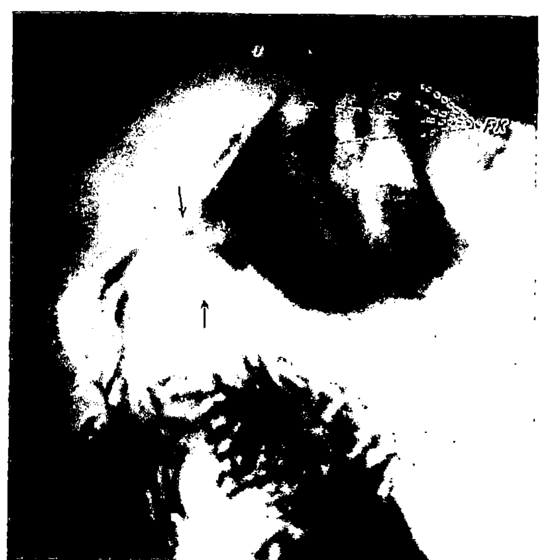

Abb. 890. Faltenkonvergenz bei Ulcus ventriculi (kleine Kurvatur). U Ulcus, Fk konvergierende Längsfalten. Pfeile = Anastomosenstelle.

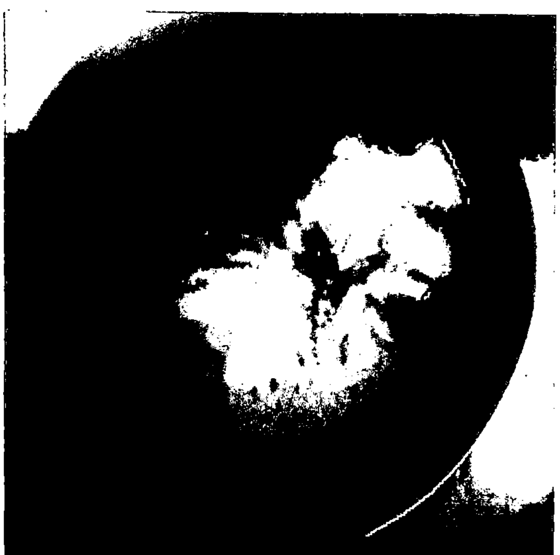

Abb. 891. Faltenstern bei Ulcus pepticum jejuni.

Korpuscarcinom an der großen Kurvatur, das bis dicht an die kleine Kurvatur heranreicht, diese selbst anscheinend aber nicht infiltriert. Abb. 889 zeigt das Bild desselben Magens nach gewöhnlicher Kontrastfüllung.

Der *diagnostische* Wert der Schleimhautreliefbilder liegt neben sicherer Erkennung des Tumors in der Möglichkeit seiner genaueren Lokalisation. Damit ist

Verbesserung der Indikationsstellung für eventuelle operative Eingriffe gegeben. Es braucht nicht betont zu werden, daß die Reliefdarstellung hierbei der gewöhnlichen Kontrastuntersuchung überlegen ist.

Darstellung der Reliefdeformierung durch *Ulcus* ist von Bedeutung für die Diagnostik solcher Geschwüre, deren Erkennung bei Sitz an den Frontalwänden, an der Kardia oder an der Gastroenterostomiestelle mit der gewöhnlichen Kontrastfüllung besonderen Schwierigkeiten begegnet oder gar unmöglich ist. Daneben könnten wir erwarten, daß das Schleimhautbild diagnostisch wichtig sei bei Defekten, die infolge ihrer Oberflächlichkeit im Ausgußbild überhaupt nicht zur Geltung kommen (Schleimhautulcera).

Es ist an sich bekannt, daß Geschwüre des Magens und Duodenum

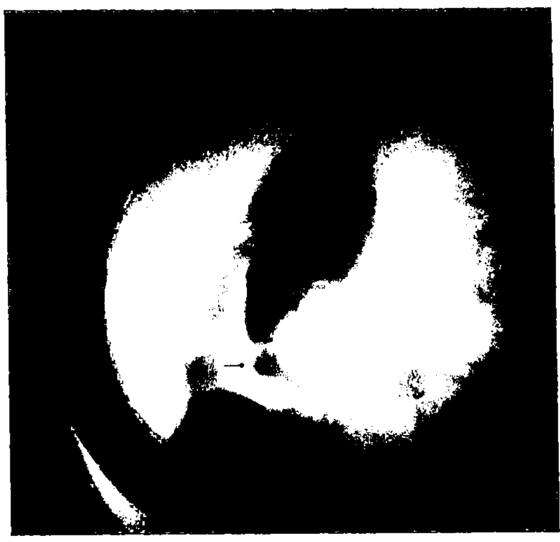
Abb. 893. Ulcus duodeni. Pfeil = Ulcustasche. Keine Faltenkonvergenz.

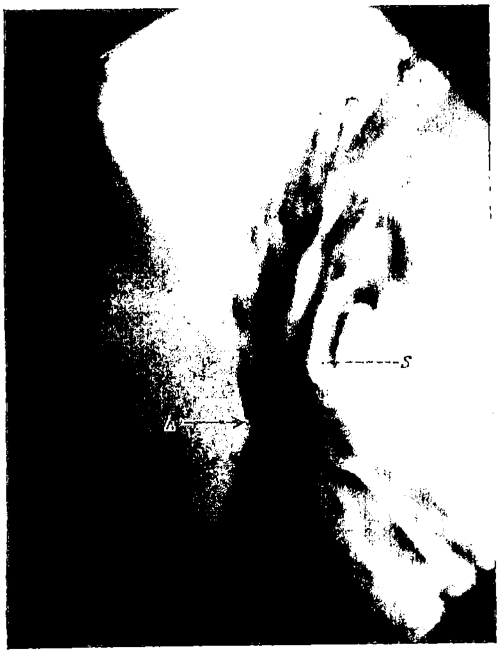

Abb. 892. Faltenstern bei Ulcus ventriculi. Zugleich Einbuchtung der Falten der großen Kurvatur durch Spasmus. K Faltenkonvergenz durch Ulcusnarbe. S Faltendeformierung durch Spasmus.

abgesehen von der Schleimhauthypertrophie eine Deformierung des Faltensystems erzeugen. ORATOR konnte am Resektionsmaterial der ersten chirurgischen Klinik in Wien beim Ulcus eine zweifache Änderung im Verhalten des Faltenwerkes feststellen: den Faltenstern und die Breitseitendeckung, d. h. die Überdeckung des Defektes durch die benachbarten Falten.

Bei unseren bisherigen Untersuchungen konnten wir wiederholt eine Faltenkonvergenz bei Geschwüren, wie sie auch von röntgenologischer Seite (RENDICH, BERG) bereits beobachtet ist, feststellen.

Die Abb. 890, 891 erläutern in eindrucksvoller Weise die Verhältnisse. Insbesondere zeigt Abb. 890, wie man an Hand der durch Reliefdarstellung sichtbar gemachten Faltenkonvergenz das sonst schwer direkt darstellbare Ulcus pepticum jejuni diagnostizieren kann (operativ kontrollierter Fall).

Abb. 892 ist das Reliefbild eines Magens mit Ulcus am mittleren Teil der kleinen Kurvatur. An der Stelle der Konvergenz sieht man einen glatten faltenlosen Bezirk; die nach hier sternförmig verlaufenden Längsfalten nehmen allmählich an Höhe ab, bis sie vollständig in dem Niveau der übrigen Magenwand verschwinden. Das Bild bietet weiter Interesse insofern, als gleichzeitig ein Spasmus an der großen Kurvatur gegenüber dem Geschwürssitz vorhanden war, dessen Ausdruck eine deutliche

Einbuchtung der im übrigen vollkommen intakten lateralen, an der großen Kurvatur gelegenen Falte ist. Sie erleidet in ihrem Verlauf keine Kontinuitätsunterbrechung.

Seine Entstehungsursache hat der Faltenstern zweifellos in narbiger Schrumpfung, von der wir wissen, daß sie früh, spät oder gar nicht beim Ulcus eintreten kann. Hierin liegt bereits die Einschränkung bezüglich des Vorkommens dieser Ulcusdeformität. Sie wird nicht in allen Fällen zu finden sein. Ein Beispiel hierzu ist Abb. 893.

Wir sehen, wie eine breite Falte lateral an der Nische vorbeiläuft, ohne eine Deformierung aufzuweisen. Es ist möglich, daß es sich hier um einen der Breitseitendeckung ORATORS ähnlichen Zustand handelt. Immerhin ist in der Verwertung dieses Begriffes am Röntgenbild noch Vorsicht am Platz. Hier besonders weist unser Untersuchungsmaterial noch Lücken auf, die nicht gestatten, bezüglich der Darstellbarkeit exakte Schlüsse zu ziehen.

Dasselbe gilt für die Sichtbarmachung der oberflächlichen Schleimhautdefekte im Reliefbild. Ihrer Darstellbarkeit entstehen dadurch Schwierigkeiten, daß unser Kontrastmittel für derartig geringfügige Defekte ein nicht genügend feines Agens ist.

Man sieht, wie es möglich ist, auf dem Skiagramm pathologische Vorgänge auf der Schleimhaut sehr anschaulich zur Darstellung zu bringen. Eine eingehendere Auswertung unserer Befunde kann in der Folge nur an Hand eines größeren Materials stattfinden. Die bisherigen Ergebnisse ermutigen sehr, die Versuche in der begonnenen Richtung fortzusetzen.

Literatur.

ABRAMS: Nervous eructation and skiagraphy. Lancet Vol. 2, p. 732. 1899.

ACH, ALWIN: Beiträge zur Oesophaguschirurgie. Habilitationsschrift. München: Lehmann 1913. Ref. Fortschr. a. d. Geb. d. Röntgenstr. Bd. 20, S. 522. 1913.

AIMÉ, P., H. KRESSER und V. VEAU: Ein Fall chronischer Appendicitis mit sklerosiertem, luftgefülltem, röntgenologisch sichtbarem Wurmfortsatz. Arch. des maladies de l'appar. dig. et de la nutrit. Tome 16, Nr. 3, p. 364. 1926.

ÅKERLUND, A.: Das Nischensymptom bei Carcinoma ventricularis. Acta radiol. Bd. 1, S. 274.
— Duodenaldivertikel und gleichzeitige Erweiterung des VATERschen Divertikels bei einem Fall von Pankreatitis. Fortschr. a. d. Geb. d. Röntgenstr. Bd. 25, H. 6. 1918.
— Röntgenologiska duodenal-observationer. Hygiea 1919. S. 349.
— Det röntgenologiska nischsymptomet vid ulcus duodeni. Förhandlingar vid Nord. Kirurg. Fören. 12. mote i Kristiania 3. bis 5. Juli 1919. S. 24.
— Röntgenologiska bulbusdeformeringe vid duodenalsar och teknik for deras fromställande. 1. Nordiska Röntgenolog. Kongressen i Kristiania Juli 1919.
— Drei Fälle von röntgendiagnostizierten kombinierten Magen- und Duodenalgeschwüren. Fortschr. a. d. Geb. d. Röntgenstr. Bd. 37, H. 1, S. 40. 1920.
— Spastische Phänomene und eine typische Bulbusdeformität bei Duodenalgeschwüren. Münch. med. Wochenschr. 1919. H. 4, S. 91.
— Röntgenologische Studien über den Bulbus duodeni mit besonderer Berücksichtigung des Ulcus duodeni. Acta radiol., Supplementum i Stockholm: J. Marcus 1921.
— Die Röntgendiagnose des Ulcus duodeni mit Hinsicht auf die lokalen „direkten" Röntgensymptome. Fortschr. a. d. Geb. d. Röntgenstr. Bd. 30, 3. Kongreßh., S. 43.
— Magendivertikel simulierende Duodenaldivertikel an der Flexura duodenojejunalis. Fortschr. a. d. Geb. d. Röntgenstr. Bd. 27, H. 4.

ALAPY: Die Knickung der untersten Ileumschlinge. Arch. f. klin. Chirurg. Bd. 121, S. 304.

ALBERS-SCHÖNEBERG: Die Untersuchung des Magens und Darmes mit der Wismutmethode. Med. Klinik 1908. Nr. 45.

ALBERTI: Über das Röntgenologische bei der Spulwurmerkrankung. Radiol. med. Vol. 13, Nr. 3, p. 214. 1926.
— Beitrag zum röntgenologischen Studium des subphrenischen Abscesses. Radiol. med. Vol. 13, Nr. 3, p. 161. 1962.

ALBRECHT: Röntgenbefunde bei Obstipation. 29. Kongr. d. inn. Med. 1912.
— Zur Frage der Antiperistaltik im Dickdarm bei schwerer Obstipation. Münch. med. Wochenschrift 1912. Nr. 29.

ALBU: Der nervöse Magen im Röntgenbilde. Berlin. klin. Wochenschr. 1920. Nr. 1.
— Der Stand der Verdauungskrankheiten während der Kriegszeit. Münch. med. Wochenschr. 1918. Nr. 10.
— Die Röntgendiagnostik der Verdauungskrankheiten in klinischer Bewertung. Med. Klinik 1914. Nr. 9
— Zur Diagnostik der Pankreascysten. Berlin. klin. Wochenschr. 1918. Nr. 13.
— Zur Diagnose und Therapie des Ulcus duodeni. Zeitschr. f. ärztl. Fortbild. 1920. Nr. 27.

ALDOR, v.: Über den Wert der hohen Darmeingießung. Berlin. klin. Wochenschr. 1905. Nr. 35.

ALESSANDRINI, P.: Der diagnostische Wert des Pneumoperitoneums. Radiol. med. Vol. 7, H. 3. 1920.

ALEXANDER, W.: Über Wismutvergiftungen und einen ungiftigen Ersatz des Wismuts für Röntgenzwecke. Dtsch. med. Wochenschr. 1909. Nr. 20.

ALLARD, ED.: Zur Diagnose des Ulcus duodeni. Med. Klinik 1913. Nr. 14.

ALTSCHUL, W.: Fehlerquellen bei der Röntgendiagnose des Ulcus duodeni. 85. Vers. d. Naturforsch. u. Ärzte Wien 1913.

ALTSCHUL, W.: Invaginatio ileocoecalis im Röntgenbild. Münch. med. Wochenschr. 1919. Nr. 39.
— Über Sanduhrform des Magens, vorgetäuscht durch Erkrankungen der Leber. Fortschr. a. d. Geb. d. Röntgenstr. Bd. 21, H. 3.
— Nischenschatten ohne Vorhandensein eines Ulcus. Fortschr. a. d. Geb. d. Röntgenstr. Bd. 29.
— Röntgendiagnostik der Gallenblasenerkrankung. Fortschr. a. d. Geb. d. Röntgenstr. Bd. 33, H. 6, S. 693.
ALVAREZ: Peristaltik in Gesundheit und Krankheit. Americ. journ. of roentgenol. Dez. 1920.
ALWENS: Beiträge zur Röntgendiagnostik seltener abdominaler und subphrenischer Erkrankungen. Fortschr. a. d. Geb. d. Röntgenstr. Bd. 27, H. 2, S. 98. 1920.
— Die Darstellung der Appendix im Röntgenbild. Frankfurter Röntgen-Ges. 10. 3. 21. Fortschr. a. d. Geb. d. Röntgenstr. Bd. 28, S. 264.
ALWENS, W.: Beobachtungen im Felde in Schjerning. Handb. d. ärztl. Erfahr. im Weltkriege Bd. 9. Leipzig: J. A. Barth 1922.
ALWENS und HUSLER: Röntgenuntersuchungen des kindlichen Magens. Fortschr. a. d. Geb. d. Röntgenstr. Bd. 19, H. 3.
— — Verhandl. d. Dtsch. Kongr. f. inn. Med. Wiesbaden 1912.
ANGELELLI, O.: Der idiopathische Megaoesophagus oberhalb des Zwerchfelles. Policlinico, sez. chirurg. Jg. 33, H. 10, p. 497. 1926.
ANGSTEIN: Über wiederholte periodische Untersuchungen am chronisch Obstipierten mittels Röntgenstrahlen. Zeitschr. f. physikal.-diätet. Therapie Bd. 16, H. 6. 1912.
ANTONI: Röntgenveränderungen des Magens bei perniziöser Anämie. Svenska läkartidningen Jg. 23, Nr. 14, S. 415. 1926.
AOYAMA: Über die syphilitische Erkrankung des Magens. Zeitschr. f. Chirurg. Bd. 134.
APREIG, DAVID M.: Cardiospasma congenital narrowing of the oesophagus and oesophagectasie. Edinbourgh med. journ. Vol. 26, Nr. 6, p. 342; Vol. 27, Nr. 1, p. 11; Vol. 27, Nr. 2, p. 89.
ARENS, ROBERT A. und ARTHUR R. BLOOM: Der Einfluß der Temperatur der Kontrastmahlzeit auf die Füllung des Bulbus duodeni. Radiology Bd. 6, Nr. 1, S. 34. 1926.
— — Kongenitale Stenose des Oesophagus bei einer 67 Jahre alten Frau. Radiology Bd. 6, Nr. 2, S. 163. 1926.
ARISZ, L.: Beobachtungen über die Magenfunktion nach Gastroenterostomie und ähnlichen Operationen. Acta radiol. Bd. 5, H. 3, S. 236. 1926.
— Röntgenuntersuchung des resezierten Magens. Acta radiol. Bd. 5, H. 2, S. 196. 1926.
— Differentialdiagnose von Wandanomalien in der Pars pylorus des Magens. Nederlandsch tijdschr. v. geneesk. Jg. 70, 1. Hälfte, Nr. 5, S. 494. 1926.
ARMANI, LODOVICO: Das Verhalten des Magens und Darmes im Röntgenbilde unter Salzsäureeinwirkung. Giorn. di clin. med., Parma Jg. 7, H. 15, p. 607. 1926.
— Über ein neues Verfahren zum Studium des Wurmfortsatzes im Röntgenbild. Radiol. med. Vol. 13, Nr. 8, p. 534. 1926.
— Röntgenstudien an 180 Gastroenterostomien. Arch. di radiol. Jg. 2, H. 5, p. 906. 1926.
ARMBRUSTER: Beitrag zur Pathogenese des chronischen Magengeschwüres. Bruns' Beitr. z. klin. Chirurg. Bd. 126, S. 390.
ARNONE, GIOCCHINO: Radiol. med. Vol. 13, Nr. 1, p. 32. 1926.
ARNSPERGER, H.: Die Wirkung des Morphins auf die motorische Funktion des Magendarmkanals des Menschen. 27. Kongr. f. inn. Med. 1910.
— Die Röntgenuntersuchung des Magendarmkanals. Leipzig: Vogel 1912.
ASCHOFF, L.: Über den Engpaß des Magens. (Isthmus ventriculi.) Jena: Gustav Fischer 1918 u. Med. Klinik 1920. Nr. 38.
ASHBURY: Americ. Roentgen-Ray Soc. 1910.
ASSMANN: Hernia und Eventratia diaphragmatica. Fortschr. a. d. Geb. d. Röntgenstr. Bd. 26, H. 1. 1918.
— Über Magenneurosen im Röntgenbilde. Acta radiol. Bd. 6, H. 1/6, S. 85. 1926.
— Zur Röntgendiagnostik der Dünndarmstenosen. Dtsch. Zeitschr. f. Nervenheilk. Bd. 47 u. 48. 1913.
— Die klinische Röntgendiagnostik der inneren Erkrankungen. 3. Aufl. Leipzig: F. C. Vogel.
— Magen-Jejunum-Kolonfistel. Münch. med. Wochenschr. 1914. S. 1761.
— Röntgenologischer Nachweis eines Choledochussteines und dadurch hervorgerufener spastischer Duodenalstenose. Fortschr. a. d. Geb. d. Röntgenstr. Bd. 26, H. 1.
ASSMANN und F. BECKER: Zur röntgenologischen Diagnostik und chirurgischen Therapie der Duodenalstenose. Mitt. a. d. Grenzgeb. d. Med. u. Chirurg. Bd. 24, H. 3. 1912.
AUBOURG, P.: Anatomischer Wert der radiologischen Magenuntersuchung. Bull. et mém. de la soc. de radiol. méd. de France. Tome 3. 1912.
— Insuffizienz des Pylorus. Bull. et mém. de la soc. de radiol. méd. de France April 1914.
— Die Radiographie des Darmes. Arch. d'électr. méd. 10. Juli 1911. Nr. 313.
— Die Radiographie des Dünndarmes. Congrés de Bruxelles, 14. Sept. 1910.

Aubourg, P.: Radiographie des Appendix. Presse méd. 1910. Nr. 44.
— Gastro-Anastomose in radiographischer Darstellung. Bull. et mém. de la soc. de radiol. méd. de France. Juli 1910.
Aubourg et Lebon: Magen und Magenkontraktionen. La clinique 1911. Nr. 21.
Aust und Kron: Ärztl. Sachverst.-Ztg. 1921.
Baastrup, Chr. J.: Einige Röntgenbilder über die Innenfläche des Magens unter pathologischen Verhältnissen. Acta radiol. Bd. 6, H. 1/6, S. 122. 1926.
Bachem, C.: Bariumsulfat als Diagnosticum in der Röntgenkunde. Berlin. klin. Wochenschr. 1912. Nr. 30.
Bacher: Die Bedeutung und der heutige Stand der Radiologie in bezug auf die interne Medizin usw. Prager med. Wochenschr. 1912. S. 263.
— Zur Radiologie des pankreaspenetrierenden Magenulcus ohne pylorospastischen Sechsstundenrest. Dtsch. med. Wochenschr. 1914. Nr. 3.
— Distinktoraufnahmen. Wien. klin. Wochenschr. 1927. Nr. 43.
— Kasuistik zur Frühdiagnose der Darmstenose mittels Röntgenstrahlen. Wien. klin. Wochenschrift 1909. Nr. 29.
— Zur Radiologie der benignen Magenerkrankungen. Prager med. Wochenschr. Bd. 34, H. 12.
Bade: Eine neue Methode der Röntgenphotographie des Magens. Dtsch. med. Wochenschr. 1899. Nr. 38, S. 627.
Baensch: Röntgendiagnose des Ulcus. Fortschr. a. d. Geb. d. Röntgenstr. Bd. 35, Nr. 3, S. 669. 1926.
— Zur Röntgendiagnostik des Duodenaldivertikels unter spezieller Berücksichtigung seiner Ätiologie. Fortschr. a. d. Geb. d. Röntgenstr. Bd. 30, S. 322.
Baetner: Beiträge zur Magentuberkulose. Berlin. klin. Wochenschr. 1920. Nr. 58.
Bättner: Über die Diagnose der Aneurysmen der Aorta abdominalis. Münch. med. Wochenschrift 1919. Nr. 11.
Bäumler: Die motorische Funktion des Magens. The Post-Graduate. Nov. 1911.
Bainbridge, William Seaman: Divertikel des Magendarmkanals. Med. journ. and record. Vol. 124, Nr. 6, p. 317 and Nr. 7, p. 397. 1926.
— Chirurgische Betrachtung über chronische Darmstenose. New York med. journ. a. med. record. 1914. Nr. 4.
Baisch: Radiologische Untersuchung des gesunden und kranken Magens. Naturhistor. med. Ver. Heidelberg, 14. Januar 1908. Med. Klinik 1908. Nr. 17.
Bakay, Ludwig v.: Über Passagestörungen im Duodenum. Arch. f. klin. Chirurg. Bd. 141, S. 109. 1926.
Ballin, Max: Divertikulitis des Dickdarmes. Americ. journ. of surg. Vol. 2, Nr. 2, p. 130. 1927.
Bandl: Die Röntgenuntersuchung des Magens. Ärztl. Verein in Nürnberg, 17. Januar 1907.
Barchon, F.: Radiologische Untersuchung von 3 Fällen von Megakolon. Arch. d'électr. méd. Tome 20. 1912.
Barclay, A. E.: Mitteilung über Bewegungen und Innervation des Dickdarmes. Arch. of the Roentgen-Ray 1912. Nr. 141.
— Die Diagnose von Magen- und Speiseröhrenerkrankungen. Med. chronicle Vol. 57. 1913.
— Magen und Oesophagus. Eine radiographische Studie. London 1913, New York. Macmillon Co. 1915.
— Der normale und pathologische Magen im Röntgenbild. Brit. med. journ. Vol. 2. 1910.
— Magenradiologie. Arch. of the Roentgen-Ray 1910. p. 123.
Bard, L.: Trachealkompression durch idiopathische Erweiterung des Oesophagus. Arch. des maladies de l'appar. dig. et de la nutrit. 1920. Nr. 8.
Bardachzi, F.: Zur Diagnostik der Sanduhrform des Magens. Prager med. Wochenschr. 1912. Nr. 44.
— Vergleichende Untersuchungen bei Magenkrankheiten mit besonderer Berücksichtigung der Methoden zur Prüfung der motorischen Magenmotilität. Arch. f. Verdauungskrankh. Bd. 17. 1911.
Bariéty: Die Divertikel des Duodenums. Gaz. des hôp. civ. et milit. Jg. 99, p. 165. 1926.
Barjon und Rey: Zwei Beobachtungen von Sanduhrmagen usw. Arch. d'électr. méd. Tome 22. 1913.
Barling, Seymour: Über Vorstadien der Divertikel und der Divertikulosis. Brit. med. journ. 1926. Nr. 3399, S. 322.
Baron und Barsony: Über die Röntgendiagnostik des Ulcus duodeni und anderer duodenaler Affektionen. Wien. klin. Wochenschr. 1912. Nr. 31 u. 42; 1914. Nr. 36.
— Spastischer Sanduhrmagen bei Duodenumaffektionen. Wien. klin. Wochenschr. 1912. Nr. 31.
— Über die Röntgenuntersuchung der Hernien. Beitr. z. klin. Chirurg. Bd. 84, S. 265. 1913.
Barret, G.: Ektopia thoracica des Darmes. Das Coecum unter der linken Clavicula. Bull. et mém. de la soc. de radiol. méd. de France Jg. 15, Nr. 136, p. 55. 1927.

BARSONY: Magen-Duodenalgeschwür und Probefrühstück. Wien. klin. Wochenschr. Jg. 39, Nr. 6, S. 156. 1926.
— Funktionelle (Relaxations-) Speiseröhrendivertikel. Gyógyászat Jg. 66, Nr. 40, S. 901. 1926.
— Beiträge zur Radiologie des Ulcus duodeni. Arch. f. Verdauungskrankh. Bd. 28, S. 275.
— Über die duodenale Magenmotilität. Wien. klin. Wochenschr. 1922. Nr. 47.
— Über Röntgenbefunde nach Pylorusausschaltung. Zeitschr. f. klin. Med. Bd. 79. H. 3.
— Funktionelle Speiseröhrendivertikel. (Relaxationsdivertikel.) Wien. klin. Wochenschr. Jg. 39, Nr. 47, S. 1363. 1926.
— Zähnelung der großen Magenkurvatur. Wien. klin. Wochenschr. 1921. S. 267.
— Schluckbeschwerden bei Dickdarmprozessen. Wien. klin. Wochenschr. 1920. Nr. 33, S. 729.
— Kardiaveränderungen bei Speiseröhrenprozessen. Wien. klin. Wochenschr. Jg. 34, Nr. 41, S. 499. 1921.
BARSONY, TIVADAR und FERENC POLGAR: Zur Frage der Technik der röntgenologischen Magen-Duodenum-Untersuchung. Gyágyószat Jg. 66, Nr. 15, S. 231. 1926. Ref. Zentralbl. f. d. ges. Radiol.
— — Funktionelle und symptomlose Speiseröhrendivertikel. Orvosi Hetilap Jg. 71, Nr. 9, S. 242. 1927. Ref. Zentralbl. f. d. ges. Radiol. Bd. 3, S. 339 u. Gyógyászat Jg. 67, Nr. 19, S. 444. 1927. Ref. Zentralbl. f. d. ges. Radiol. Bd. 3, S. 565.
— — Hernia hiatus oesophagi mit Speiseröhrenkrebs kompliziert. Orvosi Hetilap. Jg. 71, Nr. 9, S. 242. 1927. Ref. Zentralbl. f. d. ges. Radiol. Bd. 3, S. 339.
— — Bemerkungen zur Frage der Technik bei der Röntgenuntersuchung des Magen und Duodenums. Fortschr. a. d. Geb. d. Röntgenstr. Bd. 35, H. 2, S. 344. 1926.
BARTLE, HENRY J.: Megakolon: ein Resümee. Americ. journ. of the med. sciences Vol. 171, Nr. 1, p. 67. 1926.
BASCH, SEYMOUR: Die Differentialdiagnose zwischen Krebs und anderen mit Subacidität einhergehenden Magenleiden. Med. journ. and record. Vol. 123, Nr. 1, p. 44. 1926.
BASSLER, ANTHONY: Nachtrag zum Röntgennachweis der chronischen Gastritis. Americ. journ. of roentgenol. a. radiumtherapy Vol. 15, Nr. 4, p. 323. 1926.
BAUER: Über Lokalisation und Entstehung der Magengeschwüre. Dtsch. med. Wochenschr. 1920. Nr. 48.
— Das Lokalisationsgesetz der Magengeschwüre usw. Mitt. a. d. Grenzgeb. d. Chirurg. u. Med. Bd. 32, H. 2. 1920.
— Über das Wesen der Magenstraße. Arch. f. klin. Chirurg. Bd. 120.
BAUER, J.: Indikation zur Operation der Pylorusstenose. Monatsschr. f. Kinderheilk., Orig. Bd. 31, H. 3/4, S. 384. 1926.
BAUERMEISTER: Das Duodenum als Mischapparat. Fortschr. a. d. Geb. d. Röntgenstr. Bd. 34, H. 1/2, S. 159. 1926.
— Über Entfaltung und Entleerung des Magens im Röntgenbild. Arch. f. Verdauungskrankh. Bd. 24, H. 4 u. 5.
— Die verschiedenen Formen der Magenperistaltik im Röntgenbild. Fortschr. a. d. Geb. d. Röntgenstr. Bd. 33.
— Über Citobaryum (MERCK), ein neues Röntgenkontrastmittel. Dtsch. med. Wochenschr. 1915. Nr. 26.
— Zur Eubarythliteratur. Dtsch. med. Wochenschr. 1921. S. 74.
— Über Röntgenkontrastmittel. Dtsch. med. Wochenschr. 1920. Nr. 48.
— Röntgenologisches aus der Blinddarmgegend. Arch. f. Verdauungskrankh. Bd. 26, H. 1/2.
BAUM, H. L.: Diagnostische Eigentümlichkeit der Carcinome des Magenkörpers. Münch. med. Wochenschr. 1914. Nr. 31.
BAUMEL, JEAN: Klinische und röntgenologische Diagnostik der chronischen Appendicitis. Arch. des maladies de l'appar. dig. et de la nutrit. Tome 16, Nr. 5, p. 552. 1926.
BAUROWICZ, ALEXANDRE: Über die Lokalisation der Fremdkörper im oberen Teil des Digestionstraktus. Liječnički vjesnik Jg. 48, Nr. 10, S. 563. 1926. Ref. Zentralbl. Bd. 3.
BAYLISS und STARLING: Bewegung und Innervation des Dünn- und Dickdarmes. Journ. of physiol. Vol. 26, p. 107 a. 125. 1910.
BECCHINI, GASTONE: Röntgenuntersuchung des Duodenums und chirurgische Kontrolle. Radiol. med. Vol. 13, Nr. 4, p. 253. 1926.
— Arch. di radiol. Vol. 2, H. 1, p. 50. 1926.
BECHER: Zur Anwendung des RÖNTGENschen Verfahrens in der Medizin. Dtsch. med. Wochenschrift 1896. Nr. 13, S. 202, Nr. 27, S. 432.
— Bestimmung der unteren Magengrenze vermittels Röntgendurchleuchtung. Dtsch. med. Wochenschr. 1901. Nr. 2.
BECK, EDUARD: Zur Röntgendiagnose des Ulcus duodeni. Fortschr. a. d. Geb. d. Röntgenstr. Bd. 35, H. 3, S. 623. 1926.
BECK, H. G. und J. EWANS: Vergleichende Studien über die Magenmotilität usw. Southern med. journ. 1920. Nr. 8.

BECK, v.: Spätzustand nach Dickdarmausschaltung durch Enteroanastomose usw. Beitr. z.
klin. Chirurg. Bd. 84, H. 2. 1913.
BECKER: Über die Magenverschlingung. Arch. f. klin. Chirurg. Bd. 145, S. 203. 1927.
— Röntgenuntersuchung bei Hernia und Eventratio diaphragma. Ein Beitrag zur klinischen
Diagnose. Fortschr. a. d. Geb. d. Röntgenstr. Bd. 17, H. 4, S. 183.
BÉCLÈRE: Sanduhrmagen und Duodenalstenose. Fortschr. a. d. Geb. d. Röntgenstr. Bd. 20,
S. 529 und Bull. et mém. de la soc. de radiol. méd. de Paris Tome 10, p. 7. 1913. März.
— Die Diagnose der Magenkrankheiten. Paris méd. 3. 1. 1914.
— Die Röntgenographie des Processus vermiformis. Bull. et mém. de la soc. de radiol. méd.
de Paris 1. p. 8. 1909.
— Die Radioskopie und Radiographie der Bauchorgane. Arch. d'électr. méd. 1902. Nr. 118
u. II. Int. Kongr. f. med. Elektr. u. Radiol. 1902.
— Sanduhrmagen . . . . Arch. d'électr. méd. 1914. Nr. 379, p. 9, 10.
BÉClÈRE und BENSAUDE R.: Ein Fall von Magensyphilis. Sanduhrmagen usw. Bull et mém.
de la soc. méd. des hôp. de Paris 19. p. 5. 1911.
BÉCLÈRE, COTTENOT et LABORDE: Radiologie et Radiothérapie. Maloine et fils, Editeurs, Paris
1921.
BÉCLIÈRE und MÉRIEL: Die radiologische Untersuchung bei chirurgischen Magen- und Darm-
erkrankungen. Arch. d'électr. méd. Tome 20. 1912.
— — Die Radiologie des Magens und Darmes. Arch. d'électr. méd. Nr. 344—346.
— — Die klinischen Ergebnisse der Röntgenuntersuchung bei chirurgischen Erkrankungen des
Magens und Darmes. Franz. Chirurg.-Kongr. 1912. Zentralbl. f. Chirurg. 1913. Nr. 29.
BÉCLÈRE und MONTIER: Beobachtungen an Luftschluckern. Arch. des maladies de l'appar.
dig. et de la nutrit. Tome 16, Nr. 8, p. 949. 1926.
BÉCLÈRE und PORCHER: Radiologie des Duodenums mit Ausschluß des Ulcus. Journ. de radiol.
Tome 15, fasc. 3, p. 168. 1926.
— — Röntgenuntersuchung des Duodenums mit Ausnahme des Ulcus. Arch. d'électr. méd.
Jg. 74, Nr. 518, p. 296. 1926 u. ebenda Nr. 520, p. 385. 1926 u. Journ. de radiol. et
d'électr. Tome 10, Nr. 7, p. 300. 1926.
— — Magenaufblähung. Bull. et mém. de la soc. de radiol. méd. de France Jg. 15, Nr. 136,
p. 76. 1927.
— — Schleimhautbilder in der Umgebung des Ulcus callosum. Ebenda Nr. 136, S. 77. 1927.
BEER und EGGERS: Are the intestines able to propel their contents in an anti-peristaltic direc-
tion? Ann. of surg. for Oct. 1907.
BEHRENS: Über die Darstellung der Gallenblase im Röntgenbilde. Arch. f. Verdauungskrankh.
Bd. 36, H. 3/4. 1925.
BELL, J. C., J. P. KEITH und D. Y. KEITH: Chronische Duodenalstenose. Radiology Bd. 9,
Nr. 1, S. 15 u. 56. 1927.
BELLUCCI, BRUNO: Zwei Fälle von inguinaler Fistel, kommunizierend mit dem Colon sigmoideum
und mit der Harnblase. Arch. di radiol. Jg. 2, H. 4, p. 561. 1926.
BELOT: Die Appendix bei der Röntgenuntersuchung. Soc. de radiol. Dez. 1911.
BELOT und AUBOURG: Die Radiologie des Verdauungstraktus. Arch. d'électr. méd. 1912. Nr. 338.
BELTZ: Chronische habituelle Magenblase. Ges. f. inn. Med. Köln, 14. Nov. 1909.
BENEDICT: The determination of the gastric area etc. New York med. journ. 1906. p. 499.
BENEDIKT, H.: Eine neue Methode zur Untersuchung der Baucheingeweide. Wien. med. Presse
1899. Nr. 8.
BENNET, S. W.: Der Gebrauch der Röntgenstrahlen bei der Diagnose der Appendicitis. Lancet
23. 5. 1908.
BENNET, F. J. und PENABLES F.: The effects of the emotions on gastric and motility in the
human being. Brit. med. journ. 1920. Nr. 3122.
BENJAMIN, C. E.: Über die Diagnose und Behandlung des Kardiospasmus mittels des Oeso-
phagoskops. Acta oto-laryngol. Bd. 2, H. 1/2, S. 152. 1920. Ref. Kongr.-Blatt f. d. ges.
inn. Med. u. ihre Grenzgeb. Bd. 21, H. 8, S. 272. 1922.
BENSAUDE: Bull. de la soc. méd. des hôp. de Paris. Dez. 1910.
BENSAUDE und CHILAIDIDI: Magen- und Duodenalstenose. Sanduhrmagen. Bull. et mém.
de la soc. méd. des hôp. de Paris. 23. Dez. 1910.
BENSAUDE, GILIARD und RONNEAUX: Zwei Fälle von HIRSCHSPRUNGscher Erkrankung . . . .
Bull. et mém. de la soc. méd. des hôp. de Paris, 1. 12. 1911.
BENSAUDE und SORREL: Sechs Fälle von Megakolon. Arch. des maladies de l'appar. dig. et
de la nutrit. 1914. Nr. 1.
BENSAUDE und THIBAUT: Krebs der rechten Flexur. Bull. et mém. de la soc. méd. de hôp. de
Paris 1913. Nr. 35.
BENSAUDE und VASSELLE: Die Divertikel des Duodenums. Arch. des maladies de l'appar. dig.
et de la nutrit. Tome 16, Nr. 8, p. 876. 1926.

BENTENMÜLLER, H.: Beobachtungen an einer Cöcalfistel. Münch. med. Wochenschr. 1920. Nr. 26.
BERG, H. H.: Über den Nachweis des Zwölffingerdarmgeschwürs mit Röntgenstrahlen. Klin. Wochenschr. 1923. Nr. 15, S. 675.
— Über das Verhalten des Schleimhautreliefs des Magens bei verschiedenen Erkrankungen. Verhandl. d. Dtsch. Ges. f. inn. Med. 1926. S. 384.
— Klinische Röntgenologie der Pars super. duod. Fortschr. a. d. Geb. d. Röntgenstr. Bd. 35, H. 5, S. 1036. 1927.
BERGAMINI, MARCO: Fremdkörper (hakenförmiger Nagel) im Verdauungsschlauch eines Säuglings. Radiol. med. Vol. 13, Nr. 11, p. 788. 1926.
BERGER, H.: Perforation der Speiseröhre und Röntgendurchleuchtung. Fortschr. a. d. Geb. d. Röntgenstr. Bd. 28, S. 533.
BERGER und HENIUS: Das Röntgenverfahren im Dienste der Erkennung und Behandlung der Magen- und Darmerkrankungen. Dtsch. med. Wochenschr. 1912. Nr. 14.
BERGMANN, V.: Klinisches zur Lehre vom Ulcus ventralis und Ulcus duodenalis. Ärztl. Ver. Hamburg, 3. 3. 1914. Münch. med. Wochenschr. 1914. S. 625.
— Zur Pathogenese des chronischen Ulcus pepticum. Berlin. klin. Wochenschr. 1918. Nr. 22 bis 23, S. 525, 537.
— Ulcus duodeni und vegetatives Nervensystem. 42. Vers. d. Dtsch. Ges. f. Chirurg. Berlin 1913 u. Berlin. klin. Wochenschr. 1913. Nr. 51.
— Die Röntgenuntersuchung des Magens in spezielle Pathologie und Therapie innerer Krankheiten von KRAUS und BRUGSCH Bd. 5, 1. Teil, S. 367. Berlin-Wien: Urban u. Schwarzenberg 1921.
— Zur Diagnostik des Magencarcinoms mittels der Röntgenkinematographie. 29. Kongr. f. inn. Med. 1912, Wiesbaden.
— Zur differentiellen Diagnostik rechtsseitiger Oberbauchbeschwerden. Med. Klinik Jg. 22, Nr. 48, S. 1825. 1926.
— Das spasmogene Ulcus pepticum. Münch. med. Wochenschr. 1913. Nr. 4.
— Die Funktion des Pylorus im Röntgenbilde. Ärztl. Ver. Hamburg, April 1912.
— Zur diagnostischen Bedeutung der Pylorusfunktion. Zentralbl. f. Röntgenstr., Radium usw. Bd. 4, H. 1 u. 2. 1913.
— Fortschritte der Magendiagnostik. Ärzte-Verein Altona, Dez. 1915.
— Über Relaxatio diaphragmatica. Ergebn. d. inn. Med. Bd. 12, S. 324.
— Die Bedeutung der Radiologie für die Diagnostik der Erkrankungen des Verdauungskanals. Verhandl. d. ersten Tag. üb. Verdauungs- u. Stoffwechselkrankh. Homburg 1914. Berlin: S. Karger 1916. Arch. f. Verdauungskrankh. Bd. 22.
— Die Funktion des operierten Magens im Röntgenbilde. Fortschr. a. d. Geb. d. Röntgenstr. Bd. 30, 1. Kongreßheft, S. 1.
— Der retrograde Transport durch große Kolonbewegung. 8. Dtsch. Röntgenkongr.
— Einiges Klinisches über Darmbewegung und Darmform. 9. Röntgenkongr. 1913.
— Zur Wirkung der Regulatoren des Intestinaltraktus. Zeitschr. f. exp. Pathol. u. Therap. Bd. 12. 1912.
BERGMANN, V. und H. H. BERG: Zum Röntgenbild der Magenschleimhaut I. BERGMANN: Die Bedeutung der Darstellung der Magenschleimhaut für die Klinik. Acta radiol. Bd. 6, H. 1—6, S. 173. 1926. II. BERG: Zur Kenntnis des Schleimhautreliefs bei Magenkranken. Ebenda S. 177.
BERGMANN, V. und KATSCH: Über Beziehung des Nervensystems zur motorischen Funktion des Magens. Münch. med. Wochenschr. 1913. Nr. 44.
— — Über Darmbewegung und Darmform. Dtsch. med. Wochenschr. 1913. Nr. 27.
BERGMANN, V. und LENZ: Über die Dickdarmbewegung des Menschen. Dtsch. med. Wochenschr. 1911. Nr. 31.
BÉRIEL et GARDÈRE: Les lésions du muscle gastrique consécutives aux périgastritis. Lyon chirurg. 1913. Nr. 9.
BERNARD: Über zwei Fälle von „intermittierendem Hinken" des Magens. Arch. des maladies de l'appar. dig. et de la nutrit. Tome 16, Nr. 2, p. 256. 1926.
BERNARDI, RENATO DE: Zwei Fälle von Magenanomalien. Radiol. med. Vol. 13, Nr. 3, p. 177. 1926.
BERNSTEIN, ARNOLD: Die Bedeutung der Röntgenologie für die chirurgische Indikationsstellung beim Magen- und Duodenalulcus. Med. Klinik Jg. 22, Nr. 39, S. 1477. 1926.
— Über Passagestörungen im Duodenum. Fortschr. a. d. Geb. d. Röntgenstr. Bd. 34, H. 3, S. 245. 1926.
— Über Atonie des Duodenums. Fortschr. a. d. Geb. d. Röntgenstr. Bd. 36, H. 1, S. 110. 1927.
BERTOLOTTI und BOIDI-TROTTI: Fall von enormer Oesophagusdilatation. Arch. d'électr. méd. Tome 15, Nr. 220.
— Die Radiodiagnostik bei einem Fall von paralytischer Erweiterung des Oesophagus. Zeitschr. f. ärztl. Fortbild. 1907. S. 4.

BESCHT: Kritische Beobachtungen zur Cholecystographie. Arch. f. Verdauungskrankh. Bd. 37. 1926.

BEST und COHNHEIM: Zur Röntgenuntersuchung des Verdauungskanals. Münch. med. Wochenschrift 1911. Nr. 51, S. 2732.

BEUTLER: Zur Differentialdiagnose der traumatischen rechtsseitigen Zwerchfellhernie und des traumatischen subphrenischen Leberhämatoms. Mitt. a. d. Grenzgeb. d. Med. u. Chirurg. Bd. 32, H. 3. 1920.

BEYKIRCH, JOSEF: Frühdiagnose und Behandlung der Duodenalgeschwüre. Illinois med. journ. Vol. 51, Nr. 2, p. 139. 1927.

BHATTACHAYYA: Drei Fälle von rechtsseitigem Sigmoideum. Journ. of anat. Vol. 60, Nr. 2, p. 229. 1926.

BIANCHI, A. E.: Lipom des Magens. Semana méd. Jg. 33, Nr. 26, p. 39. 1926.

BIANCHINI, A.: Über Pneumoperitoneum. Arch. de radiol. Jg. 2, H. 2/3, p. 343. 1926.

BIENVENUE, POULIGNEN et GONIN: Darminvagination beim Säugling. Versuch der Desinvagination vor dem Röntgenschirm. Bull. et mém. de la soc. de radiol. méd. de France Jg. 14, Nr. 134, p. 191. 1926.

BIER, A.: Über Ulcus duodeni. Dtsch. med. Wochenschr. 1912. Nr. 17 u. 18, S. 788.

— Zur Diagnose des Ulcus duodeni. Dtsch. med. Wochenschr. 1913. Nr. 51, S. 2492.

BIERING, G.: Retropharyngeale Abscesse nach Oesophagusverletzung. Hospitalstidende Jg. 69, Nr. 13. 1926.

— Verätzungen des Magens. Hospitalstidende Jg. 69, Nr. 12. 1926.

BILLIARD und DECOULARÉ-DELAFONTAINE: Großes intrathorakales Speiseröhrendivertikel. Journ. de radiol. et d'électrol. Tome 10, Nr. 11, p. 508. 1926.

BITTORF, A.: Über gastrogene Diarrhöen und das Vorkommen von Achylia pancreatica bei Achylia gastrica. Dtsch. med. Wochenschr. 1914. Nr. 45; Fortschr. a. d. Geb. d. Röntgenstrahlen Bd. 22, H. 6, S. 648.

— Über Magenspasmus an der Fornix-Korpusgrenze bei nervöser, psychogener Dyspepsie. Münch. med. Wochenschr. 1919. Nr. 55.

BLAD, AXEL: Das chronische Duodenalgeschwür und seine chirurgische Behandlung. Arch. f. klin. Chirurg. Bd. 99, H. 2. 1912.

BLAKIE, N. H. und A. T. LAIRD: Röntgenstudien bei Darmtuberkulose. Minnesota med. Vol. 9, Nr. 2, p. 66. 1926.

BLOCH, W.: Belastungsprobe des Magens. Berlin. klin. Wochenschr. 1910. Nr. 16, S. 17.

— Über die Fortbewegung des Darminhaltes im Dickdarm beim Menschen. Fortschr. a. d. Geb. d. Röntgenstr. Bd. 20.

— Antiperistaltik des Dickdarmes beim Menschen. Med. Klinik 1911. Nr. 6.

BLUMHARDT: Über die radiologischen Ergebnisse bei Erkrankung des Magendarmkanals. Diss. Freiburg 1913.

BOAS: Über spastische Pylorusstenose. Dtsch. med. Wochenschr. 1917. Nr. 26.

BOAS und LEVY-DORN: Zur Diagnostik von Magen- und Darmkrankheiten mittels Röntgenstrahlen. Dtsch. med. Wochenschr. 1898. Nr. 2 u. 5.

BOCK: Fortschritte auf dem Gebiet der Magen-Darm-Radiologie im Jahre 1911. Sammelref. Med. Klinik 1912. Nr. 11.

BÖHM: Über spastische Obstipation und ihre Beziehung zur Antiperistaltik. Dtsch. Arch. f. klin. Med. Bd. 102, H. 3 u. 4, S. 431. 1911.

— Über den Einfluß des Nervus vagus auf den Dickdarm. Münch. med. Wochenschr. 1912. Nr. 27.

— Der Kardiospasmus mit Ektasie der Speiseröhre und seine Behandlung. Dtsch. Arch. f. klin. Med. Bd. 136, H. 5/6, S. 358. 1921.

BÖNNINGER, M.: Die Form des Magens. 29. Kongr. f. inn. Med. 1912.

BOESE, J. und H. HEYROVSKY: Normale und pathologische Darmbewegung. Arch. f. klin. Chirurg. Bd. 90, H. 3. 1909.

BÖTTCHER: Über die Diagnose der Aneurysmen der Aorta abdominalis. Münch. med. Wochenschrift 1919. Nr. 11.

BOHMANSSON, GÖSTA: Studien über die chirurgische Behandlung von Gastroduodenalgeschwüren mit besonderer Berücksichtigung der Operationsanatomie und der postoperativen Digestionsphysiologie nebst einem Beitrag zur Frage der chirurgischen Behandlung akuter Ulcusblutungen. Acta chirurg. scandinav. Vol. 60, Suppl. 7, p. 1. 1926.

BOIDI-TROTTI: Die radiologische Diagnostik der Magenerkrankungen. Gaz. med. ital. Vol. 64, p. 16/17. 1913.

BOINE: Bemerkungen über einen Fall von Magenkrebs. Journ. de radiol. et d'électrol. et Ann. de la soc. de radiol. Tome 7, H. 2.

— Gallöses Ulcus, Perigastritis, Pericholecystitis und Choledochussteine. Journ. de radiol. Tome 15, H. 1, p. 36. 1926.

— Askariden im Röntgenbild. Journ. de radiol. Tome 15, H. 1, p. 30. 1926.

Bokor, Georg A.: Speiseröhrendivertikel und Duodenalgeschwür bei einem Kranken. Fortschr. a. d. Geb. d. Röntgenstr. Bd. 34, H. 3, S. 345. 1926.

Boles, Russel S.: Sekundäre außergewöhnliche Magenerweiterung bei malignem Pylorusverschluß. Med. clin. of North America Vol. 10, Nr. 2, p. 301. 1926.

Bolling, Richard W.: Chronische unlösliche Invagination bei einem 12 Monate alten Kind; Resektion. Ann. of surg. Vol. 83, Nr. 4, p. 545. 1926.

— Vollständiger angeborener Duodenalverschluß. Duodenojejunostomie nach 9 Tagen. Ann. of surg. Vol. 83, Nr. 4, p. 543. 1926.

Bolk, L.: Über die Grundform des Magens und über Megakolon. Nederlandsch tijdschr. v. geneesk. Bd. 2, Nr. 20, S. 1073. 1920.

Bom, de: Ein Fall von Sanduhrmagen. Journ. de radiol. Mai 1910.

Bonaba, José und Juaen Cunha: Ein Fall von angeborener Oesophagusstenose. Arch. lat. am. de pediatr. Tome 20, Nr. 5, p. 300. 1926.

Bonaccorsi, Antonio: Das Verhalten der Flexura lienalis des Kolon bei der Milzvergrößerung. Radiol. med. Vol. 13, Nr. 12, p. 889. 1926.

Bonin, Gerhard von: Chronische Zwerchfellhernien nach Schußverletzung. Bruns' Beitr. z. klin. Chirurg. Bd. 103.

Bonn, F. L.: Polyposis intestini. Fortschr. a. d. Geb. d. Röntgenstr. Bd. 34, H. 5, S. 769. 1926.

— Röntgendiagnose des Ulcus duodeni. Med. Klinik Jg. 22, Nr. 41, S. 1568. 1926.

Bonnamour, Badolle et Beaupère: Röntgendiagnose intestinaler gashaltiger Cysten. Journ. de radiol. et d'électr. Tome 10, Nr. 4, p. 164. 1926.

Bonniot und Maréchal: Die Radiographie gewisser Magenulcera. Bull. et mém. de la soc. de radiol. méd. de France 1912. Nr. 35.

Bonorino, Udaondo C. und V. Sanguinetti Lucio: Arch. argent. de enferm. del ap. dig. Tome 2, Nr. 4, p. 471. 1927.

Borak: Der Glénardsche Handgriff bei der Röntgenuntersuchung des Magens. Wien. klin. Wochenschr. Jg. 40, Nr. 7, S. 241. 1927.

Bordoni: Divertikel des Magens im kardialen Abschnitt. Radiol. med. Vol. 13, Nr. 8, p. 581. 1926.

Borgbjärg und Fischer: Die Wirkung einer Binde bei Gastroptose. Arch. f. Verdauungskrankh. Bd. 18.

Borgjarg: Ulcus der kleinen Kurvatur. Arch. f. Verdauungskrankh. Bd. 22, H. 6.

Borszéky: Divertikelbildung am Magen durch peptische Geschwüre. Zentralbl. f. Chirurg. 1914. Nr. 23.

Bory, L.: Die Magensyphilis. Progr. méd. Jg. 54, Nr. 23, p. 786. 1926.

Bosch und Schinz: Die kongenitale Duodenalstenose im Röntgenbild. Dtsch. Zeitschr. f. Chirurg. Bd. 159.

Bouchut: Pylorusspasmus mit Retention beim Ulcus der kleinen Kurvatur. Lyon méd. Tome 129, p. 986.

Bouchut et Pierre P. Revault: Pyloroduodenitis. Arch. des maladies de l'appar. dig. et de la nutrit. Tome 17, Nr. 2, p. 121. 1927.

— — Zur Pyloro-Duodenitis. Paris méd. Jg. 17, Nr. 14, p. 322. 1927.

Bowen, C. F.: Die Fluoroskopie als Orientierungsmittel im Dienste des Bronchoskops und Oesophagoskops bei der Entfernung von Fremdkörpern. Americ. Roentgen-Ray. soc. 1910 u. 1911.

Bowles, M. E.: Die Röntgendiagnose von Geschwüren des Verdauungskanals. Nat. eclectric med. assoc. quart. Tome 18, Nr. 2, p. 101. 1926.

Boyksen: Zur Mechanik und chirurgischen Behandlung des akuten Pylorusverschlusses. Dtsch. med. Wochenschr. 1919. Nr. 5.

Bräuning, H.: Untersuchungen über die Beziehungen zwischen dem Tonus, der Salzsäureproduktion und der Lage des tiefsten Punktes des Magens. Münch. med. Wochenschr. 1910. Nr. 14.

— Die Entfaltung des Magens. Münch. med. Wochenschr. 1910. Nr. 6.

Braga: Angeborene Mißbildungen des Duodenums. Radiol. med. Vol. 13, Nr. 8, p. 582. 1926.

Braithwaite, L. R.: Tuberkulose der Lymphdrüsen im Ileocöcalwinkel, eine Ursache des Schmerzes im rechten Unterbauch. Brit. journ. of surg. Vol. 13, Nr. 51, p. 439. 1926.

Brams, W. A.: Über das Ulcus syphiliticum multiforme ventriculi. Arch. f. Verdauungskrankh. Bd. 27, S. 375.

Brandt, Max: Über Magendivertikel. Frankfurt. Zeitschr. f. Pathol. Bd. 34, H. 3, S. 527. 1926.

Brauer, A.: Mesenterialer Duodenalverschluß und akute Magendilatation. Bruns' Beitr. z. klin. Chirurg. Bd. 128, S. 103.

Braun-Wortmann-Brasch: Der Darmverschluß und die sonstigen Wegstörungen des Darmes. Berlin 1924.

Brauner: Ein kasuistischer Beitrag zur radiologischen Frühdiagnose des Magencarcinoms. Arch. f. phys. Med. u. Technik Bd. 1.

BRAUNER: Diagnose eines Sanduhrmagens. Mitt. d. Ges. f. inn. Med. u. Kinderkrankh. in Wien 1905.
— Röntgenologische Diagnostik der Magenerkrankungen an einigen Fällen erläutert. 1. Röntgenkongreß 1905.
BRDICZKA, GEORG: Sanduhrmagen infolge Einschnürung durch einen Leistenbruchring. Fortschr. a. d. Geb. d. Röntgenstr. Bd. 34, H. 4, S. 529. 1926.
BREITLANDER, K.: Kardiospasmus im Röntgenbild. Fortschr. a. d. Geb. d. Röntgenstr. Bd. 33. 1925.
BREUNER, A.: Über die chirurgische Behandlung des callösen Magengeschwüres. Arch. f. klin. Chirurg. Bd. 69, S. 704. 1903.
BREWER, G. E. und L. G. COLE: Die Röntgendiagnostik bei chirurgischen Erkrankungen des Magens und Zwölffingerdarmes. Ann. of surg. Jan. 1915. Nr. 1.
BRIDGES, E. CHITTENDEN und J. FAWCETT: Zwerchfellhernie. Lancet Vol. 210, Nr. 6, p. 278. 1926.
BRIGGS, P. J.: Die Röntgenuntersuchung des im Becken gelegenen Coecum und der Appendix. Guy's hosp. reports Vol. 76, Nr. 1, p. 103. 1926.
BROCKHAUS, HANS: Röntgenologische Studien über die Physiologie der Verdauung des Hundes und deren veränderten Ablauf bei der Einwirkung von Istizin und Atropin. Inaug.-Diss. Bonn 1915; Fortschr. a. d. Geb. d. Röntgenstr. Bd. 22, H. 6.
BROCQ, P. et R. GUEULLETTE: Darminvagination beim Erwachsenen, klinische Formen und Röntgenstrahlen. Journ. de chirurg. Tome 28, Nr. 4, S. 369. 1926.
BROHEE, G.: Ein Fall von falschem Duodenaldivertikel. Journ. de chirurg. et Ann. de la soc. belge de chirurg. Jg. 1926, Nr. 9, p. 17.
BROSCH: Das Dickdarmproblem. Wien. med. Wochenschr. 1910. Nr. 20/21.
BROSSOK, G.: Abnorme Verfettung des großen Netzes und ihre Folgen. Zentralbl. f. Chirurg. Jg. 53, Nr. 2, S. 86. 1926.
BROWN, P.: Entstehung, Behandlung und Endresultate des Dickdarmcarcinoms. Edinbourgh med. journ. Vol. 33, Nr. 1, p. 10. 1926.
— Die Beziehung zwischen Körperdeformitäten und gastrointestinalen Unregelmäßigkeiten. Americ. Roentgen-Ray Soc. 1909.
BROWN, LAWRASON und H. L. SAMPSON: Bedeutung und Diagnostik der Darmtuberkulose. Tubercle Vol. 7, Nr. 5, p. 228. 1926.
BROWNE, DONOVAN C., Chronische postoperative Duodenalstenose mit Magenerweiterung. New Orleans med. a. surg. journ. Vol. 79, Nr. 1, p. 61. 1926.
BRÜCKE, v.: Neuere Anschauungen über den Muskeltonus. Dtsch. med. Wochenschr. 1918. Nr. 5.
BRUEGEL: Bewegungsvorgänge am pathologischen Magen auf Grund röntgenkinematographischer Untersuchung. Münch. med. Wochenschr. 1913. Nr. 4.
— Erwiderung auf die Bemerkung von HOLZKNECHT und HAUDECK. Münch. med. Wochenschr. 1913. S. 593.
BRÜNING: Ulcus duodeni. Fortschr. d. Med. 1913. Nr. 27.
BRUINE DE, PLOOS VAN AMSTEL: Colitis haemorrhagica seu ulcerosa. Mitt. a. d. Grenzgeb. d. Med. u. Chirurg. Bd. 33, S. 448.
— Die Diagnose des Ulcus duodeni. Mitt. a. d. Grenzgeb. d. Med. u. Chirurg. Bd. 29.
BRUN, MASSELOT und JAUBERT: Umgekehrter, oberhalb des Zwerchfells stehender Magen. Journ. de radiol. et d'électr. Juni 1922. p. 278.
BRUNN, HAROLD und FELIX PEARL: Adenopapillomatosis des Magens. Surg., gynecol. a. obstetr. Vol. 43, Nr. 5, p. 559. 1926.
BRUNN, HITZENBERGER, SAXL: Über die Periodizität der Erscheinungen beim Magen- und Zwölffingerdarmgeschwür. Wien. klin. Wochenschr. 1920. Nr. 16.
BRUNNER, FR.: Das akut in die freie Bauchhöhle perforierende Magen- und Duodenalgeschwür. Dtsch. Zeitschr. f. Chirurg. Bd. 69, S. 102. 1903.
BRUNETTI, B.: Röntgendiagnose des Ulcus pept. oesophagei. Fortschr. a. d. Geb. d. Röntgenstr. Bd. 23. 1925.
BRUNS: Reflektorische Bauchmuskelerschlaffung bei Füllung des Magendarmkanals. Münch. med. Wochenschr. 1920. S. 654.
— Röntgenologische Befunde am Magen. Med. Ges. in Göttingen. Ref. Dtsch. med. Wochenschr. 1917. Nr. 41.
BRYAN, LLOYD: Retention von pflanzlichem Material im Magen. Journ. of the Americ. med. assoc. Vol. 87, Nr. 6, p. 397. 1926.
BUCHSBAUM, MAURICE: Ein Fall von Aktinomykose des Duodenums und der Gallenwege. Journ. of the Indiana state med. assoc. Vol. 19, Nr. 5, p. 191. 1926.
BUCKSTEIN, JACOB: Mehrfache Ausstülpungen der Speiseröhre. Journ. of the Americ. med. assoc. Vol. 86, Nr. 15. 1926.

570 Literatur.

BUCKSTEIN, JACOB: Deformierung der Magenblase beim Carcinom. Journ. of the Americ. med. assoc. Vol. 86, Nr. 24, p. 1834. 1926.
— Ungewöhnliche Fremdkörper im Magendarmkanal. Journ. of the Americ. med. assoc. Vol. 87, Nr. 9, p. 661. 1926.
— Klinische Nutzanwendung des „Duodenogramms". Med. journ. a. record. Vol. 123, Nr. 1, p. 49. 1926.
— The Intestinal tube, its significance and applications. Journ. of the Americ. med. assoc. Vol. 74, Nr. 10. 1920.
BUCKY: Über ein neues Blendenverfahren bei Röntgendurchleuchtungen. Med. Klinik 1912. Nr. 43.
BULL, CECIL: Die Diagnose des Magengeschwüres. Practitioner Vol. 116, Nr. 6, p. 422. 1926.
BURCHARD, A.: Bezoare in der alten und in der modernen Medizin. Fortschr. a. d. Geb. d. Röntgenstrahlen Bd. 22, H. 3, S. 321.
BURKHARDT: Über Sauerstoffradiogramme des Dickdarmes. Nürnberg. med. Ges., Mai 1912. Münch. med. Wochenschr. 1912. S. 1739.
BUSI, A.: Röntgensymptome und Askariden im Verdauungskanal und ihre klinische Bedeutung. Bull. e atti d. reale acad. med. di Roma Jg. 52, H. 6, p. 161. 1926.
— Zur Radiographie des Wurmfortsatzes. I. Ital. Kongr. f. Röntgenologie 1913.
BUTLER, D'ORMOND, R. DE: Die Beurteilung der Operabilität des Magenkrebses mit Hilfe der Röntgenuntersuchung. Clinique Jg. 21, Nr. 74, p. 336. 1926.
BUYS, L. R. DE: The Roentgen-Ray in pyloric obstruction. Americ. journ. of dis of childr. Vol. 6, Nr. 5. 1913.
CABALLERO, R. V.: Etude expérim. de la fermeture de l'extrémité infer. de l'oesophage. Cpt. rend. des séances de la soc. de biol. Tome 87, p. 1359 et Tome 88, p. 12.
CABOT, RICHARD C. und HUGH CABOT: Ein Fall von Anämie mit ungewöhnlichem Röntgenbefund. Boston med. a. surg. journ. Vol. 194, Nr. 24, p. 1131. 1926.
— Fall von Diaphragmabildung in der Speiseröhre. Boston med. a. surg. journ. Vol. 194, Nr. 9, p. 395. 1926.
— Klinische und pathologische Demonstrationen . . . Boston med. a. surg. journ. Vol. 194, Nr. 10, S. 453. 1926.
CACKOWIC, VON: Über Topographie und Funktion der normalen Verdauungsorgane . . . Liječničk vijlesnik Vol. 35, p. 3/5. 1913. Ref. Zentralbf. 1. Röntgenstr. 1913. S. 322.
CAFFICRO: Die Motilität des Magens. Tomnasi Vol. 2, H. 16. 1913.
CALM, A.: Chronische Invagination ileocoecalis. Verhandl. d. Dtsch. Röntgenges. Bd. 12. Hamburg: Lucas Graefe u. Sillem 1921.
CAMBIÈS: Neues Verfahren bei der röntgenologischen Untersuchung der Appendix; seine Anwendung bei der Diagnose der chronischen Appendicitis. Progr. méd. Jg. 54, Nr. 7, p. 263. 1926.
— Neue Methode der radiologischen Appendixuntersuchung. Annales de la acad. med.-quirúrg. española Vol. 13, p. 736—747. 1926.
CAMP, JOHN D.: Rezidivierende Schleimcyste des Magens. Radiology Bd. 6, Nr. 3, S. 257. 1926.
CAMP, DE LA: Demonstrationen aus der Pathologie des Magendarmkanals. Ver. Freiburger Ärzte 3. 6. 1910.
CAMPBELL, D.: Barium, drei Wochen lang im Darm? Röntgenbild. Fortschr. a. d. Geb. d. Röntgenstr. Bd. 35, H. 6. 1927.
CAMON: Röntgenuntersuchungen des Magendarmtraktus. Journ. of the Americ. med. assoc. Vol. 57, H. 1. 1913.
CAMPO: Zur Röntgenuntersuchung des Magens. Rev. de med. y cirug. préchocas de Madrid 1913. Nr. 1257.
CANDY, T. J.: Radiologische Beobachtungen an einem Fall von unvollständigem Darmverschluß. Lancet Vol. 210, Nr. 1, p. 15. 1926.
CANNON: Die mechanischen Faktoren der Verdauung. London: Edward Arnold 1911.
— Die Magenbewegungen im Röntgenbild. Americ. journ. of physiol. Vol. 6. 1898.
— Die Darmbewegungen im Röntgenbild. Americ. journ. of physiol. Vol. 6. 1912.
CANNYT, GEORGES: Zur Diagnostik des Speiseröhrenkrebses. Strasbourg méd. Tome 2, H. 1, p. 9. 1926.
CARMAN, R. D.: Die Röntgenologie der Darmtuberkulose. Journ. of the Americ. med. assoc. 1920. Nr. 20.
— Diverticulitis des Sigmoideums. Americ. journ. of roentgenol. Febr. 1915.
— Benigne und maligne Magenulcera vom Standpunkt des Röntgenologen. Americ. journ. of roentgenol. Vol. 8, H. 12.
— Weitere Beobachtung zur Röntgendiagnostik des Gastrojejunalgeschwüres. Acta radiol. Bd. 6, H. 1/6, S. 224. 1926.
— Ein neues Röntgenzeichen des ulcerierenden Magenkrebses. Journ. of the Americ. med. assoc. Vol. 77, p. 990. 1921.

CARMAN, R. D.: Radiologische Zeichen des Duodenalgeschwüres mit besonderer Berücksichtigung der Magenhyperperistaltik. Journ. of the Americ. med. assoc. Vol. 62, Nr. 13, p. 980. 1914.
— Röntgenbeobachtung der Gallenblase und der Lebergänge . . . . Journ. of the Americ. med. assoc. Vol. 65, Nr. 21, p. 1812. 1915.
— Magen- und Duodenalspasmen vom röntgenologischen Standpunkt aus. Journ. of the Americ. med. assoc. 1916. Nr. 17, p. 1283.
— Die Röntgendiagnose und Lokalisation des peptischen Geschwüres. California state journ. of med. Vol. 18, Nr. 11. 1920.
— Die Diagnose des Duodenums ulcus. Americ. journ. of roentgenol. März 1916. H. 5, S. 252.
CARMAN, R. D. und CHARLES G. SUTHERLAND: Die Duodenalnische. Americ. journ. of roentgenol. a. radium therapy Vol. 16, Nr. 2, p. 101. 1926.
CARMAN und ALBERT MILLER: Die Röntgendiagnose der Krankheiten des Verdauungskanals. 2. Aufl. Philadelphia und London: B. Saunders 1920.
CARMAN, R. D. und ALEXANDER B. MOORE: Röntgenbefunde bei Colitis ulcerosa. Americ. journ. of roentgenol. a. radium therapy Vol. 16, Nr. 1, p. 17. 1926.
CARMEN: Ann. of surg. 3. 3. 1915. Zentralbl. f. Chirurg. Bd. 40, S. 732.
CARNOT und GLÉNARD: Wirkung verschiedener Substanzen auf die Darmmotilität. Soc. de biol. 8. und 15. Juni 1912. Semana méd. Vol. 26, p. 167 et 309. 1912.
CARPENTER, H.: Ein Fall von dilatiertem, einen Pneumothorax vortäuschenden Kolon. Tubercle Vol. 8, Nr. 3, p. 107. 1926.
CARRIÉ, A. und J. KELLER: Die Diagnostik der Duodenalgeschwüre durch Serienaufnahmen. Presse méd. 1923. Nr. 12.
CARRIÈRE and DESPLATS: Drei Fälle von Hernia diaphragmatica gastro. colica. Journ. de radiol. et d'électrol. Tome 4, Nr. 3. 1920.
CARSON: Über Schmerzen in der Fossa iliaca. Lancet Vol. 210, Nr. 7, p. 328. 1926.
— Ein Fall von Ileocöcaltuberkulose. Klin. Journ. 1920. Nr. 1.
CARTY, JOHN R.: Ein ungewöhnliches Carcinom des Oesophagus. Radiology Bd. 7, Nr. 1, S. 63. 1926.
CASE, J. T.: Die Wichtigkeit der Stereoradiographie speziell für den Verdauungstrakt. Proc. of the roy. soc. of med. Vol. 5, p. 73. 1912.
— Die Bedeutung der Stereoröntgenographie, speziell des Verdauungstraktus. Fortschr. a. d. Geb. d. Röntgenstr. Bd. 18, H. 6.
— Die Röntgenstrahlenuntersuchung des Kolons. Internat. abstract of surg. Dez. 1914. p. 581.
— Röntgenbefunde beim Magencarcinom. The Canadian med. assoc. journ. Dez. 1914.
— Röntgenbefunde beim Magen- und Darmgeschwür. Surg., gynecol. a. obstetr. Vol. 18, Nr. 6, p. 739. 1914.
— Röntgenbeobachtungen am Duodenum mit besonderer Berücksichtigung der Erkrankungen der Pars superior. Americ. journ. of roentgenol. Vol. 3, H. 6, p. 314. 1916 und Arch. of radiol. a. electrotherapy. Juli/August 1917. p. 16 a. 87.
— Röntgenstrahlenstudien der Ileocöcalgegend und der Appendix. Americ. quart. of roentgenol. Nov. 1912.
— Röntgenstudien der Kolonperistaltik und Antiperistaltik mit besonderer Berücksichtigung der Valvula ileocolica. 17. Internat. Kongr. f. Med. London 1913.
— Eine röntgenologische Beobachtung über die Funktion der Ileocöcalklappe. Americ. journ. of the med. sciences Philadelphia 1915. Nr. 5.
— Dünndarmdivertikel, abgesehen von MECKELschen Divertikeln. Journ. of the Americ. med. assoc. Nov. 1920. Ref. Fortschr. a. d. Geb. d. Röntgenstr. Bd. 28, S. 189.
— Röntgenuntersuchung bei der Diagnose des Koloncarcinoms. Interstate med. journ. Vol. 20, Nr. 12. 1913.
— Multiple Divertikel im Kolon. Americ. journ. of roentgenol. Februar 1915.
— Der röntgenologische Nachweis des multiplen Dickdarmdivertikels. Fortschr. a. d. Geb. d. Röntgenstr. Bd. 30, S. 43.
— Weitere Röntgenstudien über die Ileocöcalklappe und die Appendix. Americ. journ. of roentgenol.
CASE, A.: Über Darmstase . . . . Arch. of the roentgenol.-ray. Vol. 19, Nr. 168, p. 45. Juli 1914 und Surg., gynecol. a. obstetr. Nov. 1914. p. 592—600.
— Divertikel im Jejunum und Ileum. Acta radiol. Bd. 6, H. 1/6, S. 230. 1926.
— Chronische Dünndarmstenose. Radiology Bd. 9, Nr. 1, S. 1 u. 56. 1927.
— Schirmdiagnose des Pylorus- und Duodenalgeschwürs, ein neues Zeichen des Duodenumgeschwüres. Journ. of the Michigan state med. soc. grand rapids 1913. H. 2.
CASE, JAMES T. and W. O. UPSON: Röntgenbilder der verschiedenen Hernienarten. Journ. of the Americ. med. assoc. Vol. 87, Nr. 12, p. 891. 1926.
CASELLAS, P. R.: Ungewöhnliche path. Magen mit abnormer Öffnung in das Jejunum. Journ. of the Americ. med. assoc. Vol. 87, Nr. 17, p. 1393. 1926.

CASMAN, R.: Sanduhrmagen nach Gastroenterostomie. Journ. de radiol. et d'électrol. Juli 1913.
CASTELLI, CARLO: Symptom von FREUD bei einem Fall von Carcinom des Jejunums. Radiol.
    med. Vol. 13, Nr. 6, p. 421. 1926.
CASTOX, M. R. und J. C. GALAM: Duodenitis und Perioduodenitis bei Erkrankung durch Clardia
    intestinalis. Arch. argent. de enferm. del apar dig. y de la nutric. Vol. 1, Nr. 5, p. 707.
    1926.
CASTRONOVO, ETTORE: Über idiopathische Speiseröhrenerweiterung. Radiol. med. Vol. 14,
    Nr. 1, p. 40. 1927.
CAVE, E. H. P.: Brit. journ. of radiol. Vol. 32, Nr. 322, p. 171. 1927.
MC COY, H. A.: Magen- und Duodenalgeschwür. Med. journ. of Australia Vol. 1, Nr. 13, p. 458.
    1927.
— Die Röntgendiagnose des Zwölffingerdarmgeschwüres. Ebenda Nr. 21, p. 574. 1926.
CERNÉ: Stenosis anguli duodeni jejunalis. Bull. et mém. de la soc. de radiol. méd. de France
    Juni 1913.
CERNÉ und DELAFORGE: Ein Fall von HIRSCHSPRUNGscher Krankheit. Arch. des maladies
    de l'appar. dig. et de la nutrit. 1909. Nr. 1.
— — Zur Diagnose des Sanduhrmagens. Ebenda Tome 6, p. 333—341. 1912.
CHABROL, ET., J. L. LAPEYRE und F. LAURAIN: Die Sondierung nach EINHORN bei Erkrankungen
    des Magens und Duodenums. Presse méd. Jg. 34, Nr. 10, p. 147. 1926.
CHAOUL, H.: Über ein Verfahren zur radiologischen Untersuchung des Duodenums. Dtsch.
    Zeitschr. f. Chirurg. Bd. 138, S. 161. 1916 u. Dtsch. med. Wochenschr. 1917. Nr. 10.
— Die radiologische Untersuchung des Duodenums unter Anwendung einer neuen Lagerungs-
    vorrichtung für Aufnahme und Durchleuchtung. Münch. med. Wochenschr. 1918. Nr. 16,
    S. 426.
— Zur Diagnose, insbesondere zur Röntgendiagnose des Ulcus duodeni. Münch. med. Wochen-
    schrift 1923. Nr. 9 u. 10.
CHAOUL und STIERLIN: Zur Diagnose und Pathologie des Ulcus duodeni. Münch. med. Wochen-
    schrift 1917. Nr. 48 u. 49, S. 1551.
CHARMANDARJAN, G.: Diagnostische Anwendung des Pneumoperitoneums. Vracebnoe delo
    Jg. 1926, Beilage-Heft, S. 118. 1926 (Russisch). Ref. Zentralbl. f. d. ges. Radiol. Bd. 2,
    S. 345.
CHASE: Neue Beobachtungen über den Einfluß der Lage des Magens auf gewisse Fälle von
    Gastroptose. Journ. of the Americ. med. assoc. 1913. Nr. 6.
CHAUFFARD: Ulcus pylorus duodenalis. Bull méd. 7. 1. 1914.
CHILAIDITI: Duodenalptose. Bull. et mém. de la soc. de radiol. de Paris 1910. Nr. 21 und Soc.
    de radiol. méd. de Paris Januar 1911.
— Die Hepatoptose in der Position von Eingeweiden zwischen Leber und Zwerchfellkuppel.
    Presse méd. 21. 1. 1911. Nr. 6.
— Über willkürliche Verschieblichkeit der Abdominalorgane und ihren Einfluß auf die Darm-
    tätigkeit. Ges. der Ärzte in Wien, 28. 4. 1911. Ref. Wien. klin. Wochenschr. 1911. Nr. 19.
— Zur Palpationstechnik des Abdomens . . . . Ges. f. inn. Med. u. Kinderheilk. Wien, April
    1911. Bull. et mém. de la soc. de radiol. méd. de Paris, Nov. 1910.
CHIZZOLA, GIULIANO: Beitrag zum Studium der Fremdkörper im Duodenum. Arch. di radiol.
    Jg. 2, H. 2/3, p. 136. 1926.
CHUITON und KERGROHEN: Ein Fall von schwer zu diagnostizierendem Magenkrebs. Arch.
    d'électr. méd. Jg. 34, Nr. 519, p. 344. 1926.
CHUITON: Die Lufteinblasung ins Abdomen. Arch. d'électr. méd. 1920. Nr. 452. Ref. Kongreßbl.
    f. d. ges. Med. Bd. 8, H. 9. 1920.
CHYLHARZ, V. und SELKA: Röntgenologisches Verhalten des Darmes bei gastrischen Drüsen
    und beim Brechakt. Wien. klin. Wochenschr. 1912. Nr. 21.
— — Beitrag zur radialen Diagnostik der Dünndarm- und Dickdarmstenose. Wien. klin.
    Wochenschr. 1912. Nr. 9.
CLAIRMONT: Die pathologisch-anatomischen Veränderungen des Duodenums bei Ulcus und deren
    Darstellung im Röntgenbilde. Würzburger Abhandl. a. d. Gesamtgeb. d. prakt. Med.
    neue Folge, Kabitzsch 1923.
— Diskussionsbemerkung. Wien. med. Ges., Sitzung v. 8. Februar 1918. Wien. klin. Wochen-
    schrift 1918. Nr. 7—10.
CLAIRMONT, P. und M. HAUDECK: Die Bedeutung der Magenradiologie für die Chirurgie. Jena:
    S. Fischer 1911.
CLAIRMONT und H. R. SCHINZ: Zur Diagnose und Chirurgie des Duodenaldivertikels. Dtsch.
    Zeitschr. f. Chirurg. Bd. 159, S. 304. 1920.
CLARK, EDMUND D.: Dünndarmcarcinom. Surg., gynecol. a. obstetr. Vol. 43, Nr. 6, p. 757. 1926.
CLARK, J. H.: Krebs der Flexura sigmoideum und des Rectums bei Kindern und jüngeren Er-
    wachsenen. Ann. of surg. Vol. 84, Nr. 6, p. 833. 1926.
CLAUSS, M.: Beobachtungen über Ulcus ventriculi. Dtsch. Arch. f. klin. Med. Bd. 138, S. 41.

Mc. Clure und Reynolds: Magen- und Duodenalgeschwüre. Boston med. a surg. journ. Vol. 183, Nr. 11. 1920.

— — Erklärung von Röntgenbefunden bei der Diagnose von peptischen Geschwüren. Journ. of the Americ. med. assoc. Vol. 74, Nr. 11. 1920.

— — Beobachtungen über das Verhalten des normalen Sphincters des Pylorus am Menschen. Americ. journ. of roentgenol. Vol. 8, Nr. 4, p. 158. 1921.

Mc. Clure, Reynolds und Schwartz: Über das Verhalten des Pylorus beim normalen Menschen. Arch. of internal med. Vol. 26, Nr. 4. 1920.

Cluzet, J. und G. Cluzet: Über die Röntgendiagnostik der Linitis plastica. Bull. et mém. de la soc. de radiol. méd. de France Jg. 15, Nr. 139, p. 175. 1927.

Cobet, Rudolf und Kurt Gutzeit: Zur Entstehung der Spasmen und Schmerzen der Magengeschwüre. Dtsch. Arch. f. klin. Med. Bd. 150, H. 5, S. 295. 1926.

Codmann, F. A.: Über die Wichtigkeit der Unterscheidung einfacher, runder Geschwüre des Duodenums von jenen Geschwüren, die den Pylorus beteiligen oder pylorusfern sind. Boston med. a. surg. journ. Vol. 161, Nr. 10—12, p. 313. 1909.

— Die Diagnose des Duodenalgeschwürs. Ebenda Nr. 22—25, p. 767.

— Ebenda Vol. 165, Nr. 2, p. 54. 1911.

Cohn, Bruno: Magensyphilis. Med. Klinik Jg. 22, Nr. 7, S. 253. 1926.

Cohn, Max: Einrichtung zu gezielten Magenaufnahmen. Berlin. Ärzte-Ver. f. Strahlenk., 6. Juli 1926.

— Über die diagnostische Verwertung der Röntgenstrahlen und dem Gebrauch der Quecksilbersonde bei Speiseröhrenerkrankung. Münch. med. Wochenschr. 1906.

— Über die Untersuchung des Verdauungstraktus mit Röntgenstrahlen. Therapie d. Gegenw. Bd. 9, S. 263.

— Zur Untersuchung des Magens mit Wismutkapseln. Berlin. klin. Wochenschr. 1910. Nr. 39.

— Zur Physiologie und Pathologie der Verdauung. Dtsch. med. Wochenschr. 1911. Nr. 25/26.

— Über die röntgenologische Untersuchung der Mesenterialdrüsentuberkulose. Verhandl. d. Dtsch. Röntgenges. Bd. 11. Hamburg: Lukas Graefe und Sillem 1921.

— Der Wurmfortsatz im Röntgenbild. Dtsch. med. Wochenschr. 1913. Nr. 13, S. 606.

— Vom gesunden und kranken Wurmfortsatz. 10. Kongr. d. Dtsch. Röntgenges. Beitr. z. Ätiologie u. Behandlung der Gastroptosen. Inaug.-Diss. Berlin 1920.

— Zur Diagnose der Dickdarmstenose . . . . 3. Röntgenkongr. 1907.

— Praktische Ergebnisse auf dem Gebiet der Röntgenologie. Berlin. klin. Wochenschr. 1912. Nr. 16.

— Röntgenuntersuchung einer Frau, welcher der Magen und beide Nervi vagi reseziert worden sind. Berlin. klin. Wochenschr. 1913. Nr. 30.

— Die Gastrostomie im Röntgenbild. 43. Chirurgenkongr. 1914 u. Fortschr. a. d. Geb. d. Röntgenstrahlen Bd. 22, H. 4.

— Über Fremdkörperlokalisation. Freie Vereinig. d. Chirurg. Berlins, 10. Jan. 1910.

Cohnheim: In Nagels Lehrbuch der Physiol. Bd. 2, S. 561.

— Beobachtungen über Magenverdauung. Münch. med. Wochenschr. 1907. Nr. 52.

Colaneri, L. J.: Die Methode der Wahl für die Röntgendiagnostik von Symptomen in der rechten Unterbauchgegend. Bull. et mém. de la soc. de radiol. méd. de France Jg. 15, Nr. 136, p. 64. 1927.

Cole: Die künstliche Erweiterung des Duodenums für die röntgenographische Untersuchung. Americ. quart. of roentgenol. Dez. 1912, nach Assmann, Vol. 3, Nr. 3, p. 204. 1911.

— Negative Diagnose von chirurgischen Erkrankungen des Magens und des Bulbus duodeni. Americ. journ. of roentgenol. Vol. 2, p. 497. 1914.

— Verwachsungen im rechten Hypochondrium und ihre Unterscheidung von anderen spastischen und organischen Veränderungen. Americ. journ. of roentgenol. Vol. 9, H. 3.

— Röntgendiagnose des indurierten Magengeschwürs. Americ. journ. of roentgenol. Vol. 2, Nr. 10, p. 793. Nov. 1915.

— Ulcus post-pyloricum. Lancet Vol. 1, p. 1239. Mai 1914.

— Radiographische Studie des Pylorus und Duodenums mit und ohne künstliche Erweiterung des Duodenums. Arch. of the Roentgen-Ray. April 1912.

— Vorläufige Mitteilung über die Diagnose des Ulcus postpyloricum mittels der Serienradiographie. New York med. journ. Vol. 97, Nr. 19, p. 960. 1913.

— Einige ungewöhnliche Magenfälle. Americ. journ. of roentgenol. April 1918. p. 191.

— Serienradiographie in der Magendarmdiagnostik. Journ. of the Americ. med. assoc. 1912. p. 1947.

— Beiträge zur Ätiologie des Magengeschwürs. Acta radiol. Bd. 6, S. 303. 1926.

— Die positive und negative Diagnose des Magenkrebses durch die Serienröntgenographie. New York med. journ. 1914. Nr. 7.

— Serienradiographie zur Differentialdiagnose des Magenkrebses, der Gallenblasenentzündung und des Magen- und Duodenalgeschwürs. Arch. of the Roentgen-Ray 1912.

COLE: Die Diagnose der gutartigen und bösartigen Magen- und Duodenalläsionen und ihre Unterscheidung durch Serienröntgenaufnahmen. Zeitschr. f. d. klin. Med. Bd. 79, H. 5. 1914.
— Die Diagnose des Magenkrebses mittels der Serienröntgenographie. New York med. journ. Februar 1914.
— Diagnose des Ulcus duodeni mit Hilfe der Serienröntgenographie. 17. Internat. Kongr. f. inn. Med. u. Fortschr. a. d. Geb. d. Röntgenstr. Bd. 21, Nr. 1, S. 95.
— Zur Physiologie des Pylorus und des Anfangsteiles des Duodenums. Journ. of the Americ. med. assoc. 1913. p. 762 u. Fortschr. a. d. Geb. d. Röntgenstr. Bd. 21, H. 6, S. 716.
— Ileum-Stase. Canad. med. assoc. journ. Nr. 14.
— Veränderungen am Dünndarm mit Magenstörungen und Bulbusveränderungen. Americ. journ. of the med. sciences Juli 1914.
— The complex motor phenomena of various types of unobstructed gastric peristaltic. Arch. of the Roentgen-Ray. Nr. 137.
COLE, L. G. und EINHORN: Über Radiogramme des Verdauungstraktus nach Lufteinblasung. Wien. klin. Wochenschr. 1911. Nr. 5.
COLE, L. G. und ROBERTS: Duodenaldivertikel. Surg., gynecol. a. obstetr. Okt. 1920. p. 376.
COLLIN, H.: Studie über das einfache Duodenalgeschwür. Inaug.-Diss. Paris 1894.
COMAS PÉREZ, RAMON: Magenlues. Anales de la acad. med.-quirúrg. española Vol. 13, p. 259.
COMAS, C. und A. PRIO: Über die Anwendung der Röntgenstrahlen bei der Untersuchung des Abdominalsegmentes. 5. Internat. Kongr. f. med. Elektrol. u. Radiol. Barcelona 1910.
COMBY: Radioskopie des Säuglings. Arch. de méd. des enfants Tome 13. 1910
CONSTANTINESCU, C. D. und A. JONESCU: Vergiftung durch Wismut-Subnitricum. Presse méd. 1920. Nr. 16.
CORDUA: Ulcus ventriculi callosum. Ärztl. Ver. in Hamburg, April 1911. Münch. med. Wochenschrift 1911. S. 922.
COTTIN, E. und C. SALOZ: Kritische Übersicht über die Erfolge der Magenuntersuchung. Rev. méd. de la Suisse romande Jg. 40, Nr. 1. 1920.
COTTLE, GEORGE F. und O. B. SPALTING: Der Wert der Röntgendiagnose bei perforiertem Duodenalulcus. Ann. of surg. Vol. 85, Nr. 3, p. 450. 1927.
COURMELLES, DE: L'existence d'un vétrécissement bitrapezoidal de l'estomax etc. La semaine méd. 1899. Nr. 23.
— Eine Art der Magenuntersuchung durch Röntgenstrahlen. Acad. de méd. 23. 5. 1899.
CRÄMER: Coecum mobile und chronische Appendicitis. Münch. med. Wochenschr. 1912. Nr. 12 und 13.
— Die chronischen katarrhalisch-entzündlichen Erkrankungen des Darmes. München: Lehmann 1914.
— Magenkrankheiten und Krieg. Münch. med. Wochenschr. 1917. Nr. 34.
CRAMER, H.: Über tiefsitzende Passagebehinderung am Duodenum. Fortschr. a. d. Geb. d. Röntgenstr. Bd. 35, H. 3, S. 523. 1926.
— Kurze Demonstrationen zur Frage des Ulcus ventriculi. Bonner Röntgenvereinigung, 2. 5. 1921. Ref. in Fortschr. a. d. Geb. d. Röntgenstr. Bd. 28, S. 265.
CRANE, A. W.: Das röntgenologische Bild bei Achylia gastrica. Americ. journ. of roentgenol. Sept. 1923.
— Das Verhalten des Magens bei jenseits des Bulbus gelegenem Ulcus und Carcinom des Duodenums. Americ. journ. of roentgenol. Vol. 9, H. 2.
— Ein Röntgensymptom der mukösen Kolitis. Americ. journ. of roentgenol. a. radium therapy Vol. 17, Nr. 4, p. 416. 1927.
— Röntgenbefunde beim Magenulcus. Transact. of the Americ. Roentgen-Ray soc. Dez. 1908.
— Röntgenologie des Magenkrebses. Internat. Abstract. of surg. Juni 1915.
— Röntgenverfahren bei Untersuchung des Magens auf Carcinom. Journ. of the Americ. med. assoc. 11. 12. 1909.
CROHN, B. B., SAMUEL WEISKOPF und PAUL W. ASCHNER: Die Heilung von Magengeschwüren. Arch. of internal med. Vol. 37, Nr. 2, p. 217. 1926.
CRONE, E.: Über Bariumsulfat als Kontrastmittel usw. Münch. med. Wochenschr. 1914. Nr. 19.
CRAWFORD, A. MUIR: Magencarcinom ohne Magensymptome. Glasgow med. journ. Vol. 105, Nr. 5, p. 360. 1926.
CURL, H. und L. C. CULVER: Mehr als tausend Teppichnägel im Magen. The journ. of radiol. 1922. Nov.
CURSCHMANN: Röntgenaufnahmen von zeitweiligem Darmverschluß. Med. Ges. in Leipzig, 29. 6. 1909.
CZEPA, ALOIS: Beiträge zur Röntgendiagnostik der Appendix. Fortschr. a. d. Geb. d. Röntgenstrahlen Bd. 36, H. 1, S. 60. 1927.
— Die Bedeutung der Zwischenmahlzeiten für die röntgenologische Prüfung der Magenmotilität. Dtsch. med. Wochenschr. 1921. Nr. 18.
— Die Invaginatio ileocoecalis im Röntgenbilde. Wien. klin. Wochenschr. 1922. Nr. 2.

CZEPA, ALOIS: Zur Frage des Situs viscerum, inversus partialis. Fortschr. a. d. Geb. d. Röntgenstrahlen. Bd. 35, H. 1, S. 90. 1926.
— Röntgendiagnostik der Appendixerkrankungen. Wien. klin. Wochenschr. Jg. 39, Nr. 49, S. 1431. 1926.
— Die Röntgendiagnostik der Appendix und ihre Ergebnisse. Wien. klin. Wochenschr. Jg. 40, Nr. 7, S. 239. 1927.
CZYLARZ und SELKA: Beitrag zur radiologischen Diagnostik der Dünn- und Dickdarmstenose. Wien. klin. Wochenschr. 1912. Nr. 9.
— — Röntgenologisches Verhalten des Magens bei gastrischen Krisen und beim Brechakte. Wien. klin. Wochenschr. 1912. Nr. 21.
DAHM, H. A.: Spontanes Pneumoperitoneum bei Perforation eines Ulcus ventriculi an der großen Kurvatur. Med. Klinik 1922. S. 562 und Dtsch. med. Wochenschr. 1922. Nr. 18.
— Ulcus ventriculi an der großen Kurvatur und spontanes Pneumoperitoneum. Bonner Röntgenvergg. 19. 12. 1921. Ref. Fortschr. a. d. Geb. d. Röntgenstr. Bd. 29, S. 136.
DALLA VOLTA, ALESSANDRO und GUISEPPE PALMIERI GIAN: Symptomkomplex der Perivisceritis digestiva dextra. Klin. radial. Beitr., Bull. de scienze med. Bologna Tome 4, Juli-Aug.-Heft, p. 270. 1926.
DALTON, NORMAN und A. D. REID: Bestimmung von Lage und Größe des Magens mittels Röntgenstrahlen und einer mit Bismut. subnitr. gefüllten Sonde. Transact. of the clin. soc. of London Vol. 38, p. 122.
DANHIEUX, G.: Über den Sanduhrmagen. La Policlinico 1909; Münch. med. Wochenschr. 1909. S. 2655.
DAPPER, M.: Über peristaltische Phänomene des Magens und deren diagnostische Bedeutung. 29. Kongr. f. inn. Med. Wiesbaden 1912.
DARBOIS und HUET: Duodenale Störungen durch Gasbildung im Dickdarm. Presse méd. Jg. 34, Nr. 13, p. 201. 1926; Arch. d'électr. méd. Jg. 34, Nr. 514, p. 51. 1926.
DARLING, H. C. R.: Rechtsseitige Enteroptose oder chronische Appendicitis. Med. journ. of Australia. Vol. 1, Nr. 12, p. 324. 1926.
DAVID, O.: Der Zickzackkurs in der Röntgendiagnostik des Duodenums. Klin. Wochenschr. Jg. 5, Nr. 26, S. 1174. 1926.
— Zur Technik der Röntgenuntersuchung des Duodenums. Zentralbl. f. inn. Med. 1913. Nr. 21, S. 251; Fortschr. a. d. Geb. d. Röntgenstr. Bd. 21, H. 4. 1914.
— Zur Geschichte und Technik der Radiologie des Duodenums. Dtsch. med. Wochenschr. 1914. Nr. 14, S. 688.
— Dilatation des Duodenums im Röntgenbild bei direkter Füllung. Fortschr. a. d. Geb. d. Röntgenstr. Bd. 22, H. 21, S. 208. 1914.
— Röntgenologische Untersuchungen über Form und Verhalten des Dünndarms bei direkter Füllung mit Kontrastmitteln. Mitt. a. d. Grenzgeb. d. Med. u. Chirurg. Bd. 31, H. 3.
— Dünndarmstudien. Verhandl. d. dtsch. Röntgenges. 1914. S. 77.
DAVIDSOHN: Hernia diaphragmatica vera. Berlin. klin. Wochenschr. 1917. Nr. 4.
DAVIES-COLLEY, R.: Über die Ätiologie der Darmdivertikel. Brit. med. journ. 1926. Nr. 3398, p. 282.
DAVIS, ERNEST L.: Die Diagnose des peptischen Geschwürs mittels Röntgenstrahlen. Boston med. a. surg. journ. Vol. 195, Nr. 21, p. 977. 1926.
DECKER, R.: Technische Fortschritte der Röntgenuntersuchung der Bauchorgane mittels Pneumoperitoneum. Münch. med. Wochenschr. 1920. Nr. 23
DEHN, v.: Einige röntgenologische Beobachtungen aus den letzten Jahren. Fortschr. a. d. Geb. d. Röntgenstr. Bd. 29, S. 707.
— Die krankhaften Zustände des Magen und Darms, vom röntgenologischen Standpunkt aus. Russki Wratsch. 1913. Nr. 3; Fortschr. a. d. Geb. d. Röntgenstr. Bd. 20, S. 438.
— Die verschiedenen Merkmale zwischen Magengeschwür und Magenkrebs im Röntgenbild. Wien. klin. Wochenschr. 1912. Nr. 2.
DELORT, MAURICE: Das in der Entleerung verzögerte Duodenum. Clinique. Jg. 21, Nr. 76, p. 369. 1926.
DEMMER, F.: Zur Kenntnis der Pneumatosis cystoides intestini hominis. Arch. f. klin. Chirurg. Bd. 104, S. 402.
DENEKE, TH.: Röntgenologie der Verletzungen der Brustorgane in SCHJERNINGs Handbuch. Bd. 9.
DESPLATS: Doppelte Verengerung des Ileum. Epitheliom. Journ. de radiol. et d'électrol. Tome 10, Nr. 9, p. 405. 1926; Journ. de radiol. Tome 15, H. 3, p. 220. 1926.
DESPLATS und BOSQUIER: Das Magengeschwür und die Röntgenstrahlen. Journ. de soc. méd. de Lille. März 1913.
DESSECKER: Zur Diagnose nicht carcinomatöser Geschwülste des Magens. Arch. f. klin. Chirurg. Bd. 119, S. 695.
— Beitrag zur pathologischen Physiologie des Schluckaktes und zur Füllung des Bronchialbaums mit Röntgenbrei. Mitt. a. d. Grenzgeb. d. Med. u. Chirurg. Bd. 37.

576 Literatur.

DESTERNES: Ulcus penetrans bei Sanduhrmagen. Bull. et mém. de la soc. de radiol. de Paris. Jan. 1912.
— Radiographie des Duodenums. Bull. et mém. de la soc. radiol. méd de Paris. Juli 1910.
— Radiologische Studie des Magens . . . Arch. d'électr. méd. Tome 20, p. 158. 1912.
DESTERNES und BAUDON: Inversion totale de l'éstomac par distension gazeuse de l'intestin. Arch. d'électr. méd. Tome 20. 1912.
— Einige Bilder über die Appendix. Arch. d'électr. méd. Tome 20. 1912.
DESTERNES und BELOT: Zur Radiographie der Appendix. Bull. et mém. de la soc. de radiol. méd. de France. Dezember 1911.
DESTOT: Radioskopie und Tumoren des Magens. Lyon méd. Bd. 98.
DETERMANN und WEINGÄRTNER: Röntgenuntersuchungen der Dickdarmlage bei Darmstörungen, besonders bei Verstopfung. 26. Kongr. f. inn. Med. 1909.
DEUSCH: Die thyreogene Obstirpation. Münch. med. Wochenschr. 1923. S. 113.
DEUTSCH, MARTIN: Ein Fall von hyperchromer Anämie infolge einer Dünndarmstriktur bei einem Kinde. Med. Klinik. Jg. 22, Nr. 30, S. 1145. 1926.
DEVINE, H. B.: Frühdiagnose des Magenkrebses. Med. journ. of Australia. Vol. 2, Nr. 7, p. 209. 1926.
DIAMOND, J. S.: Beobachtungen über die Heilbarkeit des Magengeschwüres mit einem Bericht von 14 geheilten Geschwüren der kleinen Kurvatur des Magens. Americ. journ. ef the med. sciences. April 1922. S. 548.
DICKEY, LLOYD B.: Ulcus duodeni bei Kindern. Americ. journ. of dis. of childr. Vol. 32, Nr. 6, p. 872. 1926.
— Duodenalulcus mit Divertikel. Journ. of the Americ. med. assoc. Vol. 86, Nr. 12, p. 815. 1926.
DICKSON, W. H.: Ulcus duodeni: Röntgenologische Gesichtspunkte. Canad. med. assoc. journ. Vol. 16, Nr. 9, p. 1053. 1926.
DIENSTFERTIG, A.: Über die Vortäuschung der Stierhornform des Magens im Röntgenbilde. Klin. Wochenschr. 1923. S. 162.
DIETLEN, HANS: Vereinigung von Röntgen- und Saftuntersuchung des Magens. Verhandl. d. dtsch. Ges. f. inn. Med. S. 376. 1926.
DIETLEN, H. und V. BECKER: Über Magenausheberung unter Kontrolle mit Röntgenlicht. Acta radiol. Bd. 6, H. 1/6, S. 327. 1926.
DIETLEN, H.: Die Insuffizienz der Valvula ileocoecalis im Röntgenbilde. Fortschr. a. d. Geb. d. Röntgenstr. Bd. 21, H. 1.
— Beiträge zur Pathologie des Kardiospasmus. Zeitschr. f. Röntgenkunde. Bd. 14. 1912.
— Die Bedeutung der Röntgenuntersuchung für Physiologie und Pathologie des Verdauungstraktus. Straßburger med. Ztg. Nr. 10. 1909.
— Beobachtungen über Magenperistaltik. VII. Röntgenkongreß.
— Ergebnisse des medizinischen Röntgenverfahrens für die Physiologie. Teil II, ASHER-SPIRO, Ergebnisse der Physiologie Bd. 13, Jg. 1913.
— Was leistet die Röntgenuntersuchung für die Erkennung der organischen Erkrankungen des Magens. Med. Klinik. 1911. Nr. 49.
— Röntgenologische Fehldiagnosen bei Magenerkrankung. 29. Kongr. f. inn. Med. 1912. Wiesbaden.
DIETRICH, HANS ALBERT: Statistische und ätiologische Bemerkungen zum Ulcus pepticum duodeni. Münch. med. Wochenschr. 1912. Nr. 12.
DIGGLE, F. HOLT: Kardiospasmus oder Achalasia des Oesophagus. Practitioner Vol. 116, Nr. 4, p. 304. 1926.
DISQUÉ: Über Atonie und Gastroptose. Med. Klinik. 1913. Nr. 5.
DÖHNER, B.: Bedeutung der Dysenterie bei der Diagnose der Erkrankungen der Baucheingeweide. Vestnik rentgenologii i radiologii. Bd. 4, Nr. 1, S. 71 u. 79. 1926. Ref. Zentralbl. f. d. ges. Radiol. Bd. 1, S. 523
— Ein weiterer Fall von Mesenterium commune. Fortschr. a. d. Geb. d. Röntgenstr. Bd. 35, H. 2, S. 238. 1926.
— Die chronische Appendicitis im Röntgenbilde. Fortschr. a. d. Geb. d. Röntgenstr. Bd. 35, H. 2, S. 228. 1926.
DOHAN: Duodenalstenose bei Cholelithiasis. Wien. med. Wochenschr. 1912. Nr. 16.
DOMARUS, A. v. und A. SALOMON: Beitrag zur Kenntnis der Zwerchfellhernie nach Schußverletzung. Fortschr. a. d. Geb. d. Röntgenstr. Bd. 23, H. 4, S. 319. 1915.
DONARRE: Ein Fall von Gastroenterostomia spontana. Arch. d'électr. méd. Tome 21. 1913.
DORNER und WEINGÄRTNER: Die Wismutausscheidung im Urin nach Wismutmahlzeit. Dtsch. Arch. f. klin. Med. Bd. 98. 1909.
DOUGLAS und LE WALD: Fecal Concretions of the Appendix. Journ. of the Americ. med assoc. Juni 1916.
DOYEN: Arch. prov. de chirurg. Tome 3. Ref. Zentralbl. f. Chirurg. 1895. S. 50.

Dressen, Hans: Vereinigung von Röntgen- und Saftuntersuchung des Magens. Fortschr. a. d. Geb. d. Röntgenstr. Bd. 35, H. 1, S. 78. 1926.

Drueck, Charles J.: Diverticulosis. New York med. journ. a. record. Vol. 123, Nr. 2, p. 86, Nr. 3, p. 158. 1926.

— Über nicht bösartige Strikturen des Rectums. Illinois med. journ. Vol. 49, Nr. 1, p. 68. 1926.

Drummond, H.: Über die Funktionen des Kolon und die Bewegung der Darmeinläufe. Brit. med. journ. Vol. 31. 1914. Ref. Münch. med. Wochenschr. 1914. S. 1642.

Dubs: „Cirkulus" nach Enterogastroenterostomie. Dtsch. med. Wochenschr. 1919. Nr. 16.

Dünkeloh, W.: Das Ulcus duodeni. Mitt. a. d. Grenzgeb. d. Med. u. Chirurg. Bd. 27, H. 1. 1913.

Dunham, Ethel C. und Arnold M. Smythe: Tuberkulose der abdominalen Lymphknoten. Ihre Diagnose mittels Röntgenstrahlen. Americ. journ. of dis. of childr. Vol. 31, Nr. 6, p. 815. 1926.

Duppont, Robert: Rechtsseitige perikolitische Membranen und ihre Behandlung. Bull. méd. Jg. 40, Nr. 8, p. 199. 1926.

Dupuy de Frenelle: Die Bestimmung der Diagnose „Chron. Appendicitis" durch die Radiologie. Presse méd. Jg. 34, Nr. 43, p. 681. 1926. Bull. et mém. de la soc. méd. des hôp. de Paris. 23. 3. 1912.

Duval, Pierre: Die zwei Formen der durch die Mesenterialgefäße hervorgerufenen Duodenalstenose. Cronica méd. mexicana. Tome 25, Nr. 6, p. 196. 1926.

Duwez: Magenradioskopie. Ann. de l'instit. chirurg. de Bruxelles. Tome 20. 1913.

Dvorak, R.: Gastrospasmus als Fehlerquelle der röntgenologischen Carcinomdiagnose. Münch. med. Wochenschr. Jg. 73, Nr. 41, S. 1708. 1926.

Dwight, Thomas: Bemerkungen über das Duodenum und den Pylorus. Journ. of anat. a. physiol. Vol. 31. p. 516. 1897.

Eastmond, Charles: Röntgenologischer Nachweis entzündlicher Veränderungen des Magendarmkanals. Brit. journ. of radiol. Vol. 31, Nr. 308, p. 93. 1926.

Edling, Lars: Über die Röntgendiagnose des Ulcus duodeni. 15. de Allm. Svenska läkarmötets forhandlingar.

Egan, Ernst: Zum Mechanismus der Anfangsentleerung des Magens. Berlin. klin. Wochenschr. 1917. Nr. 21.

— Zum Mechanismus der Bewegungserscheinungen des Magens nach Röntgenuntersuchungen am Menschen. Fortschr. a. d. Geb. d. Röntgenstr. Bd. 29, S. 597.

— Anacidität und Entleerungsmechanismus des Magens. Med. Klinik. 1922. Nr. 36.

— Über das Schicksal und die Wirkung heißer und kalter Getränke im Magen. Münch. med. Wochenschr. 1916.

— Acidität und Entleerung, untersucht mittels Dauermagensonde und Durchleuchtung. Arch. f. Verdauungskrankh. Bd. 21, H. 6.

— Über die Ursache der verzögerten Magenentleerung bei freiem Pylorus. Dtsch. Arch. f. klin. Med. Bd. 122, H. 2/6.

Eghiayan, A. und H. Wohlers: Über das Stierlin-Zeichen bei der Ileocöcaltuberkulose. Rev. méd. de la Suisse romande. Jg. 46, Nr. 11, p. 680. 1926.

Ehrenreich, M.: Die röntgenologische Diagnostik der Magenkrankheiten. Berlin. klin. Wochenschrift 1913. Nr. 50.

Ehret: Kardiospasmus von 16jähriger Dauer. Münch. med. Wochenschr. 1916. S. 25.

Ehrlich: Kasuistische Beiträge zur Klinik der Speiseröhre. Arch. f. Verdauungskrankh. Bd. 11, S. 432.

Ehrmann: Über Rückfluß und röntgenologische Antiperistaltik des Duodenums als Folge von Adhäsionen. Berlin. klin. Wochenschr. 1914. Nr. 34.

Eicken, C. v.: Über einen ungewöhnlich großen, durch Fremdkörper bedingten Absceß der hinteren Hypopharynxwand. Zeitschr. f. Hals-, Nasen- u. Ohrenheilk. Bd. 14, H. 1/2, S. 61. 1926.

Eiken: Die klinischen Prüfungen des Vierstundenrestes. Acta radiol. Bd. 1, S. 262.

Einhorn, N.: Über peptische Geschwüre mit Deformität des Organes . . . Arch. f. Verdauungskrankh. Bd. 30, S. 175.

— Neue Instrumente für das Duodenum und den Dünndarm. Berlin. klin. Wochenschr. 1913, Nr. 29.

— Weitere Erfahrungen mit dem Duodenalgeschwür. Arch. f. Verdauungskrankh. Bd. 19, Erg.-Heft 1913.

— Eine Darmsonde. New York med. journ. a. med. record. 13. 9. 1919.

— Über einen neuen Darmschlauch und dessen Anwendung in einem Fall von ulceröser Kolitis. Arch. f. Verdauungskrankh. Bd. 28, S. 147.

— Über die idiopathische Oesophagusdilatation. Zeitschr. f. physikal.-u. diätet. Therapie. 1915. H. 5, S. 129.

— Dehnung der Kardia bei der Behandlung des Kardiospasmus . . . Journ. of the Americ. med. assoc. Okt. 1910.

EINHORN, M., W. H. STEWARD und E. M. RYAN: Erfahrungen über Cholecystographie. Arch.
        f. Verdauungskrankh. Bd. 27, H. 2. 1921.
EINHORN und COLE: Über Röntgenographie des Magens. Wien. klin. Rundschau 1907. Nr. 30.
EINHORN, M. und TH. SCHOLZ: Röntgenologische Befunde mit dem Delineator in Fällen von
        Pylorospasmus. Berlin. klin. Wochenschr. 1921. Nr. 3 und Arch. f. Verdauungskrankh.
        Bd. 27, H. 2, S. 97. 1921.
— — Röntgenbefunde bei Pylorospasmus. Med. red. 1920. Vol. 98, Nr. 22.
— — Über Spasmen des Verdauungskanals und deren Diagnose. Arch. f. Verdauungskrankh.
        Bd. 37, S. 1. 1926.
EISEN: Röntgenbefunde bei Appendicitis. New York med. journ. a. med. record. August 1915.
— Duodenalulcus. Americ. journ. of roentgenol. April 1915. p. 168.
— Charakteristische Röntgenbefunde bei Duodenalulcus. Ebenda 1915. p. 739.
— Duodenalmotilität. Wisconsin med. journ. März 1913. Vol. 11, Nr. 10, p. 316.
EISENKLAM, J.: Über diffuse luetische Infiltration des Magens. Wien. klin. Wochenschr. Jg. 39,
        Nr. 7, S. 182. 1926.
EISENSTEIN, A.: Beiträge zur Radiologie der Speiseröhre. Fortschr. a. d. Geb. d. Röntgenstr.
        Bd. 21, H. 4, S. 381. 1914.
EISLER: Zur Röntgendiagnose des Magengeschwürs. Münch. med. Wochenschr. 1912. Nr. 13.
— Über die Beziehungen des Duodenums zur Magenmotilität. 8. Dtsch. Röntgenkongr.
EISLER, F. und R. KAUFMANN: Radiologische Studien über die Magenfüllung. Dtsch. Röntgen-
        kongr. 1911. Bd. 7.
EISLER und S. KREUZFUCHS: Die Bedeutung der Magenblase. Wien. med. Wochenschr. 1912.
        Nr. 45.
— — Die diagnostische Bedeutung der duodenalen Magenmotilität. Wien. klin. Wochenschr.
        1912. Nr. 41.
EISLER und LENK: Die Bedeutung der Faltenzeichnung des Magens für die Diagnose des Ulcus
        ventriculi. Dtsch. med. Wochenschr. 1921. Nr. 40.
— Radiologische Studien über Beziehungen des Nervensystems zur motorischen Funktion des
        Magens. Münch. med. Wochenschr. 1913. Nr. 19 u. 37. Fortschr. a. d. Geb. d. Röntgenstr.
        Bd. 18.
ELEKTROROWICZ, ADAM: Divertikelbildung der Flexura sigmoidea. Polski przeglad radiol. Bd. 1,
        H. 1/2, S. 36. 1926.
ELIASON, L., EUGENE P. PENDERGRASS und V. W. MURRAY WRIGHT: Die Röntgendiagnose
        gestielter Geschwülste und Magenschleimhaut mit Vorfall durch den Pylorus. Americ.
        journ. of roentgenol. Vol. 15, Nr. 4, p. 295. 1926.
ELISCHER, J. v.: Über eine neue Methode zur Röntgenuntersuchung des Magens. Fortschr.
        a. d. Geb. d. Röntgenstr. Bd. 18, H. 5.
ELLENBERGER und HOFMEISTER: Arch. f. wiss. u. prakt. Tierheilk. Bd. 8 u. 9. 1882, 1883.
ELS, H.: Beiträge zur Frage der Diagnose und Operation chronischer Zwerchfellhernien nach
        Schußverletzung. Bruns' Beitr. z. klin. Chirurg. Bd. 114, H. 1. Tübingen: Laupp 1918.
ELSNER: Eine Dauerheilung einer Fistula gastrocolica. Münch. med. Wochenschr. 1913. Nr. 32.
ELTERICH jr., THEODORE: Zusammenstellung über Pylorusstenose, Pylorusspasmus. Atlantic
        med. journ. Vol. 29, Nr. 11, p. 767. 1926.
ELZE, C.: Über die Form des Magens. Med. Klinik. 1921. Nr. 6.
— Über Form und Bau des menschlichen Magens. Sitzungsber. d. Heidelberger Akad. d.
        Wissensch. 1919.
EMILE, WEIL und JEAN LOISELEUR: La pneumoséreuse péritonéale. Bull. et mém. de la soc.
        méd. des hôp. de Paris 1920. Nr. 35.
ENDERLEN, E.: Ulcus ventriculi et duodeni. Fortschr. d. Therap Jg. 2, H. 5, S. 137. 1926.
ENDERLEN, E., FREUDENBERG und v. REDWITZ: Experimentelle Untersuchungen über die
        Änderung der Verdauung nach Magen- und Darmoperationen. Klin. Wochenschr. 1923.
        S. 210.
ENFIELD, CHARLES D.: Die Diverticulitis des Kolon mit besonderer Berücksichtigung ihrer
        Diagnose. Radiology Bd. 7, Nr. 5, p. 371. 1926.
— Röntgenologische Darstellbarkeit von Magen- und Lungensyphilis. Americ. journ. of syphilis.
        Vol. 10, Nr. 4, p. 621. 1926.
ENGELS: Zur Oesophagusatonie. Med. Klinik. 1919. Nr. 9, S. 209.
ENRIQUEZ, E. und GASTON DURAND: Das Magencarcinom. Hôpital. Jg. 14, Nr. 170, p. 408. 1926.
— — Le syndrome radioscopique, gastroiléal dans le pylorisme. Presse méd. 1920. Nr. 60.
EPPINGER, H. und G. SCHWARZ: Abnorm kleiner Magen. Ges. f. inn. Med. u. Kinderheilk. in
        Wien. Münch. med. Wochenschr. 1910. S. 557.
— Über einen Fall von Mikrogastrie. Arch. f. Verdauungskrankh. Bd. 16, H. 3.
EPSTEIN, M.: Vergleichende Röntgenuntersuchungen der Gasblase und Topographie der Ingesta
        des Magens … Vestnik rentgenologii i radiologii. Vol. 4, Nr. 1, p. 69. 1926. Ref. Zentral-
        blatt f. d. ges. Radiol. Bd. 1, S. 484.

ERDHEIM, MAX: Über Obstipation in funktioneller und mechanischer Hinsicht. New York med.
journ. a. med. record. Vol. 123, Nr. 9, p. 578. 1926.
ERDMANN, JOHN, F.: Die Entzündung von Dickdarmdivertikeln. Americ. journ. of obstetr.
a. gynecol. Vol. 11, Nr. 5, p. 609 u. 682. 1926.
— Kardiospasmus. Ann. of surg. Vol. 43, p. 224. 1906.
ESCHBAUM: Über Kardiospasmus. Med. Klinik. 1914. Nr. 4.
ESCUDERO, PEDRO und M. MIRANDA GALLINO: Falsche HAUDEKsche Nischen. Trabajos y publ.
de la clin. del prof. PEDRO ESCUDERO. Vol. 2, p. 312.
— — Falsche HAUDEKsche Nischen. Arch. argent. de enferm. del ap. dig. y de la nutric. Vol. 1,
Nr. 5, p. 791. 1926.
ETIENNE, H.: Über die Entfernung von Fremdkörpern aus der Speiseröhre des Kindes unter
radioskopischer Kontrolle. Journ. de radol. 1907.
— Bericht über 21 Fremdkörperextraktionen aus dem Oesophagus. Kongr. f. med. Elektrolog.
u. Röntgenologie.
EUSTERMANN, G. B.: Die neueren klinischen Eindrücke beim Magenkrebs. Radiology. Vol. 6,
Nr. 5, p. 409. 1926.
EWALD und COHN: Neuere, besonders radioskopische Ergebnisse aus dem Gebiet der Magen-
und Darmuntersuchung. Med. Klinik. 1909. Nr. 23.
EWALD: Stenose des Oesophagus. Berlin. med. Ges. 1908.
— Über das Ulcus duodenale. Berlin. klin. Wochenschr. 1913. Nr. 39.
FABER, K.: Das Verhältnis zwischen der Form des Brustkorbes und der Form des Magens.
Ugeskrift f. laeger. 1922. S. 479. Ref. Münch. med. Wochenschr. 1922. S. 1555.
— Atonia ventriculi. Zeitschr. f. klin. Med. Bd. 76, H. 1/2.
— Die Gastroptosenfrage. Klin. Wochenschr. 1923. Nr. 18.
— Die Beziehungen zwischen der Form des Brustkorbs und des Magens. Arch. des maladies
de l'appar. dig. et de la nutrit. Tome 16, Nr. 9, p. 969. 1926.
FAHR: Gutartiger Tumor als Passagehindernis im Oesophagus. Klin. Wochenschr. Nr. 52. 1923.
FALKENHAUSEN, v.: Oesophaguskompression an zwei Stellen bei arteriosklerotischer Herz-
insuffizienz. Dtsch. med. Wochenschr. 1921. S. 743, Nr. 26.
FALTA und JONAS: Magendarmfistel. Sitzung d. Ges. d. Ärzte Wiens. 1907.
FARCY: Röntgenogramme bei Obstipation. Bull. et mém. de la soc. de radiol. méd. de France.
Oktober 1913.
FAROY: Über das Magengeschwür. Jg. 54, Nr. 25, S. 955. 1926.
FAROY, GRENIER und CHEVALIER: Die Magensenkung in ihren Beziehungen zur Superacidität
und zum Magengeschwür. Paris méd. Jg. 17, Nr. 14, p. 327. 1927.
FASCHINGBAUER, H. und F. EISLER: Diagnostische Erfahrungen mit dem artifiziellen Pneumo-
peritoneum. Wien. klin. Wochenschr. 1920. Nr. 33.
FAULHABER: Die Bedeutung der Röntgenuntersuchung für die Diagnose des Magencarcinoms.
Dtsch. Arch. f. klin. Med. Bd. 101, S. 177.
— Die Erkrankung der Brustorgane im Röntgenbild. Dtsch. med. Wochenschr. 1903. Nr. 50.
— Die Röntgenuntersuchung des Magens. Arch. f. physik. Med. Bd. 3 u. 4.
— Die Röntgendiagnose der Darmerkrankungen. 2. Aufl. Halle: Macholdt 1919.
— Die Röntgenuntersuchung des Darmes. Lehrb. f. Röntgenkunde. 1913.
— Die Röntgendiagnostik der Magenkrankheiten. Samml. zwangl. Abh. a. d. Geb. d. Verdauungs-
u. Stoffwechselkrankh. Bd. 4, H. 1.
— Die Röntgendiagnostik der Darmkrankheiten. Samml. zwangl. Abh. a. d. Geb. d. Verdauungs-
u. Stoffwechselkrankh. Bd. 5, H. 1.
— Zur Diagnose der nicht striktuierenden tuberkulösen oder carcinomatösen Infiltration des
Coecum ascendens. Fortschr. a. d. Geb. Röntgenstr. Bd. 31, H. 4.
— Zur Röntgendiagnostik der tiefgreifenden callösen Ulcera ventriculi. Münch. med. Wochen-
schrift 1910. Nr. 40.
— Über den jetzigen Stand der Diagnose des Ulcus ventriculi. Würzburger Ärzteabend 12. 7.
1911. Münch. med. Wochenschr. 1911. S. 2476.
— Zur Diagnose und Behandlung des chronischen Ulcus pylori. Münch. med. Wochenschr. 1913.
Nr. 17 u. 18.
— Zur Frage des Sechsstundenrestes bei pylorusfernem Ulcus ventriculi. Berlin. klin. Wochen-
schrift 1914. Nr. 29.
FAULHABER und v. REDWITZ: Über den Einfluß der zirkulären Magenresektion auf die Sekretion
und Motalität des Magens. Med. Klinik. 1914. Nr. 16.
— Zur Klinik und Behandlung des pylorusfernen Ulcus ventriculi. Mitt. a. d. Grenzgeb. d. Med.
u. Chirurg. Bd. 28, H. 1.
FAVEAU DE COURNELLES: Die Radiologie des Magens und Darms. Actualité médicale. 15. Jan.
1914.
FAYARD und KOLBE: Röntgendarstellungen des Wurmfortsatzes. Bull. et mém. de la soc. méd.
des hôp. de Paris. 1912. p. 303.

Feissly, R.: Beitrag zur Röntgendiagnose der Ileocöcal-Tuberkulose. Brit. journ. of radiol. Nr. 317. 1926. p. 498.
— Beitrag zur Röntgenologie des Verdauungskanals. Schweiz. med. Wochenschr. Jg. 56, Nr. 16, S. 385. 1926.
— Jejunal Ulcus nach Gastroenterostomie. Arch. des maladies de l'appar. dig. et de la nutrit. Tome 17, Nr. 1, p. 67. 1927.
— Duodenaldivertikel. Journ. de radiol. et d'électrol. Febr. 1922. S. 69.
Feissly und Fried: Zur Ätiologie des Kaskadenmagens. Fortschr. a. d. Geb. d. Röntgenstr. Bd. 29, S. 237.
Ferrannini, A.: Die Divertikel des Duodenum. Rif. med. Jg. 42, Nr. 51, p. 1213. 1926.
Ferrari, P.: Divertikel der Speiseröhre. Arch. di radiol. Jg. 2, H. 2/3, p. 363. 1926.
Ferris, E.: Die funktionellen Stenosen des Duodenums. Rev. de méd. Jg. 43, Nr. 2, p. 163. 1926.
Finkh, E.: Röntgenologische Diagnostik chirurgischer Magenkrankheiten. Beitr. z. klin. Chirurg. Bd. 68, H. 1.
Finsterer, H.: Kann das im hohen Alter auftretende Ulcus des Magens bzw. Duodenals vom Carcinom unterschieden werden? Wien. klin. Wochenschr. Jg. 39, Nr. 23, S. 666. 1926.
Finsterer und Glaessner: In die Milz penetrierendes Ulcus der großen Kurvatur. Mitt. a. d. Grenzgeb. d. Med. u. Chirurg. Bd. 27, H. 1.
Fischer: Über einen sogenannten Kaskadenmagen. 1921. Nr. 11.
— Über eine neue röntgenologische Untersuchungsmethode des Dickdarms. Kombination von Kontrasteinlauf und Luftaufblähung. Klin. Wochenschr. 1923, Nr. 34.
Fischer, A.: Ein Fall von Sanduhrmagen infolge von tuberkulöser adhäsiver Peritonitis. Korresp.-Blatt f. Schweiz. Ärzte 1913. Nr. 20.
Fischer, A. und L. Katz: Zur röntgenologischen Bestimmung der Verweildauer von vegetabiler und Kuhmilch im Magen nebst einer Kritik der Kapselmethode. Zeitschr. f. physikal. u. diätet. Therapie Bd. 18, H. 7. 1914.
Fischer, A. W.: Diagnose und Differentialdiagnose der Polyposis coli. Fortschr. a. d. Geb. d. Röntgenstr. Bd. 34, H. 5, S. 716. 1926.
— Länge- und Lagevariationen des Dickdarmes und ihre klinische Bedeutung. Klärung der sog. Adhäsionsbeschwerden. Fortschr. a. d. Geb. d. Röntgenstr. Bd. 36, H. 1, S. 185. 1927.
Fischer, H.: Beitrag zur Radiologie der Bewegungsvorgänge im kranken Magen. Mitt. a. d. Grenzgeb. d. Med. u. Chirurg. Bd. 28, H. 5. Münch. med. Wochenschr. 1916. S. 89.
Fischer, J. F.: Über Röntgenuntersuchung des belasteten Magens. Bibl. for laeger. Festband 1913.
— Aussprache über das Magen- und Zwölffingerdarmgeschwür. Bemerkungen von chirurgischer Seite. Med. clin. of North America. Vol. 10, Nr. 4, p. 762 u. 767. 1927.
Fischl und Porges: Zur Frage der Dickdarmperistaltik im Röntgenbilde. Münch. med. Wochenschrift. 1911. Nr. 39.
— — Röntgenuntersuchung des Magendarmtraktus. Verein Deutscher Ärzte in Prag. 27. 5. 1910.
Fischler: Über die Typhlatonie und verwandte Zustände. Münch. med. Wochenschr. 1911. Nr. 23.
Fishbaugh, Ernest Clyde: Duodenale Stagnation. New York med. journ. a. med. record. Vol. 123, Nr. 9, p. 626. 1926.
Fittig: Die Bedeutung der Enterolithen des Proc. vermiformis im Röntgenogramm. Fortschr. a. d. Geb. d. Röntgenstr. Bd. 11, H. 5.
Fitzgibbon, John H.: Kardiospasmus und begleitendes Oesophagusdivertikel. Journ. of the Americ. med. assoc. Vol. 86, Nr. 21, p. 1614. 1926.
Fleckseder: Über die Periodizität der Erscheinungen beim Magen- und Zwölffingerdarmgeschwür. Wien. klin. Wochenschr. 1920. Nr. 13.
Fleiner: Neue Beiträge zur Pathologie des Magens. Münch. med. Wochenschr. 1919. Nr. 22 u. 40.
— Situs viscerum inversus abdominalis mit Eventration des rechtsgelagerten Magens und Stauungsektasie der Speiseröhre. Münch. med. Wochenschr. 1916. Nr. 4.
Fleischer: Einige Fälle von seltenen Magentumoren. Wien. klin. Wochenschr. Jg. 40, Nr. 7, S. 241. 1927.
Fleischner, Felix: Die Röntgendiagnose des Ulcus pept. oesophagi. Wien. klin. Wochenschr. Jg. 40, Nr. 4, S. 120. 1927.
— Zur Diagnose der Darmtuberkulose. Fortschr. a. d. Geb. d. Röntgenstr. Bd. 34, H. 6, S. 994. 1926.
— Zur Diagnose der Darmtuberkulose. 17. Tagg. d. Dtsch. Röntgenges. Berlin. Sitzung v. 11. bis 13. 4. 1926.
Flemming-Möller: Röntgenuntersuchungen der Ileocöcaltuberkulose. Acta radiol. Bd. 1.

FLESCH, H. und J. PÉTERI: Ergebnisse von Magenuntersuchungen im Säuglings- und späten
Kindesalter. Zeitschr. f. Kinderheilk. Bd. 2. 1911.
FLORAND, JACQUES: Die Atresien und Stenosen des Duodenums. Bull. méd. Jg. 40, Nr. 49,
p. 1341. 1926.
FOERSTER: Die klinischen und Röntgenbeobachtungen bei adhäsiven Prozessen am Duodenum.
Mitt. a. d. Grenzgeb. d. Med. u. Chirurg. Bd. 32, H. 5. 1920.
— Zur Röntgendiagnose des Ulcus duodeni. Kongr. f. inn. Med. Bd. 12, H. 9. 1920.
FOGED, J.: Mesenterium ileo-colicum commune. Verhandl. d. dän.-radiol. Ges. 1925. S. 41;
Hospitalstidende Jg. 69, Nr. 12. 1926.
FORBES, HENRY HALL: Röntgendarstellung einer interessanten Speiseröhrenverdrehung. Laryngo-
scope Vol. 36, Nr. 3, p. 190. 1926.
FORSSELL: Die Bewegungen des menschlichen Magens. Separatabdruck 1911. Nord. Med.
Arch. 1911. Kirurgie.
— Röntgendiagnostik bei Appendicitis. Ref. Dtsch. med. Wochenschr. 1918. Nr. 17.
— Die Bewegungsmechanismen der Schleimhaut des Verdauungskanals. Brit. journ. of radiol.
Vol. 31, Nr. 310, p. 189. 1926.
— Beobachtungen über die Bewegungen der Schleimhaut des Digestionskanals. Fortschr. a. d.
Geb. d. Röntgenstr. Bd. 30, 3. Kongreßheft, S. 54.
— Röntgenologie des Magens und Darmes in H. GERHARTZ' Leitfaden der Röntgenologie. Berlin-
Wien: Urban und Schwarzenberg 1922.
— Über die Beziehungen der auf den Röntgenbildern hervortretenden Formen des menschlichen
Magens zur Muskelarchitektur der Magenwand. Münch. med. Wochenschr. 1912. Nr. 29;
Arch. d'électr. méd. 1912. Nr. 336; 8. Röntgenkongreß und Hamburg: Gräfe und Sillem
1913.
— Ventrikelrörelserna hos människan. Nord. med. Arkiv 1911.
— Studien über den Bewegungsmechanismus der Schleimhaut des Verdauungstraktus. 2. Tagg.
d. Nord. Vereinigg. f. med. Radiol. 1921. Ref. in Acta radiol. Bd. 1, S. 511.
FORSSELL, G. und E. KEY: Ein Divertikel der Pars descendens duodeni mittels Röntgenunter-
suchung diagnostiziert. Fortschr. a. d. Geb. d. Röntgenstr. Bd. 24, H. 1.
— Über die Beziehung der Röntgenbilder des menschlichen Magens zu seinem anatomischen
Bau. Fortschr. a. d. Geb. d. Röntgenstr. Ergänz.-Bd. 13. 1913.
— Ein Divertikel an der Pars descendens mittels Röntgenuntersuchung diagnostiziert und
operativ entfernt. Fortschr. a. d. Geb. d. Röntgenstr. Bd. 24, H. 1.
FOVEAU: Die Radiologie des Verdauungstraktus. Journ. de méd. intern. 1910. Nr. 34.
FRANK: Angeborene Hernia diaphragmatica . . . Ann. of surg. 1920. Nr. 3.
— Zur Diagnostik der HIRSCHSPRUNGschen Krankheit. Mitt. a. d. Grenzgeb. d. Med. u. Chirurg.
Bd. 26, H. 1.
— Beitrag zur Diagnostik der rechtsseitigen traumatischen Zwerchfellhernie. Fortschr. a. d.
Geb. d. Röntgenstr. Bd. 27, H. 2. 1920.
FRANKE: Beitrag zur Pathologie der Magengeräusche. Wien. klin. Wochenschr. 1909. Nr. 18.
FRÄNKEL, A.: Röntgendiagnosen und Röntgenfehldiagnosen bei Magencarcinom. Berlin. med.
Ges. Dez. 1911; Münch. med. Wochenschr. 1912. S. 2690.
— Diagnostische und operationsprognostische Bedeutung der Röntgenkinematographie beim
Magencarcinom. 29. Kongr. f. inn. Med. Wiesbaden 1912.
— Die Eigenbewegungen des Magens im Röntgenbilde. Fortschr. a. d. Geb. d. Röntgenstr.
Bd. 34, H. 1/2, S. 1. 1926.
— Die Röntgenkinematographie des Magens und ihre Kritik. Fortschr. a. d. Geb. d. Röntgenstr.
Bd. 35, H. 3, S. 650. 1926.
— Der Ulcusriegel, ein direktes Röntgensymptom des nischenlosen Magengeschwürs. Arch. f.
Verdauungskrankh. Bd. 37, S. 408. 1926.
FRÄNKEL, K.: Die Schlauchfüllung des Magens als Hilfsmittel zur Deutung der motorischen
Mageninsuffizienz. Fortschr. a. d. Geb. d. Röntgenstr. Bd. 27, S. 658.
— Praktische diagnostische Ergebnisse aus dem Studium der Röntgenperistaltik des Magens.
Fortschr. a. d. Geb. d. Röntgenstr. Bd. 34. 1926.
FRAIKIN, A.: Spasmus des Coecums bei der chronischen Appendicitis. Paris méd. Jg. 17, Nr. 18,
p. 414. 1927.
FRAIKIN, BURILL und NOBLET: Ein Fall von Situs inversus von Magen und Leber (ohne Dextro-
kardie). Bull. et mém. de la soc. de radial. méd. de France Jg. 14, Nr. 132, p. 141. 1926.
FREEMAN: Eine angeborene Anomalie des Duodenums und seine chirurgische Bedeutung. Surg.,
gynecol. a. obstetr. Vol. 30. Ref. Kongr. Zentralbl. f. inn. Med. Bd. 13, Nr. 8.
FREEMANN, E. B. und H. E. WRIGHT: Die Diagnose des Oesophaguscarcinoms und eine kurze
Bemerkung über seine Behandlung. Southern med. journ. Vol. 19, Nr. 7, p. 508. 1926.
FREI: Klinisches, Therapeutisches und Röntgenologisches über den Sanduhrmagen. Ärztl. Ver.
Nürnberg. 20. 11. 1913. Münch. med. Wochenschr. 1914. H. 8.

FRENKEL, A.: Über die topische Diagnose des Magen- und Duodenumulcus. Zentralbl. f. Chirurg. Jg. 53, Nr. 1, S. 13. 1926.
FREUD, J.: Röntgendiagnostik der Erkrankungen des Duodenums. Jahreskurse f. ärztl. Fortbild. 8. Jg. 1917, Augustheft, S. 40.
— Zur Röntgendiagnose des seltenen tiefsitzenden Oesophagusdivertikels. Fortschr. a. d. Geb. d. Röntgenstr. Bd. 28, S. 559.
— Röntgendiagnose des typisch primären Sarkoms des oberen Dünndarmes. Berlin. klin. Wochenschr. 1916. Nr. 31; Münch. med. Wochenschr. 1916. S. 1195.
— Zur radiologischen Diagnose der Dissemination des primären Schleimhautsarkoms des oberen Dünndarmes auf den Dünndarm. Wien. klin. Wochenschr. 1916. Nr. 46.
— Zur Röntgenuntersuchung des Ulcus peptum jejunum nach Gastroenterostomie. Magen-jejunumkolonfistel auf Ulcusbasis. Berlin. klin. Wochenschr. 1918. Nr. 43.
— Gastroenterostomie und Ileus im oberen Dünndarm. Fortschr. a. d. Geb. d. Röntgenstr. Bd. 24, H. 2.
— Gastrospasmus und Urämie. Fortschr. a. d. Geb. d. Röntgenstr. Bd. 22. Nr. 4.
FREUD, J. und E. HORNER: Zur röntgenologischen Differentialdiagnose zwischen Hernia dia-phragma und Eventratio diaphragma und zur rechtsseitigen Eventratio diaphragm. Fortschr. a. d. Geb. d. Röntgenstr. Bd. 29, S. 201.
FREUND: Eine für Röntgenstrahlen undurchlässige biegsame Sonde. Münch. med. Wochenschr. 1906.
— Zur Behandlung der Gastroptose. Wien. med. Wochenschr. 1911. Nr. 50.
FREUND, R. und G. SCHWAER: Zwerchfellhernia und Pyopneumothorax nach Lungenschuß. Münch. med. Wochenschr. 1916. Nr. 43, S. 1532.
FREUND, J.: Aufgaben und Schwierigkeiten der Röntgenuntersuchung Gastroenterostomierter. Lösung durch Verwendung der Duodenalsonde. Münch. med. Wochenschr. 1916. Nr. 41.
FRICK, P.: Appendixdauerfüllung als Symptom adhäsiver Bauchtuberkulose. Monatsschr. f. Kinderheilk., Orig. Bd. 35, H. 2, S. 135. 1927.
FRIED, HERMANN: Röntgendiagnose einer Dermoidcyste mit ausgedehnten Verdrängungserschei-nungen am Darmkanal. Americ. journ. of roentgenol. a. radium therapy Vol. 17, Nr. 1, p. 51. 1927.
FRIEDRICH, LASZLO: Ein Fall von chronischem Magenvolvulus. Orvosi Hetilap. Jg. 70, Nr. 12, p. 297. 1926 und Zeitschr. f. Chirurg. Bd. 198, H. 3/4, S. 185. 1926.
FRIEDRICH, V.: Studien über Wechselbeziehungen zwischen Magen und Harnblase. Zeitschr. f. d. ges. exp. Med. Bd. 25, H. 2.
— Über den Wärmeeinfluß auf den Magen. Arch. f. Verdauungskrankh. Bd. 29, S. 220.
— Über den Einfluß des Kauaktes auf die Sekretion des Magens bei Gesunden und Kranken. Arch. f. Verdauungskrankh. Bd. 28, S. 153.
FRIEDRICH und HAEUBER: Oesophaguscarcinom . . . Fortschr. a. d. Geb. d. Röntgenstr. Bd. 29, S. 318.
FRIMANDEAU, A.: Radioskopische Diagnostik der Oesophagusstenosen. Arch. d'électr. méd. Nr. 312.
FRISCH, F.: Zur Klinik und Röntgenologie der Dünndarmstenosen. Dtsch. med. Wochenschr. 1920. Nr. 25.
FRITZ, O.: Askariden des Magendarmtraktus im Röntgenbilde. Fortschr. a. d. Geb. d. Röntgenstr. Bd. 29, S. 591.
FRITZSCHE, E. und E. STIERLIN: Zur Pathologie des Ileus. Med. Klinik 1914. Nr. 29; Fortschr. a. d. Geb. d. Röntgenstr. Bd. 22, H. 6, S. 649.
— — Experimentelle Untersuchungen der Dickdarmfunktion beim Affen. Verhandl. d. Kongr. f. inn. Med. Wiesbaden 1912.
FROBISHER, J. H. M. und J. B. FOTHERINGHAM: Ein Fall von fraglicher Magensyphilis. Journ. of the roy. army med. corps Vol. 47, Nr. 5, p. 377. 1926.
FRÖHLICH, A.: Die Pharmakologie der Abführmittel. Wien. med. Wochenschr. 1922. S. 2065.
FROELICH: Megakolon beim Kinde. Rev. méd. de l'est. Tome 54, Nr. 22, p. 705. 1926.
FROMM, ALB.: Infanteriegeschoß im Ductus choledochus. Münch. med. Wochenschr. 1918, Nr. 7, S. 181/182.
FRORIEP: Über Form und Lage des menschlichen Magens. Verhandl. d. Ges. dtsch. Naturforscher u. Ärzte, 78. Vers. zu Stuttgart, 16. bis 22. Sept. 1906. 2. Teil, 2. Hälfte, S. 313.
FÜHNER, H.: Pneumoperitoneum durch Pentandampf an Stelle von Sauerstoff. Dtsch. med. Wochenschr. 1921. Nr. 8.
— Die peritoneale Resorptionszeit von Gasen. Dtsch. med. Wochenschr. 1921. S. 1393.
FUJINAMI: Über eine einfache Methode zur röntgenologischen Ermittlung der Saftsekretion im speiseleeren Magen. Dtsch. med. Wochenschr. 1912. Nr. 11 u. 12.
FUJINAMI, K.: Über den Wert säurefester, sichtbarer Boli für die Röntgenuntersuchung des Pylorus und die Brauchbarkeit der Glutoid- und Geloduratkapseln. Fortschr. a. d. Geb. d. Röntgenstr. Bd. 18, H. 3.

Fujinami, K.: Pylorospasmus, Hypersekretion, Motilitätsstörung. Zur Frage ihres genetischen Zusammenhanges. Dtsch. Arch. f. klin. Med. Bd. 105.

Full und v. Friedrich: Ulcus und Aerophagie. Mitt. a. d. Grenzgeb. d. Med. u. Chirurg. Bd. 31, H. 4.

Fuld und Weski: Luftfüllung des Darmes vom Magen aus zur Organdarstellung am Röntgenschirm. Arch. f. Verdauungskrankh. Bd. 30, S. 207.

Furtwängler, A.: Spätperforation des Duodenums nach stumpfem Trauma. Dtsch. Zeitschr. f. Chirurg. Bd. 175, S. 261.

Gäbert: Zur Röntgendiagnose der Erkrankungen in der rechten oberen Bauchecke. Med. Klinik Jg. 22, Nr. 18, S. 711. 1926; Dtsch. med. Wochenschr. Jg. 52, Nr. 14, S. 597. 1926.

— Zur Kenntnis und Diagnose der Magensyphilis. Mitt. a. d. Grenzgeb. d. Med. u. Chirurg. Bd. 40, H. 2, S. 224. 1927.

— Über Magensyphilis. Verhandl. d. Dtsch. Ges. f. inn. Med. 1926. S. 398.

— Die Lagebeziehung des Oesophagus zur dorsalen Herzfläche und ihre Veränderungen durch Erweiterung des linken Vorhofes im Röntgenbild. Fortschr. a. d. Geb. d. Röntgenstr. Bd. 32.

Gärtner, Gustav: Ein Todesfall nach Pneumoperitoneum. Bemerkungen zu dem gleichnamigen Aufsatz des H. Dr. Joseph in Nr. 46 dieser Wochenschrift. Berlin. klin. Wochenschr. 1921. S. 1467.

Galdau: Über einen neuen Fall von chronischer Darminvagination, röntgenologisch diagnostiziert. Fortschr. a. d. Geb. d. Röntgenstr. Bd. 34, H. 4, S. 540. 1926.

Galdau, D. und A. Pop: Über gutartige Magentumoren. Ein neuer Fall von Polyposis ventriculi. Fortschr. a. d. Geb. d. Röntgenstr. Bd. 35, H. 2, S. 270. 1926.

Gallart, M. F. und A. Pinos: Ein Fall von chronischem Magenvolvulus. Rev. méd. de Barcelona Tome 6, Nr. 32, p. 156. 1926.

Gally, L.: Radiologische Untersuchungen über Darmstase und Obstipation. Bull. méd. 1923. p. 513.

Ganter, G.: Über die Länge des menschlichen Darmes. Zeitschr. f. d. ges. exp. Med. Bd. 48, H. 3/5, p. 561. 1926.

— Zur Frage der Temperaturempfindlichkeit des Magens. Med. Klinik 1921. S. 865.

Gassmann, F.: Zur Röntgendiagnose der Magenpolypen. Arch. f. Verdauungskrankh. Bd. 28, H. 3/4, S. 226.

Gastinel, P. und S. Portret: Ein Fall von Magensyphilis. Klinische und röntgenologische Beobachtungen über die Nützlichkeit der Serienröntgenographie. Bull. méd. Jg. 40, Nr. 27. S. 769. 1926.

Gauillard: Röntgenaufnahme bei einer Anomalie der Lage der Gallenblase. Bull. et mém. de la soc. de radiol. méd. de France Jg. 15, Nr. 139. p. 178. 1927.

Gaza, von: Sanduhrmagen. Med. Ges. Leipzig, 12. 5. 1914. Münch. med. Wochenschr. S. 1426.

Gefeu, Jefine: Zur Frage der Hypersekretion im Röntgenbilde. Dtsch. med. Wochenschr. Jg. 53, Nr. 4, S. 143. 1927.

Gehrels: Die Mesenterialdrüsentuberkulose. Dtsch. med. Wochenschr. 1919. Nr. 41.

Geiger, Otto: Cholecystographie. Fortschr. a. d. Geb. d. Röntgenstr. Bd. 33, Nr. 4, S. 577.

Gelpke und Rupprecht: Die Röntgendiagnostik der Abdominaltuberkulose im Kindesalter mittels Sauerstoffüllung des Peritonealraumes. Med. Klinik 1917. Nr. 49.

Gentile, Nicola: Ein neuer Gesichtspunkt bei der Röntgenuntersuchung des Verdauungskanales. Rückenmark-Splanchnicusreflexe. Radiol. med. Vol. 13, Nr. 11, p. 776. 1926.

George, A. W. und J. Gerber: Die positive Diagnose des Duodenalulcus. Americ. quart. of roentgenol. Juni 1913. Nr. 4 und Surg., gynecol. a. obstetr. Sept. 1914.

— — Observations from the study of a thousand gastrointestinal cases. Americ. journ. of roentgenol. Vol. 2, Nr. 3, p. 592. 1915.

— — The value of the roentgenmethod in the study of chronic appendicitis and inflammatory conditions, both cong. and aquired, about the cecum and terminal ileum. Med. commun. of the Mass. med. assoc. Vol. 24. 1913 und Surg., gynecol. a. obstetr. 1913. p. 418.

— — The practical application of the Roentgen method to gastric and duodenal diagnosis. Journ. of the Americ. med. assoc. April 4. 1914. p. 1071—1073.

— — The demonstration of gall-stones by the Roentgen-Ray. Boston med. a. surg. journ. April 30. 1914. p. 680—681.

— — The Roentgen diagnosis of duodenal ulcer. A comparison of the direct and indirect methods. Surg., gynecol. a. obstetr. Sept. 1914. p. 395—403.

— — The Early diagnosis of gastric carcinoma. The Canad. med. assoc. journ. March 1915.

— — The direct method of diagnosis of duodenal ulcer by means of the Roentgen-Ray. Americ. journ. of roentgenol. Vol. 1, H. 7, p. 287. 1914.

George, A. W. and Ralph D. Leonhard: The Roentgen-diagnosis of surgical lesions of the gastro-intestinal tract. The colonial med. Press, Boston 1915.

584 Literatur.

GEORGE, A. W. and RALPH D. LEONHARD: The value of the Roentgen-Ray in .the study of diverticulitis of the colon. Americ. journ. of roentgenol. Vol. 7, Nr. 9. 1920.

GEORGESCU, AMILCAR: Die radiologische Untersuchung der chronischen Appendicitis. Rev. stiintelor med. Jg. 15, Nr. 1, p. 19. 1926.

GEPPERT: Kardiospasmus und die spindelförmige Erweiterung des Oesophagus. Zentralbl. f. d. Grenzgeb. d. Med. u. Chirurg. Bd. 18, S. 179. 1915.

GERBER, J.: Das Polygramm bei Gastroduodenaldiagnostik. Americ. journ. of roentgenol. April 1916.

GERLACH, WALTER und FRITZ ERKES: Der Wert der Röntgenuntersuchung für die Diagnose des Ulcus duodeni. Eine radiologische Studie auf Grund von Erfahrungen an 47 operierten Fällen. Dtsch. Zeitschr. f. Chirurg. Bd. 136, Nr. 4 u. 5, S. 400.

GEUKEN, H. C.: Ein Fall von Tuberkulose des Magens und seiner Umgebung. Arch. of radiol. a. electrotherapy Vol. 24, Nr. 11. 1920.

GEYMÜLLER: Über Sarkome des Magens mit besonderer Berücksichtigung der Röntgenuntersuchung. Zeitschr. f. Chirurg. Bd. 140, S. 516. 1917.

— Über Sarkom des Magens. Dtsch. Zeitschr. f. Chirurg. Bd. 140, S. 364.

GIARDINA, SERAFINO GIUSEPPE: Megaoesophagus. Policlinico, sez. chirurg. Jg. 33, H. 4, S. 200. 1926.

GIUGNI: Sulle anomalie di forma e die posizione del duodeno specie in rapporto alla radiologia. Riv. crit. di chirurg. med. Vol. 15, Nr. 14. 1914.

GLAESSNER, K.: Das Ulcus duodeni. Abhandl. a. d. Geb. d. Verdauungs- u. Stoffwechselkrankh. Bd. 5, H. 1. Halle: C. Marhold 1916 und Zeitschr. f. ärztl. Fortbild. 1917. Nr. 19, S. 509.

GLAESSNER, K. und S. KREUZFUCHS: Über den Pylorospasmus. Münch. med. Wochenschr. 1913. Nr. 11.

— — Über den Pylorospasmus und das Salzsäurephänomen. Fortschr. a. d. Geb. d. Röntgenstr. Bd. 22, H. 2, S. 244. 1914.

— — Über Ulcus ventriculi und duodeni. 85. Vers. d. Naturforscher u. Ärzte. Wien 1913.

GLASS, E.: Pericholecystische Adhäsionsstenose des Duodenums als postoperative Spätfolgeerscheinung nach einer Cholecystektomie. Zentralbl. f. Chirurg. 1922. Nr. 25, S. 909.

GLÉNARD, F.: Application de la méthode naturelle à l'analyse de la dyspepsie nerveuse. Lyon méd. Tome 48, Nr. 13, p. 449. 1885.

GLIKINA, K.: Der Magen bei Morbus Basedowii. Vestnik rentgenologii i radiologii Vol. 4, Nr. 1, p. 84 u. 88. 1926. Ref. Zentralbl. f. d. ges. Radiol. Bd. 1, S. 737.

GODART und DANHIEUX: Die radioskopische Magenuntersuchung. Bull. de la soc. des sciences med. de Bruxelles Tome 6. 1910.

GODEFROY, R., PISEK und LEWALD: Studien über Anatomie und Physiologie des kindlichen Magens. Americ. journ. of dis. of childr. Okt. 1913.

GOEBELL: Zur chirurgischen Behandlung der durch Megasigmoideum . . . . verursachten Obstipation. Arch. f. klin. Chirurg. Bd. 95, H. 4. 1911.

GÖBEL: Zur Ätiologie der HIRSCHSPRUNGschen Krankheit. Dtsch. Zeitschr. f. Chirurg. Bd. 165, H. 5/6.

— Über Spasmus des Sphyncter ani als Ursache der HIRSCHSPRUNGschen Krankheit. Mitt. a. d. Grenzgeb. d. Chirurg. u. Med. Bd. 32, H. 4. 1920.

GOECKE: Beitrag zur Morphologie des Magens nach Resektionen. Bruns' Beitr. z. klin. Chirurg. Bd. 98, H. 2. 1916.

GOETZE, O.: Die Röntgendiagnostik bei gasgefüllter Bauchhöhle. Münch. med. Wochenschr. 1918. Nr. 40; Dtsch. med. Wochenschr. 1919. Nr. 18.

— Disskusionsbemerkungen zu KLOSE: Über Colitis ulcerosa. Frankf. Röntgenges. 13. 12. 1920. Ref. Fortschr. a. d. Geb. d. Röntgenstr. Bd. 28, S. 82.

— Die Funktion des operierten Magens im Röntgenbilde. 13. Röntgenkongr. 1922.

— Tuberculum des Bulbus duodeni. Zentralbl. f. Chirurg. 1923. S. 756.

GOIA, J.: Magensyphilis. Clujul med. Jg. 7, Nr. 7—11. 1926.

GOLDAMMER: Die röntgenologische Diagnostik der Erkrankungen des Magendarmkanals. Hamburg: Lukas Gräfe und Sillem 1907. Ebenso 2. Aufl. 1916.

GOLDMANN: Zweizeitige Operation von Pulsionsdivertikeln der Speiseröhre. Bruns' Beitr. z. klin. Chirurg. Bd. 61, H. 3, S. 741.

GOLOB, M.: Einläufe im Röntgenlicht. Americ. med. Vol. 32, Nr. 1, p. 37. 1926.

GORKE und DELOCH: Über den Einfluß von Hypophysenextrakten auf den Magendarmtraktus und das Blut des Menschen. Arch. f. Verdauungskrankh. Bd. 29, S. 149.

GOTT, VAN DER: Röntgenuntersuchung bei Magencarcinom. Zentralbl. f. Chirurg. 1914. H. 9.

GOTTHEINER: Die normale und krankhafte Appendix im Röntgenbild. Fortschr. a. d. Geb. d. Röntgenstr. Bd. 34, H. 3, S. 354. 1926; Bd. 35, H. 1, S. 1. 1926.

GOTTSTEIN: Weitere Fortschritte in der Therapie des chronischen Kardiospasmus. Arch. f. Chirurg. Bd. 87. 1908.

Gourserol:. Die Radiographie der Appendix. Paris: Steinheil édit. 1912.

Gourevitsch: Fortschr. a. d. Geb. d. Röntgenstr. Bd. 19.

Goyena, Juan R.: Luetischer Pseudokrebs und Zusammenvorkommen von Lues und Krebs am Magen. Semana méd. Jg. 33, Nr. 52, p. 1735. 1926.

— Chronische luetische Gastritis. Ebenda Bd. 34, Nr. 6, S. 321. 1927.

— Hernie der Spiegelschen Linie. Pericolitis adhaesiva. Ebenda Jg. 33, Nr. 46, S. 1324. 1926.

Goyena, J. R., Martin M. Gallino und Alberto Galindez: Fistula gastrojejunocolica infolge perforierenden Ulcus nach Gastroenterostomie. Arch. argent de enf d. ap. dig... Vol. 1, Nr. 3, p. 473. 1926.

Graham, E. A. und W. H. Cole: Röntgenuntersuchung der Gallenblase. Journ. of the Americ. med. assoc. Vol. 82. 23. 2. 1924.

Graham, E. A., W. H. Cole und Copher: Die Darstellung der Gallenblase durch das Natriumsalz des Tetrabromphenolphthaleins. Journ. of the americ. med. assoc. Vol. 82, 31. 5. 1924.

— Röntgenologische Darstellung der Gallenblase durch intravenöse Injektion von Tetrabromphenolphthalein. Ann. of surg. Vol. 80. Sept. 1924.

— Cholecystographie. Journ. of the americ. med assoc. Vol. 84. Jan. 1925.

Granger: Die Röntgendiagnose des Magengeschwürs. New Orleans med. a. surg. journ. Vol. 66, Nr. 8, 1914.

Grashey: Irrtümer der Röntgendiagnostik und Strahlentherapie. Leipzig 1924.

Gray: Prüfung der motorischen Funktion des Magens durch Röntgenstrahlen. Lancet 4430.

Green, N. W.: Langdauernde Erholung von einer einen Krebs vortäuschenden Pylorusstenose nach palliativer Gastroenterostomie. Ann. of surg. Vol. 85, Nr. 3, p. 458. 1927.

Gregoire, Raymond: Pseudo-Divertikel des Halsteiles der Speiseröhre. Arch. des maladies de l'appar. dig. et de la nutrit. Tome 16, Nr. 2, p. 251. 1926.

— Das Duodenaldivertikel; Anatomie, Pathologie und Behandlung. Paris méd. Jg. 16, Nr. 43, p. 317. 1926.

— Schmerzhafte Erweiterung des rechten Kolons und chronische Appendicitis. Arch. des maladies de l'appar. dig. et de la nutrit. Tome 10, Nr. 8. 1920.

Gregory: Duodenalulcus. Lancet. 2. 5. 1914.

Grein: Ein Fall von idiopathischer Oesophagusdilatation. Münch. med. Wochenschr. 1918. Nr. 47.

— Die idiopathische Oesophagusdilatation. Fortschr. d. Med. Jg. 37, Nr. 10, S. 305. 1920.

Grier, G. W.: Spasmus in der Mitte des Oesophagus. Atlantic med. journ. Vol. 29, Nr. 10, p. 696. 1926.

Groedel, F. M.: Röntgenologische Symptomatologie des Ulcus duodeni. Mitt. a. d. Grenzgeb. d. Med. u. Chirurg. Bd. 34, S. 145.

— Beobachtungen in der Heimat in Scjernings Handb. Bd. 9.

— Die periostol. Funktion des Magens im Röntgenbilde. Münch. med. Wochenschr. 1909. Nr. 11.

— Röntgenbeobachtungen über die Schichtung der Speisen im Magen. Rev. española de electrologia etc. 1912. Nr. 3.

— Die Magenbewegungen. Erg.-Bd. der Fortschr. a. d. Geb. d. Röntgenstr. Bd. 27.

— Die Bewegungsvorgänge am normalen und pathologischen Magen. 29. Kongr. f. inn. Med. Wiesbaden 1912.

— Dünndarmerkrankungen im Röntgenbild. 10. Kongr. d. Deutschen Röntgenges.

— Atlas und Grundriß der Röntgendiagnostik der inneren Medizin. München: Lehmann 1924.

— Die Röntgenuntersuchung des Digestionstraktus. Arch. of the Röntgen ray, 1907. Nr. 87.

— Die Untersuchung des Darms durch Röntgenstrahlen. Proc. of the royal soc. of med. London 18. 3. 1910. Proc. of the roy. soc. of med. Vol. 3, Nr. 6.

— Die Röntgendiagnose pathologischer Veränderungen der Ileocöcalgegend. 8. Röntgenkongr. 1912.

— Die Insuffizienz der Valvula ileocoecalis im Röntgenbild. Fortschr. a. d. Geb. d. Röntgenstr. Bd. 20, H. 2. 1913.

— Die röntgenologische Darstellbarkeit des Proc. veriformis. Münch. med. Wochenschr. 1913. Nr. 14 u. 19.

— Die Invaginatio ileocoecalis im Röntgenbild. Fortschr. a. d. Geb. d. Röntgenstr. Bd. 22, H. 2.

— Neue Fortschritte in der Röntgendiagnose der Magendarmkrankheiten. Arch. of the Röntgen ray. Juli 1910. Nr. 120.

— Die Röntgenuntersuchung des Darmes. Ärztl. Verein in Frankfurt. 7. 12. 1908.

— Über den Einfluß maschineller Fibration des Abdomens auf das Dickdarmverhalten. Monatsschrift f. physikal.-diätet. Therapie 1909. Nr. 5.

— Die Klassifizierung der funktionellen chronischen Obstipation vom röntgenologischen und therapeutischen Standpunkt aus. Med. Klinik. 1914. Nr. 24.

— Die Gallenblase im Röntgenbild. Fortschr. a. d. Geb. d. Röntgenstr. Bd. 27. 1920.

586   Literatur.

GROEDEL, F. M.: Die Zähnelung der großen Kurvatur des Magens im Röntgenbild. Eine funk-
tionelle Erscheinung. Fortschr. a. d. Geb. d. Röntgenstr. Bd. 25, H. 46.
— Die Verwendung der Röntgenstrahlen zur Diagnose der Magenkrankheiten und zum Studium
der Morphologie und Physiologie des Magens. Münch. med. Wochenschr. 1907. Nr. 22.
— Die Ausgestaltung der RIEDERschen Röntgen-Wismutmethode für Magenuntersuchungen.
Röntgenkongr. 1907.
— Über den schädlichen Einfluß des Schnürens auf den Magen. Med. Klinik Bd. 3, Nr. 20.
1907.
— Der Einfluß verschiedener Kontrastsubstanzen auf die Bewegungen des Kolons. Arch. of
the Röntgen ray. 1913.
— Über die Zulässigkeit der Verabreichung großer Wismutdosen. Wien. klin. Rundschau 1908.
Nr. 17.
— Einige Streitfragen aus der Röntgenologie des Magens. Arch. f. Verdauungskrankh. Bd. 16.
— Zur Topographie des normalen Magens. Dtsch. Arch. f. klin. Med. Bd. 15, H. 3 u. 4. 1907.
— Die Röntgenuntersuchung des Digestionstraktus. Arch. of the Röntgen ray. 1907. Nr. 87.
— Gibt es eine Ptose des Magens? Med. Klinik 1908. Nr. 9.
— Die röntgenologisch nachweisbaren Merkmale der Gastroektasie und der Pyloroptose. Berlin.
klin. Wochenschr. 1908. Nr. 15.
— Die Form des pathologischen Magens (Atonie, Ptose und Ektasie). Dtsch. med. Wochenschr.
1910. Nr. 15.
— Die röntgenologische Belastungsprobe des Magens. Röntgenolog. Taschenbuch. Bd. 2. 1912.
GRÖDEL, F. M. und SCHENK: Die röntgenologischen Symptome der nicht chirurgischen Magen-
erkrankungen. Med. Klinik 1912. Nr. 28.
— — Die Wechselbeziehungen zwischen Füllung, Form und Lage von Magen und Dickdarm.
Münch. med. Wochenschr. 1911. Nr. 48.
GROEDEL, F. M. und LEVI Über einen Fall von doppelt callösem Ulcus ventriculi. Zeitschr.
f. Röntgenkunde Bd. 14. 1912.
GROEDEL, F. M. und SEYBERTH: Tierexperimentelle Untersuchungen über den Einfluß der
Röntgenmahlzeit auf die Magenform. Arch. f. Verdauungskrankh. Bd. 17, H. 1. 1912.
— — Über Schlingenbildung des Colon descendens bei Verstopfung. Zeitschr. f. Röntgenkunde
Bd. 13, H. 5.
— — Über intermittierenden Sanduhrmagen. Fortschr. a. d. Geb. d. Röntgenstr. Bd. 13. 1911.
GROEDEL und TREUPEL: Die Förderung der Diagnose innerer Krankheiten durch das Röntgen-
bild. Dtsch. med. Wochenschr. 1911. Nr. 51.
— — Die Röntgendiagnose der inneren Medizin und der Grenzgebiete. München 1921.
GROONEVELT, J. R.: Kardiospasmus. Nederlandsch. tijdschr. v. geneesk. Bd. 2, S. 280. 1918.
GROSS: Die Röntgendiagnostik der Pankreaserkrankungen. Aus GROSS und GULEKE: Die
Erkrankungen des Pankreas. Berlin 1924.
— Eine neue Magensonde für Röntgenzwecke. Münch. med. Wochenschr. 1907. Nr. 23.
GRUBER, G. B.: Zur Statistik der peptischen Affektionen im Magen, Oesophagus und Duodenum.
Münch. med. Wochenschr. 1911. Nr. 31, 32.
— Zur Lehre über das peptische Duodenalgeschwür. Mitt. a. d. Grenzgeb. d. Med. u. Chirurg.
Bd. 25.
GRUND, BENETT, WINTERNITZ: Über Oesophagusdilatationen. Münch. med. Wochenschr. 1904.
S. 1882.
GRUNMACH: Über Untersuchungen der stereoskopisch aufgenommenen Krankheiten des Magen-
darmkanals. 81. Vers. Dtsch. Naturforscher 1909.
— Über Röntgendiagnostik innerer Erkrankungen. Berlin. klin. Wochenschr. 1896. Nr. 25.
— Über die Röntgenkinematographie zur Prüfung der Darmbewegungen beim Menschen.
83. Vers. d. dtsch. Naturf. u. Ärzte. 1911.
— Über funktionelle Diagnostik mittels des Röntgenkinematographen. Verhandl. d. dtsch.
Röntg.-Ges. Bd. 8, S. 77.
— Über einen neuen Kinematographen zur Diagnostik mittels Röntgenstrahlen bei inneren
Leiden. Dtsch. med. Wochenschr. 1912. Nr. 2.
— Zur Diagnostik und Therapie des Gastrospasmus. 10. Kongr. d. Dtsch. Röntg.-Ges.
GRÜTZNER: Ein Beitrag zum Mechanismus der Magenverdauung. Pflügers Arch. f. d. ges. Physiol.
Bd. 106, S. 463. 1905.
GUARINI, CARLO: Was man von der Radiologie verlangen soll. II. Verdauungsorgane. Rinascenza
med. Jg. 3, Nr. 18, p. 395. 1926. III. Krankheiten des Magens. Ebenda Nr. 20, p. 447.
1926. IV. Die Zwölffingerdarmgeschwüre. Ebenda. Jg. 4, Nr. 1, p. 12. 1927.
GUÉNAUX, G. und P. VASSELLE: Die Radiodiagnostik der chronischen Appendicitis. Paris méd.
Jg. 17, Nr. 6, p. 141. 1927.
GUINET, M. und A. DEBBASCH: Seltene Anomalie der Lage des Magens; der Magen im Brust-
raum. Journ. de radiol. et d'électrol. Tome 10, Nr. 6, p. 265. 1926.
GÜNTHER: Die akute. Hämatoporphyrie. Dtsch. Arch. f. klin. Med. Bd. 135.

GÜNTHER und BACHEM: Bariumsulfat als schattenbildendes Kontrastmittel bei Röntgenuntersuchung. Zeitschr. f. Röntgenkunde Bd. 12.

GUISEZ, J.: Pathogenese und Behandlung der schweren Oesophagusspasmen. Gaz. des hôp.
civ. et milit. 1920. Nr. 61, p. 968. Jg. 93.

— Pathogenese und Behandlung der großen Erweiterungen dès Oesophagus. Presse med. Jg. 29,
N. 67, p. 661—664. 1921.

— Unvollständige Klappenbildung als Ursache schwerer Oesophagusstenose. Bull. de l'acad.
de méd. Tome 85. Nr. 2, p. 61. 1921.

— Die Narbenverengerungen des Oesophagus. Arch. d'électr. méd. Nr. 358.

— Akuter, schwerer Oesophagusspasmus. Bull. d'oto-rhino-laryngol. Tome 24, Nr. 4, p. 113.
1926.

— Frühsymptome des Oesophaguscarcinoms. Presse méd. Jg. 34, Nr. 61, p. 964. 1926.

GULEKE: Ergebnisse der Pylorusausschaltung durch Fadenumschnürung. Arch. f. klin. Chirurg.
Bd. 105. 1914.

GUNDELFINGER: Der Einfluß des Nervensystems bei der Entstehung des runden Magengeschwürs.
Mitt. a. d. Grenzgeb. d. Med. u. Chirurg. Bd. 30.

GUNSETT, A. und D. SICHEL: Frühdiagnose des Pyloruscarcinoms durch gezielte Momentaufnahmen. Strasbourg méd. Jg. 84, Nr. 24, p. 417. 1926.

GUTMANN, R. A.: Die Periduodenitiden. Bull. méd. Jg. 40, Nr. 49, p. 1333. 1926.

GUTZEIT, KURT: Die Gastritis im Röntgenbild mit gastroskopischen Kontrolluntersuchungen.
17. Tagung d. Dtsch. Röntgenges. Berlin. Sitzg. v. 11.—13. April 1926.

— Neuere Ergebnisse auf dem Gebiet der röntgenologischen Oberbauchdiagnostik. Med. Klinik.
1926. Nr. 7.

— Über gutartige Magentumoren. Dtsch. Arch. f. klin. Med. Bd. 153, H. 5/6, S. 346. 1926.

— Zur Diagnose der Gastritis chron. Verhandl. d. dtsch. Ges. f. inn. Med. S. 387. 1926.

— Die Röntgendiagnose der Gastritis. Med. Klinik. Jg. 23, Nr. 14, S. 507. 1927.

— Über die Magenschleimhaut bei chronischer Gastritis. Ihre endoskopische, röntgenologische
und pathologisch-anatomische Erscheinung. Dtsch. Arch. f. klin. Med. Bd. 153, H. 5/6,
S. 334. 1926.

HABBE, J. E.: Röntgenfeststellung einer großen Hernia ventralis. Radiol. med. Vol. 7, Nr. 6,
p. 511. 1926.

HABERER, H. v.: Teilweiser Magenvolvulus bei Verlagerung des Magens durch eine Zwerchfell-
lücke. Dtsch. Zeitschr. f. Chirurg. Bd. 195, H. 1/2, S. 80. 1926.

— Zur Frage des Magencarcinoms auf Ulcusbasis.... Mitt. a. d. Grenzgeb. d. Med. u. Chirurg.
Bd. 31, S. 442.

— Ulcus ventr., Ulcus-duodeni, Ulcus pepticum jejuni mit besonderer Berücksichtigung der
chirurgischen Therapie. Dtsch. Zeitschr. f. Chirurg. Bd. 172, S. 1.

HACKER, v.: Über Oesophagusplastik. Arch. f. klin. Chirurg. Bd. 105.

HADGES, A.: Über die chronische Darmstase. Presse méd. 1920. Nr. 54.

HAEMISCH: Wert der Luftaufblähung des Magens bei der Röntgenuntersuchung, speziell des
Ulcus. Biol. Abtlg. des Ärztl. Vereins Hamburg. 18. 11. 1913.

— Über die Leistungen des Röntgenverfahrens bei den Untersuchungen des normalen und
pathologischen Dickdarms. Ärztl. Verein in Hamburg. Nov. 1911. Münch. med. Wochenschrift. 1911. S. 2768 und Röntgentaschenbuch Bd. 4. 1912.

HAENISCH: Stereoskopische Röntgenographie mit besonderer Berücksichtigung der Momentaufnahmen des Magendarmtraktus. Verhandl. d. dtsch. Röntgen-Ges. Bd. 8, S. 64;
19. Kongr. f. inn. Med. 1912.

— Die Röntgenuntersuchung bei Verengung des Dickdarms. Münch. med. Wochenschr. 1911.
S. 2375.

— Über direkte Irrigo-Radioskopie des Kolons. Wien. klin. Wochenschr. 1912. Nr. 26 und
1913. Nr. 14.

— Über die Röntgendiagnose des Sanduhrmagens. Ärztl. Verein in Hamburg. 19. 3. 1912.
Münch. med. Wochenschr. 1912. Nr. 26, S. 1464.

— Die Röntgenuntersuchung bei Verengung des Dickdarms. Röntgenolog. Diagnose des Dickdarmcarcinoms. Münch. med. Wochenschr. 1911. Nr. 45.

— Über die Röntgendiagnose bei Dickdarmuntersuchungen. 7. Röntgenkongr. Verhandl. d.
dtsch. Röntgenges. Bd. 7, S. 20. 1911.

— Die Röntgenuntersuchung des Dickdarms. Arch. of the Röntgen ray. Vol. 17. 1912.

— Das Röntgenverfahren im Dienste der Pathologie und Therapie des Magendarmkanals.
Disk. Ärztl. Vereins in Hamburg. 20. 1. 1914.

— Röntgenbefunde bei Fistelbildung zwischen Teilen des Intestinaltraktus (Kolon-Duodenum-
Magen, Magen-Jejunum-Kolon, Duodenum-Gallenblase) bei verschiedener Ätiologie
(Tumor, Ulcus, Cholecystitis). Acta radiol. Bd. 6, H. 1/6, S. 485. 1926.

— Röntgenologische Lagebestimmung von Geschossen. Bruns' Beitr. z. klin. Chirurg. 1916.
H. 5, Nr. 101.

588   Literatur.

HAENISCH: Beiträge zur röntgenologischen Dickdarmdiagnostik. 10. Kongr. d. dtsch. Röntgengesellschaft.
— Die Röntgenuntersuchung der Leber, der Gallenblase und der Gallensteine. Leipzig 1924.
— Enormes Oesophagusdivertikel, anfänglich als Hernia diaphragm. imponierend. Fortschr. a. d. Geb. d. Röntgenstr. Bd. 30, S. 520.
HÄRTEL: Diagnostische und therapeutische Erfahrungen beim Sanduhrmagen. Arch. f. klin. Chirurg. Bd. 96. 1911.
— Die Gastroenterstomie im Röntgenbilde. Dtsch. Zeitschr. f. Chirurg. Bd. 109. 1911.
HÄRTEL und SEGALITZER M.: Papaverin zur röntgenologischen Differentialdiagnose zwischen Pylorusspasmus und Pylorusstenose. Münch. med. Wochenschr. 1913. Nr. 36.
HAGEL, A.: Drei bemerkenswerte Fremdkörperfälle. Beitr. z. Anat., Physiol., Pathol. u. Therapie d. Ohres, d. Nase u. d. Halses. Bd. 23, S. 287. 1926.
HAJEK, M.: Probemediastinotomie zu diagnostischen Zwecken. Wien. med. Wochenschr. Jg. 76, Nr. 6, S. 202. 1926.
HALBERSTAEDTER und TUGENDREICH: Die Bedeutung der die Röntgenröhre rückwärts verlassenden Strahlen. Med. Klinik. 1921. Nr. 9.
HALBERTSMA jr., J. J.: Über Sanduhrmagen. Nederlandsch tijdschr. v. geneesk. Jg. 70, I. Hälfte, Nr. 9, S. 845. 1926.
HALL, HERBERT: Zusammenstellung über Pylorusstenose; angeborene hypertrophische Stenose und Pylorusstenose. Atlantic med. journ. Vol. 29, Nr. 11, p. 763. 1926.
D'HALLUIN, MAURICE: Durch Operation bestätigte Röntgendiagnosen des Duodenums. Bull. et mém. de la soc. de radiol méd. de France. Jg. 14, Nr. 130, p. 110. 1926.
HALMI, J.: Dilatatio oesophagi. Gyogyaszat Jg. 67, Nr. 3, p. 59. 1927. Ref. Zentralbl. f. d. ges. Radiol. Bd. 3, S. 188.
HAMBURGER, WALTER W.: Röntgenologische Studie zur Heilung des Magen- und Duodenalgeschwüres. Americ. journ. of the med. sciences. Febr. 1918. p. 204.
HAMMER, GERHARD: Zur Röntgendiagnostik des kardialen Magencarcinoms. Fortschr. a. d. Geb. d. Röntgenstr. Bd. 36, H. 1, S. 1. 1927.
— Einheilung verschluckter Fremdkörper im Duodenum. Münch. med. Wochenschr. 1917. Nr. 41.
O'HARA, FRED S.: Verkehrte Lage des Coecum und Colon ascendens; Kasuistik. Radiology Vol. 7, Nr. 2, p. 166. 1926.
HARMER und DODD: Fehlerquellen bei Anwendung der Magensonde für die Diagnostik. Arch. of internal med. Vol. 12, Nr. 5. 1913.
HARRIS: Verlegungen des Duodenums, hervorgerufen durch abnorme Faltenbildung des vordere Mesogastriums. Journ. of the Americ. med. assoc. Vol. 62, Nr. 16. 1914.
HART, CARL: Erhebungen und Betrachtungen über das Geschwür des Zwölffingerdarmes. Mitt. a. d. Grenzgeb. d. Med. u. Chirurg. Bd. 31, H. 3, S. 291. 1919.
— Ulcus und Divertikel des Duodenums. Berlin. klin. Wochenschr. 1917. Nr. 52.
HARTERT, W.: Zur heutigen Wertung des Röntgenbildes in der Diagnostik chirurg. Magenerkrankungen. Beitr. z. klin. Chirurg. Bd. 90, H. 3. 1914.
HARTMANN: Fremdkörper des Duodenums. Soc. de Chirurg. Paris 25. 4. 1923. Ref. Progr. méd. 1923. p. 214.
HARVEN, DE: Stenose des jejunum. Journ. de chirurg. et Ann. de la soc. belge de chirurg. 1926. Nr. 1/3, p. 12.
HAUDEK, M.: Über den radiologischen Nachweis der Magenkolonfistel. Wien. med. Wochenschr. 1912. Nr. 47.
— Beitrag zur Deutung der abnormen Breite des Magenschattens. 8. dtsch. Röntgenkongr. 1912.
— Befund bei Perigastritis. 9. dtsch. Röntgenkongr.
— Zur Röntgendiagnose der Ulcerationen an der Pars media des Magens. 6. Röntgenkongr. Berlin 1910 und Münch. med. Wochenschr. 1910. Nr. 30.
— Die Röntgendiagnose des kallösen (penetrierenden) Magengeschwürs und ihre Bedeutung. Münch. med. Wochenschr. 1910. Nr. 47.
— Das penetrierende Magengeschwür und der Wert seines Nachweises. 82. Vers. d. dtsch. Naturf. u. Ärzte. Königsberg 1910.
— Radiologischer Beitrag zur Diagnostik des Ulcus und Carcinoma ventriculi. Münch. med. Wochenschr. 1911. Nr. 8.
— Differentialdiagnose zwischen Magengeschwür und Magencarcinom. 40. Vers. d. dtsch. Ges. f. Chirurg. Berlin 1911.
— Über die radiologischen Kriterien der Pylorusstenose. Münch. med. Wochenschr. 1910. Nr. 36.
— Beziehungen zwischen der Magensekretion und den Störungen der Magenmotilität. Wien. Med. Ges. 1914.
— Ergebnisse röntgenologischer Konstatierungen innerer Krankheiten im Krieg. Münch. med. Wochenschr. 1918. Nr. 31, S. 32.

HAUDEK, M.: Die Technik und Bedeutung der radiologischen Motilitätsprüfung. Verhandl. d. dtsch. Kongr. f. inn. Med. 1912.
— Über das Verhalten der Magenmotilität beim Ulcus ventr. und duodeni. Fortschr. a. d. Geb. d. Röntgenstr. Bd. 21, H. 6.
— Ein radiologisch diagnostizierter Fall von traumatischer Zwerchfellhernie. Wien. klin. Wochenschr. 1912. Nr. 43.
— Ergänzungen zu den Doppelmahlzeiten. Röntgenkongr. 1913; Zentralbl. f. Röntgenstrahlen. 1913. S. 209.
— Verläßlichkeit der Magennische für die Ulcusdiagnose. Fortschr. a. d. Geb. d. Röntgenstr. 1925. Nr. 5.
— Zur Frage der Verläßlichkeit der Magennische für die Ulcusdiagnose. Fortschr. a. d. Geb. d. Röntgenstr. Bd. 33. 1925.
— Interne Röntgendiagnostik in: HOLZKNECHT, Röntgenologie. II. Teil, 1. H.
— Veränderungen des Oesophagus bei Lymphosarkom und Lymphogranulomatose des Mediastinums. Wien. klin. Wochenschr. 1922. Nr. 13.
— Über Carcinom vortäuschende Magenerkrankungen. Wien. med. Wochenschr. Jg. 76, Nr. 18, S. 556. 1926.
— Hypersekretion der Magenmotilität. 10. Kongr. d. dtsch. Röntgenges.
— Röntgensymptome der Magen- und Duodenalgeschwüre. Berlin. klin. Wochenschr. 1921. Nr. 14.
— Röntgenbefunde bei Ulcus duodeni. 42. Versamml. d. dtsch. Ges. f. Chirurg. Berlin 1913.
— Der radiologische Nachweis des Ulcus duodeni. Med. Klinik. 1912. Nr. 5 u. 6, S. 181, 224.
— Über das Verhalten der Magenmotilität beim Ulcus ventriculi und duodeni. Fortschr. a. d. Geb. d. Röntgenstr. Bd. 21, H. 6.
— Zur Frage der Verläßlichkeit der Röntgendiagnostik des Ulcus duodeni. Wien. klin. Wochenschrift. 1922. Nr. 51.
— Die Röntgendiagnose eines abnormen Hohlraumes im Abdomen. Wien. klin. Wochenschr. 1909. Nr. 52.
— Über die diagnostische Verwertung der Antiperistaltik des Magens. Wien. med. Wochenschr. 1912. Nr. 16 u. Arch. of the Röntgen ray. 1913.
— Bemerkungen zur Publikation von Stabsarzt Dr. Strauß: „Über Beobachtungsfehler bei der radiologischen Untersuchung des Magens.“ Fortschr. a. d. Geb. d. Röntgenstr. Bd. 21, Nr. 6, S. 699. 1914.
— Die Röntgendiagnose des Ulcus duodeni mit Hilfe der direkten Symptome. Verhandl. d. dtsch. Röntgenol. Ges. Bd. 13.
— Zur Symptomatologie des Ulcus ventriculi und duodeni. Röntgenkongr. 1921.
— Differentialdiagnose zwischen Magengeschwür und Magencarcinom. 40. Vers. d. dtsch. Ges. f. Chirurg. Berlin 1911.
— Beitrag zur Pathogenese und Diagnose der Magen- und Zwölffingerdarmgeschwüre. Wien. klin. Wochenschr. 1918, Nr. 7—10 und Münch. med. Wochenschr. 1918. Nr. 31, S. 843.
— Die Diagnose des Ulcus duodeni im Röntgenbilde und seine Unterscheidung vom Ulcus pyloricum. Verhandl. d. dtsch. Ges. f. Chirurg. Berlin 1911. S. 191.
— Beitrag zur Röntgendiagnostik der Magenkrankheiten. Verhandl. d. dtsch. Röntgenges. Bd. 9, S. 53. 1913.
— Motilitätsprüfung und Klinik der Motilitätsstörungen des Magens. Wien. klin. Wochenschr. Jg. 39, Nr. 41, Sonderbeil. S. 1, 1926.
— Zu dem Artikel von A. FRÄNKEL: „Praktisch-diagnostische Ergebnisse aus dem Studium der Röntgenperistaltik des Magens“ (Fortschr. a. d. Geb. d. Röntgenstr. Bd. 34, H. 1/2). Fortschr. a. d. Geb. d. Röntgenstr. Bd. 35, H. 3, S. 505. 1926.
— Über die diagnostische Verwertbarkeit der Antiperistaltik des Magens. Wien. med. Wochenschr. 1912. Nr. 16. Ach. of the Röntgen ray. 1913.
— Beitrag zur röntgenologischen Diagnostik des Carcinoms der Verdauungswege. 85. Vers. d. Naturforsch. u. Ärzte. 1913.
— Die unterscheidenden Merkmale zwischen Magengeschwür und Magenkrebs im Röntgenbild. Wien. klin. Wochenschr. 1912. Nr. 2.
HAUDEK und HOLZKNECHT: Radiologie des Magens in typischen Röntgenbildern. 6. dtsch. Röntgenkongr. 1910.
— Bewegungsvorgänge am pathologischen Magen usw. Münch. med. Wochenschr. 1913. Nr. 8.
HAUDEK und STIEGLER: Radiologische Untersuchungen über den Zusammenhang zwischen Austreibungszeit des normalen Magens und Hungergefühl. Arch. f. d. ges. Physiol. Bd. 133, S. 145. 1910.
HAUGK: HIRSCHSPRUNGsche Krankheit und enges Becken. Dtsch. Zeitschr. f. Chirurg. Bd. 167. S. 349.
HAUNES, B.: Über die Insuffizienz der Valvula ileocoecalis. Münch. med. Wochenschr. 1920. Nr. 26.

HAUSMANN, TH.: Zur Diagnose der Haargeschwulst des Magens. Dtsch. Arch. f. klin. Med. Bd. 114.

— Das Coecum mobile. Dtsch. Ztschr. f. Chirurg. Bd. 110. 1911. Berlin. klin. Wochenschr. 1904. Nr. 44.

— 8ber die topographische Gleit- und Tiefenpalpation und die bei der autoptischen und röntgenologischen Kontrolle ihrer Ergebnisse maßgebenden Prinzipien. Verhandl. d. dtsch. Kongr. f. inn. Med. Wiesbaden 1912.

— Coecum mobile und Wanderblinddarm. Dtsch. med. Wochenschr. 1910. Nr. 42.

— Die verschiedenen Formen des Coecum mobile. Mitt. a. d. Grenzgeb. d. Med. u. Chirurg. Bd. 26.

— Zur Frage der konzentrischen Kontraktion des Antrum pylori. Münch. med. Wochenschr. 1912. Nr. 37.

HAUSMANN und MEINERTZ: Radiologische Kontrolluntersuchungen betr. der Lagebestimmung des Magens und Dickdarms mittels der topographischen Gleit- und Tiefenpalpation. Dtsch. Arch. f. klin. Med. 1912. Bd. 108.

HECHT, P.: Untersuchungen über die Wirkung des Atropins auf den überlebenden Magen. Dtsch. Arch. f. klin. Med. Bd. 136, S. 396.

HECKER, J. PAUL, J. E. GRUNWALD und CH. KUHLMANN: Mißbildungen und Verlagerungen des Dickdarmes und ihre chirurgische Bedeutung. Americ. journ. of surg. Vol. 1, Nr. 6, p. 344. 1926.

HEILE: Bruns' Beitr. z. klin. Chirurg. Bd. 92.

— Über den Pylorospasmus. Klin. Wochenschr. Jg. 5, Nr. 5, S. 192. 1926.

HEINEMANN: Zur Frage der Lungenzeichnung im Röntgenbild. Arch. f. klin. Chirurg. Bd. 13, H. 2. 1920.

HEINZ: Über Polyposis ventriculi. Inaug.-Diss. Basel 1914. Bruns' Beitr. z. klin. Chirurg. Bd. 93, S. 228.

HEISSLER: Primärer Kardiospasmus nach Trauma . . . Mitt. a. d. Grenzgeb. d. Med. u. Chirurg. Bd. 20, S. 831. 1909.

HELLER: Abortivbehandlung des Kardiospasmus. Med. Ges. Leipzig u. Münch. med. Wochenschrift 1919. Nr. 27, S. 762.

HELLMER, HANS: Zur Röntgendiagnostik der Dünndarmstrikturen. Acta radiol. Bd. 6, H. 1/6, S. 534. 1926.

HELLY: Anatomische Grundlagen und Folgen von Sphincterspasmen am Magendarm- und Urogenitaltraktus. Münch. med. Wochenschr. 1923. Nr. 4.

HELM, FRIEDRICH: Röntgenbild eines Falles von Carcinoma duodeni mit Divertikel. Med. Klinik 1917. Nr. 35, S. 938.

— Die Röntgendiagnostik perigastritischer Adhäsionen. Med. Klinik 1918. Nr. 16.

— Der tabische Magen in der Perspektive der Radioskopie. Fortschr. a. d. Geb. d. Röntgenstr. Bd. 25, H. 3.

— Seltene Röntgenbilder des Oesophagus. Med. Klinik 1918. Nr. 25.

HELMHOLTZ, H. F.: Chronische ulceröse Kolitis im Kindesalter. New York state journ. of med. Vol. 26, Nr. 2, p. 46. 1926.

HEMMETER, S.: Röntgenbild des menschlichen Magens und Suggestion. Boston med. a. surg. journ. 1896. Nr. 25.

— Neue Methoden zur Diagnose des Magengeschwürs. Arch. f. Verdauungskrankh. Bd. 12, H. 5.

HEMSEN: Beitrag zur Kontrastspeise im Bronchialbaum. Fortschr. a. d. Geb. d. Röntgenstr. Bd. 29.

HENSELMANN: Kleine röntgenologische Vorrichtung zur Erzeugung von Wurmfortsatzbildern. Berlin. klin. Wochenschr. 1914. Nr. 32; Fortschr. a. d. Geb. d. Röntgenstr. Bd. 22, H. 6, S. 644.

— Appendixbilder. Fortschr. a. d. Geb. d. Röntgenstr. Bd. 26, H. 2.

— Über die Röntgenuntersuchung der Appendicitis. Röntgenology 1922. H. 1. Ref. in Fortschr. a. d. Geb. d. Röntgenstr. Bd. 30, S. 158.

— Die Röntgendiagnostik der Milz. Wien. klin. Wochenschr. 1918.

HERRMANN, K.: Über Magensyphilis. Orvosi Hetilap Jg. 71, Nr. 5, p. 120. 1927.

— Die Methode nach GRAHAM. Fortschr. a. d. Geb. d. Röntgenstr. Bd. 34, H. 1.

— Beitrag zur Funktion des Kolons. 6. Röntgenkongr.

HERRNHEISER: Divertikel des Duodenums. Ver. Dtsch. Ärzte in Prag, 18. 2. 1921. Ref. Fortschr. a. d. Geb. d. Röntgenstr. Bd. 28, S. 594.

— Die Röntgendiagnostik des Ulcus duodeni. Med. Klinik 1922. Nr. 50 u. 51, S. 1587 u. 1621.

— Carcinomatöse Pseudodivertikel der Pars descendens duodeni. Fortschr. a. d. Geb. d. Röntgenstrahlen Bd. 28.

HERSZKY, PAUL: Bandwurmileus. Dtsch. med. Wochenschr. Jg. 53, Nr. 4, S. 144. 1927.

HERTZ, A. F.: Irrtümer auf Grund röntgenologischer Untersuchung des Verdauungstraktus. Arch. of the Röntgen ray Nov. 1912.

HERTZ, A. F.: Zur Diagnostik der Zwerchfellhernie. Münch. med. Wochenschr. 1905. Nr. 40.
— Constipation and allied intestinal disorders. London 1909.
— Pathologie und Behandlung der chronischen Verstopfung. Proc. of the roy. soc. of med. Febr. 1908.
— Studie über Verstopfung mittels Röntgenstrahlen. Arch. of the Röntgen ray, Juni 1908.
— Die Untersuchung der Verstopfung durch Röntgenstrahlen. Practitioner, Mai 1910.
— Die motorischen Funktionen des Magens. Quart. journ. of med. Juli 1910; Brit. med. journ. 1912. Febr.
— Der Ileocöcalsphincter. Journ. of physiol. Vol. 47, Nr. 1. 1913.
— Pathologie und Therapie der chronischen Obstipation. Münch. med. Wochenschr. 1908. S. 706.
— Untersuchungen zur Röntgenstrahlendiagnose bei Verdauungskrankheiten. Dtsch. Kongr. f. inn. Med. Wiesbaden 1912.
— Der normale Magen. 80. Vers. d. Brit. med. assoc. Liverpool 1912.
— Die Sensibilität des Verdauungskanals. 1911. S. 59. Zit. nach MOYNIHAN.
— Untersuchungen über die motorische Funktion des Verdauungskanals mittels Röntgenstrahlen. Brit. med. journ. 2. 1. 1912.
— Common fallicies in the Röntgen ray diagnosis of the alimentary canal. Arch. of the Röntgen ray Vol. 17. 1912.
— Endresultate der Gastroenterostomie. Royal soc. of med. London, 11. 2. 1913.
— Ein Fall von Situs inversus. Arch. of the Röntgen ray Vol. 18, Nr. 9.
HERTZ, A. F. und MORTON: Der Weg der Nahrung im menschlichen Verdauungskanal. Guy's hosp. reports Vol. 61.
HERTZ, A. F. und NEWTON: Die normalen Bewegungen des Kolons im Menschen. Journ. of physiol. Vol. 47, Nr. 1. 1913.
HERZ, O.: Insuffizient der Valvula ileocoecalis. Münch. med. Wochenschr. 1897. Nr. 36.
HERZOG: Über das Coecum mobile und ähnliche Erkrankungen. Fortschr. a. d. Geb. d. Röntgenstrahlen Bd. 31.
HESS, A. F.: Untersuchungen über Pylorospasmus . . . Dtsch. med. Wochenschr. 1913. Nr. 9.
— Über den Mechanismus der Nahrungsaufnahme und Magenverdauung des Säuglings. Unterelsäss. Ärztever. Straßburg, 23. 3. 1918. Ref. Dtsch. med. Wochenschr. 1918. Nr. 22.
HESS, TH.: Das Ventrikelcarcinom in typischen Röntgenbildern. Arch. f. Verdauungskrankh. Bd. 21, H. 1; Münch. med. Wochenschr. 1915. H. 12, S. 404.
— Beitrag zur Röntgenologie des normalen Dickdarmes. Ugeskrift f. laeger 1915. Nr. 24; Münch. med. Wochenschr. 1915. S. 1253.
HESSE: Die Gastroenterostomie im Röntgenbilde. Zeitschr. f. Röntgenk. Bd. 14, H. 5 u. 6.
— Beitrag zur Methodik und zu den Ergebnissen der Magendarmröntgenologie. Zeitschr. f. Röntgenk. Bd. 15, H. 3—5.
— Der Einfluß des Tannalbins auf die Verdauungsbewegungen bei experimentell erzeugten Durchfällen. Arch. f. d. ges. Physiol. Bd. 151. 1913.
— Geben uns die in der Radiologie zur Verwendung kommenden Metallsalze ein falsches Bild von Form und Größe des Magens? Berlin. klin. Wochenschr. 1911. Nr. 21.
— Röntgenologischer Beitrag zur Physiologie und Pathologie des Magendarmtraktus. 29. Kongr. f. inn. Med. 1912. Wiesbaden.
— Zur Kenntnis des Brechaktes, nach Röntgenversuchen an Hunden. Arch. f. d. ges. Physiol. Bd. 152.
HESSE und NEUKIRCH: Versuch zur Ermittlung des stopfenden Bestandteiles im Opium (Pantopon). Arch. f. d. ges. Physiol. Bd. 151. 1913.
HESSEL: Ein Weg, die normale und verengerte Speiseröhre und Teile des Duodenums und des Dünndarmes röntgenographisch darzustellen. Verhandl. d. Dtsch. Röntgenges. Bd. 10, S. 61. 1914.
HESSMANN: Beitrag zur Funktion des Kolon. 6. dtsch. Röntgenkongr.
HETZER, W.: Akut entstandene Pylorusstenose und Benzolvergiftung. Dtsch. med. Wochenschr. 1922. S. 627.
HEUKAMP: Untersuchungen zur röntgenologischen Motilitätsprüfung des Magens mit Wismutkapseln. Diss. Würzburg 1911.
HEUX, J. W. LE: Cholin als Hormon der Darmbewegung. Pflügers Arch. f. d. ges. Physiol. Bd. 179.
HEYER: Physische Einflüsse auf die Motilität von Magen und Darm. Zugleich ein Beitrag zur Gastroptosefrage. Klin. Wochenschr. 1923. Nr. 50.
HEYERDAHL: Normaler und pathologischer Magen in Röntgenbildern. Norsk magaz. f. laegevidenskaben 1913. Nr. 10.
HEYMANN, E.: Ulcus und Divertikel des Duodenums. Berlin. klin. Wochenschr. 1917. Nr. 43, S. 1032.
HEYROVSKY, H.: Kardiospasmus und Ulcus ventriculi. Wien. klin. Wochenschr. 1912. S. 38.

592 .Literatur.

HEYROVSKY, H.: Kasuistik und Therapie der idiopathischen Dilatation der Speiseröhre. Arch. f. klin. Chirurg. Bd. 100, H. 3, S. 703. 1912.
HICKEY, P. M.: Darstellung der Peristaltik des Kolons. Americ. journ. of roentgenol. April 1922. Ref. Fortschr. a. d. Geb. d. Röntgenstr. Bd. 29, S. 829.
HIGER: Frühdiagnose des Magencarcinoms mittels der Röntgenstrahlen. Wisconsin med. journ. Milwaukee Vol. 12, H. 2. 1913.
HIGGINS, C. C.: Chronischer Ileus des Zwölffingerdarmes mit einem Bericht über 56 Fälle. Arch. of surg. Vol. 13, Nr. 1, p. 1. 1926.
HIGGINS, T. TWISTINGTON und DONALD PATERSON: Durch Peritonealstränge verursachte angeborene Duodenalstenose. Arch. of dis. in childhood Vol. 1, Nr. 5, p. 285. 1926.
HILDEBRAND: Über die Methode, durch Einbringen von schattengebenden Flüssigkeiten Hohlorgane des Körpers im Röntgenogramm sichtbar zu machen. Fortschr. a. d. Geb. d. Röntgenstr. Bd. 11, H. 2, S. 96.
HILL, WILLIAM: Divertikel des Pharynx und des Oesophagus. Brit. med. journ. 1926. Nr. 3441, p. 1163.
HILLER: Die Lage des Magens im Stehen und Liegen. Dtsch. Arch. f. klin. Med. Bd. 95.
HINSMAUS: Über den Kardiospasmus. Allg. Ärztl. Ver. Köln, 26. 7. 1915. Münch. med. Wochenschrift 1915. Nr. 47, S. 1615.
HINTZE, A.: Megakolon und Megasigma im Röntgenbilde und Befund nach Magenresektion. Versamml. d. dtsch. Röntgenges. Bd. 12. Hamburg: Lucas Graefe und Sillem 1921.
HIRSCH: Echinokokkus bei Jugendlichen. Berlin. Ärztever. f. Strahlenk., Sitzung v. 2. 12. 1926.
HIRSCH, A.: Über diffuse Dilatation des Oesophagus durch Kardiospasmus. Med. Korresp.-Blatt f. Württ. Bd. 90, Nr. 13, S. 53—56. 1920.
— Zur Kenntnis der diffusen Speiseröhrenerweiterung durch chronische Kardiospasmus. Münch. med. Wochenschr. 1919. Nr. 40, S. 1149.
— Zwei Fälle von Oesophagusparese infolge von Botulismus. Med. Korresp.-Blatt f. Württ. Bd. 90, Nr. 39, S. 157. 1923.
HIRSCH, E.: Beitrag zur Diagnose der Hernia diaphragma vera. Berlin. klin. Wochenschr. 1921. Nr. 9.
HIRSCH, PAUL: Zur Pathologie der diffusen Oesophagusdilatation. Berlin. klin. Wochenschr. 1920. Nr. 21, S. 494.
HIRSCH, RAHEL: Enteroptose und Zwerchfelltiefstand. Charité-Ann. Tome 37. 1913.
HIRSCH, J. S.: Der Coecum-Kolon-Sphincter. The journ. of radiol. Okt. 1922.
— Röntgenstrahlenstudie des Oesophagus. Interstate med. journ. Vol. 23, p. 46—67. 1916.
HIRSCH, S.: Röntgenuntersuchungen zur Frage der Einwirkung von Mineralsalzen und natürlichen Wässern auf die Darmmotilität. I. Über die Wirkung sog. abführender Wässer. Zeitschr. f. d. ges. exp. Med. Bd. 32, S. 307.
HIRSCHBERG, FRITZ: Über syphilitischen Schrumpfmagen. Med. Klinik Jg. 22, Nr. 17, S. 653. 1926.
HIS, W. sen.: Die anatomische Nomenklatur, Nomina anatomica. Verzeichnis der von der anat. Ges. auf ihrer 11. Versamml. in Berlin angenomm. Namen. Leipzig 1895.
HITZENBERGER, K.: Der Doppelbogen des Zwerchfells bei Relaxatio diaphragmatica. Wien. klin. Wochenschr. 1922. Nr. 13.
— Die klinische Bedeutung der Röntgenuntersuchung des Magens. Wien. klin. Wochenschr. Jg. 39, Nr. 31, S. 881. 1926.
HITZENBERGER, K. und L. REICH: Der Sanduhrmagen in Rückenlage. Wien. Arch. f. inn. Med. Bd. 4, S. 279.
HOCHSTETTER, F.: Duodenalstenose infolge alter Peritonitis tuberculosa. Fortschr. a. d. Geb. d. Röntgenstr. Bd. 29, S. 176.
HÖFER, R.: Zur Kasuistik der Magentuberkulose. Bruns' Beitr. z. klin. Chirurg. Bd. 126, S. 555.
HÖPER: Ein Fall von subphrenischem Abszeß mit eigenartigem klinischen Verlauf. Fortschr. a. d. Geb. d. Röntgenstr. 1918. H. 5.
HÖSSLIN, v.: Klinische röntgenologische Beobachtungen bei Verengung des Darmraumes. Zeitschrift f. Röntgenk. Bd. 15, H. 9.
— Über Rechtslagerung des S romanum. Münch. med. Wochenschr. Jg. 73, Nr. 23, S. 951. 1926.
HOFER, GUSTAV: Das Problem des Oesophagospasmus. Arch. f. klin. Chirurg. Bd. 140, S. 326. 1926.
HOFFMANN, A.: Zur Röntgenuntersuchung von Magen und Darm. Münch. med. Wochenschr. 1912. Nr. 46.
— Zur Diagnose und Therapie der HIRSCHSPRUNGschen Krankheit. Bruns' Beitr. z. klin. Chirurg. Bd. 76, H. 2. 1912.
HOFFMANN, F. A.: Über rudimentäre Eventration. Münch. med. Wochenschr. 1907. Nr. 3.
— Röntgenuntersuchungen bei Magen- und Darmerkrankungen. 26. Rhein. westfäl. Ges. f. Med. u. Nervenheilk. 1912.

HOFFMANN, F. A.: Magenbeobachtungen mit den Röntgenstrahlen und die chronisch-idiopathische Magenblase. ·Med. Ges. Leipzig, 14. Febr. 1905. Münch. med. Wochenschr. 1905. Nr. 17.

HOFFMANN, G.: Über HIRSCHSPRUNGsche Krankheit unter Berücksichtigung der hierseits (Leipzig) seit dem Jahre 1911·operierten Fälle. Dtsch. Zeitschr. f. Chirurg. Bd. 161, H. 3—5.

HOFFMANN, KLAUS: Röntgenologische Größenbestimmung des Magens. (Vgl. die Aufblähungs- und Wismutfüllungsmethode.) Diss. Heidelberg 1911 u. Fortschr. a. d. Geb. d. Röntgenstr. Bd. 16.

HOFFMANN, VIKTOR: Hernia diaphragmatica mit Ulcus ventriculi. Münch. med. Wochenschr. 1920. Nr. 34.

HOFIUS: Vergleichende Untersuchungen über die Röntgenphotographie des Magens und die Gastrodiaphanie. Arch. f. Verdauungskrankh. Bd. 18, H. 5.

HOFMANN: Zur Radiologie des Duodenums. Münch. med. Wochenschr. 1921. Nr. 5, S. 138.
— Über einen Fall von Sanduhrmagen, Ulcus ventriculus und Perigastritis.

HOFMANN, A. H.: Magenkompression durch hochgeschlagenes Kolon. Münch. med. Wochenschr. 1923. S. 149.
— Über die Lage des Wurmfortsatzes. Dtsch. med. Wochenschr. 1922. S. 939.

HOFMANN und KAUFFMANN: Traktionsdivertikel des Duodenums röntgenologisch diagnostiziert und operativ entfernt. Zentralbl. f. Chirurg. 1921. S. 650.

HOFMEISTER und SCHÜTZ: Über die anatomische Bewegung des Magens. Arch. f. exp. Pathol. u. Pharmakol. Bd. 20.

HOLDING: Beobachtung von Fällen von Konstipation mit Hilfe der Röntgenstrahlen. Americ. Roentgen ray soc. 1910.

HOLFELDER: Ein billiges und einfaches Verfahren zur Auswertung stereoskopischer Röntgen- bilder. Med. Klinik 1920. Nr. 34.

HOLITSCH: Röntgenbefunde bei Ulcus ventriculi und Ulcus duodeni desselben Falles mit Sand- uhrmagen. 10. Kongr. d. dtsch. Röntgenges.
— Röntgenbefund bei einem Fall von luetischem Sanduhrmagen. 9. dtsch. Kongr.
— Magen- und Duodenalgeschwür. 10. Röntgenkongr. .1914.
— Differentialdiagnose zum callös und carcinomatös entarteten Magenulcera. Röntgenkongr. 1913. Zentralbl. f. Röntgenstrahlen 1913. S. 210.

HOLLAND: Über Röntgenstrahlenbefunde in gewissen Fällen von Sanduhrmagen. Arch. of the Roentgen-Ray Nr. 129 und Liverpool med. chirurg. journ. Januar 1914.

HOLLENBACH: Ein Fall von· Appendicitis bei Situs inversus totalis. Dtsch. med. Wochenschr. 1912. Nr. 18.

HOLMES, G. W.: Die röntgenoskopische Untersuchung des Magens und Duodenums. Ein Bericht, begründet auf die Befunde von 730 Fällen aus dem Jahre 1914. Boston med. a. surg. journ. Vol. 174, Nr. 15, p. 531. 1916.

HOLMES, G. W., R. DRESSER und JOHN D. CAMP: Die gastrischen Manifestationen des Lympho- blastoms unter Berücksichtigung des röntgenologischen Befundes. Radiol. Bd. 7, Nr. 1, S. 44. 1926.

HOLZKNECHT: Die normale Peristaltik des Kolons. Münch. med. Wochenschr. 1909. Nr. 47.
— Über neue Fortschritte·in der Röntgenuntersuchung des Verdauungstraktus. Berlin. med. Wochenschr., 20. Nov. 1910.
— Zur Diagnostik der Oesophagusstenose. Dtsch. med. Wochenschr. 1900. Nr. 36.
— Röntgenologie. Eine Revision ihrer technischen Einrichtungen und praktischen Methoden. Berlin-Wien 1920.
— Unmittelbare Stereognose bei der gewöhnlichen Durchleuchtung. Wien. klin. Wochenschr. 1920. Nr. 49.
— Übersehen von Röntgenbefunden des Oesophagus. Wien. klin. Wochenschr. 1919. Nr. 5, S. 112.
— Röntgenologie. 1. Teil. Berlin-Wien: Urban und Schwarzenberg 1918.
— Die röntgenologische Diagnostik in der inneren Medizin in DESSAUER und WIEMER: Leit- faden des Röntgenverfahrens 1910. Leipzig: Otto Neumich.
— Der gegenwärtige Stand der Röntgenuntersuchung des Magens und Darmes. Wien. med. Wochenschr. 1913. Nr. 22 u. 23.
— Die neueren Fortschritte der Röntgenuntersuchung des Verdauungstraktus. Berlin. klin. Wochenschr. 1911. Nr. 4; Münch. med. Wochenschr. 1911. Nr. 52; Arch. of the Röntgen ray 1912. Nr. 22.
— Zur Röntgendiagnose der Magenatonie. Wien. med. Wochenschr. 1912. Nr. 16 u. 17.

HOLZKNECHT, G: Zum HAUDEKschen Symptomenkomplex des penetrierenden Ulcus. Münch. med. Wochenschr. 1911. Nr. 6.
— Die Duodenalstenose durch Füllung und Peristaltik radiologisch erkennbar. Dtsch. Zeitschr. f. Chirurg. Bd. 105, H. 1 u. 2.
— Der normale röntgenologische Inhalt des Duodenums. Zentralbl. f. Physiol. Bd. 23, S. 974. 1910.

HOLZKNECHT, G.: Die diagnostische Röntgendurchleuchtung des Magens mit besonderer Berücksichtigung der Anfangsstadien des Magencarcinoms. Berlin. med. Ges. 10. 1. 1906. Berlin. klin. Wochenschr. 1906. Nr. 5.
— Derzeitiger Stand der Röntgendiagnostik der Magentumoren. 3. dtsch. Röntgenkongr. 1907.
— Die Röntgenuntersuchung des Darmes. Jahreskurse f. ärztl. Fortbild. Augustheft 1912.
— Röntgenologisches zur Diagnostik und Therapie von Verstopfung und Durchfall. Verhandl. d. Ges. f. Verdauungs- u. Stoffwechselkrankh. 1926. S. 175.
HOLZKNECHT, S.: Über neue Fortschritte in der Röntgenuntersuchung des Verdauungstraktus. Berlin. med. Ges. 14. 12. 1910. Berlin. klin. Wochenschr. 1911. Nr. 4.
— Der gegenwärtige Stand der Röntgenuntersuchung des Magens und Darmes. 17. Internat. Kongr. f. Med. London 1913.
HOLZKNECHT und BRAUER: Die radiologische Untersuchung des Magens. Wien. klin. Rundschau 1905. Nr. 16, 18, 19, 21, 22, 23.
— — Die Grundlagen der radiologischen Untersuchung des Magens. Mitt. a. d. Laborat. f. radiol. Diagnose u. Therapie in Wien, Jena 1906.
HOLZKNECHT und K. FUJINAMIE: Prüfung des Magens auf „rohe Motilität" mittels der Durchleuchtung. Münch. med. Wochenschr. 1912. Nr. 7.
HOLZKNECHT und M. HAUDEK: Bewegungsvorgänge am pathologischen Magen usw. Münch. med. Wochenschr. 1913. Nr. 8.
— — Über das Verhalten der Magenmotilität beim Ulcus ventriculi und Duodenum. Fortschr. a. d. Geb. d. Röntgenstr. Bd. 21, H. 6. S. 633. 1914.
— — Die röntgenologische Diagnostik der Erkrankungen der Brusteingeweide. Hamburg: L. Graefe u. Sillem 1901.
HOLZKNECHT und JONAS: Zur radiologischen Diagnostik raumbeengender Tumoren der Pars pyloris speziell bei hochgradig gesunkenem und gedehntem Magen. Mitt. a. d. Labor. f. radial. Diagn. u. Therapie in Wien, Jena 1906.
— — Die Röntgenuntersuchung des Magens und ihre diagnostischen Ergebnisse. Ergebn. d. inn. Med. u. Kinderheilk. Bd. 4.
— — Die radiologische Diagnostik der intra- und extraventrikulären Tumoren. Wien: Moritz Perles 1908.
— — Die radiologische Diagnostik der raumbeengenden Tumoren des Magens. Wien. med. Wochenschr. 1906. Nr. 28—32.
— — Die radiologische Untersuchung palpabler Magentumoren. Wien. med. Wochenschr. 1907. Nr. 5—8.
— — Die radiologische Magenuntersuchung. Sommers Röntgen-Taschenbuch Bd. 2, S. 20. 1909.
HOLZKNECHT, G. und C. W. LIPPMANN: Der COLEsche Duodenaldefekt und die Schlauchfüllung des Duodenums. Verhandl. d. Röntgenges. Bd. 10, S. 76. 1914.
— — Über eine Methode zur Dauerfüllung des Duodenums. Fortschr. a. d. Geb. d. Röntgenstr. Bd. 21, Nr. 4, S. 469. 1914.
— — Über vollständige Dauerfüllung des Duodenums. 10. Kongr. d. Dtsch. Röntgenges.
— — Vereinfachung der klinischen Duodenalschlauchuntersuchung. Münch. med. Wochenschr. Bd. 61, Nr. 39, S. 1993. 1914.
HOLZKNECHT und A. LUGER: Zur Pathologie und Diagnostik des Gastrospasmus. Mitt. a. d. Grenzgeb. d. Med. u. Chirurg. Bd. 26, H. 4. 1913.
HOLZKNECHT und OLBERT: Morphin und Magenmotilität. 28. Kongr. f. inn. Med. 1911.
— — Die Atonie der Speiseröhre. Zeitschr. f. inn. Med. Bd. 71, S. 91.
HOLZKNECHT und SGALITZER: Papaverin zur röntgenologischen Differentialdiagnose zwischen Pylorospasmus und Pylorusstenose. Münch. med. Wochenschr. 1913. Nr. 36.
HOLZKNECHT und SINGER: Die Lokalisation der Druckempfindlichkeit in der Ileocöcalgegend. Dtsch. med. Wochenschr. Sept.-Okt. 1913. S. 2068.
HOLZWEISSIG: Über die Vernarbung des Ulcus duodeni insbesondere auf Grund mikroskopischer Untersuchungen. Mitt. a. d. Grenzgeb. d. Med. u. Chirurg. Nr. 29, S. 652.
— Ein Beitrag zur Kenntnis des Duodenaldivertikels. Mitt. a. d. Grenzgeb. d. Med. u. Chirurg. Bd. 34.
HOPMANN, F. W.: Über einen Fall von Sanduhrmagen, Ulcus ventriculi und Perigastritis. Arch. f. Verdauungskrankh. Bd. 19, H. 6. 1913.
HORWITZ: Über SAHLIS neue Methode der Magenfunktionsprüfung und ihre radiologische Weiterbildung durch SCHWARZ. Ärztl. Ver. Nürnberg, 16. Febr. 1906.
HRABOVSZKY, ZOLTAN: Funktionelles Magendivertikel. Orvosi Hetilap Jg. 70, Nr. 36, S. 982. 1926.
HUBENY, M. J.: Die Röntgenuntersuchung der Appendicitis. Illinois med. journ. Vol. 50, Nr. 3, p. 235. 1926.
HUBER, A.: Zur Kenntnis der allgemeinen Speiseröhrenerweiterung. Arch. f. Verdauungskrankh. Bd. 26, H. 3. 1920.

HUBER, A.: Über das runde Magengeschwür. Korresp.-Blatt f. Schweiz. Ärzte 1914. H. 5.

HÜRTER: Neuere Ergebnisse der Radiologie des Magens. Med. Klinik 1913. Beih. 7 u. 8.

— Zur Röntgendiagnose von Kotsteinen im Processus vermiformis. Zeitschr. f. Röntgenk. 1910. Nr. 12.

— Unsere Erfahrungen in der Radiologie des Digestionstraktus. Arch. f. Verdauungskrankh. Bd. 16. 1910.

HUISMANNS: Ectasia ventriculi ex stenosi pylori. Rhein.-westfäl. Ges. f. inn. Med. Düsseldorf, 17. 6. 1906.

— Über den Kardiospasmus. Allg. Ärztl. Ver. Köln, 26. 7. 1915. Münch. med. Wochenschr. 1915. Nr. 47, S. 1615.

HUIZINGA, EELCO und S. KEIJSER: Über die Röntgenuntersuchung bei Perioesophagestes. Acta oto-laryngol. Bd. 10, H. 1, S. 78. 1926 u. Nederlandsch tijdschr. v. geneesk. Jg. 71, 1. Hälfte, Nr. 17, S. 2248. 1927.

HULST, H.: Die Röntgenographie der Magen- und Darmerkrankungen. Arch. of physiol. therapie Vol. 3, p. 1. 1906.

— Röntgenuntersuchungen des Magens und Darmes. Americ. quart. of roentgenol. 1907. Nr. 2.

HULTÉN, O.: Verkalkungen in Bauch und Becken nach Tuberkulose-Peritonitis. Acta radiol. Bd. 8, H. 2, S. 126. 1927.

HURST, A. F.: Sog. Magenhypertonie, Magensenkung und atonische Magendilatation. Brit. journ. of radiol. Vol. 32, Nr. 321, p. 131. 1927.

— Diskussion über Diagnose und Behandlung der Kolitis. Lancet Vol. 211, Nr. 23, p. 1151. 1926.

— Carcinoma ventriculi III. Ugeskrift f. laeger Jg. 88, Nr. 19, S. 463. 1926.

— Chronischer Volvulus des Colon pelvinum unter dem Bilde des Pylorusverschlusses, röntgenologisch diagnostiziert und erfolgreich reseziert. Guy's hosp. reports Vol. 76, Nr. 2, p. 170. 1926.

HURST, A. F. und P. J. BRIGGS: Das Auftreten von chronischem Duodenal ileus beim Magen- und Duodenalgeschwür. Guy's hosp. reports Vol. 76, Nr. 2, p. 156. 1926.

HYMANN, A. S.: Radiographie bei künstlichem Pneumoperitoneum. Med. record Vol. 97. 1920.

JACKSON, CH. und TH. A. SHALLOW: Speiseröhrendivertikel, verursacht durch Pulsion, Traktion, bösartige Tumoren und angeborene. Ann. of surg. Vol. 83, Nr. 1, p. 1. 1926.

JAISSON: Radiologisches Studium der Appendix bei der Appendicitis chronica. Journ. de radiol. et d'électr. 1921. Nr. 6.

JAMIN: Die zur Röntgenuntersuchung des Magens gebräuchlichen Methoden. Phys.-med. Ges. Erlangen 1908.

JANKER, R.: Ein Beitrag zur Klinik der Duodenalstenose. Arch. f. klin. Chirurg. Bd. 144, H. 1, S. 101. 1927.

— Ein Beitrag zur Frage des Mesenterium ileocol. comm. Münch. med. Wochenschr. 1927. Nr. 5, S. 192.

JANOVSKIY, F.: Gegenwärtiger Stand der Diagnostik des Magenkrebses. Vracebnoe delo Jg. 9, Nr. 10/11, p. 890 u. Nr. 12/13, p. 1068. 1926.

JANSSON, GÖSTA: Fistula gastro-colica, besonders vom Standpunkt des Röntgenologen. Finska läkaresällskapets handlinger Bd. 68, Nr. 12, S. 1077. 1926.

— Die direkten Röntgenzeichen beim Duodenalgeschwür. Finska läkaresällskapets handlinger Bd. 68, Nr. 1, S. 10. 1926.

JASTROU: Über die arterielle Versorgung des Magens und ihre Beziehung zum Ulcus ventriculi. Dtsch. Zeitschr. f. Chirurg. Bd. 159, S. 196. 1920.

JAUBERT DE BEAUJEN, A.: Über die Elastizität und die Tonizität des Magens mit einer Übersicht über die Tonizität der Muskelsysteme. Journ. de radiol. et d'électr. Tome 10, Nr. 5, p. 193. 1926.

— Die Radiographie des normalen Magens in der Seitenlage. Lyon. méd. Vol. 45, Nr. 16. 1913.

JAUGEAS: Röntgendiagnostik. Paris: Masson et Cie, Edit. 1918.

JAUGEAS und FRIEDEL: Die Untersuchung des Rectums und des Sigmoids durch Röntgenstrahlen. Journ. de radiol. et d'électrol. 1914. Nr. 5.

JAWORSKI, W.: Vergleichende Untersuchungen über röntgenologische und klinische Befunde am Magen. Dtsch. med. Wochenschr. 1915. Nr. 37.

JIMENO, MARQUEZ F.: Organische Duodenalstenose. Med. ibera Vol. 20, Nr. 470, p. 389. 1926.

JOLLASSE: Über den Wert des Röntgenverfahrens bei der Diagnose der Lageanomalien des Magens und der Behandlung der chronischen Obstipation. Zeitschr. f. ärztl. Fortbild. 1908. Nr. 5.

— Über den derzeitigen Stand der Röntgendiagnostik der Magendarmerkrankungen. Münch. med. Wochenschr. 1907. Nr. 29 und Fortschr. a. d. Geb. d. Röntgenstr. Bd. 16.

— Beitrag zur Röntgendiagnose des Sanduhrmagens. Fortschr. a. d. Geb. d. Röntgenstr. Bd. 11, H. 5.

JOLLASSE: Zur Motilitätsprüfung des Magens durch Röntgenstrahlen. Fortschr. a. d. Geb. d. Röntgenstrahlen Bd. 11, H. 1, S. 47.
— Über die mit der Röntgenuntersuchung des Magendarmkanals erzielten Resultate in anatomisch-physiologischer und pathologischer Beziehung. Fortschr. a. d. Geb. d. Röntgenstrahlen Bd. 16.
JONAS, F.: Einzeitige totale Cöleotomie wegen hartnäckiger Obstipation. Journ. de chirurg. et ann. de la soc. belge de chirurg. Jg. 1926. Nr. 1/3, p. 7. 1926.
— Intestinale Invagination. Fall von Invagination des Colon transversum. Journ. de chirurg. Jg. 25, Nr. 4, p. 20. 1926.
JONAS, L.: Über die nach Gastroenterostomie auftretenden Beschwerden und das radiologische Verhalten des anastomosierten Magens. Arch. f. Verdauungskrankh. Bd. 14. 1909.
— Über die Abhängigkeit der Darmmotilität vom motorischen und sekretorischen Verhalten des Magens. Münch. med. Wochenschr. 1911. Nr. 24; Wien. klin. Wochenschr. 1911. Nr. 22.
— Zur Symptomatologie der beginnenden Pylorusstenose. Beiblatt z. d. Mitt. d. Ges. f. inn. Med. u. Kinderheilk. Wien 1912. S. 34.
JONAS, S.: Über die physiologische und pathologische Kleinheit des Magens. Arch. f. Verdauungskrankh. Bd. 8, H. 6.
— Über Antiperistaltik des Magens. Dtsch. med. Wochenschr. 1906.
— Über die Entwicklungsstadien der Pylorusstenose und ihre klinisch-radiologische Diagnostik. Wien. klin. Wochenschr. 1909. Nr. 44.
— Über das Ermüdungsstadium der Pylorusstenose und seine Therapie. Wien. klin. Wochenschr. 1910. Nr. 31.
— Über das Verhalten verschiedenartiger Strikturen im Magen und Duodenum bei Milchdiät . . . . Wien. klin. Wochenschr. 1913. Nr. 11.
— Über die radiologische Feststellung gewisser Krankheitsbilder des Magens. Med. Klinik 1910. Nr. 22.
— Zur Diagnose des Schrumpfmagens. Wien. med. Wochenschr. 1909. Nr. 5.
— Über die Druckpumpe des Ulcus ventriculi und duodeni und ihre Objektivierung durch erhöhte Kontraktivität der Muskulatur. Latenz und Akuität des Geschwürs. Wien. klin. Wochenschr. 1919. Nr. 7.
— Zur Differentialdiagnose des Ulcus ventriculi. 25. Kongr. f. inn. Med. 1908.
— Über die Störung der Magenmotilität bei Ulcus ad pylorum und die spastische Pylorusstenose. Arch. f. Verdauungskrankh. Bd. 17, H. 1.
— Ulcus duodeni. Dtsch. med. Wochenschr. 1913. Nr. 4.
— Zur Ätiologie der gastrogenen Diarrhöe. 85. Vers. der Naturforscher u. Ärzte Wien 1913.
— Über die vom Magen ausgehenden chronischen Reizzustände des Darmes. Med. Klinik 1914. S. 43.
— Fortschritte a. d. Geb. d. Röntgenstr. Bd. 22, H. 6, S. 650.
— Über das Anfangsstadium der intrapapillären Duodenalstenose. Arch. f. Verdauungskrankh. Bd. 18, H. 3.
— Über das Verhältnis zwischen Stuhlbild und Darmmotilität und die wechselnden Stuhlbilder der Hyperacidität und der Achylie. Arch. f. Verdauungskrankh. Bd. 18, H. 6, 1912.
— Die radiologische Feststellung der Zugehörigkeit druckschmerzhafter Punkte des Abdomens zu den inneren Organen, speziell zum Magen. 25. Kongr. f. inn. Med. 1908. Fortschr. a. d. Geb. d. Röntgenstr. Bd. 12, H. 6.
— Zur Ätiologie und Diagnostik des spastischen Sanduhrmagens. Wien. klin. Rundschau 1909. Nr. 47 u. 48.
— Über die Initialkrämpfe des Ulcus, ihre Typen, Pathogenese und ihre Beziehung zur Cholelithiasis. Med. Klinik 1922. Nr. 23.
— Über das sog. angeborene Divertikel der Kardia. Wien. med. Wochenschr. Jg. 76, Nr. 36, S. 1062. 1926.
— Oesophagialperistaltik. Arch. of the Röntgen ray. Nr. 131.
— Die Obstruktion des Duodenums im Röntgenbild. Brit. med. journ. 20. 5. 1911.
— Magenulcus. Proc. of the roy. soc. of med. Vol. 6, Nr. 7. 1913.
— Die Röntgenographie der Darmstasis. Lancet 30. 12. 1911.
— Intestinal stasis. Practitioner, Febr. 1913.
— Eine Mitteilung zum Kardiospasmus. Brit. med. journ. Okt. 1913.
— Über die alimentäre Toxämie, ihre Quellen, Folgen und Behandlung. Proc. of the roy. soc. of med. Vol. 6, Nr. 7. 1913.
— Die Dickdarmperistaltik. Arch. of the Röntgen ray Febr. 1914. Nr. 162.
— Eine Standardkontrastmahlzeit für die Röntgenuntersuchung. Brit. med. journ. Nov. 1913.
— Radiographie der Intestinalstasis. Proc. of the roy. soc. of med. 1911. Nr. 5. Lancet Vol. 198, Nr. 14. 1920.

Jonas, S.: Röntgenstrahlen bei der Diagnose gastro-intestinaler Störungen. Practitioner Vol. 116, Nr. 2, p. 153. 1926.

Jordan, Sara M. und Frank H. Lahey: Divertikel des Verdauungstraktus. Surg. clin. of North America Vol. 6, Nr. 3, p. 747. 1926.

Joseph: Ein Todesfall nach Pneumoperitoneum. Berlin. klin. Wochenschr. 1921. S. 1361.

Joulia, L.: Röntgendiagnose der Perivisceritiden. Journ. méd. franç. Tome 15, Nr. 2, p. 84. 1926.

Judd, E. Starr und Günther W. Nagel: Duodenitis. Ann. of surg. Vol. 85, Nr. 3, p. 380. 1927.

Jung, Fr.: Die Behandlung der Verdauungskrankheiten. Münch. med. Wochenschr. 1916. Nr. 8.

Junigo: Fremdkörper im Duodenum. La clinica moderna Vol. 12, p. 269. 1913. Chirurg.-Kongr. Zentralbl. Bd. 2, S. 208.

Käding: 4 Fälle von Ulcus duodeni. Bonner Röntgenvereinigung, 2. 5. 1921. Ref. Fortschr. a. d. Geb. d. Röntgenstr. Bd. 28, S. 265.

— Ein Röntgenbild von chronischer Appendicitis. Bonner Röntgenvereinigung, 2. 5. 1921. Fortschr. a. d. Geb. d. Röntgenstr. Bd. 25, S. 267.

Kaess, F. W.: Zur Röntgendiagnose der angeborenen Oesophagusatresie. Fortschr. a. d. Geb. d. Röntgenstr. Bd. 35, H. 3, S. 481. 1926.

Kaestle: Bolus alba und Bismutum subnitricum, eine für die röntgenologische Untersuchung des Magendarmkanals brauchbare Mischung. Fortschr. a. d. Geb. d. Röntgenstr. Bd. 11, H. 4, S. 266.

— Über Magenmotilitätsprüfung mit Hilfe der Röntgenstrahlen. Münch. med. Wochenschr. 1908. Nr. 33.

— Versuch einer neuen Methode zwecks Prüfung der Verweildauer von Flüssigkeiten im Magen. Münch. med. Wochenschr. 1910. Nr. 35.

— Die Röntgenuntersuchung des Magens. In: Rieder-Rosenthal, Lehrbuch der Röntgenk. Leipzig: A. Barth 1913.

— Ein Beitrag zur Kenntnis der Duodenalperistaltik und des Massentransportes im Duodenum. Münch. ärztl. Röntgenvereinig. Ref. Fortschr. a. d. Geb. d. Röntgenstr. Bd. 30, S. 578.

— Bioröntgenographische Darstellung der Magenbewegung. Verhandl. d. dtsch. Röntgenges. Bd. 5, S. 154.

— Verhandl. d. dtsch. Kongr. f. inn. Med. Wiesbaden 1912.

— Vereinfachte Magenbioröntgenographie. Münch. med. Wochenschr. 1913. Nr. 7.

— Heilwirkung der Luftfüllung der Bauchhöhle. Münch. med. Wochenschr. 1920. Nr. 25.

— Zur Technik der röntgenoskopischen Magenuntersuchung. Münch. med. Wochenschr. 1916. Nr. 27. Fortschr. a. d. Geb. d. Röntgenstr. Bd. 24, H. 5.

— Die Bewegungsvorgänge des menschlichen Dünn- und Dickdarmes während der Verdauung. Ges. f. Morphol. u. Physiol. in München, 7. Nov. 1911. Münch. med. Wochenschr. 1912, Nr. 8, S. 446.

Kaestle und Bruegel: Die menschlichen Dünndarmbewegungen. 29. Kongr. f. inn. Med. 1912.

— — Die Bewegungen des Dünn- und Dickdarmes auf Grund kinematographischer Röntgenaufnahmen. Ärztl. Ver. in München, 8. Nov. 1911.

— Studien über die Verweildauer von Flüssigkeiten im Magen. Arch. f. Verdauungskrankh. Bd. 17.

— — Zur vergleichenden Röntgenphysiologie der Magenbewegungen. Fortschr. a. d. Geb. d. Röntgenstr. Bd. 26, H. 2.

Kaestle, Rieder, Rosenthal: Über Röntgenkinematographie. Röntgentaschenbuch Bd. 3.

— — — Über kinematographisch aufgenommene Röntgenogramme der inneren Organe des Menschen. Münch. med. Wochenschr. 1909. Nr. 6.

— — — Über Röntgenkinematographie innerer Organe des Menschen. Zeitschr. f. Röntgenk. Bd. 12. 1910.

Kästner, H.: Megasigma bei Fissura ani. Bruns' Beitr. z. klin. Chirurg. Bd. 123, H. 3.

Kalisch, Z.: Einleitung zur Röntgendiagnose benigner Magentumoren. Wien. klin. Wochenschr. 1922. Nr. 47.

Kampmeier, R. H.: Duodenaldivertikel. Americ. journ. of the med. science Vol. 172, Nr. 4, p. 590. 1926.

Kantor, J. L.: Kolonstudien. Die klinische Bedeutung der Ileumstase: Ihre Beziehung zur Kolitis. Americ. journ. of roentgenol. a. radium therapy Vol. 16, Nr. 1, p. 1. 1926.

— Die Röntgendiagnose der Kolitis (das reizbare Kolon). Americ. journ. of roentgenol. a. radium therapy Vol. 17, Nr. 4, p. 405. 1927.

Kerewski: Über die chirurgische Behandlung schwerer Formen chronischer Obstipation. Berlin. klin. Wochenschr. 1912. Nr. 51 u. 52.

— Über Intussuszeption des Colon descendens und deren röntgenologischen Nachweis. Dtsch. med. Wochenschr. 1921. Nr. 34.

KATSCH: Über die Magenstraße. Verhandl. d. Ges. d. inn. Med. 33. Kongr. 1921. S. 470.
— Physiologisch-pharmakologisches über Darmbewegungen und Darmform. 9. Röntgenkongr. 1913.
— Die Erklärung der Haustren-Formung des Kolons. Zeitschr. f. angew. Anat. Bd. 3, S. 18.
— Der menschliche Darm bei pharmakologischer Beeinflussung seiner Innervation. Fortschr. a. d. Geb. d. Röntgenstr. Bd. 21, H. 2.
KATSCH und BORCHERA: Beiträge zum Studium der Darmbewegungen. Zeitschr. f. exp. Pathol. u. Therapie Bd. 12, 1912.
— — Pharmakologische Einflüsse auf den Darm bei physiologischer Versuchsanordnung. Ebenda Bd. 12.
KATSCH und v. FRIEDRICH: Über die funktionelle Bedeutung der Magenstraße. Mitt. a. d. Grenzgebieten d. Med. u. Chirurg. Bd. 34, S. 343.
— — Über die Magenstraße beim Hunde. Fortschr. a. d. Geb. d. Röntgenstr. Bd. 30, S. 287.
KAUFMANN: Aussprache über das Magen- und Zwölffingerdarmgeschwür. Med. clin. of North America Vol. 10, Nr. 4, p. 755. 1927.
— Über Magenchemismus und Atonie. Wien. med. Wochenschr. 1905. Nr. 18.
— Über Kontraktionsphänomene am Magen. Wien. klin. Wochenschr. 1907. Nr. 35.
— Anatomisch-experimentelle Studien über die Magenmuskulatur. Zeitschr. f. Heilk. 1907. H. 7.
— Zum Mechanismus der Magenperistaltik. Wien. med. Wochenschr. 1905. Nr. 32.
KAUFMANN und HOLZKNECHT: Die Peristaltik am Antrum pylori des Menschen. Mitt. a. d. Laborat. f. radiol. Diagn. u. Therapie 1906.
KAUFMANN und KIENBÖCK: Über den Rhythmus der Antrumperistaltik des Magens. Münch. med. Wochenschr. 1911. Nr. 29 und 7. dtsch. Röntgenkongr.
— — Über Schichtung der Speisen im Magen. 7. dtsch. Röntgenkongr. u. Med. Klinik 1911. Nr. 30.
— — Über Erkrankungen der Speiseröhre. Wien. klin. Wochenschr. 1909. Nr. 35—38.
KAYSER: Die Leistungen des Röntgenverfahrens und die Glycyltryptophanreaktion für die Diagnose des Magencarcinoms. Dtsch. med. Wochenschr. 1912. Nr. 11 u. 12.
KAZNELSON: Über einen Fall von Nischenbildung und Pylorusstenose infolge von Lymphogranulomatose des Magens. Arch. f. inn. Med. Bd. 7.
KEATON, J. C.: Anormale Lage des Wurmfortsatzes und Coecum. Radiology Bd. 6, Nr. 1, S. 63. 1926.
Mc KEE, EDWARD N.: Ulcus ventriculi durch spontane Gasblähung im Röntgenogramm diagnostiziert. Radiology Vol. 7, Nr. 4, p. 342. 1926.
KEHR: Über Duodenalgeschwüre. Münch. med. Wochenschr. 1912. Nr. 24.
KEITH, D. Y.: Eine kongenitale, rechtsseitige Zwerchfellhernie. Americ. journ. of roentgenol. Vol. 7, Nr. 6. 1920.
KELLER: Megakolon mit Magenbeschwerden. Presse méd. Jg. 34. Nr. 7, p. 103. 1926.
— Megakolon mit Störungen am Magen. Arch. des maladies de l'appar. dig. et de la nutrit. Tome 16, Nr. 1, p. 140. 1926.
— Frühdiagnose organischer Antrumerkrankungen. Arch. des maladies de l'appar. dig. et de la nutrit. Tome 16, Nr. 7, p. 819. 1926.
— Serienaufnahmen der rechten Oberbauchgegend. Ebenda Tome 17, Nr. 1, p. 81. 1927.
KELLING: Über Röntgenuntersuchung des Magens mittels einer Tastsonde. Arch. f. Verdauungskrankh. Bd. 21, H. 5; Münch. med. Wochenschr. 1916. S. 280.
— Die klinische und chirurgische Bedeutung der kleinen Narbeninfiltrate im Pylorusschließmuskel. Arch. f. klin. Chirurg. Bd. 120, S. 402.
— Drei Fälle von spindelförmiger Erweiterung der Speiseröhre. Münch. med. Wochenschr. 1912. Nr. 9.
KELLY, A. B.: Nervöse Erkrankungen des Oesophagus. Journ. of laryngol. a. otol. Vol. 42, Nr. 4, p. 221. 1927.
KEMP, R. C.: Die Beziehungen zwischen Adhäsionen und Darmknickungen auf Grundlage der Enteroptose und der chronischen Obstipation. New York med. journ. Vol. 98, Nr. 1. 1913.
— Ulcus chronicum juxtapyloricum. Mitt. a. d. Grenzgeb. d. Med. u. Chirurg. Bd. 27, H. 3. 1914.
KEMPENCERS, P. und R. LEPAGE: Gastroduodenale Perforation unter dem Bild pleuraler Erkrankungen. Scalpel Jg. 79, Nr. 13, p. 289. 1926.
KENEZ: Röntgendiagnose einer Darmperforation. Wien. klin. Wochenschr. 1917. Nr. 52.
KEPPICH: Künstliche Erzeugung von chronischen Magengeschwüren mittels Eingriffen am Magenvagus. Berlin. klin. Wochenschr. 1911. Nr. 17.
KEPPLER und ERKES: Die Diagnostik beim Divertikel der Speiseröhre. Med. Klinik 1919. Nr. 20.
KERGOHEN: Die röntgendiagnostischen Grundlagen beim Duodenalgeschwür. Arch. d'électr. méd. et de hy s. April 1922.

KIEFFER: Vergleichende Studie über Magenuntersuchungen (Lage und Form) durch äußere Exploration und Radioskopie. Arch. province de chir. März 1007.

KIENBÖCK, R.: Motilitätslokalisation im Brustkorb in Holzknechts Röntgenologie. Radiologische Lokalisation von Geschossen im Brustkorb. Fortschr. a. d. Geb. d. Röntgenstr. Bd. 25, S. 263.

— Zur radiologischen Diagnose der Magen- und Darmerkrankungen. Münch. med. Wochenschr. 1912. Nr. 16, S. 1049.

— Über Zwerchfellhernie bei Kindern. Fortschr. a. d. Geb. d. Röntgenstr. Bd. 21, H. 4.

— Über Röntgenuntersuchungen des Dickdarms. Wien. klin. Wochenschr. Jg. 39, Nr. 22, Sonderbeilage, S. 1. 1926.

— Über das ZENKERsche Divertikel der Speiseröhre. Arch. f. physikal. Med. u. med. Technik. Bd. 6, H. 1.

— Über Magengeschwüre bei Hernia und Eventratio diaphragmatica. Fortschr. a. d. Geb. d. Röntgenstr. Bd. 21, H. 3.

— Über einen Fall von Tumor an der Ileocöcalklappe. 7. dtsch. Röntgenkongr.

— Radiogrammskizzen zu Fällen von Oesophaguserkrankungen. Ges. d. Ärzte in Wien. 31. 1. 1908.

— Zur Röntgendiagnose der Colitis ulcerosa. Fortschr. a. d. Geb. d. Röntgenstr. Bd. 20, H. 3.

— Über das Sigma elongatum mobile. Münch. med. Wochenschr. 1913. Nr. 2.

KIENBÖCK und KAUFMANN: Über Erkrankungen der Speiseröhre. Wien. klin. Wochenschr. 1909. Nr. 35.

KINDLER, W.: Ungewöhnliche Verwicklungen nach Oesophagusverletzungen durch Fremdkörper . . . Zeitschr. f. Hals-, Nasen- u. Ohrenheilk. Bd. 19, H. 1, S. .1. 1927.

KIRKLAND: Erwartungen der röntgenologischen Magen-Darm-Untersuchung und ihre Verwirklichung. Canad. med. assoc. journ. Vol. 16, Nr. 9, S. 1093. 1926.

— Das peptische Geschwür vom röntgenologischen Standpunkt. Ebenda. Bd. 17, Nr. 5, S. 538. 1927.

KLEE: Beitrag zur pathologischen Physiologie der Mageninnervation. Der Brechreflex. Dtsch. Arch. f. klin. Med. Bd. 128, S. 204.

— Einfluß der Vagusreizung auf die Magendarmbewegungen und die Weiterbeförderung des Magendarminhaltes. 28. Kongr. f. inn. Med. 1912.

— Die Magenform bei gesteigertem Vagus- und Sympathicustonus. Münch. med. Wochenschr. 1914. Nr. 19.

— Beitrag zur pathologischen Physiologie der Magenverdauung. Pylorusinsuffizienz und präpylorischer Gastrospasmus. Arch. f. klin. Med. Bd. 129, H. 3 u. 4.

— Der Einfluß der Vagusreizung auf den Ablauf der Verdauungsbewegungen. Röntgenverfahren an der Rückenmarkskatze. Arch. f. d. ges. Physiol. Bd. 145, S. 557—594. 1912. Verhandl. d. dtsch. Kongr. f. inn Med. Wiesbaden 1912.

KLEEBLATT: Appendixsteine im Röntgenbild. Münch. med. Wochenschr. 1920. Nr. 45.

KLEEMANN: Pylorushypertrophie bei perniziöser Anämie. Dtsch. Arch. f. klin. Med. Bd. 128, H. 5 u. 6.

— Anacidität und Entleerungszeiten des Magens. Med. Klinik. 1923. Nr. 40.

KLEIN: Bariumstein-Ileus. Verein d. Ärzte in Prag. 26. 1. 1923. Fortschr. a. d. Geb. d. Röntgenstr. Bd. 30, S. 589.

KLEIN, EUGENE: Magenmotilität, Ursprung und Charakter der Magenperistaltik. II. Die Steuerung der peristaltischen Magenwellen. III. Der Mechanismus des Pylorus. Arch. of surg. Vol. 12, Nr. 2, p. 571, 583, 1224.

KLEINSCHMIDT: Die HIRSCHSPRUNGsche Krankheit. Ergebn. d. inn. Med. u. Kinderheilk. Bd. 9.

KLIENEBERGER: Die Diagnose des Carcinoma ventriculi. Samml. klin. Vortr. (VOLKMANN). Nr. 652 u. 653.

KLOIBER: XI. Röntgenkongr. Fortschr. a. d. Geb. d. Röntgenstr. Bd. 28, H. 4, S. 357.

— Die Röntgendiagnose des Ileus ohne Kontrastmittel. Arch. f. klin. Chirurg. Bd. 112.

— Weitere Erfahrungen mit der Röntgenuntersuchung des Ileus ohne Kontrastmittel. 11. Röntgenkongr. 1920.

— Der Wert der Röntgenuntersuchung des Ileus an der Hand von 100 Fällen. Münch. med. Wochenschr. 1921. Nr. 37.

— Die Röntgenuntersuchung der Darminvagination. Fotschr. a. d. Geb. d. Röntgenstr. Bd. 28.

KLOSE: Klinische und anatomische Fragestellungen über das Coecum mobile. Beitr. z. klin. Chirurg. Bd. 63, H. 3. 1909.

— Die habituelle Torsion des mobilen Coecum. Ein typisches Krankheitsbild. Münch. med. Wochenschr. 1910. Nr. 7.

— Syphilis des Magens. Mittelrhein. Chirurg.-Vereinig. 6. 1. 1923. Ref. Zentralbl. f. Chirurg. 1923. S. 756.

KLOSE: Die chirurgische Behandlung der Kolitis. Therap. Monatsschr. 1920. H. 10.
— Die habituelle Torsion des Coecum mobile. 40. Versamml. d. dtsch. Ges. f. Chirurg. 1911.
— Über intermittierenden Sanduhrmagen. Dtsch. med. Wochenschr. 1912. Nr. 85.
KNAZOVICKY, JAN: Pericholecystitis — Periduodenitis. Rozhledy v. chirurg. a. gynaecol. Jg. 4,
    H. 5, p. 223. 1926. Ref. Zentralbl. f. d. ges. Radiologie. Bd. 2.
KNOTHE, WERNER: Ein Beitrag zur Röntgenuntersuchung operierter Magen. Fortschr. a. d.
    Geb. d. Röntgenstr. Bd. 34, H. 5, S. 688. 1926.
KNOX: The Roentgen diagnosis of hour-glass contraction of the stomach. Arch. of the Röntgen
    ray. 1912.
— Idiopathische Oesophagusdilatation. Proc. of the New York pathol. roc. Vol. 25, Nr. 6/8,
    p. 121. 1926.
— Radiographs from the electrical departement of the great northern central hospital. Arch.
    of the Röntgen ray. Nr. 122.
KÖHLER, ALBAN: Fortschritte der Röntgendiagnose der letzten Jahre, besonders betreffend
    Physiologie und Pathologie des Verdauungstraktus. Verein d. Ärzte Wiesbadens.
    16. 3. 1920.
— Dikussionsbemerkung. 29. Kongr. f. inn. Med.
— Grenzen des Normalen und Anfänge des Pathologischen im Röntgenbilde. Hamburg:
    Lucas Gräfe u. Sillen 1928.
KÖNIG, F.: Ganz kleines Carcinom am Pylorus. Münch. med. Wochenschr. 1922. S. 878.
KÖNIGER: Zur Differentialdiagnose der Zwerchfellhernien und des einseitigen idiopathischen
    Zwerchfellhochstandes. Münch. med. Wochenschr. 1919. S. 282.
KOENNECKE, W. und H. MEYER: Röntgenuntersuchungen über den Einfluß von Vagus und
    Sympathicus auf Magen und Darm. Mitt. a. d. Grenzgeb. d. Med. u. Chirurg. Bd. 35,
    S. 297.
— Klinisches und Experimentelles zur chronischen Duodenalstenose. Dtsch. Zeitschr. f. Chirurg.
    Bd. 175, S. 179.
KÖNTZEY, ERNST V.: Erworbenes Pseudodivertikel des Magens. Zentralbl. f. Chirurg. Jg. 53,
    Nr. 36, S. 2265. 1926.
KOHLMANN: Über gedeckte Perforationen des Magens und Darmes. Röntgenkongr. 1922.
    Fortschr. a. d. Geb. d. Röntgenstr. Bd. 30, 1. Kongreßheft, S. 45.
KOLL: Über die Röntgendiagnose von Geschwür und Neubildung am luftgeblähten Magen.
    Fortschr. a. d. Geb. d. Röntgenstr. Bd. 24, H. 4. 1916.
KONJETZNY: Der jetzige Stand der Lehre von der Beziehung des Magencarcinoms zum Magen-
    geschwür. Dtsch. med. Wochenschr. 1920. Nr. 11.
— Magenfibrome. Bruns' Beitr. z. klin. Chirurg. Bd. 119, H. 1. 1920.
— Das Magensarkom. Ergebn. d. inn. Med. Bd. 14.
— Die sog. Linitis plastica des Magens. Mitt. a. d. Grenzgeb. d. Med. u. Chirurg. Bd. 31, S. 282.
KONRIED: Die radioskopische Untersuchung des Magens. Progr. méd. Tome 24. 1926.
KOPP, J. G.: Zinnober als Kontrastmittel bei der Röntgendiagnostik. Nederlandsch tijdschr.
    v. geneesk. 1920. N. 20.
KOPPENSTEIN, E.: Über die Röntgensymptomatologie der postoperativen Jejunalgeschwüre auf
    Grund dreier Fälle. Gyógyászat. Jg. 66, Nr. 16, p. 374. 1926.
— Zur Röntgendiagnose des Ulcus jejunum postoperat. Dtsch. med. Wochenschr. Jg. 52,
    Nr. 48, S. 2027. 1926.
KORBSCH, ROGER: Die spastische Ulcusnische im gastroskopischen und röntgenologischen Bilde.
    Münch. med. Wochenschr. Jg. 73, Nr. 51, S. 2161. 1926.
— Die Röntgendiagnose der Gastritis. Med. Klinik. Jg. 23, Nr. 21, S. 793. 1927.
KOVACZ und STÖRK: Über das Verhalten des Oesophagus bei Herzvergrößerung. Wien. klin.
    Wochenschr. 1910. Nr. 42.
KRABBEL, M.: Zur Diagnose und Therapie des Ulcus duodeni. Zeitschr. f. ärztl. Fortbild.
    1920. Nr. 22.
KRAFT: Ulcus penetrans an der großen Kurvatur. Fortschr. a. d. Geb. d. Röntgenstr. Bd. 27.
KRASSNIG, MAX: Luetische Tracheo-Oesophagusfistel. Wien. klin. Wochenschr. 1920. Nr. 6.
KRAUS, FR.: Erkrankungen des Oesophagus. Nothnagels spez. Pathol. u. Therapie. Bd. 16.
— Untersuchungen über die motorische Funktion des Magens. Ges. f. inn. Med. in Wien.
    2. 4. 1903.
— Radiographische Verdauungsstudien. Fortschr. a. d. Geb. d. Röntgenstr. Bd. 6, S. 252.
— Über den Einfluß des Korsetts auf die formativen Verhältnisse. Ges. f. inn. Med. u. Pädiatr.
    in Wien. 28. 1. 1904.
— Über die Bewegung der Speiseröhre unter normalen und pathologischen Verhältnissen.
— Dtsch. med. Wochenschr. 1912.
    Die Bewegungen der Speiseröhre unter normalen und pathologischen Verhältnissen auf
    Grund röntgenkinematographischer Untersuchung. Zeitschr. f. exp. Pathol. u. Therapie.
    Bd. 10. H. 3, S. 363. 1912.

Kraus und Ridder: Die Erkrankungen der Mundhöhle und der Speiseröhre. Die Erkrankungen der Speiseröhre. 2. Teil.

Krause: Fortschritte auf dem Gebiete der Röntgendiagnose des Magendarmtraktus. Niederrhein. Ges. f. Naturheilk. Bonn. 11. 11. 1913. Med. Klinik. 1913. H. 51.

— Die Röntgenuntersuchung der Speiseröhre. Rieder u. Rosenthals Lehrb. d. Röntgenkunde. Leipzig 1913.

— Die Kenntnis des Oesophagusspasmus. Dtsch. med. Wochenschr. 1913. Nr. 11, S. 532.

— Bericht über charakteristische Krankheitsfälle auf dem Gebiete der Speiseröhrenerkrankungen. Fortschr. a. d. Geb. d. Röntgenstr. Bd. 29, H. 5, S. 639.

— Über einen interessanten Röntgenbefund bei Oesophaguscarcinom, welcher ein Oesophagusdivertikel vortäuschte. Zeitschr. f. Röntgenk. 1909.

— Zur Differentialdiagnose des Oesophagusdivertikels im Röntgenbild. Sitzungsber. d. nieder rhein. Ges. f. Natur- u. Heilk. zu Bonn. Sitzung v. 21. 2. 1910.

— Kardiospasmus. Niederrhein. Ges. f. Natur- u. Heilk. zu Bonn. Sitzung v. März 1912.

Krause, Paul: Über das Pneumoperitoneum und seine Bedeutung für die Diagnose abdomineller Erkrankungen. Münch. med. Wochenschr. Jg. 73, Nr. 32, S. 1342. 1926.

Krause, P. und R. Käding: Das Barium sulfuricum in der Röntgenologie mit Kasuistik der Vergiftungsfälle nach Anwendung des Bariumsulfats bei Magendarmuntersuchungen. Fortschr. a. d. Geb. d. Röntgenstr. Bd. 30, 1. Kongreßheft, S. 32.

Krause, P. und Schilling: Die röntgenologischen Untersuchungsmethoden zur Darstellung des Magendarmkanals mit besonderer Berücksichtigung des Kontrastmittels. Fortschr. a. d. Geb. d. Röntgenstr. Bd. 20, S. 5.

Krauss: Das perforierende Geschwür am Duodenum. Berlin 1885.

v. Krempelhuber: Zur Pathologie des runden Magengeschwürs. Dtsch. med. Wochenschr. 1919. Nr. 40.

Kretschmer: Zur Differentialdiagnose des benignen und malignen Sanduhrmagens. Berlin klin. Wochenschr. 1911. Nr. 29.

— Röntgenologischer Nachweis diätetischer Beeinflussung der Darmperistaltik. Münch. med. Wochenschr. 1912. Nr. 43.

— Zur Klinik und Röntgenologie der Dünndarmstenosen. Dtsch. med. Wochenschr. 1920. Nr. 3.

Kreuter: Zur Chirurgie des Magen- und Duodenalgeschwürs. Ärztl. Verein Nürnberg. 1. 2. 1923. Münch. med. Wochenschr. 1923. S. 483.

Kreuzfuchs: Die Magenmotilität in radiologischer Beleuchtung. Wien. med. Wochenschr. 1912. Nr. 16.

— Die Magenmotilität beim Ulcus duodeni. Dtsch. med. Wochenschr. 1912. Nr. 46.

— Röntgenbeobachtungen beim Ulcus duodeni. Wien. klin. Wochenschr. 1912. Nr. 11.

— Zur Technik der Röntgenuntersuchung des Duodenalgeschwürs. Berlin. klin. Wochenschr. 1912. Nr. 33.

— Röntgenbeobachtungen beim chronischen Duodenalgeschwür in seiner Übersetzung des Moynihanschen Buches. 1913.

— Über das Ulcus duodeni. Med. Klinik. 1913. Nr. 9 u. 12.

— Differenz der Magenentleerung beim Ulcus ventriculi und Ulcus duodeni. Verhandl. d. dtsch. Kongr. d. inn. Med. Wiesbaden 1912.

Krogius, A.: Über chirurgische Behandlung des Ulcus ventriculi und duodeni. Verhandl. d. nordisch. Chirurg.-Vereinig. Christiania 1919.

Krokiewicz, Anton: Ein Fall von angeborener Oesophagus- und Pylorusstenose mit nachfolgender Erweiterung des unteren Teiles des Oesophagus (Vormagen) und des Magens (Gastrektasie). Virchows Arch. f. pathol. Anat. u. Physiol. Bd. 259, H. 3, S. 760. 1926.

Kronberg: Über Anwendung der X-Strahlen in Verbindung mit Quecksilber zur Diagnose bei Darmstenosen und Fistelgängen. Wien. med. Wochenschr. 1896. Nr. 22.

Kronecker und Melzer: Über Schluckmechanismus. Dubois Arch. 1833. S. 337. Suppl.

Kubczak: Kasuistischer Beitrag zur Lehre von der Pneumatose des Magens und Darmes. Münch. med. Wochenschr. 1918. Nr. 10.

Kuder, H.: Zur Frage nach der Entstehungsursache der Pneumatosis cystoides intestini hominis. Zentralbl. f. Chirurg. 1918. S. 69.

Külbs: Physiologischer Beitrag zur Funktion des Magens. Zeitschr. f. klin. Med. Bd. 73.

Kümmel: Röntgendiagnose der Darmtumoren. Ärztl. Verein in Hamburg. 15. 12. 1908.

— Magenerkrankungen im Röntgenbilde. Internat. med. Kongr. Lissabon 1908.

— Zur Pathologie und Chirurgie des Ulcus duodeni. Dtsch. med. Wochenschr. 1914. Nr. 23—24, S. 1161.

— Zur Operation des Kardiospasmus und des Oesophaguscarcinoms. Arch. f. klin. Chirurg. Bd. 117, H. 2. 1921.

— Über Indikationen zur chirurgischen und internen Behandlung der Magenerkrankungen und deren operative Dauerresultate. Dtsch. med. Wochenschr. 1912. Nr. 9.

Küpferle: Röntgenologische Studien über das Magengeschwür. Arch. f. physiol. Med. Bd. 8, S. 111. 1914.
— Radiologische Beobachtungen über Dünndarmbewegungen. Zeitschr. f. Röntgenkunde, Bd. 14, H. 3.
— Zur Physiologie des Schluckmechanismus nach röntgenologisch-kinematographischen Aufnahmen. Pflügers Arch. f. d. ges. Physiol. 1913.
Küttner: Beiträge zur Chirurgie des Magens auf Grund von 1100 in 7 Jahren behandelten Fällen. Arch. f. klin. Chirurg. Bd. 105.
Kunfi: Funktionsprüfung der Leber mittels Farbstoffen. Berlin. klin. Wochenschr. 1924. S. 39.
Kurtzahn: Unsere Bewertung der Röntgendiagnostik des Magenulcus und des Magencarcinoms. Fortschr. a. d. Geb. d. Röntgenstr. Bd. 30, S. 411.
Kuscheff: Die Röntgendiagnostik der Magenerkrankungen. Terapewtitscheskoje Obosrenije. Vol. 7, p. 3. 1914. Chirurg.-Kongr. Zentralbl. Bd. 5, S. 7.
Kuttner, P.: Zur Diagnose der Magen-Kolon- bzw. Duodenum-Kolon-Fistel. Arch. f. Verdauungskrankh. Bd. 37, S. 454. 1926.
— Magen-Kolon-Fistel. Dtsch. med. Wochenschr. Jg. 52, Nr. 22, S. 922. 1926.
Lachmann: Im Feldlazarett beobachteter und operierter Fall von Hirschsprungscher Krankheit. Münch. med. Wochenschr. 1918. Nr. 45.
Ladd, W. E.: Kongenitale hypertrophische Pylorusstenose. Boston med. a. surg. journ. Vol.196. Nr. 6, p. 211. 1927.
Ladd-Magnard: Magenbewegung des Kindes im Röntgenlicht. Americ. journ. of dis. of childr. Vol. 5. 1913.
Ladevèze: Klinische Studie und Behandlung des Duodenalgeschwürs. Thèse de Paris. 1900.
Lampson, Edward R.: Magencarcinom. Boston med. a. surg. journ. Vol. 196, Nr. 12, p. 468. 1927.
Lang, F. W.: Perforation eines Magengeschwürs während der Röntgenuntersuchung. Lancet. Vol. 211, Nr. 21, p. 1061. 1926.
Lang: Nachweis einer Verengerung des Coecum im stereoskopischen Röntgenogramme. Fortschr. a. d. Geb. d. Röntgenstr. Bd. 12, H. 2.
Lange: Über funktionelle Anpassung, ihre Grenzen, ihre Gesetze und ihre Bedeutung für die Heilkunde. Berlin 1917.
— Die Röntgenuntersuchung des Oesophagus. Arch. of the Röntgen ray. Nr. 101—106.
— The early recognition of oesophageal stricture. Med. record. Vol. 3, p. 1. 1903.
Langenskiöld, F.: Über Tetanie als Ursache von Magenbeschwerden. Finska läkaresällskapets handlinger. Bd. 68, Nr. 4, S. 324. 1926. (Schwedisch.) Ref. Zentralbl. f. d. ges. Radiol. Bd. 2, S. 408.
Lapenna, Marino: Der Mechanismus und die peristaltische Funktion des Magens auf Grund vergleichender Röntgendiagramme. Radiol. med. Bd. 13, Nr. 9, S. 645. 1926.
Lardennois, G.: Die adhäsiven Perivisceritiden im Abdomen. Journ. méd. franç. Tome 15, p. 2, 61. 1926.
Larimore, Joseph, W.: Kolitis. Journ. of the Indiana state med. assoc. Vol. 19, Nr. 8, p. 299. 1926.
Larimore, J. W. und A. O. Fisher: Tuberkulose des Coecums. Ann. of surg. Vol. 83, Nr. 4, p. 496. 1926.
Larsén, T.: Beitrag zur Diagnostik der benignen Tumoren hinsichtlich des Schleimhautbildes im Tumorgebiet. Acta radiol. Bd. 7, H. 1—6, S. 99. 1926.
Lasagna, Fr.: Fremdkörper in den Luft- und Verdauungswegen. Policlinico, sez. prat. Jg. 34, H. 13, p. 454. 1927.
Lasch: Röntgenologische Untersuchungen über den Einfluß des Atropins auf die Magenmotilität. Klin. Wochenschr. 1922. Nr. 17.
Laubry und Rontier: Aneurysma der Bauchaorta. Bull. et mém. de la soc. méd. des hôp. de Paris. 7. 27. 4. 1923.
Laudaburn, J. C.: Röntgenuntersuchung von Magen und Duodenum. Bol. del. inst. de med. exp. Jg. 2, Nr. 2, p. 231. 1926.
Lauderer: Das Krankheitsbild der intermittierenden Adhäsionskoliken bei Ulcus duodeni. Wien. med. Wochenschr. 1923. Nr. 25.
Laurell: Über den sogenannten Kaskadenmagen. Dtsch. med. Wochenschr. 1920. Nr. 47.
— Röntgenologische Zeichen abdomineller Ergüsse, zugleich ein Beitrag zur Röntgendiagnose der Peritonitis. Acta radiol. Bd. 5, H. 1, S. 63. 1926.
— Volvolus der Flexura sigmoidea. Acta radiol. Bd. 7, S. 105. 1926.
— Ascaridiasis. Upsala läkareförenings forhandl. Bd. 32, H. 1/2, S. 73 u. H. 3—4, S. 173. 1927.
— Über die Lagerung von freier Flüssigkeit, freiem Gas und beweglichen gasgeblähten Därmen in der Bauchhöhle. Acta radiol. Bd. 8, H. 2, S. 109. 1927.

Laurence, J.: Die ösophageale Form des Magenkrebses. Journ. des praticiens. Jg. 40, Nr. 12, p. 188. 1926.

Lawson, John D.: Bericht über einen Fall von Magendivertikel. Radiology. Vol. 6, Nr. 6, p. 518. 1926.

Lazarus, J.: Duodenalsonde. Berlin. klin. Wochenschr. 1912. S. 72.

Leaming: The Roentgen diagnosis of mechanical obstruction of the colon following peritonitis with effusion caused by appendicitis. Arch. of Röntgen ray. Nr. 127.

Leb, Anton: Die Röntgendiagnostik des Ulcus duodeni und die daraus abzuleitenden Indikationen zur chirurgischen Therapie. Zentralbl. f. Chirurg. Jg. 53, Nr. 51, S. 3220, 1926.

Lebon et Aubourg: Contraction des colon. Bull. et mém. de la soc. de radiol. de Paris. Dez. 1912.

— — Die Darmwirkung von Abführmitteln. Bull. et mém. de la soc. de radiol. de Paris. Jan. 1912.

— — Action sur l'intestin. grêle et le gros intestin par excitation de la phénolphthaléine etc. Bull. et mém. de la soc. de radiol. de Paris. 1912. Nr. 3.

— — Contractions réflexes du gros intestin par excitation de l'estomac. Presse méd. 1913. p. 56 u. 69.

Lebon und Colombier: Der normale Magen. Journ. de radiol. et d'électrol. Juli 1922. p. 301. Ref. Fortschr. a. d. Geb. d. Röntgenstr. Bd. 30, S. 159.

Ledderhose: Über Magenpolypen. Dtsch. med. Wochenschr. 1913. Nr. 48.

Legros: Radiodiagnostic de l'estomac biloculair. Arch. de maladies de l'appar. dig. et de la nutrit. 1912.

Lehmann: Ein Fall von Invaginatio ileocoecalis im Röntgenbilde. Fortschr. a. d. Geb. d. Röntgenstr. Bd. 21, H. 5.

— Trichobezoar des Magens im Röntgenbild. 10. Kongr. d. dtsch. Röntgenges.

Leichler: Über die diagnostische Bedeutung der Magenmotilitätsprüfung bei Nervösen. Arch. f. Verdauungskrankh. Bd. 25, H. 1. 1919.

Lejeune: Ein neues radioskopisches Verhalten beim Magencarcinom. Journ. de radiol. et d'électrol. 1912.

Lemberg, A.: Röntgendiagnostik der chronischen Appendicitis. Vracebnoe delo. Jg. 1926. Beilageheft S. 103. 1926. Ref. Bd. 1, S. 522.

Lemon, W. S.: Angioma of the stomach. Med. record. 1920. Nr. 6.

Lenk: Über Befunde bei intra- und retroperitonealen Darmverletzungen. Münch. med. Wochenschrift. 1916. Nr. 49, S. 1735.

— Die Röntgenologie im Frontspital. Holzknechts Röntgenologie. Siehe dort.

— Als Herzerkankung imponierendes Megakolon. Wien. med. Wochenschr. 1921. Nr. 11.

— Der „präpylorische Rest", ein neues radiologisches Symptom bei Ulcus ventriculi und duodeni. Dtsch. med. Wochenschr. 1921. Nr. 25.

— Eubaryt, ein neues Kontrastmittel für Röntgenuntersuchung. Münch. med. Wochenschr. 1920. Nr. 27.

— Beitrag zur Röntgendiagnose der Leberabscesse. Wien. med. Wochenschr. 1917. Nr. 8.

Lenk und Eisler: Experimentellradiologische Studien zur Physiologie und Pathologie des Verdauungstraktus. Münch. med. Wochenschr. 1913. Nr. 19.

Lenormant: Les kystes gazeux de l'abdomen (Pneumatose Kystique). Presse méd. 1920. p. 104.

Lentini Diaz José, Über einige Fälle von Megaoesophagus. Rev. méd. de Barcelona. Vol. 5. Nr. 25. p. 27. 1926.

Lenz: Zur Methodik der abdominalen Röntgendurchleuchtung. Münch. med. Wochenschr. 1916. Nr. 17, S. 598.

Leonhard: Die Röntgenographie des Magens und Darmes. Internat. Kongr. f. Med. London 1913. Americ. journ. of roentgenol. 1913. H. 1.

Leotta, N.: Idiopathische Oesophagusstenosen. Valsalva. Jg. 2, H. 4, S. 155. 1926.

Lepennetier und Dernas: Divertikelartiges Bild der kleinen Kurvatur. Bull. et mém. de la soc. de radiol. méd. de France. Jg. 14, Nr. 133. p. 156. 1926.

— Stauung im Oesophagus. Bull et mém. de la soc. de radiol. méd. de France. Jg. 14, Nr. 133, p. 156. 1926.

Lesné, E. und M. Coffin: Diagnose und Behandlung der Pylorusstenose beim Säugling. Nourrisson. Jg. 14, Nr. 6, p. 329. 1926.

Lessertisseur: Ein Fall von Magensyphilis mit Röntgenkontrolle vor und nach der Behandlung. Bull. et mém. de la soc. de radiol. méd. de France. Jg. 15, Nr. 138, p. 132. 1927.

Lessing: Zur radiologischen Magendiagnostik. Veröffentl. a. d. Geb. d. Militär-Sanitätswesens. 1905. H. 35.

Letulle: Sanduhrmagen. Bull. et mém. de la soc. de radiol. de Paris. Jan. 1912.

Leven: Klinische Diagnose der Magenerweiterung. Bull. et mém. de la soc. méd. des hôp. de Paris. 12. 12. 1913.

— Die Radioskopie des Magens zur Diagnose der Appendicitis. Soc. de thérap. Nov. 1909.

Leven: Diététique et radioscopie gastrique. Journ. de diétét. 1912. Nr. 3.

Leven und Barret: Radioscopie gastrique et maladies de l'estomac clinique et thérapeutique. Paris: Octave Doin et fils.

— Studien über Aerophagie. Bull. et mém. de la soc. de radiol. méd. de France. 1. 7. 1909. Fortschr. a. d. Geb. d. Röntgenstr. Bd. 15. S. 61.

— Die Dilatation des Magens. Arch. d'électr. méd. 1912. Nr. 338.

— Der syphilitische Magen. Bull. et mém. de la soc. de radiol. méd. de France. 1912. Nr. 35.

— L'estomac des aérophages. Arch. des maladies de l'appar. dig. et de la nutrit. 1907 p. 619—622.

— Diagnostic d'appendicite et radioscopie gastrique. Presse méd. 1909. Nr. 96.

— Radioscopie gastrique. Forme, limite inférieure et mode de rèmplissage de l'estomac. Presse méd. 1905. Nr. 27; 1906. Nr. 9 u. 63.

Levin, A. L.: Die Bedeutung der Frühdiagnose des Speiseröhrendivertikels. New Orleans med. a. surg. Vol. 78, Nr. 10, p. 696. 1926.

Levin, J. J.: Ein Fall von Gastrektasie. South African med. rec. Vol. 24, Nr. 2, p. 39. 1926.

Levy: Die Durchleuchtung des menschlichen Körpers mit Röntgenstrahlen. Physikal. Ges. Berlin. 12. 6. 1896.

Levy-Dorn: Zur Diagnose der Magendarmkrankheiten mit Röntgenstrahlen. 7. dtsch. Röntgenkongr.

— Demonstration von Stenosen und Geschwüren des Duodenums. Röntgenkongr. 1913.

Levy-Dorn und Mühlfelder: Über den Brechakt im Röntgenbilde. Berlin. klin. Wochenschr. 1910. Nr. 9.

Levy-Dorn und Silberberg: Polygramme zur Magendiagnostik. Verhandl. d. dtsch. Kongr. f. inn. Med. Wiesbaden 1912.

Levy-Dorn und Ziegler: Röntgenologische Magensymptome. Dtsch. med. Wochenschr. 1914. S. 1200.

— Zur Kritik der krankhaften Veränderungen des radiologischen Magenbildes auf Grund autoptischer Befunde. Samml. klin. Vortr. 1914. S. 707.

— Zur Charakteristik der röntgenologischen Magensymptome auf Grund zahlreicher autoptischer Befunde. 10. Kongr. d. dtsch. Röntgenges.

Lewald, L. T.: Leather-bottle stomach (Linitis plastica). Bericht über fünf Fälle, Beziehungen zur Syphilis und zum Carcinom des Magens. Americ. journ. of roentgenol. Vol. 8, H. 4.

Lewisohn: Ulcus jejuni. Partielle Magenresektion. Ann. of surg. Vol. 83, Nr. 1, p. 150. 1926.

— Penetrierendes Magengeschwür in der Nähe der Kardia, Sichtbarmachung der Kardia. Ann. of surg. Vol. 83, Nr. 4, p. 466. 1926.

Ley: Über Achylia gastrica und ihre Beziehung zur Motilität. Arch. f. Verdauungskrankh. Bd. 17.

Lichtenbelt: Wo liegt der Pylorus? Nederlandsch tijdschr. v. geneesk. 1909 und Berlin. klin. Wochenschr. 1909. Nr. 12.

— Die Ursache des chronischen Magengeschwürs. Jena: Fischer 1912.

Lieblein, V.: Über das Fibrom des Magens. Mitt. a. d. Grenzgeb. d. Med. u. Chirurg. Bd. 35, S. 419.

Liebmann, E.: Über einen Fall von Abgang der Magenschleimhaut durch den Darm nach Vergiftung mit konzentrierter Salzsäure. Münch. med. Wochenschr. 1917. S. 1292, Nr. 40.

Liertz, R.: Die radioskopische Darstellung des Wurmfortsatzes. Dtsch. med. Wochenschr. 1910. Nr. 27 und 29.

Lindemann: Röntgenbilder zur Veranschaulichung der gesunden und fehlerhaften Lage des Magens. Dtsch. med. Wochenschr. 1897. Nr. 17, S. 266.

Lindqvist, Silas: Einige Bemerkungen über einen Fall von penetr. Geschwür. Acta radiol. Bd. 7, H. 1/6, S. 165. 1926.

Linsmayaer, Heinrich: Über Duodenaldivertikel. Verhandl. d. dtsch. pathol. Ges. 17. Tagung. 1914. S. 445.

Lipschütz, E. W.: Subakuter Darmverschluß mit ungewöhnlicher Kondilation röntgenographisch dargestellt. Americ. journ. of roentgenol. a. radium therapy. Vol. 15, Nr. 4, p. 326. 1926.

Ljubomudroff, A. P.: Zur Frage über die rechtsseitige Lage der Flexura sigmoidea. Zeitschr. f. d. ges. Anat., Abt. 1: Zeitschr. f. Anat. u. Entwicklungsgesch. Bd. 79, H. 4/6, S. 498. 1926.

Lockhart, Mummery: Diverticulitis des Kolons. Internat. journ. of gastro-enterol. August 1921.

Loeper, M. und J. Baumann: Gastro-kolischer Symptomenkomplex. Paris méd. Jg. 16, Nr. 14, p. 320. 1926.

Loeper, M. und J. Forestier: Les lésions nerveuses du pneumogastric et le cardiospasme récurrent dans le cancer de l'estomac. Arch. des maladies de l'appar. dig. et de la nuitrit. Tome 2, Nr. 5, p. 307—362. Ref. Kongr.-Bl. f. d. ges. inn. Med. u. Grenzgeb. Bd. 21, H. 2, S. 87. 1921.

Löw: Strikturierende Duodenalstenose auf tuberkulöser Basis. Wien. Arch. f. inn. Med. Bd. 4.
Löweneck, M.: Einige seltene Beobachtungen aus der Oesophagus-Pathologie. Fortschr. a.
    d. Geb. d. Röntgenstr. Bd. 35, H. 6, S. 1230. 1927.
Loewenthal: Die chronisch-postdysenterische Kolitis. Arch. f. Verdauungskrankh. Bd. 25,
    H. 6. 1919.
Lohfeld: Die Röntgendiagnose der Cöcaltumoren. 29. Kongr. f. inn. Med. 1912.
— Über die Insuffizienz der Valvula Bauhini und ihr Verhalten unter dem Leuchtschirm. Ärztl.
    Verein in Hamburg. 21. 10. 1913; Münch. med. Wochenschr. 1913. S. 2757.
— Zwei Fälle von Insuffizienz der Valvula Bauhini bei Perityphilitis chron. Fortschr. a. d.
    Geb. d. Röntgenstr. Bd. 22, H. 2.
Loktionowa, N.: Zur Frage über Veränderung der Acidität des Magensaftes bei verschiedener
    Lokalisation .des runden Magengeschwüres. Dtsch. Arch. f. klin. Med. Bd. 150, H. 3/4,
    .S. 177. 1926.
Lommel: Die Magen- und Darmbewegungen im Röntgenbild und ihre Veränderungen durch
    verschiedene Einflüsse. Münch. med. Wochenschr. 1903. Nr. 38.
Lomnitz: Über die verschiedenen Formen der chronischen Obstipation. Ärztl. Verein Hamburg.
    28. 1. 1913.
Lorenz: Der normale und pathologische Bulbus duodenalis im Röntgenbilde. Fortschr. a. d.
    Geb. d. Röntgenstr. Bd. 30, S. 96.
— Zur exakten Diagnose des Ulcus duodenalis. Fortschr. a. d. Geb. d. Röntgenstr. Bd. 28, S.1.
Lorey: Über eine Methode, die Organe der Bauchhöhle im Röntgenbilde darzustellen. Ärztl.
    Verein Hamburg. 18. 11. 1913; Berlin. klin. Wochenschr. 1913. Nr. 19.
— Sobre el diagnostico pneumoperitoneal por los rayos X. Rev. méd. 1921. S. 201.
Lossen, H.: Zur Röntgendiagnostik gutartiger Magengeschwülste. Fortschr. a. d. Geb. d.
    Röntgenstr. Bd. 30. 1. Kongreßheft, S. 28.
— Röntgenuntersuchungen über das Schicksal verschieden großer Darmeingießungen unter
    besonderer Berücksichtigung therapeutischer Gesichtspunkte. Fortschr. a. d. Geb. d.
    Röntgenstr. Bd. 30, 1. Kongreßheft, S. 50.
— Über die idiopathische Erweiterung des Oesophagus. Mitt. a. d. Grenzgeb. d. Med. u. Chirurg.
    Bd. 12.
— Diskussionsbemerkung. Frankf. Röntgenges. 9. 12. 1922. Fortschr. a. d. Geb. d. Röntgenstr.
    Bd. 31. S. 497.
— Zwerchfellhernie, vorgestellt in der freien Vereinig. Frankf. Chirurg. vom 16. 10. 1922 u. in d.
    Frankf. Röntgenges. vom 2. 12. 1922. Ref. Fortschr. a. d. Geb. d. Röntgenstr. Bd. 31,
    S. 495.
Lossen, H. und Dorn, R.: Über Spätfolgen der Salzsäureverätzungen des Magens im Röntgen-
    bild. Fortschr. a. d. Geb. d. Röntgenstr. Bd. 29, S. 813.
Lotheisen, G.: Zwölffingerdarmgeschwür und chronische Appendicitis. Wien. med. Wochen-
    schrift. Jg. 76, Nr. 21, S. 634. 1926.
Lotsy: Vortäuschung eines Duodenaldivertikels durch eine verkalkte Mesenterialdrüse oder
    durch Kalkablagerung in der Darmwand. Fortschr. a. d. Geb. d. Röntgenstr. Bd. 30,
    S. 212.
Lüdin: Röntgendiagnostik des Magendarmkanals im Handbuch der inneren Medizin von
    Mohr und Staehelin. 3. Bd. S. 395. Berlin: J. Springer 1918.
— Röntgenologische Beobachtungen. Fortschr. a. d. Geb. d. Röntgenstr. Bd. 23, H. 6.
— Der Einfluß von Zwischenmahlzeiten bei der röntgenologischen Prüfung der Magenmotilität.
    Dtsch. med. Wochenschr. 1913. Nr. 26.
— Regionärer Gastrospasmus bei Cholelithiasis. Korresp.-Blatt f. Schweiz. Ärzte. 1919. Nr. 38.
— Klinische und experimentelle Untersuchungen über die Einwirkung äußerer lokaler Wärme-
    applikation auf die Funktion des Magens. Zeitschr. f. d. ges. exp. Med. Bd. 8, H.. 1/2.
— Röntgenologische Demonstrationen. Schweiz. med. Wochenschr. Jg. 56, Nr. 16, S. 382.
    1926.
Luger: Zur Kenntnis der radiologischen Befunde am Dickdarm bei Tumoren der Nierengegend.
    Wien. klin. Wochenschr. 1913. Nr. 7.
.— Radiologische Beobachtungen einer nach einer Salzsäureverätzung des Magens resultierenden
    Pylorusstenose. Sitzg. d. Ges. f. inn. Med. Wien 29. 2. 1912. Ref. Wien. med. Wochenschr.
    1912. S. 1205.
Luis y Yague, Ramon: Über die Diagnose der Jejunokolonfisteln. Arch. argentinos de enferm.
    del aparato .dig. y de la nutr. Vol. 1, Nr. 3, p. 545. 1926.
Lundgren, Alf.: Oesophaguserweiterung durch tuberkulöse Verengerung der Kardia. Acta
    chirurg. scandinav. Bd. 61, H. 2/3, S. 172. 1926.
Luria: Megasigmoideum als Ursache einer viermonatlichen Verstopfung. Dtsch. med. Wochen-
    schrift. 1912. Nr. 30.
Luther, E.: Über spastische Einschnürungen beim Magengeschwür. Russkaja Klinika Bd. 6,
    Nr. 32, S. 832. 1926.

MAAG, O.: Der Magen als Inhalt einer Skrotalhernie infolge hochgradiger Gastroptose. Dtsch. Zeitschr. f. Chirurg. Bd. 152, S. 121. 1920.
MACAIGNE und P. BAIZE: Über drei Fälle von Ausdehnung der Hinterwand des Magens. Progr. méd. Jg. 54, Nr. 7, p. 263. 1926.
— Eine besondere Abart des Sanduhrmagens; die Ausdehnung des hinteren Fornixabschnittes. Presse méd. Jg. 34, Nr. 36, p. 563. 1926.
MACAIGNE und NICAUD: Pankreascarcinom mit Erscheinungen am Duodenum. Bull. et mém. de la soc. méd. des hôp. de Paris. Jg. 42, p. 1807. 1927.
MACCHIAVELLA, BIAGIO: Ein Fall von angeborener Lageanomalie des Darmtraktus. Radiol. med. Vol. 13, Nr. 1, p. 27. 1926.
MACKOY, FRANK W.: Familiäre Diverticulosis des Kolons. Radiology. Vol. 7, Nr. 6, p. 498. 1926.
MACLEAN, NEIL JOHN: Duodenaldiverticulitis. Ann. of surg. Vol. 85, Nr. 1, p. 73. 1927.
MACMILLAN, A. ST.: Diaphragmatic hernia. Americ. journ. of roentgenol. 1920. Nr. 3.
MADELUNG: Kriegsverletzungen des Oesophagus. Dtsch. med. Wochenschr. 1914/15. Nr. 5. Ref. Fortschr. a. d. Geb. d. Röntgenstr. Bd. 23, H. 4, S. 389.
MAGNUS: Der Einfluß der Abführmittel auf die Verdauungsbewegungen. Therapeut. Monatsh. H. 12. 1909. Pflügers Arch. f. d. ges. Physiol. Bd. 122, S. 129.
— Die stopfende Wirkung des Morphiums. Pflügers Arch. f. d. ges. Physiol. Bd. 122. Kongr. f. inn. Med. 1911.
— Die Bewegungen des Magendarmkanals und ihre Beeinflussung durch Arzneimittel. Vereenigung secties voor wetenchappelijken arbeid, 20. 11. 1910. (? 1911.)
— Die experimentellen Grundlagen der Röntgenuntersuchung des Magendarmkanals. Verhandl. d. dtsch. Kongr. f. inn. Med. Wiesbaden 1912.
— Bemerkungen zur Entgegnung von Prof. A. VALENTI. Pflügers Arch. f. d. ges. Physiol. Bd. 157. Bonn 1914.
MAINOLDI, PIETRO: Die Magenentleerung bei Seitenlage des Körpers. Radiol. med. Vol. 13, Nr. 9, S. 655. 1926.
— Röntgenbild eines Falls von voluminöser bilateraler Inguinalhernie. Bull. de scienze méd. Bologna. Tome 4, p. 328. 1926.
MAJOR: Röntgenologische Beobachtungen am Säuglingsmagen. Zeitschr. f. Kinderheilk. Bd. 8, H. 4. 1913.
MAIRE, ANDRÉ: Die röntgenologischen Zeichen der chronischen Appendicitis. Clinique. Jg. 21, Nr. 76, p. 384. 1926.
MAKSIMOWITSCH, A. S.: Die Topik und die Bandapperatur des Magens. Arch. f. klin. Chirurg. Bd. 144, H. 1, S. 162. 1927.
MALLET, LUCIEN und HENRI BAUD: Le pneumopéritoine artificiel en radiognostic. Journ de radiol. et d'électrol. Tome 4, Nr. 1. 1920.
MANDL: Über die Periodicität der Erscheinungen beim Magen- und Zwölffingerdarmgeschwür. Wien. klin. Wochenschr. 1920. Nr. 16.
— Über das Ulcus pept. jejuni postoperat. Dtsch. Zeitschr. f. Chirurg. Bd. 163, H. 3/4.
— Über die Operation zwei verkannter spastischer Magentumoren. Med. Klinik. 1921. Nr. 3.
MANDLER, VIKTOR: Röntgendiagnostik des Duodenalgeschwürs. Časopis lékařův českých. Jg. 66, Nr. 5, p. 174. 1927. Ref. III. S. 191.
MANGES, W. F.: Untersuchungen des Oesophagus in kopfabwärts geneigter Stellung. Americ. journ. of roentgenol. Vol. 16, Nr. 4, p. 374. 1926.
— Röntgendiagnose von Fremdkörpern im Oesophagus. Americ. journ. of röntgenol. a. radium therap. Vol. 17, Nr. 1, p. 44. 1927.
MANGINELLI, L.: Diagnostische und pathogenetische Bedeutung der Röntgenuntersuchung beim Ulcus duodeni. II. Policlinico, sez. med., Vol. 22, H. 1—3, p. 33, 85, 129. 1915.
— Lo stomaco a clessidra, Rivista ospedal Vol. 10, Nr. 5). Jg. 10, März 15. 1920.
MANHEIM, SYLVAN D.: Eine „fluoroskopische" Duodenalsonde. Journ. of the Americ. med. assoc. Vol. 88, Nr. 9, p. 644. 1927.
MANN: Mechanik der Magenentleerung bei Magenoperationen. Beitr. z. klin. Chirurg. Bd. 70; nach anderen Angaben:
MANZ: Mechanismus der Magenentleerung bei Magenoperierten. Beitr. z. klin. Chirurg. Bd. 70. 1910.
MARCCHIARELLA, BIAGIO: Die Röntgenuntersuchung und die topographische Diagnose der Hydro-Pneumo-Cysten im rechten Subphrenium. Radiol. med. Vol. 13, Nr. 7, p. 495. 1926.
MARENOW: Zur Röntgenuntersuchung des Magens. Rev. d. méd. y cir. practic. de Madrid. 1913. Nr. 1255.
MARIE: Diverticules duodénaux péri-vatériens. Bull. et mém. de la soc. anat. de Paris. I. Tome 74, p. 982. 1899.
MARKIEWITZ: Die Röntgendiagnostik interabdom. Tumoren und der Verlagerung des Dickdarms. Berlin. klin. Wochenschr. 1921. Nr. 27. S. 731.

Marko, Deszö: Über Beurteilung der Operabilität der Magencarcinome vom röntgenologischen Gesichtspunkt aus. Magyar Röntgenközlöny Jg. 1, Nr. 7, p. 220. Deutsche Zusammenfassung S. 331. 1927.

— Die Formveränderungen des Magens bei Darmstenose. Klin. Wochenschr. 1923.

Markowic und Perussia: Die Entleerungszeit des Magens in linker und rechter Seitenlage. Med. Klinik. 1910. Nr. 41.

Markovits, J.: Von den Magenüberresten. Magyar Röntgenközlöny. Jg. 1, Nr. 3/4, p. 105. 1926. Ref. Zentralbl. Bd. 3.

Marcuse, C.: Der röntgenologische Nachweis von Dünndarmstenosen. Berlin. klin. Wochenschrift. 1914. Nr. 40. Wien. klin. Wochenschr. 1911. Nr. 52.

Markuse, E.: Die Insuffizienz der Valvula ileocoecalis im Röntgenbilde. Berlin. klin. Wochenschrift. 1914. Nr. 14. Münch. med. Wochenschr. 1915. S. 14.

Marshall: Zur Diagnose eines Falles von Lithopädium mit Hilfe des Skiagrammes. Fortschr. a. d. Geb. d. Röntgenstr. Bd. 4.

Martinet und Meunier: De l'evacuation gastrique. Presse méd. 1913. Nr. 58.

Martini, T.: Ein Fall von lokalisierter tuberkulöser Peritonitis nach Pleuritis mit dem Cast-Aigne-Paillardschen pseudo-cholecystischen Symptomenkomplex. Arch. argent. de enferm. del apar. dig. y de la nutrit. Vol. 1, Nr. 3, p. 456. 1926.

— Die Gastroptose. Semana méd. Jg. 33, Nr. 43, p. 1118. 1926.

Martini, T. und José Comas: Dolichogastrie und Skoliose. Prensa med. Argentina. Jg. 12, Nr. 24, p. 858. 1926.

— Arch. argentinos de enferm. del apar. dig. y de la nutrit. Vol. 1, Nr. 4, p. 654. 1926.

— Neue Methode der funktionellen Magenuntersuchung. Kombination der chemischen und radiologischen Untersuchung. Ebenda. Bd. 1, Nr. 5, p. 881. 1926.

Maruyama Skiugoro: Beitrag zur Kenntnis des Pulsionsdivertikels der Speiseröhre. Mitt. a. d. Grenzgeb. d. Med. u. Chirurg. Bd. 28, H. 1. 1914.

Masserini: Über die klinische und radiologische Diagnose in einem Fall von Stomachus bilocul. Policlinico, Nov. 1912. Münch. med. Wochenschr. 1912. S. 2886.

Massini: Wirkungen von Atropin und Pilokarpin bei Erkrankungen des menschlichen Verdauungstraktus. 29. Kongr. f. inn. Med. 1912.

— Radiologische Studien über Beziehungen des Nervensystems zur motorischen Funktion des Magens. Münch. med. Wochenschr. 1912/13. Nr. 44.

Matthes: Kotsteine. 29. Kongr. f. inn. Med. 1912.

Mathieu: L'ulcus de la petite courbure. Gaz. des hôp. civ. et milit. Tome 87, Nr. 46.

— L'ulcus duodénale. Gaz. des hôp. civ. et milit. Tome 87, Nr. 41. 1914.

Matko, J.: Über das Verhalten des Duodenalinhaltes bei Icterus catarrhalis und Ulcus duodeni. Mitt. d. Ges. f. inn. Med. u. Kinderheilk. Bd. 12, S. 150—152. 1913.

Mattison, J. A.: Magen- und Dünndarmgeschwür. California a. western med. Vol. 24, Nr. 3, p. 342. 1926.

Mauritzen: Acht Fälle von chronischen Magengeschwüren mit dem Haudekschen Nischensymptom. Ugeskrift f. laeger 1916. Nr. 24. Wien. med. Wochenschr. 1919. S. 1196.

Maury: Radiographs showing the Bismuth meal in normal individuals two, six and eigtheen hours after its ingestion. Journ. of the Tenesse State med. assoc. Vol. 6, p. 12. 1914; Chirurg. Kongr.-Zentralbl. Bd. 5, S. 13.

May: Ein Fall von differentieller Oesophagus-Erweiterung. Münch. med. Wochenschr. Nr. 41.

Mayer: Röntgenröhren mit Luftkühlung. Strahlentherapie. 1912.

— Röntgenröhren mit dauernder Luftkühlung. Fortschr. a. d. Geb. d. Röntgenstr. Bd. 18, H. 1, S. 75.

Mayhard: Magendilatation. Glasgow med. Journ. Nov. 1913.

Mayo, W. J.: Eine Abhandlung über chirurgische Behandlung des Duodenalgeschwürs. Brit. méd. journ. Vol. 2, p. 1209. 1906.

— Duodenalgeschwür. Mit Bericht von 272 Operationen. Journ. of Americ. med. assoc. Vol. 2, p. 556. 1908. — Journ. of Americ. med. assoc. Chicago 1913. Vol. 5, p. 61. Nr. 8. Ref. f. Münch. med. Wochenschr. 1913. Nr. 46, S. 2592.

— Einiges über Beobachtungen von Störungen des Magens und Duodenums mit spezieller Beziehung auf Geschwüre. Boston med. journ. 6. 4. 1911.

— Pathologic data obtained from ulcers excised from the anterior wall of the duodenum. Ann. of surg. Vol. 57, p. 691. 1913.

— The callonsed ulcer of the posterior wall of the stomach. Ann. of surg. Vol. 72, Nr. 1. 1920.

— Chronisches Duodenalgeschwür. Journ. of the Americ. med. assoc. Vol. 64, p. 2036—2040.

Means: Der Wert der Röntgenstrahlen in der Diagnostik der Magen-Darmerkrankungen. Ohio State medical journ. Columbus O. Vol. 9, H. 2, p. 5, 76. 1913 und Zentralbl. f. Röntgenstrahlen 1913. S. 459.

Meinertz und Hausmann: Die Röntgenuntersuchung als Kontrolle der topographischen Gleit- und Tiefenpalpation. 29. Kongr. f. inn. Med. 1915 (1912?) und Dtsch. Arch. f. klin. Med. Bd. 108.

MELCHIOR: Zur Kenntnis der Fremdkörper des Duodenums. Dtsch. Zeitschr. f. Chirurg. März
        1914. H. 5/6, S. 473.
— Die Chirurgie des Duodenums. Neue Deutsche Chirurgie. Stuttgart: Ferd. Enke 1917.
MELDOLESI, GINO: Die pulsatorischen Bewegungen des Oesophagus bei der physiologischen
        und pathologischen Herztätigkeit. (Klin.-röntgenolog. Beobachtung.) Wien. med. Wochen-
        schrift. Jg. 76, Nr. 38, S. 1115. 1926.
MENZER: Diskussionsbemerkung. Verhandl. d. dtsch. Röntgenges. Bd. 10, S. 82. 1914.
MERKENS: Ein Beitrag zur Lehre vom Coecum mobile. Dtsch. med. Wochenschr. 1912. Nr. 18.
MERTENS: Psyloroplicatio und Pylorotorsio. Dtsch. Zeitschr. f. Chirurg. Bd. 129, S. 262. 1914.
MESETH: Zur Diagnostik der Duodenalerkrankungen. Münch. med. Wochenschr. 1919, Nr. 49.
— Zur Diagnostik der Duodenalerkrankungen (Röntgenuntersuchungen mittels des CHAOUL-
        schen Radioskops). Münch. med. Wochenschr. 1921. Nr. 5, S. 137.
MESZ, N.: Über Polyposis des Dickdarms. Polski przeglad radjol. Bd. 2, H. 1, S. 25. 1927.
METZNER: Zur Kasuistik von Fremdkörpern im menschlichen Digestionstraktus. Fortschr. a.
        d. Geb. d. Röntgenstr. Bd. 2.
MEUNIER: Un symptome clinique de l'ulcère duodéno-pylorique. Presse méd. 7. 2. 1912.
MEYER, H.: Entstehung und Behandlung der Speiseröhrenerweiterung und des Kardiospasmus.
        Mitt. a. d. Grenzgeb. d. Med. u. Chirurg. Bd. 34, H. 4, S. 484. 1922.
— Die chronische Duodenalstenose. Klin. Wochenschr. 1922. Nr. 6.
MEYER, K. A., WILLIAM A. BRAMS und JULIUS BRAMS: Eine Studie über den Dickdarmkrebs
        nach Beobachtung von 60 Fällen. Illinois med. journ. Vol. 50, Nr. 2, p. 152. 1926.
MEYER-BETZ: Zur Kenntnis der normalen Dickdarmbewegungen. Münch. med. Wochenschr.
        1912. Nr. 50.
MEYER-BETZ und GEBHARDT: Röntgenuntersuchungen über den Einfluß der Abführmittel auf
        die Darmbewegungen des gesunden Menschen. Dtsch. med. Wochenschr. 1912. Nr. 33
        und 34; 29. Kongr. f. inn. Med. 1912.
MEYER-ERICH: Vergiftung durch Bism. subnitr. und sein Ersatz durch Bism. carbon. Therap.
        Monatsh. 1908.
MIKULICZ, J. v.: Zur Pathologie und Therapie des Kardiospasmus. Dtsch. med. Wochenschr.
        1904. Nr. 2, S. 51.
— Beiträge zur Physiologie der Speiseröhre und der Kardia. 1913. Mitt. a. d. Grenzgeb. d. Med.
        u. Chirurg. Bd. 12, S. 569.
MILANI, EUGENIO: Ein Röntgenbefund am normalen Dünndarm. Arch. di radiol. Jg. 2, H. 1,
        p. 3. 1926.
— Schmerzanfälle bei Leberkoliken während der Röntgenuntersuchung. Arch. di radiol. Jg. 3,
        H. 1, p. 228. 1927.
MILLS, R. W.: Über die gastrointestinalen Druckverhältnisse auf Grund von röntgenologischen
        Beobachtungen, speziell im Dünndarm. Americ. journ. of roentgenol. April 1922.
— Points of value in roentgenoscopy of the gastro-intestinal tract. Journ. of the Americ. med.
        assoc. Okt. 1913.
MILLS und CARMAN: The X-ray in the diagnosis of gastric ulcer. and its sequelae. Journ. of surg.,
        gyn. a. obstetr. Vol. 17, H. 1. 1913.
MINKOWSKI: Eventratio diaphragmatica. Ref. in Berlin. klin. Wochenschr. 1917. Nr. 22.
MITTERSTILLER, S.: Über einen Fall gleichzeitigen Vorkommens von primärem Magencarcinom
        und Ulc. call. ventr. Dtsch. Zeitschr. f. Chirurg. Bd. 172. S. 152.
MIYAKE, H.: Das „primäre Duod. mobile“ als Ursache von Kolikanfällen. Ein neues Krankheits-
        bild. Arch. f. klin. Chirurg. Bd. 122. S. 269.
MODRAKOWSKI und SABAT: Experimentelle Röntgenuntersuchung über die Innervation des
        Magendarmkanals usw. 9. dtsch. Röntgenkongr. 1913.
MÖLLER, P. FLEMMING: Über das lange Kolon. Acta radiol. Vol. 6, H. 1/6, p. 432. 1926.
— Roentgen-Examination of ileocoecal Tuberculosis with speciel reference to the so-called
        Stielin Sign. Acta radiol. Vol. 1, p. 266.
MÖLTGEN: Erfahrungen mit Papaverinum hydrochlor. in der Röntgendiagnostik. Münch. med.
        Wochenschr. 1916. Nr. 34.
MOHR, L.: Erkrankungen des Oesophagus in MOHR-STAEHELIN: Handb. d. inn. Med. Bd. 3.
        Berlin: Julius Springer 1918.
MOLINEUS: Freie Kugeln am Bauchraum. Münch. med. Wochenschr. 1917. S. 372.
MONTAGNE, J. F.: Vorschlag zu einer Änderung der Technik bei der Röntgenuntersuchung der
        Magen-Darmkanals. New York med. journ. a. med. record. Vol. 125, Nr. 9, p. 602. 1927.
MONTANARI: Beobachtungen über eine eigentümliche Art von Verschiebung der untersten Ileum-
        schlingen durch den Druck, welchen im Becken entstandene Abdominaltumoren ausüben.
        Radiol. med. Vol. 13, Nr. 6, p. 416. 1926.
MONTANARI, A. und L. ARMANI: Über eine neue Methode zur radiologischen Untersuchung des
        Wurmfortsatzes. Radiol. med. Vol. 13, Nr. 10, p. 735. 1926.

MOODY, ROBERT O.: Die Lage des Magens bei gesunden Engländern und Amerikanern. Brit. med. journ. Nr. 3392, S. 15. 1926.
MOORE, ALEXANDER: Röntgenologische, ein Magencarcinom vortäuschende Veränderungen. Americ. journ. of surg. Vol. 2, Nr. 3, p. 234. 1927.
MOPPERT, GUSTAVE G.: Ein radiologisches Zeichen der akuten Peritonitis. Schweiz. med. Wochenschrift. Jg. 56, Nr. 16, S. 381. 1926.
MOREAU: Einige Röntgenuntersuchungen der Ileocöcalappendix. Arch. d'électrol. méd. et de physiotherapy 1922. Nr. 478, p. 199.
MORICHAU-BEAUCHANT, R.: Viscerale Ptosis und latente Tuberkulose. Gaz. des hôp. civ. et milit. Jg. 100, Nr. 2, p. 21. 1927.
MORITZ: Studien über motorische Prüfung des Magens. Zeitschr. f. Biol. Bd. 32. 1895.
MORLET: Radioskopische Untersuchungen des Magens beim jungen Kinde. Ann. et bull. de la soc. de méd. d'anvers Tome 5. 1910.
— De la technique américaine dans l'examen du tractus gastro-intestinal et en particulier de l'appendice. Journ. de radiol. et d'électrol. Tome 10, p. 9.
MORLEY, JOHN: Spindelförmige Erweiterung des Duodenums, einen Sanduhrmagen vortäuschend. Brit. journ. of surg. Vol. 13, Nr. 52, p. 759. 1926.
— Oesophagusdivertikel. Brit. med. journ. 1926. Nr. 3414, p. 981.
— Kardiospasmus. Lancet Vol. 212, Nr. 9, p. 431. 1927.
MORRISON: Sanduhrmagen. Journ. of radiol. Nov. 1922. Ref. in Fortschr. a. d. Geb. d. Röntgenstrahlen Bd. 30, S. 608.
MORSE, RUSSEL W. und LEWIS GREGORY COLE: Die Anatomie des normalen Dünndarmes im Röntgenbilde. Radiology Vol. 8, Nr. 2, p. 149. 1927.
MORTON: Röntgenstrahlen für die Diagnose der Magen- und Darmkrankheiten. Lancet Nr. 4430.
— Discussion on the technique and standardization of bismuth. meals. Proc. of the roy. soc. of med. Vol. 7, Nr. 2.
— A Text-Book of Radiologie. London: Henry Kimpton 1918.
MOSER: Spasmen und angeborene Anomalien bei der HIRSCHSPRUNGschen Krankheit. Med. Klinik 1921. S. 810.
MOSES: Zum Schutze des Arztes bei Röntgendurchleuchtung. Münch. med. Wochenschr. 1914. Nr. 40, S. 2035.
MOYNIHAN: Some points in the diagnosis and treatment of Atonie duodenal ulcer. Lancet 1905.
— Über das Ulcus duodeni. Wien. med. Wochenschr. 1912. Nr. 16.
— Duodenal Ulcer. Philadelphia und London: Saunders Company 1910. 2. Aufl. 1912.
— Der Ulcus duodeni (übersetzt von KREUZFUCHS). Leipzig: Steinkopf 1913.
— Über die Divertikel des Magendarmkanals. Brit. med. journ. 1927. Nr. 3454. p. 513.
— Vorlesung über die Divertikel des Verdauungskanals . . . Lancet Vol. 212, Nr. 21. p. 1061. 1927.
MÜHLMANN: Ulcus callosum ventriculi und Sanduhrmagen. Fortschr. a. d. Geb. d. Röntgenstr. Bd. 24, H. 6 (andere Bd. 26).
— Beiträge zum Schrumpfmagen auf luetischer Basis. Dtsch. med. Wochenschr. 1915. Nr. 25.
MÜLLER, ALBERT: Wie ändern die von glatter Muskulatur umschlossenen Hohlorgane ihre Größe? Pflügers Arch. f. d. ges. Physiol. Bd. 116, S. 252. 1907.
— Über den Vorgang der Magenfüllung, zugleich ein Beitrag zur Kenntnis vom Wesen der Atonie. Wien. klin. Wochenschr. 1908. Nr. 14, S. 483.
MÜLLER, C.: Die Leistungsfähigkeit der Radiologie in der Erkennung von Duodenalerkrankungen. Mitt. a. d. Grenzgeb. d. Med. u. Chirurg. Bd. 26, H. 1. 1913.
— Duodenalerkrankungen im Röntgenbild. Fortschr. a. d. Geb. d. Röntgenstr. Bd. 21, H. 6, S. 614. 1914.
MÜLLER, E.: Ein Fall von Carcinomdivertikel des Magens. Münch. med. Wochenschr. 1919. Nr. 19.
MÜLLER, L. R.: Über Magenschmerzen und über deren Zustandekommen. Münch. med. Wochenschrift 1919. Nr. 21, S. 547.
MÜLLER, P.: Über das Ulcus pepticum jejunum. Dtsch. Zeitschr. f. Chirurg. Bd. 161, H. 6.
MÜLLER, W.: Über Polyposis intestini. Bruns' Beitr. z. klin. Chirurg. Bd. 119, H. 3. 1920.
MÜLLER, A. und B. SAXL: Der Einfluß von Arzneimitteln auf Tonus und Kapazität des Magens. 27. Kongr. f. inn. Med. 1910.
MUFF: Das Röntgenbild der chronischen Darminvagination. Bruns' Beitr. z. klin. Chirurg. Bd. 118.
MULLIGAN, P. B.: Magensyphilis: Krankengeschichte. Radiology Vol. 7, Nr. 1, p. 62. 1926.
MUNK, FR.: Grundriß der gesamten Röntgendiagnostik innerer Krankheiten. Leipzig: Georg Thieme 1914. 1926.
MURCHISON, D. R.: Duodenal diverticulum with pyloric ulcer. Journ. of the Americ. med. assoc. Vol. 75, Nr. 20, p. 1329. 1920.
MUTEL und REMY: Hypertrophische Pylorusstenose beim Säugling. Rev. méd. de l'est. Tome 54, p. 171. 1926.

Muzii, Mario: Röntgendiagnose der Askaridenerkrankung. Policlinico, sez. prat. Jg. 34, H. 3, p. 83. 1927.

Myer, J. S. und R. D. Carman: Cardiospasm with sacculation of the oesophagus with speciel reference to the persistence of the sac. Journ. of the Americ. med. assoc. Vol. 59, p. 1278 bis 1281. 1912.

Myers, D. F.: Untersuchung des Kolons. Med. journ. of Australia Vol. 1, Nr. 13, p. 457. 1927.

Naegeli: Röntgenologische Darstellung von Veränderungen am Zwerchfell mit Hilfe der abdominellen Lufteinblasung. Fortschr. a. d. Geb. d. Röntgenstr. Bd. 27, H. 6, S. 602. 1921.

— Postoperative Verwachsungen nach Laparotomien. Ref. Dtsch. med. Wochenschr. 1919. Nr. 41, S. 825.

— Aussprache i. d. 16. Sitzung d. Bonner Röntgenvereinig. Fortschr. a. d. Geb. d. Röntgenstrahlen Bd. 21, H. 5, S. 640.

— Die klinische Diagnose der Bauchgeschwülste. Vollständige neue Bearbeitung der ersten Auflage von E. Pagenstecher. München: Bergmann.

Naftzger, J. B. und T. R. Gittins: Fremdkörper der Speiseröhre, deren Diagnose durch Symptome von seiten der Luftwege erschwert. Bericht über vier Fälle. Laryngoscope Vol. 36, Nr. 5, p. 370. 1926.

Nauwerk: Zur Kenntnis der Divertikel des Magens. Dtsch. med. Wochenschr. 1920. Nr. 5.

Navarro, Antonio und Emilio Grenci: Die Durchleuchtung als diagnostische Fehlerquelle bei Magenkrankheiten. Arch. argent. de enferm. del apar. dig. y de la nutrit. Vol. 2, Nr. 2, p. 193. 1926.

Neisser: Über Mikrogastrie. 82. Vers. dtsch. Naturforscher u. Ärzte 1910.

Neisser und Bräuning: Über normale und vorzeitige Sättigung. Münch. med. Wochenschr. 1911. Nr. 37.

Nemenow: Röntgendiagnostik des Magengeschwüres. Ann. de roentgenol. et radiol. Tome 1, p. 97.

Neudörfer: Über Pylorospasmus und Ulcus ventriculi. Münch. med. Wochenschr. 1913. Nr. 14.

Neugebauer, F.: Pneumatosis intestini. Südostdtsch. Chirurg.-Vereinig., 22. 11. 1913. Ref. Zentralbl. f. Chirurg. 1914. S. 150.

Neumann: Magenkolonfistel mit klinischen und radiologischen Befunden. Fortschr. a. d. Geb. d. Röntgenstr. Bd. 20, H. 4.

Nick, H.: Über hochsitzende Duodenalstenosen. Arch. f. Verdauungskrankh. Bd. 28, S. 265.
— Studien über die Bewegungen des gesunden und kranken Magens. Zeitschr. f. klin. Med. Bd. 96.

Nicolis, Naldo: Perforierende Jejunumsgeschwüre. Arch. di radiol. Jg. 2, H. 2/3, p. 229. 1926.

Nieden: Kohlensäureaufblähung des Magens zwecks Röntgenuntersuchung und ihre Gefahren. Dtsch. med. Wochenschr. 1911. Nr. 33.

Nielsen, A. A.: Roentgenologicae examinations of the motility of the stomach in healthy individuals during rest and motion. Acta radiol. Vol. 1, p. 379.

Niklas, F.: Über moderne Erkenntnis der Dickdarmphysiologie und ihre Verwertung für die Diagnostik der Dickdarmkrankheiten. Klin. Wochenschr. Jg. 5, Nr. 47, S. 2216. 1926.

Noah, G.: Über den Einfluß des Nicotins auf den Verdauungsapparat. Arch. f. Verdauungskrankh. Bd. 37, S. 319. 1926.

Nölke, Wilh.: Die Röntgendiagnose des Ulcus duodeni unter besonderer Berücksichtigung der direkten Symptome und Schilderung der im städtischen Röntgeninstitut gehandhabten Untersuchungstechnik. Klin. Wochenschr. Jg. 5, Nr. 41, S. 1915. 1926.

Le Noir, P., M. Bariéty und L. Mamoul: Ösophageale und duodenale Fernwirkungen eines subkardialen Magencarcinoms. Bull. et mém. de la soc. méd. des hôp. de Paris Jg. 42, Nr. 16, p. 732. 1926.

Le Noir, Desmarest, Savignac und Gilson: Perigastritis mit merkwürdiger Magenform. Arch. des maladies de l'appar. dig. et de la nutrit. Tome 16, Nr. 8, p. 935. 1926. Ref. Bd. 2.

Le Noir, Gilson und R. Sarles: Nichttraumatische Zwerchfellhernien des Magens. Arch. des maladies de l'appar. dig. et de la nutrit. Tome 16, Nr. 3, p. 358. 1926.

Nonnenbruch, W.: Sanduhrmagen bei nicht tiefgreifendem Ulcus ventriculi. Münch. med. Wochenschr. 1914. H. 31.

v. Noorden: Über den Tiefstand und Atonie des Magens. Wien. Ges. f. Ärzte. Münch. med. Wochenschr. 1909. S. 2668.

Noordenbos: Kardiospasmus. Neederlandsch tijdschr. v. geneesk. 1918. Nr. 2, S. 1278. Ref. Zentralbl. f. inn. Med. 1919. S. 263.

Novak: Zur radiologischen Diagnose der Dünndarmverengerung. Wien. klin. Wochenschr. 1911 (1912 ?). Nr. 52.

Nowak, J. und C. Gütig: Nitritvergiftung durch Bismutum subnitricum. Berlin. klin. Wochenschrift 1908. S. 1764.

Obakewitsch: Ein Fall von Kardiospasmus mit diffuser Erweiterung der Speiseröhre. Russki Wratsch Vol. 42. 1911. Ref. Zentralbl. 1912. Nr. 6.

ODELSCALCHI, J.: Röntgenuntersuchung des Sigmakolon bei Tumoren des Uterus und der Adnexe. Radiol. med. Jan. 1922.
ODQVIST, HENNING: Beiträge zur Röntgendiagnostik der Bauchtumoren. Acta radiol. Vol. 7, H. 1/6, p. 253. 1926.
OEHNELL: Interne Behandlung bei Ulcus ventriculi mit röntgenologischer Nische. Acta med. scandinav. Vol. 3, Fasc. 1. 1919.
— Sechs Fälle von intern behandeltem Ulcus ventriculi mit röntgenologischer Nischenbildung. Arch. f. Verdauungskrankh. Bd. 23, H. 6, S. 510.
OETTINGER und BONNIOT: Sanduhrmagen. Bull. et mém. de la soc. de radiol. de Paris 1911. Nr. 27.
OETTINGER und CABALLERO: De la Dilatation idiopathique de l'oesophage on mégaoesophage. Bull et mém. de la soc. méd. des hôp. de Paris 1920. Gr. 27; Arch. des maladies de l'appar. dig. et de la nutrit. Tome 11, p. 369.
OETVÖS: Die Atropinreaktion des Pylorus. Dtsch. Arch. f. klin. Med. Bd. 136.
— Über den diagnostischen Wert der Atropinreaktion des Pylorus. Klin. Wochenschr. Bd. 1, Nr. 8, S. 362. 1922.
OHLY: Zur Röntgendiagnostik der Magenerkrankungen, besonders des Ulcus ventriculi. Ärzteverein Kassel, 16. 4. 1913; Dtsch. med. Wochenschr. 1913. Nr. 45.
— Über die durch Ruhr bedingten chronischen Erkrankungen des Dickdarmes mit besonderer Berücksichtigung der Therapie. Arch. f. Verdauungskrankh. Bd. 27, S. 191.
OLSSON, INGVE und GUSTAV PALLIN: Über das Bild der akuten Darminvagination bei Röntgenuntersuchung und über Desinvagination mit Hilfe von Kontrastlavements. Acta chirurg. scandinav. Vol. 61, H. 4, p. 371.
OPENCHOWSKI: Dtsch. med. Wochenschr. 1889, S. 35.
OPPENHEIMER: Das Ulcus pepticum duodenale. Inaug.-Diss. Würzburg 1891.
OPPIKOFER, E.: Bei 5½ Monate altem Mädchen Steckenbleiben einer offenen Sicherheitsnadel im thorakalen Teil der Speiseröhre. In Äthernarkose Extraktion durch Oesophagoskopie. Heilung. Schweiz. med. Wochenschr. Jg. 56, Nr. 13, S. 308. 1926.
— Über den Wert der Röntgenuntersuchung bei Speiseröhrenerkrankung. Zeitschr. f. Ohrenheilk. u. f. Krankh. d. ob. Luftwege Bd. 77, H. 4. 1919.
ORATOR: Beitrag zur Lehre vom Magengeschwür. Makroskopische Befunde. Mitt. a. d. Grenzgeb. d. Med. u. Chirurg. Bd. 35, S. 214.
ORBAAN, C.: Ein Divertikel in der Flexura duodeni-jejunum. Neederlandsch tijdschr. v. geneesk. Jg. 70, 1. Hälfte, Nr. 5, S. 491. 1926 und Nr. 6, S. 516. 1926.
ORNDORFF, BENJAMIN H.: Röntgenstrahlenstudien über Appendix, Coecum und Colon ascendens. Med. journ. a. record. Vol. 123, Nr. 8, p. 534. 1926 und Journ. of the Americ. med. assoc. Vol. 87, Nr. 16, p. 1294. 1926.
ORTH, O.: Die chronisch-traumatische Zwerchfellhernie und ihre chirurgische Bedeutung. Bruns' Beitr. z. klin. Chirurg. Bd. 120, H. 1. 1920.
OSSIG: Röntgenbild eines Kotsteines. Med. Sekt. d. schles. Ges. f. vaterl. Kultur, 3. 3. 1905.
OUTLAND, SKINNER und CLANDENING: Die Beobachtung des Magenmechanismus nach Gastroenterostomie mittels Röntgenstrahlen. Journ. of surg., gynecol. a. obstetr. Chicago Vol. 17, H. 2. 1913.
PADTBERG: Der Einfluß des Magnesiumsulfats auf die Verdauungsbewegungen. Pflügers Arch. f. d. ges. Physiol. Bd. 129, S. 476. 1909.
— Der Einfluß des Koloquintendekokts auf die Verdauungsbewegungen. Pflügers Arch. f. d. ges. Physiol. Bd. 134, S. 627. 1910.
— Über die Stopfwirkung von Morphium und Opium bei Koloquintendurchfällen. Pflügers Arch. f. d. ges. Physiol. Bd. 139. 1911.
PAL: Über die Krampfzustände im Magen und Darm. Med. Klinik 1922. Nr. 17.
— Über das Tonusproblem der glatten Muskeln der Hohlorgane und seine Bedeutung für die Therapie. Dtsch. med. Wochenschr. 1920. Nr. 6.
PALEFSKI, J. O.: Visualization of the upper intestinal tract by means of Röntgen rays in conjunction with the use of the improved duodenal tube. Med. record Vol. 85, Nr. 16, S. 702. 1914.
— Irrigation, transinsufflation and visualization of the intestines by the duodenal tube. New York med. journ., 17. Juli 1915.
PALMIERI, G. G.: Considerazioni sopra un caso di angina di petto con accessi in rapporto coi parti. Mal. d. c. 1920. Nr. 4.
— Betrachtungen eines Röntgenologen über Abdominalaffektionen bei klinisch fehlhaften Magensymptomen. Giorn. di clin. med. Jg. 7, H. 1, S. 19. 1926.
PALUGYAY: Zur Technik der Darstellung der Kardia und des unteren Oesophagusabschnittes im Röntgenbild. Med. Klinik 1920. Nr. 46.
— Röntgenologische Beobachtungen über die Anatomie und Physiologie der Kardia. Pflügers Arch. f. d. ges. Physiol. Bd. 187, H. 4—6. 1914.

612 Literatur.

PALUGYAY: Die röntgenologische Untersuchung des Kardiacarcinoms mittels der Beckenhoch-
   lagerung. Med. Klinik 1921. Nr. 15.
— Röntgenologische Untersuchungen über die funktionellen Verhältnisse des Magens bei den
   verschiedenen Arten der Gastroenterostomie retrocol. post. und Vergleich ihrer Wertig-
   keit bei Ulcus ventriculi und duodeni. Dtsch. Zeitschr. f. Chirurg. Bd. 173.
— Zur Röntgendiagnose der Speiseröhrenatonie. Mittl a. d. Grenzgeb. d. Med. u. Chirurg.
   Bd. 37.
— Traktionsdivertikel des Oesophagus. Wien. klin. Wochenschr. 1921. Nr. 14.
— Der kompensatorische Speiseröhrenverschluß bei Dysfunktion der Kardia. Wien. klin.
   Wochenschr. Jg. 39, Nr. 19, S. 540. 1926.
— Epiphrenal gelegenes Traktions-Pulsionsdivertikel der Speiseröhre und Spasmus des KILLIAN-
   schen Oesophagusmundes. Fortschr. a. d. Geb. d. Röntgenstr. Bd. 35, Nr. 4, S. 769. 1927.
PANNER: L'examen radiolog. de l'ulcère du duodénum. Acta radiol. Bd. 1, S. 5.
— Roentgenuntersuchungen des Ulcus duodeni. Ugeskrift f. laeger 1921. Nr. 1, S. 4.
— Ein Fall von Invaginatio coli-colica mit charakteristischem Röntgenbild. Hospitalstidende
   Jg. 70, Nr. 1, S. 14. 1927.
— Ein Fall von Koloninvagination mit charakteristischem Röntgenbild. Acta radial. Bd. 7,
   H. 1/6, S. 269. 1926.
PANNET, CHARLES A.: Vorlesungen in der Brit. med. Gesellschaft über Koloncarcinome. Brit.
   med. journ. 1926. Nr. 3392, p. 1.
PARÉS: Röntgendiagnose der Magensyphilis. Journ. de radiol. Tome 15, H. 3, p. 177. 1926.
PARISER: Diskussion. 25. Kongr. f. inn. Med. S. 148.
PARTURIER, GASTON: Beitrag zum Studium der Cöcaltumoren im Falle syphilitischer Cöcal-
   tumoren. Arch. des maladies de l'appar. dig. et de la nutrit Tome 17, Nr. 3, p. 302. 1927.
PASQUALE: Die Radiologie des Darmes. Fortschr. a. d. Geb. d. Röntgenstr. Bd. 21, S. 5. (Erster
   italienischer Röntgenkongreß Mailand 1913.)
PAUCHET, VICTOR: Chirurgie des Verdauungstraktus. Oesophagusdiv. Rev. prat. des maladies
   des pays. chauds. Tome 6, Nr. 8, p. 409. 1926.
— Falsches Magengeschwür infolge von Fremdkörpern. Bull. de l'acad, de méd. Tome 95,
   Nr. 19, p. 470. 1926.
— Kurze Bemerkungen über die Divertikel des Jejunums. Clinique. Jg. 21, Nr. 66, p. 190.
   1926.
PAUCOAST, H. K.: The radiographie examination gastrointestinal tract. Transact. of the Americ.
   Röntgen ray soc., Dez. 1908.
PAUL, J. und D. Y. KEITH: Wert der Röntgenuntersuchung bei Oesophaguserkrankungen.
   Southern med. journ. Vol. 19, Nr. 6, p. 435. 1926.
PAYR, E.: Obstipationsursachen und -formen usw. Arch. f. klin. Chirurg. Bd. 114, H. 4, S. 894.
— Über eigentümliche, durch abnormale starke Knickungen und Adhäsionen bedingte, gut-
   artige Stenosen an der Flexura licualis und tepal. coli. 17. Kongr. f. inn. Med. 1910.
— Resektion einer schweren Darmstenose durch Invagination eines Carcinoms der Bauting-
   klappe in das Ascendens. Münch. med. Wochenschr. Jg. 73, Nr. 22, S. 932. 1926.
— Über die sog. primär-chronische, klinische, einfallsfreie Appendicitis . . . . Dtsch. Zeitschr.
   f. Chirurg. Bd. 200, S. 307. 1927.
— Über eine eigentümliche Form chronischer Dickdarmstenose an der Flexura coli sin. Arch.
   f. klin. Chirurg. Bd. 77. 1905.
PELTASOHN: Zur Röntgendiagnose abnormer Kommunikationen zwischen Oesophagus und
   Luftwegen. Dtsch. med. Wochenschr. Jg. 47, Nr. 25, S. 709. 1921.
PENDERGRASS, E. P. und H. P. PANCOAST: Magencarcinom und diagnostische Fehlgriffe. Americ.
   journ. of roentgenol. Dez. 1920.
PERMANN, EINAR: Über die Verteilung und den Verlauf der Vagusäste in dem menschlichen
   Magen. Arkiv för Zoologi, utg. av. K. Svenska Vetenskapsakad. Bd. 10, Nr. 11. 1916.
PERNET: Zu dem Vortrag von KELLER über Frühdiagnose organischer Antrumerkrankung.
   Arch. des maladies de l'appar. dig. et de la nutrit. Tome 16, Nr. 8, p. 932. 1926.
— Die röntgenoskopische Diagnostik des Ulcussanduhrmagens. Hôp. Jg. 14, Nr. 167, p. 328.
   1926.
PERRY, C. und L. SHAW: Über Krankheiten des Duodenums. Guy's hosp. reports. Vol. 50, p. 171.
   1893. London 1894.
PERS: Die Bedeutung der Röntgenuntersuchung bei der Diagnose von Kolonadhäsionen. Dtsch.
   med. Wochenschr. 1912. Nr. 43.
PERTHES: Über verschiedene Formen von Sanduhrmagen. Med.-naturwiss. Ver. Tübingen,
   Juni 1912. Münch. med. Wochenschr. 1912. S. 2140.
— Über HIRSCHSPRUNGsche Krankheit und abdominale Kolonsekretion mittels der Invagi-
   nationsmethode. Bruns' Beitr. z. klin. Chirurg. Bd. 90, S. 515—530.
— Zur chirurgischen Behandlung des Magengeschwüres, nebst Mitteilungen zur Technik der
   Magenresektion.

Perussia: Sindrome radiologica simulante la stenosi infrapapillare del duodeno. Radiol. med. Vol. 1, Nr. 2. 1914; Chirurgenkongr. Zentralbl. f. Chirurg. Bd. 5, S. 7.
— Beitrag zur radiologischen Semiotik der ösophagealen Neubildungen. Fortschr. a. d. Geb. d. Röntgenstr. Bd. 17, H. 3.
— La diagnosi radiologica del carcinoma gastrico. Policlinico, sez. med. Vol. 18, p. 9. 1911; Ref. Zentralbl. f. Chirurg. 1911. Nr. 51, S. 1682.
Perutz: Demonstrationen von Röntgenbildern und Photographie des Habitus asthenicus sive enteropticus. Ärztl. Ver. München, April 1909. Münch. med. Wochenschr. 1909. S. 1760.
Perussia: Stati spastici dello stomaco causa d'errove nella diagnostica radiologica. Radiol. med. Vol. 7, H. 3. 1920.
— Röntgenologische Studien über die Pyloruspassage. Radiol. med. Vol. 14, Nr. 6, p. 441. Nr. 1927.
Pescatori, Guido: Über die Röntgendiagnose der Verwachsung der rechten Dickdarmhälfte. Radiol. med. Vol. 13, Nr. 10, p. 685. 1926.
Peters-Davos: Beitrag zur Röntgendiagnose der Zwerchfellhernie. Fortschr. a. d. Geb. d. Röntgenstr. Bd. 24, H. 3.
Petrén, G.: Kasuistischer Beitrag zur Frage des chronischen arteriomesenterialen Duodenumverschlusses. Bruns' Beitr. z. klin. Chirurg. Bd. 135, H. 3, S. 391. 1926.
— Studien über die Ergebnisse der chirurgischen Behandlung des Magens und Duodenalgeschwürs mit ihren nicht akuten Komplikationen. Bruns' Beitr. z. klin. Chirurg. Bd. 76, H. 2. 1911.
Petrén und Edling: Eine bisher nicht beschriebene Form des sog. Nischensymptoms bei Ulcus ventriculi. Fortschr. a. d. Geb. d. Röntgenstr. Bd. 21, H. 1, S. 45. 1914.
Pétri, J.: Die Röntgenuntersuchungsergebnisse des Dickdarmes im Säuglings- und im späteren Kindesalter. Jahrb. f. Kinderheilk. Bd. 82, H. 2. 1915.
Pewsner: Über die Bedeutung der Röntgenoskopie für die Diagnostik des Verdauungstraktus. Internat. Beitr. z. Pathol. u. Therapie d. Ernährungsstörungen. Bd. 4. 1912.
Peyser, F.: Untersuchungen über das Ulcuscarcinom des Magens. Dtsch. Zeitschr. f. Chirurg. Bd. 168, S. 409.
Pfahler: Gastric and duodenal adhesions in the gallbladder region, and their diagnosis by the Roentgenrays. Journ. of the Americ. med. assoc. Vol. 56, p. 1777—1779. 1911. June 17.
— Die Diagnose der Größe, Form, Lage und Motilität des Magens und Darmes mit Hilfe der Röntgenstrahlen. Arch. f. physiol. therapy. Juli 1905.
— Die Röntgenstrahlen als Hilfe für die Diagnose des Magencarcinoms. Journ. of the Americ. med. assoc. 1909. Nr. 11.
— Adhesions and constructions of the bowels: their demonstration and clinical significance. Journ. of the Americ. med. assoc, 16. 11. 1912.
— Ulcus gastricum und Ulcus duodenale. Americ. quart. of roentgenol., Febr. 1913.
— Detection of gallstones by the Roentgen-Ray. Americ. quart. of roentgenol., April 1911.
Pförringer: Zur Röntgendiagnostik der Magenerkrankungen. Fortschr. a. d. Geb. d. Röntgenstrahlen Bd. 12, H. 1.
— Ein Fall von röntgenologisch lokalisierter Dickdarmstenose. Fortschr. a. d. Geb. d. Röntgenstrahlen Bd. 19, H. 1.
Piergrossi, L.: Abnormer Verlauf des rechten Dickdarmes. Rinascenza med. Jg. 3, Nr. 11, p. 233. 1926.
— Die Röntgenuntersuchung des normalen Verdauungsapparates. Arch. di radiol. Jg. 2, H. 4, p. 691. 1926.
— Die Erkennung des pyloro-duodenalen Geschwüres durch die Röntgenuntersuchung. Rinascenza med. Jg. 3, Nr. 14, p. 296 u. Nr. 15, p. 325. 1926.
— Die Röntgendiagnose des Magenkrebses. Rinascenza med. Jg. 4, Nr. 6, p. 129. 1927.
Pilcher, L. S.: Ann. of surg. Vol. 2, p. 62. 1894.
Pincherle, Pino: Parlytische Oesophagusdilatation und sekundäres Carcinom. Radiol. med. Vol. 13, Nr. 3, p. 170. 1926.
Pirie: Cinematography of the antrum pylori, pyl and the first part of the duod. Arch. of the Röntgen ray. Vol. 19, p. 163. 1914.
— Die Diagnose der Magenkrankheit durch Röntgenstrahlen. Edinburgh med. journ. 1912.
— The diagnosis of oesophag. stricture. Arch. of the Röntgen ray. Nr. 95—99.
— The diagnosis of the Contents of a hernial sac by X-ray examination. Edinburgh med. journ. Vol. 8, p. 2. 1912. Febr.
— Variations in the X-ray apparance of normal stomach. 17. Internat. Kongr. f. Med., London 1913.
Pisek, S. R. und le Wald: The further study of the anatomy and physiology of the infant stomach based on serial roentgenogramms. Americ. journ. of dis. of childr. Vol. 6, Nr. 4. 1913.
Pissarello: Appendixsteine. Radiol. med. Vol. 13, Nr. 12, p. 914. 1926.

PLASCHKES, SIEGFRIED und KONRAD WEISS: Über Magenbeschwerden bei basaler Pleuritis adhaesiva und pleurogener Perigastritis diaphragmatica. Wien. klin. Wochenschr. Jg. 39, Nr. 42, S. 1210. 1926.

PLENK, A.: Zur Diagnostik der Zwerchfellhernie. Wien. klin. Wochenschr. 1922. Nr. 15.

PLESCH: Zur Röntgendiagnose des Ulcus duodenum. Wien. klin. Wochenschr. 1923. Nr. 8.

PLITEK: Klinischer Beitrag zur Kenntnis des Ulcus duodenale. Arch. f. Verdauungskrankh. Bd. 19, H. 2.

PLOENIES: Die gegenseitigen Beziehungen der Menstruation und der Magenerkrankungen usw. 25. Kongr. f. inn. Med. S. 97.

PODESTÀ: VITTORIO: Experimenteller Beitrag zum Röntgenstudium des Verdauungskanals mittels der Methode der Kontrastmitteleinblasung. Radiol. med. Vol. 14, Nr. 2, p. 77. 1927.

PÖNSGEN: Die motorischen Verrichtungen des menschlichen Magens. Straßburg: Trübner 1882.

POLAK, J. B.: Einige bemerkenswerte Röntgenbefunde des Magens. Acta radiol. Vol. 5, H. 4, p. 375. 1926.

POLGAR, FERENCE: Die Diagnose des Duodenaldivertikels. Gyógyászat Jg. 67, Nr. 2, p. 30.
— Diagnose der Duodenaldivertikel. Klin. Wochenschr. Jg. 6, Nr. 18, S. 874. 1927.
— Röntgenbilder und klinische Bedeutung der genuinen Duodenaldivertikel. Fortschr. a. d. Geb. d. Röntgenstr. Bd. 35, Nr. 6, S. 1220. 1927.

POLYA: Magen-Jejunum-Kolonfistel. Dtsch. Zeitschr. f. Chirurg. Bd. 121.

POPPER: Die Diagnose der Darmperforation mit Hilfe der Röntgendurchleuchtung. Dtsch. med. Wochenschr. 1915. Nr. 35. Nach anderer Angabe Wien. med. Wochenschr.

PORDES, F.: Über die Sichtbarkeit der Leber, Gallen- und Harnblase im gewöhnlichen Röntgenbild. Fortschr. a. d. Geb. d. Röntgenstr. Bd. 33, S. 690. 1925.

PORGES: Appendicitis chronica im Röntgenbilde. Tagung dtsch. Röntgenol. Prag, 29. 10. 1922. Ref. in Fortschr. a. d. Geb. d. Röntgenstr. Bd. 30, S. 360.
— Carcinom der Papilla Vateri. Verein dtsch. Ärzte in Prag, 30. 6. 1922. Ref. in Fortschr. a. d. Geb. d. Röntgenstr. Bd. 29, S. 648.

PORT und REITZENSTEIN: Über Fistula gastrocol. Mitt. a. d. Grenzgeb. d. Med. u. Chirurg. Bd. 17.

PRAAGST, H. F.: Reflektorische Dyspepsien. Med. journ. of Australia Vol. 1, Nr. 13, p. 457. 1927.

PREISS: Fremdkörper, eingekeilt im Duodenum. Med. Klinik 1922. S. 1116.

PRESSER, KARL: Wann ist die Magennische ein Carcinomsymptom? Klin. Wochenschr. Jg. 5, Nr. 15, p. 644. 1926.

PREUSSE, OTTO: Über Perigastritis chronica und verwandte Krankheitsbilder. Bruns' Beitr. z. klin. Chirurg. Bd. 137, H. 4, S. 709. 1926.

PRIBRAM: Zur Pathologie und Chirurgie der spastischen Neurosen. Arch. f. klin. Chirurg. Bd. 120.

PRIBRAM, GRUNENBERG, STRAUSS: Röntgenologische Darstellung der Gallenblase und ihre klinische Bedeutung. Dtsch. med. Wochenschr. 1925. Nr. 35.
— — — Fortschr. a. d. Geb. d. Röntgenstr. Bd. 34, H. 3.

PRINGLE, SETON: Sanduhrmagen. Die Operation der Wahl. Lancet. Vol. 210, Nr. 22, p. 1031. 1926.

PRIWIN und STEINBISS: Stenosierende Colitis ulcerosa (mit pathologisch-anatomischen Demonstrationen). Berlin. Ärzte-Ver. f. Strahlenk., Sitz. v. 6. 7. 1926. Ref. Bd. 2, S. 344.
— — Zum Nischenproblem. Berlin. Ärzte-Ver. f. Strahlenk., Sitz. v. 8. 6. 1926. Ref. Bd. 2, S. 338.

PRZEWALSKI, R.: Über ein Oesophaguscarcinom. Ein Symptom. Fortschr. a. d. Geb. d. Röntgenstrahlen Bd. 14, S. 3.

PÜSCHEL: Zur röntgenologischen Diagnostik der Pankreaserkrankungen. Fortschr. a. d. Geb. d. Röntgenstr. Bd. 27, H. 5. 1920.

PUSKEPPELIES: Über divertikuläre Myome des Magendarmtraktus, mit Hinweis auf die Malignität der Myome. Virchows Arch. f. pathol. Anat. u. Physiol. Bd. 240, S. 361.

PUST: Die Gastroptose und ihre operative Heilung durch einfache Magenfaltung. Münch. med. Wochenschr. 1923. S. 15.

QUAIN, E. P.: Periduodenitis. A. discussion of its causes, types, symptoms, diagnosis and treatment. Minnesota med. Vol. 9, Nr. 8, p. 431. 1926.

QUERVAIN, DE: Spezielle chirurgische Diagnostik. 5. Aufl. Leipzig: Vogel 1915.
— Über operative Eingriffe bei entzündlichen und funktionellen Störungen des Dickdarmes. Arch. f. klin. Chirurg. Bd. 95, H. 2.
— Chirurgische Erfahrungen mit der Radiologie des Magendarmkanals. Verhandl. d. dtsch. Kongr. f. inn. Med. Wiesbaden 1912.
— Zur chirurgischen Behandlung schwerer Funktionsstörungen des Dickdarmes. 40. Vers. d. dtsch. Ges. f. Chirurg. 1911.
— Über die praktische Bedeutung der Röntgenuntersuchung bei Erkrankungen des Magendarmkanals. Korresp.-Blatt f. Schweiz. Ärzte 1912. Nr. 27.

Quervain, de: Zur Röntgendiagnostik des runden Magengeschwürs. Münch. med. Wochenschr. 1911. Nr. 17.
— Über Divertikelbildung am Magen, insbesondere über die funktionellen Divertikel. Mitt. a. d. Grenzgeb. d. Med. u. Chirurg. Bd. 28, H. 4. 1915.
— Über die Knickungen am unteren Dünndarmende. Korresp.-Blatt f. Schweizer Ärzte. 1913. Nr. 7.
— Zur Diagnose der erworbenen Dickdarmdivertikel und der Sigmoiditis diverticularis. Dtsch. Zeitschr. f. Chirurg. Bd. 128, H. 1. 1914; Münch. med. Wochenschr. 1914. S. 1745.
— Der Nachweis von Gallensteinen durch Röntgenuntersuchung. Fortschr. a. d. Geb. d. Röntgenstrahlen Bd. 17.
— Die Diagnose des Magens und Duodenalgeschwüres. Korresp.-Bl. f. Schweiz. Ärzte 1914. Nr. 36.
Quimby: Differentialdiagnosis of the appendix by aid of the Roentgenray. New York med. journ. 1913. Nr. 15.
— Chronic intestinal stasis. New York med. journ. Vol. 99, Nr. 4. 1914.
— Abnorme Kolonwindungen. Internat. journ. of surg. Dez. 1913.
— Zur Kasuistik der Fehldiagnose von Fremdkörpern des Oesophagus. Fortschr. a. d. Geb. d. Röntgenstr. Bd. 17, S. 6.
Quivy: Ein Fall von Lageanomalie des Coecum und Colon ascendens. Bull. et mém. de la soc. de radiol. méd. de France. Jg. 14, Nr. 130, p. 116. 1926.
Rach: Über die Vorzüge der rechten Seitenlage bei der radiologischen Untersuchung des Säuglingsmagens. Zeitschr. f. Kinderheilk. Bd. 9, H. 2.
Rachwalsky, Ernst: Ein neues Verfahren zur oralen Methode der Sichtbarmachung der Gallenblase im Röntgenbilde. Verhandl. d. dtsch. Röntgenges. 1926.
— Die röntgenologische Darstellung der Gallenblase bei oraler Darreichung des Kontrastmittels. Klin. Wochenschr. 1926. Nr. 2.
Raiser: Beiträge zur Kenntnis der Darmbewegungen. Inaug.-Diss. Gießen 1895.
Ramond, Felix, Ch. J. et Borrien: Les spasmes gastriques. Presse méd. Jg. 29, Nr. 58, p. 574/76. 1921. Ref. Kongr.-Blatt f. d. ges. inn. Med. Bd. 20, H. 4, S. 303. 1921.
Ramond, F.: Le spasme du pylore. Presse méd. 1920. Nr. 28.
Ramond, F. und Charles Jacquelin: Konturveränderung der großen Kurvatur nach Gastroenterostomie. Arch. des maladies de l'appar. dig. et de la nutrit. Tome 17, Nr. 1, p. 83. 1927.
— — Über den „Etat vermoulu" und „columnaire" des Magens. Arch. des maladies de l'appar. dig. et de la nutrit. Tome 17, Nr. 1, p. 85. 1927.
Ramond, F. et J. Serrand: Images diverticulaires et lacunaires de l'estomac indépedanted de l'ulcère ou du cancer. Bull. et mém. de la soc. méd. des hôp. de Paris 1920. Nr. 23.
Ramsbotom and Barclay: The diagnosis of a hairball in the stomach. Arch. of the Röntgen ray. 1913. Nr. 159.
Randall, Alexander: Tabes mesenterica. Bericht eine Falles. Journ. of urol. Vol. 15, Nr. 5, p. 493. 1926.
Ranft: Zwerchfellhernie als Folge eines Lungenschusses. Dtsch. med. Wochenschr. Nr. 21.
Raspi, M.: Contributo allo studio delle stenosi congenite dell' esofago. (Beitrag zur Kenntnis der angeblichen Speiseröhrenverengerung.) Riv. di clin. pediatr. Vol. 24, H. 7, p. 433 bis 476. 1926.
Rath: Zur Röntgendiagnose der Magenerkrankungen. Fortschr. a. d. Geb. d. Röntgenstr. Bd. 21, H. 4. 1913. Diss. Freiburg 1914.
Ratkoczi, N.: Chronische intermittierende Duodenalstenose. Brit. journ. of radiol. (Arch. of radiol. a. electrotherapy.) Vol. 31, Nr. 312, p. 253. 1926.
Ratkowski: Fall von Divertikel der Speiseröhre. Hufelandges. 14. 7. 1910.
Raue: Über das Pneumoperitoneum und seine Bedeutung für die Diagnose abdominaler Erkrankungen. Münch. med. Wochenschr. Jg. 73, Nr. 32, S. 1342. 1926.
Rautenberg: Röntgenographie der Leber, der Milz und des Zwerchfells. Dtsch. med. Wochenschrift. 1914. Nr. 24.
— Klinische Anwendung der Röntgenographie der Leber und Milz. Berlin. klin. Wochenschr. 1914. Nr. 51.
— Weitere klinische Erfahrungen über Röntgenographie der Leber und anderer Bauchorgane. Berlin. klin. Wochenschr. 1917. Nr. 1.
— Meine Methode zur Herstellung des Pneumoperitoneums. Berlin. klin. Wochenschr. 1910. Nr. 24.
— Fortschritte der pneumoperitonealen Röntgendiagnostik. Fortschr. a. d. Geb. d. Röntgenstr. Bd. 26, Nr. 6.
— Neues zur Röntgenologie der Leber. Dtsch. med. Wochenschr. 1920. Nr. 5.
— Verhandl. d. dtsch. Kongr. f. inn. Med. Wiesbaden 1914.

RAUTENBERG: Große diaphragmale Magenhernie. Vereinig. ärztl. Ges. Berlin. Sitzung v. 23. 5. 1917. Münch. med. Wochenschr. 1917. Nr. 24, S. 781.
— Pneumoperitoneale Röntgendiagnostik. Dtsch. med. Wochenschr. 1919. Nr. 7 u. 8; Berlin. klin. Wochenschr. 1919. Nr. 24; Fortschr. a. d. Geb. d. Röntgenstr. Bd. 26, H. 6.
RAVE: Über Duodenaldivertikel. Klin. Wochenschr. Jg. 5, Nr. 15, S. 655. 1926.
RAY, B. W.: Zusammenstellung über Pylorusstenose. Angeborene hypertrophische Stenose und Pylorusstenose vom Standpunkt des Röntgenologen. Atlant. med. journ. Vol. 29, Nr. 11, S. 769. 1926.
RECKZEH: Ergebnisse der bisherigen Kriegserfahrungen auf dem Gebiet der inneren Medizin. Drei Erkrankungen der Verdauungsorgane, Harnorgane und des Stoffwechsels. Dtsch. med. Wochenschr. 1915. Nr. 51.
REDDNIG, J.: Radiograph. demonstration of the vermiform. Appendix. Guys' hosp. gaz. 1920. Nr. 480.
REDWITZ, E. v.: Die Physiologie des Magens nach Resektion aus der Kontinuität. Mitt. a. d. Grenzgeb. d. Med. u. Chirurg. Bd. 29, H. 4 u. 5; Münch. med. Wochenschr. 1917. S. 841.
— Demonstrationen zur Röntgendiagnostik extraventrikulärer Tumoren. Zentralbl. f. Chirurg. Jg. 53, H. 46, S. 2955. 1926.
REESE, S., SATTERLEE und LEWALD: 100 Fälle von Gastroptose (watertrop-stomach). Journ. of the Americ. med. assoc. Okt. 1913.
REGENSBURGER, KURT: REICHMANNscher Symptomenkomplex bei Tabes dorsalis. Klin. Wochenschrift. 1922. S. 631.
REGNIER: Ulcusperforation am Magen. Fortschr. a. d. Geb. d. Röntgenstr. Bd. 35, H. 2, S. 347. 1926.
REHFUSS, MARTIN E.: Organische Pathologie des Duodenums. Med. clin. of North America. Vol. 10, Nr. 2, p. 441. 1926.
REICH, L.: Über einseitigen Zwerchfellhochstand. Fortschr. a. d. Geb. d. Röntgenstr. Bd. 30, S. 473.
— Zur Kasuistik der Zwerchfellhernien. Fortschr. a. d. Geb. o. Röntgenstr. Bd. 30, S. 305.
REICHE: Die Röntgendiagnose des penetrierenden Magengeschwürs. Münch. med. Wochenschr. 1911. Nr. 1.
— Zur Diagnose des Ulcus ventriculi im Röntgenbilde. Fortschr. a. d. Geb. d. Röntgenstr. Bd. 14, H. 3, S. 171.
— Eine diphtheritische Schlingslähmung im Röntgenbilde. Fortschr. a. d. Geb. d. Röntgenstr. Bd. 23 (25?).
REICHEL: Röntgenbild und Operationsbefund bei Pyloruscarcinom. Münch. med. Wochenschr. 1914. Nr. 2.
REICHMANN: Zur Lungenerweiterung des Duodenums. Berlin. klin. Wochenschr. 1916. Nr. 41, S. 1118.
REINHARD: Röntgenbefunde bei klinischer und experimenteller Amöbenruhr. Arch. f. Schiffs- u. Tropenhyg. Bd. 20. 1916.
— Röntgendiagnostik tropischer Kolitiden. Fortschr. a. d. Geb. d. Röntgenstr. Bd. 25, H. 2. 1917.
— Ein Fall von einem 22 cm langen verschluckten Fremdkörper (Eisenstück), welcher durch Enterotomie aus dem Ileum entfernt wurde. Zentralbl. f. Chirurg. 1919. Nr. 15.
REISER, E.: Über eine Magen-Jejunum-Kolonfistel. Fortschr. a. d. Geb. d. Röntgenstr. Bd. 35, H. 2, S. 243. 1926.
REISS, E.: Die pathologische Physiologie der chronischen Obstipation. Klin. Wochenschr. 1922. Nr. 4 u. 5.
REITER: Zum röntgenologischen Nachweis von Askariden im Magendarmtraktus. Wien. klin. Wochenschr. 1923. Nr. 34.
REITZENSTEIN: Über Magendurchleuchtung. Ärztl. Verein in Nürnberg. 2. 3. 1899 und Mittelfränkische Ärztetagung Nürnberg. 2. 11. 1902.
REITZENSTEIN und FREI: Röntgenologisches und Klinisches zur Frage des Sanduhrmagens. Münch. med. Wochenschr. 1914. Nr. 19.
RETZLAFF: Zur HIRSCHSPRUNGschen Krankheit. Dtsch. Arch. f. klin. Med. 1920. Nr. 14.
RÉVÉSZ: Positives und negatives STIERLIN-Symptom bei Ileocöcaltuberkulose. Fortschr. a. d. Geb. d. Röntgenstr. Bd. 26, H. 1. 1918.
— Der reitende Magen. Fortschr. a. d. Geb. d. Röntgenstr. Bd. 29, S. 603.
— Der reitende Magen, eine pathologische Form des Magens, verursacht durch pathologische Zustände der Gedärme. Verhandl. d. dtsch. Röntgenges. Bd. 11, S. 10.
— Seltene Röntgenbefunde. Fortschr. a. d. Geb. d. Röntgenstr. Bd. 21, H. 5.
— Dünndarmstenose. 11. Röntgenkongr.
— Die Röntgenuntersuchung von Magen und Duodenum. Gyógyászat. Jg. 66, Nr. 25, S. 597; Nr. 26, S. 60; Nr. 27, S. 644. 1926.

Reyer: Das Röntgenverfahren in der Kinderheilkunde. Berlin: Hermann Meusser 1912.

Rhinehart, D. A. und B. A. Rhinehart: Angeborene Abnormitäten des Magens. Bericht über einen seltenen Fall. Radiology. Vol. 7, Nr. 6, p. 492. 1926.

Ridder, O.: Die Erkrankungen der Speiseröhre. Kraus-Brugsch Spezielle Pathologie und Therapie innerer Krankheiten. Berlin-Wien: Urban u. Schwarzenberg 1921.

Riedel: Die Entfernung des mittleren Abschnittes vom Magen wegen Geschwürs. Dtsch. med. Wochenschr. 1909. Nr. 1. u. 2.

Rieder: Röntgenuntersuchung des Magens und Darmes. Ärztl. Verein München. 11. 10. 1905. Münch. med. Wochenschr. 1906. Nr. 3.

— Radiologische Untersuchung des Magens und Darmes beim lebenden Menschen. Münch. med. Wochenschr. 1904. Nr. 35; 1906. Nr. 3.

— Beitrag zur Topographie des Magendarmkanals beim lebenden Menschen nebst Untersuchungen über den zeitlichen Ablauf der Verdauung. Fortschr. a. d. Geb. d. Röntgenstr. Bd. 8, S. 141. 1905.

— Das chronische Magengeschwür und sein röntgenologischer Nachweis. Münch. med. Wochenschrift. 1910. Nr. 48.

— Das Röntgenverfahren im Dienste der Pathologie und Therapie des Magendarmkanales. 29. Kongr. f. inn. Med. 1912.

— Zum röntgenologischen Nachweis der Darmstrikturen. Fortschr. a. d. Geb. d. Röntgenstr. Bd. 10, H. 4.

— Die physiologische Dickdarmbewegung beim Menschen. Fortschr. a. d. Geb. d. Röntgenstr. Bd. 18, H. 2. 1912.

— Zur Röntgenuntersuchung des Wurmfortsatzes, besonders bei Appendicitis. Münch. med. Wochenschr. 1914. Nr. 29.

— Röntgenologische Demonstrationen. Ärztl. Verein München. 14. 1. 1914. Münch. med. Wochenschr. S. 1427.

— Röntgenologische Beobachtungen bei Gastrocele scrotalis. Fortschr. a. d. Geb. d. Röntgenstr. Bd. 23, H. 2.

— Die Pneumatose des Magens. Münch. med. Wochenschr. 1917. Nr. 42.

— Die anatomische und röntgenologische Unterscheidung von Jejunum und Ileum. Fortschr. a. d. Geb. d. Röntgenstr. Bd. 31, Kongreßheft, S. 47.

— Die Sanduhrform des menschlichen Magens. Wiesbaden: J. F. Bergmann 1910.

— Röntgenologische und besonders röntgen-kinematographische Beobachtungen bei organischer Stenose der Pars superior duodeni. Acta radiol. Bd. 7, H. 1—6, S. 340. 1926.

— Antiperistaltik und rückläufige Inhaltsverschiebung. Fortschr. a. d. Geb. d. Röntgenstr. Bd. 35, H. 5, S. 891. 1927.

Rieder Rosenthal: Lehrbuch der Röntgenkunde. Leipzig 1924.

Riesenfeld, Fr.: Über Differenzen bei der klinischen und röntgenologischen Prüfung der Magenmotilität. Arch. f. Verdauungskrankh. Bd. 37, S. 313. 1926.

Riggs, Th. F.: Zwerchfellhernie. Ann. of surg. Vol. 71, Nr. 3. 1920.

Rigler, L. G.: Röntgenologische Diagnose eines gutartigen und bösartigen Magengeschwürs bei dem gleichen Patienten. Americ. journ. of roentgenol. Vol 15, Nr. 6, p. 542. 1926.

Ritchie, H. P. und G. L. Mc. Whorter: Duodenaldivertikel. Surg., gynecol. a. obstetr. Vol. 25, p. 485. 1917.

Robert, H.: Über Zwerchfellschutzverletzungen mit Vorfall von Baucheingeweiden in die Brusthöhle. Dtsch. Zeitschr. f. Chirurg. Bd. 147, H. 5 u. 6.

Roberts, R. E.: Ein Fall von Stomachus thoracicus. Brit. journ. of radiol. Vol. 32, Nr. 318, p. 17. 1927.

Robineau, M. und L. Gally: Beitrag zum Studium der Klinik und der Röntgenologie des Duodenaldivertikels. Arch. des maladies de l'appar. dig. et de la nutrit. Tome 16, Nr. 9, p. 1007. 1926.

Robius, S. A. und J. R. Jankelson: Erschlaffung der Kardia. Journ. of the Americ. med. assoc. Vol. 87, Nr. 24, p. 1961. 1926.

Roch, M. und J. Mozer: Beitrag zur Sigmoiditis diverticularis. Red. méd. de la Suisse romande. Jg. 46, Nr. 8, p. 475. 1926.

Roemheld, L.: Zur militärärztlichen Beurteilung und Behandlung der Magendarmerkrankungen im Kriege. Dtsch. med. Wochenschr. 1915. Nr. 47.

Roemheld und Ehmann: Zwerchfellhernie nach Lungensteckschuß, Betrachtungen über Herzverdrängung und Herzbeengung. Med. Klinik. 1917. Nr. 12.

Röpke: Der Wert der Röntgenaufnahmen des luftgeblähten Magens für die Diagnose der pathologischen Veränderungen desselben. 84. Vers. dtsch Narturf. u. Ärzte. 1912.

— Das chronische Magenulcus im Röntgenbilde des luftgeblähten Magens. Mitt. a. d. Grenzgeb. d. Med. u. Chirurg. Bd. 26, H. 2. 1913.

— Projektion des luftgeblähten ulcuskranken Magens. 43. Chirurgiekongr. 1914.

618   Literatur.

RÖSLER: Über die verschiedenen Formen des Geschwürs des Pars media des Magens in klinischer, röntgenologischer und therapeutischer Hinsicht. Arch. f. Verdauungskrankh. Bd. 23, H. 4 u. 5. 1917.

— Bariumbronchialbaumschatten beim Menschen in vivo vor dem Röntgenschirm. Med. Klinik. Jg. 16, Nr. 12, S. 312. 1920.

— Zur Diagnostik des hochsitzenden Pulsionsdivertikels mittels Röntgenverfahren. Fortschr. a. d. Geb. d. Röntgenstr. Bd. 16, H. 3.

ROGERS, F. T. und C. L. MARTIN: Beobachtungen der Hungerkontraktion des menschlichen Magens mittels Röntgenstrahlen. Americ. journ. of physiol. Vol. 76, Nr. 2, p. 349. 1926.

ROHDE, C.: Über die Einwirkung der Cholelithiasis auf die sekretorische Funktion und Lage, Gestalt und Motilität des Magens. Münch. med. Wochenschr. 1920. Nr. 6.

ROHDENBURG, G. L.: Aussprache über das Magen-Zwölffingerdarmgeschwür. Med. clin. of North America. Vol. 10, Nr. 4, p. 766.

RONNEAUX: Sichtbarmachung von Verkalkungen in der Appendix durch Röntgenstrahlen. Presse méd. Jg. 34, Nr. 46, p. 730. 1926.

ROSENBACH und DISQUÉ: Die Adenomatose des Magens und ihre Beziehung zum Carcinom. Arch. f. klin. Chirurg. Bd. 124.

ROSENBERG: Über Darmsondierung. Dtsch. med. Wochenschr. 1905. Nr. 13.

ROSENBERGER, Über Duodenalsondierung. Kongr. f. inn. Med. 1913.

— Über ein einfaches Verfahren zur Sauerstoffüllung von Körperhöhlen zwecks Röntgenuntersuchung. Zentralbl. f. Chirurg. 1920. Nr. 47.

ROSENFELD: Klinische Diagnostik der Größe, Form und Lage des Magens. Zentralbl. f. inn. Med. 1899. Nr. 1.

— Zur Diagnostik des Sanduhrmagens. Zentralbl. f. inn. Med. 1903. Nr. 7.

— Beitrag zur Magendiagnostik. Zeitschr. f. klin. Med. Bd. 37, H. 1.

— Zur Magen- und Leberdiagnostik. 17. Kongr. f. inn. Med. 1899.

— Zur Topographie des Magens. Münch. med. Wochenschr. 1900. Nr. 35.

ROSENGART: Das Ulcus duodeni. Ärztl. Verein Frankfurt a. M. 23. 7. 1913. Berlin. klin. Wochenschr. 1913. Nr. 31.

ROSENHEIM: Über Spasmus und Atonie der Speiseröhre. Dtsch. med. Wochenschr. 1899. Nr. 45, 46.

ROSENOFF: Die Bedeutung der Röntgenuntersuchung für die Diagnose des Magenkrebses und des Magenulcus. Dtsch. med. Wochenschr. 1914. H. 8.

ROSENTHAL, E.: Über die Symptomatologie und Therapie der Magen- und Duodenalgeschwüre. Berlin: S. Karger 1919.

— Röntgenologisch beobachtete Magenperforation. Berlin. klin. Wochenschr. 1916. Nr. 34.

ROSENTHAL, KAESTLE und RIEDER: Kinematorraphische Aufnahme im Röntgenbilde. Zeitschr. f. Röntgenk. Bd. 12. 1910.

ROSSELET, D.: Beitrag zum Studium des Magenvolvulus. Journ. de radiol. et d'électrol. Tome 4, Nr. 8. 1920.

ROSSELET, A. und R. GILBERS: Magenvolvolus. Journ. de radiol. et d'électrol. Febr. 1922. p. 76.

ROSSI, A. und G. ZANON: Modificazioni della digestione gastrica dell' uomo prodotte da sostanze autonomotrope. Gaz. d. osp. e d. clin. 1920. Nr. 60.

ROST: Beitrag zur Lehre von der chronischen Verstopfung und ihrer chirurgischen Behandlung. Mitt. a. d. Grenzgeb. d. Med. u. Chirurg. Bd. 28, H. 4. 1915.

ROTHBART, L.: Echtes Magendivertikel. Fortschr. a. d. Geb. d. Röntgenstr. Bd. 30, S. 563.

ROUBETSCHECK und WEISER: Zur Diagnose des Magencarcinoms. Boas Arch. Ergänzungsband 19.

ROUX, J.: Die Röntgenuntersuchung bei der Appendicitis. Diss. Lausanne 1913. Fortschr. a. d. Geb. d. Röntgenstr. Bd. 22, H. 6, S. 640.

— Action des solutions de peptone sur les mouvements et l'évacuation de l'estomac. Cpt. rend. des séances de la soc. biol. 1901. p. 846.

— Über die Bewegungsfunktion des Magens. Arch. d. physiol. Tome 10, p. 85. 1898.

ROUX und BALTHAZARD: Über die Verwendung der Röntgenstrahlen zum Studium der Magenmotilität. Cpt. rend. 1897. p. 567, 704, 785.

ROVSING, TH.: Die Gastro-Koloptosis, ihre pathologische Bedeutung... Leipzig: F. C. W. Vogel 1914.

— Gastroduodenoskopie und Diaphanoskopie. Arch. f. klin. Chirurg. Bd. 86, H. 3.

— Pathologie, Diagnose und Behandlung des chronischen Duodenalgeschwürs, auf Erfahrungen an 164 Fällen basiert. Arch. f. klin. Chirurg. Bd. 114, S. 172. 1920.

RUGE: Operative Behandlung verzweifelter Obstipationsfälle... Arch. f. klin. Chirurg. Bd. 104. 1914.

RUHMANN, W.: Zur Entstehung der Gastroptose (neuromuskuläre Gesichtspunkte). Fortschr. a. d. Geb. d. Röntgenstr. Bd. 35, H. 4, S. 743. 1927.

Rusconi, M.: Beobachtung eines Kotsteines ohne Darmverschluß einige Zeit nach einer Bariummahlzeit (Pseudodivertikel des Kolon?) Radiol. med. Bd. 13, Nr. 7, S. 487. 1926.
— Beitrag zu klinischen und röntgenologischen Beobachtungen von Verengerung der Speiseröhre. Giorn. di clin. med. Parma. Jg. 7, H. 11, p. 435. 1926.
— Einige Fälle von Verlagerung des Duodeno-Jejunal-Winkels (Wanderduodenum). Giorn. di clin. med. Parma. Jg. 8, H. 3, p. 83. 1927.
Russel: Beobachtung von Magen- und Zwölffingerdarmgeschwür. Ref. Fortschr. a. d. Geb. d. Röntgenstr. Bd. 24, H. 6.
Russi, Pasquale: Zur Frage der Speiseröhrenlähmung und Atonie. Rif. med. Jg. 42, Nr. 21, p. 487. 1926.
Rutledge, C. P.: Röntgendiagnose der Erkrankungen des Kolons. New Orleans med. a. surg. journ. Vol. 78, Nr. 8, p. 502. 1926.
Salinger, H.: Demonstration von Röntgenbildern zweier bemerkenswerter Fälle. Berlin. Ärzte-Verein f. Strahlenkunde. Sitzung v. 8. Juni 1926. Ref. Zentralbl. f. d. ges. Radiol. Bd. 2, S. 336.
Salomon: Ein seltener Fall von Ausstoßung einer verschluckten Nadel. Klin. Wochenschr. 1922. S. 1212.
— Funktioneller Sanduhrmagen. Ges. f. inn. Med. in Wien. 7. April 1907.
Samberger: Wien. med. Wochenschr. 1916. Nr. 1.
Samuel: Ileocöcale Stauung. Fortschr. a. d. Geb. d. Röntgenstr. Bd. 31, H. 4.
Samuelsen, E.: Tetania gastrica. Ugeskrift f. laeger. Jg. 89, Nr. 5, S. 91. 1927.
Sanford, C. H.: Fall von Magensyphilis. Radiology. Vol. 8, Nr. 1, p. 73. 1927.
Sanlader, J.: Ein Divertikel an der Flexura duodeno-jejunalis. Fortschr. a. d. Geb. d. Röntgenstrahlen. Bd. 28, S. 472.
Sant, A. E. C.: Auffassung der Dolichogastrie. Rev. méd. del Rosario. Jg. 16, Nr. 6, p. 261. 1926.
Santoro, M.: Röntgen- und Operationsbefund eines Jejunumdivertikels. Arch. di radiol. Jg. 2, H. 2/3, p. 121. 1926.
Saraceni, F. C Antonucci und A. Celiberti: Die radiologische Untersuchung des Duodenums mittels Einführung von Kontrastflüssigkeit durch die Einhornsche Sonde. Policlinico, sez. chirurg. Jg. 33, H. 1, p. 50. 1926.
Sargnon, A.: Megaoesophagus. Arch. franco-belges de chirurg. Jg. 29, Nr. 7, p. 573. 1926.
Sargonon und Arcelin: Dilatation der Speiseröhre. Lyon. méd. 1911. Nr. 4
Satterlee und Le Wehr: 100 Fälle von Magenptose. Journ. of the Americ. med. assoc. Vol. 61, H. 15. Chicago 1913.
Saulé, A.: Ptose des Duodenums. Thèse de Lyon. 1912.
Saundby: Syphilitische Paralyse des Oesophagus. Brit. med. journ. 1914. Nr. 2770. Ref. Zentralbl. f. inn. Med. Bd. 9, S. 629.
Saupe: Über die Röntgendiagnose der Duodenalerkrankungen. Grenzgeb., Bd. 35, S. 555.
Savignac, R. und J. Keller: Zwei Fälle von tiefsitzendem Divertikel der Speiseröhre. Arch. des maladies de l'appar. dig.... et de la nutrit. Tome 16, Nr. 2, p. 236. 1926.
Schaap, L.: Eventratio und Hernia diaphragmatica. Nederlandsch tijdschr. v. geneesk. Bd. 2. S. 1614. 1922.
Schäfer: Ein Fall von angeborener Pylorusstenose beim Säugling. Jahrb. f. Kinderheilk. Bd. 76, H. 6. 1913.
— Skeletmuskel und autonomes Nervensystem. Berlin. klin. Wochenschr. 1920. Nr. 31.
— Kongenitale Anomalie des Duodenums mit Divertikelbildung. Fortschr. a. d. Geb. d. Röntgenstrahlen. Bd. 29, S. 776.
Schalij: Ulcus callosum ventriculi und duodeni.... Nederlandsch tijdschr. v. geneesk. Bd. 1, S. 10. 1922.
— Pulsionsdivertikel des Oesophagus. Nederlandsch tijdschr. v. geneesk. Jg. 70, I, Nr. 20, S. 2054. 1926.
Scheier: Zur Physiologie des Schluckaktes. Passows Beitr. 1910.
— Zur Verwertung der Röntgenstrahlen für die Physiologie des Schluckaktes. Fortschr. a. d. Geb. d. Röntgenstr. Bd. 18, H. 6.
Schapiro: Über die Wirkung von Morphium, Opium und Pantopon auf die Bewegung des Magendarmtraktus der Menschen und des Tieres. Pflügers Arch. f. d. ges. Physiol. Bd. 101, I, H. 13. 1913.
Scheltema: Die Permeation und die Röntgendiagnostik bei der Untersuchung des Magendarmkanales. 4. Internat. Kongr. Amsterdam 1908. Arch. of the Röntgen ray. Nov. 1908.
Schenck: Röntgenographie bei Magen- und Darmleiden. Ärztl. Verein in Frankfurt a. M. 21. 2. 1910.
— Über die Darstellung von Dickdarmstenosen durch das Röntgenverfahren. Forstschr. a. d. Geb. d. Röntgenstr. Bd. 12, H. 5.

SCHENCK: Die Röntgensymptome der Gastroptose und Gastrektasie. Verhandl. d. dtsch. Kongr.
    f. inn. Med. Wiesbaden 1912.
SCHENNERT: Über die Schichtung des Mageninhaltes nebst Bemerkung über ihre Bedeutung
    für die Stärkeverdauung. Pfügers Arch. f. d. ges. Physiol. Bd. 169, H. 5—9.
SCHERESCHEWSKY, S.: Zur Röntgenuntersuchung der Speiseröhre. Dtsch. med. Wochenschr.
    Jg. 53, Nr. 3, S. 111. 1927.
SCHICKER: Röntgenuntersuchungen über Form und Rhythmus der Magenperistaltik beim
    Menschen. Dtsch. Arch. f. klin. Med. Bd. 104. 1911.
SCHILLER: Über einen klinisch und histologisch interessanten Fall von primärem Magensarkom.
    Arch. f. Verdauungskrankh. Bd. 20, H. 2, S. 2, 179. 1924.
— Vorgetäuschtes Ulcusdivertikel des Magens. Med. Klinik. Jg. 23, Nr. 11, S. 418. 1927.
— Kalkdichter Schatten innerhalb des Abdomens. Fortschr. a. d. Geb. d. Röntgenstr. Bd. 34,
    H. 5, S. 768. 1926.
SCHILLING: Mischung oder Schlichtung der Ingesta im Magen? Arch. f. Verdauungskrankh.
    Bd. 28, H. 3.
SCHINZ: Ein Beitrag zur Röntgenologie der Magenaktinomykose. Dtsch. Zeitschr. f. Chirurg.
    Bd. 159, H. 1—6. 1920.
— Das Ulcusleiden im Röntgenbild und seine Kontrolle durch den Operationsbefund. Ergebn.
    Bd. 34.
— a) Röntgenbefunde und Operationsbefunde beim Ulcus duodeni, b) das Schleimhautulcus.
    Verhandl. d. dtsch. Röntgenges. Bd. 12. 1921.
— Zur Diagnose und Behandlung der Duodenalerkrankungen. Schweiz. Naturforscherges.
    Neuenburg 1920. Fotschr. a. d. Geb. d. Röntgenstr. Bd. 28, S. 89.
SCHITTENHELM: Röntgendiagnostik der Bauchorgane durch Gasfüllung des Bauches. Berlin.
    klin. Wochenschr. 1919. Nr. 7; Dtsch. med. Wochenschr. 1919. Nr. 21.
— Lehrbuch der Röntgendiagnostik. Berlin 1924.
SCHLÄPFER: Ein Fall von akuter Magenatonie. Schweiz. Korresp.-Blatt. 1913. S. 1517.
SCHLECHT, M.: Duodenalstenosensymptome bei anormaler ligamentärer Verbindung der Gallen-
    blase. Münch. med. Wochenschr. 1916. Nr. 38.
— Nachweis okkulter Blutungen und Röntgenbefund beim Magencarcinom. Med. Ges. zu Kiel.
    22. 6. 1916. Münch. med. Wochenschr. Nr. 16, S. 1123 und Mitt. a. d. Grenzgeb. d. Med.
    u. Chirurg. Bd. 29, H. 4 u. 5.
SCHLECHT und WELS: Zur Röntgendiagnose der Hernia diagphragmatica. Fortschr. a. d. Geb.
    d. Röntgenstr. Bd. 27, H. 5. 1920.
SCHLESINGER: Zur Motilitätsprüfung des Magens mittels Röntgenstrahlen. Berlin. klin. Wochen-
    schrift 1910. Nr. 7.
— Die Grundformen des normalen und pathologischen Magens und ihre Entstehung. Berlin.
    klin. Wochenschr. 1910. Nr. 43.
— Zur Diagnostik der sekretorischen Funktion des Magens mittels des Röntgenverfahrens.
    Dtsch. med. Wochenschr. 1910.
— Eine Aciditätsbestimmung des Mageninhaltes mittels Röntgenstrahlen. Dtsch. med. Wochen-
    schrift. 1911. Nr. 30 u. 40.
— Zur Differentialdiagnose des Ulcus penetrans im Röntgenbilde. Berlin. klin. Wochenschr.
    1911. Nr. 36.
SCHLESINGER: Weitere Aufschlüsse über den Befund und die Genese der Gastroptose durch
    das Röntgenbild. Dtsch. Arch. f. klin. Med. Bd. 107. 1912.
— Das epigastrale Dünndarmdivertikel im Röntgenbild und seine klinische Bedeutung.
— Unterscheidet sich das Magengeschwür klinisch vom Carcinom? Wien. klin. Wochenschr.
    1916. Nr. 25; Münch. med. Wochenschr. 1916. S. 975.
— Oesophagusspasmus als Frühsymptom des Magencarcinoms. Wien. med. Wochenschr. 1923.
    Nr. 50.
— Syphilis und innere Medizin. Wien: Julius Springer 1926.
SCHLESINGER-RACHWALSKY: Röntgendiagnostik der Magen- und Darmkrankheiten einschließ-
    lich der Erkrankungen der Speiseröhre und Gallenblase. 3. neubearbeitete und vermehrte
    Aufl. Herausg. von ERNST RACHWALSKY. Berlin u. Wien: Urban u. Schwarzenberg 1927.
SCHLESINGER, E.: Beobachtung eines schweren Kolospasmus und eines Vorstadiums im Röntgen-
    bild während einer enteralen tabischen Krise. Berlin. klin. Wochenschr. 1918. Nr. 37.
— Dem Röntgenbilde zu entnehmende Richtlinien für die Therapie des Kardiospasmus. Ver-
    handl. d. dtsch. Röntgenges. Bd. 14, S. 121.
— Totaler Gastrospasmus röntgenologisch nachgewiesen bei Cholecystitis und Cholelithiasis.
    Münch. med. Wochenschr. 1912. Nr. 26.
— Bin Beitrag zur Bewertung der Röntgenuntersuchung bei der Diagnose von Pankreascysten.
    Med. Klinik. 1912. Nr. 25.
— Die Behandlung der Gastroptose durch keilförmige Resektion in der Pars media des Magens.
    Mitt. a. d. Grenzgeb. d. Med. u. Chirurg. Bd. 25, H. 3. 1912.

SCHLESINGER, E.: Die Ergebnisse der Röntgenuntersuchung beim Ulcus ventriculi. Dtsch. med. Wochenschr. 1913. Nr. 12.
— Über Gastro-Pyloro-Duodenoptose als Ursache des Einfließens von Darmsaft, Galle und Pankreassaft in den Magen. Zeitschr. f. klin. Med. Bd. 75, H. 3 u. 4.
— Das röntgenologisch Erkennbare beim Ulcus duodeni. Dtsch. med. Wochenschr. 1914. Nr. 23, S. 1155.
— Die Förderung der Röntgendiagnose des hochsitzenden Ulcer der kleinen Kurvatur durch Untersuchung in linker Seitenlage. Fortschr. a. d. Geb. d. Röntgenstr. Bd. 5, H. 4.
— Über den spastischen Kaskadenmagen. Fortschr. a. d. Geb. d. Röntgenstr. Bd. 27, H. 3.
— Chronische Gastroparese als Ursache schwerer motorischer Insuffizienz bei freiem Pylorus. Mitt. a. d. Grenzgeb. d. Med. u. Chirurg. Bd. 32, H. 1. 1920.
— Die isolierte divertikuläre Coecumstase und ihre Bedeutung für die Appendicitisdiagnose. Dtsch. med. Wochenschr. 1918. Nr. 19.
— Über Beobachtung von persistierenden spastischen Magendivertikeln beim Ulcus duodeni. Berlin. klin. Wochenschr. 1917. Nr. 38.
— Beobachtung eines doppelten Sanduhrmagens (trilokulärer Magen). Med. Klinik. 1918. Nr. 16.
SCHLESINGER, E. und J. GATTNER: Über Täuschungen bei Dehnungsversuchen der Kardia bei Kardiospasmus. Verhandl. d. dtsch. Röntgenges. Bd. 13.
SCHLESINGER, E. und HOLST: Zur Diagnostik von Lage und Formveränderungen des Magens mittels des Röntgenverfahrens. Dtsch. med. Wochenschr. 1919. Nr. 35.
SCHLESINGER, E. und NATHANBLUT: Über Erfolge und Aussichten einer konservativen Therapie des Sanduhrmagens nebst Beiträgen zur röntgenologischen Diagnostik desselben. Mitt. a. d. Grenzgeb. d. Med. u. Chirurg. Bd. 22, H. 5. 1911.
SCHLÖSSMANN: Der chronische Zwerchfellbruch als typische Kriegsverletzungsfolge. Bruns' Beitr. z. klin. Chirurg. Bd. 113, H. 5 (64. kriegschirurg. Heft). Tübingen: Laupp 1918.
SCHLÖSSMANN, H. und ERNA RÖHRIG: Nachuntersuchungen nach Magensenkungsoperationen mit Magenaufhängung am Ligamentum teres hepat. Bruns' Beitr. z. klin. Chirurg. Bd. 136, H. 1, S. 9. 1926.
SCHMIDT: Ein neues Verfahren zur Röntgenuntersuchung der Bauchorgane. Dtsch. med. Wochenschrift 1919. Nr. 8.
— Ein Beitrag zur isolierten Mesenterialdrüsentuberkulose. Fortschr. a. d. Geb. d. Röntgenstr. Bd. 27, H. 3. 1920.
SCHMIDT, A.: 29. Kongr. f. inn. Med. 1912.
SCHMIDT, E. J.: Über einige Zwerchfellschußverletzungen. Münch. med. Wochenschr. 1917. Nr. 2, S. 62.
— Bemerkungen über Dünndarmstenosen. Münch. med. Wochenschr. 1913. Nr. 17.
SCHMIDT, R.: Zur Klinik atypischer Magenformen (Kugel-, Retorten-, Kaskadenmagen). Med. Klinik 1921. Nr. 25.
— Beitrag zur Klinik der erworbenen Syphilis des Dünndarmes. Bruns' Beitr. z. klin. Chirurg. Bd. 126, S. 61.
— Zur Klinik der Nischenulcera der kleinen Kurvatur. Med. Klinik 1920. Nr. 50, 51.
— Eigenartige Magenform. Ärztl. Vortragsabend in Prag, 10. 12. 1920. Ref. Fortschr. a. d. Geb. d. Med. u. Chirurg. Bd. 27, H. 6. 1921.
SCHMIDT und OHLY: Angeborene Erweiterung und Divertikelbildung des Duodenums. Münch. med. Wochenschr. 1914. Nr. 23.
SCHMIEDEN: Magenerkrankungen im Röntgenbilde. Berlin. klin. Wochenschr. 1908. Nr. 45, S. 2181.
— — Die Differentialdiagnose zwischen Magengeschwür und Magenkrebs usw. Arch. f. klin. Chirurg. Bd. 96, H. 2. 1911.
SCHMIEDEN, EHRMANN und EHRENREICH: Moderne Magendiagnostik an Hand von 40 operierten Fällen. Mitt. a. d. Grenzgeb. d. Med. u. Chirurg. Bd. 27, H. 3. 1914.
SCHMIEDEN und HÄRTEL: Röntgenuntersuchung chirurgischer Magenkrankheiten. Berlin. klin. Wochenschr. 1909. Nr. 15—17.
SCHMILINSKY: Sanduhrmagen. Ärztl. Ver. Hamburg, 28. 11. 1899.
— Über das direkte Sehen von Magentumoren bei der Röntgenuntersuchung. Biol. Abteil. d. Ärztl. Ver. in Hamburg, 18. 11. 1913.
SCHNABEL, TR. G.: Innere Medizin, Endoskopie und Cystoureteroskopie. Med. clin. of North America. Vol. 10, Nr. 1, p. 199. 1926.
SCHNITZLER, J. und A. SPITZER: Über eine eigentümliche Mißbildung mit Stenosierung des Magenausganges mit einer ontogenetischen Erklärung. Med. Klinik Jg. 22, Nr. 19, S. 723. 1926.
SCHREIBER: Über den Schluckmechanismus. Arch. f. exp. Pathol. u. Pharmakol. Bd. 46.
— Zur experimentellen Pathologie und Chirurgie des Schluckapparates. Mitt. a. d. Grenzgeb. d. Med. u. Chirurg. Bd. 24, S. 356.; Arch. f. Verdauungskrankh. Bd. 17; Arch. f. exp. Pathol. u. Pharmakol. Bd. 46 u. 67.

SCHRIJVER: Das Ulcus duodeni. Berlin: S. Karger 1914.
SCHUBERT, V.: Über das Verhalten des Magens gegen Ende der Schwangerschaft und nach der Geburt. Fortschr. a. d. Geb. d. Röntgenstr. Bd. 26, H. 3.
SCHÜLE: Über die Sondierung und Radiographie des Dickdarmes. Arch. f. Verdauungskrankh. 1904. S. 111.
— Studien über die Bestimmung der unteren Magengrenzen mit besonderer Berücksichtigung der Röntgenographie. Arch. f. Verdauungskrankh. Bd. 11, H. 3.
— Studien über die Bestimmung der Magengrenzen mit besonderer Berücksichtigung der Radiographie. Ver. Freiburger Ärzte, 19. 5. 1905.
— Radiogramme des Magens und Dickdarmes. 27. Oberhess. Ärztetagung. Freiburg 1907.
— Über Ulcus ventriculi und duodeni. Münch. med. Wochenschr. 1913. Nr. 1, S. 17.
SCHÜLLER, L.: Klinische und experimentelle Untersuchungen über die Funktion des Magens nach Gastroenterostomie und Pylorusreaktion. Mitt. a. d. Grenzgeb. d. Med. u. Chirurg. Bd. 22, H. 5. 1911.
— Klinische Erfahrungen über die Leistungen, die Grenzen und die Fehlerquellen bei der Röntgendiagnose der geschwürigen und krebsigen Veränderungen des Magens. Zeitschr. f. klin. Med. Bd. 78, H. 3 u. 4, S. 309. 1913.
SCHÜPPEL, A.: Beitrag zur stenosierenden Tuberkulose des Dünndarmes. Dtsch. Zeitschr. f. Chirurg. Bd. 166, H. 5/6.
SCHÜRMAYER: Beitrag zur röntgenologischen Diagnose der Erkrankungen des Verdauungstraktus. Med. Klinik 1909. Nr. 26.
— Pathologische Fixation bzw. Lageveränderungen der Abdominalorgane und Röntgendiagnose. 31. u. 32. Balneol. Kongr. 1910 u. 1911. Fortschr. a. d. Geb. d. Röntgenstr. Bd. 15, H. 6.
— Weitere Beiträge zur röntgenologischen Diagnosestellung bei Adhäsionen der Abdominalorgane. 82. Versamml. d. Naturforscher u. Ärzte zu Königsberg 1910.
— Über Röntgenpalpation des Abdomens und deren Bedeutung für den Nachweis interabdominaler Adhäsionen. Zentralbl. d. Röntgenstr. Bd. 3, H. 1, S. 2. 1912.
SCHÜTTENHELM: Über die Röntgendiagnostik mit Hilfe künstlicher Gasansammlung in der Bauchhöhle. Dtsch. med. Wochenschr. 1919. Nr. 21.
SCHÜTZ: Über röntgenologische Befunde beim Magencarcinom. Wien. klin. Wochenschr. 1906. Nr. 14.
— Über schweren chronischen Kolonspasmus. Berlin. klin. Wochenschr. 1910. Nr. 37.
— Über Ulcus ventriculi und Ulcus duodeni. Wien. klin. Wochenschr. 1912. Nr. 41.
— Über das Ulcus duodeni. Wien. klin. Wochenschr. 1914. Nr. 1.
— Das tiefgreifende (callöse, penetrierende) Magengeschwür. Arch. f. Verdauungskrankh. Bd. 23, H. 3. 1917.
— Über intermittierenden Krankheitsverlauf beim Magen- und Zwölffingerdarmgeschwür und über das Nischensymptom. Wien. klin. Wochenschr. 1920. Nr. 16.
— Ulcus duodeni. Dtsch. med. Wochenschr. 1920. Nr. 32.
— Ergebnisse neuer klinischer Erfahrungen über Magencarcinom. Arch. f. Verdauungskrankh. Bd. 21, H. 6; Münch. med. Wochenschr. 1916. S. 352.
— Verdauungskrankheiten im Kriege. Dtsch. med. Wochenschr. 1918. Nr. 15.
SCHÜTZ und KREUZFUCHS: Rumination mit dem Röntgenbefunde eines intermittierenden Sanduhrmagens. Wien. klin. Wochenschr. 1914. Nr. 21, S. 698.
SCHÜTZE: Was bedeutet im Röntgenbilde die Zähnelung der großen Kurvatur des Magens? Fortschr. a. d. Geb. d. Röntgenstr. Bd. 25, H. 3. 1918.
— Ein neues radiologisches Ulcussymptom bei Magenuntersuchungen. Vereinigte ärztl. Ges. Berlin. Dtsch. med. Wochenschr. 1918. Nr. 32.
— Ein neues radiologisches Ulcussymptom bei Magenuntersuchungen. Berlin. klin. Wochenschr. 1918. Nr. 44 (oder 47 ?).
— Die Zähnelung der großen Magenkurvatur im Röntgenbilde und ihre Kritik. Berlin. klin. Wochenschr. 1920. Nr. 39.
— Über Kaskadenmagen. Dtsch. med. Wochenschr. 1920. Nr. 24.
— Verhandl. d. Berlin. med. Ges. 22. 3. 1916.
— Die Röntgenuntersuchung des Duodenums und ihre praktischen Ergebnisse besonders in Rücksicht auf nervöse Magenzustände. Berlin. klin. Wochenschr. 1921. S. 681.
SCHULTE, F.: Über Pneumatosis cystoides intestini hominis. Arch. f. klin. Chirurg. Bd. 120, S. 138.
SCHULZE, FRITZ: Zur Diagnose des gutartigen solitären Magenpapilloms. Arch. f. klin. Chirurg. Bd. 139, H. 1, S. 198. 1926.
SCHULZE, M.: Die Häufigkeit röntgenologischer Symptome bei Ulcus ventriculi. Fortschr. a. d. Geb. d. Röntgenstr. Bd. 29, S. 474.
SCHUR: Aussprache über den Vortrag von Dr. HAUDEK: Ergebnisse röntgenologischer Konstatierungen innerer Krankheiten im Kriege. Ges. d. Ärzte in Wien. Wien. klin. Wochenschr. 1918. Nr. 9.

Schur: Klinik des peptischen Magen- und Duodenalgeschwüres. Wien-Leipzig: Moritz Perles 1926.
Schwarz, G.: Radiologische Methode zur Prüfung der Bindegewebsverdauung. Ges. f. inn. Med. u. Kinderheilk. 1905.
— Versuch eines Systems der physiologischen und pathologischen Magenperistaltik. Fortschr. a. d. Geb. d. Röntgenstr. Bd. 17.
— Das Acidotestkapselverfahren. 10. Kongr. d. dtsch. Röntgenges.
-- Röntgenologische Methode zur Prüfung der Magenfunktion. Zeitschr. f. ärztl. Fortbild. 1906. Nr. 12.
— Methodik und Bedeutung der Röntgenoskopie des Magens in rechter Seitenlage. Zeitschr. f. Röntgenk. Bd. 14, H. 1.
— Über Salzsäureprobe ohne Magenschlauch. 3. Röntgenkongr. 1907.
— Die Sonderstellung der Pars horizontalis superior des Duodenums in röntgenologischer und anatomischer Beziehung. Berlin. klin. Wochenschr. 1908. Nr. 24, S. 1142.
— Die Röntgenuntersuchung beim Duodenalgeschwür. Dtsch. med. Wochenschr. 1920. Nr. 49.
— Gastrospasmus. Med. klin. Wochenschr. 1918. Nr. 8.
— Bemerkungen zu der Arbeit von Schütze: Die Zähnelung der großen Kurvatur im Röntgenbilde und ihre Kritik. (Vgl. Berlin. klin. Wochenschr. 1920. Nr. 39.) Berlin. klin. Wochenschrift 1921. Nr. 1.
— Versuch eines Systems der Magenperistaltik. Fortschr. a. d. Geb. d. Röntgenstr. Bd. 17, H. 3.
— Über die Erkennbarkeit gewisser Formen von Gastritis chronica. Wien. Ges. d. Ärzte, 10. 11. 1916. Münch. med. Wochenschr. 1916. S. 1804.
— Zur Aciditätsbestimmung des Mageninhaltes mittels des Röntgenverfahrens. Dtsch. med. Wochenschr. 1911. Nr. 35.
— Klinische Röntgendiagnostik des Dickdarmes. Bd. 1. Berlin: Julius Springer 1914.
— Die röntgenologischen Symptome des Duodenalgeschwüres, ihre Gewinnung und Bewertung. Wien. med. Wochenschr. 1921. Nr. 2—4.
— Merkwürdiger Röntgenbefund bei einem Fall von Magencarcinom. Wien. med. Wochenschr. Jg. 76, Nr. 10, S. 318. 1926.
— Retroportationstätigkeit des menschlichen Dickdarmes. Neue Röntgenergebnisse. Wien. klin Wochenschr. Jg. 39, Nr. 18, S. 514. 1926.
— Zur Kenntnis der retroperitonealen Liposarkome und ihre röntgenologische Symptomatik. Wien. klin. Wochenschr. Bd. 40, Nr. 21, S. 694. 1927.
Schwarz: Diskussionsbemerkung. Wien. med. Ges., 8. 2. 1918. Wien. klin. Wochenschr. 1918. Nr. 7—10.
— Ein Fall von narbiger Pylorusstenose mit Röntgenbefund. Wien. klin. Wochenschr. 1910. Nr. 10.
— Über die Irrigoradioskopie des Kolons. Wien. klin. Wochenschr. 1913. Nr. 5.
— Über die Erkennbarkeit einer bestimmten Form von chronischer Gastritis im Röntgenbilde und deren Bedeutung für die Ulcusdiagnose. Wien. klin. Wochenschr. 1916. Nr. 49.
— Röntgenologischer Beitrag zur Lehre von Ulcus ventriculi et duodeni. Dtsch. med. Wochenschrift 1918. Nr. 22.
— Neue Beiträge zur Röntgenuntersuchung des Digestionstraktus. Berlin. klin. Wochenschr. 1912. Nr. 16, S. 735.
— Weitere Ergebnisse der röntgenologischen Dickdarmdiagnostik. 10. Kongr. d. dtsch. Röntgengesellschaft.
— Der Nachweis des Coecum mobile mittels der Röntgenstrahlen. Wien. med. Wochenschr. 1910. Nr. 20.
— Die Erkennung der tieferen Dünndarmstenosen mittels des Röntgenverfahrens. Wien. klin. Wochenschr. 1911. Nr. 40.
— Die Röntgendiagnose eines Ulcus ventriculi. Ges. f. inn. Med. u. Kinderheilk., Wien, Febr. 1911. Münch. med. Wochenschr. 1911. S. 603.
— Zum Reicheschen Röntgenbefund bei tiefgreifendem Ulcus ventriculi. Münch. med. Wochenschrift 1911. Nr. 28; Wien. med. Wochenschr. 1911. Nr. 4.
— Zur Physiologie und Pathologie der menschlichen Dickdarmbewegungen. Münch. med. Wochenschr. 1911. Nr. 28.
— Zur genauen Kenntnis der großen Kolonbewegungen. Münch. med. Wochenschr. 1911. Nr. 39.
— Über Hyperdyskinese des Kolons als Substrat der sog. spastischen Obstipation. 29. Kongr. f. inn. Med. 1912.
— Über Röntgenuntersuchung des Darmes auf Grund einer Kontrastnormaldiät. Dtsch. med. Wochenschr. 1912. Nr. 28.
— Über hypokinetische und dyskinetische Formen der Obstipation. Münch. med. Wochenschr. 1912. Nr. 40.
— Neue Beiträge zur Röntgenuntersuchung des Digestionstraktus. Berlin. klin. Wochenschr. 1912. Nr. 16.

SCHWARZ: Neue Röntgenbeobachtungen zur Darmbewegung des Menschen. 85. Vers. Dtsch. Naturforsch. u. Ärzte, Wien 1913.

SCHWARZ und KREUZFUCHS: Über radiologische Motilitätsprüfung des Magens. Die Schlußkontraktion. Wien. klin. Wochenschr. 1907. Nr. 15.

SCHWARZ und NOVASCINSKY: Eigenartige Röntgenbefunde am Dickdarm bei tiefgreifenden chronisch-entzündlichen Prozessen. Wien. klin. Wochenschr. 1912. Nr. 39.

— — Die Röntgendurchleuchtung des Dickdarmes während des Einlaufes als Hilfsmittel zur Diagnose stenosierender Bildungen. Wien. klin. Wochenschr. 1912. Nr. 16.

SCHWARTZ, CARL: Beiträge zur Pathologie und chirurgischen Therapie des penetrierenden Magengeschwüres. Mitt. a. d. Grenzgeb. d. Med. u. Chirurg. Bd. 5, S. 821. 1900.

SCHWARTZ, IRWING: Röntgenbefunde bei einem ein ganzes Jahr lang bestehenden appendicitischen Absceß. Radiology Vol. 6, Nr. 5, p. 432. 1926.

SCHWENTER: Über Verdauungsversuche mit Opium, Morphium, Pantopon und morphinfreiem Pantopon. Fortschr. a. d. Geb. d. Röntgenstr. Bd. 19, H. 1. 1912.

SCOTT, S. G.: Sekundäre Jejunalgeschwüre und deren Röntgendiagnose. Lancet. Vol. 211, Nr. 5, p. 222. 1926.

SCRINGER und PERIE: Gastroenterostomy experimental and clinical. Canad. med. assoc. journ. Vol. 4, Nr. 4. 1914.

SEAR, H. R.: Röntgendiagnosis von duodenalen Veränderungen. Med. journ. of Australia. Vol. 1, Nr. 13, p. 457. 1917.

SECHER, K.: Ulcus ventriculi curvaturae major mit Nischenbildung. Klin. Wochenschr. 1922. Nr. 27, S. 1357.

SEIDL: Die diagnostische Bedeutung der dorsalen Schmerzdruckpunkte bei rundem Magengeschwür. 29. Kongr. f. inn. Med.

SEREGHY, EMIL: Zwei Fälle von Magenkrebs nach Röntgenuntersuchung in die Bauchhöhle perforiert. Orvosképzés. Jg. 16, Kuzmik Sonderh. S. 144. 1926.

SERENA: Studio dei piccoli movimenti del colon col seriografo. Radiol. med. Vol. 1, Nr. 1. 1914.

SEVER: The position of the stomach in children in relation to posture. New York med. journ. a. med. record. Vol. 98, Nr. 12. 1913; Arch. of pediatr. Vol. 31, Nr. 1. 1913.

SEVERIN, J.: Zur Diagnose, Prognose und Therapie der primären Magentuberkulose. Dtsch. med. Wochenschr. Jg. 52, Nr. 28, S. 1168. 1926.

SGALITZER, M.: Zur Röntgendiagnostik der Speiseröhrenerkrankungen, speziell des Speiseröhrenkrebses. Arch. f. klin. Chirurg. Bd. 116, H. 1, S. 53—83. 1921.

— Zur Röntgendiagnostik der Pharynxtumoren. Monatsschr. f. Ohrenheilk. u. Laryngo-Rhinol. Jg. 61, H. 5/6, S. 723. 1927.

SHANGLE, A. MILTON und L. G. BEISLER: Gastrojejunum-Kolonfistel. Surg. clin. of North America. Vol. 6, Nr. 6, p. 1647. 1926.

SHERREN: Diagnose und chirurgische Behandlung des Magen- und Duodenalgeschwürs. Berlin. klin. Wochenschr. 1913. Nr. 28.

SHERRILL, A. W.: Diverticulitis, ein Carcinom vortäuschend. Atlantic med. journ. Vol. 30, Nr. 3, p. 165. 1927.

SHOUP, JESSE: An unusual gall-bladder complication. Americ. journ. of roentgenol. 1917. p. 580.

SICILIANO: Gastrisch-radioskopische Studien. Fortschr. a. d. Geb. d. Röntgenstr. Bd. 21, S. 5; Ital. Röntgenkongr. Mailand 1913.

— Über einen Fall von Sanduhrmagen. Fortschr. a. d. Geb. d. Röntgenstr. Bd. 13.

SICILIANO et REVERINI: Quelques observations sur la radioscopie gastrique. Fortschr. a. d. Geb. d. Röntgenstr. Bd. 14.

SICK: Untersuchung über Saftabsonderung und die Bewegungsvorgänge im Fundus- und Pylorusteil des Magens. Arch. f. klin. Med. Bd. 88. 1907.

— Studien über Magenbewegungen mit besonderer Berücksichtigung der Ausdehnungsfähigkeit des Fundus. Dtsch. Arch. f. klin. Med. Bd. 5 u. 6. 1908.

— Zur Pathologie der Magenbewegungen. 28. Kongr. f. inn. Med. 1911.

— Die Rolle der Muscularis mucosae bei der Magenentleerung. Klin. Wochenschr. 1923. S. 293.

— Radiologische und klinische Beobachtungen zur Mechanik des Magens. Med. Klinik. 1912. Nr. 17 u. 18, S. 682.

— Über Veränderungen am Magendarmkanal im Gefolge von Typhus und Ruhr. Münch. med. Wochenschr. Nr. 33. 1916.

SICK und TEDESCO: Studien über Magenbewegung mit besonderer Berücksichtigung der Ausdehnungsfähigkeit des Hauptmagens (Fundus). Arch. f. klin. Med. Bd. 82. 1908.

SIGMUND, ADOLF: Bildungen, welche die Nische eines Ulcus pepticum vortäuschen können. Časopis lékařův českých. Jg. 65, Nr. 3, p. 73. 1926. Ref. Bd. 1, S. 26.

SIGRIST, H.: Beitrag zur Kasuistik der Duodenaldivertikel. Schweiz. Korresp.-Blatt 1919. Nr. 2.

SILBERGLEIT, H. und A. VEITH: Pylorusstenose und Magenverlagerung durch perigastrische Verwachsungen als Folge eines Schusses. Dtsch. med. Wochenschr. 1915. Nr. 4.

Simmonds: Verhandl. d. dtsch. pathol. Ges. 17. Tagung. 1914. S. 455.
Simon: Einige Vergleiche zwischen Röntgenbefund und Autopsie. Zur Röntgendiagnose des runden Magengeschwürs. Fortschr. a. d. Geb. d. Röntgenstr. Bd. 19, H. 1.
Simon, M.: On the Roentgen Picture of the Jejunum. Acta radiol. Bd. 1, S. 514.
Singer: Zur Pathogenese und Klinik des Duodenalgeschwürs. Arch. f. Verdauungskrankh. Bd. 28, S. 131.
— Die objektiven Symptome des chronischen Kolospasmus. 29. Kongr. f. inn. Med. 1912.
— Pylorospasmus und Magenblutung bei organischer Vagusaffektion. Med. Klinik. 1916. Nr. 28.
— Zur radiologischen Diagnose des Magen- und Duodenalgeschwürs. Dtsch. med. Wochenschr. 1918. Nr. 17.
Singer und Glässner: Die Wirkung der Gallensäuren auf die Darmperistaltik. 28. Kongr. f. inn. Med. 1911.
— Die abführende Wirkung der Gallensäuren. Arch. f. Verdauungskrankh. Bd. 18, H. 2. 1912.
Singer und Holzknecht: Die objektiven Symptome des Kolonspasmus. Dtsch. med. Wochenschrift 1912. Nr. 23.
— Über objektive Befunde bei der spastischen Obstipation. Münch. med. Wochenschr. 1911. Nr. 48.
— Radiologische Anhaltspunkte zur Diagnose der chronischen Appendicitis. Münch. med. Wochenschr. 1913. Nr. 48.
Sinnhuber: Beitrag zur Lehre vom muskulären Kardiaverschluß. Zeitschr. f. klin. Med. Bd. 50, S. 103. Berlin 1903.
Sjörgreen, Th.: Beitrag zur Kenntnis von Divertikeln in der Speiseröhre. Fortschr. a. d. Geb. d. Röntgenstr. Bd. 14, S. 2.
Skaller, M.: Kurze Mitteilung über eigene Wege in der Behandlung von Gallensteinleiden. Verhandl. d. 3. Tagung f. Verdauungs- u. Stoffwechselkrankh. 1922.
Skewart, W. H.: Röntgendiagnostik bei Affektionen des Magendarmtraktus. Americ. journ. of roentgenol. April 1916.
Skiiner: Röntgenuntersuchung des Duodenums. Americ. Röntgen ray soc. Vol. 8, p. 574. 1911.
— The X-ray investigation of habitual obstipation. Surg., gynecol. a. obstetr. Vol. 17, H. 4.
— Röntgenbetrachtungen über die Diagnosestellung betreffend das Duodenum. Beschreibung einer Durchleuchtungstechnik. (Sitzungsbericht.) Americ. Röntgen ray soc. 22. 9. 1911. Fortschr. a. d. Geb. d. Röntgenstr. Bd. 18, H. 6, S. 436; Interstate med. journ. Sept. 1912.
Slanck: Kasuistische Mitteilungen aus dem Röntgeninstitut der medizinischen Klinik zu Bonn. (Röntgenbild des Oesophagus.) Fortschr. a. d. Geb. d. Röntgenstr. Bd. 35, H. 4, S. 794. 1927.
Sloan, H. G.: Gas cysts of the intestine. Surg., gynecol. a. obstetr. 1920. S. 389.
Smidt, H.: Die Zähnelung der großen Kurvatur des Magens im Röntgenbild. Arch. f. klin. Chirurg. Bd. 119, Nr. 225.
— Über die pathologischen Beziehungen zwischen den ulcerierenden Prozessen am Magen und Duodenum und den epigastrischen Hernien. Arch. f. klin. Chirurg. Bd. 120.
— Röntgenuntersuchungen über das Verhalten des Magens während des Gallensteinanfalles. Arch. f. klin. Chirurg. Bd. 117.
Smith, William D.: Ein Problem in der Diagnose und Behandlung von Magenerkrankungen. Boston med. a. surg. journ. Vol. 194, Nr. 22, p. 1042. 1926.
— Enteroptosis. Surg., gynecol. a. obstetr. Vol. 2, Nr. 6.
Smithies, Frank: Diagnosis and clinic. manifestastions of cardiospasm, associated with diffuse dilat. of the oesoph. Americ. journ. of the med. sciences. Vol. 162, Nr. 3, p. 313—325. 1921. Ref. Kongreßbl. f. d. ges. inn. Med. u. Grenzgeb. Bd. 21, H. 5. 1922.
Snyder, R. G. und S. Finemann: Klinisch-röntgenologische Studien über hohe Darmeinläufe in der Behandlung subakuter und chronischer Gelenkentzündungen. Americ. journ. of roentgenol. a radium therapy Vol. 17, Nr. 1, p. 27. 1917.
Sohn, A.: Zur Diagnostik und Operation der Hernia diaphragmatica incarcerata. Dtsch. Zeitschr. f. Chirurg. Bd. 171, S. 82.
Solieri, S.: Pathologische Syntonie des rechten Abdomens (Appendicitis, pyloroduodenales Geschwür, Cholecystitis). Mitt. a. d. Grenzgeb. d. Med. u. Chirurg. Bd. 40, H. 3, S. 359. 1927.
Sommer: Zur röntgenologischen Magenanatomie und ihre Beziehungen zur röntgenologischen Frühdiagnose intraventrikulärer raumbeengender Neubildungen. Korresp. Blatt f. Schweiz. Ärzte. 1906. Nr. 21.
— Röntgen-Taschenbuch. Bd. 9. Frankfurt a. M.: Keim u. Nemnich 1924.
— Ein Beitrag zur Diagnostik der Speiseröhrentumoren. Fortschr. a. d. Geb. d. Röntgenstr. Bd. 31, H. 1. 1923.
Soper: Über die Funktion der rectosigmoidalen Klappen. Americ. journ. of roentgenol. Juli 1922. Ref. Fortschr. a. d. Geb. d. Röntgenstr. Bd. 30, S. 379.

Soper: The colon and the high enyma. Journ. of the Americ. med. assoc. Vol. 53, Nr. 6.

Souligoux und Auborg: Kolonverengerung. Bull. et mém. de la soc. de radiol. méd. de Paris. Juli 1910.

Soupault, Robert: Die Periduodenitiden und ihre Behandlung. Journ. méd. franç. Tome 15, Nr. 2, p. 76. 1926.

Spitzmüller, W.: Ein Fall von Magenlipom. Wien. klin. Wochenschr. Jg. 39, Nr. 19, S. 538. 1926.

Spriggs, E. J.: Duodenum diverticula. Brit. journ. of surg. Vol. 8, Nr. 29. 1920.

— Große Pharynxdivertikel. Brit. med. journ. 1926. Nr. 3441, p. 1169.

Spriggs, E. J. und O. A. Marxer: Multiple Divertikel des Kolons. Lancet. Vol. 212, Nr. 21, p. 1067. 1927.

Spriggs, E. J. und O. A. Marxer; Multiple Divertikel des Colons. Lancet Bd. 212, Nr. 21, S. 1067, 1927. Über intestinale Divertikel. Brit. med. jonrn. Nr. 3395, S. 130, 1926.

Spriggs, E., C. Gordon-Watson, Bertram Shires, de Martel, Victor Pouchet, A. P. Cawa-dias, R. P. Rowlands, Turner Warwick und P. Lockhart-Mummery: Diskussion über Diverticulitis. Proc. of the roy. soc. of med. Vol. 20, Nr. 5. Sect. of surg. 9. 2. 1927. p. 57.

Stamm, Carl: Zur Pathologie des Oesophagus im Kindesalter. Monatsschr. f. Kinderheilk. Bd. 33, H. 2, S. 147. 1926.

Stark: Zur Pathologie der Speiseröhrenerweiterung mit besonderer Berücksichtigung der Röntgen-diagnostik. 29. dtsch. Kongr. f. inn. Med. Wiesbaden 16.—19. April 1912.

— Die Behandlung der Dilatationen und Divertikel der Speiseröhre. 2. Teil: Die Behandlung der diffusen Erweiterung der Speiseröhre. Dtsch. med. Wochenschr. 1913. Nr. 52, S. 2547.

— Die Divertikel und Dilatationen der Speiseröhre. Samml. zwangl. Abh. a. d. Geb. d. Ver-dauungs- u. Stoffwechsel-Krankh. von Albu. Bd. 3, H. 5.

Stegemann: Die Sichtbarmachung der Gallenblase auf dem Röntgenbild. Münch. med. Wochen-schrift. 1925. Nr. 47.

Stein: Papaverin zur Differentialdiagnose zwischen Oesophagusspasmus und Oesophagusstenose. Forstschr. a. d. Geb. d. Röntgenstr. Bd. 23. H. 4.

— Die Röntgendurchleuchtung von inneren Organen mit Hilfe eines neuen Durchleuchtungs-schirmes. Münch. med. Wochenschr. 1920. Nr. 38.

Stein, A. und W. H. Steward: Pneumoperitoneal Roentgen-ray diagnosis. Journ. of the Americ. med. assoc. Vol. 75, Nr. 1. 1920.

Steinberg, Ulrich: Zur internen Behandlung des Ulcus ventriculi bzw. duodeni. Dtsch. Arch. f. klin. Med. Bd. 150, H. 5, S. 285. 1926.

Steiner: Mitteilungen über einen Fall von Hirschsprungscher Krankheit. Wien. klin. Wochen-schrift. 1913. Nr. 16.

Steinitz: Über den idiopathischen Zwerchfellhochstand. Fortschr. a. d. Geb. d. Röntgenstr. Bd. 29, S. 768.

Steinthal, K.: Zur Ätiologie und Therapie der Hirschsprungschen Krankheit. Bruns' Beitr. z. klin. Chirurg. Bd. 137, H. 3, S. 401. 1926.

Stephan: Paralytische Oesophagusektasie mit Kardiospasmus. Münch. med. Wochenschr. 1913. Nr. 23, S. 1295.

Steward, W. H.: Aussprache über das Magen-Zwölffingerdarmgeschwür. II. Röntgenunter-suchung. Med. clin. of North America. Vol. 10, Nr. 4, p. 761 u. 767. 1927.

Stierlin: Die Röntgendiagnose intraabadominaler Neubildungen aus der Verlagerung des Dickdarmes. Dtsch. med. Wochenschr. 1912. Nr. 31.

— Röntgenologische Erfahrungen über Magenspasmen. Münch. med. Wochenschr. 1912. Nr. 15 und 16.

— Zur Röntgendiagnostik der Dünndarmstenose und des Dünndarmileus. Med. Klinik. 1913. Nr. 25.

— Über chronische Funktionsstörungen des Dickdarms. Ergebn. d. inn. Med. u. Kinderheilk. Bd. 10. 1913.

— Die Röntgendiagnose des Magencarcinoms. Korresp.-Blatt f. Schweiz. Ärzte. 1915. Nr. 4.

— Differential- und Fehldiagnose beim Magenkrebs. Korresp.-Blatt f. Schweiz. Ärzte. 1915. Nr. 17.

— Klinische Röntgendiagnostik des Verdauungskanales. Wiesbaden: J. F. Bergmann 1916.

— Ein Beitrag zur radiographischen Untersuchung der Kolonperistaltik. Zeitschr. f. klin. Med. Bd. 70, H. 5 u. 6. 1910.

— Der Einfluß des Sennainfuses auf die Verdauungsbewegungen des Menschen. Münch. med. Wochenschr. 1910. Nr. 27.

— Das Coecum mobile als Ursache mancher Fälle sog. chronischer Appendicitis und die Erfolge der Coecopexie. Dtsch. Zeitschr. f. Chirurg. Bd. 106, H. 4—6. 1910.

— Die radiographische Diagnostik der Ileocöcaltuberkulose und anderer ulcerativer und indurierender Dickdarmprozesse. 40. Vers. d. dtsch. Ges. f. Chirurg. 1911.

STIERLIN: Physiologisches und Pathologisches über die Kolonfunktion. Med. Ges. Basel. Sitzung vom 16. 7. 1910. Ref. Korresp.-Blatt f. Schweiz. Ärzte. 1910. Nr. 24.
— Über einige Störungen der Kolonfunktion. Ges. d. Ärzte in Zürich. Sitzung vom 16. 7. 1910. Ref. Korresp.-Blatt f. Schweiz. Ärzte. 1910. Nr. 34.
— Die Radiographie in der Diagnostik der Ileocöcaltuberkulose und anderer Krankheiten des Dickdarmes. Münch. med. Wochenschr. 1911. Nr. 23.
— Über eine neue operative Therapie gewisser Obstipation mit sog. chronischer Appendicitis. Mitt. a. d. Grenzgeb. d. Med. u. Chirurg. Bd. 23, H. 3. 1911.
— Über die Obstipation vom Ascendenstypus. Münch. med. Wochenschr. 1911. Nr. 36.
— Die Röntgendiagnose der geschwürigen und indurativen Prozesse des Magendarmkanales. Med. Ges. zu Basel. Sitzung vom 11. 5. 1911.
— Zur Röntgendiagnostik der Colitis ulcerosa. Zeitschr. f. klin. Med. Bd. 75, H. 5 u. 6. 1912.
STIERLIN und CHAOUL: Zur Diagnose und Pathologie des Ulcus duodeni. Münch. med. Wochenschrift. 1917. Nr. 48 u. 49.
STIERLIN und FRITZSCHE: Experimentelle Untersuchungen der Dickdarmfunktion beim Affen. 29. Kongr. f. inn. Med. 1912.
STIERLIN und SCHAPIRO: Die Wirkung von Morphium, Opium und Pantopon auf die Bewegungen des Verdauungstraktus beim Menschen und beim Tier. Münch. med. Wochenschr. 1912. Nr. 50.
STIEVE: Der Sphincter ani pylori des menschlichen Magens. Anat. Anz. Bd. 51, Nr. 21/24. 1919.
STILLER: Einige Worte über Magenaufblähung. Dtsch. med. Wochenschr. 1911. Nr. 45.
— Kritische Glossen eines Klinikers zur Radiologie des Magens. Arch. f. Verdauungskrankh. Bd. 16.
— Zur Frage des radiologischen Magens. Arch. f. Verdauungskrankh. Bd. 18, H. 1. 1912.
STOCCADA: Über die Bedeutung der Zähnelung der großen Kurvatur des Magens. Fortschr. a. d. Geb. d. Röntgenstr. Bd. 27, H. 5, S. 465. 1920.
STOER: Röntgenuntersuchung zur Beurteilung der Operabilität des Magencarcinoms. Denver med. Times. Sept. 1913.
STRANSKY: Angeborene Duodenalstenose als Ursache eines symptomatischen Pylorusspasmus. Med. Klinik. 1922. Nr. 45.
STRANZ, JULIUS: Untersuchungen über die diagnostische Brauchbarkeit der Atropinprobe des Magens. Med. Klinik. Jg. 22, Nr. 2, S. 59. 1926.
STRASSBURGER: Obstipation im Röntgenbild. Fortschr. a. d. Geb. d. Röntgenstr. Bd. 31, S. 491.
STRAUCH: Magenneurose und Magengeschwür. Med. Klinik. 1919. Nr. 48.
— Erkennung und Behandlung der Darmsenkung. Dtsch. med. Wochenschr. Jg. 52, Nr. 42, S. 1769. 1926.
STRAUSS: Über Proktostasis paradoxa. Jahreskurse f. ärztl. Fortbild. Märzheft 1918.
— Diagnostik und interna Therapie. Therapie des Duodenalgeschwürs. Zeitschr. f. ärztl. Fortbildung. 1913. Nr. 4, S. 97.
— Über die diagnostische Bedeutung des Nischensymptoms. Berlin. klin. Wochenschr. 1914, H. 33; Münch. med. Wochenschr. 1914. S. 1881; Fortschr. a. d. Geb. d. Röntgenstr. Bd. 22, Nr. 6, S. 644.
— Kriegs- und Verdauungskrankheiten. Münch. med. Wochenschr. 1915. Nr. 48.
— Klinisches und Kritisches über den Sanduhrmagen. Arch. f. Verdauungskrankh. Bd. 21, H. 2; Münch. med. Wochenschr. 1916. S. 90.
STRAUSS, H.: Zur Differentialdiagnose des Ulcus penetrans und carcinomatosum. Berlin. klin. Wochenschr. 1912. Nr. 46, S. 21 u. 65.
— Zur Röntgenuntersuchung der Fundusregion des Magens. Münch. med. Wochenschr. 1918. Nr. 4.
— Würzburger Abhandl. a. d. Gesamtgeb. d. prakt. Med. Bd. 1, H. 12, S. 299.
— Über Ulcus parapyloricum. Therapie d. Gegen. 1920. H. 11.
— Diagnostik und Therapie der Fistula grastrocolica. Fortschr. a. d. Geb. d. Röntgenstr. Jg. 44, Nr. 2, S. 53. 1926.
— Fehlschlüsse bei der Röntgendiagnose des Magencarcinoms. Berlin. med. Ges. Jan. 1913. Münch. med. Wochenschr. 1912. S. 170.
— Über einen eigenartigen Fall von Speiseröhrenerweiterung. Berlin. klin. Wochenschr. 1920. Nr. 28, S. 656.
STRAUSS, J.: Linitis plastica des Magens mit Sanduhrbildung bei einem hereditär-syphilitischen Kinde. Arch. f. Verdauungskrankh. Bd. 38, H. 3/4, S. 186. 1926.
STRAUSS, OTTO: Die Gastrokoloptose in radiologischer Betrachtung und besonderer Berücksichtigung der neuesten Publikation ROVSINGS. Dtsch. med. Wochenschr. 1915. Nr. 24.
— Die radiologische Betrachtung des Dickdarmes. Dtsch. militärärztl. Zeitschr. 1912. H. 3.
— Das Duodenalulcus in der Armee. Dtsch. militärärztl. Zeitschr. 1913. Nr. 21.

STRAUSS, OTTO: Über Beobachtungsfehler bei der radiologischen Untersuchung des Magens. Fortschr. a. d. Geb. d. Röntgenstr. Bd. 21, H. 3, S. 291. 1914.
— Das Duodenalulcus und seine Feststellbarkeit durch Röntgenstrahlen. Forschr. a. d. Geb. d. Röntgenstr. Bd. 19, H. 6, S. 461. 1913.
— Über die Notwendigkeit einer neuen Nomenklatur in der Magenbetrachtung. Dtsch. med. Wochenschr. 1919. Nr. 32.
— Der jetzige Stand der Röntgendiagnostik bei Krankheiten des Verdauungskanals. Dtsch. med. Wochenschr. 1920. Nr. 31.
— Über Antiperistaltik am Magen. Dtsch. med. Wochenschr. 1920. Nr. 12, S. 321.
STRAUSS und BAMBERGER: Fotschritte auf dem Gebiet der Magenkrankheiten. Übersichtsvortrag. Jahreskurse f. ärztl. Fortbild. Märzheft 1913.
— Über Ulcus penetrans ventriculi und Sanduhrmagen. Berlin. klin. Wochenschr. 1911. Nr. 28.
— Röntgenuntersuchungen bei chronischer Obstipation. Berlin. klin. Wochenschr. 1913. Nr. 22.
STRAUSS und BRANDENSTEIN: Über Ulcus penetrans und Sanduhrmagen. Berlin. klin. Wochenschrift. 1911. Nr. 28.
— Röntgenuntersuchung bei chronischer Obstipation. Berlin. klin. Wochenschr. 1913. Nr. 22.
STRÖM, S.: On the Roentgen diagnostics of changes in the appendix and coecum. Acta radiol. Vol. 1, p. 133, 489.
STROIAN, N.: Syphilitisches Ulcus duodenum der Pars descendens, geheilt durch rectale Quecksilberbehandlung und Diät von Eier-Eiweiß und Butter. Rev. stiintelor med. Jg. 16, Nr. 3, p. 232. 1927. Ref. Vol. 3, p. 567.
STUERZ: Eine Methode, auch den unterhalb des Zwerchfelles gelegenen Teil der Speiseröhre und die Gegend des Mageneinganges der Röntgenuntersuchung zugänglich zu machen. Med. Klinik. 1911. Nr. 48.
STUPEL, R.: Zur Ätiologie des sog. Kaskadenmagens. Fortschr. a. d. Geb. d. Röntgenstr. Bd. 28, S. 229.
SUCHANEK: Röntgenologisch vorgetäuschter Fremdkörper der Speiseröhre. Wien. med. Wochenschrift. Jg. 76, Nr. 51, S. 1530. 1926.
SUERMONDT, W. F.: Über einen Fall von Oesophagospasmus. Dtsch. Zeitschr. f. Chirurg. Bd. 179, H. 3/4. 1923.
SUTHERLAND, CHARLES G.: Polypenartige Tumoren im Pylorusteil des Magens. (Bericht über 3 Fälle.) Radiol. Bd. 6, Nr. 6, S. 520. 1926.
— Duodenalulcus. Ein Vergleich zu dem Röntgen- und histologischen Befunde. Radiol. Bd. 8, Nr. 2, S. 111. 1927.
SVANBERG, HAROLD und E. B. MONTGOMERY: Solitärdivertikel des Jejunum. Radiology. Vol. 7, Nr. 2, p. 144. 1926.
SWYNGHEDAUW, P.: Die Divertikelentzündung des Dickdarmes und ihre chirurgische Behandlung. Journ. de chirurg. Tome 28, Nr. 1, p. 1. 1926.
SYK, IVAN: Durch Röntgenstrahlen nicht darstellbare Oesophagusstenose. Acta oto-laryngol. Bd. 10, H. 1, S. 145. 1926.
SZERB und REVESZ: Das Papaverin in der Röntgendiagnostik der Magenerkrankungen. Wien. klin. Wochenschr. 1914. Nr. 9; Mitt. a. d. Grenzgeb. d. Med. u. Chirurg. Bd. 32.
— Das Papaverin in der Röntgendiagnostik der Magenkrankheiten. Fortschr. a. d. Geb. d. Röntgenstr. Bd. 27, H. 2. 1920.
TABORA, V.: Über motorische Magenreflexe. 28. Kongr. f. inn. Med. 1911.
TAKAHASHI, M.: Die Abhängigkeit der Magenentleerung vom Allgemeinzustand des Nervensystems. Arch. f. d. ges. Physiol. Bd. 159. 1914.
— Quantitative experimentell-therapeutische Versuche zur Ermittlung der stopfenden Bestandteile im Opium. Arch. f. d. ges. Physiol. Bd. 159. 1914.
TAKATS, G. DE: Die veränderte Magenphysiologie nach Magenoperationen. Americ. journ. of the med. sciences. Vol. 172, Nr. 4, p. 45. 1926.
TALMA: Röntgenographische Bestimmung der Lage des Magens. Berlin. klin. Wochenschr. 1911. Nr. 22; Arch. des maladies de l'appar. dig. de la nutrit. 1911. Nr. 11.
TANDLER: Zur Anatomie des Magens. Wien. med. Wochenschr. 1922. S. 333.
TANNER, W. E.: Ein Fall von Dysphagia inflammatoria hinteren pharyngoösophagealen Divertikels. Guy's hosp. reports. Vol. 76, Nr. 2, p. 153. 1926.
TAPPEINER: Ulcus duodeni. Berlin. klin. Wochenschr. 1914. Nr. 23.
TARANTOLA, E.: Die radiologische Untersuchung der Darmtuberkulose. Osp. magg. (Milano). Jg. 14, Nr. 9, p. 245.
TARTAGLI, D.: Über einen Fall von Erweiterung des Oesophagus mit Stenose der Kardia. Arch. di radiol. Jg. 2, H. 2/3, p. 250—267. 1926.
— Über einen Fall idiopathischer Speiseröhrenerweiterung. Radiol. med. Vol. 13, Nr. 10, p. 711. 1926.
TARTAGLIE: Divertikel des mittleren Oesophagusabschnittes. Rad. med. Vol. 13, Nr. 12, p. 913. 1926.

TELEMANN: Röntgenologische Studien und Theorien. Dtsch. med. Wochenschr. 1914. Nr. 44, S. 1925.

TERRIS, E.: Die funktionelle Stenose des Duodenums. Progr. méd. Jg. 54, Nr. 12, p. 451. 1926.

TESCHENDORF, W.: Oesophaguscarcinom mit Perforation in die Luftwege. Dtsch. med. Wochenschrift. 1920. Nr. 45.

— Zur Erkennung abdomineller Verwachsungen. Dtsch. med. Wochenschr. 1923. Nr. 21.

— Über die Verwendung von Pentandämpfen zur Füllung der menschlichen Bauchhöhle. Dtsch. med. Wochenschr. 1921. Nr. 8.

— Welche Ausblicke gewährt der Nachweis der direkten Zeichen des Zwölffingerdarmgeschwüres im Röntgenbild für die interne und chirurgische Behandlung? Arch. f. Verdauungskrankh. Bd. 37, S. 498. 1926.

— Der gesunde und krankhafte Zwölffingerdarm im Röntgenbilde. Ergebn. d. inn. Med. u. Kinderheilk. Bd. 29, S. 1. 1926.

— Bulbus duodeni. Dtsch. med. Wochenschr. 1925. Nr. 35.

TESCOLA, C.: Syndrom eines Magengeschwüres, hervorgerufen durch spitzen Fremdkörper. Rad. med. Vol. 13, Nr. 1, p. 5. 1926.

TEUBERN, V.: Erfahrungen mit dem Pneumoperitoneum in der ambulanten Praxis. Dtsch. med. Wochenschr. 1919. Nr. 45.

TEUCHNER: Dyspepsia spastica. Münch. med. Wochenschr. 1916. S. 355. (Nach anderen Angaben TEUSCHER.)

THAYSEN: Die Koloptose als Ursache der Verstopfung. Mitt. a. d. Grenzgeb. d. Med. u. Chirurg. Bd. 34.

— Beitrag zur Klinik und Röntgenologie der habituellen Obstipation. Arch. f. Verdauungskrankh. Bd. 24, H. 1 u. 2.

THEILE, P.: Zur Radiologie des Säuglingsmagens. Zeitschr. f. Kinderheilk. Bd. 15, H. 3 u. 4. 1917.

— Über Herstellung bestimmter Aciditätswerte im Säuglingsmagen und deren Einfluß auf die Magenentleerung.

THIEDING: Über Kardiospasmus und idiopathische Dilatation der Speiseröhre. Brun's Beitr. z. klin. Chirurg. Bd. 121, H. 2. 1921.

THIELEMANN: Zur Frage der röntgenologischen Darstellbarkeit verschluckter Gebißprothesen. Fortschr. a. d. Geb. d. Röntgenstr. Bd. 35, H. 4, S. 794. 1927.

THOMSEN, E.: Über Narbenverengerung der Speiseröhre. Ugeskrift f. laeger. Jg. 88, Nr. 36, S. 815. 1926.

THURSTAN, H.: Radiographie in einem Fall von Haarball im Magen. Arch. of the Röntgen ray. 1913. Nr. 156; 1914. Nr. 164.

TILLMANN: 8 Fälle von verschluckten Fremdkörpern im Magendarmkanal. Brun's Beitr. z. klin. Chirurg. Bd. 126, S. 320.

TITTEL, C.: Über die Röntgenuntersuchung des Magens mit besonderer Berücksichtigung des Sanduhrmagens. Inaug.-Diss. Leipzig 1907.

TOBLER und BOGEN: Über die Dauer der Magenverdauung der Milch usw. Monatsschr. f. Kinderheilk. Bd. 7. 1908.

TODD, M. H.: Röntgenuntersuchung zur Diagnose von gastrointestinaler Perforation. Americ. journ. of surg. Vol. 2, Nr. 5, p. 449. 1927.

TORNAI: Beitrag zur Röntgendiagnostik der Stenosen des Verdauungstraktus. Berlin. klin. Wochenschr. 1910. Nr. 29.

TRÄGER: Merkwürdiger Fall von Fremdkörper und Trichobezoar im Magen. Zeitschr. tschechischer Ärzte. 1921. Ref. Fortschr. a. d. Geb. d. Röntgenstr. 1928. S. 618.

TRAPP: Zur Röntgendiagnose von Kotsteinen im Processus vermiformis. Zentralbl. f. Chirurg. 19. 2. 1911. S. 242.

TRÉMOLIÈRES, F., L. JOULIA und H. R. OLIVER: Die Perivisceritiden des Abdomens. Rev. de méd. Jg. 43, Nr. 6, p. 701. 1926.

TRÉMOLIÈRES, F. und H. R. OLIVER: Die adhäsiven Perivisceritiden des Verdauungskanales. Journ. méd. franç. Tome 15, Nr. 2, p. 48. 1926.

TRENDELENBURG: Physiologische und pharmakologische Versuche über die Peristaltik des Dünndarmes. Dtsch. med. Wochenschr. 1917. Nr. 39.

TREPLIN: Magenerkrankungen im Röntgenbild. 35. Kongr. d. dtsch. Ges. f. Chirurg. 1906.

TROELL, A.: Diagnose und Behandlung der Gastroptose. Nord. med. arkiv. Bd. 2, Nr. 26. 1914.

— Das Ulcus ventriculi und duodeni vom chirurgischen Standpunkt. Svenska läkaresällskapets handlinger. 1916. S. 1343.

— Ein Beitrag zur Gastroptosenfrage, speziell unter radiologischen Gesichtspunkten. Arch. f. klin. Mei. Bd. 107, H. 2. 1916; Münch. med. Wochenschr. 1916. S. 496.

— Die heutigen Tumoren des Magens, insbesondere vom radiologischen Gesichtspunkt. Acta radiol. Bd. 7, H. 1/6, S. 568. 1926.

TRUMPP: Röntgenologische Untersuchungen über den Ablauf der Verdauung beim Säugling. Verhandl. d. Ges. f. Kinderheilk. 1907.

TUFFIER und AUBOURG: Der Magen, das Duodenum, der Dickdarm im Stehen und im Liegen. Presse méd. 1911. Nr. 34.

— Der Wismuteinlauf zur radiologischen Untersuchung des Dickdarmes. Soc. de chirurg. 22. 3. 1911. Presse méd. 1911. Nr. 34.

TUFFIER und ROUX-BERGER: Der Sanduhrmagen. Presse méd. 1913. Nr. 37.

TUGENDREICH, J.: Die Stero-Röntgenographie der Abdominalorgane. Dtsch. med. Wochenschr. Jg. 53, N. 14, S. 580. 1927.

TYSON, R. M.: Phrenospasmus beim Säugling. Arch. of pediatr. Vol. 43, Nr. 12, p. 818. 1926.

UDAONDO, C., BONORINO, J. C. CARULLA und G. P. GONALOUS: Incontinenz des pylorus. Arch. des maladies de l'appar. dig. et de la nutrit. Tome 10, Nr. 7. 1920.

ULRICHS: Ein Beitrag zum Nachweis des Magencarcinoms durch die Röntgenographie. Dtsch. med. Wochenschr. 1912. Nr. 7.

— Ein Beitrag zur Röntgendiagnose der Perityphlitis. Forstschr. a. d. Geb. d. Röntgenstr. Bd. 21, H. 2.

UMBER: Verein f. inn. Med. Berlin 19. 1. 1920.

UNGER, E. und O. WESKI: Über ausgedehnte Zwerchfellverletzungen. Dtsch. med. Wochenschr. 1920. Nr. 46.

UPSON, W. O.: Über die Technik der röntgenologischen Dickdarmuntersuchung. Americ. journ. of roentgenol. Vol. 16, Nr. 5. p. 419. 1926.

URANO: Eine wichtige Fehlerquelle über die motorische Bedeutung des Magensäureinhaltes des Magens. Fortschr. a. d. Geb. d. Röntgenstr. Bd. 22, H. 3.

USPENSKIY, A.: Röntgendiagnose des Echinkokkus der Brust- und Bauchhöhle. Russkaja Klinika. Bd. 5, Nr. 22, S. 244. 1926.

UTILI, V.: Ein Fall von stenosierender inframesokolischer essentieller Periduodenitis. Rad. med. Vol. 13, Nr. 1, p. 10. 1926.

VALENTI, ALESSANDRO: Röntgenologische Bemerkungen über das Füllen und die Entleerung des Wurmfortsatzes. Rad. med. Vol. 13, Nr. 7, p. 504. 1926.

VALLE, D. DEL: Die Erweiterung des Duodenums beim Magen- und Duodenalulcus. Rev. de la soc. de méd. int. Tome 2, Nr. 2, p. 239. 1926.

— und RICARDO DONOVAN: Die Duodenalerweiterung beim Magen- und Duodenalgeschwür. Arch. argent. de enferm. de l'appar. dig. et de la nutrit. Tome 1, Nr. 5, p. 851. 1926.

VALLEBONA, A.: Neue Methode der röntgenologischen Untersuchung des Verdauungstraktus. Radiol. med. Vol. 13, Nr. 4, p. 241. 1926.

— Besondere Methoden der röntgenologischen Magenuntersuchung. Radiol. med. Vol. 14, Nr. 4, p. 300. 1927.

VASELLE: Röntgendiagnose des Antrum pyloricum. Journ. belge de radiol. Tome 15, H. 3, p. 181. 1926.

VASSILJEV, W. und J. MNAZAKANOV: Über Syphilis des Magens. Russkaja Klinika. Bd. 5, Nr. 24, S. 539. 1926. Ref. Zentralbl. f. d. ges. Radiol. Bd. 2.

VATERNAHM, TH.: Das röntgenologische Magendarmbild bei Kyphoskoliose. Med. Klinik. Jg. 22, Nr. 53, S. 2029. 1926.

VEAU, V. und G. L. HALLEZ: Ein Fall von Stenose des Duodenum bei einem Säugling. Nourisson. Jg. 15, Nr. 4, p. 244.

VEDEL und JANBON: Akute Magendilatation im Verlauf einer malignen Pylorusstenose. Bull. de la soc. des sciences méd. et biol. de Montpellier et du Languedoc méditerr. Jg. 7, H. 9, p. 454. 1926.

VELDEN, V. D.: Zur Pharmakologie der Magenmotilität. 27. Kongr. f. inn. Med. 1910.

VERDEAU, F. M. und G. I. CHAUMET: Klinische und röntgenologische Untersuchung der Erkrankung des Magens und Duodenums. Arch. de méd. et de pharm. milit. Tome 84, Nr. 6, p. 577. 1926.

VESPIGNANI, A.: Die triklinäre Lage bei der röntgenologischen Untersuchung des Duodenums. Radiol. med. Vol. 13, Nr. 4, p. 272. 1926.

VESTEA, DONATO DI: Über einen Fall von Perioesophagitis durch einen Fremdkörper in der Speiseröhre. Policlinico, sez. prat. Jg. 33, H. 5, p. 155. 1926.

VIALETT und R. MARCHIONI: Serienmomentaufnahmen des Duodenums. Arch. d'électr. méd. Jg. 34, Nr. 515, p. 113. 1926.

VIDOR, J.: Über die Röntgenuntersuchung der Ventilstenosen des Kolontraktes. Gyógyászat. Jg. 66, Nr. 20, p. 475. 1926.

— Röntgenologisch nachgewiesener periappendikulärer Absceß. Fortschr. a. d. Geb. d. Röntgenstrahlen. Bd. 35, H. 2, S. 345. 1926.

VIETTI, M.: Askariden und Askaridenerkrankungen. Radiol. med. Vol. 13, Nr. 8, p. 546. 1926.

— Das radiologische Aussehen des Bandwurms. Radiol. med. Vol. 13, Nr. 4, p. 282. 1926.

VILLARET, DUFOURMENTEL und ST. GIROUS: Ein Fall von Megaoesophagus nach Kardiospasmus. Bull. et mém. de la soc. méd. des hôp. de Paris. Jg. 36, Nr. 33, p. 1314—1320. 1920. Ref. Kongr.-Bl. f. d. ges. inn. Med. Bd. 16, H. 9, S. 477. 1921.

VINSON, P. R.: Kardiospasmus. New Orleans med. a. surg. journ. Vol. 78, Nr. 8, p. 483.

VLASTO: Extraktion von zwei Farthings (Münzen) aus der Speiseröhre. Proc. of the roy. soc. of med. Vol. 19, Nr. 3. Sekt. of laryngol. 6. 11. 1925. p. 17. 1926.

VOGEL, K.: Zur Frage der Ätiologie der HIRSCHSPRUNGschen Krankheit. Mitt. a. d. Grenzgeb. d. Med. u. Chirurg. Bd. 34, S. 637.

VOGT, E.: Zur Röntgendiagnostik des Magendarmkanales der Neugeborenen. Fortschr. a. d. Geb. d. Röntgenstr. Bd. 28, S. 287.

VOIT: Die Röntgenuntersuchung des Magendarmkanales. Nürnb. med. Ges. 14. 3. 1912.

VOLKMANN: Form des Magens mit besonderer Berücksichtigung der ASCHOFFschen Lehre vom Isthmus ventriculi. Dtsch. med. Wochenschr. 1921. Nr. 15; Mitt. a. d. Grenzgeb. d. Med. u. Chirurg. 1920. Nr. 32, H. 5.

— Vorschläge zur Namengebung in der Betrachtung des Magens. Münch. med. Wochenschr. 1920. Nr. 40.

VORHOEVE: Die klinische und radiologische Diagnose der Fistula gastro-colica. Dtsch. Arch. f. klin. Med. Bd. 106. 1912.

— Der Magen als vikariierender Luftkessel nach Larynxexstirpation. Acta radiol. Bd. 7, H. 1—6, S. 587. 1926.

VOTO, BERNALES J. und C. A. BAMBAREN: Das luetische Magen- und Duodenalulcus. Rev. de la soc. de med. int. y de la soc. de tisiol. Vol. 2, Nr. 2, p. 216. 1926.

VULLIET, H.: Magenerkrankungen mit und ohne Ulcerationen. Die Rolle des Spasmus. Rev. méd. de la Suisse romande. Jg. 46, Nr. 6, p. 357. 1926.

WALLI: Über die kongenitale Hernia diaphragmatica im Foramen Morgagni und ihre Röntgendiagnose. Arch. f. klin. Chirurg. Bd. 97, H. 4.

WAITZFELDER: Die röntgenologische Darstellung der chronischen Appendicitis. Med. Klinik. 1922. S. 283.

— Zur Röntgendiagnose des Ulcus carcinomatosum. Fortschr. a. d. Geb. d. Röntgenstr. Bd. 30, S. 299.

WALCKER, FR.: Beitrag zur chirurgischen Anatomie des Zwölffingerdarmes. Arch. f. klin. Chirurg. Bd. 120, S. 472.

WALD, LE: Experimentelle Studie über die Dauer des künstlichen Pneumoperitoneums. Americ. journ. of roentgenol. Vol. 7, Nr. 10. 1920.

— Röntgendiagnose der Magensyphilis. Radiology. Vol. 6, Nr. 2, p. 138. 1926.

— Periodisches Erbrechen bei Kindern einschließlich einer Analyse über das Auftreten von Erbrechen bei 200 Kindern, die mit Röntgenstrahlen untersucht wurden. Radiology. Vol. 7, Nr. 5, p. 410. 1926.

WALDEYER: Die Magenstraße. Sitzungsber. d. Berlin. Akad. 1908.

WALDMANN: Kongr.-Zentralbl. f. inn. Med. Bd. 5.

WALDVOGEL: Münch. med. Wochenschr. 1911. Nr. 2.

WALKER, A.: Diagnose und Behandlung des chronischen Darmverschlusses am Hand dreier Fälle. Glasgow med. journ. Vol. 105, Nr. 2, p. 106. 1926.

WALKO: Die spastischen Erkrankungen des Verdauungskanales. Samml. zwangl. Abh. a. d. Geb. d. Verdauungs- u. Stoffwechsel-Krankh. Bd. 5, H. 3.

WALTER: Ein Fall von Ulcusnische an der großen Kurvatur im operierten Magen. Fortschr. a. d. Geb. d. Röntgenstr. Bd. 31.

WASSERMANN: Röntgenuntersuchung der chronischen Bleivergiftung der Katze. Arch. f. exp. Pathol. u. Pharmakol. Bd. 79, Februarheft 1926; Münch. med. Wochenschr. 1916. S. 681.

WATANABE, T.: Über den Einfluß der doppelseitigen intrathorakalen Sympathico- und Splanchnicotomie auf die motorische Funktion des Magens. Fortschr. a. d. Geb. d. Röntgenstr. Bd. 30, S. 512.

WATKINS: Pathologische Befunde an 1000 Röntgenuntersuchungen des Verdauungstraktus. Americ. journ. of roentgenol. Vol. 7, Nr. 5. 1920.

WEBER: Über ein neues Symptom bei Krebsstenosen des Oesophagus. Fortschr. a. d. Geb. d. Röntgenstr. Bd. 29, S. 362.

— Über die Bedeutung der Einführung von Sauerstoff- bzw. Luft in die Bauchhöhle . . . . . Fortschr. a. d. Geb. d. Röntgenstr. Bd. 20.

WEBER und BERGMANN: Zur Frage über die wahre Magenform. Zentralbl. f. Röntgenstr. Bd. 2. 1911.

WEIHE, F.: Über kongenitale Zwerchfellhernie und ihre Darstellung im Röntgenbild. Zeitschr. f. Kinderheilk. Bd. 13, H. 5. 1915; Münch. med. Wochenschr. 1916. S. 389.

WEIL, A.: Über die röntgendiagnostische Bedeutung normaler und abnormaler Gasansammlung im Abdomen. Fortschr. a. d. Geb. d. Röntgenstr. Bd. 24, H. 1, S. 1. 1916.

Weil, A.: Die Röntgendiagnostik der Dünndarmerkrankungen. Ergebn. d. inn. Med. u. Kinderheilk. Bd. 15.
— Über die Bestimmung der Mageninhaltsmenge durch Ausheberung und ihre radiologische Kontrolle. Münch. med. Wochenschr. 1912. Nr. 29.
— Über den Einfluß elektrischer Reize auf Magenperistaltik und Sekretion beim Menschen. Dtsch. Arch. f. klin. Med. Bd. 109. 1913.
Weiland: Zur Kenntnis der Entstehung der Darmbewegung. 29. Kongr. f. inn. Med. 1912.
— Ein röntgenologisches Phänomen bei perforiertem Magengeschwür. Münch. med. Wochenschr. 1915. Nr. 16.
Weinberger: Zur Klinik der rechtsseitigen Zwerchfellhernien. Fortschr. a. d. Geb. d. Röntgenstrahlen. 1918. H. 5.
Weingaertner, M.: Wismut im Bronchialbaum bei Oesophaguscarcinom ohne Perforation nach den Luftwegen. Fortschr. a. d. Geb. d. Röntgenstr. Bd. 22, H. 4.
— Das Röntgenverfahren in der Laryngologie. Berlin 1914.
Weinstein, S.: Duodenaldivertikel am Lebenden diagnostiziert. Med. Klinik. 1920. Nr. 35.
— Fremdkörper im Duodenum. Röntgenvereinig. zu Berlin. 7. 6. 1921. Ref. Fortschr. a. d. Geb. d. Röntgenstr. Bd. 28, S. 593.
Weisflog: Zur röntgenographischen Diagnose der Enterolithen des Processus vermiformis. Fortschr. a. d. Geb. d. Röntgenstr. Bd. 10, H. 4.
Weiss, E.: 6 Fälle von Oesophaguserweiterung. Med. Klinik. Tübingen. Fortschr. a. d. Geb. d. Röntgenstr. Bd. 5, S. 11. 1901/02.
Weiss, K.: Volvulus ventriculi mit spontaner Rückbildung. Fortschr. a. d. Geb. d. Röntgenstr. Bd. 30, S. 338.
Weiss und Kreuzfuchs: Über den Retentionsmechanismus im Duodenum. Dtsch. med. Wochenschr. 1922. Nr. 32, S. 1072.
Wels: Untersuchungen zur Diagnose und zum Entstehungsmechanismus des idiopathischen Zwerchfellhochstandes. Fortschr. a. d. Geb. d. Röntgenstr. Bd. 28, S. 163.
Welter: Beitrag zur Röntgendiagnostik der Dickdarmerkrankungen speziell von Verwachsungen an denselben. Beitr. z. klin. Chirurg. Bd. 85, H. 1. 1913.
Wernstedt: Die pylorale Endpartie oder das Pylorusmundstück des Säuglings oder Affenmagens. Arch. f. Anat. u. Physiol. 1913. Suppl.-Bd.
Westphal: Untersuchungen zur Frage der nervösen Entstehung peptischer Ulcera. Zeitschr. f. klin. Med. Bd. 80, H. 1/2. 1914; Dtsch. Arch. f. klin. Med. Bd. 114, H. 3/4. 1914.
— Über die Engen des Magens und ihre Beziehung zur Chronizität der peptischen Ulcera. Mitt. a. d. Grenzgeb. d. Med. u. Chirurg. Bd. 32, H. 5. 1920.
Westphal und Katsch: Das neurotische Ulcus duodeni. Mitt. a. d. Grenzgeb. d. Med. u. Chirurg. Bd. 26, H. 3. 1913.
— Muskelfunktion, Nervensystem und Pathologie der Gallenwege. Zentralbl. f. klin. Med. Bd. 96.
Wheelon, H.: Symptome, verknüpft mit Retention und rückläufigen Bewegungen im Duodenum. Journ. of the Americ. med. assoc. Vol. 86, Nr. 5, p. 326. 1926.
Whipple, A.: Duodenalulcus nach Gastroenterostomie. Ann. of surg. Vol. 83, Nr. 1, p. 149. 1926.
— Eine Studie über subphrenische Abscesse. Americ. journ. of surg. Vol. 40, Nr. 1, p. 1. 1926.
White, Fr. W.: Verbesserungen in der Diagnose des chronischen Magen- und Darmgeschwüres. Med. clin. of North America. Jan. 1918.
Whitlock, S. B.: Dickdarmröntgenstudien. Radiology. Vol. 7, Nr. 3, p. 218. 1926.
Whitman: Sauerstoffeinblasung in die Bauchhöhle; ein persönlicher Versuch. Journ. of the Americ. med. assoc. Vol. 74, Nr. 15. 1920.
Wichern: Über Veränderungen des Kolons im Röntgenbild bei chronischer Verstopfung. Med. Ges. zu Leipzig. 21. 6. 1910. Münch. med. Wochenschr. 1910. Nr. 33, S. 1763.
Wiedemann: Zur Technik des Pneumoperitoneums. Fortschr. a. d. Geb. d. Röntgenstr. Bd. 27, H. 4.
Wiel, H. L.: Das klinische Bild eines beginnenden Magenkrebses. California a. Western med. Vol. 24, Nr. 5, p. 628. 1926.
Wierig, A.: Zur Differentialdiagnose der Duodenaldivertikel. Klin. Wochenschr. Jg. 5, Nr. 13, S. 561. 1926.
Wiesinger: Motilitätsstörungen bei Magencarcinom. Ärztl. Verein Hamburg. 26. 6. 1906.
Wiesner: Kasuistischer Beitrag zur Bedeutung der radiologischen Untersuchung des Kolons. Münch. med. Wochenschr. 1908. Nr. 9.
Wilbrand, E.: Die Einwirkung roher Zwiebel auf die Magenverdauung. Münch. med. Wochenschrift. 1920. Nr. 41.
Wilkie, D. P. D.: Gleichzeitiges Geschwür des Magens und des Duodenums. Brit. med. journ. 1926. Nr. 3427, p. 469.

WILKIE, D. P. D.: Duodenaldivertikel . . . . . . Edinburgh med. journ. Vol. 11, p. 219. 1913.
— Beobachtungen zur Pathologie und Ätologie des Duodenalgeschwürs. Lancet. Vol. 92, p. 1465, 1914.
WILLUZKI, W.: Über 2 Fälle von Kardiospasmus mit Dilatation nebst Zusammenstellung der seit 1911 erschienenen Literatur. Inaug.-Diss. Berlin 1916.
WILMS: Coecum mobile und Appendicitis. 40. Vers. d. dtsch. Ges. f. Chirurg. 1911.
— Über Dauerspasmus an Kardia, Pylorus, dem Sphincter der Blase und des Mastdarmes. Dtsch. med. Wochenschr. 1918. Nr. 11.
— Das Erkennen und die Behandlung des nichtperforierten Duodenalgeschwüres. Münch. med. Wochenschr. 1910. Nr. 13, S. 673.
WILSON, R. T.: Peptische Geschwüre. Journ. of radiol. Dez. 1922.
WILUCKI: Ein Fall von Kaskadenmagen, bedingt durch extraventrikulären Tumor. Münch. med. Wochenschr. 1918. Jg. 65, Nr. 31.
WINTERNITZ: Über die Bedeutung der Motilitätsstörungen des Magens. Dtsch. med. Wochenschr. 1914. S. 1007.
WISSING, O.: Vergleichsuntersuchungen über die Grundlagen der Magenmotilität . . . . Acta radiol. Bd. 1, S. 243.
WITHERSPOON, J. A.: Die benigne Pylorusstenose . . . Illinois. med. journ. Vol. 49, Nr. 1, p. 21. 1926.
WITTKOWSKY, C.: Zum Röntgenbild der Magen-Kolonfistel. Arch. f. Verdauungskrankh. Bd. 37, S. 386. 1926.
WÖLFLER, A. und V. LIEBLEIN: Die Fremdkörper des Magendarmkanales. Dtsch. Chirurg. Lieferung 46 b. Stuttgart: Enke.
WOLF: Der Einfluß verschiedener Kontrastmittel und deren Konsistenz auf die Entleerung des Magens. Berlin. klin. Wochenschr. 1921. Nr. 6.
WOLFF, E.: Die sogenannte Diverticulitis des Kolon. Fortschr. a. d. Geb. d. Röntgenstr. Bd. 26, H. 2.
— Zur Förderung der Röntgendiagnose subkardialen Ulcus an der kleinen Kurvatur durch die linke Seitenlage. Klin. Wochenschr. 1922. Nr. 3.
WOLPE: Über die semiotische Bedeutung der digestiven Hypersekretion des Magens. Berlin. klin. Wochenschr. 1920. Nr. 37.
WORDEN: Gastroptose mit besonderer Berücksichtigung der Röntgenuntersuchung. Univ. of Pennsylv. med. Bull. 1906.
WRIGHT, TH.: Die Pylorusstenose des Kindesalters. New York state journ. of med. Vol. 26, p. 143. 1926.
WULACH: Die Verweildauer der verschiedenen Nahrungssubstanzen im Magen. Münch. med. Wochenschr. 1911. Nr. 44.
WULFF: Über die Diagnose des Ulcus duodeni. Mitt. a. d. Grenzgeb. d. Med. u. Chirurg. Bd. 29.
WYDLER, A.: Ein Beitrag zur Chirurgie des Magen- und Duodenalgeschwürs. Mitt. a. d. Grenzgeb. d. Med. u. Chirurg. Bd. 35, S. 103.
— Über die diagnostische Bedeutung der Pylorusverschiebung in verschiedenen Körperlagen. Dtsch. Zeitschr. f. Chirurg. Bd. 133. 1915.
WYNEN: Röntgendiagnose bei Ileus. Fortschr. a. d. Geb. d. Röntgenstr. Bd. 34, H. 6, S. 971. 1926.
YZEREN, V.: De pathogenese v. de chronische maagzweer. Inaug.-Diss. Utrecht 1919.
ZAAIJER: Kardiospasmus . . . . . . Leiden 1918.
— Kardiospasmus und seine Behandlung. Nederlandsch maandschr. v. geneesk. 1923. S. 425.
ZABEL, E.: Zur Kasuistik und Symptomatologie der Vergiftungen mit Bismutum subnitricum. Dtsch. med. Wochenschr. 1909. Nr. 5.
ZEHBE: Über den Einfluß des Opiums und seiner Derivate auf die motorische Funktion des normalen menschlichen Magendarmkanales. Therap. Monatsh. Bd. 27. Juni 1913.
— Über Frontaluntersuchung. Fortschr. a. d. Geb. d. Röntgenstr. Bd. 25, H. 2.
— Über Kaskadenmagen. Fortschr. a. d. Geb. d. Röntgenstr. Bd. 25, H. 2.
— Über Duodenojejunaldivertikel (ein Fall von funktionellem Duodenaldivertikel). Fortschr. a. d. Geb. d. Röntgenstr. Bd. 28, S. 159 u. 436.
— Nischenschatten ohne Vorhandensein eines Ulcus. Fortschr. a. d. Geb. d. Röntgenstr. Bd. 29, H. 5, S. 579. 1922.
ZEZSCHWITZ, V.: Über einen Fall geheilter Magenperforation. Münch. med. Wochenschr. 1906. Nr. 11.
ZIEGLER, J.: Über den Einfluß intra- und extraperitoneal gelegener Gebilde auf Lage und Form des Dickdarmes im Röntgenbild. Mitt. a. d. Grenzgeb. d. Med. u. Chirurg. Bd. 33, S. 55.
— Röntgenbefunde bei Zwerchfellverletzungen. Dtsch. med. Wochenschr. 1920. Nr. 40.
ZIMMERN, TURCHINI, BERNARDI: Bismutradiographie der Lungen bei Oesophaguscarcinom. Bull. et mém. de la soc. de radiol. de Paris. Dez. 1910.

Zinn: a) Gleichmäßige Erweiterung der Speiseröhre mit gleichzeitigem Kardiospasmus.
— b) Röntgenbild eines Falles mit beginnender Oesophagusdilatation. Hufelandgesellschaft. 14. 7. 1910.
Zoepffel: Chronische Duodenalstenose durch Knickung an der Flexura duodeno-jeonalis. Fortschr. a. d. Geb. d. Röntgenstr. Bd. 27, H. 4, S. 422. 1920.
Zollschau: Ulcus pepticum jejunalis im Röntgenbilde. Dtsch. med. Wochenschr. 1918. Nr. 7, S. 177.
— Eine bisher unbekannte, zu Fehldiagnosen führende Magenform. Med. Klinik. Jg. 23, Nr. 9, S. 339. 1927.
Zondek: Über Dickdarmperistaltik. Beobachtungen am experimentellen Bauchfenster. Arch. f. Verdauungskrankh. Bd. 27, H. 1. 1920.
Zuelzer: Darstellung des Magendarmkanales. Zeitschr. f. ärztl. Forbild. 1906. Nr. 9.
Zwaardemaker und Kindermann: Nederlandsch tijdschr. v. geneesk. Bd. 2, Nr. 21. 1903.
Zweig, W.: Die militärärztliche Konstatierung von Magendarmkrankheiten. Wien. klin. Wochenschrift. 1915. Nr. 50.
— Röntgendiagnostik des Magencarcinoms. Berlin. klin. Rundschau. 1909. Nr. 47.
— Was versteht man unter Hypertonie des Magens? Wien. kin. Wochenschr. Jg. 39, Nr. 15, S. 436. 1926.
— Divertikel des S romanum. Wien. klin. Wochenschr. Jg. 40, Nr. 9, S. 299. 1927.

Sachverzeichnis.